U0123552

Herbs Demystified

藥草療效全書

Holly Phaneuf

CONTENTS

推薦序　忠實盟友／溫佑君　*004*

審定序　陳彥澄 博士　*006*

序　論　為什麼你應該關心藥草的「實際」作用？　*009*

藥　草

Aloe 蘆薈　*024*

Arnica 山金車　*033*

Artichoke 朝鮮薊　*040*

Astragalus 黃耆　*048*

Bilberry 山桑子　*053*

Black Cohosh 黑升麻　*060*

Borage 琉璃苣　*066*

Cascara Sagrada 美鼠李　*073*

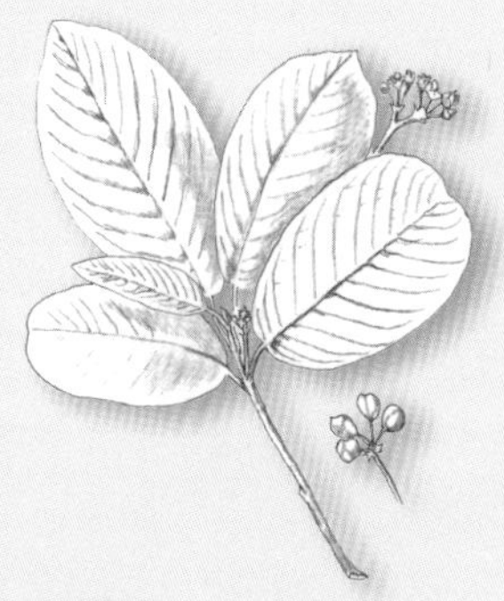

Catnip 貓草　*077*

Cat's Claw 貓爪藤　*082*

Chamomile 洋甘菊　*088*

Chasteberry 聖潔莓　*095*

Cinnamon 肉桂　*102*

Cranberry 蔓越莓　*109*

Dandelion 蒲公英　*117*

Echinacea 紫錐花　*123*

Eleuthero 刺五加　*132*

Evening Primrose 月見草　*138*

Feverfew 小白菊　*148*

Flax 亞麻　*153*

Garlic 大蒜　*166*

Ginger 薑　*176*

Ginkgo 銀杏　*184*

Ginseng 人參　*194*

Gotu kola 雷公根　*204*

Grape 葡萄　*210*

Guarana 瓜拿納　*220*

Hawthorn 山楂　*227*

Hoodia 蝴蝶仙人掌　*233*

Horse chestnut 馬栗　*239*

Kava Kava 卡瓦椒　*246*

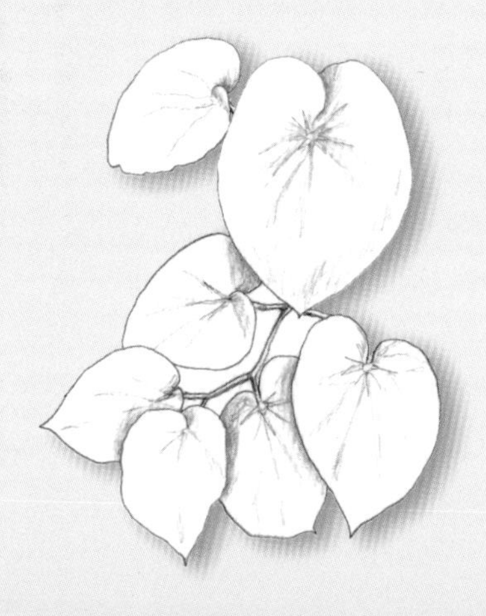

Lavender 薰衣草 *254*
Lemon balm 檸檬香蜂草 *260*
Licorice 甘草 *268*
Marshmallow 藥蜀葵 *276*

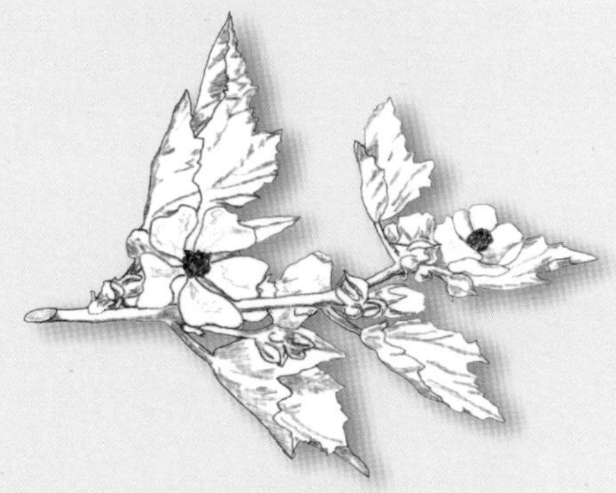

Milk thistle 奶薊草 *280*
Nettle 蕁麻 *286*
Parsley 荷蘭芹 *293*
Peppermint 胡椒薄荷 *300*
Red clover 紅苜蓿 *309*
Red pepper 紅辣椒 *317*
Sage 鼠尾草 *324*
Saw palmetto 鋸棕櫚 *332*
Senna 番瀉樹 *339*
Soy 大豆 *343*
St. John's Wort 聖約翰草 *352*
Tea tree 茶樹 *359*
Tea 茶 *368*
Turmeric 薑黃 *379*
Uva ursi 熊果 *385*
Valerian 纈草 *391*
Wild yam 山藥 *399*
Wintergreen 冬青 *406*

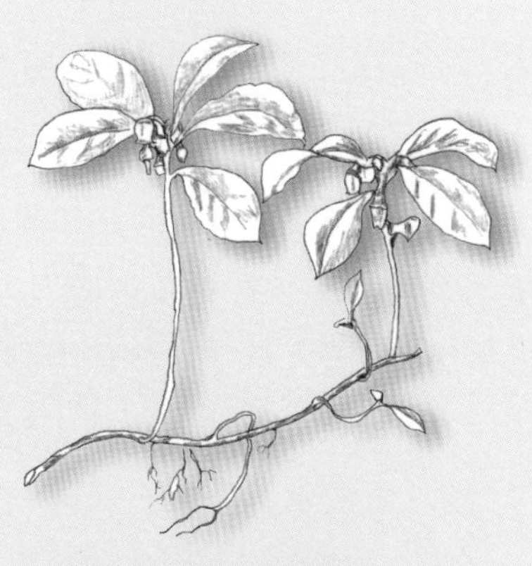

Witch hazel 金縷梅 *413*
Yerba maté 馬黛茶 *418*
Yohimbe 育亨賓 *424*

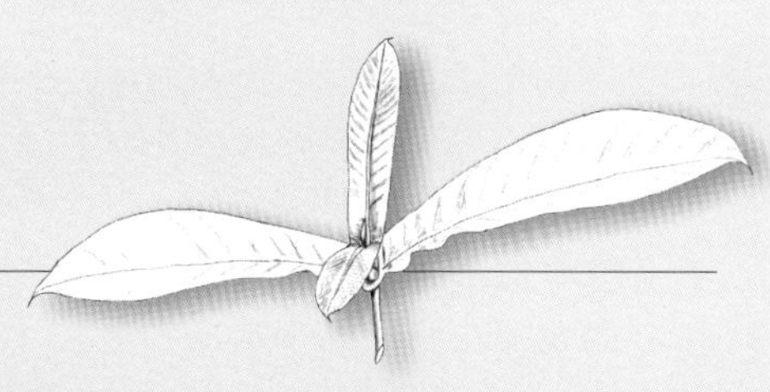

附　錄

附錄A　所謂「天然的」是什麼意思？ *432*
附錄B　成員介紹：細胞、分子以及其他小東西 *434*
附錄C　非致命的吸引力：藥草與受體及酵素間的相互作用 *450*
附錄D　預防藥在預防什麼？致癌物、自由基、氧化劑與發炎 *461*
附錄E　如何避免被人牽著鼻子走 *479*
附錄F　對各藥草的警告 *484*

Notes *516*
本書常見化學專有名詞表 *543*
感謝 *549*

推薦序——忠實盟友

專業芳療師、肯園負責人 溫佑君

曾經有個學生向我抱怨，說沒上我的課之前，用起精油來得心應手，上了我的課以後，反而不會用油了！其實有這種困擾的學生不在少數，但能如此坦露心聲的確實比較罕見，除了教學無方的可能性，學生最大的障礙來自於所謂「知識的陷阱」。因為傳統藥草誌裡充滿神諭般的魅力，信者得永生。然而現代的科學研究卻不肯承諾如此斬釘截鐵的療效，雪上加霜的是，許多試驗還得到相反的結果，簡直令人無所適從。

假使讀者用同樣的角度看「藥草療效全書」這本書，恐怕也會碰到類似的困境。但我必須說，這本書是目前市面上最令人振奮的一本藥草專論；因為知識的陷阱也就像人生的各種試煉，它們才是成長的動力與信心的磐石，透過清晰的機轉剖析？藥草的魔力以一種平實的面貌出現，當使用者對藥草的限度有了心理準備，往往更可將之發揮得淋漓盡致。更重要的是，大家會養成一種尊重臨床更甚文獻的態度，這才是自然療法的精神所在。

本書令人振奮之處當然還不僅於此，大部分的藥草書都只討論藥草本身，或是某些試驗的結論而已，本書對於研究的重要細節多所著墨，所以讀者有機會自己判斷那些推論是否合理。而且為了說明這些研究，作者也深入淺出地介紹體內相關的生化現象，讀者不光是藉此增長見聞，在面對其他藥物與療法時，也才更可以做出較為明智的選擇，否則A與B與C都宣稱可以養肝利膽，何者才是最適合自己的療方呢？

比如檸檬香蜂草與鼠尾草在文獻中都有對抗記憶力喪失的美譽，也都各有不同的試驗支持；但與其說兩者在同一功能上哪一邊更勝一籌，不如檢討不同個案會比較需要哪一種作用方式。本書就指出：檸檬香蜂草可以有效結合乙醯膽鹼的受體而一般的鼠尾草則可遏止乙醯膽鹼的分解，這兩種作用完全不同，而阿滋海默症患者基本上都有乙醯膽鹼與其受體方面的問題。所以如果患者是乙醯膽鹼不足，自然可選用鼠尾草，若是其受體不夠活躍，那麼檸檬香蜂草應該會是更好的選擇。

諸如此類的資訊在本書中俯拾皆是，即使是對各種藥草非常熟稔的讀者，都會讀得興味盎然、不斷受到啟發並刺激思考。從我自己與許多知性派學生的親身經驗顯示：對藥草知道的愈多不見得就會動搖使用的意願，就事論事的態度反而更能培養出對藥草真誠的情感，一廂情願的盲從其實更容易在現實的挑戰下瓦解信心，所以像《藥草療效全書》這樣的書，才是決心追求自然療法的讀者們最誠實可靠的盟友啊！

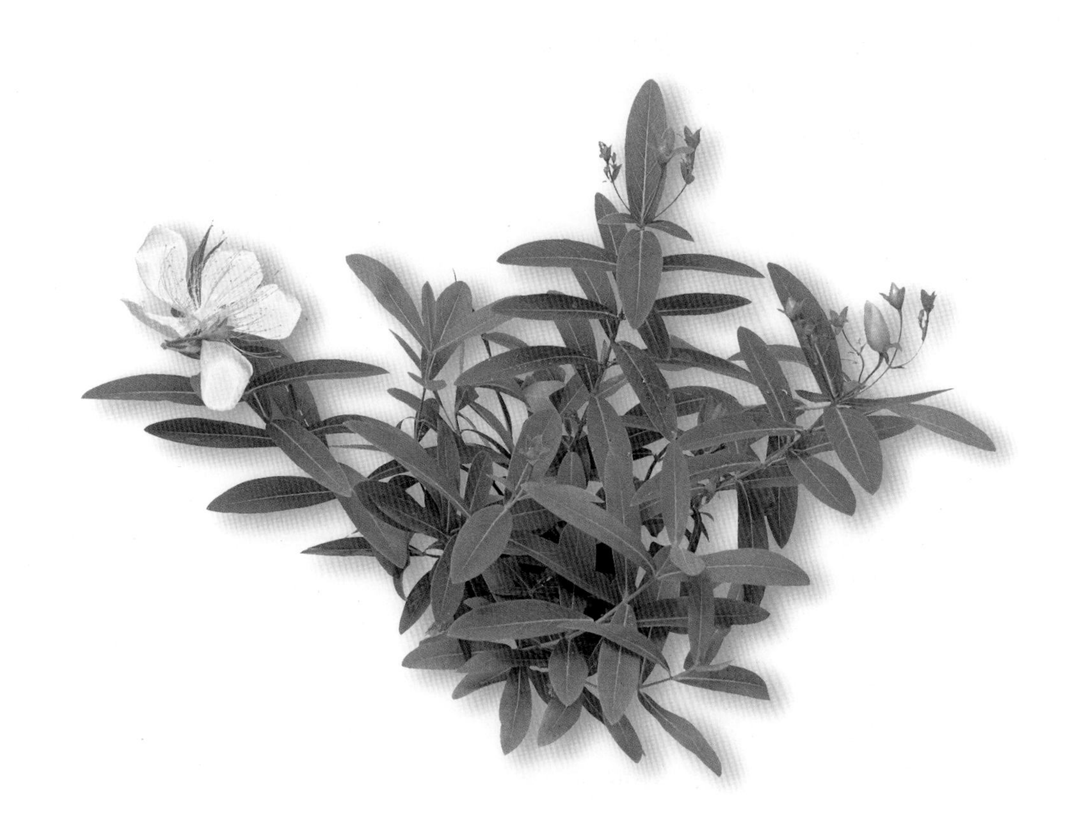

審定序

國立高雄大學生物科技研究所助理教授 陳彥澄 博士

本書的作者荷莉費努博士（Holly Phaneuf, PhD）從小便對於藥草有著極大的興趣，因此只要是與藥草相關的事物便能引起她的注意，隨著年齡的增長、相關資訊的收集及後來所接受的生物學及化學方面的訓練，使她累積了許多對藥草的深刻體悟及專業的認知。目前她是一位具有藥物化學專業學術背景的大學教師，除了教書之外，她同時也持續地進行一些包括抗氧化物及藥物設計等方面的研究。

由於作者具有雄厚的科學背景，所以在撰寫本書時能以非常嚴謹的邏輯及客觀的角度來論述藥草植物的植物學特徵、化學成分、藥效作用機制、功效實證及臨床研究等，因此也造就了本書與坊間相關藥草書籍在可信度上的明顯差異。雖然本書在論述上的嚴謹態度及內容的豐富程度實在足以作為藥用植物課堂上的專業補充教材，但令人佩服的是，本書的內容一點都不會使人覺得枯燥乏味，原因是作者使用較為輕鬆的語氣及化繁為簡的方式，將複雜的藥物化學及一般人望之生畏的試驗數據轉化成為十分易懂的詞句，並不時以生動的實例來輔助說明，使得不具專業背景的讀者也能夠很輕易的瞭解藥草的成分、功效及正確的使用方式。

此外，更難能可貴的是，在本書的附錄部分，作者以其在化學方面的專業素養，以通俗的語法及清楚的圖示將許多艱澀的專業知識（包括細胞及化學分子的特性、受體與酵素的作用及預防性藥物等）介紹給本書的讀者，以便讓讀者能夠更加理解藥草的功效及其作用機制。本書作者亦提供許多獨特的專業見解（例如對「天然的」的看法，詳見附錄A），針對一些一般人容易因為不瞭解甚或誤解而產生的偏見加以論述，希望能破除這些偏見，讓讀者能夠以更客觀及科學的態度去面對及使用藥草。

最後，本書作者貼心地在每個小章節後面整理出了「概要」，幫助讀者在看完大量的資訊後能夠正確而迅速地在腦中整理出最重點，這大概也是費努博士身為大學教師的專業能力之一，也就是一般的學生在考試前最需要的「重點整理」，當然對於所有藥草的使用者，每一次的選擇不就如同是一場考試嗎？使用藥草有時甚至比考試還嚴肅，因為如果使用不當的話，會嚴重的影響身體的健康，有時更嚴重到危及性命呢！

本書作者的親戚就曾經因誤用藥草（卡瓦根茶）而造成最後必須換肝才能維持生命的悲劇，因此作者也不厭其煩地將「對各種藥草的警告」詳列於附錄F中，希望能減少讀者誤用藥草的機會。

本書的內容豐富、幾乎囊括了所有重要的藥草的歷史風俗、成分、功效、動物試驗及臨床驗證等；此外，附錄的部分則包含了生物學、普通化學、生物化學及藥物化學的基礎觀念，所以將這本書定名為藥草療效「全書」實不為過，這一本書的出版不但可以提供所有藥草使用者最科學及最客觀的建議，使讀者能夠不再以瞎子摸象或以訛傳訛的方式來使用藥草；它同時也是一部芳療愛好者瞭解藥用植物學、基礎化學及基礎生物化學所必備的絕佳參考書！

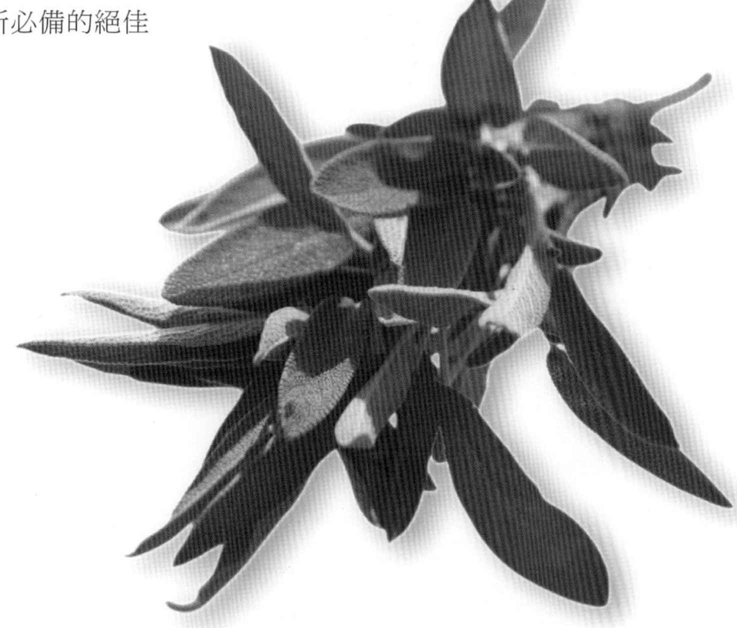

序論

為什麼你應該關心
藥草的「實際」作用？

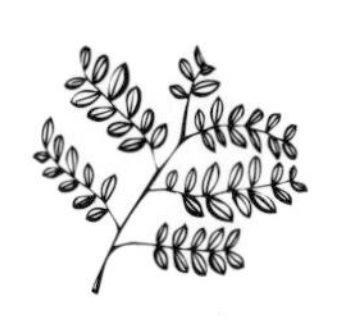

知道藥草
會在體內產生什麼作用
是很重要的事

對一般人來說，藥草著實充滿了神祕感。根據藥草商的說法，使用了他們的產品後，保證能減輕失眠、消化不良、精神不濟或其他任何毛病——有時候，它也的確如此管用。但從開始使用到真正發揮藥效之間究竟發生了什麼事呢？或許你深信藥草一定是對身體做了「某種」好事，但卻對這段期間內發生的事一無所知。所以，我們要是不瞭解這方面的資訊，藥草作用看起來簡直就和變魔術一樣。

當然，你約略猜想的得到這一定是某些植物元素跑到了身體某處，並在那兒「做」了什麼才能引起後續的反應。而瞭解這些作用發生的過程，好處不僅止於好奇心的滿足而已，它還能幫助你分辨有效和沒效的藥草，以及安全和不安全的藥草。

為什麼我要關心
藥草對人們產生什麼作用

我個人對藥草的迷戀開始得很早。這些年來，我一直到處收集藥草書藉，並盡可能取得最廣泛的相關資訊。然而，我發現大部分書籍都只模糊地說某藥草對某症狀是「有益的」，卻沒有解釋何謂「有益的」，或是其實際上的作用。這些資料告訴我們「奶薊草對肝臟有益」，這聽起來不錯，但有時我們也會忍不住想問它為什麼有益？實際上的作用又是什麼呢？它對世界上所有具肝功能的生物都一樣有益嗎？對我來說，讀這些書就好像是聽名醫嘴上說著「先吃兩顆阿斯匹靈，明天早上再打電話給我」，這類打發病人回家的字眼一樣。

要是你跟我有同樣感覺，那你想知道的就遠不止這些表面話而已。藥草通常不像處方藥品和開架式藥品那樣有著方便詳細的說明書。大部分藥草產品上都只寫著「用於增進肝臟功能」，這類曖昧不明的字句。人類的肝臟功能何其多，所以奶薊草到底有益於哪種肝功能呢？如果你真的想知道更多，其實也有不少很不錯的資源，但前提是，你得正巧是位生化博士，而且可以保持頭腦清醒地慢慢閱讀這些資料才行。而這就是為什麼我要花時間幫你閱讀和分析新近科學研究的原因——如此一來，我才能提供給各位不需要科學學位，就能夠清楚理解的藥草資訊。

知道作用，
比知道名稱更有用

你可以學習用全世界各種語言來稱呼某隻鳥，但當你把它們全部學會時，你會

發現其實你對這隻鳥本身一無所知……所以，就讓我們看著鳥，觀察牠在做什麼吧——這才是重要的事。我很早就瞭解到，知曉事物的名稱，和知曉一樣事物之間有何區別。

——理查・費曼

如同物理學家理查・費曼所說，知道事物的名稱，並不能使你獲得與這樣事物有關的真正知識。你可以學習藥草的俗稱和拉丁名字，甚至為其加上像是「消炎藥」或「鎮靜劑」這類更令人印象深刻、聽起來科學味十足的稱呼，但此藥草到底會對你產生什麼作用呢？舉例來說，讓人鎮定下來的方法有很多種。你可以藉由減緩大腦不同區塊內的活動讓自己冷靜，或者用力敲一下頭也可以。不說自明地是，有些方法確實理想一些。

我的意思是，學習藥草名稱對你來說並不是件壞事。但光這樣卻絕對不夠。要能真正瞭解藥草會對身體產生什麼作用，就需要瞭解此藥草對身體造成影響的實際過程。藥理學討論的正是化學分子們對身體會產生什麼作用。藥草臨床試驗的結果是向大眾公開的，這些資料都十分詳細和有用，而本書把大部分這類資料收入其中。然而，臨床試驗告訴你的是「此藥草能使30％使用者的痤瘡減少」，卻沒有講明藥草作用是如何產生——也就是說，它們並不會描述藥草的藥學知識。而我的目的即在於用淺顯易懂的語言來揭露這些作用過程。我也希望你能像我一樣，覺得學習這些小分子在體內的所做所為不但是有幫助的，也是很有趣的。

學習藥草作用能讓你功力大增

本書可沒堅持說你該使用何種藥草。相反的，書中提供的資料包括了好的和不好的藥草運作機制，而某種藥草的作用是否適合個人獨特的身體情況，則完全由你自己來決定。瞭解藥草在體內引發的實際作用，可以讓你就自身情況來考量藥草是否合用。對別人功效顯著的藥草，對你來說卻可能是不好的。比方說，甘草根可以保護胃壁，但同樣的甘草分子卻也會使血壓危險地升高，因此不適用於高血壓患者。而胡椒薄荷精油能夠藉著減弱消化道周圍肌肉的收縮，減緩胃痙攣的情形，但這對有著胃酸逆流疾病的患者來說，卻不見得是件好事，因為腸道肌肉放鬆的同時，也會使胃酸逆流進食道裡。如你所見，一點點有關作用機制的資訊就能幫你聰明地選擇適用的藥草，而不必歷經痛苦的再三嘗試。當你開始主動研究自己應該使用何種健康產品時，你需要知道的，可就不只是放入嘴裡那些東西的名稱而已，你還要知道它們的作用為何。而本書就是要告訴你這些事。

學習藥草作用
能保護自身

大多數人都錯誤地以為藥草一定經過嚴格的安全和效用測試，再加上誠實註明的標籤。但事實上可完全不是這一回事！在美國和其他許多國家，藥草大多沒有官方認證，而這也更充分說明了為什麼你在使用前，必須要先瞭解藥草在體內會產生什麼作用。

在恣意享受攀岩或潛水的樂趣之前，都會有人先告知你相關危險性，你也會因此聽從專家的意見。而在使用藥草前，也應該秉持著相同準則。因為自然療法危險性，甚或足以致命，所以在興致勃勃地享受自我療癒之前，請先確保自己收集來的不是什麼以訛傳訛的錯誤資訊。使用藥草和玩高空彈跳一樣：在縱身一跳前，要先明白自己正承擔著什麼風險。

在民眾尚未被警告任何潛在性危險之前，有些藥草產品可能已先受到廣泛喜愛。比方說，卡瓦根這種能讓人感到愉快、放鬆的南太平洋植物。直到美國食品及藥物管理局在2002年三月，公開警告消費者卡瓦根可能引起肝癌之前，全球對此藥草的需求量持續地增加。美國、德國、瑞士、法國、加拿大和英國都認為卡瓦根和肝病病例的提高有關，有些肝病患者甚至需要進行器官移植手術。事實上，我繼母有位年輕的姪女就是在每天飲用數杯卡瓦根茶後，疑似得了黃膽病。家人本來以為這只不過是輕微的膽囊問題，結果卻發現實際病症要嚴重得多。這女孩最後成了飲用卡瓦根茶後，需要進行肝臟移植手術才能挽回生命的患者之一。不過，卡瓦根在市場行銷上仍然宣稱其適用於各年齡層，甚至孩童也可以。因為大多數人並不會對卡瓦根產生不良反應，所以問題變成是，你是否甘願冒這個險？美國政府放手讓民眾自己來做危機分析的工作。1994年通過的膳食補充品健康資訊及教育法案（DSHEA），就把收集和藥草以及營養補給品相關資料的重擔交到你，也就是一般消費者的手上。

說這些可不是為了要嚇唬你。如果你知道如何在一堆胡說八道的資料中分辨出有用資訊的話，外面其實是有不少可用的資料。有些科學家似乎覺得為藥草提供詳細資料是件多此一舉的事，他們寧可雙手一攤警告人們：「不要使用任何藥草就好了嘛！」但是，我不認為誰能阻止得了民眾嘗試用任何可取得的東西來自我治療。如今，這種由科學家們來提供實際損益資料的保健風氣，正穩定地成長中。完備的資源讓你可以自行決定如何安全地進行自我療癒。若知道藥草會如何對身體造成影響，你也就能明白為什麼科學家們會把藥草分類為「好的」、「壞的」，或是「有疑慮的」。

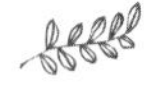

在懷孕或哺乳期間內使用藥草

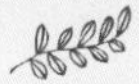

如同使用處方藥品，有些藥草也會危及胎兒發育、引發早產，或是經由母乳傳送危害物給哺乳中的嬰兒。大多數藥草並未經過針對懷孕和哺乳婦女所做的安全檢測。雖然本書在討論到某些明顯危及懷孕及哺乳婦女的藥草時會特別提出警告，但也請勿就此推論，書中沒有特別提出警告的藥草，對這些婦女來說就是絕對安全的。沒有警告的原因或許只是因為我們目前尚不清楚其作用罷了。用於日常烹調中的藥草，只要量不大或是以一般習慣用量使用的話，也許都算安全。同時，也應該遵從醫生指示，在懷孕期間服用特定維生素和藥物。但另一方面，在懷孕或哺乳期間，請避免使用藥草補給品、萃取物、高「藥用」劑量，或每日服食藥草。至於處方藥物和開架式（OTC）藥品，也請務必在使用之前，徵詢個人健康管理專家的意見。

你可以輕鬆學得藥草作用

我明白生化學讓人望之卻步，但就像非技術人員也能學會怎樣修自己的電腦或收音機一樣，非科學家也同樣可以理解基礎生化學。依我所見，生化學之所以令人害怕主要因為兩件事：第一件事是比例——生化學裡討論的都是小到肉眼無法看見的東西，但別讓這對你造成困擾。人是有想像力的，如果你能夠想像故事主角四處探險，或是做著各式各樣不同的事，那你就絕對可以想像化學分子在體內進行著微小冒險的模樣。另一件事是科學術語。當你對某些詞彙不熟悉時，大腦運轉可能會當機，不能做清楚的思考。因此，在必要時，我會避免使用科學術語，並將名詞定義盡量解釋清楚。

順利的話，對植物分子在體內運作過程的描述，應該不會比描寫一個人開車去買東西來得令人困惑。它只是比例上縮小了些，講的不是人坐進車子裡，而是叫做分子的東西進入叫做細胞的東西裡。理解本書並不需要任何科學背景。你需要的只有良好的想像力。

使用「雙盲設計、隨機取樣、安慰劑控制組」而得到「顯著」結果的研究指的是什麼？

「雙盲設計、隨機取樣、使用安慰劑控制組」是研究設計上的黃金法則，尤其是以人為研究對象時更加重要。在可能的範圍內，本書內容盡量參考最新和採取最高標準的研究結果。然而，某些藥草真的是資料不完備，比如山藥，因此在討論到這些藥草時，我還是會描述一下相關的少數研究結果，即使那些研究並不一定都遵循上述之研究設計標準。

藥草研究中安慰劑的使用與否，關係到此研究可信度的建立或瓦解。安慰劑指的是一種雖無效用，但也無害的物質或療法，「糖片」即是典型的例子。其他像是石蠟或蜂蠟之類的物品，因為會直接通過人體不被身體吸收，因此有時候也會被用來當做安慰劑。服用安慰劑後產生的結果就是著名的「安慰劑作用」，這可不是件好笑的事。我們直至今日才真正瞭解到人的心理作用會如何有力地影響到生理反應，比方說，有時服用某種東西，任何一種東西，都有可能啟動心理上的神祕機制，進而使身體上的疼痛完全消失、血壓降低、改善血液化學成分，以及造成其他各種值得注意的現象。

而一項使用安慰劑控制組的藥草研究，需要在一組研究對象使用不具效用安慰劑的同時，有另一組分隔開的「試驗組」使用接受檢測的藥草。者兩組經驗了相同的結果，不論是正向的或其他結果，都顯示出此藥草大概不具效用。而相反的，要是使用藥草的試驗組比使用安慰劑的控制組結果來得優秀，那或許就可以說此藥草確有功效。不過結果要多「好」才算「好」呢？這就提到了研究結果中關於「顯著」的問題。

為什麼有些結果被稱為「顯著」？在本書中，你會看到藥草的作用被描述成「不顯著」、「顯著」和「非常顯著」。這些名詞都有其獨特意義。統計方法的產生是為了幫助人們評估某作用是否真由測試物所引發，因為作用的產生也有可能只是因為巧合而造成。「顯著」意味著此作用很可能是真的，不太可能是由巧合所引起的。稱為機率值或P值的數字被計算出來，用以估算作用的顯著性。小於0.05的P值被認為具有顯著性。如果閱讀一篇科學報告，你常會看到像是「P小於0.05」或是「P<0.05」這樣的標示，這代表了估算出來的數值具有統計學上的顯著性，而P的數值越小，結果作用就越不可能是由巧合所引起。有時候數字會剛好在分界點上，正好是0.05，所以你就會看到像「邊際顯著」或「約略顯著」的標示。p大於0.05但又值得一提的結果作用則為「不顯著」。若是參與研究的人數越多，P值和研究本身顯著性的可信度就越高。所以有

些研究員會抱怨說：「如果當初多找一些研究對象的話，這項藥草作用可能就會變得具有顯著性了。」這話卻讓你不禁暗自懷疑所言是否果真如此。顯著作用並不是絕對保證，但卻是一項公認的標準，可以幫助你評估何種結果作用值得留心，而哪種又可以不用在意。

安慰劑也有助於辨識藥草帶來的副作用。安慰劑作用也可能是負面的。有些人要是察覺到自己正在使用某種東西，就會因為對副作用的預期心理，而讓大腦虛構出副作用反應，不然就是對原本不以為意的「症狀」變得小心翼翼起來。如果安慰劑和藥草引起的副作用相同，你大概可以推論此藥草本身和副作用的產生是無關的了。

最好是雙盲設計的研究。要是研究對象知道他們使用的是安慰劑的話，安慰劑或許就無效了。因此，理想的狀況是研究對象應該對其所接受的處方毫不知情。當研究對象未被告知所使用的是藥草或安慰劑時，這種研究稱為「單盲設計」。單盲設計的研究比較少見，因為研究員都知道雙盲設計的研究更加值得信賴。在雙盲設計的研究中，除了研究對象不知道使用的處方為何外，連研究人員本身在資料收集完畢前，也不知道何人接受了何處方。如此一來，科學家們就不會不可避免地讓自我意見造成研究資料上的偏見。

隨機取樣是合理的預防措施。若試驗組全為男性，而安慰劑組全為女性的話會使研究結果失去意義。「隨機取樣」的研究即單純地表示，研究對象是經由隨機選擇的方式分配到試驗組和安慰劑組。每組中不同性別的成員在年齡、體重，及其他相關因素的比例上也應該差不多相等。所以舉例來說，當我們測試某藥草在增進體力持久度的研究時，會比較希望看到像「年齡、性別和體能皆為隨機化」這樣的描述。如此一來，你就能知道研究者並沒有蓄意把運動員分配到使用藥草的組別，而把根本不運動的沙發馬鈴薯們分配到安慰劑組裡。

不過，研究中途出現場景轉換確實是可能的狀況。大規模、雙盲設計、隨機取樣、使用安慰劑控制組的研究在執行上相當昂貴。這時候，「交叉試驗」算是一種既可維持研究可信度、又可節省研究經費的理想替代方案。這也就是說，當研究進行到一半時，最好能有一段完全不服藥的排除期讓研究對象「清除掉」體內任何殘存的藥草或藥物，之後再把安慰劑組和試驗組使用的處方，在雙方不知情的情況下互換過來。這樣便能有效地使研究數目倍增。如果藥草真能引起任何確切效用的話，你會清楚地看到它從這一組研究對象身上「跨越」到另一組研究對象身上。

劣質研究多得是！這是因為藥草生意一如製藥業，充滿龐大又有利可圖的商機。但和製藥業不同的是，在大多數國家內，包括美國，大部分藥草是不需要經過檢測的。立意良好、設計嚴謹、具可信度的藥草研究輕易地就被淹沒在大量假冒和不值得信任的劣質研究中，而這些粗糙的研究，通常是由那些一開始就打算向你推銷的藥草商所贊助執行。雖然我在本書中盡量引用可信度最高的研究，也在有所疑慮的研究內容旁特別加上警語，但你現在應該比較有自信來主動分辨哪些是好的研究，哪些又是不好的研究了。

別擔心會「毀了藥草的神祕感」

我偶爾會碰到有些人對揭示藥草作用這件事感到不安。或許這些人都太過著迷於藥草的神祕了，而我也完全能理解他們的感受。畢竟誰不喜歡誘人的神祕事物呢？你若熱愛大自然的神祕，你還有著大名鼎鼎的同好：

神祕感是我們可經歷之最美好事物。它是立足於純藝術和純科學支架上，人類的基本情感。——愛因斯坦

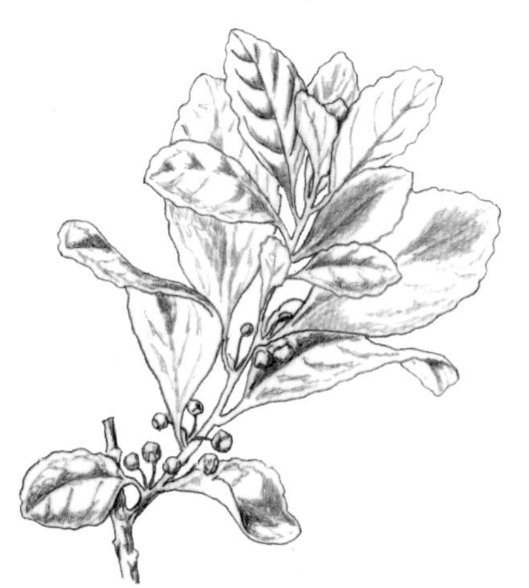

但是我相信愛因斯坦能夠明白，揭示事物之玄祕並不會破壞宇宙的神祕感。如果你覺得機械性地解釋神祕的自然現象會讓人們感到無趣，那就讓我再次向你保證。依我的經驗來看，情況通常是相反的；在科學領域，答案總是帶來「更多」的疑問！因此常言道，學的越多，才明瞭有多少東西還沒學到。除了見證人們對藥草和其他事物運作出色的解釋能力之外，你不用擔心這會毀了「完美的」神祕感。宇宙中充滿了神奇事物。我們不僅對它們深深著迷，並渴望能對它們提出解釋。

你是否曾聽老師說：「事情就是這樣，別問為什麼，把它記下來就好了？」大部分人都不能忍受這種說法。所以我對於人們卻能夠單純地接受「奶薊草對肝臟有益」，卻不疑有他的這種情形感到相當困惑。如果你像我一樣對藥草滿懷興趣，你應該滿肚子都是疑問才對。除了促進人格成長之外，我覺得好奇心本身就是一種美德。我希望你的好奇心能夠成為你閱讀此書的動力。

症狀索引

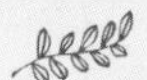

雖然傳統上習慣將這些藥草用於治療下列病症，但很多功效其實尚未經過確認，有些甚至還會對身體造成傷害，或是使原有症狀更加惡化。因此，在未認真思考本書各章節所提供的詳細資料之前，請勿貿然使用本索引中的藥草。若缺乏受過訓練之健康專業人員的指示，也請勿貿然嘗試用藥草來治療嚴重病症。請務必記住，健康的飲食以及規律的運動，同樣是長保健康的重要因素。

病症	藥草
愛滋病／HIV ＊HIV是引起AIDS的病毒	貓爪藤
過敏	黃耆、琉璃苣種子油、月見草油、蕁麻
阿茲海默症	月見草油、銀杏、檸檬香蜂草、鼠尾草
貧血症	蒲公英、蕁麻、荷蘭芹
焦慮	貓草、洋甘菊、雷公根、薰衣草、檸檬香蜂草、聖約翰草、纈草
刺激性慾	朝鮮薊、人參、瓜拿納、蝴蝶仙人掌、卡瓦椒、紅辣椒、鋸棕櫚、山藥、育亨賓
促進食慾	蒲公英、刺五加
抑制食慾	亞麻子、瓜拿納、蝴蝶仙人掌、茶、馬黛茶
關節炎	琉璃苣種子油、貓爪藤、肉桂、刺五加、月見草油、小白菊、亞麻子油、薑、卡瓦椒、蕁麻、紅辣椒、茶、薑黃、冬青、山藥、馬黛茶
氣喘	蘆薈凝膠、黃耆、琉璃苣種子油、月見草油、小白菊、銀杏
收斂劑	鼠尾草、茶、熊果、金縷梅、冬青
動脈硬化	朝鮮薊、肉桂、大蒜、葡萄
注意力缺陷症候群（ADD）	月見草油

病症	藥草
預防血栓或「薄血」的藥草	肉桂、亞麻子、大蒜、薑、銀杏、雷公根、葡萄、紅苜蓿、紅辣椒
高血壓	大蒜、葡萄、山楂
挫傷	山金車、雷公根、葡萄、七葉樹、薑黃、金縷梅
燒燙傷	蘆薈凝膠、洋甘菊、藥蜀葵、金縷梅
癌症	山桑子、洋甘菊、蒲公英、月見草油、亞麻子、大蒜、葡萄、荷蘭芹、紅苜蓿、茶、薑黃
高膽固醇	朝鮮薊、肉桂、月見草油、亞麻子、大蒜、紅苜蓿、紅辣椒、大豆、茶、山藥
循環系統和血管疾病	銀杏、雷公根、葡萄、七葉樹、紅辣椒、茶、金縷梅
感冒	紫錐花、大蒜、胡椒薄荷、紅辣椒、茶
唇疱疹	檸檬香蜂草、鼠尾草
便秘	蘆薈乳膠、山桑子、美鼠李、貓爪藤、亞麻子、荷蘭芹、胡椒薄荷、番瀉樹
咳嗽	亞麻子、甘草、藥蜀葵、鼠尾草、鋸棕櫚、茶、金縷梅
克隆氏症	貓爪藤
纖維囊腫	薑黃
憂鬱症	銀杏、人參、卡瓦椒、檸檬香蜂草、聖約翰草、茶
糖尿病	蘆薈凝膠、山桑子、肉桂、刺五加、人參、葡萄、紅辣椒
腹瀉	山桑子、貓草、薰衣草、胡椒薄荷、鼠尾草、茶
利尿劑	朝鮮薊、黃耆、蒲公英、刺五加、蕁麻、荷蘭芹、茶、熊果、馬黛茶
頭暈目眩	薑、銀杏
濕疹	琉璃苣種子油、月見草油、鋸棕櫚、金縷梅
循環問題引起的水腫	雷公根、葡萄、七葉樹
眼睛疾病	山桑子、銀杏、葡萄
疲倦（興奮劑）	黃耆、刺五加、人參、瓜拿納、薰衣草、胡椒薄荷、紅辣椒、茶、薑黃、冬青、馬黛茶、育亨賓

病症	藥草
發燒	檸檬香蜂草、荷蘭芹、胡椒薄荷、冬青
流行性感冒	紫錐花、大蒜、胡椒薄荷、紅辣椒、茶
黴菌感染	蘆薈凝膠、大蒜、茶樹油
膽囊問題	朝鮮薊、蒲公英、胡椒薄荷、薑黃
胃腸脹氣	朝鮮薊、貓草、洋甘菊、薰衣草、檸檬香蜂草、大蒜、薑、胡椒薄荷、紅辣椒、薑黃、冬青
葛瑞夫茲氏病	檸檬香蜂草
頭痛	小白菊、瓜拿納、檸檬香蜂草、胡椒薄荷、紅辣椒、茶、冬青
心臟病	黃耆、亞麻子和油、銀杏、葡萄、山楂、紅辣椒、茶
痔瘡	蘆薈凝膠、葡萄、七葉樹、金縷梅
疱疹	檸檬香蜂草、茶樹油
熱潮紅	黑升麻、紅辣椒、大豆、山藥
刺激免疫力	黃耆、貓爪藤、紫錐花、刺五加、人參
陽痿	銀杏、人參、紅辣椒、鋸棕櫚、育亨賓
消化不良	蘆薈凝膠、朝鮮薊、山桑子、貓草貓爪藤、洋甘菊、肉桂、蒲公英、亞麻子、薑、瓜拿納、山楂、蝴蝶仙人掌、薰衣草、檸檬香蜂草、甘草、藥蜀葵、奶薊草、荷蘭芹、胡椒薄荷、紅辣椒、鼠尾草、薑黃、山藥
感染	黃耆、紫錐花、刺五加、大蒜、檸檬香蜂草、胡椒薄荷、茶樹油
營養不良	貞節樹（牡荊）
發炎	貓爪藤、洋甘菊、亞麻子油、薑、銀杏、葡萄、藥蜀葵、奶薊草、紅辣椒、茶、薑黃、冬青、金縷梅
失眠（鎮靜劑）	貓草、洋甘菊、雷公根、卡瓦椒、薰衣草、聖約翰草、纈草
間歇性跛行（運動後之腿部疼痛）	銀杏
大腸激躁症	朝鮮薊、亞麻子、胡椒薄荷
腎臟病	蔓越莓、茶、熊果
肝病	朝鮮薊、奶薊草

病症	藥草
狼瘡	亞麻子
更年期綜合症	黑升麻、貞節樹（牡荊）、月見草油、紅苜蓿、大豆、山藥
月經問題	黑升麻、貞節樹（牡荊）、月見草油、小白菊、亞麻子和亞麻子油、檸檬香蜂草、荷蘭芹、紅苜蓿、鼠尾草、大豆、聖約翰草、山藥
心智能力（記憶力）	銀杏、人參、瓜拿納、檸檬香蜂草、鼠尾草、茶
預防偏頭痛	小白菊
多發性硬化症	月見草油
肌肉痠痛	小白菊、卡瓦椒、胡椒薄荷、薑、紅辣椒、大豆、薑黃、冬青、金縷梅
鼻塞	大蒜、甘草、胡椒薄荷、紅辣椒、茶
惡心作嘔	薑
神經痛	銀杏、紅辣椒
骨質疏鬆	月見草油、亞麻子和亞麻子油、紅苜蓿、大豆、茶、山藥
預防帕金森氏症	瓜拿納、茶、馬黛茶
經前症候群（PMS）	黑升麻、貞節樹（牡荊）、月見草油、小白菊、檸檬香蜂草、荷蘭芹、胡椒薄荷、紅苜蓿、鼠尾草、大豆、聖約翰草、山藥
前列腺肥大	亞麻子、蕁麻、鋸棕櫚
牛皮癬	蘆薈凝膠、亞麻子油、薑黃
雷諾氏症候群	月見草油、銀杏
呼吸道疾病	琉璃苣種子油、月見草油、亞麻子、甘草、藥蜀葵、胡椒薄荷、紅苜蓿、紅辣椒、鼠尾草、茶
修格連氏症候群	月見草油
皮膚問題：痤瘡粉刺	山金車、茶樹油、金縷梅
皮膚問題：傷口	蘆薈凝膠、洋甘菊、雷公根、藥蜀葵、聖約翰草、薑黃、金縷梅
皮膚問題：	蘆薈凝膠、山金車、洋甘菊、琉璃苣種子油、月見草油、
乾燥、粗糙，或紅腫	亞麻子油、藥蜀葵、薑黃、金縷梅

病症	藥草
扭傷	薑、胡椒薄荷、紅辣椒、薑黃、冬青、金縷梅
緊張壓力	琉璃苣種子油、貓草、洋甘菊、刺五加、雷公根、卡瓦根、薰衣草、檸檬香蜂草、胡椒薄荷
盜汗	鼠尾草、大豆、金縷梅
喉嚨痛	亞麻子、甘草、藥蜀葵、鼠尾草、茶、金縷梅
耳鳴	銀杏
預防蛀牙	荷蘭芹、茶
潰瘍	蘆薈凝膠、洋甘菊、刺五加、雷公根、七葉樹、甘草、藥蜀葵、紅辣椒
泌尿道感染或不適	山桑子、蔓越莓、鋸棕櫚、熊果
靜脈曲張	雷公根、葡萄、七葉樹、金縷梅
嘔吐	薑
疣	檸檬香蜂草、茶樹油
減重	瓜拿納、蝴蝶仙人掌、紅辣椒、大豆、茶、馬黛茶

藥草

在紫羅蘭前屈膝之人，
必將知曉無數神祕。

——瑞秋．費爾德《春花之魔力》

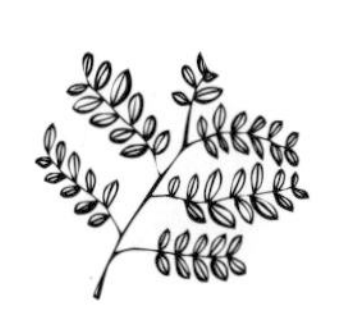

ALOE
蘆薈

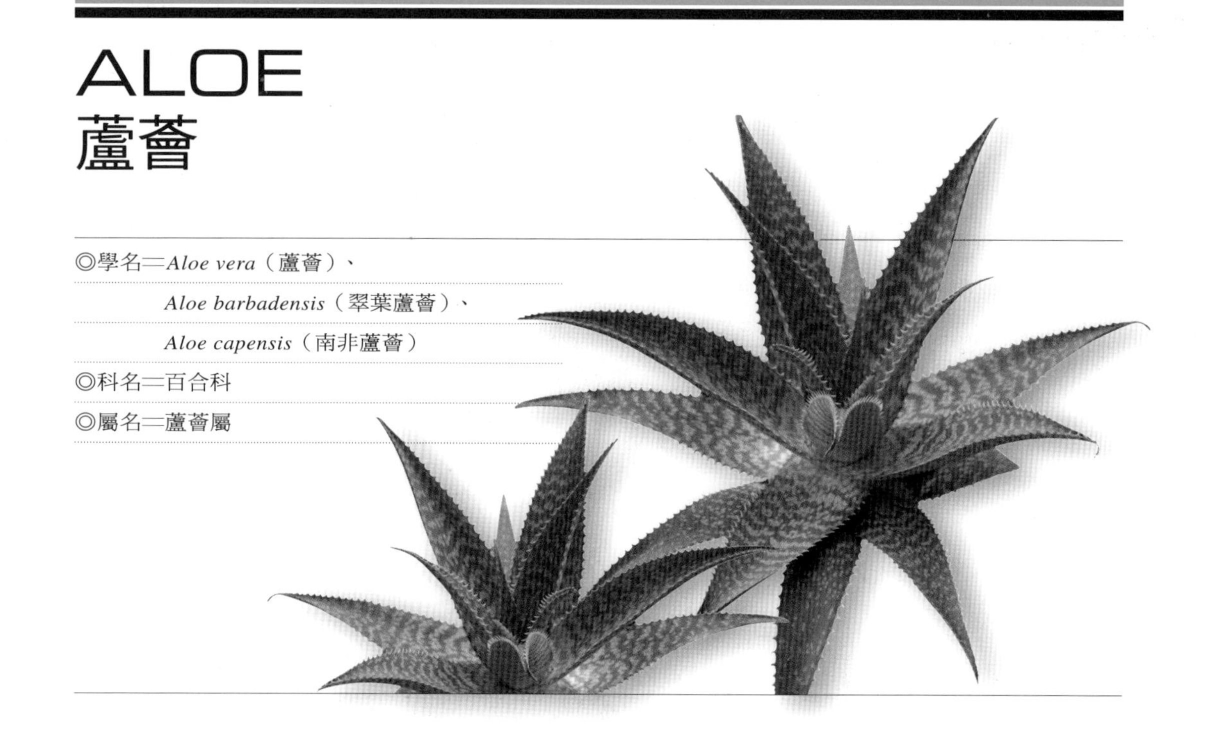

◎學名—*Aloe vera*（蘆薈）、
Aloe barbadensis（翠葉蘆薈）、
Aloe capensis（南非蘆薈）
◎科名—百合科
◎屬名—蘆薈屬

歷史和風俗

蘆薈這種汁液豐厚的百合科植物有著極具特色、厚實、「矛尖形」的葉子，而「矛尖形」這個字在植物學上，即是用來標示長矛狀葉子的專有名詞。我因為受夠了蘆薈那刺人的葉片，所以把家裡的蘆薈全都驅離到室外去。它一下子就長得比幼童還高。但這其實也沒什麼特別的——就算疏於照顧，大部分蘆薈都還是能安然地成長茁壯。

雖然蘆薈在最貧瘠的土壤上也能長得很茂盛，但其原生地卻是在非洲和印度南方潮濕的熱帶地區。除了多刺外型外，蘆薈既不屬於仙人掌的一種，也和美洲龍舌蘭不一樣。有時它也會和聖經中提到過、但實際上並無關聯的焚香植物搞混，那種植物的正式名稱應該是「沈香木」（aloe wood）或「沈香」（lignaloe）。

聖經中關於蘆薈的資料雖然令人存疑，但古時候的蘇美人、希臘人、羅馬人和埃及人都確曾使用過它。記載中常提到，蘆薈是埃及豔后的傳奇護膚聖品，而事實上，蘆薈凝膠也可能真的具有肌膚保健之功效。

蘆薈是最受歡迎的藥草之一。但除此之外，大多數人並不知道它實際上可以製作出兩種完全不同的產品：凝膠和乳膠，兩者之間有著顯著不同的特性。（這裡討論的「乳膠」〔latex〕是一植物學名辭，請不要和一般商用橡皮乳膠搞混。）凝膠是一種透明的黏膠，從蘆薈葉片內緣取得，最常用於局部性皮膚修護。另一方面，乳膠則是一種帶苦味的黃色液體，由葉片表皮下細胞所分泌，通常乾燥後會製成令人混淆不清、名稱同樣為蘆薈的產品，或是重新加水調製成「蘆薈汁」。另外，讓情況更加複雜的是，蘆薈凝膠有時候也會被人加水稀釋當飲料享用，名稱也叫做「蘆薈汁」。內用時，蘆薈乳膠和凝膠的特性截然不同。如果龍捲風也能被樂觀解釋為一種大自然革新現象的話，蘆薈乳膠或許就可以被視為「純天然瀉藥」吧！

科學家眼中
蘆薈凝膠的功效

蘆薈凝膠中的多醣體可以像海綿一樣吸收水分，保持傷口濕潤。和生活中其他黏性物體一樣，蘆薈之所以會有那黏乎乎的內層組織，主要原因就在於其內含之多醣體。多醣體是由成串微小、環狀的糖類，像項圈上的珠子一般連結而成。任何形式的糖，包括構成蘆薈凝膠的主要多醣體「乙醯甘露聚糖」（acemannan）在內，都可以吸收水分。

體積微小的糖能溶解於水，如餐桌用砂糖結晶內簡單的糖分子。然而，像乙醯化甘露聚糖這種主要多醣體串群，因為糖串太大而無法讓細小的水分子將之包圍分化，所以無法像砂糖一般被水所溶解。不過水分子會附著在這些糖串上，而糖串之間又互相串聯，這樣的糖串組織便會隨著水分的增加而膨脹起來，構成一種黏狀凝膠。這種凝膠類似於把米、馬鈴薯，或是紙類泡在水裡所得到的東西。穀類和馬鈴薯的澱粉，以及紙成分之一的纖維素，全都是主要多醣體串群，若被泡在水中，它們就會像乙醯甘露聚糖一樣膨脹起來形成黏漿狀物質。所以蘆薈凝膠就像是一種天然保水的海綿。

對輕微創傷和燒燙傷而言，保持傷口濕潤能夠加速復原時間。乾燥的傷口會結成硬痂，其中所有活細胞都會因缺水而皺縮死亡。雖然有時候這情形是無害的，因為皮下組織會將缺水部位隔離開來，自我癒合後繼續活動。但是因為分子需要藉由液體來移動及發生作用，所以傷口復原所需過程必須在含水的環境裡進行。水分提供了傷口分子移動的管道，因此水分會附著在蘆薈凝膠裡的這種天性，就成為其促進傷口恢復的主要原因。

蘆薈凝膠能夠補給體內白血球；它們雖然有助於治療，卻也可能引發讓人不適的炎症。對花粉過敏的人，就應該明白植物會「刺激」體內免疫系統。身體上的不適常常是因為植物多醣體所引起，因為它類似病毒多醣體，所以騙倒了體內免疫系統。而有些人的免疫系統又比較容易受到影響，所以會引起發炎之類的過度反應。蘆薈凝膠的乙醯化甘露聚糖的確會對免疫系統造成刺激，把白血球細胞引到受影響的部位後，活化發炎作用。

白血球細胞雖能修復並保護身體組織，但也可能因為引起發炎而對身體造成傷害。因此，雖然在某些情況下白血球細胞聚集是有益的，但在其他情況下則不然。這種前炎現象甚或是造成使用蘆薈凝膠後出現發癢、紅腫、延誤復原，以及過敏反應這些負面症狀的主因。幸運的是，蘆薈的這些小缺點都比不上其所帶來的正面效益，其中包括了一些使用蘆薈凝膠能夠加速傷口復原的報告。但要特別注意的是，因為凝膠還是有引發反效果的可能性，所以使用前，請先在一小塊皮膚上做局部測試才比較安全，尤其是具有過敏性體質的人更應如此。

蘆薈凝膠內的β－麥胚脂醇（beta-sitosterol）能加速血管生長，進而促進傷口復原。在多種不同植物中皆可發現β－麥胚脂醇，科學家們普遍認為它是一種有效的降血脂劑。但數項動物試驗指出，β－麥胚脂醇同時也能夠刺激新毛細血管的生長，此過程稱為「血管新生」。有三項研究認為，蘆薈內含的β－麥胚脂醇和血管新生作用有關，除了淺平傷口之外，所有傷口都需要經由血管新生過程來復原。不只之前已破裂的血管需要修復，新血管也要能供給養分來支援細胞修護作用。

蘆薈凝膠中的一種醣蛋白（glycoprotein）會破壞緩激肽（bradykinin），導致水腫、痙攣和疼痛加劇。醣蛋白是另一種人們時常提起的蘆薈凝膠作用成分。而蘆薈凝膠的某種醣蛋白會使緩激肽作用明顯失常。緩激肽是能夠刺激血管放大或擴張的胺基酸串列。當血管擴大時會滲出液體，使其周圍組織腫脹。緩激肽同時也會引起不隨意肌收縮，當此動作引發疼痛感時即為「痙攣」。尤有甚者，緩激肽除了引起腫脹和痙攣之外，它還會使疼痛感加劇。因為蘆薈能夠降低緩激肽，也許正說明了它為什麼對減低疼痛和腫脹皆具功效。

蘆薈凝膠抑制了有害自由基的形成。其他研究還發現，蘆薈凝膠中的一種醣蛋白能夠抑制自由基這種超氧化物的形成。有項研究更進一步證實了此功效，此研究發現水基底蘆薈凝膠萃取物，能夠抑制白血球製造出含氧的自由基。自由基會破壞組織，雖然白血球利用自由基來對抗病毒等等的外來入侵物，進而保護身體，但自由基同時卻也會對身體組織造成傷害。蘆薈凝膠對自由基形成過程的抑制作用，或許得以減少身體細胞自相殘殺。同時，這也可以預防上述那種因白血球聚集而引發自由基形成的情形。

蘆薈凝膠抑制了環氧合酶-2（COX-2），因此具有類似阿斯匹靈的效果。有項研究指出，蘆薈凝膠中的一種醣蛋白能夠抑制COX-2，而這正是阿斯匹靈之類止痛藥所產生的效用。另一項研究進一步證實了水基底蘆薈凝膠萃取物抑制了

COX–2。COX–2會促進前列腺素的製造，這是發炎過程中一種引起疼痛的分子。像阿斯匹靈這類消炎藥也是藉由抑制COX–2來發揮藥效。

蘆薈凝膠能夠減少血栓的形成。因為抑制COX–2的同一種醣蛋白，也可以減少另一種製造促血栓素的酵素（thromboxane A2 synthase，血栓素A2合成酶）。血栓素由血小板製造，會引起血栓形成。雖然血栓素可以減少失血，卻也限制了含氧血液流至受傷的組織，此不良症狀稱為「局部缺血」。雖然人們有可能會因此以為可以用血栓素來止血，但一般卻更常認為血栓素的形成會因為造成局部缺血的現象，而導致更多傷害。事實上，減少血栓素形成反而和傷口的良好復原有關，所以蘆薈的抗血栓素作用能夠加速治療效果。

科學家眼中
蘆薈乳膠的功效

蘆薈乳膠（aloe latex）含瀉藥成分。蒽醌類和蒽酮類這些五顏六色的植物色素被統稱為「蒽類瀉劑」（anthranoid laxatives）。它們有時也會殘留在過濾淨化不完全的蘆薈「凝膠」產品裡，所以若想內服使用凝膠，仍應謹慎一些才好。

在其他不相關的植物中也可發現蒽類瀉劑，且作用相同。在番瀉樹、藥鼠李（「聖樹皮」）、大黃根（大黃酸）、鼠李和波西鼠李皮中都含此成分。如果使用了以上任何一種藥草，就會發現其效果和蘆薈乳膠非常相似。因此，本章對蘆薈乳膠所做的討論，亦適用於其他這些藥草。

為使作用成分生效，首先要讓腸內菌把附著糖分離開來。上述藥草中蒽類瀉劑上通常都有糖附著，一般稱這種糖附著分子為「配醣體」（glycoside）。配醣體常見於植物，許多植物中的有效成分常會因為配醣體形成而減弱效果，而蒽類配醣體也不例外。糖分必須先用腸內菌來加以解除，其中的作用成分「去醣體」（aglycone）才能被釋放出來，而去醣體一詞是用來表示任何和糖分離後的配醣體。因此，要是期望這些藥草中的蒽類瀉劑發揮效用，體內就得要有運作正常的腸內菌，把作用成分去醣體從附著糖上解開。如果正在服用抗生素，或是因為其他因素影響造成腸內菌減少，也許最後得到的效果就會有所不同。

蒽類瀉劑反轉了體內水分由結腸往血液流動的方向。結腸內的細胞通常會把稱為「離子」的帶電分子從結腸內向外推入血管，最終經由血液到達結腸周圍的毛細血管。當流向如前所述時稱為「吸收作用」（absorption）。因為離子帶電，而水喜歡任何帶電的東西，所以水會隨著離子移動的方向流動。吸收作用使身體保持水分。而蒽類瀉劑則會反轉此過程。

蘆薈的成分

蘆薈乳膠或「汁液」中含有三環芳香烴衍生物，像是antrone-10-C-glycosyls中的蘆薈素A和B、羥基蘆薈苷和蘆薈大黃素。而凝膠則含有多醣成分乙醯甘露聚醣，它的主要成分是乙醯甘露醣和其他單醣類。同時，蘆薈凝膠也含有脂類、胺基酸、酵素、類黃酮、水楊酸類，以及乳酸鎂和其他鹽分。

蒽類瀉劑同時也會促成前列腺素的製造，進而引起腸道收縮。此作用會使腸內物往單一方向加速前進。過度刺激、又不由自主的收縮會引起疼痛，一般稱之為「痙攣」。而消炎藥（比方說炎得淨膠囊indomethacin）能夠抑制蘆薈此一作用意味著，此作用過程中也引起了一些發炎症狀。雖然尚不確定其細節，但蒽類瀉劑的確會使結腸內形成較多一氧化氮。而一氧化氮反過來，則會刺激前列腺素的合成，這是一種致炎分子。雖然前列腺素能夠透過減少胃酸、增加保護性黏液分泌之類的作用來保護胃壁，但它在結腸裡則會引發截然不同的反應，使結腸肌不舒服的顫動，造成痙攣和腹瀉。

雖然蘆薈乳膠會殺死某些結腸細胞，但至少這些細胞死得很乾淨。基於某些因素，慣性使用蒽類瀉劑和稱為「細胞凋亡（apoptosis）」的結腸細胞自殺現象／作用有關。細胞凋亡是指一小群細胞死亡，但不會引起發炎，且通常對健康是有益的。癌症研究專家在聽到有關細胞凋亡現象的討論時耳朵都會豎起來。因為他們對引發癌症細胞凋亡這件事十分有興趣，蘆薈乳膠也曾被推薦用來對抗結腸癌，可是截至目前為止，尚未有足夠研究結果足以證明此一論點。

和蘆薈凝膠一樣，蘆薈乳膠也能補給並使免疫細胞產生作用。這同時引發了正面和負面影響。蘆薈乳膠使某些細胞激素增加，進而吸引並活化了白血球細胞。要是服用了蒽類瀉劑，體內免疫細胞會被吸收至結腸。不過它們去那兒做什麼呢？在人們服用蒽類瀉劑之後，這些白血球細胞就會以死去的自殺結腸細胞遺體飽餐一頓——也就是指那些細胞凋亡現象之後的結腸細胞。它們也會吃掉和新陳代謝掉有色的蒽類瀉劑分子。因此，從一方面看來，這些白血球細胞清除掉了蒽類瀉劑所造成的混亂。但另一方面，若是免疫細胞活動太過積極，也可能會引起發炎而造成局部不適或傷害。

若服用大量蒽類瀉劑，結腸會出現奇怪的圓形斑點。當血液細胞被蘆薈乳膠的作用聚集到結腸時會帶著一種暗色素，而慣性濫用蒽類瀉劑則會導致「結腸黑變病」，滲透進來的白血球會在結腸內呈現一點一點的暗色斑塊。它們內含的色素事實上是消化未完全、深色的蒽類瀉劑。「黑變病」這名稱有點誤導，因為斑點的內含色素是脂褐質（lipofuscin），而不是黑色素，因此有時候此症狀又稱為「假性」結腸黑變病。斑斑點點的結腸可能會讓腸胃科醫生在大腸鏡檢查時忍不住多看兩眼，但大部分研究人員卻認為此症狀對健康無害。儘管很多人一直試圖找出結腸黑變病和癌症的關聯，但目前這樣的論點仍然混沌未明。若是症狀嚴重的話，結腸黑變病可能會使便秘情形更加惡化。只要停止使用蒽類瀉劑，結腸上的暗色斑點便會漸漸消退。

蒽類瀉劑會在體內製造出有害的自由基。雖然蘆薈凝膠具有消滅自由基的特性，乳膠中的蒽類瀉劑卻有著相反作用：製造出自由基。自由基對DNA有害、會引發癌症，可是在流行病學上，蒽類瀉劑和癌症間是否有關目前尚待爭議。但因為它們會引起令人疼痛的痙攣和劇烈腹瀉，皆是避免把蘆薈蒽醌類化合物用來做為瀉藥的最佳理由。

藥草產生的作用

請詳讀標籤。請不要把蘆薈「乳膠」和蘆薈「凝膠」搞混，因為它們具有不同的化學成分和截然不同的效用。市面上以「蘆薈汁」為名販賣的液體通常是加水稀釋後的凝膠，不但更有益於健康，也和蘆薈乳膠完全無關。然而，有些口服凝膠產品並未經過徹底淨化，或許仍然含有乳膠殘留物。而使情況更加混淆的是，那些人們極力避免使用到的蘆薈乳膠，有時候卻會在乾燥後被簡稱為「蘆薈」。因此，若無法確定產品內容物到底為何，千萬不要貿然使用。要是用到了真的蘆薈乳膠、體內又有活躍結腸菌來將產生作用的蒽類瀉劑和其附著糖分離開來的話，其後果不用說你也一定能感受得到。

一般都不建議使用蘆薈乳膠和其他的蒽類瀉劑。醫學文獻形容這種苦味的黃色乳膠為一種瀉劑，是藥劑師對強力瀉藥的委婉稱呼，而我那些具臨床經驗的研究生們則稱其為「結腸大風吹」。大多數藥草學家一般都會建議人們治療便秘時，可以服用比蘆薈乳膠更安全的產品，像是果膠、洋車前子或亞麻子。蘆薈的蒽類瀉劑會以一種激進方式「解放」便秘，隨之而來的通常是痛苦不堪的腹絞痛。2002年5月，美國食品及藥物管理局（FDA）發布了一項有關蒽類瀉劑的最新公告：「本局正在通過一項法令，明白指出內含促瀉成分的蘆薈（包括蘆薈萃取物和蘆薈花萃取物）以及美鼠李皮（包括casanthranol、鼠李液體萃取香精、美鼠李皮、美鼠李皮萃取物、美鼠李皮液體萃取物）的開架式藥品，均不具安全性和有效性，且是標示不當之劣藥。」

取得蘆薈凝膠最好的來源或許是植物本身。雖然也可以輕易地透過商業管道取得蘆薈凝膠，但據報導，還是新鮮凝膠的效果最好。要是堅持對藥草銷售業績做些貢獻的話，請選擇信譽良好的商家。品質優良的蘆薈凝膠產品應該含有超過95%的凝膠成分，像「品質穩定」、「天然成分」或是「成分純淨」這種宣傳用語並不能保證產品的新鮮度，所以大可不必理會。

上述說法可能會讓製造生產蘆薈凝膠的廠商不高興，因為有些公司的確致力於徹底移除掉其凝膠產品裡的蘆薈乳膠，並且濃縮具保濕作用的高分子多醣體，兩者皆為十分明智的作法。但仍不免有些疑慮，擔心這樣的過程同時也會移除掉凝膠中某些尚未辨識出的作用成分。因為沒有任何單一成分足以代表蘆薈凝膠的全部功效，因此這也證明了，一定要使用完整的凝膠，而不是從中分離出來的某種成分。

如果手邊有株蘆薈便可輕鬆取得蘆薈凝膠，只要拔下一片葉子，然後把內層豐厚的黏性物質取出即可。但請避免刮到緊臨葉子外皮的部分，那是乳膠的所在。要是有用剩的凝膠，應該將其收進容器放入冰箱，這樣可以暫時保存幾天，繼續用它來治療燒傷。但存放期不能太久——蘆薈凝膠和其他任何食物一樣會變「壞」。我個人覺得凝膠對陽光造成的曬傷十分具有鎮靜作用，而且也能感覺到其加速了皮膚復原，但嚴格說來，我並不確定這些效果是否屬實，因為曬傷時很難有耐心去再進行什麼對照試驗。蘆薈就算不斷被摘採使用，仍然會生龍活虎地生長著，而且就像希臘神話中的九頭蛇怪，折斷它似乎只會更加刺激它那尖突的葉片長得更加茂盛而已。

僅在小傷口或是沒有外傷的皮膚上使用蘆薈凝膠。使用前請先清潔欲使用的部位。雖然發生過敏的狀況不常見，但最好還是先在小塊皮膚上局部測試一下。若傷口太深的話，使用蘆薈凝膠反而可能會延遲復原的時間。

蘆薈凝膠也常內用於潰瘍的治療，但此法尚需更多科學認證。雖然有許多傳聞一致推荐蘆薈凝膠在內療潰瘍方面的作用，可是能證明這些論點的研究卻十分缺乏。而且，凝膠偶爾會引起嚴重的胃痙攣，目前尚不清楚是否是凝膠內的某種成分導致此結果，可是如果凝膠內摻雜了蘆薈乳膠的蒽類成分，即可預期可能會發生腹瀉和痙攣。

功效的實證

雖然數篇關於人體使用蘆薈凝膠的研究顯示其具正面功效，可是也有一些其他研究認為它不具效用，甚至可能會延誤治療時間。其中一篇研究是讓30位工廠女工，在她們其中一隻乾燥不適的手上戴著以蘆薈凝膠處理過的手套，連續一個月內每天戴8小時後，接著10天不戴這手套，再接著戴手套30天。最後戴手套的手和沒戴手套的手相比，紅腫和不舒服的情況都顯著地減少了[1]。

針對乾性齒槽炎（dry socket，齒槽骨炎）發生率的研究中，1,064位以含蘆薈高分子多醣體治療的拔牙患者，和1,031位以抗生素治療的拔牙患者做比較。乾性齒槽炎通常發生在拔牙後，血液凝塊過早掉落而造成相當疼痛。但那些用蘆薈多醣體治療的患者明顯地較少發生乾性齒槽炎[2]。

有關蘆薈凝膠造成肌膚不適的測試結果則不甚明確。接受放射線治療的癌症患者被分成兩組，其中一組在接受照射的皮膚上先使用肥皂，再使用蘆薈凝膠，另外一組則只單獨使用肥皂。其中接受高放射線治療的患者，因為使用了蘆薈凝膠而使得因放射線引起的皮膚傷害得以延緩。但是對接受低放射線治療的患者來說，兩組結果則沒有明顯差別[3]。另一項類似研究的結果更令人失望，225位乳癌患者在接受放射線治療後，連續兩個星期每天3次，在感到不舒服的胸部分別使用蘆薈凝膠與保濕乳液做的安慰劑。結果蘆薈凝膠對照於保濕乳，不但未能改善不適的狀況；事實上，保濕乳在改善皮膚乾燥和減輕痛疼上的效果還比較優秀。在有些案例裡，蘆薈凝膠甚至還和引起皮膚紅腫及發癢有關[4]。另外，其他兩項大型、使用雙盲設計的臨床試驗中，接受放射治療的癌症患者分別使用蘆薈凝膠、安慰劑，或是完全不使用任何產品，結果顯示蘆薈並不能防止受放射線照射的部位發生皮膚炎[5]。

常見的使用方法

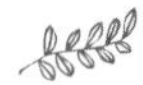

內服

蘆薈凝膠：胃潰瘍、氣喘、糖尿病

蘆薈乳膠：瀉藥

內服時的可行方式

蘆薈凝膠：市售飲料「蘆薈汁」

蘆薈乳膠：乾燥膠囊和錠劑

常見的用法

當作瀉藥使用的話，僅只能在短期間內服用0.05–0.2公克的乾燥乳膠。液狀的果汁和凝膠的話，每日不要服用超過3次以上一茶匙的量。

外用

蘆薈凝膠：表皮治療、美容保養品、輕微割傷和燙傷、真菌引起之感染

外用時的方式

取自蘆薈植物的新鮮凝膠、瓶裝凝膠、乳液、保濕用品、乳霜、護髮產品

常見的用法

在清理過患處後用於皮膚上，或是遵循產品上的指示使用。

＊這些用法和處方來自於民間流傳的方法，並不一定經過測試或推薦。

有些研究建議，蘆薈凝膠或許不是用來治療較深或較嚴重傷口的最佳選擇。30位褥瘡患者分別以市售的蘆薈凝膠產品或保濕繃帶進行治療。在為期十週的觀察期間，63%的患者完全治癒，但使用蘆薈或是安慰劑的對照研究中[6]，卻沒有發現有所不同。而且對剖腹生產或剖腹手術後使用蘆薈凝膠的女性患者而言，和安慰劑組比起來，事實上蘆薈凝膠反而延遲了術後傷口的復原[7]。因為安慰劑一般都認為是無效的，這結果反而顯示使用蘆薈凝膠治療也許甚至會對嚴重的傷口造成不利的影響。

一項使用安慰劑控制組、雙盲設計的研究建議，蘆薈凝膠或許能夠減少牛皮癬。60位牛皮癬患者分別使用安慰劑乳膏或是內含0.5%蘆薈凝膠的乳膏治療。他們依指示每天敷藥三次，一週使用五天，最長連續使用四個星期。在30位使用蘆薈乳膏的患者中，25位的牛皮癬順利痊癒，而在使用安慰劑乳膏的患者中，只有2位痊癒。沒有患者報告說對蘆薈乳膏產生任何不適的症狀[8]。

許多人把蘆薈凝膠拿來內服以治療潰瘍，但針對於此的人體研究卻十分匱乏。一項1963年的研究宣稱，蘆薈凝膠有效治療了18位消化潰瘍患者中的17位，但這項研究本身僅只為初步研究，至今又尚未得到再次驗證[9]。然而，一項較近期使用安慰劑控制、雙盲設計的研究卻顯示，蘆薈凝膠確實減輕了腸胃炎症狀。44位腸胃炎患者分別連續四星期，每天分別口服二次100毫升的蘆薈凝膠或是其他安慰劑。最後那些使用蘆薈凝膠的患者病情都有了顯著的改善[10]。

概　要

- 蘆薈凝膠和蘆薈乳膠是不同的產品，各自具有不同的作用。
- 新鮮蘆薈凝膠或可促進小傷口和輕微燒燙傷癒合，但卻可能會延遲較深傷口的復原。
- 保持人體組織濕潤、活化白血球和修護功能、促進血管新生、分解緩激胜肽、使體內基本防護功能自由運作、內含COX–2以及凝血脂素，這些都是理論上使蘆薈凝膠產生修復傷口功效的幕後機制。
- 蘆薈乳膠是一種激烈瀉劑，會引起腹絞痛和腹瀉，因此不建議使用。
- 慣性濫用蔥類瀉劑可能導致結腸黑變病，這是一種結腸遭染色的病症，雖然不是正常的情形，但據說對健康無害。只要停止使用蔥類瀉劑，結腸黑變病即會消退。

ARNICA
山金車

◎學名＝*Arnica montana*（蒙大拿山金車）、
A. fulgens、*A. sororia*、*A. cordifolia*、
A. chamissonis（卡密松山金車）
◎科名＝菊科

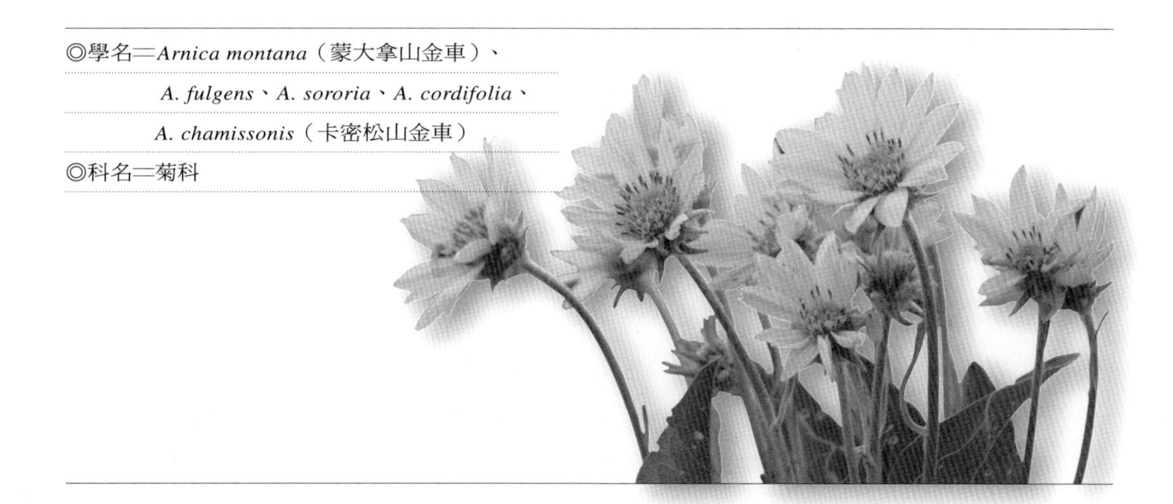

歷史和風俗

山金車的別名還包括了豹毒（leopard's bane）、狼毒（wolf's bane）、山菸草（mountain tabacco）、山菊（mountain daisy），在歐洲和北美洲山區，隨處可見各種（species）山金車屬植物。此藥草外型近似有著親屬關係的雛菊，同為菊科（Asteraceae或Compositae）植物。山金車那亮黃色、形似雛菊的花朵是目前最受歡迎的藥用部位。不過，將整株山金車拿來內服外用也曾經是一種常見用法。

然而，人們不應該食用山金車。雖然山金車曾被建議用來治療心臟病和刺激神經系統，但有些人卻明顯感受到超出預期之外的藥效，最後導致死亡。就算使用劑量極小，口服山金車還是會對心臟造成毒害。除了死亡外，服用山金車所引起的其他副作用包括了嚴重的腸胃不適、神經緊張、心悸、血壓過高以及肌肉衰弱。因此，目前都強烈地建議人們避免口服山金車。

不過山金車迄今仍是一種十分受歡迎的藥草，尤其是在歐洲地區，山金車常被拿來外用在治療瘀傷、持續性疼痛、疼痛、腫脹、蚊蟲咬傷和氣色不佳。但讓人好奇的是，許多受歡迎的「順勢療法」（homeopathic）山金車產品內，其實一點山金車成分都沒有。而那些真的內含山金車成分的產品，一直以來卻和不少過敏及接觸性皮膚炎病例有所關聯。

科學家眼中
山金車的功用

山金車會抑制一種稱為NF–kappa–B的致炎分子。至少在理論上，此作用可以減緩發炎。山金車中的堆心菊素（helenalin）能夠使名字又臭又長的NF–kappa–B前炎分子維持在無作用狀態。當身體遭受氧化壓力、病毒、毒素或致癌物質侵擾時，體內數種細胞便會製造出NF–kappa–B。

使身體製造出發炎蛋白質的分子稱為細胞激素（cytokines）。它會啟動特定的基因，指引細胞製造出這些討厭的物質。NF–kappa–B會藉由依附在這些基因的「促進劑」上，來引發此製造作用。NF–kappa–B的依附作用會導致基因密碼被解讀出來，其炎症物質便被接二連三地製造出來。因此NF–kappa–B有點像是一個引領大批工人製造出一系列武器的工頭一樣。在理想的狀況下，這些武器會被身體適當的應用——比方說，用來對付細菌之類的外來入侵者；但是，它們也可能破壞身體健康，引發傷害性炎症。

通常NF–kappa–B會與一種稱為I–kappa–B（名稱中的「I」即指抑制劑）的抑制劑分子，一同停靠在細胞內。此分子會在細胞內與NF–kappa–B結合，使NF–kappa–B失去作用力。然而，當細胞受到刺激時，此抑制劑便會分解開來，重獲自由的NF–kappa–B也就得以發揮其致炎作用。堆心菊素的作用是可以預防I–kappa–B抑制劑分子與NF–kappa–B分離。因此，在理論上，堆心菊素具有消炎的功效。

山金車或許也可以抑制體內補體系統，此作用同樣可以消炎。有一項研究建議，山金車中的醣蛋白能夠強力地抑制住體內的補體系統。在免疫系統的抗體「鎖定」任何像是細菌的目標後，體內的補體系統便會對其展開毀滅行動。事實上，此「系統」包含了35種以上的蛋白質，會在體內交互作用保護身體免受病原體傷害，但卻也會引起發炎。同時，山金車對補體系統可能的壓制作用，也造就了其理論上的消炎機制。

不過，山金車也具有發炎作用，會使身體製造出一種不好的分子，稱為TNF。另一方面，從前炎作用的角度來看，山金車的多醣體會刺激體內白血球，引發腫瘤壞死因子（TNF）的製造。因為TNF在惡病質（cachexia）中扮演了重要角色，所以又被稱為惡藏素（cachexin）。而惡病質是癌症患者必須長期忍受的一種可怕的身體破壞症候群。

TNF會促進數種免疫細胞的分裂和啟動作用，甚至使癌細胞在培養皿中出現細胞凋亡現象。雖然這一切都聽起來很完美，但研究人員卻更加擔心TNF的負面影響力。TNF會聚集血管來為腫瘤輸送養分。儘管在一般功能正常的免疫系統中，TNF扮演了重要的角色，但TNF過盛卻可能會使許多病症出現額外的傷害性炎症。風濕性關節炎、克隆氏症、僵直性脊椎炎都會因TNF而更形惡化，事實上，抗TNF的藥品對治療以上這些疾病也都有所助益。因此，增加體內TNF數量似乎不是一個好主意。

山金車阻礙了血栓形成，此作用和其傳統用來治療出血和瘀傷的用法相左。藥草學家提起山金車時，最先講到的大概都是其在預防和治療瘀傷上的功用。然而，山金車卻更可能造成導致瘀傷的出血。山金車中的堆心菊素和二氫堆心菊素（dihydrohelenalin）都顯示出抑制血栓形成的功效。同時，它們也被注意到可以阻礙血栓素的製造，而血栓素會引起使出血停止的血栓和血管阻塞。事實上，有些研究人員建議，在進行手術前，或是接受薄血治療前都不要使用山金車，因為這有可能引起失血問題。從表面上看來，此機制似乎有違山金車被用來治療瘀傷的做法。

藥草產生的作用

絕對不要內服山金車，其危險性足以致命。曾經有段時間，含酒精成分的山金車酊劑被建議用來治療心臟病及憂鬱症等各式病症。好在山金車口服產品現在已不如從前那般受到歡迎。因為只要1盎司的山金車酊劑（含酒精酊劑）就會引起嚴重傷害，70公克的山金車酊劑則足以致命。有一項2003年的案例報告指出，烏拉圭婦女嘗試用藥草來墮胎，結果山金車造成了這些婦女體內多重器官系統的衰竭[1]。然而，美國食品及藥物管理局卻規定酒精飲料中可以添加些微山金車以增進風味，這或許是因為人們一直以來都認為，山金車是班尼狄克丁甜酒（Benedictine）中的必要成分之一。

順勢療法有利也有弊。有些替代療法比順勢療法更具爭議性，以下是順勢療法優缺點的詳細解說：

科學家們發現，要說順勢療法有什麼療效實在很難讓人接受。只要注意一下順勢療法的產品標籤，你會見到上面寫著「30x」或「9c」這樣的標示。「x」的意思是標籤上所有的註明成分都經過了十倍的稀釋。同理可推，「30x」就表示產品中的成分先是被稀釋了十倍，然後稀釋過的成分再被稀釋十倍，然後再被稀釋十倍，直到此稀釋過程被重複三十次為止。因此，經過30x的產品中所含的作用成分是10^{30}分之一，也就是1的後面加了30個10分之一。而「c」的意思是，成分被稀釋了100倍。所以，「9c」是指作用成分經過了

>>>

100倍的稀釋九次，或是被稀釋了100億倍。為了製成錠劑，山金車要先在乳糖中稀釋，而不是在水中。因為18毫升的水含有$6.02x10^{23}$的水分子，或是324公克的乳糖中含有$6.02x10^{23}$的乳糖分子，你可以試著算算看，你必須使用多少劑量的順勢療法配方才能得到等同一劑量的山金車成分。你要服用十億顆山金車錠劑，或是喝下和全地球水量一樣多的山金車萃取液，才能真的獲得一個山金車分子，絕不誇張！因為本書的目的在於討論植物分子對身體的作用，而順勢療法配方中並不含足夠的植物分子，所以其作用力不在此書討論的範圍之內。

順勢療法的計算相當準確，它們當然知道自己的稀釋療方中，一個成分分子都沒有。事實上，順勢療法相信，產品若是被稀釋過越多次，此產品的功效反而越好。順勢療法強調的是，水對曾經存在其中的物質具有「記憶力」。此論點來自於18世紀時的德國醫生山繆・哈尼曼（Samuel Hahnemann），他畢生致力於人體測試，觀察天然物質對人體會引發何種症狀。然後，他將引發這些症狀的物質稀釋後，微量地用來治療受此症狀所苦的患者。因此，像毒長春藤這種讓人發癢的植物之稀釋品，就被用來治療皮膚搔癢的患者。

不過，水是否真的具有分子記憶力呢？雖然科學家們反覆地試圖測試，但此論點目前尚未得到任何實證[2]。

然而，順勢療法還是有其功效之處。使用順勢療法可以讓人們產生做了什麼的感覺，而有時候，單單只是這種感覺就可以引發出乎意料之外的功效。如同榮格（Carl Jung, 1875–1961，心理學家）所提出的著名論點，儀式和符號代表了人們的潛意識，而我相信，我們絕對不應該忽視想像所引發的心理治療能力。順勢療法可能被視為一種和儀式有關的象徵意涵。我們透過這些儀式來讓自已覺得做了某些事情，而其中所含之象徵意義即會改變所處之心理狀態。若順勢療法果真有效，可以稱之為安慰劑作用，也就是說人們心理的力量影響到了身體的狀況，這並不是什麼可笑的事，因為它真的有用。

對某些症狀而言，順勢療法和安慰劑作用的效果最為突出。它們在治療疼痛、更年期熱潮紅和前列腺腫大上，都已被證明具有驚人的功效。藉由因安慰劑效果所引起的強大心理作用，順勢療法的確有益於一些病症，因此，順勢療法之所以被許多人大力推崇並不令人感到意外，而且現在順勢療法在世界各地廣受歡迎。

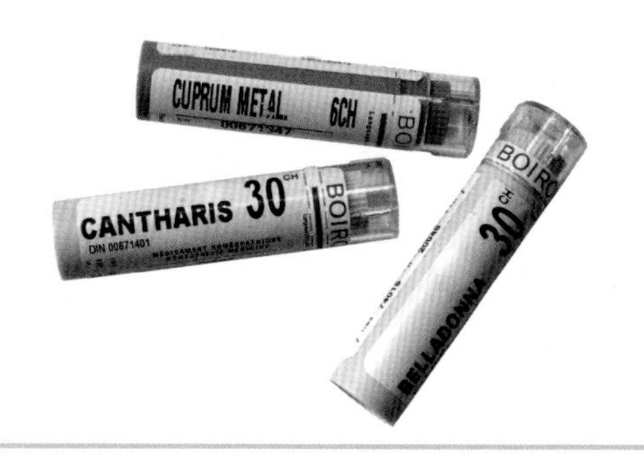

局部使用山金車於皮膚上是較理想的方式，但也並非全然不具危險性。科學文獻中，有超過35個例證和100篇以上公開發表的接觸性皮膚炎案例和山金車有關。雖然堆心菊素和其相關分子被認為是山金車中的療效成分，但它們同樣也被認為會造成易敏感體質。因為在其他菊科（Asteraceae）植物中也可以發現這些分子和相關成分，所以若對菊科中任何一種植物過敏的話，也可能會對其他近似植物過敏。因此，若知道自己對菊科植物過敏的話，應該對山金車的使用特別小心謹慎。至少在使用前，請先將山金車使用在一小塊皮膚上做測試，看看自己對其反應如何。就算對山金車沒有產生過敏反應，長期使用下來還是有可能發生過敏。在考慮使用山金車來治療瘀傷時，也別忘記臨床試驗曾發現，其他像馬栗和雷公根等植物，在治療血管問題上，都比山金車有著更優秀的科學可信度。

使用山金車時也請注意環保。若執意使用山金車，請特別注意歐洲目前正飽受過度採收*A. montana*山金車的威脅，所以請謹慎地以其他品種的山金車來替代。同時，請勿把山金車使用在開放性傷口或水泡上，因為其具有內用危險性。

不過，許多順勢療法中的山金車產品內未含山金車成分。山金車是最受歡迎的順勢療法藥草之一。順勢療法十分安全，因為其產品中其實不含任何作用成分（見第35頁有關順勢療法的補充資料）。

趣味小常識

山金車是一種討厭的黃色聚合花

也被稱為狼毒和豹毒的山金車，其實屬於一群通稱為「植物學家之毒」的花群。這些花彼此很難分辨得清，尤其是黃色的花朵。

這一個麻煩的花群成員眾多，外形都極其相似。植物學家常以Asteraceae或Compositae來交替稱呼這些菊科或向日葵科植物。因為其中包含了超過二萬種以上的植物種類，所以也是植物界中最龐大的家族（因使用的分界標準不同，也可能僅次於百合科，排名第二）。此家族中最常見的花色便是黃色，所以其中的黃花尤其難以讓人分辨和區分。雖然此花群被暱稱為「聚合花」，但那些無法區分各種黃色花朵而深感受挫的植物學家們，則將其中的黃花稱為「討厭的黃色聚合花」或「DYCs」（Damn Yellow Composites）。墨西哥植物學家有他們自己的特別稱呼「PCAs」（Pinchi Compuestas Amarillas），以「危險的黃色聚合花」（Compuestas Amarillas）來更生動的形容此科植物。

>>>

這些花之所以被稱為聚合花是因為，雖然它們看起來是一朵花，但其實是由兩種花所組成。以最明顯的向日葵為例，在向日葵正中央種子所在之處，每一顆種子都是由一個微小的「盤心花」(Disk Flowers) 所高舉著。

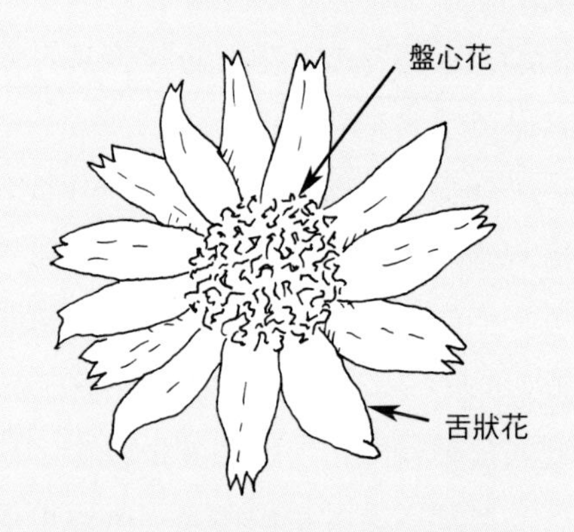

環繞盤心花邊緣較明顯的花瓣，是從外層延伸出來的「舌狀花」(Ray Flowers)。下次見到DYC時，請試試看是否可以分辨出其盤心花和舌狀花來。辨識每一種DYCs的方法都大不相同——而且多數都很困難。

功效的實證

不幸地是，大部分有關山金車的臨床試驗使用的都是順勢療法產品，這意味著這些產品實際上並未含任何山金車成分。這些臨床研究也沒有發現令人興奮的結果。甚至有一項阻生智齒的研究指出，和使用山金車的組別比較起來，安慰劑反而能更明顯地使疼痛減輕[3]！而五篇使用了山金車順勢療法配方的公開臨床試驗中，沒有任何一項研究顯示，山金車具有比安慰劑更好的效果[4,5,6,7,8]。

山金車的成分

一般來說，不論是有益健康的，或是治療過敏的山金車局部使用配方，其宣稱功效都來自於其中的堆心菊素和二氫堆心菊素。這兩種成分的化學屬性都屬於倍半萜內脂。山金車也含有能夠刺激免疫反應的多醣體和醣蛋白。

不過，有些順勢療法的網頁在吹噓其產品「經過臨床試驗證明」的同時，卻忘了提及這些反應不佳的試驗結果。是的，這些產品的確經過臨床試驗，但結果呢？

只有屈指可數的臨床試驗真的使用了山金車，但結果同樣無法提出任何證明。一項報告建議，若將一種市售的山金車噴霧和皮膚可吸收性阿斯匹靈共同搭配使用的話，可以對減輕自願者受電流刺激所產生的疼痛產生「協同作用」[9]。然而，另一項研究使用了新鮮的山金車凝膠，罹患骨關節炎的自願者也都宣稱其膝蓋症狀有所好轉。但因為此研究並未使用控制組設計，所以也就無法確定其結果是否真的證明了什麼。這項研究中也有一位自願者發生對山金車過敏的反應[10]。

在一項採用雙盲設計、隨機取樣、使用控制組的研究中，19位臉部靜脈曲張患者接受了雷射治療。其中一組患者在雷射前二週，在他們的半邊臉上每日使用二次山金車，而另一組患者則是在雷射後做同樣的事。結果發現，兩組患者使用山金車的部位和未使用山金車的部位相比，瘀血症狀並未出現任何不同[11]。37位正在接受腕隧道手術的患者被隨機分為兩組，分別使用安慰劑或山金車藥膏。雖然對腕圍或握力都沒有發現任何不同之處，但使用山金車的組別，手腕疼痛的情形卻明顯地少很多[12]。

常見的使用方法

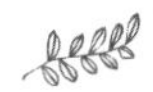

內服

消炎、持續性疼痛、瘀血、關節炎、痤瘡、蚊蟲咬傷

內服時的可行方式

凝膠、泡製品、軟膏、酊劑、化妝品

常見的用法

軟膏中最高可使用濃度15%的山金車油，或是20%–25%的酊劑。

＊這些用法和處方來自於民間流傳的方法，並不一定經過測試或推薦。

概　要

- 傳統上，山金車被外用於治療瘀血、持續性疼痛、腫脹、疼痛、痤瘡和蚊蟲咬傷。
- 山金車的組成成分會促進免疫系統，進而使發炎情況惡化。但有悖常理的是，山金車同時也能抑制一種稱為NF–kappa–B的發炎中介物質（mediator）及補體系統。
- 同時，山金車或許會使失血加劇，而此作用和一般認知的山金車作用不同，會反過來造成瘀傷。
- 內服山金車是不安全的，所以請絕對避免服用。
- 持續性使用山金車會造成對此植物之過敏反應。
- 雖然順勢療法中常見山金車製成品，但它們其實並不含有山金車成分。儘管有些人覺得順勢療法所帶來的安慰劑效果有所助益，但目前尚未有臨床試驗得以證明其功效。

ARTICHOKE 朝鮮薊

◎學名＝*Cynara scolymus*

◎科名＝菊科

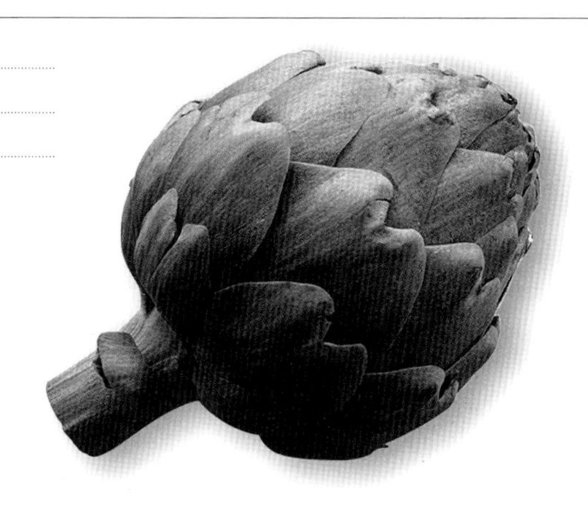

歷史和風俗

提起朝鮮薊，第一個想到的大概是「蔬菜」而非「藥草」。但若到許多健康食品店架上看看，你就會發現四處可見朝鮮薊萃取物膠囊，研究結果也建議，朝鮮薊的確對我們有好處。

事實上，朝鮮薊是古地中海地區居民種植的一種美味食用薊類。雖然羅馬作家兼哲學家普林尼對人們食用薊類這件事覺得十分困擾，他說：「這就是為什麼我們會變成一群墮落的怪物，就連動物都懂得憑直覺避開它。」直到今日，朝鮮薊仍和品種相近的菜薊（*C. cardunculus*）一樣，是義大利料理鍾愛的一味。

這奇特的植物屬菊科（Asteraceae或Compositaceae），事實上，大家吃的正是它未成熟的花蕾。所謂的「薊」是未生長完全的針刺狀花瓣，必須小心地將它移除。若讓花蕾任意生長，最後就會長成一朵巨大的紫色花朵。

要是熟悉希臘神話的話，應該知道眾神中的好色王宙斯（或是羅馬神話中的朱比特），時常一時興起將心儀女子像女神般捧上天，但故事最後結尾時，她又常因故被宙斯變成某種新奇物體。朝鮮薊就被認為是其中一位受宙斯誘惑的女子最後的下場。故事中的西娜拉（Cynara）因為鄉思病而冒犯了宙斯，所以宙斯把她變成了一株朝鮮薊。而這位不幸女子的名字則成了朝鮮薊的拉丁名稱。

也由於這則不甚光彩的故事，古代及中古時代人們將朝鮮薊視為一種春藥。事實上，一般認為女人食用朝鮮薊是很不得體的行為，因此，一直到16世紀凱薩琳・梅迪奇（Catherine de Medici, 1519–1589，編按：義大利貴族，後來嫁給法國國王亨利二世，成為法國皇后）才推翻傳統地公開食用朝鮮薊。她的舉動雖然震驚眾人，但現在得以普遍食用朝鮮薊，還是得歸功於她當時獨排眾議的創舉。

朝鮮薊除了在歷史和科學上享有令人存疑的刺激性慾名聲外，它也被用來當做利尿劑、助消化劑、保肝劑、膽汁促進劑，以及降膽固醇劑。

科學家眼中朝鮮薊的功用

朝鮮薊能像處方藥物施德丁（Statin）一樣用來降低膽固醇。朝鮮薊有名的降膽固醇功效來自一種有真憑實據的機制作用，至少從動物學角度來看是如此。朝鮮薊萃取物中有種物質作用類似常見的處方藥物施德丁。當其他藥物都效果不彰時，施德丁是非常流行的一種降膽固醇的選擇。而和施德丁一樣，朝鮮薊能抑制嚙齒類動物體內製造膽固醇所需的HMG CoA–還原酶。

不論你想不想，身體都會不斷地製造出膽固醇；每個人都一樣。製造過程需要幾個步驟，每一步又被各自的酵素催促著進行，不過，HMG CoA–還原酶加速了其中的「決定性步驟」。也就是說，只要此步驟完成了，身體便會製造出膽固醇以及一些其他像是類固醇荷爾蒙和輔酶Q之類的重要分子，但倒不會製造出其他不重要分子，所以掌控住此一步驟至為關鍵。施德丁會在人體、而朝鮮薊則會在嚙齒類動物身上產生這種作用。如果朝鮮薊能在「人體」引發同樣效果的話，它就可以做為施德丁藥品的一種非處方替代品。

若朝鮮薊具有施德丁的功效，它或許也有其他附加優點。處方藥品施德丁造成的作用或許不僅止於降低膽固醇而已。通常藥物的副作用都是不好的，雖然使用施德丁並不是全然零風險，但事實上，它們似乎也有一些「好」副作用。研究人員驚訝地發現了一些施德丁之前沒被注意到的副作用，像是減少發炎和骨質疏鬆症狀，以及降低罹患結腸癌和阿茲海默症的機率。雖然不清楚朝鮮薊是否具有相同功效，但卻值得我們深入研究。

它或許具有不好的副作用。從另一方面來看，藉由施德丁或朝鮮薊來抑制HMG CoA–還原酶，在理論上，也同時抑制了另一種重要分子輔酶Q的製造。你或許聽過此分子，它在市面上被歸為營養補給品，被稱作CoQ 10（即Q10）。此酵素是細胞中，粒腺體製造能量時十分重要的元素，而帕金森氏症患者腦中的輔酶Q

卻是不全的。因此，若讓帕金森氏症患者服用CoQ補給品，對他們似乎有所助益（但仍無法治癒病症）。有些科學家對施德丁抑制CoQ合成的作用有所疑慮，而朝鮮薊也極有可能會引發同一反應。雖然目前朝鮮薊的這項潛在副作用尚未被理論化，也尚未經過證實，但就理論而言，只有吞服藥用劑量的朝鮮薊藥草補充品的情況下，這作用才可能發生。

不過，朝鮮薊的作用並不完全如同施德丁。朝鮮薊是以較為迂迴的方法來抑制HMG CoA–還原酶。雖然不清楚朝鮮薊萃取物如何抑制住這種製造膽固醇的酵素，但新近研究指出，這應該和之前曾被懷疑過的洋薊酸（cynarin）有關。雖然，大多數朝鮮薊補充品都含此成分，但或許人們需要的實際上是另一種物質。菜薊糖苷（cynaroside），尤其是移去附著糖後得到的木犀草素（luteolin），多多少少都和引發朝鮮薊主要作用有關。施德丁藥物在體內會組成讓HMG CoA–還原酶作用的中介物質，也就是說，它會偽裝成中介物質來直接吸引酵素產生作用。雖然我們目前還不太瞭解朝鮮薊萃取物的抑制機制，但可明顯看出它並不是直接針對酵素作用。木犀草素在某種程度上，作用似乎來自於抑制了胰島素對膽固醇製造酵素的刺激。這情形可好可壞——我們現在還不知道和施德丁相較之下，它如何修正了朝鮮薊的作用。

不過朝鮮薊保證會引發另一種降血脂機制，這或許還能順便改善消化。朝鮮薊會刺激肝臟合成膽汁。而促進膽汁分泌的藥草統稱為「利膽藥」，朝鮮薊是其中討論文獻較豐富的藥草之一。膽汁是一種鮮綠色液體，由肝臟製造，儲存在連接在肝臟旁邊，稱為膽囊的小袋子狀器官裡。進食後，油脂進入腸道引起這個小袋子收縮，把其中的膽汁透過輸送管擠入腸內，和一開始發出分泌信息的油脂會合。膽汁的綠顏色來自破碎的紅血球細胞碎片，在其通過消化道的過程中，其原本的殘渣因為氧化而漸漸變成了棕色。但更值得注意的是，膽汁同時也含有膽固醇和其他膽固醇衍生物。所以說的生動點，朝鮮薊實際上是促進了膽固醇和排泄物結合。

朝鮮薊有助於膽汁分泌，而膽汁內的一種膽固醇衍生物是膽鹽（bile salts）。沒有了膽鹽，身體很難消化脂肪和油脂。技術上來講，這種物質算是一種去垢劑，因為每個膽鹽上都有親水（極性）端和親油（非極性）端。膽鹽讓水和油在腸內混合，把大塊的油團分解成小塊。油團基本上就是由許多脂肪分子聚合形成的團塊，而去垢劑使小塊脂肪分子無法黏在一起，全部分散開來。由於體內油脂消化酵素不用再去對付那些大到它們無法應付的大塊油團，所以可以針對獨立開來的脂肪分子產生作用。因為朝鮮薊能幫助身體製造出對付油脂的物質，因此改善了人體對油膩食物的消化能力。

目前尚不清楚朝鮮薊中促進膽汁分

泌的作用，對膽結石患者來說是有益或有弊。如果膽鹽無法進入腸道，我們就不能有效地消化脂肪，因此會引起消化不良和脂肪痢，為什麼膽汁會無法輸送順暢呢？有時候，膽固醇會凝固在膽囊裡形成膽結石。如果體內結石太多，它們就會擋住膽汁通往腸道的通道。當吃了一頓油膩大餐後，結石成堆的膽囊開始收縮，就會引起消化不良，症狀是腹部右上方會隱隱作痛。有肝病或膽囊問題的患者，過多的膽汁就會跑進血液裡，使皮膚和眼睛看來泛黃或是像「患了黃疸症似的」，而且排泄物的顏色也會變得不一樣。如果膽囊中已出現膽結石症狀，是否應該使用朝鮮薊來刺激膽汁分泌呢？答案端看你支持哪位研究者的論點了。

有些研究人員推論，利膽劑能夠保持膽囊清潔，預防結石的結晶化。這想法有點和用水沖洗雨水排水槽，讓它不會堆積落葉的道理一樣。然而，其他研究者則認為，增加膽汁輸送在理論上，會造成膽汁的壓迫和過勞，這對原本已經阻塞的膽囊會帶來更大的衝擊。在臨床試驗上，朝鮮薊似乎能減緩而非加強消化不良的症狀，因此能暫時性地有助於膽結石患者。然而，如果確定患有膽結石的話，以藥用劑量使用朝鮮薊和其他利膽劑時，都應該特別小心謹慎，注意身體的反應。

朝鮮薊能改善HDL／LDL膽固醇比例。由膽汁控制的是HDL（高密度脂蛋白）膽固醇，也是一般俗稱的好膽固醇。

朝鮮薊的成分

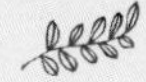

朝鮮薊含有大約2％的酚酸，包括綠原酸（chlorogenic，此指咖啡奎寧酸3–caffeoylquinic acid），以及洋薊酸（cynarin，1,5–di–O–caffeoylquinic acid）和咖啡酸、倍半萜內酯（sesquiterpene lactones），以及木犀草素、固醇（sterols）、菊糖（inulin）之類的類黃酮素（flavonoids）。

若高膽固醇症中偏高的是HDL膽固醇，你的醫生會比較不那麼擔心。最簡單的說法是，透過膽汁，HDL膽固醇比較可能在如廁時排出體外。另一方面，體內新製造出來的膽固醇最終會變成壞膽固醇，或稱LDL（低密度脂蛋白）膽固醇，而這種膽固醇有可能被送至細胞中，是比較不好的移動方向。LDL膽固醇被氧化的可能性也較高，會進而形成窒塞動脈的動脈粥樣硬化血小板。臨床試驗顯示，朝鮮薊不僅能降低體內總膽固醇值，還能改善好膽固醇變壞的比率。

朝鮮薊的抗氧化劑能夠預防LDL轉變成動脈粥樣硬化血小板。朝鮮薊內也含有一些抗氧化成分。朝鮮薊萃取物內含可被分類成類黃酮素的分子，而類黃酮素通常是其他植物中的抗氧化劑。朝鮮薊中的一種類黃酮素——木犀草素，會抑制LDL氧化。這是件好事，因為氧化的LDL會變成危險的動脈血小板，會使血液流動速度緩慢得像是尖峰時刻的車潮一般。類黃酮素如何發揮抗氧化功效呢？一般藉由幾種作用機制。不過，朝鮮薊類黃酮素被認為能夠牽制體內金屬元素，如鐵，此過程稱為「螯合」。螯合治療能夠減弱金屬分子大量製造自由基的特殊能力。此外，朝鮮薊中的類黃酮素還能啟動身體其他抗氧化機制。

藥草產生的作用

如果屬於大眾化體質，食用朝鮮薊及其萃取物應該不致產生不良反應，但有些人會對朝鮮薊過敏。美國食品及藥物管理局認為，將朝鮮薊葉用在食物中是安全的。然而，朝鮮薊屬菊科、而菊科植物很容易引發過敏反應（參見山金車、甘菊、蒲公英、紫錐花、小白菊和奶薊草）。的確，專門處理朝鮮薊的人，會因為長期接觸朝鮮薊而引發接觸性過敏反應，若自知對菊科植物過敏，接近朝鮮薊時最好也小心一點。許多讓人服用朝鮮薊葉萃取物的研究都建議，大多數參與研究的自願者都能接受其作用反應，而且它似乎真的有助於降低膽固醇、改善體內LDL／HDL膽固醇比例，以及減緩消化不良等病症。不過，要是哪天暴飲暴食的話，可別指望朝鮮薊能即時幫得上忙。有項研究發現，朝鮮薊對治療酒醉自願者完全沒有任何幫助——讓人不免好奇的是，究竟是何動機促成了此研究的完成？

目前尚不清楚朝鮮薊是否會減少輔酶Q。食用朝鮮薊時請特別記得，如果它的作用如同施德丁，從理論上來說，它也會減少體內輔酶Q的合成。的確，有些科學家建議，生產施德丁時或許應該加入輔酶Q成分，這樣才能減少此重要分子從體內流失。現在也可以藉由服用輔酶Q補充品的方式，預防體內輔酶Q減少的風險。目前尚缺針對輔酶Q所做的廣泛測試，也正因為如此，輔酶Q補充品的劑量，以及食用朝鮮薊或施德丁時是否真的需要另外補充輔酶Q這些問題上，都還缺乏確切的答案。

沒有實際證據顯示朝鮮薊能夠刺激性慾。截至目前為止，尚未有任何科學證據得以證明此植物刺激性慾的效果，不過，你當然還是可以向約會對象暗示一下服用朝鮮薊後的危險吸引力，並且私自希望所謂的安慰劑作用可以在他身上發揮功效。一篇名為「朝鮮薊對男性生殖腺作用之試驗」的報告雖然聽起來讓人有些不快的聯想，但它其實只發現，朝鮮薊萃取物對嚙齒類動物的精子活動沒有任何正面的影響。

若有膽結石，請小心使用朝鮮薊這類的利膽劑。儘管有些科學家建議利膽劑能預防膽結石，有些學者仍擔心它會造成膽汁緊壓，尤其是對已出現阻塞現象的膽囊。若自知患有膽結石或膽汁輸送管阻礙，請盡速就醫。德國天然藥草研究委員會（The German Commission E，譯註：由德國政府成立，相當於美國食品及藥物管理局，是草本療法臨床研究上的國際權威單位）建議，具有這些症狀的病患只能在醫師建議下使用朝鮮薊。

朝鮮薊作用

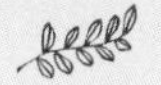

如果你曾注意到，食用朝鮮薊後水的味道喝起來會怪怪的，那正是所謂的「朝鮮薊作用」。並不是所有人都能注意到這種現象，所以察覺奇怪味道的能力很可能和遺傳基因有關。歷史上食用朝鮮薊的人們都曾指出，食用朝鮮薊後其他食物和飲料嘗起來味道會變得特別甜。因此，專業品酒師們在每季品嘗新酒前，都把朝鮮薊視為禁品。

目前尚不清楚朝鮮薊作用發生的原因為何，但習慣上將之歸功於其中之洋薊酸。有些人認為洋薊酸抑制了舌頭上的苦味受體，所以其他食物嘗起來只剩甜味；其他說法則覺得是洋薊酸刺激了舌頭上的甜味受體。1970年代時，人們一度熱烈地討論要利用此作用研發一種新的人工甘味劑，但很明顯地，食品加工業無法，或是無意願以此蒙利，因為最後什麼產品也沒發展出來。

對那些無力抵抗朝鮮薊作用的人來說，食用新鮮和蒸煮朝鮮薊後的反應最大，但將朝鮮薊醃漬後卻幾乎察覺不出任何反應。食用朝鮮薊後喝水的話，甜味最為明顯，雖然不算全然令人不快，但我總覺得它帶著一股古怪的「化學」味，所以我不太相信任何用朝鮮薊做成的人工甘味劑，味道會好到哪去。

功效的實證

許多證據顯示，朝鮮薊或許可以降低膽固醇。一項使用安慰劑控制組、隨機取樣、雙盲設計的臨床試驗發現，和服用安慰劑的控制組比起來，143位膽固醇高於280mg／dL的成年人在每日服用1.8克乾燥朝鮮薊萃取物連續六週後，不但膽固醇明顯降低，體內壞膽固醇的比例也減少了[1]。雖然許多資料傾向將此作用歸功於朝鮮薊中的「洋薊酸」分子，但卻沒有研究證據明確支持洋薊酸即為主要作用成分。稍久之前的一項研究發現，單獨服用洋薊酸（每日250毫克和750毫克）3個月後，17位家族遺傳性膽固醇血症患者體內膽固醇和三酸甘油脂指數並沒有發生任何變化[2]。然而，另一項更早以前所做的大規模研究則發現，在60位患有「各式血脂代謝紊亂」問題的患者中，服用洋薊酸50天的30位患者比服用安慰劑的30位患者身上，出現了較好的療效，他們體內膽固醇指數都有明顯的下降[3]。

除了洋薊酸外，朝鮮薊中其他成分也被發現和用來降低膽固醇的施德丁藥品有著類似療效。液狀朝鮮薊葉萃取物和施德丁一樣，能夠抑制HMG CoA–還原酶，這是用來製造新膽固醇的一種肝臟酵素。但據我所知，雖然在人工培養的大鼠肝臟細胞內曾發現這這種酵素，但其作用至今未經過人體測試。洋薊酸本身不足以抑制HMG CoA–還原酶，但是菜薊糖苷和（尤其是）木犀草素（也就是移除掉菜薊糖苷上附著糖後產生的一種含類黃酮素成分）卻可以。作用的發生並不直接來自於對還原酶的抑制，反而是來自於木犀草素抑制了胰島素對酵素的刺激作用[4]。

常見的使用方法

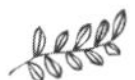

內服

肝病和膽囊問題、改善膽汁分泌、高膽固醇、消化不良、大腸激躁症、動脈粥狀硬化、利尿劑

內服時的可行方式

通常內含標準化洋薊酸或咖啡奎尼酸的膠囊、錠劑、酊劑以及新鮮朝鮮薊

常見的用法

每天服用2–3顆100毫克的膠囊，一般建議，膠囊內應含標準化15毫克的咖啡奎尼酸。新鮮朝鮮薊則是蒸熟後，將花蕾連同嫩葉一起食用。德國天然藥草研究委員會建議，每天服用6公克切碎的乾燥朝鮮薊葉子，或是從新鮮朝鮮薊榨取的汁液。

＊這些用法和處方來自於民間流傳的方法，並不一定經過測試或推薦。

朝鮮薊在治療各種消化病症上有著讓人欣喜的成效。一項使用安慰劑控制組、隨機取樣、雙盲設計的臨床試驗發現，129位慢性消化不良症患者在每日服用兩次230毫克的朝鮮薊葉萃取物後，和另外115位服用安慰劑的患者相較之下，不但較少發生消化不良，而且生活品質也變得更好[5]。另一項未使用安慰劑的大型臨床試驗，隨機指派454位深受消化不良症所苦的患者，連續兩個月每日分別服用320或460毫克的朝鮮薊葉萃取物。結果發現兩組患者雖然服用不同劑量的萃取物，但在改善消化不良症狀上皆有顯著進步[6]。

大腸激躁症（Irritable bowel syndrome, IBS）是一種病因不明又十分惱人的病症，患者通常一輩子都得在不斷復發的腹瀉和便秘症狀中打轉。目前纖維素療法和腸道神經訊號衰減器之類的IBS治療方式，療效都很有限。一項研究發現，279位IBS患者每日服用兩顆320毫克的朝鮮薊葉萃取物六星期後，患者IBS症狀都明顯地減少了[7]，可惜此研究在設計上並未使用控制組。因此，為確認之前的發現確實具有值得討論的價值，研究人員應該針對朝鮮薊對IBS的功效，重複進行多次使用較佳控制組設計的研究。

朝鮮薊降低膽固醇和減緩消化不良的功效，有一部分被認為應該歸功於其「利膽劑」作用，已有多項證據證實了其增加膽汁合成的作用。理論上，此作用可以減緩稱為「膽汁鬱積」的膽汁減少分泌症狀。在大鼠試驗中，也曾多次觀察到朝鮮薊的利膽劑作用[8, 9, 10]。

此外，也有不少證據顯示有些朝鮮薊複合物具抗氧化功能[11]。其中尤其明顯的是，朝鮮薊在預防動脈粥樣硬化血小板的製造過程中，壞膽固醇氧化上的功效。研究人員注意到，富含木犀草素的朝鮮薊萃取物作用和純木犀草素相同，在試管試驗中，它們都可以預防LDL氧化現象。自然產生糖附著的木犀草素也同樣具此功效，只是作用較小[12]。除了預防LDL氧化之外，朝鮮薊萃取物還能夠減少蛋白質的氧化，在大鼠試驗中和對照控制組相較起來，能夠提高抗氧化酵素麩胱苷肽基硫過氧化酶（glutathione peroxidase）的數量，但其他種類的抗氧化酵素數量則無改變[13]。另一項使用氧化媒介的大鼠研究則發現，除了減少LDL氧化之外，朝鮮薊葉萃取物還可以預防脂質過氧化作用（一種使LDL和其他脂質氧化的機制），以及預防抗氧化劑麩胱苷肽的耗損[14]。

概　要

- 雖然作用機制不同，但因為朝鮮薊和處方藥物施德丁都能夠抑制同一種酵素，所以朝鮮薊或許也有降膽固醇功效。理論上，朝鮮薊能減少不好的輔酶Q合成作用，但此功效尚未經過證實。
- 雖然大多朝鮮薊補充品內含標準化洋薊酸，但其真正的作用成分可能是木犀草素之類的其他成分。
- 朝鮮薊葉萃取物具有利膽劑功效，能夠刺激膽汁分泌，也含抗氧化成分。
- 有些專家認為，利膽劑可能會對膽結石患者造成反效果，所以這些患者應小心避免使用朝鮮薊及其萃取物。
- 雖然對朝鮮薊過敏的症狀不常見，但還是有可能發生。因此，對菊科植物過敏的人在使用朝鮮薊時請特別小心。

ASTRAGALUS
黃耆

◎學名═*Astragalus membranaceus*（膜莢黃耆）、
Astragalus mongholicus（內蒙黃耆）
◎科名═豆科

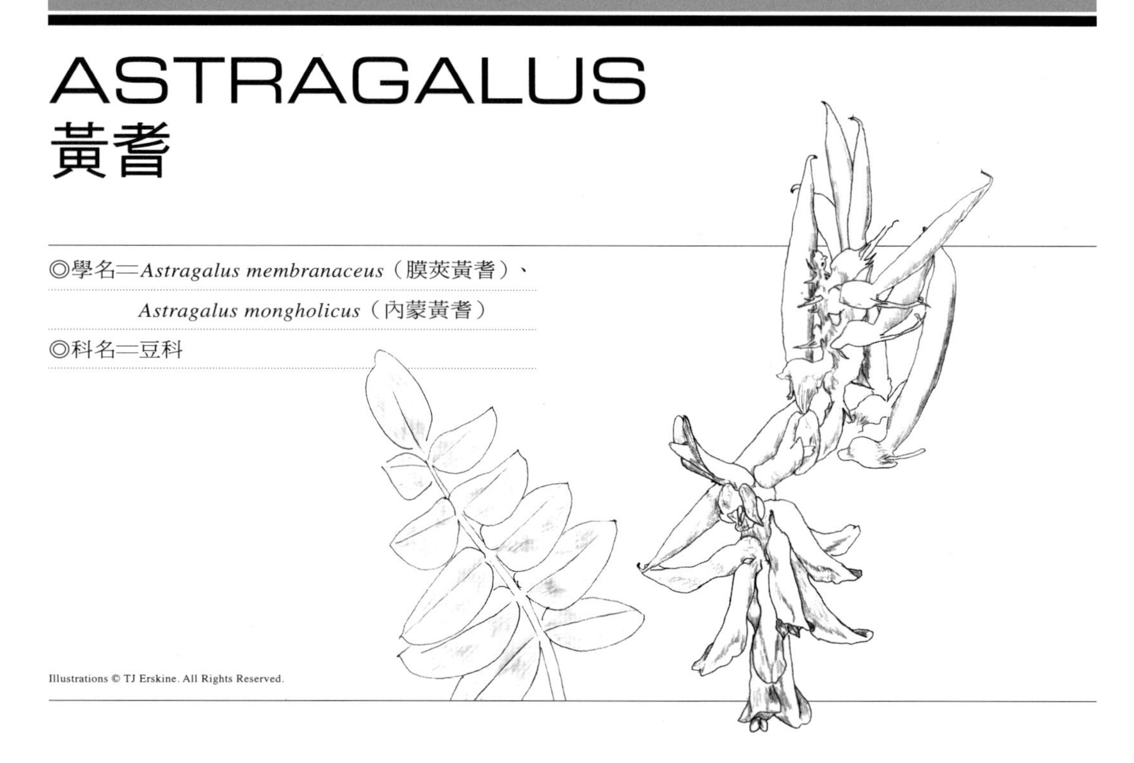

歷史和風俗

黃耆這種屬於東方藥草的豆科植物（Fabaceae或Leguminoseae），直到最近才開始受到西方藥草學家的注意，而且是大受矚目。在歐美地區，此藥草的名稱為紫雲英（milk vetch），長期以來一直被人們忽略。事實上，造成它不受歡迎的原因或許是因為在美國西海岸，有好幾種黃耆品種都是有毒的。「瘋草」（locoweeds）、*A. lentiginosus*、*A. lusitanicus*和*A. miser*都會使食用後的家畜受到危害，引發嚴重的神經失調和天生缺陷。但可以放心的是，像膜莢黃耆和內蒙黃耆這些藥用品種，不但不含有毒的苦馬豆素（swainsohine）和木黃耆毒素（miserotoxin），而且也不像瘋草般具有足以致毒量的硒。

過去兩千多年以來，在中國被稱為黃耆的黃耆根，在亞洲一直被視為一種食材和藥草。中國人會把生長了四到五年的黃耆挖出來，採收其深色、微甜的主根。人們要不就是用蜂蜜醃製黃耆根，不然就是把它切成又長又薄、形似壓舌片的條狀。

傳統中醫認為，黃耆根可以舒通氣血，並且具溫補功效。傳統中藥通常會將黃耆搭配其他數種不同分量的藥草來製成複方服用，但此做法卻使得中醫裡有關黃耆資料的研究更形困難。傳統上，黃耆被用來對抗疲勞和保護身體免受感染。這些用法迄今仍深受推崇外，也有新的論點出現，認為黃耆有助於心臟病患者。

科學家眼中黃耆的功用

黃耆確實會影響免疫系統。雖然這對某些人有利，但對其他人則不然。已有研究發現，黃耆會讓使用者體內的白血球數量增加。這對那些飽受免疫系統功能障礙的人來說，確實是一項令人振奮的好消息。但若免疫系統功能正常的話，請格外小心所謂的「免疫促進劑」。一個功能正常的免疫系統可以保護身體免受微生物和癌症之苦。不過，過度抗奮的免疫系統則會大肆破壞身體健康，像是一支失控的軍隊在體內狂亂橫行。長期保持高度警戒的免疫系統反而會有悖常理地引起發炎，甚或是癌症等疾病。因此，對免疫系統來說，維持作用的平衡才是關鍵之道。

雖然黃耆能夠提高某種免疫細胞作用，卻會使其他免疫細胞作用衰弱。雖然黃耆可以大幅增加某些免疫細胞數量，但體內的免疫細胞並非全然一樣。如同在一支假想軍隊中，有些士兵或許較擅長面對面搏擊，而其他士兵則對使用長程武器較為拿手。身體內的免疫細胞亦是如此，每一個細胞都有各自不同的專長。藉由改變體內細胞激素值，黃耆可以使某些類型的免疫細胞增加，而其他的免疫細胞減少。

細胞激素是一種可以顯著改變體內免疫細胞數量和作用力的蛋白質；同時，它們也是一種相當複雜的蛋白質。事實上，因為細胞激素包含了許多不同種類的蛋白質，有時候，這些分子的作用還可能彼此相左。其中任何一種蛋白質，都會影響到其他幾種特定的蛋白質。多項研究顯示，黃耆可以促使細胞激素分子保持平衡。黃耆能讓Th–1細胞激素增加，卻使Th–2細胞激素減少，而這兩種細胞激素分別具有好的和不好的作用。一個作用正常的免疫系統不但兩種細胞激素都需要，而且也能彈性調節其平衡。

若屬於Th–2主導免疫系統的話，黃耆或許有助於重建體內Th–1／Th–2的平衡。請記得，由於現代免疫學家採用更高規格的標準，所以任何有關Th–1／Th–2的資料，都需要重新接受檢視。雖然這裡談的這項簡化後的論點已行之有年，但並不表示就一定是對的。然而，在幾種情況下此論點的確具可行性。以下是Th–2細胞激素可能的作用。

由Th–2主導的免疫系統能夠保護身體，避免受到那些最後**未進入**細胞內的壞東西侵害，像是某些特別的寄生物和細菌。同時，它也能幫助身體製造對抗病原體的抗體。因此，服用黃耆在理論上，有助於對付過敏和氣喘。但目前相關的研究證據屈指可數：只有一項小鼠研究建議，黃耆或許具此功效[1]。

一般來說，大部分人多少都算是「Th–1主導的免疫系統」。Th–1細胞激素刺激了免疫系統，保護身體免受那些**進入**

細胞內的壞東西影響，像是病毒、癌症、一些特定種類的細菌（類菌質體）。Th-1為主導體的缺點在於，它會發動免疫系統對抗自己身體，進而使人罹患自體免疫疾病、器官移植排異，甚至是胚胎排斥。的確，女性在懷孕期間通常會暫時性地從Th-1主導體變為Th-2主導體。若此轉變作用沒有發生，孕婦就有流產的危險。因為黃耆會刺激Th-1免疫系統，所以有些科學家建議接受過器官移植或植皮的患者，應該避免使用黃耆。懷孕婦女對黃耆的使用最好也多加小心謹慎。

黃耆或許具抗凝血功效，並能使血壓降低。當培養人體細胞暴露在黃耆萃取物中，其中一種稱為tPA（組織型纖維蛋白溶酶原活化因子）的破壞血栓物質會增加。因此，黃耆被認為應該具有一些抗凝血作用。在臨床試驗中也發現，黃耆會減少心功能不全的大鼠體內，使血壓上升的垂體後葉荷爾蒙（也稱為抗利尿激素）的合成。此外，黃耆還能藉由增加了腎臟內對心房利尿鈉胜（ANP）的受體數目，提高這些心功能不全的大鼠的腎臟對心臟釋出的化學警告物的靈敏度。心臟因血壓過高而撐大時，腎臟出現增加排尿量的反應，使身體製造出心房利尿鈉胜荷爾蒙。而這些作用總結起來便會使血液量減少，進而使血壓降低。

黃耆的成分

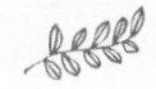

黃耆中含有數種三萜類配糖體（triterpene glycosides，亦稱為皂苷saponins），是一種常被認為是其他植物中作用成分的分子。這些三萜類配糖體包括了brachyoside A、B、C、cyclocephaloside II、astrachysoside A、黃耆皂苷（Astragaloside）、cyclocanthoside、大豆皂苷（soysasaponin）和環黃耆皂苷（Cycloastragenol）。黃耆中還具有各種類黃酮素，是另一種通常具有抗氧化性和保護功能的分子，黃耆中的類黃酮素包括了黃耆皂苷以及植物固醇（phytosterols）、胡蘿蔔苷（daucosterol）和β-麥胚脂醇（beta-sitosterol）。

藥草產生的作用

二千年來，黃耆一直被視為一種食材和藥草，而且具有十分良好的安全紀錄。研究人員曾讓大鼠服用大量的黃耆，但並未出現任何不良反應。*A. membranaceus*和*A. mongholicus*這幾種黃耆中，並不像美國黃耆（瘋草）這些有害家畜健康的種類一般，內含有毒分子。但使用上仍有值得注意的地方。

若懷孕、曾經接受過器官移植或植皮手術的話，請避免使用黃耆。因為黃耆會刺激到免疫系統中和器官移植排斥作用相關的環節，所以科學家們不免擔心，接受移植的病患使用此藥草的情形。雖然目前尚無研究檢驗黃耆在引發流產上的影響力，但是像黃耆這樣的免疫系統刺激物，一般來說會提高流產的風險。因此，若是懷孕的話，請避免使用黃耆。

若罹患自體免疫系統疾病，或是正在接受薄血治療的話，也請勿使用黃耆。刺激免疫的藥草有可能使自體免疫疾病更形惡化。此外，因為黃耆具抗凝血功效，有些科學家擔心，人們若在接受薄血治療時使用黃耆，會使抗凝血結果超出預期。

黃耆或許有助於免疫系統長期衰弱，或患有氣喘或過敏的人，但少數幾項支持此作用之證據卻被過度誇大。黃耆的確會刺激免疫系統，但針對此功效所進行的、設計良好的人體試驗數量，卻少得令人擔心。而從設計不佳的細胞和動物試驗得來之二流研究結果，卻已經被那些想要向大眾推銷黃耆的業者，大肆吹噓到離譜的地步。

黃耆或可治療心臟傷害。臨床試驗和機制研究均支持黃耆能夠降低血壓，以及抗凝血的論點。有一項臨床試驗顯示，心臟病患者使用黃耆時，可以減緩其心絞痛（胸口痛）症狀。而其他研究則指出，黃耆還可以改善心臟功能。

黃耆目前仍屬一種未知藥草。和黃耆相關的研究不少，但其中大部分都是分離細胞或動物試驗，不但未使用控制組，整體研究設計也不甚理想。不過，這並不意味著黃耆本身不具功效。這件事只單純地指出，我們需要針對黃耆進行更多設計嚴謹的研究。

常見的使用方法

內服

疲倦、感染、心臟病、利尿劑、刺激免疫功能

內服時的可行方式

膠囊、濃縮滴劑、煎煮的藥、萃取物、新鮮或醃漬的黃耆根、糖煮的黃耆根、粉末、茶、酊劑

常見的用法

通常每日使用2–3次，1–4公克的乾燥黃耆根或1滴酊劑。傳統中藥常將9–15公克的黃耆根，用0.9公升的水燉煮到鍋中的水僅剩下原來的四分之一為止。

＊這些用法和處方來自於民間流傳的方法，並不一定經過測試或推薦。

功效的實證

有關黃耆的公開發表研究多不勝數。然而，其中絕大多數都沒有使用控制組設計，而這是決定研究結果是否具顯著性的重要條件。同時，大部分研究使用的都是由數種藥草組成的混合物，就算這些藥草彼此不會互相干擾，人們還是無法分辨其中到底是何種藥草發揮了何種功效。不僅如此，大多數研究使用的是注射型藥草，而注射型藥草的代謝方式非常不同於服用型藥草。世界上絕大多數人都是把黃耆拿來食用。因此，儘管許多黃耆推銷者試圖這樣做，但若僅以上述這些研究就想推論出任何決斷性論點，都是一件不負責任的事。

少數一些研究設計較佳的人體試驗讓受試者口服使用單一黃耆，結果似乎顯示，黃耆可以刺激免疫系統。因此，此功效也使黃耆得以被用來對抗病原體為主的疾病和癌症。若將使用的純黃耆產品劑量增加，似乎可使115位原本白血球數偏低的患者，體內的白血球數顯著的提高[2]。另一項研究顯示，當病毒性心肌炎患者接受口服黃耆的治療時，雖然刺激免疫的T細胞數量會顯著增加，但其他會抑制免疫的T細胞則會減少至足以影響健康的程度[3]。

黃耆或許也對心臟功能具影響力，雖然一般來說，提出這些論點的研究在設計上並不完善。黃耆會提高心絞痛患者的心輸出量[4]。它也可以改善心臟功能不全患者的症狀[5]。此外，黃耆還可以改善罹患心臟病的大鼠體內的水鈉平衡[6]。

概　要

- 黃耆能夠刺激免疫系統。雖然好處是增加了對抗病原微生物和癌症的能力，但同時也提高了發炎機率。
- 黃耆會改變體內各種促進免疫細胞激素的數量。它會刺激Th–1細胞激素，據說這是一種可以保護身體對抗病毒和特定類型細菌的內病原菌。不過，Th–1細胞激素也被認為和器官移植排異反應和流產有關。黃耆還會抑制同樣被認為能夠對抗內病原菌Th–2細胞激素，但Th–2細胞激素或許會使過敏和氣喘症狀加劇。
- 黃耆或許對心臟具正面影響力。它或可增加疏通血栓的血栓溶解劑（tPA）值，並作為一種後葉加壓素（vasopressin）減少使血壓升高的荷爾蒙。同時，它還可以藉由提高腎臟對心房利尿鈉胜荷爾蒙的敏感度，發揮利尿劑作用使血壓降低。
- 懷孕婦女不應該使用黃耆，接受器官移植或植皮手術、自體免疫疾病患者，或是接受薄血治療的患者也都應該避免使用黃耆。

BILBERRY
山桑子

◎學名═*Vaccinium myrtillus*

◎科名═杜鵑花科

◎屬名═越橘屬

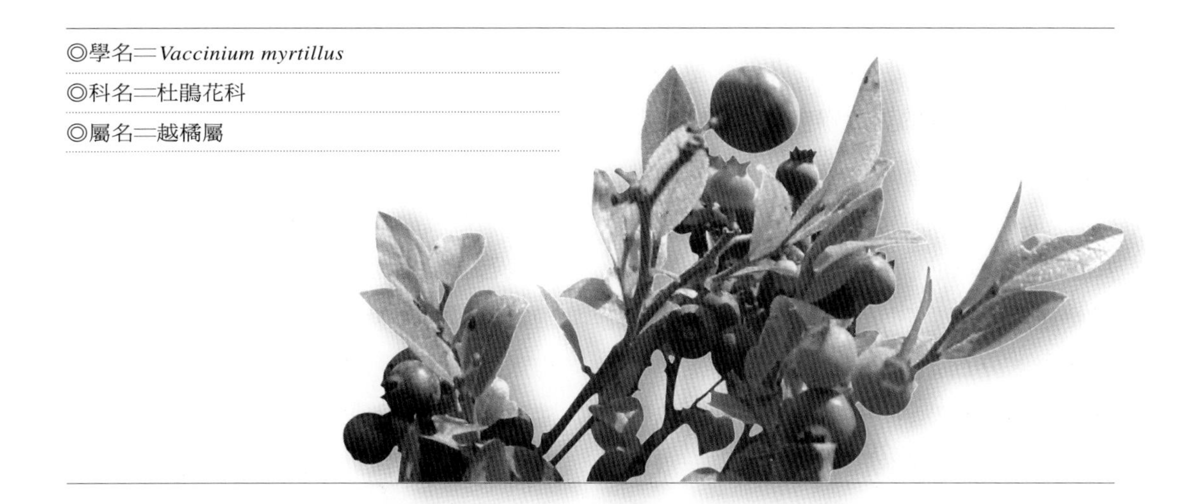

歷史和風俗

一眼看去，你可能會誤認山桑子為藍莓，但仔細觀察後便會發現，山桑子這種和藍莓有著親戚關係，但體型稍小的莓果從裡到外通體透藍，而藍莓果皮下卻藏有白色的果肉。蒙著眼睛用嘴品嘗，你又可能會將山桑子誤認為蔓越莓。這三種莓果其實同屬杜鵑花科越橘屬。雖然山桑子不像近親們那麼受歡迎，但在歐洲和北美各地，還是四處可見各式各樣的山桑子產品，尤其在一些較寒冷的地區，像加拿大、華盛頓州、奧勒岡州、斯堪地那維亞等地更是如此。

歷史上有關山桑子的紀錄十分難以辨讀，因為其所屬類別中大約有150種不同物種，其中即包括了藍莓和蔓越莓，而古代文獻又時常將這些植物的名稱交互使用，以至於現在無法確認這些資料中所指植物究竟為何。然而，山桑子多采多姿的暱稱倒是被保留了下來，在英國，你可以稱它們為越橘，習慣上搭配著奶油享用；在蘇格蘭，山桑子被稱為覆盆子；而在美國西北各州，它們則被稱為黑果。「山桑子」是藥草學家最常使用的名稱，這個字由丹麥文中的「*bollebar*」而來，意思為深色莓果。

提到山桑子，最有可能聽說的是對眼睛有益。但山桑子其實也常被用來治療腹瀉、便秘、尿道炎、靜脈曲張。只不過其他這些功效常被一則與英國皇家空軍飛行員有關的趣聞軼事搶去了風采。二次大戰時，飛行員常在執行夜間任務前吃點山桑子果醬，後來認為此植物有助於飛行員夜視能力的說法，便漸漸地流傳開來。

科學家眼中山桑子的功用

若有腹瀉症狀，山桑子或許可以幫上忙。山桑子單寧（tannins）向來以止瀉聞名，雖然許多植物都為了自我防護製造單寧，但比較起來，有些植物的單寧含量就是多一些。山桑子即是此類植物之一，不過，像葡萄、藍莓、木莓等等其他許多莓果類植物，也都含有單寧成分。你或許對單寧所帶來稱為「收斂」的奇妙澀口感不陌生，它也略帶一點苦味。在山桑子和其他莓果的莖葉中，單寧成分甚至更高。將山桑子果實、莖幹、葉子沖泡成茶水，便能取得其水溶性單寧。

吞下肚裡的單寧會在消化道內形成一層暫時性屏障，有點像是一層暫時性的堅固防護膜。它會使腸內分泌物乾燥，讓其和引發腹瀉的刺激性物質間接觸減少至最小。藉由一次將數個蛋白質綁在一起而造成組織緊縮的方式，單寧可以「鞣化皮膚」；而此機制也讓單寧產生收斂皮膚的作用。同時，單寧也因為會對某些草食性小蟲或植物病原體的運作造成妨礙，進而保護植物本身，或許這也是為什麼植物願意花工夫去製造出這種成分。

然而，使用單寧時務必小心謹慎，因為有些人對它特別容易產生不適反應。你可能會發現自己消化不良的症狀變得比之前更為嚴重，這正說明了人們為什麼不應該從山桑子或其他方式攝取過量的單寧。濃縮單寧會因化學作用使黏膜劇增，請適量使用即可。

有違常理的是，山桑子果實可同時用來治療便秘及腹瀉——但前提是要用對方式。根據使用的是乾燥或新鮮的果實而定，山桑子可以加速或減緩消化物傳送的速度。果膠是山桑子中調節腸道蠕動速度的作用成分。如果曾經做過果醬或果凍的話，你應該對果膠並不陌生。在大部分的超市裡都可買到乾燥粉末狀的果膠，它能夠使液體變成濃稠的膠狀物。水果內含果膠成分，有些水果內的含量還特別高。所以如果想做水果果醬或果凍的話，額外添加果膠只是為了確保成品能順利凝膠化而已。山桑子本身即含非常高的果膠成分。

果膠是由三百到一千個糖分子連在一起組成的串列，這可不是個小數目。因為消化道無法將這樣的串列打散，把其中個別的糖分子拿來當做體力補給源，所以這些串列會直接通過身體，而被歸類為「纖維」。果膠中的糖會因靜電作用而和水分子附著在一起，當它以乾燥形式被吞進肚內後，果膠不只會吸收體內過多的水分，同時也會吸附或黏著在那些可能會引起腹瀉的刺激物上，大大減低它們的刺激性。事實上，果膠確實也被使用在像Kaopectate之類的止瀉藥中。

所以，應該使用何種形式的山桑子呢？乾燥的或是新鮮的？不妨把果膠想像成一塊海綿。濕海綿會釋出水分，但乾燥的海綿則可吸收水分。若出現水狀腹瀉，一小把山桑子乾可以吸收體內過多的水分，並讓食物消化的速度減緩至正常狀態。但請不要過量使用山桑子乾。就算對作用正常的腸道來講，過多的山桑子乾也會透過腸壁吸收體內水分，使消化道內充塞著水和一塊塊又滑又吸飽水的山桑子，而這會再次引發腹瀉。因此適量使用才是關鍵。

趣味小常識

若想在暗處看得更加清楚，就不要直盯著東西看。

目前尚未正式確認山桑子是否真的有助視力，不過，若真想在黑暗中把東西看得更清楚，卻又沒時間吃藥草的話，你可以做的就是避免在黑暗中直盯著模糊的物體看。視網膜中有兩種聚光細胞：錐狀細胞（cone cell）和桿狀細胞（rod cell）。錐狀細胞效用在於看有色物體，但因黑暗中是分辨不出顏色的，所以在此情況下它的效用不大。但含有視紫紅質（rhodopsin）的錐狀細胞卻能辨別灰色階，其主要集中在視網膜的邊緣而非中間。

先試著直視曖曖發光的星星，然後再把視線稍微往旁移開。這是各國天文學家都很熟悉的技巧。我發現它雖然一開始效果不彰，但其實是滿有用的方法，值得大家多多練習。由於星星距離實在太遠，看來有如一個光點，就算用望遠鏡看也是一樣。若能善用「周邊視覺」的話，就能看得較清楚些。如果打算用望遠鏡來觀察星球、星雲，或銀河這類比星星細節更豐富的對象，避免直視才能看得更仔細。因為長期以來以業餘天文學家自居，所以我可以保證，這方法確實有效，但需要多加練習。我知道有不少天文學家為求雙管齊下，平常也會固定吃點山桑子，反正這也沒什麼壞處。

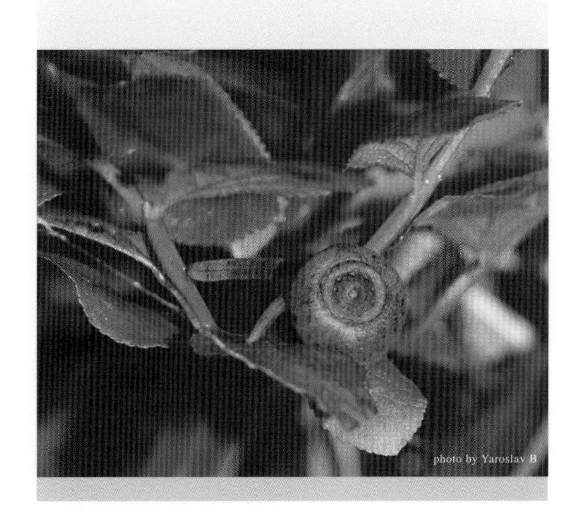
photo by Yaroslav B

如果消化道異常乾燥，消化物通過體內的速度或許會緩慢得令人傷腦筋。新鮮山桑子果實中濕潤的果膠，卻充滿了能加速消化物移動所需的水分。新鮮山桑子果實中的果膠上已附著了許多水分，就像吸滿了水的海綿，體積會極度膨脹，因此也有使物體結塊的功用，算是一種溫和的瀉藥。大塊物體會使消化道伸展，啟動對此伸展動作敏感的受體（「伸展受體」）。而這又促使不隨意肌收縮，加速這些造成腸道伸展的物體離開身體。但結果也可能會衝過頭：要是一下子吃下太多這種美味、富含果膠的山桑子，你可能會發現自己像台裝滿了山桑子的卡車般，直奔廁所。

山桑子的成分

山桑子含有單寧、果膠、和黃酮苷，還包括了至少15種的花青素（anthocyanins），而這也是果實顏色的來源。去除附著糖後的花青素稱之為花青素基（anthocyanidin）。而一般所知的花青素其實代表了五種花青素基：矢車菊色素（cyanidin）、飛燕草素（delphinidin）、芍藥花素（peonidin）、牽牛花素（petunidin）、錦葵色素（malvidin），和三種附著糖：阿拉伯糖（arabinose）、葡萄糖（glucose）、半乳糖（galactose）的所有可能組合。花青素基的第三個氧分子處會附著上述三種糖類之一，這會製造出三氧阿拉伯糖苷（3-O-arabinosides）、三氧葡萄糖苷（3-O-glucosides）、三氧半乳糖苷（3-O-galactosides）。

花青素除了為山桑子帶來顏色，還有其他不少好處。它甚至可能改善視力。花青素這種成分讓為許多水果和花朵帶來紅色、藍色或紫色的色彩。通體透藍的山桑子果實，正是富含花青素的來源之一。花青素（anthocyanins，也稱為anthocyanosides）在自然界隨處可見；許多水果的顏色都來自於花青素，像是洋李、葡萄、大多數莓果，而且也是大部分紅、藍、紫色花瓣的色彩來源。花青素因其碳環組成方式而被區分為類黃酮素。類黃酮素是許多顏色內含分子共屬的大類，雖然在以植物為主的食物中隨處可見，但以紅酒和巧克力中的高含量而出名。如同其他類黃酮素，山桑子花青素也是抗氧化劑，可消滅自由基，並能保護我們免受體內自生和外在環境毒素之影響。

一項有關研究發現，如果山桑子果實受日光照射，將相對提高其內含花青素的產量，因此研究人員推測，山桑子很可能是為了保護自己免受紫外線傷害而製造出花青素。這是項很有趣的結果，因為有時候我們的確可以藉由食用，接收植物抗紫外線分子的防衛力。然而，目前較有名的抗紫外線成分是類胡蘿蔔素（carotenoids），這是在其他植物，像是胡蘿蔔和番茄中，發現的一種高濃度、不同的、非類黃酮素成分。就像是吃下眼睛的遮陽罩一樣，攝取類胡蘿蔔素能夠阻隔紫外線，以及其他各種對眼睛造成的傷害。雖然目前仍缺乏花青素在護眼功能上的實際證據，但就理論上來說，它們應該是有所助益的，基本上大概也不會帶來什麼壞處。

常見的使用方法

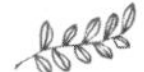

內服

腹瀉、通便、視力問題、糖尿病

內服時的可行方式

內含標準花青素或花青素基（濃縮萃取物一般標準是含有25%的花青素基，等於是37%的花青素）的膠囊、新鮮或乾燥的果實、乾燥山桑子粉末、乾燥山桑子葉泡的茶水

常見的用法

治療視力問題時，通常建議每天最多可以服用2次500毫克的標準膠囊。治療腹瀉的話，可以使用乾燥的果實或茶水。治療便秘時，則可食用新鮮的果實。

＊這些用法和處方來自於民間流傳的方法，並不一定經過測試或推薦。

如果你和大多數人一樣，通常隨著年齡增長而會越來越看不清楚東西；對視網膜的傷害也會隨著時間逐漸累積，如氧化物、自由基、紫外線（陽光），都會增加其負擔。山桑子有名的益眼功效可能在於其中所含之花青素減緩了對視網膜傷害形成的速度。除了具抗氧化性和消滅自由基之外，花青素還能引發體內像還原酵素酶之類的抗氧化酶合成。

有些花青素能夠重建視紫紅質，這是夜視所需的重要色素。山桑子果真如同傳說，幫助二次大戰中吃山桑子果醬的飛行英雄一般對夜視能力有益嗎？一項研究顯示，有些花青素能夠促進青蛙視網膜中的視紫紅質再生。雖然青蛙的視網膜和人類不同，但至少視網膜中用於夜視的視紫紅質是一樣的。而且，雖然研究中用的是黑漿果花青素，不過山桑子中確也含有和其一模一樣的花青素，所以理論上來說，它們的效果也應該一樣。

山桑子中的槲皮素（guercetin）是抗氧化劑，能夠消滅自由基，並且抑制體內一種對眼睛有害的酵素。槲皮素是另一種存在於多種植物中的類黃酮素，人們現在也開始推廣其營養價值。山桑子是很好的槲皮素來源，不過如果手邊沒有山桑子的話，蘋果、洋蔥、木莓、紅茶和綠茶、柑橘類水果、紅葡萄、紅酒、櫻桃、葉菜類、花椰菜也都含此成分。槲皮素抗氧化和消滅自由基的潛力為其開創了營養補充品市場，現已日益受到歡迎。然而，沒有人能夠確定我們應該攝取多少槲皮素，若是攝取過多像槲皮素之類的特定消滅自由基成分，理論上，反而會使其轉變成自由基和促氧化物，這可不是件好事。所以一般還是建議人們從食物中攝取槲皮素，而不是從補充品。同時，山桑子中的槲皮素也是此藥草對眼睛有益的原因之一。槲皮素抑制了體內一種稱為醛糖還原酶（aldose reductase）的酵素。這種酵素通常存在於眼睛和其他數種器官中。它能夠把糖分轉化成稱為山梨糖醇（sorbitol）的酒精，但是如果眼睛或神經中含有過多的山梨糖醇，就會導致視網膜病變或神經傷害。這問題對高血糖患者來說特別嚴重：他們血液中過高的含糖量極有可能會因為醛糖還原酶，而被轉化成造成眼睛傷害的山梨糖醇。有些糖尿病患者服用醛糖還原酶抑制劑來預防和此疾病有關的視力問題。所以，理論上來說，山桑子是因其槲皮素成分，而能夠保護你的眼睛。

藥草產生的作用

一般建議用量的山桑子算是十分安全。曾有研究讓大鼠服用高劑量的山桑子花青素，看來並沒有發生什麼不好的影響。但另一方面，若長期讓動物服用大量山桑子葉，卻會引起衰竭和死亡。這或許是因為葉子和果實中的單寧會引起不適。所以請酌量食用。

請適量食用山桑子果實。食用過多山桑子果實，不管是乾燥或新鮮的，都會加重消化問題，所以請少量食用。喝太多山桑子茶也會因為其中的單寧成分造成腸道不適，因此，可先慢慢啜飲一小杯**山桑子茶**，看看自己覺得如何；有些人的體質較容易對單寧敏感。

若為了視力保健而攝取山桑子花青素，它可能有效也可能沒效，但大概不至於造成什麼傷害。請務必確定服用的是含標準花青素的產品，因為這才是山桑子中，據說有助於視力的成分。

功效的實證

雖然有近三十幾篇臨床試驗檢測山桑子影響人類夜視能力的組成成分，但大多數研究年代都十分久遠，設計上也不甚完善。比方說，許多研究沒有使用安慰劑，結果完全倚賴於試驗對象的主觀反應，而非可以客觀測量夜視適應能力的科學儀器。一項針對設計較佳的研究所做的綜合評論指出[1]，在5項未使用安慰劑、隨機取樣的臨床試驗中，只有一項研究顯示自願者有較佳的夜視適應力，而且雖然這項有著正向結果的研究[2]年代久遠，其山桑子的使用劑量（每日400毫克）和其他呈負面結果的研究（每日12–160毫克）[3, 4, 5, 6]比起來，還是明顯高了些；而7項使用了安慰劑控制組的試驗也用了較高劑量的山桑子，它們全都發現其對視力有著正面影響，但是因為欠缺了「嚴格的試驗設計」，令人不得不對其結果感到存疑[7, 8, 9, 10, 11, 12, 13]。

但動物研究指出，還是有些理論上的根據，可以支持山桑子在改善夜視能力上的說法。使用山桑子萃取物治療的大鼠，和那些沒有使用山桑子萃取物的大鼠比起來，視網膜內含有較多組成夜視能力的視紫紅質[14]。同時，山桑子據說也讓試驗室動物們能夠更快地適應黑暗環境[15, 16, 17]。黑醋栗中的花青素（花青素–3–配糖體）會增加視紫紅質再生[18]，而這種獨特成分也存在於山桑子中。此外，在細胞培養實驗中，山桑子能夠減少因為單一態氧分子所引起對視網膜要素有害的氧化作用[19]。然而，目前使用山桑子的人體試驗，其對視力影響所能提供的證明還是有些混亂不明。

有些暫時性證據顯示，山桑子及其他相關莓果中所含之花青素具有抗癌效用，因為在細胞培養中[20]，它們會引發腫瘤細胞「自殺」（細胞凋亡），而一種含有山桑子在內的綜合莓果萃取物，也能夠預防腫瘤形成過程中，為提高自身生長而引起的血管增生情形[21]。

概　要

- 山桑子中的單寧或可「鞣化」消化道內壁，進而保護消化道（譯註：使消化道內襯收斂，使其變硬，從而保護黏膜），但它們也可能會引起不適。乾燥果實中的果膠能夠吸收腹瀉時體內多餘的水分，而新鮮山桑子果實中濕潤的果膠，則能增加糞便中的纖維，減緩便秘症狀。
- 山桑子中紅紫色的花青素色素具抗氧化和消滅自由基的功能，雖然未經證實，但理論上有助於視力。
- 只要使用適量，和其他藥草比較起來，山桑子大概算是十分安全。

BLACK COHOSH
黑升麻

◎學名＝*Actaea racemosa*

（舊稱 *Cimicifuga racemosa*）

◎科名＝毛茛科

◎屬名＝類葉升麻屬

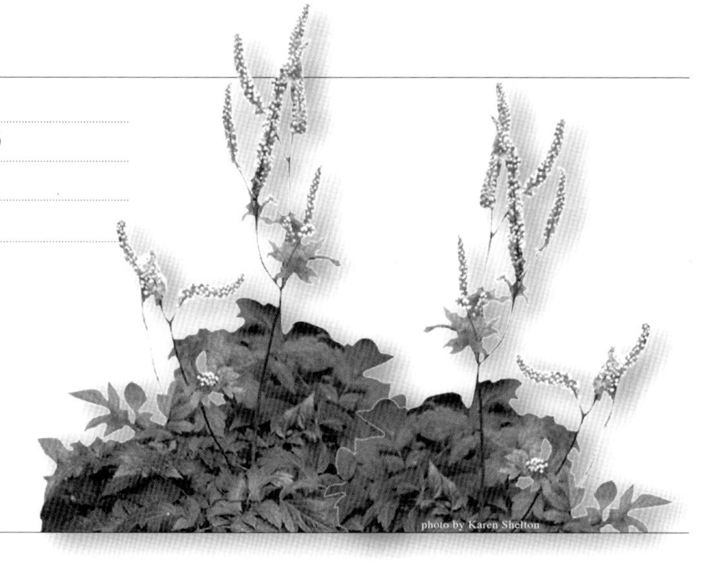

歷史和風俗

美洲原住民將這種高大、有著刺狀突起物、氣味不太好聞的毛莨植物當成藥草。事實上，「升麻」就是美洲原住民對藥用植物的特有稱呼。黑升麻那深色、扭曲的根部讓它有著「響尾蛇根」和「黑蛇根」的暱稱，而那據說能夠驅趕蚊蟲的氣味，更讓它得到「蚊蟲剋星」以及源自拉丁文「*Cimicifuga*」，意思為「臭蟲驅除劑」的稱號。美洲原住民將黑升麻煎煮而成的藥水用在治療被蛇咬到的傷口、消化不良、感冒症狀，或是用它來做蒸氣浴以治療關節炎之疼痛。然而，黑升麻主要還是用來治療一般稱為婦女病的症狀。

或許因為如此，在1875–1920年代間，莉蒂亞・平卡姆（Lydia Pinkham, 1819–1883，美國著名婦女成藥配方之發明人）調配出的「蔬菜複合物」（Vegetable Compound）成功風靡了數世代的婦女們，而其中黑升麻即為主要成分之一。此產品宣稱「能夠完全治癒最棘手的婦女病症、所有關於卵巢的問題、發炎和潰瘍、跌倒和骨頭位移，以及隨之而來的脊骨衰弱，尤其適用於應付生活中的巨變」。因為這項黑升麻產品內足足含有20％的酒精，姑且不論其對減緩「跌倒和骨頭位移」之影響，也大大提高了它對人們的吸引力。而莉蒂亞・平卡姆（禁酒運動成員之一）將酒精成分解釋為必要的「溶劑和防腐劑」。

不含酒精、由德國出產的Remifemin藥草萃取物的受歡迎程度，一度和莉蒂亞・平卡姆的蔬菜複合物不相上下，儼然成為黑升麻的化身，市場上也逐漸出現其他以模稜兩可的文宣聲稱對婦女有益的黑升麻產品。混雜了其他成分的黑升麻產品，似乎助長了黑升麻具雌激素作用、並含雌激素成分這項錯誤訊息的流傳。事實當然並非如此。黑升麻應該是藉由其他不同機制加惠於婦女。

科學家眼中黑升麻的功用

為什麼沒有雌激素作用的黑升麻卻能夠減輕「婦女病」？如同其他科學家們，我也把一項早已聽聞多時的傳言視為理當然，就是：黑升麻含有某種類似雌激素的成分。這種說法充分解釋了為什麼許多女性，會宣稱黑升麻能夠減緩她們熱潮紅的症狀，而熱潮紅和體內低雌激素有關——比方說，在更年期或服用抗雌激素的乳癌藥物時，會阻礙到體內的雌激素受體。這也就是為什麼，當越來越多公開發表的科學報告堅稱，黑升麻其實並不具有任何明顯的雌激素作用時，大家都感到十分的困惑。

植物性雌激素在哪裡？不在黑升麻裡。早先有些令人尊敬的科學家們觀察到，黑升麻中含有花黃素異黃酮（formononetin）這種「植物性雌激素」（phytoestrogen），但這很有可能是在不經意的情況下，混淆了其他外形相似植物後的結果。盡責的化學分析學家後來試著確認出黑升麻中花黃素異黃酮的含量，但卻根本找不到這種成分。有項研究報告指出，在測試了13種不同的黑升麻產品，以及受歡迎的德國黑升麻萃取物Remifemin之後，發現沒有任何一項產品如之前人們所相信的，含有絲毫植物性雌激素花黃素異黃酮成分[1]。其他報告也確認了黑升麻中，花黃素異黃酮的含量實際上是零。

黑升麻的作用其實和雌激素不一樣。動物試驗和對婦女所做的試驗更進一步發現，黑升麻其實並不像雌激素那樣對子宮細胞造成影響，而早先觀察到黑升麻會和雌激素一樣，降低體內產生黃體之荷爾蒙（LH）數值的觀察報告，也未得到後續研究結果的佐證。無子宮、缺乏一般正常雌激素的母大鼠，並不會因為使用黑升麻而躲掉大鼠更年期症候群。此外，黑升麻不會影響到體內其他的性荷爾蒙，像是毛囊增生激素（FSH）、泌乳激素（prolactin）、男性荷爾蒙（candrogens），或雌激素本身。黑升麻也不含有任何會以特殊方式阻礙體內雌激素受體的成分。雖然萃取物中有些組成要素，會微弱地攀附在體內至少一種雌激素受體子型上，但就算有任何影響的話，也是很小的雌激素作用以及輕微地阻礙到雌激素受體，這些作用很可能微弱到根本無法察覺。而且黑升麻也不會「開啟」或增加體內雌激素受體的數目。

其實是血清素啦！結果原來是科學家們根本找錯了方向。近年發現，更年期婦女若服用選擇性血清素回收抑制劑（SSRI）這類提高荷爾蒙血清素的抗憂鬱藥物的話，熱潮紅的症狀不但較少發生，情況也會比較不嚴重。的確，這些抗憂鬱劑現在被當成治療熱潮紅的非適應症用藥（譯註：指尚未經過官方核准治療範疇之用藥）。它們對大腦中體溫自動調節器的影響算不上令人意外，因為人們早就知道血清素與位於大腦下視丘的受體結合後，會導致體溫下降。但是研究人員驚訝地發現，黑升麻竟具有類似血清素的作用。在細胞培養試驗中，黑升麻中有些尚未辨識出的成分會附著在血清素受體上，多多少少活化了至少一種血清素受體[2]。所以說到底，有關黑升麻會減輕熱紅潮的論點還是有點根據的。

黑升麻的成分

和之前報導不同的是，黑升麻中其實並不含有植物性雌激素花黃素異黃酮。目前還不知道其主要作用成分為何，但一般都推測是其中通常和木糖（xylose）或樹膠醛糖綁在一起的三萜苷，包括黃肉楠鹼（actein）、27–脫氧升麻烴（27–deoxyactein）、升麻醇木糖苷（cimifugoside）。黑升麻也含有咖啡酸衍生物，包括咖啡酸、阿魏酸（ferulic acid）、異阿魏酸（isoferulic acid）、蜂斗菜酸（fukinolic acid）、升麻酸A（cimicifugic acid A）、升麻酸B（cimicifugic acid B）。黑升麻根部則含有雙稠呱啶類生物鹼（quinolizidine alkaloids cystisine）和甲基金雀花鹼（methyl cytisine）。

或許黑升麻明顯不具有雌激素作用，反而是不幸中的大幸。2002年的婦女健康促進計畫（Wormen's Health Initiative）發現，曾經一度大受歡迎的更年期婦女荷爾蒙補充療法其實相當危險，它會提高心臟病和中風的可能性，因此只建議那些更年期症狀嚴重的患者做短期的使用。同時，雌激素刺激了一些組織內部細胞分裂，增加了乳房、子宮、卵巢腫瘤的形成。

現在，那些放棄荷爾蒙補充療法的更年期婦女卻面臨一個困境：應該使用何種療法才好呢？使用雌激素替代性藥草的問題在於，理論上，它們可能和人造荷爾蒙一樣糟糕，因為人造荷爾蒙和藥草荷爾蒙中的分子，會以同樣的方式活化體內雌激素受體，而這正是科學家們所真正擔心的問題。而黑升麻完全缺乏雌激素作用的好處在於，它就因此不可能會引發子宮內膜異位症、子宮肌瘤，或是乳房、子宮，或卵巢癌這些對雌激素敏感的疾病發生。動物研究結果顯示的確如此，黑升麻萃取物並不會刺激對雌激素敏感的腫瘤形成[3]。

事實上，至少在細胞培養試驗中[4, 5]，這些萃取物能抑制乳癌細胞株[6]，以及前列腺癌細胞株。

常見的使用方法

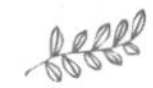

內服

一般稱為婦女病的症狀：更年期、經前症候群、經痛

內服時的可行方式

膠囊、煎煮的藥、乾燥或粉末狀的黑升麻根、酊劑

常見的用法

大多數研究使用的是每20毫克中，含有1毫克三萜苷的標準化黑升麻錠劑；每天服用1–3顆，最多服用6個月。

＊這些用法和處方來自於民間流傳的方法，並不一定經過測試或推薦。

主謎團仍然無解。不幸地是，雌激素的好處是它能夠幫助骨骼生長，所以在尚未確定黑升麻是否具有雌激素作用的前提下，它對抑制骨質疏鬆症發生的助益仍具爭議。現在醫生都被建議應該警告病人，因為黑升麻和雌激素作用不同，所以不應該指望它能夠預防骨質疏鬆症的發生[7]。雖然有些初步研究指出，黑升麻對骨骼的生長有正面影響。但就算此言屬實，我們也不清楚黑升麻是如何造成這樣的影響。

黑升麻也許具消炎作用，至少理論上如此。在數量有限的細胞研究中發現，黑升麻萃取物能消滅有害自由基，其蜂斗菜酸成分也被證明，是一種強效彈性蛋白酶（elastase）抑制劑。彈性蛋白酶是形成發炎反應的重要元素，它會分裂成多種蛋白質，比方說彈力蛋白，這是一種幫助組織保持青春和彈性的組織性蛋白質。而這是否意味著黑升麻有助於維持體內自身組織，則還需要更進一步調查。

藥草產生的作用

目前不清楚長期使用黑升麻的影響為何。毛茛家族中其他成員都具有毒性，而黑升麻的安全性至今未經完整測試。因此，大多數藥草專家建議，不要延長使用黑升麻的時間。因為大部分臨床研究都不超過六個月，所以醫學界一致認為，請勿使用黑升麻超過六個月以上的時間。

請注意下述事項：大多數以小劑量使用黑升麻的患者都未出現副作用。偶爾會有人抱怨胃部不適，也曾發生過惡心和嘔吐症狀。懷孕和哺乳中婦女在服用任何藥草或補充品前，請務必徵詢醫生意見，黑升麻也不例外。高劑量的黑升麻曾被認為和流產有關，所以懷孕的話，請勿使用此藥草。因為目前仍在調查其荷爾蒙作用，所以哺乳期間也不要使用黑升麻。有項案例建議，有位婦女嚴重的肝炎和她服用黑升麻有關，但無法確定的是，她所使用的產品是否曾受到污染或被攙雜造假成分，事實上，也有可能根本是其他因素造成她的肝炎[8]。因為黑升麻曾一度被認為具有雌激素作用，年代稍早的文獻報告，都警告所有雌激素敏感病症患者避免使用黑升麻，但我們現在已經發現此一論點可能性不大。

黑升麻能減輕熱潮紅，但若擔心骨質疏鬆症的話，請醫生幫忙留意症狀的後續發展。有些不錯的資料證實黑升麻的確可以減輕熱潮紅症狀。然而，目前尚不清楚它是否有助於骨質疏鬆症的預防。如果正在使用黑升麻，又極可能罹患骨質疏鬆症的話，無論如何都應該定期檢測，多加注意飲食、運動、藥物治療、骨質密度。

按照慣例，請選用具品質保證的產品。雖然尚未確認其是否為黑升麻中的作用成分，但大多數臨床研究選用的產品中，都含有標準化的黑升麻三萜苷。標準化成分並不代表品質保證，但和非標準化產品比起來，它或可當成產品品質的一項指標。請勿混淆了黑升麻和藍升麻（blue cohosh），藍升麻是另一種不相關的有毒植物。

功效的實證

雖然有一大堆有關黑升麻治療更年期症狀的研究，但其中很多設計不良；比方說，有些研究沒有使用安慰劑控制組，或是沒有在哪位研究對象接受什麼處方上做雙盲設計，進而大大減低使得使用安慰劑的效果[9]。在測試更年期症狀時沒有使用安慰劑組是很嚴重的，因為熱潮紅雖然是可預期症狀之一，但有時仍令人非常困擾，若和骨質流失之類的其他問題比起來，更容易因為心理因素對身體造成影響。舉例來說，研究中安慰劑組所接受的治療法，通常都對熱潮紅的減輕，具有令人意料之外的成效。

雖然就某程度上來說，這些研究多少都有瑕疵，但有些研究確實指出，黑升麻在減輕熱潮紅症狀上的功效可比雌激素。然而，對服用黑升麻婦女所做的生化檢測發現，此藥草中並不具任何雌激素作用，像是引起陰道或子宮內膜的變化。理論上，它和血清素受體間的交互作用，大概可以解釋黑升麻減緩熱潮紅的作用，但這還需要更多研究加以佐證。有項研究發現，雖然實際上兩組都不常發生熱潮紅症狀，但乳癌倖存者不論是否使用抗雌激素藥物，在症狀的減輕上都和安慰劑組相距不遠[10]。

儘管黑升麻能夠有效減緩熱潮紅，但因其不具有明顯的雌激素作用，從理論上猜測，它應該不太可能預防骨質疏鬆症。不過，對摘除子宮的大鼠所做的研究結果證實，黑升麻萃取物和抗骨質疏鬆、雌激素的處方藥物raloxifene相比，在減少骨質降低的作用上不相上下[11]。同時，一項針對更年期婦女所做的大型雙盲設計、隨機取樣研究指出，她們血液中的骨質新陳代謝指數，在服用黑升麻後和安慰劑組相較之下，改善程度幾乎可以媲美服用雌激素的婦女[12]。

雖然黑升麻常被建議用來治療經前症候群（PMS）和月經問題，但只有少數、獨立的案例報告支持此論點。因為目前並沒有研究調查黑升麻在此方面的效用，所以它在治療月經問題上的價值仍屬未知。

概　要

- 對更年期婦女來說，黑升麻可以減少熱紅潮的發生。但目前尚不確定是否能預防骨質疏鬆症。
- 或許和之前的認知不同，黑升麻作用其實和雌激素機制不一樣，它也不含植物性雌激素花黃素異黃酮。其主要作用對象是大腦下視丘內控制體溫的血清素受體。
- 請勿長期食用黑升麻超過六個月，使用時也請先告知醫生。在哺乳和懷孕期間，請盡量避免使用黑升麻。

BORAGE
琉璃苣

◎學名—*Borago officinalis*
◎科名—紫草科
◎屬名—琉璃苣屬

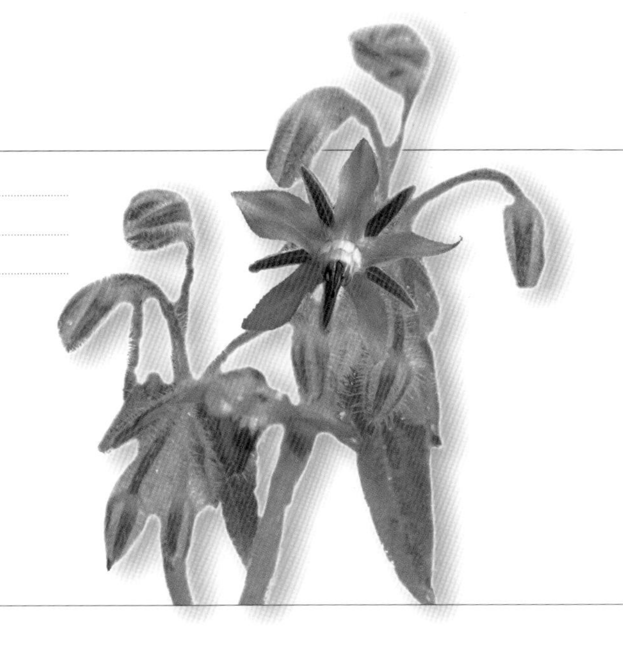

歷史和風俗

琉璃苣是一種非常美麗的歐洲原生植物。其星形花朵的亮藍色常被認為是藝術家彩繪聖母瑪利亞身上藍色袍子的靈感來源。有些文獻認為，琉璃苣的英文「borage」起源於蓋爾語中的「borrach」，意思為「驕傲的人」，這名字同時也暗示了此藥草會給人們帶來勇氣。「borage」中的「bor」也可能衍生自「burr」，意指其毛茸茸的莖幹。

和琉璃苣最常見的聯想為勇氣和喜悅。它曾經是一種常見食材，我必須承認我很喜歡它那清涼、怡人、小黃瓜口味的葉子，偶爾會將它添加在生菜沙拉中。琉璃苣花也是可食的，過去較常被用來作為食物的裝飾。人們有時候也會把它用來糖漬，或是凝結在冰塊中來讓飲料看起來更賞心悅目。琉璃苣常被添加在酒精飲料內，尤其是紅葡萄酒，以及一種用來歡送即將啟程的騎士的「餞別酒」。

然而，目前食用琉璃苣已不再那麼受歡迎，這或許也是一件好事。有一本1971年出版的藥草學書中滿是迷人、過時又極度樂觀的資料，曾讓小時候的我著迷不已——這本書對每一種藥草都是只褒不貶——它充滿熱情地寫道：「琉璃苣的維生素成分雖然尚待查驗，但可能具有相當重要的價值[1]。」我不清楚其維生素成分，但我確定的是琉璃苣含有微量有毒的吡咯啶生物鹼（pyrrolizidine alkaloids），會對肝臟造成傷害。因此，最好還是避免長期服用琉璃苣。

相關史料中談的都是琉璃苣能為人們帶來喜悅或勇氣，比方說《琉璃苣總是能帶來勇氣》（Ego Borago, Gaudia simper ago）這本可愛的小手冊。然而，琉璃苣近來的使用焦點卻在其種子油，是 γ－次亞麻油酸（gamma–linolenic acid, GLA）的一種少見天然來源。大部分植物中的GLA含量不會這麼高；在自然界中，黑醋栗種子和月見草種子是其他唯二富含GLA的植物。同時，GLA也是人類和動物新陳代謝的一種主要脂肪酸，所以許多人寄望以GLA補充品來達到保健養生之功效。

科學家眼中琉璃苣的功用

琉璃苣種子油是少數幾種GLA的優質來源之一，但這並不表示你一定要使用它。GLA是一種脂肪酸，是由亞麻油酸（linoleic acid）這種必須脂肪酸（也就是需要由飲食來補充，而無法由身體自行製造出來的脂肪酸）所製造出來的。然而，飲食中並不缺乏這種必須脂肪酸。發展中國家人民的飲食即富含亞麻油酸，甚至許多營養學家認為含量根本過多。但從另一方面來看，攝取必須脂肪酸也遠比攝取非必須脂肪酸要好得多。比方說，動物脂肪中有害心跳功能的飽和脂肪酸即是一種惡名昭彰的非必須脂肪酸。而由不完全氫化油所製造出來的，更可怕的反式脂肪（trans fats，一種不飽和指防酸，來自部分氫化植物油，有害人體），現在卻被使用在許多速食和加工食品上。但話說回來，身體並不是均等地製造出各種必須脂肪酸。

琉璃苣種子油中富含GLA和亞麻油酸，兩種都是omega–6脂肪酸。雖然和omega–3脂肪酸同樣是必須脂肪酸，但omega–3脂肪酸的優點卻遠勝於omega–6脂肪酸。脂肪酸的分類是根據其所具有的碳串長度，以及這些碳分子連結在一起的方式而定；它們有可能形成單鍵、比較「飽和」的脂肪酸；或是雙鍵、比較「不飽和」的脂肪酸。人類和大多數動物一樣，身體主要製造出的是飽和脂肪酸——也就是單鍵脂肪酸。但同時，身體也會製造出有限的不飽和脂肪酸。雖然體內酵素可以在碳串中間放置雙鍵，但卻無法將其位置放的更靠近碳串的底部——稱為omega的位置。不幸地是，人類同樣依賴omega–6脂肪酸（在距碳串尾端六個碳的地方有一個雙鍵）和omega–3脂肪酸（在距碳串尾端三個碳的地方有一個雙鍵）為生。因此，飲食中一定要包含這兩種脂肪酸。

目前權威學者們已提出警告，認為現代飲食中omega–6脂肪酸含量太高、但omega–3脂肪酸含量卻太低。專家推測人類過去的飲食中，omega–6和omega–3脂肪酸的比例曾是1：1，但現在根據調查對象的不同，差距已拉大到10：1或20：1，omega–6脂肪酸比率明顯偏高，這是因為現代社會對蔬菜油，如玉米油、紅花油、沙拉油、向日葵油的採集技術有了長足進步，而這些大量使用在加工食品中的蔬菜油都飽含omega–6脂肪酸亞麻油酸（請勿將其與受歡迎、但減重效果可疑的補充品共軛亞麻油酸CLA搞混了。它們是兩種完全不同的東西）。同時，餵食家畜富含omega–6脂肪酸的玉米，而不是家畜們較喜歡的青草，也會使販售肉品中充滿了omega–6脂肪酸。而以青草餵養的家畜們，體內則含有較多的omega–3脂肪酸。

所以omega–6脂肪酸有哪裡不好呢？現代飲食中也含有不少琉璃苣種子油中所富含的亞麻油酸。它會濃縮在「壞」膽固醇LDL中，氧化後形成有害的自由基和動脈硬化斑塊。它也和癌症的形成和腫瘤生長有關。亞麻油酸所形成的類荷爾蒙分子也有問題：兩種必須脂肪酸，omega–3和omega–6，這都會被用來製造二十碳（20–carbon）脂肪酸，會在體內製造出短命的類荷爾蒙分子二十酸（eicosanoids）。此成分對血壓、血栓、疼痛和發炎、過敏和免疫反應、子宮和腸胃痙攣、消化、大腦發展和心智狀態，甚至是腫瘤的發展和生長，都具有強烈、多樣、又相互矛盾的作用。簡單一句話，二十酸對身體具有許多強烈影響力！一般來說，omega–6脂肪酸比較容易製造出前炎性、有害的二十酸。但由omega–3脂肪酸所製造出的二十酸，就比較具抗炎和保護作用。因此，長期使用添加琉璃苣油的補充品來補充體內原本就有的成分，而且這成分還可能有害健康，實在不免令人懷疑此作法是否問題重重。

琉璃苣的成分

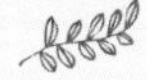

琉璃苣種子油含有三酸甘油脂（tri–glycerides），當水解為甘油（glycerol）和脂肪酸（fatty acids）時，會釋放出17%–25%的次亞麻油酸（通常會脂化中間，或是甘油的第二個氫氧根），而剩餘的脂肪酸則主要是亞麻油酸。琉璃苣種子油中也含有微量的吡咯啶生物鹼。琉璃苣葉子和花朵中除了矽酸（silicicacid）、單寧、黏液之外，也有較高含量的吡咯啶生物鹼。

體內或許已有足夠的亞麻油酸，但有些人卻無法將其轉化為GLA。體內GLA過低有時候和皮膚問題的發生有關，甚至可能和心智功能失常也有關，像是憂鬱症和精神分裂症。以下是身體製造GLA的方法：GLA看起來和亞麻油酸很像，只不過GLA為雙鍵，而亞麻油酸是單鍵。藉由δ–6去飽和酵素（delta–6 desaturase）將其中一個鍵變成雙鍵的方式，身體會將飲食中雙鍵的十八碳亞麻油酸轉化成三鍵的十八碳GLA。因此，低GLA有可能起因於δ−6去飽和酵素的不完全作用。而且，像是年齡、酒精、胰島素、鋅缺乏症、反式脂肪等等因素，似乎也會對此酵素之作用帶來負面影響。除了琉璃苣種子油、月見草油、黑醋栗種子油，以及一些菇菌油等較不常見的來源之外，可以提供GLA的飲食來源並不多。所以理論上，添加了琉璃苣種子油的營養補充品或許有助於提振體內過低的GLA。

科學家從自然界獲得暗示，認為GLA或許有益於皮膚。體內GLA過低的嬰兒成長過程較不順利，而且皮膚不但會比較厚，也可能會比較乾燥。這也是為什麼目前有越來越多的嬰兒食品中會添加GLA。嬰兒本身無法有效地製造出GLA，雖然母乳是很好的GLA來源，但未添加GLA的嬰兒食品則不然。同時，有些動物研究也顯示，有些被動物吃下肚的GLA最後會跑到皮膚和毛皮上。而有些科學家認為，此成分會在皮膚上發揮一種抗感染或保護作用。

琉璃苣種子中的GLA會被轉化成雙同次亞麻油酸（dihomogamma–linolenic acid, DGLA），作用有好有壞。體內酵素會將十八碳GLA再延長兩個碳原子來製造出DGLA，一種二十碳脂肪酸。而二十碳脂肪酸是一種作用十分活躍的二十酸的前驅物，DGLA亦不例外。

好消息是，DGLA可以被轉化成一種稱為前列腺素E1（prostaglandin E1）的二十酸。前列腺素E1簡稱PGE1，是一種較為有益的二十酸。它可以放鬆血管內壁、降低血壓、預防血栓的形成，以及具「抗增殖性」，意思是指它可以阻止導致腫瘤形成的細胞生長過盛。PGE1也是一種有力的抗炎物質。DGLA的另一項正面功效是，它在動物和人體試驗中，都可以抑制稱為白三烯素B4（leukotriene B4）的這種較無益的二十酸的製造。因為白三烯素B4和氣喘與過敏反應有關，所以科學家考慮使用GLA來治療過敏和氣喘，雖然人體研究結果不一，但有時候也會出現正向的效果。

不過，DGLA也會被轉化成另一種二十碳omega–6脂肪酸，稱為花生四烯酸（arachidonic acid），是一種發炎前列腺素的主要前驅物質。此事不但讓科學家們擔心得無法入睡，而且也是他們偶爾會讓研究自願者在使用琉璃苣種子油的同時，搭配使用omega–3脂肪酸的原因。而阿斯匹靈之所以具有降低中風、心臟病、癌症風險等等有益健康的作用，也被認為是因為其阻止了體內花生四烯酸被轉化成特定的二十酸的緣故。同時，正因為知道omega–6脂肪酸是花生四烯酸的前驅物，所以科學界才會對現代飲食飽含omega–6脂肪酸這件事感到如此驚恐。花生四烯酸絕對不是一種多多亦善的東西。雖然有些研究試圖保證琉璃苣並不會增加體內的花生四烯酸，但這些結果反而更可能暗示了，花生四烯酸被轉變成其他物質的速度遠比研究人員所能偵測到的更快。至少有一項人體試驗就曾明確指出，琉璃苣種子油的確會使體內花生四烯酸增加[2]。不過，同樣一項研究也發現，使用琉璃苣種子油時若能搭配使用來自魚油的omega-3脂肪酸，就能降低此風險。

藥草產生的作用

只使用「不含UPA」的琉璃苣產品，而且使用量也不要超過一般食用量。琉璃苣葉子和花朵都是可食的，但卻含有吡咯啶生物鹼。在藥草文獻中，此成分也被稱為不飽和吡咯啶生物鹼（UPAs）。這些分子會傷害肝臟，長期食用紫草之類含吡咯啶生物鹼的植物，都被認為和肝癌的發生有關。這是一件很可惜的事，因為我覺得琉璃苣葉吃起來味道好極了，加在沙拉中具有和黃瓜相當近似的風味。若有食用琉璃苣的習慣，食用次數請避免過於頻繁。就算是含毒量極少的琉璃苣種子油，長期使用下來還是可能提高罹患肝病的危險。有好幾位保健專家都建議，盡量購買不含生物鹼的琉璃苣種子油。購買時，請尋找標籤上註明「不含UPA」，或明確指出其製造商有將產品中毒素移除掉的產品。

此外，若想嘗試琉璃苣種子油，可以考慮搭配魚油或亞麻子油一起使用，以減少花生四烯酸的形成。有些人相信，琉璃苣種子油有助於對抗風濕性關節炎或皮膚問題。然而，琉璃苣種子油的主要問題之一是，它有可能會助長體內致炎的花生四烯酸。因為它們會慢慢地合併成大脂肪塊和細胞膜分子，所以吃進肚裡的脂肪酸會在身體內停留很長一段時間。

常見的使用方法

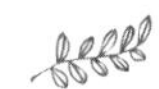

內服

疲倦、感染、心臟病、利尿劑、刺激免疫功能

內服時的可行方式

琉璃苣種子油膠囊、新鮮琉璃苣、琉璃苣茶、萃取物

常見的用法

大部分的人體試驗中，每日服用1–2公克的琉璃苣種子油。

*這些用法和處方來自於民間流傳的方法，並不一定經過測試或推薦。

讓受試者使用搭配了魚油的琉璃苣種子油的研究，一般都會比單獨使用琉璃苣種子油的研究，有更好的反應。魚油是omega-3脂肪酸中二十二碳六烯酸（DHA）和二十碳五烯酸（EPA）的來源。在理論上，魚油還能限制琉璃苣種子油轉變成花生四烯酸。若不想使用魚油的話，也可以用亞麻子油代替，因為亞

麻子油中含有 α–亞麻油酸（ALA）這種omega–3脂肪酸。不論配合使用的是魚油或亞麻子油，都請遵從指示劑量使用——大多數產品會要求你每日服用1–3公克的魚油或亞麻子油。雖然過程緩慢且成效不彰，但ALA在體內會被酵素轉換成魚油中的DHA和EPA。即便如此，ALA在理論上，還是會經由競爭使琉璃苣種子油脂肪酸轉化成花生四烯酸的同一種轉化酵素，進而限制了花生四烯酸的形成。

功效的實證

從研究報告來看，琉璃苣油中的高GLA含量使其在理論上，對許多病症都有所助益。比方說，皮膚問題、過敏、氣喘。人體測試時，它似乎對風濕性關節炎有暫時性幫助，但對其他病症的使用結果卻頗令人失望。這很可能是因為GLA在體內被轉換成有益分子的同時，它也被轉換成了有害的發炎分子，進而使得病症更加複雜。若想知道更多有關GLA補充品的作用，可以參考本書中月見草油的章節（見第137頁）。月見草油也當被用在有關GLA的臨床研究上。

目前結果看來最有希望性的研究指出，琉璃苣種子油對治療風濕性關節炎確有功效。使用琉璃苣種子油6週及以上，和使用安慰劑（棉花子油[3]或向日葵油[4]）的組別比較起來，琉璃苣種子油明顯地減少了關節痛、腫脹、疼痛的次數。使用琉璃苣種子油來治療其他病症，研究結果則較令人失望。

雖然皮膚炎和濕症患者通常體內GLA較少，但還不確定琉璃苣種子油是否能夠減緩其皮膚症狀。在人體研究中，琉璃苣油只表現出輕微的作用，或是完全不具任何作用力。和安慰劑油比較起來的話，160位異位性濕疹患者在每日使用1.5公克的琉璃苣油連續24週後，症狀都稍稍好轉，患者們使用類固醇藥膏的劑量也減少了，但差別並非特別明顯[5]。不過，此研究作者宣稱，症狀越嚴重的患者，改善的情形越明顯。此結果之所以有可能為真的原因是，和症狀較不明顯的患者比起來，症狀嚴重患者體內的GLA新陳代謝率的檢測結果都比較高。有項研究把患有異位性濕疹的成人和孩童隨機分為兩組，分別使用琉璃苣種子油或是安慰劑，但不論是研究人員或參與研究的自願者，都不知道何人使用何種東西[6]。研究結果發現，安慰劑的效果居然比琉璃苣種子油還要好！另一項研究發現，若和向日葵油比較起來，對具有異位性皮膚炎家族史的嬰兒而言，琉璃苣種子油減緩症狀的效果較好，但其中之差異並不顯著[7]；接受治療的嬰兒的免疫球蛋白（IgE）也沒有降低——IgE是一種和過敏性皮膚炎有關的抗體。

儘管琉璃苣可能的功效聽來十分吸引人，但目前也尚未確定琉璃苣種子油對氣喘之功效。和使用玉米油安慰劑比較起來，雖然每日使用2公克琉璃苣油GLA並不能顯著地減少氣喘症狀，但卻使患者體內致炎的花生四烯B4合成確實減少。因為此合成作用是與氣喘相關的標準症狀之一，所以琉璃苣種子油對其所具之抑制力值得更進一步的檢測[8]。

除了高亞麻油酸含量之外，含有GLA的琉璃苣油還有另一個問題，就是它的兩種脂肪酸都會被轉化成花生四烯酸，是一種發炎的前驅物質和潛在傷害性分子。理論上，使用琉璃苣油時若能搭配魚油，或許就能限制住此轉換作用。目前效果最好的琉璃苣研究，使用的也是搭配了魚油的琉璃苣油。比方說，琉璃苣油加上魚油後，有助於急性呼吸窘迫症候群（ARDS）[9]患者，這是一種發生於早產兒及早產男孩的神經和動作發展病症[10]。使用綜合油也對犬科動物的異位性皮膚炎有所助益[11]。科學家們近來發現，魚油中的omega–3脂肪酸可以幫助治療的病症數目出乎意料的多，所以之前的研究都未針對琉璃苣油單獨進行測試，實在至為可惜。也是因為如此，我們直到現在仍搞不清楚，實際上造成正面功效的是否為魚油而非琉璃苣油。

概　要

- 琉璃苣種子油除了是攝取GLA的優良來源之外，也是亞麻油酸這種重要的必須脂肪酸的來源。大多數人會在體內將亞麻油酸轉化成GLA。因為現代飲食中已富含亞麻油酸，所以是否有必要從琉璃苣中攝取更多上述脂肪酸，目前仍具爭議。GLA和亞麻油酸都屬於omega–6脂肪酸，是發炎的前驅物質。
- GLA會在體內被轉化成DGLA（dihomo–GLA），有可能引發正面或負面作用。身體可以將DGLA轉化成較有益的消炎前列腺素E1（prostaglandin E1），並且阻止致炎白三烯素B4（leukotriene B4）的製造；或是把DGLA轉化成花生四烯酸，一種主要的發炎前驅物和潛在性有害分子。
- 最適合使用琉璃苣種子油的病症是風濕性關節炎，但對其在治療異位性皮膚炎上的功效則仍存疑慮。研究發現，使用琉璃苣種子油時若能搭配魚油一起使用，會得到較好的治療結果，因為魚油能夠限制引起發炎的花生四烯酸之形成。
- 雖然琉璃苣種子油中傷害肝臟的吡咯啶生物鹼含量極少，但若想長期使用的話，最好還是尋找經過淨化、不含植物鹼的琉璃苣種子油。琉璃苣的葉子和花朵也都可食，但食用次數請勿過於頻繁，因為毒素含量較高。

CASCARA SAGRADA
美鼠李

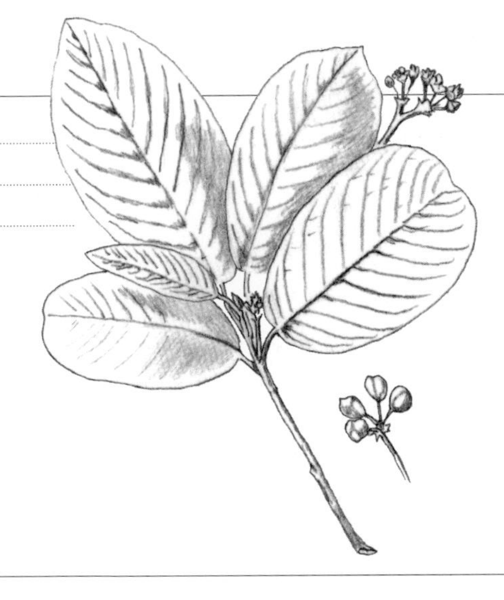

◎學名═*Rhamnus purshiana*

◎科名═鼠李科

歷史和風俗

自從十六世紀，加州門多西諾（Mendocino）的美洲原住民將這種小樹樹皮的助瀉效果介紹給西班牙傳教士知道後，傳教士們就將其命名為具感謝意涵的「聖樹皮」（sacred bark）或美鼠李皮。1878年時，帕克戴維斯公司開始在美國販售一種開架式藥品，將美鼠李皮萃取物當成瀉劑使用。二次大戰時的美國軍人，都會分配到此藥品，當時稱為「CC錠劑」。美鼠李皮也被稱為「chittam」或「shittamwood」，有些藥草學家認為，這些聽起來像俚語的名稱明白指出了其主要作用（譯註：shit在英文中指排泄物）。

美鼠李屬鼠李科，主要生長在北加州到英屬哥倫比亞之間，靠近阿拉斯加的狹長地帶。它同時也生長在蒙大拿州和愛得荷州內的洛磯山脈，這些地區內的美國原住民都把鼠李當成藥草使用。在歐洲也有美鼠李的親戚們，主要是榿木鼠李（frangula）以及一般的鼠李科植物。歐洲鼠李的成分類似美鼠李的作用成分，但據說對腸胃的影響更為激烈。

每年夏天，從北加州到英屬哥倫比亞間的「鼠李皮獵人」，會用利刃削下鼠李皮來換取現金。而過度種植美鼠李樹的結果，促使政府通過條例，允許民眾每年可從野生鼠李樹採集百萬磅的美鼠李皮。

美鼠李有許多可疑的用法：像是製成會讓人過敏的傢具和防曬乳、具通便效果的咖啡替代品，以及會讓熊變得暴躁的食物。

雖然大多數文獻討論的是美鼠李通便和引吐的功效，但歷史上，這種黃白色樹木也曾被製成傢具。然而，打算用美鼠李來做把舒適的椅子前，你最好還是多考慮一下。美鼠李的汁液具過敏性，曾有一項職場報告指出，處理美鼠李的工人後來出現了氣喘和過敏反應[1]。有些「天然」防曬乳中因為含有美鼠李萃取物，過敏性肌膚的人使用後會起疹子。

美鼠李也有果實，有些人會把它拿來食用，並封它為「咖啡果」（coffee berry），因為這種光滑漆黑的果實同樣有著苦澀的味道。然而，它們從未被大規模地當成咖啡替代品的主要原因是，有些人食用美鼠李後會嘔吐。雖然胃腸強健的鄉下人堅稱少量食用美鼠李果不會造成什麼傷害，但大多數資料還是建議人們最好避免食用它，有些文獻甚至直接稱其為有毒植物。自然學家報告指出，鳥似乎對美鼠李果實的作用不以為意，甚至還十分喜歡它，但對哺乳類動物來說，情況就非如此了。因為美鼠李具通便效果，所以果實中的種子得以藉動物糞便四處傳播；若在野外露營的話，請避開正在享用美鼠李果的熊（如果你分辨的出這種果實的話），因為據自然學家說，熊在吃了美鼠李後，極有可能因腸胃不適而變得脾氣特別暴躁。

科學家眼中美鼠李的功用

美鼠李的作用來自其蒽類瀉劑，其他具通便效用的植物中也可發現此成分。蘆薈乳膠、大黃根、番瀉樹、其他鼠李樹中各含比例不同，但化學性質相近的小分子。因為鼠李內溫和的蒽醌類和蒽醌二聚體（兩個分子結合後使其化學性質如同連體嬰）含量較高，所以有些人認為，美鼠李是通便清腸植物中，最為溫和的。不過，大多數資料還是會警告大眾，美鼠李具有引發不正常腹痛和腹瀉的作用。

體內需要菌叢才能啟動此成分。服用美鼠李後的六到八小時，鼠李成分便會到達結腸，這也是細菌酶必須把作用成分和糖分離開來，得以發揮作用的地方。去糖後的蒽類瀉劑會使通過結腸內壁的離子和水流動方向反轉。藉由蒽類刺激前列腺素合成，進而減緩運送排泄物所需的時間，並使腸道劇烈收縮。這樣的反應可能會引起疼痛，一般稱為腹部「痙攣」。

鼠李和其他含蒽類瀉劑的藥草都可能引發結腸黑變病。慣性使用像美鼠李這類的含蒽瀉劑會導致結腸細胞死亡，使白血球滲透進結腸內。因為這些聚合而來的免疫細胞會匆忙吞噬內含消化到一半蒽醌類染劑的死去結腸細胞，使得結腸呈現出斑斑點點的外表。這種可復原的症狀稱為結腸黑變病，雖然據稱，這是一種良性症狀，但不少憂心的研究人員還是認為其和癌症間有著不確定的關聯性。有關番瀉樹之類蒽類瀉劑更詳細的作用機制說明，可以參考〈蘆薈〉中，有關蘆薈乳膠（參見第27頁）的部分。再次提醒，請不要將蘆薈乳膠和凝膠搞混了。

美鼠李的成分

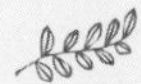

美鼠李內含蒽這種碳氫化合物的衍生物，主要有cascaroside A和B（蘆薈素-8-配糖體）、C和D（11-脫氧-蘆薈素-8-配糖體）、E和F（C-葡萄糖基-大黃素-蒽酮-8-配糖體）以及蘆薈素和11-脫氧-蘆薈素。

藥草產生的作用

只有自己的身體能使腸道順暢，而非藥草。別去在意任何將鼠李，或其他任何刺激性瀉劑形容成能「使腸道通順」或「整腸」的廣告，這些刺激物質不但可能讓你對瀉劑藥物失去抵抗力，更可能產生瀉藥依賴性。藉由刺激物來「馴服」或「整建」腸道肌肉的理論，就像是樂觀地希望藉由在肚子上綁一圈震動腰帶就可以抖掉脂肪一樣。除非身體自行作用，不然不會有任何建胃整腸的效果發生。

鼠李和其他蒽類瀉劑一樣會引起痛苦的痙攣，至於是否具有毒性，目前尚存爭議。因為這些令人擔心的疑慮，大多數有名望的醫生和藥草學家都建議人們，最好能使用其他接受程度較高的方法來減輕便秘症狀，比如說像運動，或是多攝取纖維質和水分。鼠李有時候會被用來治療寵物，尤其是狗；但因為同樣具有讓專業醫師在為人開立處方時所擔心的問題，所以我們應該也不會想讓人類最好的朋友使用它吧？

別指望它的味道會有多好。因為德文中，美鼠李的歐洲親戚榿木鼠李稱為「faulbaum」，意思是「腐蝕的樹木」。用榿木鼠李皮沖泡的茶之所以不受歡迎，原因即在於其難聞的氣味和苦澀口感，因此習慣上，鼠李茶水中都會添加肉桂或丁香這類的香草。

若仍執意使用美鼠李，請用陳年的鼠李皮。新鮮鼠李皮會引發劇烈抽搐和嘔吐，所以至少要先存放一年以上，才能讓其中作用成分的毒性氧化消退。有些藥草公司會用加熱的方式加速氧化過程。使用時，請選擇採用標準化成分的產品，用量也不要超過建議用量，而且使用時間不要超過2或3天以上。值得注意的是，針對藥草使用法的《美國大藥典》中提到：

「維持排便順暢所需的最小劑量，即是合適的正確劑量。」

功效的實證

在美鼠李和其他植物中發現的蒽類瀉劑是極具效力的成分[2]，但也會引起疼痛的痙攣。更令人擔心的是鼠李和其他蒽類瀉劑所含的毒性。在使用蒽類瀉劑後，腸內會形成一種肝毒，曾有少數幾起肝炎病例都被認為和攝取蒽類瀉劑有關[3, 4, 5, 6]。慣性使用蒽類瀉劑或許也和癌症有所關聯，但尚需更多試驗證明來釐清這些研究結果[7,8,9]。

常見的使用方法

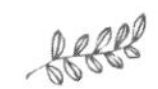

內服

通便

內服時的可行方式

膠囊、煎煮成藥、萃取液、磨成粉末的美鼠李皮、錠劑、酊劑、乾燥粉末，同時也是數種開架式瀉劑的成分之一

常見的用法

陳年美鼠李皮粉末的平均用量是1公克，或是半茶匙。

＊這些用法和處方來自於民間流傳的方法，並不一定經過測試或推薦。

概　要

- 美鼠李雖是有效的通便劑，但是也會引起痙攣和腹瀉。鼠李中的作用成分是蒽類瀉劑，在蘆薈乳膠、番瀉樹和大黃根中也可以發現此成分。
- 蒽類瀉劑的通便作用是藉由反轉了結腸內離子和水流動的方向所產生，而開啟氯化物通道則會啟動此作用。另外，體內一氧化氮的增加或許會刺激特定的前列腺素（PGE2）合成，而這會造成結腸的蠕動收縮。
- 結腸黑變病會使結腸被染色，是慣性濫用蒽類瀉劑所導致的病症。據研究報告指出，此症狀雖不正常但是為良性，停止使用蒽類瀉劑後，症狀即可漸漸消退。
- 不建議任何人長期使用鼠李這種蒽類瀉劑。

CATNIP
貓草

◎學名＝*Nepeta cataria*

◎科名＝唇形科

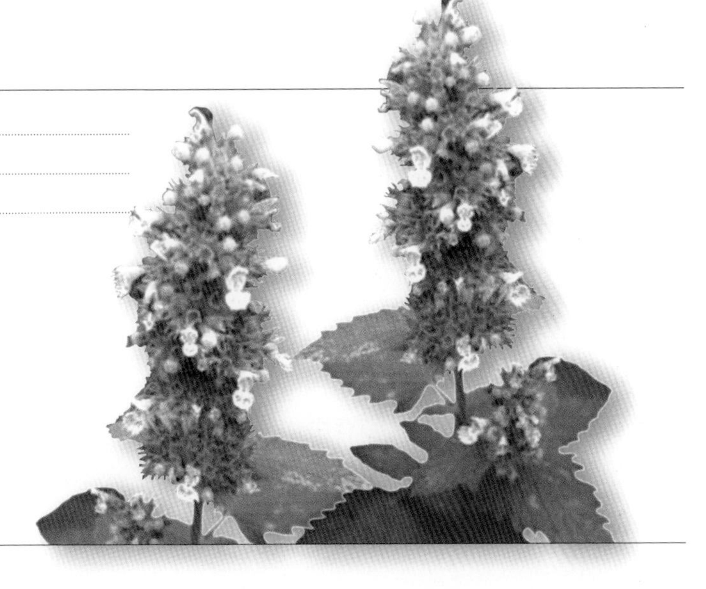

歷史和風俗

貓草別名貓薄荷、貓荊芥。除了名字上和貓明顯相關外，1834年出版的藥物權威《美國處方集》（The United States Dispensatory）中，也特別以懷疑語氣指出此草對貓別具吸引力。專家改變意見的速度通常極其緩慢，花了超過五十年的時間，出版者才承認：「其實貓根本愛死了貓草。」

此藥草的拉丁名稱來自古羅馬城市Nepete，此地人民將貓草當成食材栽植。後來的歐洲園藝家們，將貓草廣泛地用在沙拉、燉菜、肉類料理中。貓草帶著一種薄荷般清涼、香甜的檸檬味，其方形莖幹、成對的葉片、白色或紫色花朵也都神似薄荷。貓草和薄荷屬於同屬唇形科，所以也具有薄荷一般的繁殖能力。現在在美國大部分地方，都能看到這種原產自地中海的藥草茂盛地生長著。

貓草之所以能讓貓興奮是因為其荊芥內酯（*nepetalactone*）成分。貓鼻子內有一種可以接收或讓此成分停靠的受體。但目前尚未得知貓草是否對人具任何影響力。人體內並不具有荊芥內酯受體，似乎也不會對貓草的氣味產生明顯反應；至少，人不會對塞了滿肚子貓草的毛茸茸小老鼠玩偶有任何發狂般的愛好。儘管貓草讓貓興奮，一般卻認為人類吃下貓草後會出現鎮靜效果。在世界各地民俗療法中，貓草可以減輕失眠、鎮定慌亂的神經，以及舒緩胃部不適。

科學上有項令人深感受挫的事是，一旦有關當局宣布了任何錯誤的消息，事後想要收回此消息幾乎是一件不可能的事。有一篇發表在1969年《美國醫學組織期刊》（Journal of the American Medical Association）上的論文，錯誤地將貓草稱為大麻（marijuana），弄混了兩種植物的作用。雖然事後期刊編輯被1,612封指正錯誤的信件包圍，但撤回錯誤的行動仍無法阻止1970年代大行其道的藥物反主流文化，熱中地建議人們吸食貓草。不過，吸食貓草的人一定覺得很掃興，因為它事實上根本不具任何近似大麻的作用，反而可能因為某種機制造成了貓草的鎮靜功效。

科學家眼中貓草的功用

若想體驗貓草的魅力，需要具備兩樣條件，但就科學家們目前所知，人類兩樣條件都不具備。第一種條件是具功能的犁鼻器，簡稱VNO（vomeronasal，處理費落蒙訊息的感覺器官，位於鼻腔內）。VNO又被稱為傑克森氏器（Jacobson's organ），存在於脊椎動物的鼻子內，但鳥類和魚類除外，是一種可以捕捉化學性費洛蒙的器官，而這種費洛蒙通常都和發射交配信息和覺醒信息有關。貓草含有一種費洛蒙可以讓貓產生反應，稱為荊芥內酯。雖然人類鼻子內也有VNO，但或許是因為缺乏進化上的用處而早已退化，這或許得歸功於人類具有運用語言和其他各種方式溝通交配需求的能力。人體VNO內的神經似乎受到阻礙，不能傳達訊息到大腦。對於人類對費洛蒙會產生何種反應仍十分受到爭議。有些科學家認為，如果我們確實對其有反應，可能是每天用來聞東西的鼻內嗅球（olfactory bulb），或多或少取代了VNO的作用。

貓草的成分

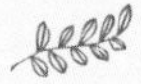

在貓草揮發性油脂中佔最多數的是荊芥內酯成分（80–90 %）。貓草油中也含有上荊芥內酯（epinepetalactone）、石竹烯（caryophyllene）、樟腦（camphor）、瑞香草酚（thymol）、香荊芥酚（carvacrol）、蒲勒酮（pulegone）。

第二件必備條件是VNO中的荊芥內酯受體。人體內還是沒有這種受體，但是大約80%的貓有，這也解釋了為什麼牠們只要聞到貓草就會變得興奮。當荊芥內酯和受體結合時，會刺激貓腦中有關喜悅的感知部位。若你和我一樣是位愛貓者，你也可以證實，貓會試著把全身上下浸泡在此藥草的氣味中，心醉神迷般地摩擦它或舔它。而我們只能以佩服，甚或帶著點忌妒的眼光看著興奮的貓咪，因為我們體內沒有荊芥內酯受體。不過，貓草可能會影響到我們腦內另一種不同的受體。

常見的使用方法

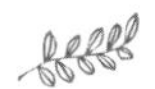

內服

失眠、焦慮、胃部不適

內服時的可行方式

膠囊、乾燥的貓草葉、貓草葉沖泡的茶、酊劑

常見的用法

用冷水或熱水沖泡2茶匙以上的乾燥貓草葉5–20分鐘，每日最多飲用3杯。也有人建議沖泡時應該用煮沸的開水[4]。

＊這些用法和處方來自於民間流傳的方法，並不一定經過測試或推薦。

荊芥內酯近似纈草（valerian）中一般認為的鎮靜成分。把纈草當成鎮靜劑使用的人體試驗目前仍未得出結論，但至少有些不錯的理論可以解釋其可能作用。這些理論中，有些試圖說服大眾，纈草中的鎮靜成分為纈草素（valepotriates）。少數科學家注意到，荊芥內酯的結構近似纈草中的纈草素[1]，而結構相同的成分通常具有相似的作用。至少，貓對貓草和纈草有著近似的反應。讓飼主感到有點驚訝的是，和貓草比較起來，有些貓甚至還比較喜歡纈草呢！對人類來說，纈草據說具有輕微的鎮靜或抗焦慮功效。有些科學家認為，纈草的纈草素提高了這種GABA抑制劑的作用，進而鎮定了大腦神經傳導物質。而世界各地都有將纈草和貓草當做鎮靜劑來使用的傳統是否純屬巧合呢？遺憾的是，目前尚未有研究試圖調查荊芥內酯是否對大腦GABA具影響力，因為它極可能是有的。

安全存放貓草

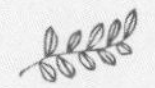

下定決心的貓會不顧一切地靠近貓草。我鄰居家就曾經有一隻這樣的貓入侵我的公寓，打開架高的廚房櫃子，偷出含有貓草成分的茶包。當我看到被打開的櫃子和弄得亂七八糟的東西時，一開始還以為是被闖空門了，後來才注意到入侵者在破掉的廚房窗戶邊留下了泥巴腳印，而且廚房地板上還留有被咬了一半的茶包殘骸。如果身邊也有這樣虎視眈眈的貓，最好把貓草茶包存放在更堅不可破的地方，像是冰箱或冷凍庫裡。這有助於此藥草揮發性的油脂不會因為任何原因而揮發掉。

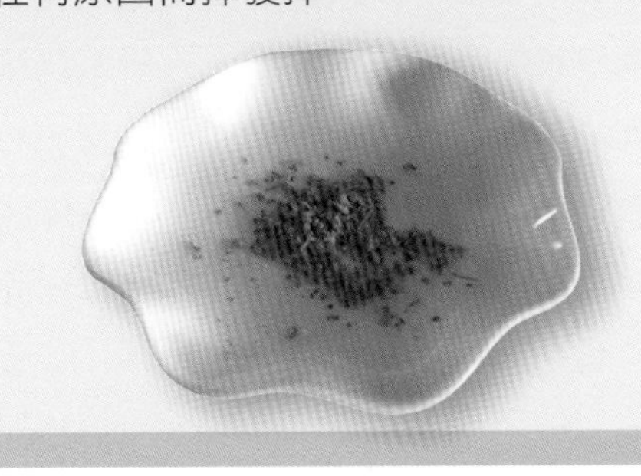

貓草通常被沖泡成藥草茶來飲用。不過，其實任何溫熱的茶水都具有放鬆效果。因為缺乏更好的研究證據，人體內也不具有貓的荊芥內酯受體，所以大多數的科學文獻都認為，貓草對人類不具任何已知生理作用。貓草茶之所以讓人放鬆，是因為其溫熱的茶水和心曠神怡的香味。任何愛泡熱水澡的人都知道，熱水有助放鬆。我們目前尚不清楚荊芥內酯是否會對大腦發揮鎮靜的作用。若有的話，此作用可以為貓草的英文名字「cat nap」帶來全新一層的意義（譯註：「nap」為英文中小睡片刻之意）。

藥草產生的作用

使用貓草算是相當安全的。和許多藥草不同，貓草的安全紀錄幾乎完美無暇。目前為止，只有一項持負面看法的文獻報告。有位一歲小男孩在吃了某種可疑的、不新鮮的發酵食物後被送進了急診室，他的母親宣稱小男孩吃的是貓草茶（但並不確定那是否真的是貓草茶），小男孩「看起來像被下了藥」，但很快就復原了[2]。相較之下，貓草傲人的安全紀錄讓大多數藥草學家毫不保留地建議，人們可以用貓草葉沖泡茶水。小口啜飲貓草茶還可舒緩受刺激的神經，在睡前飲用也可幫助睡眠。有人甚至讓嬰兒喝貓草茶來減緩腹絞痛。

貓草吸引貓、卻讓蚊蟲退避三舍

大約有80%的貓會被貓草吸引。這是一種遺傳特性。遺傳基因是貓的正染色體——也就是說，並不在貓的性染色體上，而且是顯性基因，所以不論從公貓或母貓身上而來，貓體內只要有一個顯性基因便可發展出具特性的荊芥內酯受體。發展過程需要幾星期時間，在此之前，貓甚至還可能會刻意避開貓草。其他喜愛貓草的動物包括了獅子、美洲獅、豹，但老虎卻對其一點興趣也沒有。對貓來說（對人也是一樣），貓草不具上癮性、無毒，而且也不會引發宿醉反應。貓一般可以藉由睡眠去除掉貓草產生的影響。令人好奇的是，有些貓也同樣愛好纈草，或許是因為纈草中含有相似的成分。

愛荷華州立大學的研究人員最近發現，雖然貓草可以讓貓感到興奮，但蚊子和蟑螂卻對它避之為恐不及[3]。荊芥內酯在驅趕蚊子上的效用，比市售的DEET驅蚊劑好上十倍。因為經由蚊子所傳播的的西尼羅病毒（West Nile virus，常見於非洲、北美洲、西亞和中東的病毒）病例日益增加，所以人們也開始研發可以驅除蚊子的貓草產品。僅需一般使用DEET的百分之一的濃度，荊芥內酯就可達到驅趕蟑螂的效用。為什麼這些蚊蟲討厭貓草目前仍是個謎，有位研究員認為：「這對牠們也許是一種刺激物……或者，牠們就只是討厭它的氣味。」

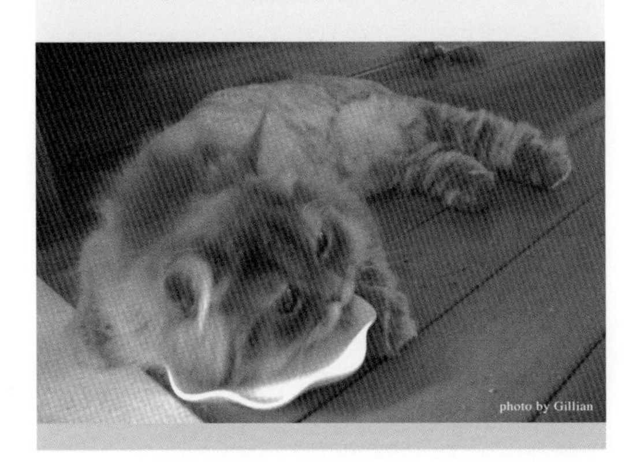
photo by Gillian

請勿吸食貓草。若你想藉著吸食貓草尋求興奮刺激的話，可能會大失所望。因為目前為止，沒有發現任何一點跡象顯示貓草有近似大麻的作用。雖然據說吸食貓草葉會讓人喉嚨痛，但吸入任何煙都會造成這樣的症狀，也沒有醫生或芳療師會建議人們這樣做。

功效的實證

遺憾的是，目前尚未有任何公開發表、設計良好的科學性臨床試驗檢測貓草對人體的影響。

概　要

- 貓草或可使人感到鎮靜，但尚未經過科學證明。
- 貓草算是相當安全的藥草。
- 貓草含有荊芥內酯，和理論上纈草的鎮靜成分相似。

CAT'S CLAW
貓爪藤

◎學名═*Uncaria guianensis*、*Uncaria tomentosa*

◎科名═茜草科

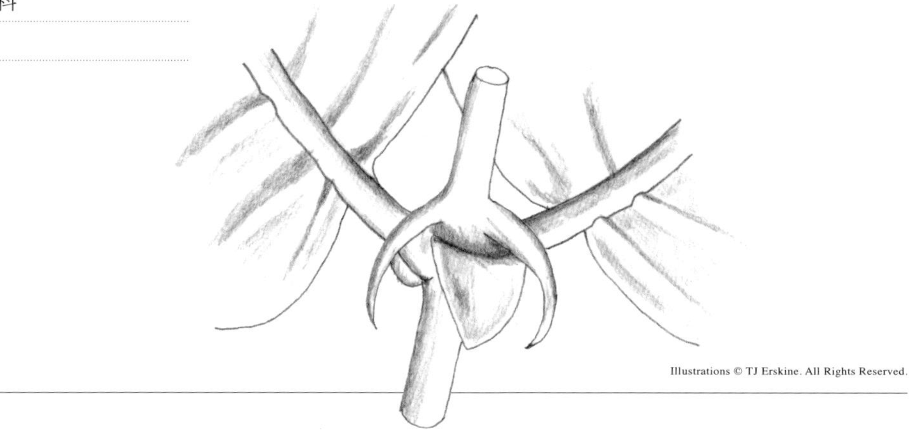

歷史和風俗

貓爪藤是一種茜草科（Rubiaceae）熱帶藤蔓，能夠攀爬至驚人的百呎高度。在南美和亞洲地區發現有數十種不同的貓爪藤種類，其中「*U. guianensis*」和「*U. tomentosa*」是最受歡迎的外銷品種。因為貓爪藤彎曲、如勾狀的刺和貓爪很像，故而得名。

南美印第安文化對貓爪藤的高度推崇，吸引了民族藥物學家的注意。印第安人用貓爪藤的樹皮內層來治療數種病症，包括了關節炎、感染，以及預防傳染。

科學家眼中貓爪藤的功用

一般認為，貓爪藤會刺激免疫系統。但因為它也能抑制體內一種免疫系統分子，進而解釋了其治療關節炎疼痛的效益。目前治療風濕性關節炎最熱門的新方法之一就是「抗TNF」藥物。這些注射性抗體進入體內後，會永遠附著在稱為腫瘤壞死因子（TNF）的蛋白質上，使其失去作用。而什麼是腫瘤壞死因子呢？雖然任何聽起來能使腫瘤壞死，或殺死腫瘤的似乎都是好東西，但此因子除外，名字純粹是根據當時初步性試管試驗結果而貿然命名的。事實上，它多少還和癌症後期常見的毀滅性破壞脫離不了關係。TNF也是一些傷害性炎症中的主要媒介，像是風濕性關節炎或克隆氏症患者體內的TNF值或許都很高。貓爪藤中有些成分能夠有效地抑制住細胞製造TNF[1]。幾項人體試驗都支持，使用貓爪藤來治療風濕性關節炎和骨關節炎。

貓爪藤的抗TNF作用或可減緩腸炎與關節痛。克隆氏症和風濕性關節炎一樣，也是一種毀滅性自體免疫疾病，不過克隆氏症攻擊的是結腸而非關節。抗TNF的藥物對克隆氏症患者也有幫助，或許秘魯傳統醫學使用貓爪藤來治療關節炎和消化不良，並非單純出於巧合而已。不過，有關貓爪藤對克隆氏症所具效力之證據，至今尚未經過科學檢測。

貓爪藤生物鹼或許並不是抗炎物質。因為貓爪藤中含有多種不同生物鹼種類，目前已有許多研究旨在探討人們究竟應該使用何種生物鹼才好。不過，貓爪藤生物鹼似乎並非造成其抗TNF效用的主要成分。研究結果證明，貓爪藤的各式萃取物中，不論是否含有標準化的各種生物鹼，都能夠抑制體內另一種免疫系統干擾素IFN-γ，而此物質能夠刺激TNF的製造。然而，我們目前仍然無法確定貓爪藤是如何阻止了身體製造出TNF，其中的作用成分又是什麼。

貓爪藤之所以能夠抗炎，主要是因為它可以有效、溫和地消滅自由基分子，以及輕微的對抗COX-1和COX-2。環氧合酶會製造出發炎的前列腺素，而貓爪藤又能確實阻止身體製造出稱為E2的前列腺素。但是，貓爪藤抗TNF的作用在這些抗炎效果中，仍然算是最讓人興奮的結果，因為試管試驗發現，只要少量的貓爪藤萃取物就能產生此效果。

阻止TNF就能阻止體內複製HIV，但是沒有人能確定貓爪藤是否有助於愛滋病患。HIV這種造成愛滋病的病毒特別狡詐，因為其基因碼會轉變成帶原者身體DNA的一部分。除非促炎物質刺激其製造出更多的病毒來，不然這些病毒性DNA便會一直逗留在人體內。因為TNF是體內促炎物質之一，所以應該不難瞭解為什麼HIV帶原者會迫不及待地想要嘗試使用貓爪藤。同時，細胞培養試驗發現，貓爪藤也可以減少NF-kappa-B，此因子會與受感染的DNA串列結合，使它們製造出更多病毒。不幸地是，目前沒有完整的試驗紀錄能告訴我們，貓爪藤究竟是讓HIV帶原者感到更好或更壞，所以若是HIV帶原者使用貓爪藤，結果就像賭博一樣無法預料。

每一株貓爪藤都不相同。想像一下，如果有人給你一瓶阿斯匹靈，但是你卻發現瓶子裡的錠劑雖然看起來全都一樣，但有的根本不含阿斯匹靈成分，有的卻含量過高。一般來說，這就是藥草時常碰到的問題。同一種類的植物，就算生長在一模一樣的環境裡，每一株都可能含有不同比例的作用成分。相較之下，有些植物在成分比例的不同上又特別明顯，貓爪藤即是這樣的藥草之一。事實上，貓爪藤中含有兩種比例不同、作用卻完全相反的作用成分。貓爪藤中的生物鹼（pentacyclic oxindole alkaloid, POAs）會刺激免疫系統，但在其他長得完全一樣的貓爪藤中所發現的生物鹼（tetracyclic oxindole alkaloid, TOAs），卻會阻止POAs產生作用。在細胞培養試驗中，貓爪藤POAs會刺激人體內皮細胞——也就是血管的內襯細胞，釋放出一種物質，刺激身體製造出淋巴球這種免疫細胞。同時，POAs還會促進白血球「吞噬細胞」的行為，稱為「胞噬作用」（phagocytosis）。

然而，TOAs既不能刺激免疫作用，似乎也阻止了POAs產生作用。TOAs或許對中央神經系統也有間接影響，因為在細胞培養試驗中，它能夠阻擋甲基天門冬胺酸（NMDA）或麩胺酸受體。但目前尚不清楚若這些作用轉移到人腦中，究竟會變得如何。貓爪藤中較不常發現TOAs，其濃度比例和POAs比起來也少得多。就算在同種的貓爪藤中，兩株看起來一模一樣的藥草，事實上，卻可能是兩個不同的「化學型」（chemotypes），各自內含具相反作用的不同種類生物鹼。這也就是為什麼藥草的化學分析和補充品標準化會如此重要的原因。

藥草產生的作用

不論是POAs或TOAs都不能抑制TNF。一些討論「*U. tomentosa*」貓爪藤內兩種「化學型」的稍早文獻，都建議人們應該攝取的是具促進免疫作用的生物鹼POAs，而非抑制POAs的生物鹼TOAs。有些產品也會直接標示出內含的是POAs或TOAs成分，因此消費者必須做出二兩選一的抉擇。但是，「*Uncaria tomentosa*」和「*Uncaria guianensis*」的貓爪藤中，都含有目前讓人津津樂道的抗炎和抗TNF作用，不論何者的生物鹼，似乎也都可以有效地抑制TNF。所以結論是，因為尚未確認貓爪藤中抗TNF物質為何，沒有人能夠知道何種貓爪藤補充品才是最好的，至少就目前狀況是如此。雖然標準化貓爪藤通常含有POAs，但這不代表任何意義，因為人們已不再認為它一定是貓爪藤的作用成分。

藥草引起的免疫系統刺激作用，有時候反而會使症狀加劇。據說貓爪藤能夠刺激身體抵抗力，所以對免疫系統衰弱的患者來說，或許十分具有吸引力。但若曾做過器官或皮膚移植的話，最好能避免使用貓爪藤。因為這樣會增加移植排斥現象發生的機會。同時，有些科學家也對自體免疫疾病患者，使用刺激免疫的藥草這件事感到憂心（我覺得他們這樣做不無道理）。一般常見的自體免疫疾病包括第一型糖尿病、克隆氏症、甲狀腺疾病、狼瘡、重症肌無力、多重硬化症、僵直性脊椎炎，以及風濕性關節炎。若你患的是更常見、與年齡增長有關的骨關節炎，因為此病不是因免疫系統過度活躍所引起，所以使用貓爪藤或許不會造成什麼傷害，甚至還可能有所幫助。

患有類風濕性關節炎、克隆氏症、HIV帶原者，使用貓爪藤的效用無法預期。貓爪藤抗炎和抗TNF的作用使其不同於其他「促進免疫」的藥草。一方面來說，貓爪藤強力的抗TNF效用的確讓它在治療腸炎或關節痛等病症上具有功效。但從理論上來說，尤其對自體免疫疾病而言，其刺激免疫系統的作用卻也可能使病情惡化；而克隆氏症和風濕性關節炎都屬於自體免疫疾病。目前為止，只有一項小規模、短期的研究結果顯示，貓爪藤不會對風濕性關節炎造成反作用，但其作用在克隆氏症上的影響，則尚未經過檢測。因此，目前對使用貓爪藤來治療風濕性關節炎、克隆氏症、愛滋病的看法，仍然維持中立。

貓爪藤可能會引起輕微腹瀉。有可能是因為其單寧成分，貓爪藤會引起輕微的腹部疼痛，以及排放出鬆散的黑便，或許這也就是為什麼，曾有位藥草促進人士會以「拓展者」這樣夢幻的字眼來形容貓爪藤。另外，也曾有藥草製造商熱切地宣傳：「貓爪藤能夠淨空腸道！」不過，這些話聽起來都讓人有點不敢恭維，因為要是貓爪藤過度「拓展」排泄道的話，絕對不是件好事。除此之外，有些人因為體質對單寧比較敏感，所以使用貓爪藤來治療消化不良時，請循序漸進地增加劑量，以檢測它會對身體產生何種影響。

貓爪藤的成分

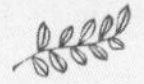

貓爪藤內含刺激免疫的生物鹼POAs，偶爾也含有另一種生物鹼TOAs，據說能夠反過來抑制刺激免疫的其他生物鹼。目前仍不清楚貓爪藤的抗炎成分為何，但它也含有齊墩果酸（oleanolic acid）、奎諾酸配糖體（quinovic acid glycosides）、熊果酸（ursolic acid）、前花青素（procyanidins），以及像是β-麥胚脂醇、豆甾醇（stigmasterol）、菜油甾醇（campesterol）之類的植物固醇。

我們對貓爪藤所知仍然不多。雖然貓爪藤日益受到歡迎，但其作用卻一直未曾完整地經過檢測。在細胞培養試驗中並未發現貓爪藤有毒，但人體遠比培養皿複雜多了。美國草本協會在藥草的安全評量上，給了貓爪藤四分，意思是我們目前仍對其安全性和效用性不甚瞭解。因此，最好避免讓幼兒、孕婦、哺乳中婦女使用貓爪藤。

常見的使用方法

內服

關節炎、腸胃不適、免疫系統衰弱

內服時的可行方式

乾燥的貓爪藤根、膠囊、萃取物、泡製品、酊劑

常見的用法

每日服用1–2顆500毫克的貓爪藤根膠囊。

＊這些用法和處方來自於民間流傳的方法，並不一定經過測試或推薦。

功效的實證

仔細看看貓爪藤的廣告，你會發現大部分貓爪藤產品是用來治療像是愛滋病、疱疹、帶狀疱疹等病毒性疾病，以及用來對抗感染。但目前為止，針對貓爪藤在此方面的研究仍屬初步階段。但現在已開始讓愛滋病患試著服用貓爪藤補充品。雖然理論上，貓爪藤有抑制HIV的作用機制，但遺憾的是，宣稱其可延長HIV帶原者存活時間的證據均未成熟。目前，少數幾項讓HIV帶原者使用貓爪藤的小規模研究，都未曾在主流科學期刊上公開發表，好讓像我這樣的其他科學家們就其研究進行討論評估。不過，據說這些研究不但沒有得到具體結論，也未經反覆驗證。

端看個人觀感如何，貓爪藤的確能夠刺激，或更進一步促進身體免疫系統。包括一項人體研究在內的數項研究都曾注意到，使用貓爪藤的人體內淋巴球數量都有顯著的增加[2]。而且，每日服用貓爪藤補充品的人，和未服用貓爪藤的人比較起來，牛痘疫苗的作用似乎也明顯延長了[3]。

有項稍具價值的研究證據指出，不論是常見的骨關節炎或是較少見的風濕性關節炎，貓爪藤對關節炎患者可能有所幫助。45位膝蓋骨關節炎患者參與了一項長達四週的試驗，患者和研究人員都不知道誰服用了貓爪藤、誰又服用了安慰劑。雖然其中30位服用貓爪藤的患者行動時，膝蓋明顯地較少感到疼痛，但在停下來休息時，疼痛感卻不會更為減輕，而且他們的膝圍也都沒有改變[4]。此試驗的研究人員建議，若加長使用貓爪藤的治療時間，試驗組患者或許會得到更好的結果。

另一項相似設計的試驗包含了40位風濕性關節炎患者。研究發現，使用貓爪藤的患者，發生疼痛的關節部位比其他人略少[5]。此研究使用了兩種貓爪藤，一種含有生物鹼POAs，另一種則含有生物鹼TOAs，有些科學家認為這兩種成分具有相反作用。然而，近期研究則認為，不論是何種類的生物鹼，都不是造成貓爪藤抗炎作用的主因，產生作用的是另一種尚未辨識出來的未知成分[6]。

目前為止，只有一項研究曾語帶保留地提到貓爪藤對消化不良具有潛在功效，此研究發現，貓爪藤能夠減緩大鼠身上因環氧合酶抑制劑所引起的胃部傷害，而環氧合酶抑制劑是一種止痛消炎藥，已知會對腸胃造成嚴重的副作用[7]。

概　要

- 貓爪藤內含一些未知成分，在細胞培養試驗中，是有力的TNF抑制劑。因此，貓爪藤或許是一種有價值的抗炎藥草，但其對人體的作用大部分未經檢測。
- 貓爪藤的生物鹼POAs能夠藉由有粒細胞，刺激淋巴細胞增殖和吞噬作用，自體免疫疾病患者，以及接受器官或皮膚移植的人，最好避免使用貓爪藤，不然使用上也需特別小心謹慎。
- 貓爪藤或許能夠減緩骨關節炎所引起之疼痛。
- 理論上，貓爪藤或可阻止HIV複製，但少數幾項讓HIV帶原者使用貓爪藤的小規模研究，不但未公開發表，據説結論也不置可否。
- 雖然僅有少數證據顯示，貓爪藤對風濕性關節炎患者不但無害，甚或可能有所幫助，但理論上，貓爪藤可能會使這些患者的症狀更加惡化。同樣從理論上來説，貓爪藤可能會對克隆氏症患者有利或有害。
- 貓爪藤會引起腹瀉。
- 因為目前對貓爪藤所知不多，所以請避免讓兒童、孕婦或哺乳中婦女使用此藥草。

CHAMOMILE
洋甘菊

◎學名—*Matricaria recutita*
（亦稱*M. chamomilla*或*Chamomilla recutita*）
◎科名—菊科

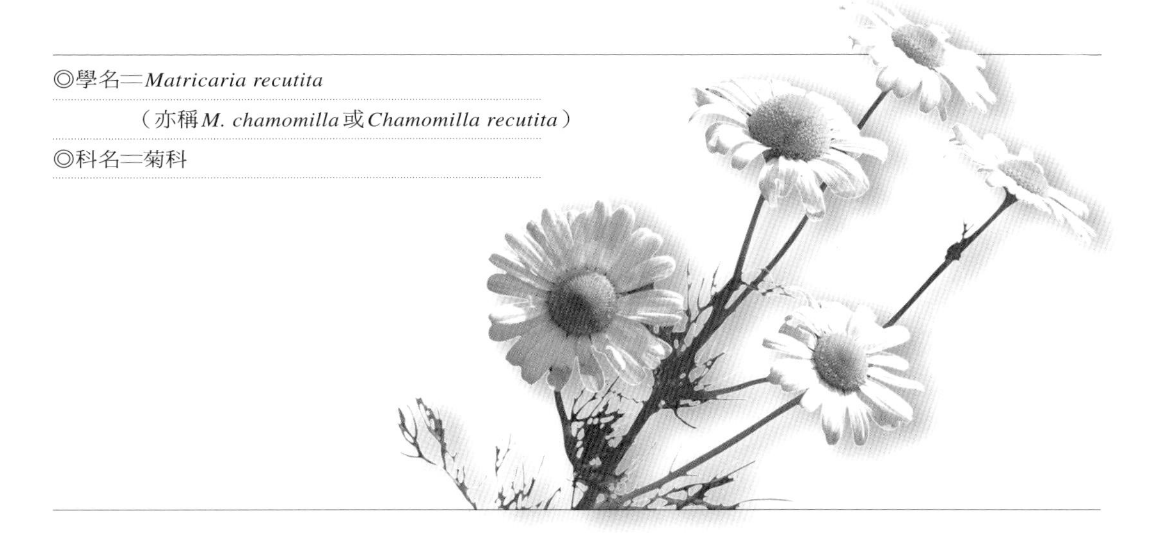

歷史和風俗

古埃及、羅馬、希臘藥典中，都曾記載這種嬌小、雛菊似的小花。其蘋果芳香是古希臘人將之稱為「*kamai melon*」或「地上的蘋果」的靈感來源。盎格魯・薩克遜人相信，洋甘菊是天神沃登（Woden）賜予的九種聖草之一。洋甘菊迄今仍在德國被廣泛地使用與種植。

想嘗試洋甘菊的人會發現，其別名多到令人頭昏腦脹。在一般最常提及的兩種洋甘菊品種中，德國洋甘菊（亦稱為匈牙利洋甘菊）受歡迎的程度遙遙領先；而另一種「普通洋甘菊」（亦稱為羅馬洋甘菊或英國洋甘菊），則含有和德國洋甘菊不盡相同的作用成分（普通洋甘菊中的天藍烴衍（azulene）生物含量較少，味道也較苦）。

若讀過碧翠絲・波特（Beatrix Potter）的《彼得兔》繪本，那你大概記得彼得在麥奎格先生的花園裡大鬧一晚後，兔媽媽如何用洋甘菊茶舒緩了緊張不適的彼得兔。（順道一提，波特小姐事實上是個科學家，但卻因為生為女性而不被十八世紀晚期的科學界所接受。因此，大多數人都是透過她的兒童繪本來認識她。）碧翠絲・波特所深信不疑的洋甘菊茶鎮靜作用或許不僅是一種史傳之法，背後其實是有其科學根據的。

洋甘菊花萃取物也被用來舒緩消化不

良。一般認為洋甘菊能夠加速傷口復原，也被利用在各種想得到的美容保養品中。洋甘菊花中的木犀草素會將布料染成黃色，所以洋甘菊也被用於漂白肌膚和頭髮。

科學家眼中洋甘菊的功用

長久以來，洋甘菊都被用來鎮靜神經，其類似煩寧（二氮平，Valium）的分子具有正如其名的作用。煩寧、Halcyon、其他苯重氮基鹽（benzodiazepine）放鬆藥物的作用是會附著在神經細胞的GABA（γ–胺基丁酸）受體上。至少在嚙齒類動物身上，洋甘菊中內含有具相同作用的分子。目前為止，仍然沒有研究討論洋甘菊對人體內的苯重氮基鹽受體會造成何種影響，但是人們長期以來，都一直將洋甘菊視為一種鎮靜藥草。

洋甘菊中會和苯重氮基鹽產生作用的分子是芹菜素（apigenin）和白楊素（chrysin），這是兩種常見的植物類黃酮素。比方說，從荷蘭芹、芹菜、胡蘿蔔、櫻桃、辣椒等植物中也都可以獲此成分。雖然芹菜素和白楊素不算是水溶性分子，但是藉由飲用洋甘菊茶，人們還是可以攝取到不少附著了糖的水溶性芹菜素和白楊素。腸內菌會將芹菜素和白楊素的附著糖分解開來，讓這些類黃酮素可以被身體所吸收。在嚙齒類動物體內，芹菜素和白楊素會暫時與具有苯重氮基鹽受體的神經細胞結合。而此作用使得神經疏於傳送信息，進而減緩神經作用。不過，並非所有的苯重氮基鹽受體都一樣，作用也不盡相同。這也就是為什麼不同的苯重氮基鹽藥物會引起不同作用，所以洋甘菊應該也具其獨特功效。若說使用洋甘菊的人類和大鼠有任何相似之處，大概就是洋甘菊同樣可讓人鎮靜下來，或至少可以使人肌肉放鬆、產生睡意。

洋甘菊的成分

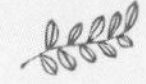

洋甘菊花冠中較有趣的成分包括了白楊素、芹菜素、木犀草素等等的類黃酮素。揮發性的洋甘菊油則內含有α–甜沒藥醇（alpha–bisabolol）和甜沒藥醇氧化物（bisabolol oxides），以及母菊素（matricin）。同時，洋甘菊還含有香豆素（coumarins），其中有些成分是最近才被辨識出來的。

由於苯重氮基鹽的鎮靜效果，洋甘菊在理論上和大腦與脊髓內的苯重氮基鹽受體——所謂的中央神經系統，有所關聯（稱為外周型苯重氮基鹽受體的苯重氮基鹽受體，的確存在於中央神經系統外圍，但所產生的功用則不同）。在使用任何理論上會影響中央神經系統的植物分子之前，都應該先弄清楚其是否真的能被吸收到產生作用的神經系統。試管試驗中，植物分子時常會附著在苯重氮基鹽受體上；但在人體中，吃進肚內的植物分子則不容易被吸收到中央神經系統上。許多藥草研究所犯的錯誤就是將試管研究的結果過度推測至人體，所以請特別小心這樣的陷阱。因此，食用進入體內的芹菜素和白楊素是否能夠被傳送到大腦呢？雖然討論類黃酮素分子能否到達大腦的研究十分少見，但有一項新近研究支持此論點。研究人員發現，有一種和芹菜素和白楊素近似的相關植物分子（粗毛豬草素dispidulin），能夠突破沙鼠體內支援類黃酮素的血腦屏障[1]。同時，此結果也佐證了芹菜素和白楊素也具有相同作用的論點。

對200種植物萃取物進行篩檢後，洋甘菊花粉被特別指出內含某種物質，會阻礙神經細胞上的疼痛受體。羅馬洋甘菊和德國洋甘菊中都含有一種先前未發現的「tetracoumaroyl胺」，是一種NK1拮抗劑[2]。這個名字的意思是它會與特別用來感應疼痛的受體緊密結合，它會阻止感應疼痛的P物質附著在受體上。據報導指出，一些憂鬱症和纖維肌痛症患者體內的P物質（substance P）都會提高。這是否意味著洋甘菊可以減輕憂鬱和疼痛呢？新發現此分子的科學家們推測，雖然市售洋甘菊萃取物中富含「tetracoumaroyl胺」，但它會不可避免地附著在血液中的蛋白質上，進而降低了其作用力。然而，此新發現的天然分子仍然值得人們密切注意。

洋甘菊可藉由數種方式來減緩炎症。發炎通常是體內免疫系統所衍生出的廢物，把一般具有保護作用的分子轉變成壞東西。一般來說，這會延長傷口復原的速度，並造成腫脹、疼痛、痙攣、消化不良、其他不適症狀。至少根據細胞和動物研究的結果看來，洋甘菊中多元化的抗炎機制可以抵抗此發炎過程。因此，洋甘菊對人體很可能也有助益。

首先，在細胞培養試驗中發現，上述提及會減緩神經細胞的芹菜素[3]，也能夠抑制COX–2和i–NOS（一氧化氮合成酶）這兩種壞炎症分子的製造，抑制效果更是植物類黃酮素中的第一名。COX–2會製造出數種有害的發炎物質，讓身體對痛更為敏感。雖然阿斯匹靈可以抑制已存在的COX–2發揮作用，但芹菜素卻是打從一開始就阻止了COX–2的製造。

而i–NOS則會產生一氧化氮。少量一氧化氮是有益的，功用包括降低血壓和促進血液循環等等；但若過多的話，則十分有害。一氧化氮不但會提高環氧化酶的作用，其本身也是一種有害自由基。事實上，運作中的白血球細胞會把一氧化氮當成一種化學武器，用來攻擊病原體細菌。不過，一氧化氮也會反過頭來傷害自身組織。體內有多種不同的一氧化氮製造酵素，其中和發炎特別相關的即是i–NOS。洋甘菊中的芹菜素可以維持此一氧化氮製造酵素的作用不致失控。

那麼，芹菜素又是如何阻止身體產生這些致炎成分製造原的呢？一般認為，芹菜素有助於NF–kappa–B附著在細胞內的抑制劑上。若是NF–kappa–B被釋放開來，就會啟動一連串發炎過程，導致身體開始製造出這些酵素。

芹菜素另一項引起科學家們注意的作用，是其能抑制絲裂原活化蛋白激酶（MAP kinase）。一旦絲裂原活化蛋白激酶開始運作，就會在細胞內引發後續影響，進而啟動其他不同作用，比方說細胞生長和分裂，以及炎症。有些科學家們也確實試著設計出一種近似消炎藥的全新絲裂原活化蛋白激酶抑制藥物，而洋甘菊在此功效上已領先一步。

然而，洋甘菊中除了芹菜素外，還有其他和芹菜素的類黃酮素結構不同的消炎物質。洋甘菊油之所以為淡藍色是因為內含天藍煙和其他相關分子，像是母菊薁（chamazulene）和母菊素。這些天藍煙分子中，有些成分的化學性質被認為近似「克多芬」（profen），也就是像「拿百疼」（naproxen）、「布洛芬」（ibuprofen）、「酮布洛芬」（ketoprofen）之類的消炎藥。而這些藥都和阿斯匹靈一樣，能夠抑制COX，而洋甘菊中的天藍煙衍生物作用也類似如此[4]。因此，若芹菜素一開始無法有效阻止COX的製造過程，天藍煙衍生物還是可以抑制住已存在的COX發揮作用。

常見的使用方法

內服

鎮靜、解痙藥、抗炎、外傷藥（傷口復原）、抗癌

內服時的可行方式

以乾燥或新鮮洋甘菊製成的膠囊、萃取物、熬煮的藥、酊劑

常見的用法

一般使用方法是將2–3茶匙的乾燥洋甘菊以1杯水沖泡成洋甘菊茶飲用。或是每日服用3次半茶匙到1茶匙的洋甘菊酊劑。此外，消化不良時也可服用洋甘菊膠囊，或是依照產品說明書上的建議使用。

外用

抗炎、傷口、頭髮和皮膚斑點之漂白劑

外用時的可行方法

濕敷布、乳液、軟膏、美容產品、沐浴添加品

常見的用法

可以用冷卻的洋甘菊茶，或是將1茶匙的酊劑溶於水中，當成濕敷布和漱口水使用。

＊這些用法和處方來自於民間流傳的方法，並不一定經過測試或推薦。

藥草產生的作用

除非對其過敏，不然洋甘菊算是十分安全。對洋甘菊過敏的病例並不常見，但確實有可能發生。若已知自己對雛菊或菊科（Asteraceae）植物過敏的話，就很可能也會對洋甘菊過敏。因此，使用時請務必小心。其他有可能引發過敏的菊科藥草包括了山金車（第33頁）、蒲公英（第116頁）、紫錐花（第122頁）、小白菊（第147頁）、奶薊草（第279頁）。

為有效攝取洋甘菊中具鎮靜功效的類黃酮素，可以藉由茶之類的萃取液。據說，洋甘菊中具鎮靜作用的兩種類黃酮素：白楊素和芹菜素，因為通常都帶有附著糖，所以為水溶性。因此可以服用乾燥洋甘菊花膠囊後，藉由腸道來吸收這些類黃酮素；或者以熱水沖泡的方式，將這些作用成分釋放出來。

因為水溶性洋甘菊萃取物和油性萃取物都含有抗炎分子，所以可以都試試看，找出最適合自己的使用形式。萃取物中的抗炎分子很可能就是一直以來，傳說洋甘菊可以解痙攣、復原傷口、減緩疼痛的作用成分。不過，因為這些分子會透過數種不同機制來產生作用，所以使用前必須先找到對自己最適用的方式。請確實使用以單純洋甘菊花冠，而不是以洋甘菊莖幹和葉子所製成的高品質產品。因為莖幹和葉子中所含之作用成分較少，較不具功效。

功效的實證

洋甘菊的傳奇性鎮靜功效從未經過人體試驗謹慎檢測，但它確實可以讓所有想得到名字的嚙齒類動物精神放鬆。一大堆大小鼠的研究都已證實，洋甘菊做為抗焦慮劑或減緩焦慮劑的效果最好[5, 6, 7, 8]。它也是一種溫和的肌肉鬆弛鎮靜劑和抗癲癇藥。對大鼠而言，洋甘菊中的鎮靜成分似乎是類黃酮素：芹菜素和白楊素。有項研究觀察到，這些舒緩神經的分子發揮作用時，並不會傷害到大鼠的記憶力[9]。另一項試驗則顯示，使用了洋甘菊的大鼠較不會對嗎啡產生藥物依賴，也較不會出現嗎啡的停藥症狀[10]。化學性修改洋甘菊中溫和的鎮靜成分，可以增強其受體附著力和鎮靜效力[11]。這也暗示了洋甘菊中天然、溫和的鎮靜成分確實有效，只是作用比一般鎮靜藥來得和緩。

從作用機制的角度來看，根據細胞和動物研究得知，洋甘菊具有數種抗炎成分。但這些成分在人體臨床試驗上的應用成效為何呢？在最早針對此問題所進行的研究中，有一項試驗的受試者雖然只包括了14位病人，但因為不管是研究人員和病人都不知道何人使用了洋甘菊，何人又使用了安慰劑，所以提高了其研究資料之可信度。此研究發現，在發炎的刺青上使用洋甘菊萃取物的病人們所需的療癒期，比沒有使用的病患來得短[12]。若和氫化可體松及其他類固醇藥膏比較起來，洋甘菊乳霜在治療異位性皮膚炎和一般性皮膚炎上，也都具有一定的功效。經研究證明，洋甘菊和內含0.5及0.25氫化可體松成分的類固醇藥膏具有相同功效。市售洋甘菊乳霜也比含5％丁苯羥酸的非類固醇藥膏，以及內含0.75％氟可丁酯的類固醇藥膏，功效還要好一些[13, 14]。

使用口服洋甘菊噴劑或漱口水來預防組織炎和喉嚨痛的三項研究中，有兩項研究得到了負面結果。在其中一項試驗中，洋甘菊未能防範因氣管插管所引起的手術後喉嚨疼痛[15]。對正在接受頭部和頸部化療或放射線治療的病人來說[16]，短期使用洋甘菊噴劑也不會造成任何影響。不過，因為這些因癌症所引起的口腔黏膜炎的形成，通常需要較長的時間，所以此研究也被批評研究時間過短。另一項相似設計，但年代稍早的試驗則指出，併發口腔黏膜炎的癌症病患發現，洋甘菊漱口水能幫助他們加速解決發炎症狀[17]。

洋甘菊時常被用來幫助消化，這極可能得歸功於其鎮靜和消炎作用。但此功效尚未從科學試驗上，發現任何值得注意的結果。唯一一項使用了控制組設計、有關洋甘菊助消化功效的人體研究顯示，和安慰劑比較起來，一種蘋果果膠和洋甘菊混合物可以顯著地幫助兒童停止腹瀉[18]。但很難說清楚洋甘菊在此功效上到底出了多少力，因為果膠本身即是一種已知的有效溫和止瀉劑。

在細胞和動物研究中都曾發現洋甘菊具有抗癌功效。洋甘菊萃取物可以使接受紫外線照射[19]和致癌物質的老鼠[20]，發生皮膚癌的比率降低。其他研究則顯示，芹菜素同樣可以使培養皿中的癌細胞，乾脆進行細胞凋亡作用[21, 22]。這是一種不健康細胞通常能夠，也善於發生的作用[23]，但有時候癌細胞卻會抗拒此自然過程。當癌細胞發出化學信息，召集新生血管來供給自身生長時，情況就會變得很麻煩。新近研究指出，芹菜素特別能有效地關閉一種稱為HIF–1的分子開關。此誘導因子會啟動癌細胞對血管的召集程序，因此理論上，芹菜素關閉HIF–1便能切斷對腫瘤的血液補給[24, 25]。然而，使用洋甘菊或芹菜素的抗癌研究，目前都還未進展至人體臨床試驗階段。

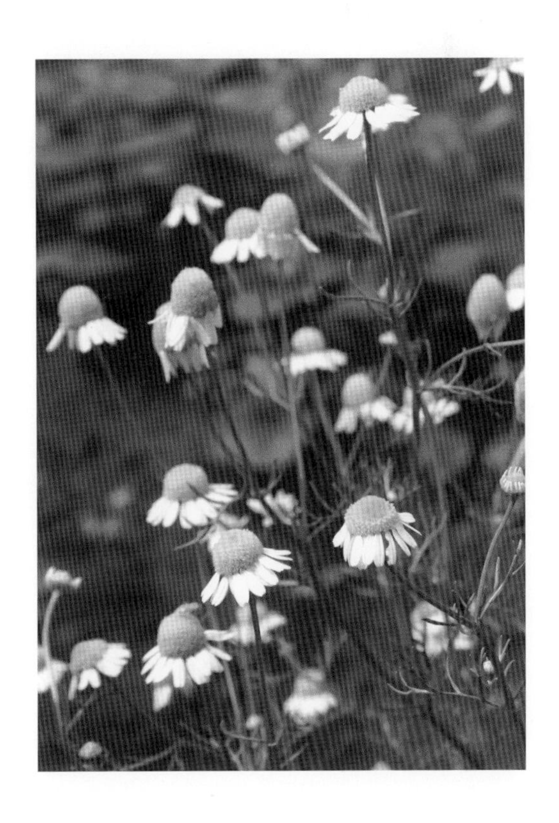

概 要

- 洋甘菊或許具有鎮靜劑效果。其中類似Valium的分子，會和GABA受體產生作用，影響體內神經細胞，使其作用減緩。
- 洋甘菊具有數種不同的抗炎機制，或許也具有局部消炎劑作用。
- 洋甘菊內含一種成分會阻礙疼痛受體，但目前尚不清楚此作用是否會同樣發生於人體，對人體又會產生什麼作用。
- 或許洋甘菊的消炎和放鬆特性，使它成為一種極佳的助消化物，但此論點尚未經過廣泛的人體臨床試驗證實。
- 少數人會對洋甘菊過敏，但案例不多。對菊科或豬草科（ragweed）植物過敏的人，很有可能也會對洋甘菊過敏。

CHASTEBERRY
聖潔莓

◎學名＝*Vitex agnus–castus*
◎科名＝馬鞭草科
◎屬名＝牡荊屬

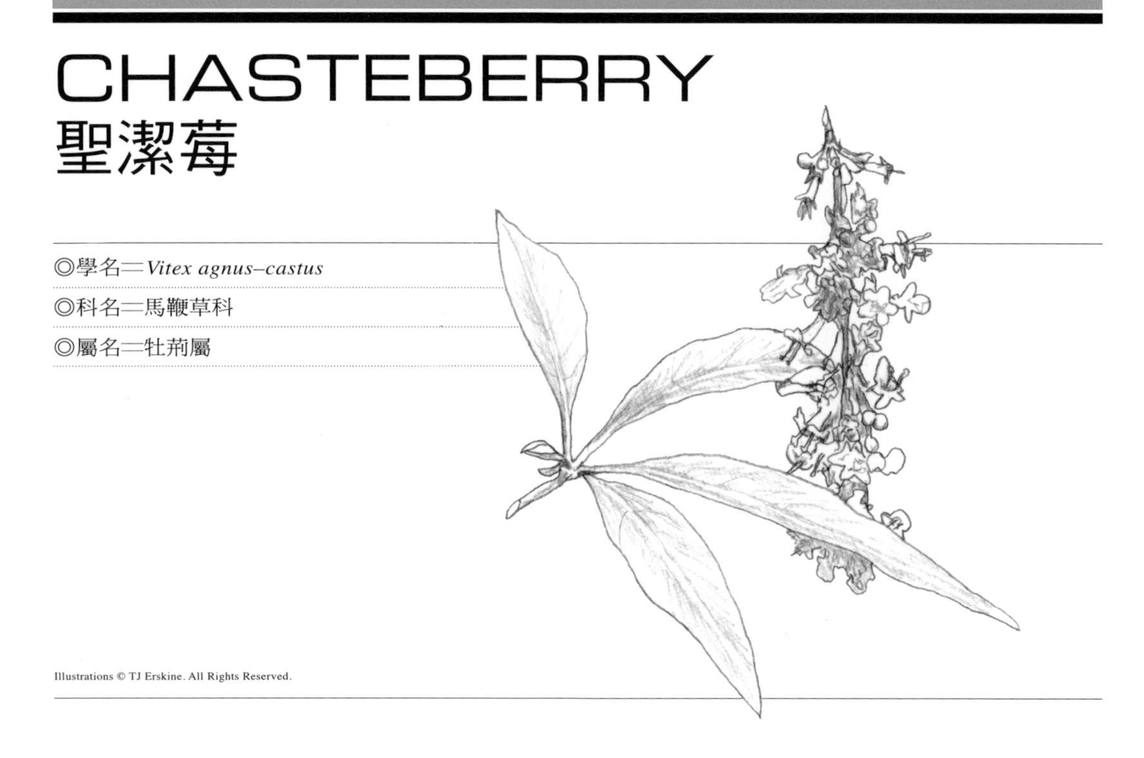

歷史和風俗

如果俗名中「聖潔」二字還不足以表達其象徵意義的話，此植物拉丁文名字中的「*agnus*」和「*castus*」指的也是純潔或貞潔。（但另一方面，「*Vitex*」則和戒酒無關，一般認為指的是葡萄栽種法中用來支撐釀酒葡萄的莖幹。）而地中海地區對此灌木植物的另一暱稱「和尚的胡椒」，也暗示了中世紀時，教士們是如何使用聖潔莓。據報導，聖潔莓帶有一股胡椒薄荷香氣，以及一種溫潤的胡椒滋味。因為一般認為聖潔莓有助於人們守潔，所以教士們據說可以各憑喜好、自在地將聖潔莓當成調味料撒在食物上。而為了向他人強調自身貞潔或守貞信念的處女和妻子們，則會在睡床上鋪蓋聖潔樹葉子。

近來，認為聖潔莓與治療經痛問題、以及其他各種「婦女病」有關的論點逐漸發展開來，迄今，這些用法仍廣受歡迎。從目前已知研究中，尚無法確定聖潔莓是否真的能抵抗性慾，但它看起來的確會在體內引發某些荷爾蒙作用。

科學家眼中聖潔莓的功用

聖潔莓中有些成分具有類似多巴胺的作用。多巴胺是大腦中自然產生的類荷爾蒙物質，會將特定神經細胞的訊息傳送至另一個神經細胞，所以多巴胺是一種神經傳導物質。不過，並不是所有的神經細胞都對多巴胺有所反應；它們必須要具有多巴胺受體才行，而體內有著各種不同形式的多巴胺受體，各自引發不同的作用。聖潔莓萃取物中有某種成分，特別會與腦下垂體中的多巴胺D2受體結合，發揮幾乎等同於多巴胺本身之作用。目前暫時推測這些成分是聖潔莓中一些稱為「clerodadienols」的二萜類。（二萜是一種在大多數植物中皆可發現的分子群，但「clerodadienols」比較算是聖潔莓所獨有的成分。）此推論來自於對大鼠腦下垂體細胞做的分離細胞研究，由於培養皿中的細胞並非真正的人腦，所以對此結果不免還是存疑。雖然研究中將大量聖潔莓萃取物倒在這些分離細胞上，並注射到大鼠身上以觀察反應[1]，但是人類實際使用時，口服稀釋過的聖潔莓好像也具有功效。

多巴胺可抑制泌乳激素（prolactin），所以女性服用聖潔莓可以降低體內過盛的泌乳激素。泌乳激素是一種主要女性荷爾蒙，主要是由大腦中的腦下腺前葉所製造出來的，但體內還有一些其他細胞也會製造出少量泌乳激素。此荷爾蒙最明顯的作用在於刺激胸部發育，以及乳汁的分泌。（男性也會製造泌乳激素，但較少量，而且目前也不清楚其在男性體內之作用為何。）若體內泌乳激素過盛，則會造成與月經相關的各種問題和不孕。醫生可以幫忙患者檢測體內泌乳激素值，但有時檢測數值卻會造成誤導。就算泌乳激素值在正常範圍內，它還是有可能作用過盛。這是因為體內有三種各具不同作用力的泌乳激素。它們的名字十分可愛，就直接被稱為「小」（little）、「大」（big）、「大大」（big–big）泌乳激素。而這三種荷爾蒙又可以被製造出它們來的細胞進一步地改造，使其作用力擴大或變小。因此，有時候體內泌乳激素作用力的百分比，還比總泌乳激素值來得重要。有些人因罹患罕見腦傷，下視丘無法傳送多巴胺到鄰近的腦下垂體，因而造成泌乳激素過盛。由此可知，人若身體健康，體內的多巴胺有助於緩和泌乳激素之分泌，但若體內缺少具此功用的多巴胺，身體就會製造出過多的泌乳激素。而雌激素之類的藥物、吸吮造成的胸部刺激、壓力、腫瘤，也都或多或少會提高體內泌乳激素的數量。

在某些狀況下，保持泌乳激素平衡可以減少胸部疼痛、穩定經期，以及增進女性生育力。體內泌乳激素過盛和胸部腫脹及疼痛有關，尤其在月經來臨前。因為一些不知名原因，有些女性在經前會製造出大量泌乳激素，進而引起身體不適。有時候，泌乳激素過盛也會使胸部分泌出少量乳汁，此症狀讓近期內無生產紀錄的女性感到驚訝不已。有些研究結果指出，聖潔莓或可有助於減少此類症狀所引起之胸部疼痛。

同時，泌乳激素也會干擾到女性月經週期，減少體內雌激素，進而造成經期中斷，或是至少打亂原有之經期秩序。雖然聖潔莓對主要影響月經的荷爾蒙——雌激素（estrogen）、黃體素（progesterone）、濾泡刺激素（FSH）、黃體刺激素（LH），都沒有明顯的直接影響力，但其調節泌乳激素正常分泌的作用，或許會間接地使這些荷爾蒙之分泌有所節律，並使經期恢復正常。

不規律的經期並不只是一種單純的身體不適症狀，在某些情況下，它還會造成不孕。有些女性之所以無法生育，就是因為排卵後的黃體期過短，正常黃體期約為十天左右。在此期間，卵子原本所棲息的卵泡會暫時轉變成稱為黃體的結構，並分泌出黃體素。為了能順利受孕，黃體期中分泌出黃體素荷爾蒙是必要條件之一。過於短暫的黃體期會造成體內黃體素不足，而其又是維持子宮內壁讓胚胎著床的必要荷爾蒙。有一些初步、但頗吸引人的研究結果建議，有些無法生育的女性在使用聖潔莓將黃體期延長至正常的十天後，便成功地懷孕了。

在試管試驗中，聖潔莓所表現出來的明顯雌激素作用，仍需進一步以人體試驗加以查證。再一次提醒你，解讀這類分離細胞培養研究結果後，若想將之推展至人體時，請特別小心謹慎。雖然在分離細胞培養研究中發現，酒精性聖潔莓萃取物中的成分會和各種不同形式的雌激素受體結合，並進而引發某些作用，但我們也很清楚，在人們的日常飲食中，也充斥了據說該為此作用負責的成分。

聖潔莓的成分

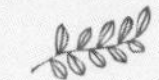

市售聖潔莓製品有時候被規定需內含標準化環烯醚萜苷（iridoid glycosides）、牡荊（agnuside，羥基苯甲酰基桃葉珊瑚苷 hydroxybenzoylaucubin）、桃葉珊瑚苷（Aucubin）。但其類似多巴胺的成分，比較有可能是存在於揮發油的二萜中。聖潔莓油包含了1.8–桉葉醇（1.8–cineole）、樟腦、α–和β–蒎烯（pinene）、牡荊內酯（vitexilactone）、檸檬精油（limonene）、P–繖花醇（p–cymol）、檜烯（sabinene）。聖潔莓中的類黃酮素則包括了紫花牡荊素（casticin）、葒草素（orientin）、異牡荊素（isovitexin）、貓眼草酚（chrysosplenol D）、青蘭苷（cynaroside）、羥基–3,4,6,7–四甲氧基黃酮（5–hydroxy–6,7,3,4–tetramethoxyflavone）、6–羥基山柰酚（6–hydroxykaempferol）、異鼠李素（isorhamnetin）、木犀草素、木犀草素配糖體。

比方說，有一項研究發現，聖潔莓中的亞麻油酸在細胞培養研究中，會附著在雌激素受體上，啟動雌激素作用[2]。亞麻油酸並不是一群少見、隱密的植物分子，人們日常飲食中就含有極為大量的亞麻油酸——有些人甚至還認為數量根本過多。亞麻油酸是像玉米油、紅花油、葵花油、沙拉油等平日最常使用的植物油中最主要的成分之一。因為日常飲食即已富含此成分，若再建議人們把聖潔莓當成攝取亞麻油酸的主要來源，看起來似乎很傻。（其對雌激素易感腫瘤具有之可能促進力，不免讓一些科學家們感到憂心不已；請參見琉璃苣和月見草油章節，以獲取更多有關此常見植物分子的資料。）另一項研究則將聖潔莓作用歸功於其芹菜素[3]，這也是一種植物界中常見、非聖潔莓所獨有的分子。這些初步研究結果都需要經過進一步檢驗，才能瞭解聖潔莓是否會在人體引發同樣的雌激素作用。

藥草產生的作用

大體而言，使用聖潔莓是安全的。目前看來，使用聖潔莓並沒有和任何重大副作用相關，就算用的是抑制性慾的傳統方法亦然。然而，有些人在使用聖潔莓後，會出現輕微腸胃不適或出疹，但只要停止使用後，症狀就會慢慢消退。

然而，有些人最好避免使用聖潔莓。雖然有些案例使用聖潔莓來幫助婦女受孕，但若當真懷孕後，則應該停止繼續使用聖潔莓。因為目前尚不清楚其對胚胎發展的影響為何，而它又確實具有荷爾蒙影響力。同時，因為聖潔莓似乎會影響到多巴胺和泌乳激素，所以會干擾到正在服用的其他藥物，像是多巴胺促進劑，這是一種用來治療帕金森氏症、神經性痙攣、睡眠腳動症、腦性麻痺之類神經和動作障礙病症的常見藥物。

目前還不清楚使用聖潔莓的最佳方式為何。這是因為我們不知道聖潔莓中的作用成分到底是什麼。雖然類黃酮素、牡荊、桃葉珊瑚苷是聖潔莓製品中常見的標準成分，但目前為止，並沒有明確證據顯示，這些就是聖潔莓中的作用成分。有些科學家認為聖潔莓中，類似多巴胺作用的成分或許是其二萜類。若此說為真，或許應該考慮使用酒精型聖潔莓萃取物，因為它比水基底萃取液更有可能含此成分。

功效的實證

目前看來，使用聖潔莓來治療特定女性荷爾蒙不正常的人體研究結果，相當令人期待。這些研究發現，聖潔莓可以改善某些經前症候群（PMS）症狀，也可治療一些特定類型的女性不育症。雖然聖潔莓有時候被建議用來治療更年期症候群，但目前尚未有足夠的人體試驗結果，可以用來評估其實際功效為何。聖潔莓所引起的副作用不但輕微，而且是可治療的。儘管在民俗療法中聲名遠播，但現代研究顯示，服用聖潔莓後，受試者的原始慾望並沒有出現明顯的消長。

雖然設計良好的研究不多，但目前認為，聖潔莓的最好療效似乎在於對抗因泌乳激素過盛、黃體刺激素（LH）減少，以及排卵期過短所引起之症狀。排卵期過短稱為黃體期缺損，是造成女性不孕的原因之一。因為在此期間內，身體會分泌黃體素，有助於維持子宮內壁以利胚胎著床。

一項年代稍久的德國研究建議，或可藉由聖潔莓來調整黃體期缺損，早期試管研究也指出，聖潔莓可以減少泌乳激素分泌的作用，或許也與此關係。53位患有高泌乳素血症和相關黃體期缺損症的女性，參與了一項使用了雙盲設計、安慰劑控制組的試驗[4]。那些每日服用20毫克聖潔莓萃取物達3個月的婦女，體內泌乳激素都出現明顯地下降。同時，這些婦女之前過短的排卵期也顯著地延長了，而這也提高了她們在此期間內，黃體素分泌達到正常狀況的機會。或許，這些都可改善這些女性的生育能力；事實上，在研究期間，就有兩位服用了聖潔莓的受試者懷孕。

這些研究結果後來也得到一項2004年，由史丹佛大學針對不育症婦女所做的前導研究的證實[5]。這項採用雙盲設計、安慰劑控制組的研究聚集了30位受孕困難的女性。一半受試者服用安慰劑，另一半則服用聖潔莓和綠茶複合物，再加上其他補充維生素和礦物質。3個月後，服用聖潔莓複合物的女性的排卵期顯著延長，在此期間內，黃體素的分泌也有增加的傾向。但因為受試者同時還使用了綠茶和維生素，所以研究人員無法推測單獨使用聖潔莓時，是否也能達成同樣助益，或是對受試者造成任何影響。然而，此研究發現了一項戲劇性結果。15位服用了聖潔莓複合物的女性中，有5位都順利地懷孕了；而服用安慰劑的受試者中，則沒有任何一位女性懷孕。

常見的使用方法

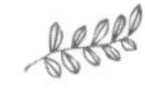

內服

女性生育問題、經期不順或不規律、經前症候群、胸部腫脹和疼痛

內服時的可行方式

乾燥聖潔莓、膠囊、煎煮的藥、萃取物、酊劑

常見的用法

有些人體試驗是讓受試者每日服用20毫克的聖潔莓錠劑。

＊這些用法和處方來自於民間流傳的方法，並不一定經過測試或推薦。

雖然檢測聖潔莓對PMS療效的研究結果，表面上看來似乎相當令人滿意，但或許這是因為研究人員不容易量化PMS，所以許多研究依賴的是客觀度較低的測量法，像是自我評量和問卷。同時，有好些研究都沒有使用控制組。而一項只使用了一組正向控制組的研究，至少對其作者來說，有效地將聖潔莓和一種稱為氟西汀（fluoxetine，其較為人所熟知的名字為百憂解）的SSRI（選擇性血清素再回收抑制劑）型抗憂鬱劑相比較。此研究測試了聖潔莓和氟西汀對減輕PMS和憂鬱症的功效，而聖潔莓的表現不遑多讓。雖然評估受試者症狀的研究人員不知道何人服用的是氟西汀或聖潔莓，但卻一致認為兩組受試者症狀的改善相當近似。氟西汀被認為在減輕心理精神症狀上，有較好的效果；而聖潔莓則在治療身體症狀上，效果稍稍好一些[6]。

少數幾項採用隨機取樣、安慰劑控制組的女性研究中，有一項研究注意到，聖潔莓可以改善長期飽受PMS困擾的女性的症狀。其在自我評量和臨床試驗評量上，改善的程度都表現出顯著性[7]。雖然還有其他一些研究結論同樣認為，聖潔莓可以減少PMS症狀，但因為這些研究未使用控制組，所以研究結果仍具爭議性[8,9]。另一項單獨檢測胸部痠痛或疼痛、但沒有使用安慰劑的調查報告指出，使用了聖潔莓的受試者在兩個月後，感到胸部疼痛的頻率都顯著減少；而在三個月後，雖然未達統計學上的顯著性，但其疼痛的感覺也明顯的減輕了[10]。

目前看來，或許是基於一些明顯的理由，男性使用聖潔莓的意願較低。但有些公開發表的研究注意到，20位男性服用聖潔莓15天後，和安慰劑組比較起來，不同劑量的聖潔莓會引起不同的影響力。最小劑量（120毫克）的聖潔莓會使這些男性受試者的泌乳激素分泌增加；而最高劑量的聖潔莓（480毫克）則會減少泌乳激素的分泌，兩種效果都達顯著性之標準[11]。而當使用劑量到達最高門檻時，一項對泌乳激素分泌具負面反應的機制就有可能發生，進而關閉泌乳激素的分泌——這是荷爾蒙的常見現象之一。研究人員發現，當此情形不斷重複發生時，聖潔莓會因為使用劑量的多寡，依序增加男性體內的褪黑激素（melatonin）：最高劑量的聖潔莓會使受試者體內製造出最多褪黑激素[12]。雖然一般來說，褪黑激素有助於引發睡意，當視網膜接收較少光線時，也會製造出褪黑激素來。但在此研究短暫的試驗期間，受試者的晝夜節律和睡眠週期卻似乎未曾受到影響。此研究也未提到聖潔莓具有使性慾低落之類的副作用。

概　要

- 聖潔莓或許可以藉由類似多巴胺的功效，引發體內荷爾蒙作用，進而抑制住泌乳激素。此功效歸功於聖潔莓中一些二萜類。（二萜是一大群可以在許多植物中發現的分子，而聖潔莓含有一種稱為「clerodadienols」的二萜，是目前人們所假設的聖潔莓作用成分。）
- 雖然聖潔莓在人體試驗中並不具有明顯的雌激素作用，但試管試驗則建議，或許酒精型聖潔莓萃取物具此作用。
- 聖潔莓或許有益於治療泌乳激素過盛、胸部疼痛、經前症候群、經期中斷或不規律，以及某些原因的女性不孕症。
- 和其他藥草比較起來，聖潔莓似乎相當安全，副作用雖不常見，但有可能包括了輕微的胃部不適和出疹。孕婦應該避免使用聖潔莓。理論上，聖潔莓也可能會干擾一些藥物治療的荷爾蒙作用。在現代人體研究中，尚未發現聖潔莓具有抑制性慾的功效。

CINNAMON
肉桂

◎學名—*Cinnamonium verum*（*C. zeylanicum*）、
Cinnamonium cassia（*C. aromaticum*）
◎科名—樟科
◎屬名—樟屬

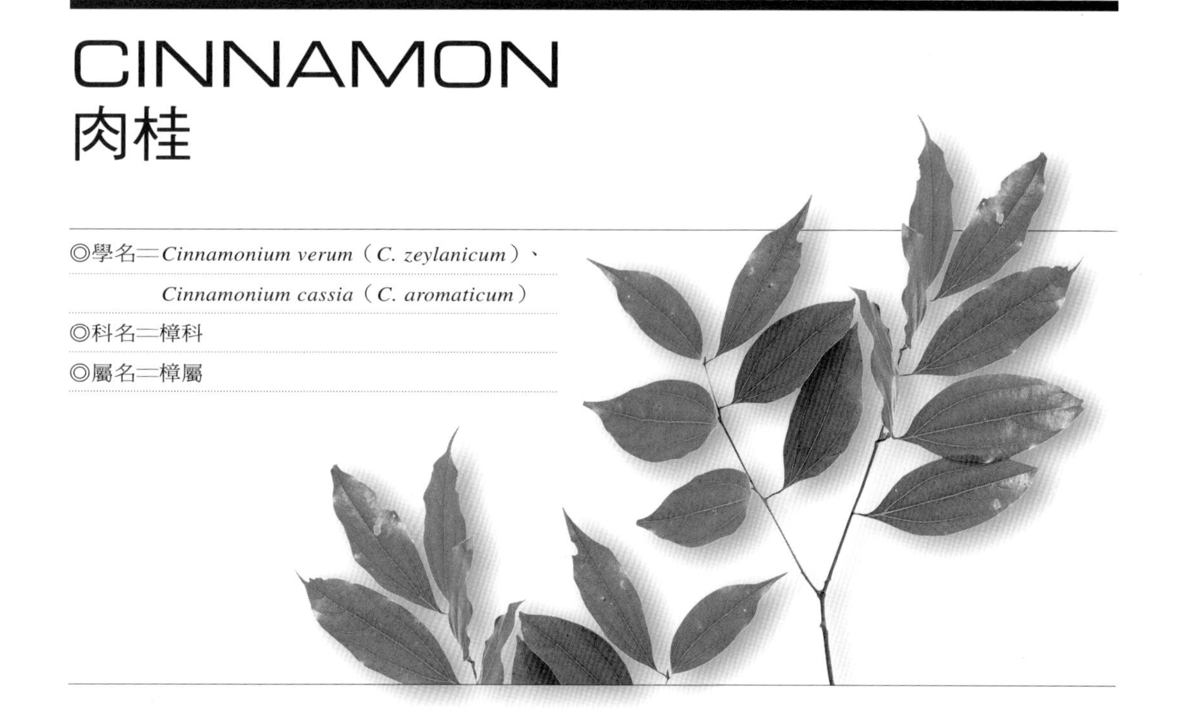

歷史和風俗

肉桂在古代被視為是最有價值的東方香料之一，中世紀時，肉桂的聲望僅次於昂貴的黑胡椒。類似樹皮的常見肉桂卷條，事實上是樟科植物裡，一種熱帶常青樹的內層樹皮。雖然世界上有許多種肉桂香料，但講究的廚師通常只討論其中兩個品種：原產於斯里蘭卡的「純正」肉桂（*C. verum*），以及據說較為澀口、也較便宜的「劣等肉桂」或「中國肉桂」（*C. cassia*），亦稱為「桂皮」（cassia）。

因為碘酒會將澱粉染成深藍色，所以理論上，應該可以用來分辨兩種肉桂的不同之處。便宜的桂皮因含有較高澱粉成分，所以在碘酒作用下會呈現出比「純正」肉桂更深沈的藍色。要是眼光好的話，也可單從外觀分辨出兩種肉桂：桂皮呈紅褐色，而它那較昂貴的兄弟則是棕褐色。在美國，兩種肉桂的合法稱呼皆為「肉桂」，所以在美國商店裡買到的大多是桂皮。其他國家則對區分標示有較嚴格的要求。無論如何，兩種肉桂都含有相近的分子列陣，而且可能也具有相似的療效。雖然可能性不大，但請勿把植物種名的「cassia」與屬名「Cassia」給搞混了。決明屬（*Cassia*）還包含了和肉桂無關、氣味不悅、讓人腹瀉的植物「番瀉」（*C. senna*），本書中也有和其相關的資料（見338頁）。更奇妙的是，桂皮（肉桂）還常被用來掩飾番瀉葉（*Cassia senna*）的味道（一種口感甚差的植物性瀉藥）。

除了香料和薰香價值，傳統上肉桂也被用來治療消化不良、脹氣、關節炎痛疼、出血和經痛。肉桂油常被認為具有自相矛盾的特性，如同藥草學家茉德・葛麗芙夫人（Mrs. Maud Grieve，譯註：茉德・葛麗芙夫人是英國皇家園藝學會〔Royal Horticultural Society〕成員，具有豐富的藥學知識，她成立了惠斯藥用與商用藥草學校與農場〔The Whins Medicinal and Commercial Herb School and Farm〕，教授藥草的種植、採集與銷售。）在1931年的《現代藥草》（A Modern Herbal）中指出：「肉桂油是一種有效殺菌劑，但往往又因為過於刺激而甚少使用在藥品上。」

科學家眼中肉桂的功用

肉桂中的某種成分可能會增強胰島素作用，至少在細胞和動物試驗中如此。這是在美國農業部於馬里蘭州貝茨維爾鎮上的人類營養研究中心工作的理察・安德遜，在審查各種食物降低血中葡萄糖含量，也就是一般人稱為「血糖」的過程時，意外發現的事實。他注意到蘋果派中的某樣物質似乎可以降低血液中的葡萄糖，雖然他當時並沒有意會到是其中所含之香料，但最終還是追溯到此反應來自於甲羥基查耳酮多聚體（MHCP），是肉桂中的一種水溶性成分。

不論是否有胰島素分泌，肉桂中的MHCP都能促進胰島素受體活動。胰島素經由胰腺分泌到血液中，在附近繞行一陣後最終會附著在細胞上的胰島素受體上。而附著了胰島素的受體之後會在細胞內啟動一連串作用。胰島素受體不只像面旗子一般突出於細胞外，也和其他各種受體一樣，有著一支長長的箭桿向內刺穿細胞膜，像個開關一樣在細胞內啟動各種作用過程。也就是說，胰島素附著在受體上的動作像是打開了開關，使在細胞內的受體產生「磷酸化作用」（phosphorylated）。這意味著細胞內的鄰近分子會暫時性地在胰島素受體上點綴上磷酸鹽成分，而這相對地又啟動了與細胞內許多傳送訊息受體相關的傳訊機制，最終引發各種使血糖降低的作用。

肉桂的成分

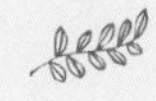

「中國肉桂」和「錫蘭肉桂」樹皮各含有不同比例的桂皮醛（cinnamaldehyde）、醋酸桂皮酯（cinnamylacetate）、桂皮醇（cinnamyl alcohol）、o–甲氧基桂皮醛（o–methoxycinnamaldehyde）、香豆素、濃縮單寧酸（condensed tannins）、類黃酮素衍生物（前青花素）以及黏膠質。純正肉桂有可能含有較多的丁香酚（eugenol），這也可以在丁香油（clove oil）中找到。

胰島素與糖尿病

一般來說，使胰島素失常的病症有兩種，但也可能有第三種病症存在。你是否屬於高危險群呢？

一般較不常見的是第一型糖尿病，通常是因為糖尿病患者的胰臟內，製造胰島素的細胞受到自身免疫系統攻擊，所以無法製造出足夠的胰島素。第一型糖尿病患者一定要謹慎地監控血糖，並終身注射胰島素；因此，第一型糖尿病有時又被稱為「胰島素依賴型糖尿病」。此型糖尿病過去也曾被稱為「幼發型糖尿病」，但這名稱容易令人混淆：因為成人也可能罹患第一型糖尿病。令人遺憾的是，目前有越來越多孩童得到第二型糖尿病，若再加上成人病患，第二型糖尿病的數目，正以驚人的速度快速攀升，值得人們提高警覺。雖然第二型糖尿病患體內可以製造出胰島素，但卻無法發揮正常作用。就算是看起來很健康的人也可能罹患第二型糖尿病，但肥胖和缺乏運動都會使得病率提高。理論上，肉桂的MHCP在某種程度上，多少能夠幫助罹患上述兩種糖尿病的患者。這是因為MHCP除了可以提升體內胰島素作用，如果缺少胰島素時，也能多少模仿胰島素的作用。

不論是缺少胰島素或胰島素不足而引起的這兩種糖尿病，都會導致血糖過量。過多的糖會引起多種傷害，它會透過滲透作用把水分從相鄰組織內吸出來，增加乾渴的感覺和頻尿；它會附著在血管蛋白質上、破壞毛細血管、減少血液流動、並對身體器官造成傷害。同時，過量的糖也會變成對眼睛有害的分子。諷刺地是，因為細胞需要透過胰島素作用才能從血液中攝取葡萄糖，所以儘管血液中的糖過剩，但有些細胞卻極度缺少糖。因此，血糖過量現象所引起的代謝問題和飢餓所引起的問題一樣，都會造成肌肉萎縮之類的症狀。

不過，只要知道問題出在哪兒，就還是有治療的希望。現在有許多治療糖尿病的新方法。若覺得自己出現糖尿病症狀，像是時常感到口渴、頻尿、視力模糊、體重暴增或驟減、感覺疲倦，請盡快就醫；檢測糖尿病的方法不但簡單，而且可以減少往後生活上許多不必要的痛苦。

也可能有「第三型」糖尿病的存在，雖然它並不會影響體內血糖值。不久前研究人員才發現，胰臟並不是體內唯一製造胰島素的器官。大腦也可以製造出胰島素，而不常見的少量大腦胰島素被認為和狀況不佳的大腦神經細胞，以及阿茲海默症的發展有關。令人好奇的是，目前已知第二型糖尿病患者是罹患阿茲海默症的高危險群。而胰島素和阿茲海默症之間新發現的關聯性，則需更進一步的探究。

而其中一項可以降血糖的作用是葡萄糖輸送道運動和融合，此輸送道連接細胞內外，讓細胞得以從血液中攝取葡萄糖並加以利用，這也是此作用唯一的功能。這是很重要的，因為除了藉由特別的葡萄糖運送管道外，葡萄糖無法進入細胞內，而胰島素則可以增加肌肉和脂肪細胞中的運送管道，使得血糖降低。試管研究顯示，就算在缺少胰島素的情況下，在此作用過程中的另一個關鍵步驟，胰島素受體的磷酸化作用，還是能夠被肉桂中的MHCP所刺激[1]。而有胰島素時，此作用會更為增強。因此，MHCP並不是和胰島素競爭——它並不會附著在胰島素產生附著作用的地方，而是以增效作用增進胰島素的功效。

的確，另一項試管報告指出，就算是濃縮的MHCP（0.1毫克／毫升），還是能夠增強胰島素促進脂肪細胞從四周攝取糖分的功效。雖然單單MHCP也可以使脂肪細胞攝取糖分，但比起胰島素來時間較慢，效果也較不顯著。

像胰島素一樣，MHCP能促使體內的葡萄糖轉變成儲存形式的肝醣（glycogen）。胰島素不只能夠使你的脂肪和肌肉細胞有效地從血液中攝取葡萄糖，同時也能刺激和體內儲存葡萄糖相關酵素的活動。在用完餐後，許多過度結合的血糖通常都會連結成一列糖串，造成稱為肝醣的一種聚合物。而它主要儲存在肝臟內，在隔了好一陣子未進食後大方地釋出葡萄糖，使低落的血糖再次升高，而且肝醣還可以儲存起來供肌肉使用。肝醣合成酶的作用正如其名，是一種和肝醣合成有關的酵素（它會使糖串連成肝醣串），所以此作用可以降低血糖值。現在來看一則雙重否定邏輯：和胰島素一樣，MHCP中有一種酵素會抑制住一種抑制了肝醣合成酶的酵素，而抑制了某作用過程中抑制劑的意思是指，你反而開啟了此作用過程；換句話說，MHCP間接啟動了可以降低血壓的肝醣合成酶。

肉桂中的MHCP或許有助於胰島素調節體內一種主要代謝酶。胰島素和MHCP都可以抑制簡稱為GSK的肝醣合成酶激酶。在我們直到現在才體認到的，多不勝數的代謝作用中，GSK扮演了其中一個重要角色。GSK被認為是一種激酶，這是常見的酵素種類。激酶通常會傳送磷酸鹽從一個分子到另一個分子，而那些附著在胰島素受體上的激酶即為其中一例（胰島素受體激酶）。磷酸化（phosphorylation）是生化學中隨處可見的一種重要常態現象，它一般會根據分子的不同，啟動或關閉磷酸化分子的活動。GSK磷酸化的對象便是名字中所指的肝醣合成酶，而磷酸化會抑制其作用。抑制肝醣合成酶會使體內血糖升高，因為身體需要此酵素來將血糖轉化成肝醣。通常胰島素能控制體內GSK避免此情形發生。然而，若在糖尿病這種胰島素低下的情形中，MHCP卻可能有所助益，因為它同樣可以維持體內GSK，只是所需過程比胰島素來得緩慢，且較不具效力。

常見的使用方法

內服

消化不良、脹氣、關節炎、出血、血糖過高症、糖尿病、血脂異常

內服時的可行方式

肉桂樹皮、粉末、油、膠囊、沖泡的茶飲、萃取物、酊劑

常見的用法

有一項臨床試驗讓受試者每日服用1–6公克的肉桂膠囊，連續使用最多不超過4天。

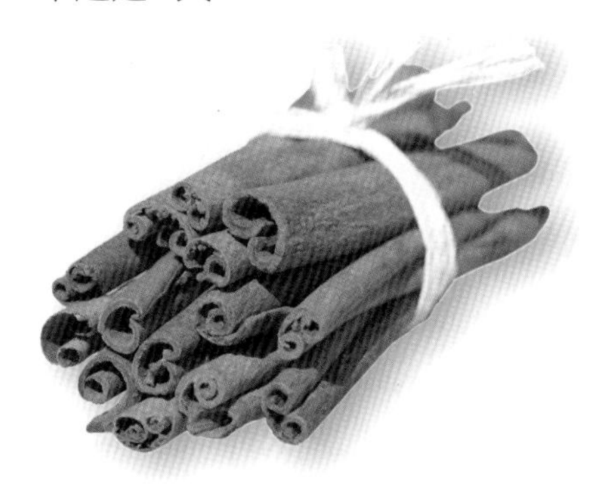

＊這些用法和處方來自於民間流傳的方法，並不一定經過測試或推薦。

MHCP所抑制的酵素是製成新舊藥物的共同目標。監督GSK作用的意思不只在於讓肝醣合成酶促將葡萄糖串連成肝醣。研究人員驚訝地發現，用來治療躁鬱症的標準處方鋰（lithium），同樣能夠抑制此作用。因此，也才發現GSK具有許多重要的體內調節功能，除了糖尿病之外，也對阿茲海默症和癌症之類的其他數種功能不全症具影響力。所以製藥廠現在都試著開發出新方法來抑制GSK。其竅門在於，要如何在引發更多正面效益、而不是副作用的情況下，干涉如此具影響力的酵素作用。

說到副作用，肉桂中的香豆素是一種抗血凝劑，其中的肉桂醛也可能令人感到不適。香豆素，這種賦予新收割乾草香甜氣味的香草味分子，能夠影響維生素K的血液凝結功用。同時，任何愛吃「辛辣」肉桂糖的人都可以告訴你，那東西吃多了的壞處——像肉桂油中肉桂醛這種分子，可能不只能讓肉桂具抗菌性，其作用還會危害到自身細胞。

藥草產生的作用

勿過量使用肉桂，也不要攝取純肉桂油。據報導指出，服用過量肉桂油所引起的症狀包括心悸和呼吸急促、盜汗，以及中樞神經系統失常。過量使用肉桂本身，也可能引發相同反應。

現在就為了可能藥效而每天使用大量肉桂，似乎還言之過早了些。有些專家擔心人們會為了香豆素而大量使用肉桂。香豆素是一種抗凝血劑，可能會影響到其他薄血治療。幸運的是，不需服用大量肉桂就能產生有助於血糖控管的功效。至少針

對肉桂對血糖影響所做的研究指出，只需少許肉桂即可產生效果。當然，若把香豆素放在一堆甜食和肉桂卷上頭，血糖是不可能降低的。但以正常劑量來享受肉桂是合情合理的，偶爾稍稍放縱一點也無傷大雅。

肉桂可能令人感到不適。使用藥草精油是件有趣的事，但也可能會造成傷害。我上次把肉桂油直接擦在皮膚上後，接下來幾個小時我都一直後悔自己幹嘛這樣做：肉桂油會讓皮膚產生灼熱感。它尤其會讓黏膜組織（mucous membrane）感到不適，造成皮膚炎。有些人也會對肉桂油中的肉桂醛產生過敏反應。

功效的實證

要不是最近一項上了新聞頭條的研究報告，本書可能根本不會收入肉桂。此研究之所以受人注目是因為，它指出了肉桂在治療第二型糖尿病上的功效，而這正是當前社會上一種急劇增加的病症。沒錯，市面上是有其他用來降低血糖的受歡迎藥草，如苦瓜；不過到目前為止，還沒有任何一項以苦瓜為主的人體研究，和肉桂研究一樣，有使用到的安慰劑對照組設計。因此，從科學角度來說，苦瓜的功效迄今仍屬未知。在本書中，一項使用安慰劑對照測試的研究抵得過十項未經對照測試的研究。

一項2003年的研究中[2]，60位患有第二型糖尿病的男女患者被隨機分為六組。40天內，第一、二、三組的患者每天分別服用1、3、6公克裝在膠囊內的肉桂（桂皮）。其餘三組則服用同等增加劑量的麵粉安慰劑。你大概可以猜想到，就算裝在膠囊裡，要掩蓋掉肉桂那刺激性的味道和氣味也不是件簡單的事，所以試驗組患者可能猜得出來他們正在服用某種東西。在有關血糖的研究中，安慰劑的使用是很重要的，因為血糖很容易因為壓力而升高。若使用者覺得正在接受「好的」治療——也就是肉桂，他們就可能比較容易平靜下來。但至少這項研究還有另一組使用安慰劑的患者，因此也就提高了研究結果的可信度。

20天後，只有在服用高劑量肉桂組別中的受試者，血液中的葡萄糖（18%–20%）和三酸甘油脂（23%–30%）都出現了明顯的減少。而40天後，所有服用肉桂的患者都出現一樣的正面效果。同時，服用肉桂的患者的膽固醇也降低了，尤其是使用3或6克肉桂的高劑量組別，效果更為明顯。在沒有影響到高密度脂蛋白（好）膽固醇的情況下，他們的低密度脂蛋白（壞）膽固醇在40天後都降低了。但是使用安慰劑的對照組，則在血糖和血脂值上，均未享受到任何正面效益。

雖然傳統上，肉桂較常被認為是一種抗微生物、抗黴劑，但此論點最多只接受過試管試驗之類的研究檢測。幾乎沒有一項與此相關的人體試驗曾被公開發表過。一項小型的初步研究發現，對已感染幽門螺旋桿菌的病患來說，每天服用80毫克肉桂，在減少這種和胃潰瘍有關的細菌上，效果和安慰劑比較起來並無任何顯著影響[3]。因為肉桂與生俱來的刺激性，不論內服外用，皆需有所節制，是因為其與生俱來之刺激性，這或許也是肉桂之所以具抗微生物性之根本原因。

概　要

- 一項人體試驗指出，肉桂或許可以降低血糖、三酸甘油脂和低密度脂蛋白膽固醇。在試管研究中，肉桂可以提高胰島素作用。但未來仍需更多研究來進一步分析此作用之特徵，並證明此研究結果的可重複性。
- 目前仍不清楚長期和高劑量使用肉桂所產生之毒性。有些專家十分擔憂肉桂中的香豆素成分，香豆素是一種抗凝血劑，可能會影響到薄血治療的效果。
- 外用肉桂雖然具有抗菌性，但也可能令人不適，引發過敏反應。

CRANBERRY
蔓越莓

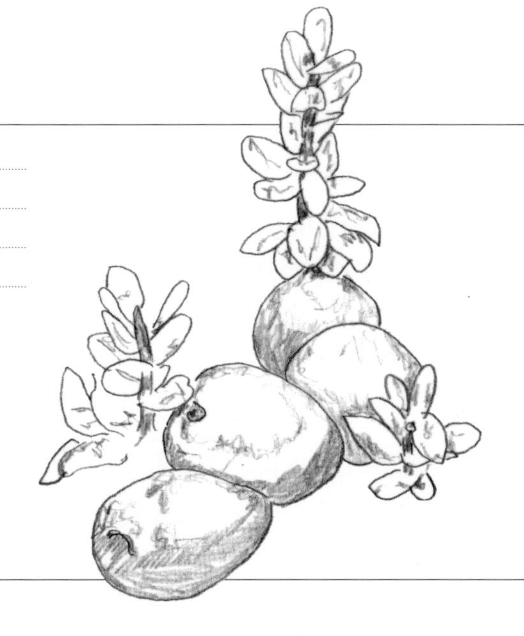

◎學名—*Vaccinium macrocarpon*（蔓越莓）、
Vaccinium oxycoccos（小蔓越莓）
◎科名—杜鵑花科
◎屬名—越橘屬

歷史和風俗

雖然蔓越莓原本生長在寒冷的歐洲和美洲北部，但是自從1800年代晚期，人類終於克服了此沼澤植物栽種上的困難後，體形較為碩大的「*Vaccinium macrocarpon*」美洲蔓越莓，便在種植農業和美食界裡大出鋒頭。迄今，美國麻薩諸塞州和威斯康辛州仍是世界上主要的蔓越莓產地。

美國早期移民最先稱此植物為「蔓越莓」(cranberry)。端看詢問對象的不同，有人認為蔓越莓的名稱來源可能是因為鶴（crane）喜歡吃這種莓果，或是其細小的粉紅花朵看起來很像鶴的頭。據說，美國拓荒者們一開始覺得原住民對蔓越莓的傳統用法十分奇特——典型做法是將蔓越莓連同鹿肉乾和脂肪一同加入肉糜餅中。但是，當拓荒者接納了這種當地盛產的莓果後，卻利用它作出了用來搭配肉食的楓糖甜醬，這是在新英格蘭殖民地餐桌上的一種常見醬料。美國原住民們同樣也將蔓越莓廣泛地用為食材、染料和藥草。他們把蔓越莓製成藥糊，塗在毒箭造成的傷口上以吸取毒素；有些部落則用蔓越莓來治療泌尿病；其他人認為蔓越莓具有鎮靜和退燒功效。

1920年代早期，在比男性易得泌尿道感染的婦女間，流傳一則蔓越莓汁可以預防慣性泌尿道感染的論點。人們認為是蔓越莓中的刺激酸可以殺死細菌，而這則傳言也一直流傳至今。這或許是因為人們總是假設要是某種東西對治療泌尿病有效，那這種東西大概也會對其他的相關病症有效，所以蔓越莓時常被人們寄予厚望，用來預防或治療腎結石。

科學家眼中 蔓越莓的功用

蔓越莓中的前花青素，可以避免致病細菌附著在細胞上。而這是目前為止，對蔓越莓預防泌尿道感染功效的最佳解釋。數十年來，科學家一直試圖瞭解蔓越莓對尿液產生了何種作用。因為許多良證都指出，蔓越莓汁、錠劑和萃取物能夠降低泌尿道感染症（UTIs）的罹患率。人們一開始認為，蔓越莓只是單純的使尿液變酸，讓泌尿道變成一個不利於有害病菌生長的環境。對1920年代那些首次試用此法、並大力推薦其療效的婦女們而言，這項解釋似乎十分合理。她們理所當然的覺得，這種澀口飲料一定會把酸轉移到最後形成的尿液裡去。不過，事實遠比她們想的複雜多了。

許多研究顯示，若飲用了大量蔓越莓汁，像是每餐都配上一杯的話，尿液會變得比較酸。但同時，喝的越多也會讓人越不想喝它。就曾有一些研究自願者因為過於厭倦蔓越莓汁而中途退出了研究。幸運的是，你並不需要像這些研究自願者一樣地挑戰自己對蔓越莓的極限，因為尿液變酸不一定是預防UTIs的原因。事實上，也有數項研究指出，蔓越莓並不能確實地使尿液變酸，因此對這個療法迄今仍爭議不斷。

UTIs常因大腸桿菌（*E. coli*）所引起，這種病菌和其他相似的細菌一樣，通常都具有毛茸茸的外觀。這些稱為纖毛（pili或fimbriae）的毛會附著在細胞上生長。而此附著過程即是感染的必要條件之一；因此，任何能夠預防附著的方法便可預防感染——甚至根本不需殺死病菌。所以那些因為蔓越莓作用不像抗生素、又不能減少尿液中的細菌數目，而對蔓越莓作用爭論不休的研究，或許都搞錯了方向。

蔓越莓的成分

蔓越莓是藍莓、紅醋栗、山桑子（越橘）的近親，也都含有相同的藍紅花青素類黃酮（blue-red anthocyanidin flavonoids）。和其他同類莓果相較起來，蔓越莓濃重的酸味得自於其中的酸性物質，尤其是維生素C、奎寧（quinic）、蘋果酸（malic）和檸檬酸（citricacid）。蔓越莓中澀口的丹寧也是讓人忍不住皺起眉頭的原因之一，其紅色的花青素則附著在各種前花青素內。

並不是所有的附著菌都是有害的。有其他更多良性菌也具有纖毛，可以附著在細胞外圍一種稱為「甘露醣」(mannose)的醣體上。儘管此附著過程會被水果和果汁中大量的果糖所妨礙，但阻止良性菌的附著作用對UTIs並無影響。這是因為大部分致病細菌上的纖毛和那些會附著在細胞外半乳糖(galactose)的纖毛不同。檢驗後發現，除了蔓越莓汁和藍莓汁之外，大多數果汁對這種隱伏的附著現象不具預防作用。而根據研究報告，蔓越莓汁抗附著的效用特別突出[1]。因此，到底是蔓越莓中何種物質有助於預防泌尿道感染呢？抗附著的作用成分屬於前花青素分子(proanthocyanidins)，是植物中的常見成分。或許就是這些前花青素預防了致病細菌附著在細胞上。

進食後，前花青素是否能被吸收進血液中是一件重要的事。在前花青素得以在泌尿道中發揮預防感染功效前，它們必須先經由血液順利進入泌尿道中。科學家提出的一項合理質疑是，前花青素那龐大的體積或許阻礙了它們透過腸道被吸收進血液中。因此，只是因為某些研究指出，蔓越莓中的色素在試管試驗中，能夠成功地預防病菌附著在泌尿道細胞上，並不足以證明它們在人體也能發揮相同功效。雖然臨床研究確實建議蔓越莓具此功用，而且腸內膜組織模型研究也指出，體積較小的前花青素確實可以穿透組織進入血液中。

蔓越莓中的前花青素或許也是受牙醫歡迎的成分。前花青素是在生物分類學中，討厭的同物異名例子之一。在藥草標示上，可以見到它們也被稱為前花青素低聚物(oligomeric proanthocyanidins, OPCs)、護骨素(OPGs)，以及濃縮單寧酸。許多研究報告指出，蔓越莓的前花青素不只可以預防大腸桿菌的附著，也可以防止其他有害菌附著在體內。在細胞培養試驗中，蔓越莓能夠預防溶菌斑形成的細菌附著在真牙和假牙上。雖然目前有許多新上市的牙膏和漱口水添加了蔓越莓成分，但尚未有任何針對其所進行的檢測結果公開發表。

若你本身或任何認識的人患有腎結石，蔓越莓汁常是優先推薦物品之一。不過，它實際上卻可能使病況加劇，至少單從理論上來說是如此。你或許會感到驚訝，實際上並沒有任何針對蔓越莓在預防腎結石功效上設計完整的研究。我們能談的只有少數幾項檢視了一小群健康、無腎結石傾向的男性自願者飲用蔓越莓汁的小型研究，而這些研究都暗示，蔓越莓汁「有可能」使尿液酸化。若蔓越莓汁「真的」能使尿液酸化(有些研究則不這麼認為，至少是無法確定此作用)，雖然或許能幫助草酸鈣結石(calcium qxalate)患者(參照下方有關草酸鈣和腎結石的補充資料)，但卻對尿酸結石患者有害。但也請勿就這樣跑去大口喝蔓越莓汁來預防草酸鈣結石。蔓越莓含有許多草酸鈣，反而會使體內更容易形成草酸鈣結石。

尿液酸化和草酸鈣腎結石

若罹患腎結石，醫生會給你一種裝置，可以接住隨尿液排出的結石，以檢測其組成成分。這是決定合適治療方式時的一項重要步驟。草酸鈣結石遠比尿酸結石來的常見，而且是由兩種成分組成：正電荷的鈣離子，以及負電荷的草酸離子。由於正負電荷會互相吸引，這兩種離子會黏在一起連水都無法將之隔開，就算在水分最多的尿液裡，它們也不會分開溶解。這種無法溶解於水的特性對數種含鈣鹽來說是很正常的，像是不易溶解、白色的硬水沈澱物，或是在水管內發現的石灰等等。若曾試著刷洗水管內或咖啡壺裡的髒東西，你大概會知道可以用醋和檸檬汁之類酸性物質。而酸對體內的草酸鈣腎結石也有著相同的功效。以下是其原因：

酸使得腎結石離子失去電荷，因此變得無附著力。酸化液體就單純地意味著加入大量的氫離子。這些帶正電荷的粒子會黏住負電荷的草酸，使它變得無電荷，而不會和其他正電荷的鈣離子結合。因此，少有草酸鈣結石會在酸性的尿液中形成。不過，當然有比蔓越莓更為可靠的尿液酸化劑，這也許就是為什麼在治療草酸鈣結石時，醫生開的處方是維他命C或檸檬酸，而不是蔓越莓。

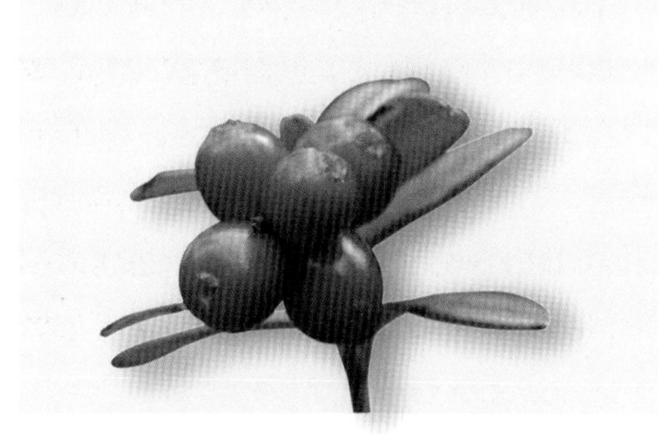

除了在酸化尿液上的功效尚存爭議，蔓越莓或許還會使草酸鈣結石增加。這是因為蔓越莓本身含有許多草酸離子，而三項研究中的兩項研究都發現，那些食用蔓越莓的人的尿液裡都有大量的草酸離子。而草酸並不是腎結石患者的推薦物品之一。

表面上看來，若是身為慣性草酸鈣結石患者之一，避免食用內含大量腎結石成分的食物或飲料似乎是聰明的做法。但目前此論點僅止於理論階段，而你絕對有權利去質疑所謂的理論。試驗得來的資料可信度較高，但迄今還沒有針對蔓越莓和腎結石所做的研究資料。正因為其不確定性，慣性罹患草酸鈣腎結石的患者，最好還是避免飲用蔓越莓汁，直到我們能夠進一步瞭解其對結石形成的影響為止。

若患有尿酸結石，蔓越莓反而有可能會使結石量增加。某些人，通常是男性，因為天生體質無法有效代謝掉尿酸這種主要從肉類衍生而來的廢棄物質，所以造成體內尿酸過盛。過量的尿酸會轉變成腎結石，也容易引起中風。和草酸鈣結晶不一樣的是，尿酸結晶並不是由正負離子組合而成，其成分通常是純尿酸，因為緊密地連結在一起而形成了一個單一質地的結石。藉由減低尿液中的酸性，有可能得以減緩此結石的形成過程。而減低尿液酸性意味著把尿液中的氫離子移除掉——在缺乏氫離子的環境裡，氫離子通常會自然從尿酸中脫離出來，以補充尿液中不足的成分。如此一來，尿酸就不再是尿酸，而是變成了尿酸鹽（urate）這種帶負電的離子。由於尿酸鹽本身不會彼此吸引，因此不會連結形成結石，而會被水分帶離身體。因為蔓越莓會使尿液酸化，所以對尿酸結石有害而無利。像黑醋栗汁這些較為鹼性的飲料，反而比較有幫助[2]。然而，不論患有何種結石，都應該尋求醫生的專業建議。

藥草產生的作用

若有罹患慣性泌尿道感染的困擾，不妨經常飲用蔓越莓汁。治療泌尿道感染最好的方法是抗生素，所以若懷疑自已有這方面的困擾，請盡速就醫。跟任何藥草比起來，抗生素可以更快地消除疼痛和感染症狀。與此同時，可以飲用蔓越莓汁來加強療效，或是當做受感染前的預防措施。一些臨床研究顯示，飲用蔓越莓汁和服用濃縮蔓越莓錠劑的差別不大。另外，要注意的是有些蔓越莓汁的品質較好。避免飲用那些以高果糖玉米糖漿（HFCS）、砂糖，或是玉米糖漿來增加甜味的蔓越莓汁。營養學家也同意增添糖類對身體是不好的。大多「無增添糖」的果汁都是用蔓越莓和其他果汁加以稀釋而成，雖然仍有熱量，但營養成分卻比較高。勇於嘗試的人現在也可以買「純」蔓越莓汁來喝。

常見的使用方法

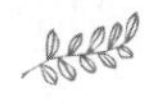

內服

泌尿道感染、腎結石

內服時的可行方式

新鮮、冷凍、乾燥的蔓越莓果實、果汁、膠囊、錠劑、乾燥的蔓越莓粉末

常見的用法

為預防泌尿道感染，建議飲用85公克（一半水杯或果汁杯的量）的果汁，而治療已存在的感染狀況時，分量可以增加為340–908公克。

*這些用法和處方來自於民間流傳的方法，並不一定經過測試或推薦。

請勿用「白」蔓越莓汁來治療泌尿道感染。白蔓越莓汁之所以受歡迎是因為其口感比較不酸。因為白蔓越莓汁是從未成熟的蔓越莓搾汁而來，所以尚未長出代表性的紅顏色。不論蔓越莓果汁公司怎麼說，白蔓越莓汁中都不太可能含有足以發揮療效的作用成分含量。雖然這些公司所主持的研究持相反意見，但其結果仍需經由其他獨立研究來加以驗證。

顏色和這一切有什麼關係呢？你想要得到的前花青素是由幾個稱為花青素的紅色分子所製造出來的，它們會經由各種方式結合在一起組成人們夢寐以求的前花青素（其別名「前花青素低聚物」中的「低聚」是指「較少物質聚集」的科學專用語）。若蔓越莓汁不再是紅色，很可能也就不再具有由紅花青素所組成的作用成分了。

在更詳盡的研究結果發表之前，請勿用蔓越莓來治療腎結石。應該參照醫生指示尋求最佳治療法。目前為止，使用蔓越莓汁來預防或治療腎結石，還是有太多理論上的風險未經檢測。也有許多其他方法可以治療腎結石，像是多喝水即有助於預防各種腎結石的形成。千萬不要在缺乏指導下自行嘗試藥草治療，因為對某一個人有用的方法，卻可能對另一人有害！若患有腎結石，請務必盡速就醫。若罹患的是草酸鈣腎結石的話，醫生或許會推薦你服用尿液酸化劑，像是檸檬酸或維生素C。但若罹患的是尿酸結石，醫生則會反過來建議你避免服用酸、減少食用肉類，以及使用安樂普利諾（allopurinol）之類的降尿酸藥。

玫瑰是紅色，紫蘿蘭是藍色，但為什麼呢？

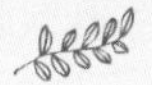

使蔓越莓呈現紅色的同樣一種花青素，在植物王國裡隨處可見，並製造出了紅、藍、紫色。事實上，二次大戰前的德國科學家威爾施泰特（R.M. Willstatter，譯註：1915年諾貝爾化學獎得主，他發現植物色素和葉綠素化學結構）就曾提出，幾乎所有具鮮豔紅、藍、紫色的水果或花朵中，都含有花青素成分。一般認為，花青素對人體有益，因為它們不但具抗氧化性，而且也是類黃酮素分子（它們有時候具有附著糖，稱為花青素苷）。當有足夠的花青素彼此連結起來，就會成一個體積較大、更複雜的分子稱為前花青素。因為它們可以藉由許多不同方式連結在一起，所以也會形成多種不同的前花青素，全部都是常見的植物成分。而前花青素即是蔓越莓中可以預防泌尿道感染的作用成分。

所以花青素是紅色或藍色的呢？兩種顏色都有可能：端視酸鹼質（pH）的不同。事實上，花青素的顏色範圍可以從酸性環境下的粉紅色、中性環境下的紅紫色、到鹼性環境的綠色。而酸性、中性、鹼性這三種環境間的不同，取決於每種環境中的質子量而定。（低pH中有大量質子，稱為酸性；而高pH中的質子量不足，稱為鹼性。）酸性環境下過量的質子會附著在前花青素分子上，進而改變了前花青素的結構和顏色。而質子濃度上的不同，足以影響花朵、水果或葉子的顏色變化。

有些花青素較擅長顏色的改變。紅甘藍菜和紅洋蔥中都含有花青素，而它們的顏色取決於生長土壤中的質子濃度。使用像蘇打水（baking soda）之類的鹼性溶液，就可以把紅甘藍菜和紅洋蔥變成綠色。若使用的是檸檬汁或醋這樣的酸性液體，就可以使紅甘藍菜和紅洋蔥的紅色變成深紅色。同時，這些蔬菜的顏色也會受到生長土壤中的pH質所影響。

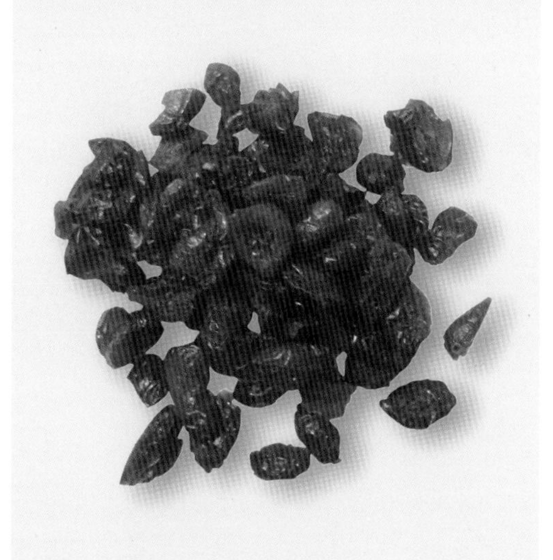

功效的實證

蔓越莓似乎有助於罹患慣性泌尿道感染的婦女。兩位獨立學者統合分析了一些針對蔓越莓的泌尿道感染（UTIs）預防功效、採用隨機取樣所進行的人體臨床試驗。它們選擇了七項研究中設計最為嚴謹的其中兩項研究，最後分析所得的結論是，蔓越莓確實可以減少罹患UTIs的危險，雖然參與研究的自願者大多為女性，而且自願者必須服用蔓越莓汁或蔓越莓錠劑長達一年才能出現統計上的顯著性[3]。不論是蔓越莓汁和錠劑，都具有同樣的顯著效果。另一項研究發現，蔓越莓–越橘汁同樣可以明顯地減少女性罹患UTIs的機率[4]。

令人意外的是，目前尚未有設計良好的研究來討論蔓越莓到底是會增加，或減少腎結石的形成。只有少數幾項非常小型的研究注意到，健康的男性飲用蔓越莓汁後，其尿液中的化學物質會有所改變。上述三項研究均顯示，蔓越莓會增加尿液的酸性，但其他有些研究卻持相反看法。

其中有兩項與上述結果意見相左的研究指出，食用蔓越莓的人的尿液中的草酸都會增加[5, 6]。另一項研究結果則實際顯示出，食用蔓越莓會使尿液中的草酸減少，但此研究對參與自願者的飲食控制比較不嚴格[7]。

概 要

- 有充分證據顯示，蔓越莓中的前花青素有助於預防並治療泌尿道感染。蔓越莓中的作用成分前花青素，可以預防感染性細菌附著在泌尿道內壁上。
- 為了預防泌尿道感染，推薦使用紅蔓越莓汁，或是內含標準化前花青素（又稱為前花青素低聚物、OPCs和濃縮單寧酸）的蔓越莓補充品。
- 雖然許多人為了治療腎結石而食用蔓越莓，但事實上它卻可能會使病情加重。雖然此論點目前僅只於理論階段，尚未經過臨床試驗證明，但若罹患腎結石的話，還是應該避免食用蔓越莓。請盡速就醫，並多喝水。

DANDELION
蒲公英

◎學名＝*Taraxacum officinale*
◎科名＝菊科
◎屬名＝蒲公英屬

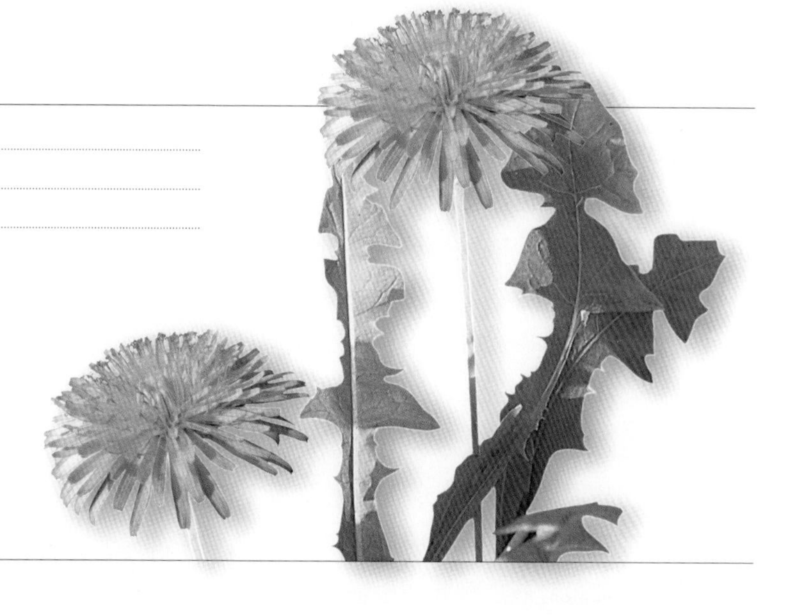

歷史和風俗

通常不需要什麼技巧就能認出蒲公英來。它是園丁的災難、孩童的玩具，法國人因其鋸齒狀葉子而稱此藥草為「dents de lion」，意思是「獅子的牙齒」。蒲公英另一個較不為人所知的法國名字「pis en lit」，意思則是「尿床」，暗示了食用蒲公英會讓人更勤跑廁所。蒲公英其他常見名稱還包括了「絮球」（blowball）、「獅牙」（lion's tooth）、「愛爾蘭雛菊」（Irish daisy）和「野生菊苣」（wild endive）。不過，我最喜歡的名字是「小精靈時鐘」（fairy clock），它點出了一種英國孩童曾用來計時的方法：你需要吹幾口氣才能將蒲公英種子吹散，就表示當時是幾點鐘（不過，結果當然是反覆無常的）。

若你曾對住家附近的草坪明查暗訪過一趟便不難猜到，在世界上所有的溫暖地區都可見到蒲公英生長。在亞洲和歐洲文化史中，蒲公英被拿來藥用或添加進食物裡。可惜地是，每年春天人們總是虔誠地用藥劑撲殺這種常見雜草。其實只要不對其過敏的話（也要上面不能被噴殺蟲劑或除草劑），蒲公英葉不但可食，還很有營養。有時候人們會把蒲公英根烤一烤，製成一種不具刺激性、苦味、有點像咖啡的飲料。蒲公英黃色的花朵也被用來釀製黃色的蒲公英酒。雖然釀私房酒是我的興趣之一，但我必須承認從來沒試做過蒲公英酒，所以不清楚其實際口感如何。然而，植物學家菲洛・泰勒（Varro Tyler, 1926–

2001）曾建議，蒲公英酒的風味有種讓人忽然覺得廉價罐裝酒也會變得美味起來的魔力。釀酒師一再地提醒，如果釀酒時用到任何蒲公英綠色部分的話，酒就會變得苦澀不順口。

做為一種可藥用植物，蒲公英被認為和膽汁的分泌有關聯。這或許是因為蒲公英花是黃色的關係。據古代和中世紀植物學家的記載，黃膽會使皮膚顏色泛黃，所以他們近乎迷信地尋求其他任何黃色的東西來治療此病症。（雖然只是我個人假設，但這或許是蒲公英之所以會被認為是一種利尿劑的原因。）蒲公英的綠色部分具有特殊苦味，除了被認為能夠刺激膽汁之外，也能刺激胃液之類其他數種體內分泌物。因此傳統上，蒲公英的綠色部分都被用來當做一種開胃和幫助消化的藥草。同時，蒲公英根和葉子也時常被當成利尿劑使用。

科學家眼中蒲公英的功用

雖然有關蒲公英的一般說法都未經研究證實，但目前也沒有與其相左的證據。蒲公英常被形容具利尿功能，不但能減少體內水分的囤積，或許還能夠藉由增加排尿的方式來降低血壓。此外，各位或許也聽說過蒲公英能夠刺激體內膽汁的分泌。但因為缺乏設計完善的試驗針對蒲公英進行研究，以上種種功效都沒有經過科學驗證。關於這點，還請密切注意任何有關的最新發展。

蒲公英的成分

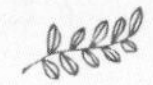

首先，目前不清楚蒲公英的真正功效為何，但大多數資料都建議，蒲公英的作用成分為其苦味化合物。舌頭較敏感的人會覺得，蒲公英的類黃酮素（像是芹菜素和木犀草素）嘗起來苦苦的，而這兩種成分也是其他植物內已知的作用成分。同時，蒲公英的苦味也來自於其倍半萜內酯（sesquiterpene lactones），像是蒲公英苦素（taraxacin）、山萵苣苦素（lactucopicrin）、桉葉內酯（eudesmanolides）和牻牛兒烷內酯（germacranolides）。它的菊糖（inulin，亦稱菊澱粉）成分從春天到秋天有相當大的變化，據德國天然藥草研究委員會規定，藥物級蒲公英根必須是從秋季的蒲公英採集而來，因為此時是其菊糖成分最高的季節（40%）。除了抗氧化的類黃酮素外，蒲公英葉中還含有維生素A和具營養價值的類胡蘿蔔素。像是葉黃素。此外，蒲公英也含有植物固醇和三萜類，像是蒲公英固醇（taraxasterol）和β－麥胚脂醇。

蒲公英有著一些和朝鮮薊（見40頁）相近的分子（木犀草素和木犀草素配醣體）。目前已知的是，這些分子能夠增加膽汁的分泌。曾有一項年代久遠的研究認為，蒲公英的利尿作用和其鉀成分有關，但和其他藥草比起來，蒲公英中的鉀含量雖然不低，但也不會特別高——大多數植物內均具有一定含量的鉀。然而，蒲公英的其他組成元素，像是維他命C、木犀草素、咖啡酸也都具有利尿性，因此得以佐證蒲公英的利尿功能。

據說蒲公英和其他「苦味藥草」一樣可以增進食慾。一直以來，像蒲公英這樣味道苦澀的藥草都曾經被用來刺激食慾。此理論認為，舌頭上感覺苦味的味蕾能夠刺激頭蓋骨神經，使其反射性的刺激胃液分泌，進而促進食慾（前提是藥草尚未被做成膠囊才行）。雖然你或許比較希望是為了美味而流口水，但理論上，苦味反而會因產生某種神經學反射警示而讓人流口水。事實上，像苦艾這些微苦藥草的作用便似乎如此。因為目前蒲公英的苦味成分倍半萜還沒有重要到足以吸引科學家去針對它們做研究，所以我們並不清楚它們是否具有同樣功效。

較近期的研究則不贊同所有苦味藥草都能讓人開胃的說法。把任何東西放進嘴巴裡，不管味道苦不苦，基本上都會引起一些胃部反應。有些科學家建議，苦味藥草對胃液分泌過少的人特別有效，但對那些胃部正常反應的人則不盡然[1]。當然，在嘴巴裡放入「任何」苦苦的東西，都可能會讓你為了沖掉嘴裡那討厭的味道，而想再吃些不同的東西。

蒲公英中的菊糖能滋養有益的腸內菌叢。菊糖是蒲公英裡少數有著顯著高含量的成分之一，雖然一般在藥草書中甚少討論到它。最近營養學家們都大力推薦含菊糖的食物。秋季採集的蒲公英通常富含菊糖。但到了春天，含量卻只剩下一點點，這是因為菊糖含量會因季節的變化而有所不同。事實上，菊糖是一種各式機能性寡糖聚合體——也就是說，它是由許多微小的糖聚合在一起所組成的。成分大部分是果糖糖環，加上少許其他糖類，彼此連結成長度各不相同的糖串，是體內腸內有益菌的最愛。（請不要把菊糖inulin和英文名稱發音相近的胰島素insulin搞混，它們可是截然不同的東西。）身體並不能完全消化菊糖，所以嚴格說起來，它也算是一種纖維質。

市面上販售的菊糖是被稱為「益生素」（prebiotic）的營養補充品。益生素被認為能夠藉由滋養腸內有益菌的方式來增進其作用。而雙叉乳桿菌（bifidobacteria）這種可從優格中獲得的腸內益菌，又特別喜歡吃菊糖。所以一般認為，用菊糖餵養體內腸內有益菌能夠增加腸內菌數目，而有益菌的增加又能夠排擠掉體內其他壞病原菌的生長。

常見的使用方法

內服

利尿、利膽（刺激膽汁分泌）、刺激食慾、幫助消化

內服時的可行方式

膠囊、新鮮蒲公英葉、乾燥蒲公英葉、乾燥蒲公英根、蒲公英根的汁液、煎煮的藥、酊劑

常見的用法

一般用法是每天食用3次3–5公克乾燥的蒲公英根，或是每天食用3次1–2茶匙蒲公英根部的酊劑。

＊這些用法和處方來自於民間流傳的方法，並不一定經過測試或推薦。

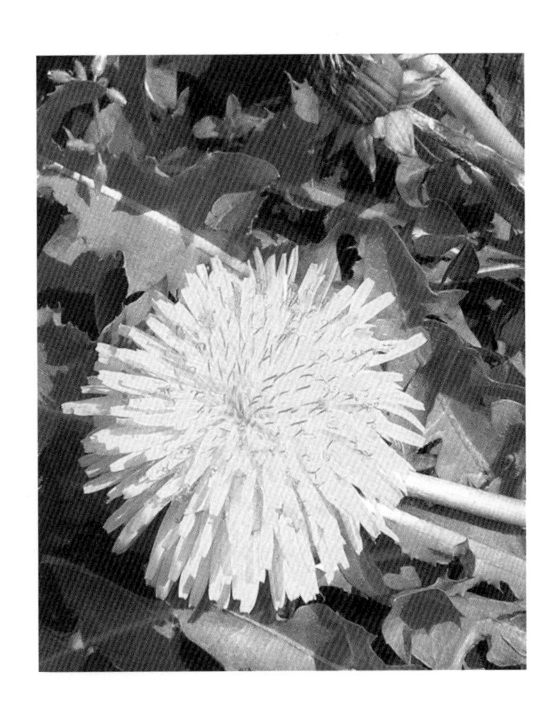

如果不會過敏的話，蒲公英是種營養的沙拉植物。因為目前缺乏相關研究報告，所以還不是很清楚市售蒲公英補充品究竟能對身體產生何種功效。但何不將蒲公英葉加入沙拉食用呢？若喜歡芝麻菜這種滋味鮮明的苦味藥草，大概也會喜歡蒲公英。只要不會對它過敏，在沙拉中加點蒲公英是個不錯的主意。

事實上，蒲公英這種常見野草已經是一種有名的、具異國風味的沙拉植物。現在自然健康食品店的食物架上，都有販賣不含殺蟲劑的蒲公英，這些植物在農業種植史上的背景，絕對高過你以為的庭院野草。蒲公英內含有維生素A、維生素C的含量也比番茄多50％，而且和菠菜同樣有著高含量的鐵質。同時，蒲公英還具有抗氧化類黃酮素，已被證實能夠強化細胞膜、抵擋氧氣和自由基造成的破壞。但一般來說，對蒲公英過敏的症狀十分常見，所以若對品種相近的豬草，或是菊科其他植物過敏的話，在使用蒲公英時請特別小心謹慎。

藥草產生的作用

因為蒲公英補充品尚未經過任何嚴格檢驗，所以不清楚其功效為何。認為蒲公英具利尿性和刺激膽汁分泌或許都是正確的，因為蒲公英中的確內含一些在理論上，能夠刺激膽汁和製造尿液的成分。許多資料不顧實際證據的欠缺，直接「假設」蒲公英能夠刺激膽汁分泌，但又因害怕其會引起阻塞症狀，所以建議膽結石或膽管障礙患者避免食用蒲公英。不過，除了蒲公英外，也有其他像朝鮮薊（見40頁）般資料完整的藥草可以刺激膽汁分泌，以及像瓜拿納（見220頁）和茶（見368頁）這樣更為可靠的利尿劑藥草。

對蒲公英過敏的情況很常見。大部分有關蒲公英的科學文獻都只簡單地提到，有些倒楣的人使用蒲公英後會長紅疹。更糟的是在服用此植物後，可能出現致命性的過敏性休克。若自知會對豬草、或是其他菊科植物過敏的話，面對蒲公英時請格外小心謹慎！甚至有些體質敏感的狗也會因為這種常見的庭院雜草而長疹子[2]。

只要不會過敏，蒲公英算是十分有營養的植物。若想試試看蒲公英的滋味，請購買食品架上不含殺蟲劑的蒲公英。除非能夠百分之百的地確定上面沒有被噴灑殺蟲劑，千萬不要自己到處去摘採蒲公英。科學報告指出，蒲公英能夠吸收像致癌多氯聯苯[3]和重金屬[4]之類的環境毒素。不僅許多健康食品店裡有販售蒲公英，現在就連連鎖超市也趕上了這股熱潮。對有些人來說，把蒲公英直接加在沙拉裡食用味道太苦，但把它們像菠菜那樣稍微川燙一下，就可以有效地去除掉成分裡不少苦味分子。和菠菜一樣，蒲公英也富含鐵質、維生素A，另外還有抗氧化的類黃酮素和纖維。

有些蒲公英補充品內含一種稱為牡荊素的類黃酮素，不利於身體甲狀腺機能。除了蒲公英外還有許多植物也都含有牡荊素，但長期服用大量牡荊素，有可能使甲狀腺機能失調。小米穀粒中的牡荊素被指為是造成印度西部農夫甲狀腺疾病的元兇[5]。若患有甲狀腺機能失常問題，你應該徹底避免使用內含標準化牡荊素的蒲公英，或其他藥草補充品。然而，偶爾食用蒲公英沙拉，卻不太可能會對甲狀腺造成任何不良的影響。

功效的實證

雖然隨處可見蒲公英，但針對蒲公英所做的設計完善的人體臨床試驗卻出奇的少。除了零星幾篇研究提到蒲公英會讓體質敏感的人產生過敏反應外，根本就找不到別的資料了。

有一項引用率很高，但年代卻很久遠（1959年）的研究提到，一種含酒精的蒲公英萃取物能夠使大鼠的膽汁分泌提高超過40％[6]。不過此研究後來也引起一些批評，其研究結果尚需經由反覆測試以確定其可靠性。蒲公英能夠刺激膽汁（利膽性）的特性常被迷信地被認為和其苦味的倍半萜內酯有關，會這樣想或許是因為膽汁也是苦的。目前為止，並未有任何實證支持此論點。但請別忘記，同屬菊科的朝鮮薊即是一種廣為人知的利膽劑。有些資料將此作用歸功於朝鮮薊中的苦味類黃酮素（木犀草素和木犀草素配糖體）[7]，而蒲公英中同樣有著這些成分。因此，這或許具有一些正面參考價值，但還是需要更多研究來加以佐證。

蒲公英雖然會明顯地使人尿液增多，但幾乎沒有研究討論這顯而易見的作用。因此，也就缺乏持支持態度的研究來探討，是何種成分造就了蒲公英的這項功效。雖然有些科學家認為蒲公英的作用和其鉀成分有關，但和其他植物比較起來，蒲公英的鉀含量並不特別高[8]。不過，蒲公英還含有一些其他也被認為具利尿性的元素，包括木犀草素、維生素C、咖啡酸。

概　要

- ■ 因為尚缺設計良好的相關研究，目前仍不清楚蒲公英的作用為何。
- ■ 一般而言，蒲公英常被當成利尿劑或利膽劑（刺激膽汁分泌）販售。雖然這些作用尚未經過試驗證明，但也沒有任何與其相左的證據曾被提出。而且蒲公英事實上，的確內含被證明能夠產生這些功效的成分。
- ■ 蒲公英根部的菊糖能夠促進腸內益菌的生長，並因此而被認為和抑制腫瘤生長有關。
- ■ 蒲公英的營養價值很高，含有維他命A、類胡蘿蔔素、抗氧化的類黃酮素。
- ■ 對蒲公英過敏的症狀很常見，而患有像膽結石這類膽囊或膽管障礙的患者，也不應該食用蒲公英，以避免其真的促進了膽汁的分泌。
- ■ 有些市售的蒲公英產品都會含有牡荊素，大量服用的話會阻礙甲狀腺功能。有甲狀腺問題的患者也許應該避免長期服用牡荊素，不過這些疾病患者未必會因為偶爾食用蒲公英植物，而產生什麼不好的影響。

ECHINACEA
紫錐花

◎學名＝*Echinacea angustifolia*、
E. purpurea、*E. pallida*
◎科名＝菊科

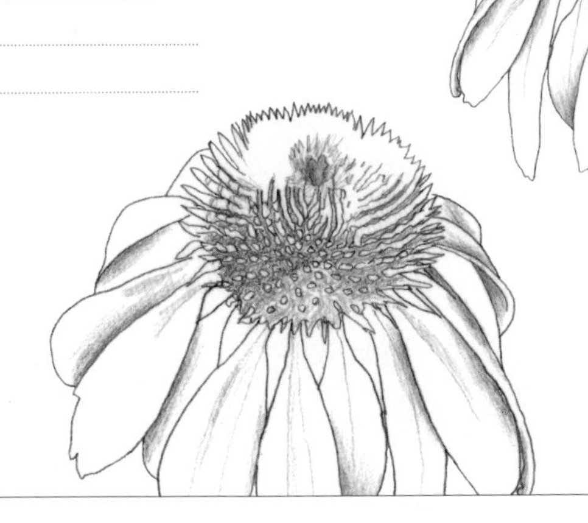

歷史和風俗

紫錐很容易辨認，因為其特殊外型是花園中的常客。細長的紫錐花那橘色、錐狀的花心旁圍繞著一片片紫色大花瓣，「紫錐」之名因此而來。紫錐原產自美洲，從考古文物中可以發現，四百多年前，印第安人（Lakota Sioux）就曾經使用紫錐。美洲原住民會嚼食紫錐根、拿它來泡茶，或是做為感冒、牙痛、關節炎、傷口、蚊蟲叮咬（包括被蛇咬傷）時的外用藥草。

1870年代時，美洲原住民將此藥草的用處告訴了一位住在內布拉斯加州的梅爾醫生（H. C. F. Meyer）。梅爾醫生因為迫不及待向醫藥界驗證紫錐的療效，他竟然自我推薦當被眼鏡蛇咬傷的受試者。想當然耳的是，醫藥界婉拒了梅爾的提議。不過，他最後還是成功地吸引了足夠人的注意，順利讓紫錐名列《美國大藥典》中，大肆讚揚紫錐對抗感染的功效。梅爾醫生還進一步宣傳他自己以紫錐為主調配的藥方，不但可以用來治療各種病症，還打著「血液淨化劑」（blood purifier）的名號。

為什麼梅爾醫生要如此稱呼紫錐？近來仍有許多現代藥草書籍，毫不懷疑地將此論點直接從舊文獻中轉貼過來，但在向人推薦紫錐是一種「血液淨化劑」的同時，卻忽略了梅爾醫生最初的原意。科學家對於何謂血液淨化並無定論，平常也不會使用這個名稱。如果人們向我問起血液淨化劑，我一定會一臉疑惑地問你到底在說什麼東西。這是因為雖然現代社會容許人們大聲討論梅毒，但在過去，談論性病被視為是不合宜的行為。所以，人們只好婉轉地形容此病是因血液不純淨所造成的；而「血液淨化劑」即是用來治療性病的藥方，在抗生素於1940年代出現之前，這是一種普遍用藥。「梅爾牌血液淨化劑」（Meyer's Blood Purifier）廣受人們歡迎，直到被抗生素搶去鋒頭之後，才稍稍沈寂一時。然而，紫錐在過去數十年來再次獲得翻身，強調其抗感染的特性，使紫錐再度成為世界藥草市場上頂尖的藥草之一。

科學家眼中紫錐花的功用

紫錐會刺激免疫系統和過敏。若把紫錐和細菌一起放在試管中，什麼事都不會發生。紫錐本身對細菌並沒有任何明顯、直接的影響力。一般說法是紫錐會藉由啟動免疫系統發生作用，而此功效也使得紫錐被歸為一種免疫調節劑，是免疫促效劑之一。

紫錐的確可以促進免疫系統中的一些中介物質，至少在某些試驗中結果如此。而且紫錐也明顯地會影響到對其過敏的人的免疫系統。紫錐和豬草相關（都屬菊科植物），而豬草又確實會刺激到許多人的免疫系統。如同菊科中其他植物，豬草的花粉是一種常見的過敏原。若本身有過敏症狀，你就知道免疫系統被這些過敏原刺激到的話，絕對不是一件令人愉快的經驗。的確，目前已知的是紫錐也會讓人長疹子，或是罹患過敏性異位性皮膚炎，這些反應都是免疫系統受到刺激的進一步證據。當你考慮使用任何一種免疫促進劑時，應該銘記於心的是，免疫系統是一體兩面的雙刃刀，請萬萬不要過度刺激它。

很難具體說明紫錐刺激免疫的功效。一旦一個免疫細胞受到刺激，它就會釋放出足以引發一長串免疫作用的因子，使得想要辨別造成這些作用的究竟是紫錐還是其他免疫調節劑，變成一件相當困難的事。科學家們指出，紫錐的功效為「非特異性」。而「特異性」意味著某種藥品或藥草的分子，會和體內受體或酵素產生鎖鑰般的結合，進而啟動作用的發生。因此這就表示，紫錐「非特異性」的作用，並不曾被觀察到具有如此鎖鑰般的結合力。紫錐成分反而有可能會間接改變體內環境，促使免疫系統警覺到身體發生了一些不尋常的事。

在試管試驗（分離細胞於試管內做的試驗）和有機體試驗（於活體上做的試驗）中，都曾觀察到紫錐刺激免疫的功效。但請記得，有幾項試管和有機體研究也曾經完全沒有發現這些功效。與其將紫錐的好處壞處全部丟開，研究人員推測，這些研究中使用的紫錐產品，以及試驗執行方法的不同等等變因，都有可能是造成最後研究結果反覆不一的原因。

紫錐花的成分

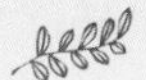

紫錐的多醣體包括了4-o-methylglucuronylarabinoxylans和酸性的arabinorhamnogalactans。其他經過檢測的候選作用成分有烷醯胺（alkylamides），以及菊苣酸（chicoricacid）和紫錐素（echinacoside）之類的咖啡酸衍生物（caffeicacid derivatives）。

在細胞培養試驗中，紫錐花萃取物老是讓免疫細胞餓肚子，這或許是因為紫錐多醣體誤導了免疫系統，產生猶如細胞存在時的作用。試管中若有紫錐萃取物，免疫細胞就會開始進行細胞吞噬作用。如字面之意，吞噬作用指的正是細胞的吞噬過程。正在進行吞噬作用的免疫細胞會完全吞沒外來細胞和物質，然後把這些入侵物消化掉，或是囚禁在細胞內部。吞噬作用似乎會受到紫錐多醣體的刺激。這些大體積碳水化合物是由一串串環狀糖分子連結在一起所組成的長長糖串，所有植物和動物體內，都有各種不同形式的多醣體。雖然多醣體的組成物都很相似，但是如同積木或樂高，其組成結構卻有著天壤之別。事實上，大多數細胞表面都覆著一層多醣體形成的糖衣。細菌和癌細胞通常具有身體視之為外來物的多醣體，而這些外侵碳水化合物的出現，一般也足以引發體內免疫系統開始作用。的確，某些特定的醣類會被當成注射疫苗時的佐劑——也就是說，是一種受到控管的物質，用以幫助疫苗順利促進體內免疫反應。紫錐多醣體似乎具有奇妙的特性，可以刺激免疫細胞開始吞噬潛在的外來物質。

不過，期望食用紫錐多醣體後，它能在血液中啟動上述作用的問題在於，身體會馬上消化這些多醣體、使它們分裂，或是這些多醣體根本就會直接通過消化道排出體外。所以除非以注射的方式，不然理論上，紫錐多醣體可能只具有局部功效。另一些研究發現，紫錐中更具水溶性的烷醯胺和菊苣酸，也能夠提高免疫細胞的吞噬作用。因此，服用這些成分或許也可以啟動體內胞噬作用反應。

紫錐的菊苣酸或許可以阻止細菌分化和進入表皮。菊苣酸被認為是紫錐打擊透明質酸酶（hyaluronidase）這種細菌性化學武器的作用成分之一。像鏈球菌、葡萄球菌、梭狀桿菌，這些外來細菌都會使用又稱為「擴散因子」的透明質酸酶當武器，使玻尿酸（hyaluronic acid）這種結構組織分子分裂。玻尿酸是一種多醣體，存在於動物身體組織內。這種大分子會在細胞周圍組成層疊式的網絡，吸引水分聚集成凝膠，有助於為細胞提供緩衝物和力量。抑制這種支援組織網絡的分化，可以預防細菌的入侵，或許也有益於傷口加速復原。或許無法以食用的方式攝取足夠濃度的玻尿酸，展現其在試管中的功效。此作用機制還是比較可能發揮在皮膚上。

有些細胞研究建議，紫錐藉由增加干擾素的方式，幫助身體防禦病毒入侵。不過，還是有些事令人擔心。受病毒感染的細胞會製造出稱為干擾素的蛋白質，就像是一種化學警示物。紫錐會促進細胞的製造和干擾素的輸出。釋放出來的干擾素會附著在未受感染的細胞上，在此細胞內引起廣泛（非特異性）的抗病毒作用。受干擾素刺激的細胞會製造出兩種酵素，會藉由不同的機制，來抑制蛋白質合成。在病毒入侵的地方，蛋白質合成作用會相當明顯，這是因為病毒需要利用細胞製造蛋白質的機制，來生產出更多複製病毒，而這也是病毒唯一的增生方式。如果紫錐經由干擾素作用，關閉細胞的蛋白質製造機制，或許就能預防病毒增生和感染其他細胞。

有一項研究將干擾素數量的增加歸功於紫錐的黑色素。此論點有些出人意料，因為黑色素主要是讓皮膚和頭髮變黑的黑色色素。不過，它也是植物內一種常見成分，有各種不同形式的黑色素。（黑色素並不單指某一分子，而是一群以不同方式一組一組連結在一起的分子。）之前的研究之所以未點明黑色素，主要是因為它只能被特定的溶媒萃取出來。紫錐黑色素不只會增加干擾素，還會促進一種核轉錄因子NF–kappa–B的發炎中介物。而NF–kappa–B會啟動和發炎蛋白質的製造有關的基因開始作用。然而，因為大多數人都不想發炎，科學家也就比較有興趣從治療角度來減少體內的NF–kappa–B數目。總而言之，紫錐補充品內少量的黑色素，似乎不太可能具有多少療效。

根據細胞研究結果，紫錐會增加體內TNF（腫瘤壞死因子）。但對大多數人來說，TNF還是別增加的好。TNF會提高數種免疫細胞的增殖和活化。雖然名字看來很吸引人，而且在培養皿中，TNF也的確會使腫瘤細胞進行自殺行動，但人們現在才發現，其黑暗面似乎都出現在臨床案例上。在活體試驗中，TNF會刺激血管生長以餵養腫瘤，也是造成常見於癌症末期病患和一些愛滋病患（其別名為惡質病）的惡病質發生的主要媒介物。因此，癌症患者或愛滋病患者絕對不會樂於擁有TNF。雖然功能正常的免疫系統也需要TNF，過多的TNF卻會造成傷害性炎症，而發炎又會使身體容易生病。在數種病症中，TNF數量的增加尤其顯著，像是類風濕性關節炎、克隆氏症、僵直性脊椎炎。事實上，抗TNF的藥相常受歡迎，在治療上述病症時，也已被證實非常有效。TNF潛在的副作用使任何一位罹患慢性炎症或自體免疫性疾病的患者，在使用紫錐前都要多加考慮。（這類病症中最常見的包括第一型糖尿病、克隆氏症、甲狀腺疾病、狼瘡、重症肌無力、多發性硬化症、僵直性脊椎炎、類風濕性關節炎。）

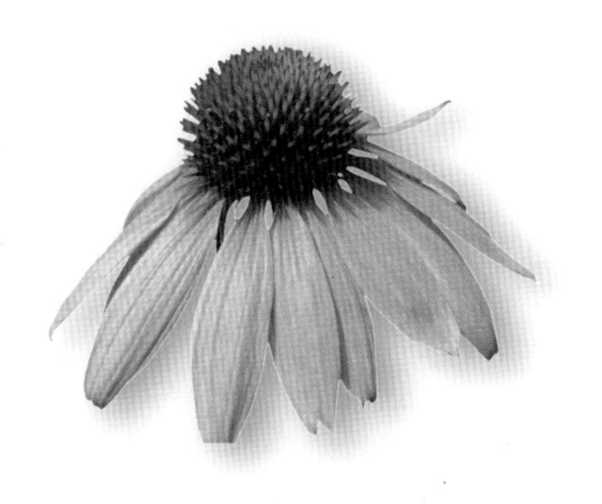

藥草產生的作用

請捫心自問，刺激免疫系統是否明智？人們現在仍然十分喜愛將紫錐當成疾病預防藥或治療藥來使用，尤其是在歐洲地區。不過，高人氣不代表就一定有效或安全。科學家已經瞭解到，過度刺激免疫系統反而會引發意料之外的疾病。此破曉而出般的真相正引起了一場醫藥革命。

由大量研究而來的一致性資料顯示，紫錐在刺激免疫作用上，是一種實至名歸的免疫促效劑。但在臨床試驗中，紫錐尚未被證明可以預防感染和減少感染的嚴重程度。因為理論上，若有人體內免疫體不足，紫錐能促使特定免疫體數量增加，所以此藥草或許對某些病症具有特別功效，只是目前尚不清楚究竟為何。但請記得，「促進免疫系統」就像是「給武裝軍隊更多火力」一樣——有時這樣做是好的；而其他時候，反而會使軍隊四處橫行破壞。

有些人會對紫錐過敏或產生其他副作用。大多數人不會，但有些人體質較為敏感。較常見的抱怨之一是使用紫錐後，皮膚上長出一粒粒發癢的紅疹[1, 2]。發癢、紅眼、腹瀉、嘔吐、頭昏，或流鼻水也都是可能發生的副作用。和紫錐有關的嚴重病症包括了呼吸困難、呼吸系統腫脹。雖然很罕見，但也可能出現危及生命的過敏性呼吸系統停止[3]。若已知自己會對雛菊或向日葵等菊科植物過敏的話，應該避免使用紫錐。就算是本來不會對菊科植物過敏的人，接觸紫錐還是可能出現過敏反應。

若患有下列病症，請勿使用紫錐。自體免疫疾病患者本身已有免疫系統過於活躍的困擾，所以絕對不要再用紫錐進一步刺激免疫系統了。若紫錐真的激怒了免疫系統，它就會使本來的自體免疫性疾病更為惡化。第一型糖尿病、克隆氏症、甲狀腺疾病、狼瘡、重症肌無力、多發性硬化症、僵直性脊椎炎、類風濕性關節炎都是較常見的自體免疫性疾病。基於相同理由，任何患有慢性炎症的人也應該避免使用紫錐。同時，也不推薦HIV帶原者使用紫錐，因為它可能會加重愛滋病症狀[4]。TNF會使癌症症狀加劇，而紫錐正有可能會使體內TNF增加。此外，過度刺激的免疫系統會啟動一些機制，使癌細胞得以藉由酵素漸漸吞噬體內組織、進入血液、連結發炎的血管、然後再吞噬更多組織為自己找新基點；換句話說，過度刺激的免疫系統會使腫瘤擴散到身體其他部位。

紫錐產品多不勝數。紫錐之所以不易使用是因為有九種，究竟哪種紫錐效用最好，目前仍具爭議。而讓情況更加複雜的是，人們發現1980年代前的紫錐產品裡，時常摻雜了另一種完全不相關的植物（*Parthenium integrifolium*），這使得稍早一些的研究結果，都不免令人存疑。今日最為普及的市售紫錐配方中，使用的是較易栽培的狹葉紫錐花（*Echinacea angustifolia*）和紫錐花（*E. purpurea*）。人們常用美麗動人的紫錐花來妝點他們的花園。

為了再次向消費者保證，其產品使用的是經過完整檢驗的狹葉紫錐花品種，標準化紫錐補充品廠商擔保，其販售的產品內含有紫錐素這種特殊衍生物。不過，其他紫錐種類中，也都發現有紫錐素，而且此成分本身，並不具任何特別的生物效力。因為沒有人能百分百確定其作用成分為何，所以目前對於標準化紫錐產品中究竟應該包含什麼成分，仍然爭議不斷。

常見的使用方法

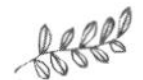

內服

免疫促進劑、感冒、感染、預防疾病和癌症

內服時的可行方式

膠囊、濃縮滴劑、乾燥紫錐葉、紫錐葉泡製品（茶飲）、酊劑、萃取物、乾燥紫錐根

常見的用法

用1杯水沖泡2茶匙的紫錐根，每日飲用3次。或是每日使用1–2滴的酊劑或濃縮滴劑。此外，建議每日服用300–400毫克的固體萃取物，或是2–3顆400毫克的紫錐根萃取物。一般不建議長期使用紫錐；連續使用6–8週後，中間最好有1–4週的間隔期。

＊這些用法和處方來自於民間流傳的方法，並不一定經過測試或推薦。

若近期內使用過市售紫錐產品，你使用的大概是*Echinacea angustifolia*或*E. purpurea*的紫錐。不幸地是，目前尚不清楚哪種紫錐的副作用較少。但若本身有發炎症狀，或是之前提到過的任何一種自體免疫性疾病的話，絕對不要使用紫錐。就算身體健康的人，這兩種紫錐除了偶爾引起出疹之外（停止使用後症狀即會消退），仍可能對身體造成反常傷害。真正該問的問題是，究竟紫錐是否真的能預防或治療疾病。若參考以下「功效的實證」，你就會發現大多數研究都認為，紫錐其實不具功效。

在歐洲可以買到注射型紫錐產品，但因為其藥效問題仍懸而未決，所以目前在美國尚未合法上市。藥品常依使用方式而有不同的療效。在美國，都是口服使用*E. purpurea*、*pallida*或*angustifolia*的氣根或根莖，或是由其而來的水基底／酒精底萃取物。紫錐也被外用在傷口上，希望能夠加速復原的時間。

有些人用舌頭來測試紫錐功效。著名的藥藥草理學家費羅・泰勒（Varro Tyler）注意到，中西部農夫們常會寄來一些植物樣本，都是他們「新發現」會刺痛舌頭的植物根。結果這些植物根都是紫錐，刺痛感來自於紫錐根中烷醯胺的麻醉作用。因為烷醯胺常被視為紫錐的作用成分之一，所以人們藉由嚼食紫錐根來測量此成分之性質，也就不是那麼毫無道理。然而，因為目前尚未確認烷醯胺即是紫錐的作用成分，就算咬起來有刺激感，也不保證一定具有效力。

大多數藥草學家建議，請勿長期使用紫錐。一說是其功效會隨著使用時間漸漸減弱。但更重要的是，就算其功效不會消退，長期刺激免疫系統也絕不是一件好事。德國天然藥草研究委員會權威性的建議是，使用紫錐不應該連續超過8週以上。

功效的實證

儘管有些細胞培養試驗和大鼠研究的結果看來頗為樂觀，但大多數近期的紫錐人體臨床試驗，卻得到讓人失望的結果。雖然其中仍有一些好結果，不過這些研究大多使用了混合了其他藥草的綜合配方。因為無法分辨哪種藥草發揮了什麼作用，所以我不打算在此討論這些研究。絕大多數單獨使用紫錐的臨床試驗，結果則

趣味小常識

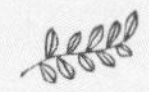

別太聽信所謂的真人實證，因為大部分人的感冒都會痊癒。

感冒藥打響名聲的過程，使我們對所謂的資訊解讀上了寶貴一課。大部分人不會因感冒而死。不論生病時是否吃了感冒藥，早晚都會痊癒。若想自我試驗感冒藥的功效，請記得結果是沒有控制組可以相互比較的。當然，我絕不是說試著縮短自己的病期和病症是件壞事！只是希望你在聽取那些說這種那種感冒藥多有效之類的言論時，請保持判斷力。因為那些人怎麼知道要是不吃藥的話，感冒多久會好？因為沒有比較對象，所以他們充其量只能知道什麼東西會讓他們病得更久，或是症狀加劇而已。感冒早發症狀也有可能因為其他有機體而引起。因此，除非親自參與使用控制組設計的臨床試驗，不然根本不可能知道某感冒藥是否真的縮短了感冒時間。在選擇感冒藥時，也請參考針對此藥所做之大規模臨床試驗報告，不但應該具有公開發表的研究結果，也應該要有「雙盲設計」、「使用安慰劑控制組」和「隨機取樣」等關鍵字。

好壞不一。一項1998年的研究讓302位自願受試者連續12週口服使用*E. purpurea*或*angustifolia*紫錐的酒精型萃取物，結果和安慰劑比較起來，紫錐並不能預防或延緩上呼吸道受到感染侵襲[5]。另一項1999年的試驗則發現，108位受試者自願服用4毫克*E. purpurea*萃取物後，並不能減少罹患感冒的機會或減輕感冒症狀[6]。一年後，另一項類似的研究也得到差不多的結論[7]。40位健康男性飲用新鮮*E. purpurea*紫錐汁或安慰劑各達兩段14天的週期後，他們體內的噬菌作用力並沒有增加，免疫中介物感染或TNF也都沒出現任何改變[8]。而148位大學生分別服用乾燥紫錐膠囊、整株*E. purpurea*和*angustifolia*紫錐，或安慰劑，結果並沒有顯示紫錐在減少感冒發病率和嚴重度上，具有任何影響力[9]。同時，一項包含了400位以上兒童的大型研究也發現，*E. purpurea*紫錐和安慰劑比起來，並不能減少上呼吸道感染的發生和程度。不過，那些分配到使用紫錐的倒楣小孩們，皮膚上紅疹的數目倒是顯著增加了不少[10]。

此外，有關紫錐的最新研究結果看來也不令人振奮。一項研究刻意讓48位受試者在使用*E. purpurea*紫錐或安慰劑七天後，刻意感染鼻病毒，結果兩組受試者罹患感冒的人數，卻沒有出現統計上顯著的差異[11]。同時，在128位剛感冒的病患使用冷凍乾燥*E. purpurea*紫錐汁或安慰糖片後，以雙盲設計的方式對其症狀進行臨床測量[12]。結果，兩組受試者的感冒症狀或感冒時間，都沒有發現什麼不同。

若嫌以上那些有關紫錐的壞消息還不夠的話，最近世界各地新聞媒體都熱切地報導《新英格蘭醫學期刊》(New England Journal of Medicine)的研究結果。此研究被視為是目前為止，最為嚴謹的紫錐研究——意思是使用了雙盲設計、隨機抽樣、安慰劑控制組、大規模[13]。而這項最新研究也對紫錐的使用落井下石：在399位自願受試者的鼻子內引入流感病毒後，讓他們使用安慰劑，或三種不同*E. angustifolia*紫錐產品中的一種，結果受試者受感染的比例，以及流感的症狀，均未顯示出有何差異。

批評別人總是很容易。支持紫錐的人士抗議上述最後一項研究，應該也要測試另一種受歡迎的*E. purpurea*紫錐。而且，就算依循的是德國天然藥草研究委員會的建議用量，但此研究所使用的紫錐劑量還是太小。由於紫錐銷售市場每年有3億商機，推廣紫錐販售的人，不免多少也藉此獲利，宣稱紫錐的使用尚未走入死胡同。他們指出，雖然數量不多，但仍有一些有關紫錐的研究獲得正面的結果。

80位自願者在飲用了由*E. purpurea*莖葉部分製造的市售紫錐汁後，平均的感冒時間為6天；而使用安慰劑的受試者，平均感冒時間則為9天[14]。另一研究中，罹患普通感冒的128位受試者被分成兩組，分別使用另一種市售紫錐產品

（Echinilin）或安慰劑[15]。最後在症狀的自我評量上，使用紫錐的受試者都明顯地比安慰劑組有著較好的反應。儘管這些研究的可信度不容置疑，但請謹記於心的是，針對市售藥草商品所做的研究，通常都是由販賣這些產品的廠商所贊助執行（有時是透過非常迂迴的贊助管道）。而這有可能會引起研究人員的偏見。總而言之，關於紫錐在治療和預防感冒上數目眾多的研究，結果似乎都不甚理想或是尚無定論。

雖然紫錐原來被用來改善性病症狀，但疱疹卻是少數以臨床試驗紫錐療效的性病之一。儘管在試管中，*E. purpurea*萃取物可能有效地對抗病毒，但在一項包含了50位疱疹患者的研究中，它卻沒有展現出任何對抗疱疹的功效[16]。

目前有關紫錐外用於傷口復原的證據仍然有限。紫錐中紫錐素分子的抗鏈球菌透明質酸酶效力，被認為是其使大鼠外傷加速復原的主因[17]。

概　要

- 紫錐是著名的免疫促進劑，可以提高免疫系統作用。然而，紫錐在預防感染或延緩感染期發生上的效用，卻只有薄弱的臨床試驗證據。
- 有些動物和細胞研究發現，紫錐顯示出可以刺激免疫系統的徵象；但其他細胞和動物研究則結果相左。
- 不應該長期使用紫錐。
- 對菊科或豬草科植物過敏的人，以及患有自體免疫性疾病或慢性炎症的患者，都應該避免使用紫錐。
- 紫錐會引發出疹和全身性過敏反應。

ELEUTHERO
刺五加

◎學名＝*Eleutherococcus senticosus*
（*Acanthopanax senticosus*）
◎科名＝五加科

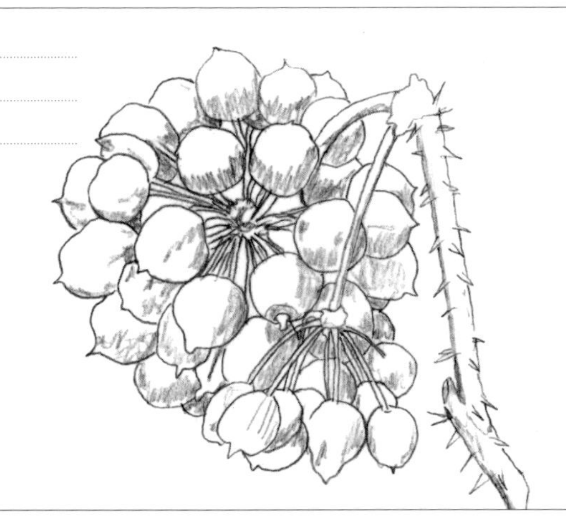

歷史和風俗

若你曾聽說刺五加或「西伯利亞人參」的大名，那麼前蘇維埃共和國在市場行銷賽上算是成功了。雖然目前尚缺完善的研究資料，刺五加的銷售情形卻逐漸熱絡起來，躋身暢銷藥草之林。1970年代前，人們尚未注意到刺五加的存在，它後來被冠上了新名字，在市場上以「西伯利亞人參」打響了名號。這個名字使它從廣受歡迎、昂貴，又頗受人推崇的亞洲人參（Panax ginseng）和美洲人參（Panax quinquefolius）那兒沾了不少光。然而，刺五加和人參比起來，價格既低廉又產量豐富，主要生長在西伯利亞、韓國、中國的山西省及河北省境內。

在研究設計上令人存疑的前蘇聯研究報告自吹自擂地指出，這種多刺灌木的根和樹皮都與人參具有相似功效——可以對抗疲勞、壓力、讓人做事更有效率、行動較敏捷、並對疾病具抵抗力。在中國，此藥草被稱為刺五加，傳統上即被用來治療上述相關病症，以及支氣管炎、心臟病和風濕。

但事實上，刺五加和人參的關係並不親近。它們分屬同一科（五加科）下的不同屬。刺五加分子也和統稱為人參皂苷的人參分子不一樣。理論上，人參皂苷是產生人參功效的作用成分。有些藥草學文獻誤以為人參和刺五加含有相同的組成成分，但這是不正確的。前蘇聯巧妙地將刺五加中和人參無關的成分稱為刺五加苷

(eleutherosides)，但又故意把此名稱的發音取和人參皂苷(ginsenosides)近似。不過，刺五加苷並不獨屬於刺五加，在其他植物中也可發現相同的成分。如果前蘇聯當初的目的是為了讓世人分不清楚刺五加和人參的話，算是做得相當成功；稍早以前的科學研究就曾經混淆了這兩種分屬不同別目的植物，因此，根據美國2002年農業安全與農村投資法案的規定，除非產品中含有人參屬成分，不然任何商品名稱都不可非法使用「西伯利亞人參」或「人參」。由於之前充斥著誇大不實的行銷手法和具有偏見的研究，我們至今仍需以更客觀、精確的角度，進行有關刺五加的深入調查。

科學家眼中刺五加的功效

細胞和動物試驗結果對刺五加消炎、修護DNA，以及抑制抗病毒等作用，提供了暫時性證明。老鼠在被餵食從刺五加莖幹中取出之水溶性多醣體後，在對抗肝毒上表現出較好的生化反應[1]。比方說，從肝酵素的測量來看，這些老鼠的肝臟傷害較少，而且被稱為腫瘤壞死因子(TNF)的發炎中介物數量也較少。此外，刺五加還能預防免疫細胞被誘導發炎後將TNF釋放出來，這種稱為肥大細胞的免疫細胞通常和過敏反應有關[2]。而且，刺五加根含有松柏醛(coniferyl aldehyde)，此分子(從瓣膜中分離出來後)能保護細胞免受化學物和紫外線影響產生突變[3]。雖然刺五加根萃取物能抑制一些核糖核酸(RNA–containing)病毒(人類鼻炎病毒、呼吸道融合病毒、流行性感冒病毒A型)的複製，但不包括以去氧核糖核酸為主(DNA–based)的病毒(腺病毒或疱疹1型病毒)[4]。目前為止，引發這些作用的背後機制都尚未經過徹底的調查。

刺五加的成分

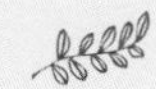

雖然「刺五加苷」自刺五加內分離出來後，即冠有這極富魅力的名稱，但這些成分事實上並非刺五加所獨有。而且刺五加內也不含有人參屬植物內的人參苷。刺五加根內的主要成分為咖啡酸衍生物，像是綠原酸(chlorogenic acid)和木酚素(lignans)、(＋)–芝麻素(刺五加苷B4)、(＋)–丁香樹脂酚及其葡萄糖苷(刺五加苷E1)和雙葡萄糖苷(刺五加苷D和E)。同時，它也含有丁香苷及其葡萄糖苷(刺五加苷B)、異秦皮定(isofraxidin)以及其葡萄糖苷(刺五加苷B1)之類的香豆素。固醇包括了β–麥胚脂醇和胡蘿蔔苷(刺五加苷A)。

刺五加中有些主要成分類似抗凝血的香豆素。刺五加中的紫丁香苷（syringin）和異秦皮定在構造上相當近似於香豆素，這是一種可在收割苜蓿裡聞到的香甜、帶香草氣味的植物分子。一般認為高劑量使用香豆素會阻礙維生素K幫助血液凝結的作用，而滅鼠藥中因為含有大量香豆素，所以是一種循環式的痛苦滅鼠方式。像華法林（Warfarin）這種類似香豆素的藥物，在治療上被用做抗凝血劑。過去各種文獻中僅稍微提到刺五加的薄血作用，但都沒有進一步的確實研究。但就理論上來說，刺五加若具任何抗凝血作用，也不令人感到意外。

目前不清楚刺五加和類固醇受體結合會產生什麼作用。一項年代稍早的日本研究指出，刺五加會和體內類固醇受體相互影響[5]。然而，此研究使用的天然萃取物內含44%皂素，因為這些植物分子都具有類似膽固醇的結構，所以在試管中會和加入的類固醇受體結合並不讓人感到意外。近期研究則採用其他更好的方法來判別結合後是否會產生任何影響，像是增加某些維生素的製造，這是一種常見的類固醇受體相互影響作用。最近有一項大規模研究，以更多新近技術分析植物萃取物的雌激素或類似黃體激素作用，結果皆不利於刺五加[6]。因為體內其他類固醇受體尚未經過檢測，所以刺五加對其他膽固醇荷爾蒙及其受體的影響，還需要進一步研究來加以瞭解。

目前不清楚刺五加對兒茶酚（catechols）或「壓力荷爾蒙」（stress hormones）有何作用。有些年代久遠、設計較不精確的研究建議，刺五加能夠對抗所謂的壓力症候群，這些研究還直接結論刺五加可以減少體內和壓力有關的兒茶酚胺（catecholamines）。但少數一些較新近、設計較佳的研究顯示，若刺五加果真具有任何作用，指的大概是其可以極輕微的提高體內壓力荷爾蒙。比方說，一項研究讓運動員服用刺五加，因為睪固酮（testosterone）的關係，這些運動員的體內皮質醇也稍有增加[7]。雖然有其他研究也表示，動物在注射刺五加後皮質醇會提高，但因為這些研究要不沒有使用控制組、不然沒有將刺五加與其他藥物做對照測試，所以結果不免讓人存疑。況且，不論在動物身上注射什麼，都有可能使牠們感受到壓力。

有些科學家將新舊研究結果視為互相抵觸的資料，因此勉強試著以另一種假設來解釋這項作用，據他們的說法，刺五加和壓力荷爾蒙代謝（stress hormone-metabolizing）間的關係，如同其和兒茶酚甲基移轉酵素（COMT）之間的交互作用一樣[8]。雖然目前尚未出現可茲證明的證據，但這些科學家的主張，卻已被他人錯誤地引用在藥草文獻裡。在獲得任何進一步資料之前，此作用或許根本不具討論的價值。

常見的使用方法

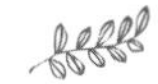

內服

「補藥」，用來對抗疲勞、壓力、糖尿病、加強抗炎效果、關節炎、刺激食慾、利尿劑、抗潰瘍藥

內服時的可行方式

膠囊、濃縮液、蘆薈汁、萃取物、藥粉、錠劑、酊劑、沖泡茶

常見的用法

通常是每天服用250–500毫克標準化刺五加苷。

＊這些用法和處方來自於民間流傳的方法，並不一定經過測試或推薦。

藥草產生的作用

相對來說，刺五加似乎相當安全。依指示使用時，刺五加並沒有任何明顯的副作用。雖然不常見，但高劑量使用刺五加曾被認為和睏倦、焦慮、易怒有關，長期使用下來，也曾出現神經發炎以及肌肉痙攣的狀況[9]。

請留心刺五加和其他藥物間的相互影響，比方說像抗凝血反應。理論上，刺五加具有抗凝血作用。但請記得，刺五加和其他藥草相較之下，其特性仍屬未知，甚或可能會和其他藥物產生交互影響。雖然有許多研究加以討論，但其中很少是設計完善的研究。

小心受污染的刺五加。刺五加產品和人參一樣，同樣享有添加攙雜物或混合藥物的惡名。比方說，為了保存刺五加資源，日本產地會把他們稱為「ezoukogi」的刺五加和杜仲皮（「du zhong」）或杜仲葉（「tochu」）混合在一起。一項針對動物和少數人類受試者所做的日本初步研究相信，杜仲能夠降低血壓，並含抗氧化成分。

在另一項更具警示用意的案例中，有位孕婦服用「西伯利亞人參」後，生出患有多毛症的小孩——一種體毛過度濃密的病症。而她所服用的刺五加產品，則被發現攙雜了毫不相關的紅柳（*Periploca sepium*），是一種中藥常用藥草。因為此污染應不至於引發新生兒缺陷，所以研究人員對這件刺五加產品進行了更進一步的調查。在三批標有「西伯利亞人參」的產品中，有二批未含任何刺五加成分，而剩餘的一批則攙雜了未標示的咖啡因。或許其中所有未標示的藥草添加物總合起來，即是造成新生兒缺陷的主要禍首。

另一項案例報告指出，有位同時服用強心劑藥物和刺五加的男士發現，他每次服用刺五加後體內強心劑濃度都會變得過高。的確，有些藥草會影響身體的藥物代謝作用，使血漿中的藥物濃度超過或低於應有劑量。雖然刺五加不至於引發此反應，但不幸地是，因為這位男士所服用的產品並沒有接受進一步的分析，所以無法確認其中是否具有任何可能是罪魁禍首的污染物。單就資料看來，他所服用的刺五加產品很可能被摻雜了強心劑成分。

這些真實案例告訴了我們，像刺五加這種受歡迎、又昂貴的藥草很容易遭到摻雜物污染和被混入非法藥物。因此不說你也應該知道，若想使用刺五加的話，請找藥草來源可靠的廠商。而且這些廠商最好能聘請消費者試驗室之類的獨立第三者，來為其產品標示內含標準化刺五加苷，以代表此確為刺五加產品。

功效的實證

大部分有關刺五加的人體試驗都是年代久遠的俄國資料。對此請別忘記，前蘇聯在創造西伯利亞人參市場上下過一番賭注，最後也成功贏得這一局。這些研究結果表面上都略顯困窘，比方說，研究指出人服用刺五加後，工作表現、運動能力，以及對抗相反症狀上都有所改善。但進一步檢測卻發現，之前的研究結果並不能真正說明什麼，因為以現代標準來看，它們的研究設計都不太恰當——也就是說，這些研究未使用安慰劑控制組和雙盲設計。若你跟一群人說，他們服用了某種可以讓他們感覺更好的東西，再要求這些人留心一下自己的身體狀況，那他們報告回來的極可能都是正面回應。這就是所謂的安慰劑效應，因為研究中沒有服用安慰劑，或任何「唬人錠劑」的控制組來做比較，你無從分辨藥草究竟有效與否。此外，這些年代久遠的研究結果都和一些較新、設計較謹慎的研究結果相左，大多數的近期研究都沒有發現安慰劑組和刺五加組之間出現任何差異。

比方說，9位正在接受飲食控制、訓練良好的自行車騎士參與了一項設計嚴謹的研究（也就是採用雙盲設計、安慰劑控制組、隨機分配、交叉設計的研究），發現每天服用1.2毫克的刺五加並不會對他們的運動表現、自我評估能力、血糖、乳酸鹽、耗氧量、呼吸，或標準心率造成任何影響[10]。

這結果和一項稍早以前的雙盲研究相呼應，那項研究中，20位接受嚴格訓練的長跑好手被隨機分配成兩組，一組服用安慰劑，另一組則在六週的訓練期內每天服用3.4毫升刺五加萃取物；每兩星期進行的運動心電圖測試中，使用安慰劑和刺五加的兩組人員不論在心率、耗氧量、其他標準呼吸測試，以及運動自覺測試結果上均未顯示出顯著差異[11]。

同時，在一項使用安慰劑控制組、隨機取樣、雙盲設計的研究中，20位年長的高血壓患者報告說，不論是否服用刺五加，他們的生活品質都沒什麼改變，而且刺五加也沒有影響到他們血漿中強心劑藥物的濃度[12]。這項結果推翻了之前擔心刺五加和強心劑藥物間會產生交互作用的說法；認為刺五加會影響強心劑藥物的病例，或許是使用了遭其他藥草或強心劑污染的刺五加產品所致。

在兩項設計較佳的研究中，雖然刺五加作用出現統計學上的顯著差異，但差異極其微小，並不具任何值得大書特書的價值。比方說，耐力型運動員每天服用8毫升含酒精的刺五加萃取物後，體內睪固酮減少了，而壓力激素皮質醇則提高了。但和安慰劑對照組比較起來，雖然激素本身未出現顯著的改變，但睪固酮超過皮質醇的比例卻明顯地下降了[13]。這項研究中值得注意的是，刺五加對所有免疫學指標（像是T細胞、輔助性T細胞、T抑制細胞、自然殺手細胞、B淋巴球）均不會造成任何影響。這明顯和早期蘇聯研究的論點大相逕庭，那些研究指出自願者服用刺五加後，體內免疫能力細胞會出現「劇烈」的變化[14]。

在另一項調查中，96位慢性疲勞症候群患者分別服用刺五加和安慰劑兩個月後，兩組並未出現明顯差異[15]。少數一些症狀較不嚴重的患者在服用刺五加三個月後，疲勞程度的減輕也只有統計學上極細微的差異。因為作用實在不太明顯，差異也可能單純因巧合而造成。

好消息是這些研究發現，未被攙雜其他未標示成分的刺五加，似乎沒有和任何明顯的副作用有關。一項初步人體試驗指出，刺五加（在14天內每天使用兩次485毫克的刺五加）也並不會影響到體內代謝藥物的各種肝臟酵素[16]。

概　要

- 雖然時常被拿來兩相比較，但刺五加並不是人參，也不含人參中具療效的任何作用成分，一切都是前蘇聯編出來的行銷手法罷了。但自此以後，刺五加在市場上卻廣受歡迎。
- 比較之下，我們對刺五加所知甚少。過去對其所做的許多研究設計都十分不完善，因此得到的研究結果也相當不可靠。刺五加在增進運動表現和精力，以及對抗疲勞上的作用，已被更精確、現代化的臨床試驗所推翻。
- 刺五加或許具抗氧化和消炎作用，它也可以保護身體對抗癌細胞生成和核糖核酸病毒。但這些都只是根據細胞或動物試驗結果所提出的暫時性論點，還需接受更進一步的查證。
- 與其他藥草相比，適量使用刺五加似乎十分安全，但市售刺五加產品有時會被攙雜物污染，或甚至被摻入咖啡因之類未標示藥物成分。

EVENING PRIMROSE
月見草

◎學名＝*Oenothera biennis*、
Oenothera spp.
◎科名＝柳葉菜科

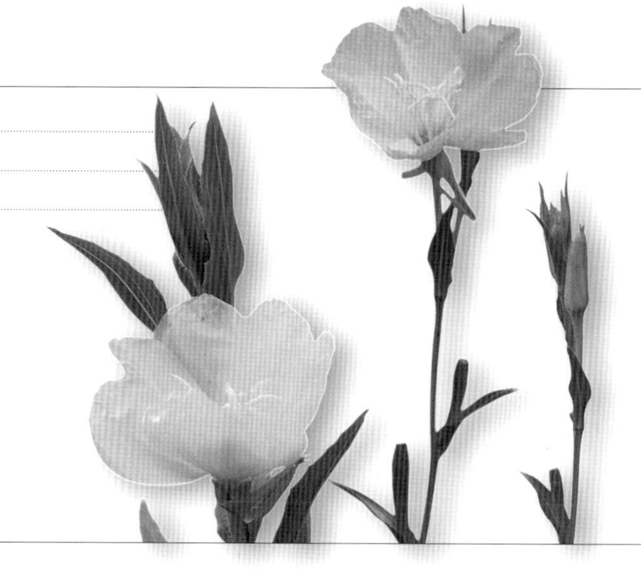

歷史和風俗

月見草的英文名字中雖然有「rose」，但它並不是玫瑰，而是一種有著細緻黃色花瓣的美麗植物。正如其名的是，月見草在夜晚開花至黎明，是妝點「夜花園」的絕佳選擇。另一種辨認月見草的方式是，其花心正中央雌蕊頂端獨特的X形斑點。月見草生性堅韌，可以生長在乾旱的環境中。我有一次隨手在猶他州家裡的花園中撒了一些月見草種子，結果卻嚇了我一大跳。一叢叢月見草花爭先恐後地冒出頭來，我的管家最後終於忍不住抗議：「花園裡實在太多黃色了！」

原產於北美的月見草很受歐洲人歡迎。法國人喜歡食用煮熟的月見草根。有些人說它吃起來帶有胡椒味，其他人則覺得它像歐洲防風草。月見草嫩芽則被當成沙拉蔬菜之一。

說到其療效，月見草花被封為「國王靈藥」。在豬油中加入月見草莖幹和葉子，可以製成治療嬰兒和成人皮膚病的乳液；搗碎後的月見草葉則被塗在傷口上。內服月見草據說可治消化不良和失眠。根據1891年的《金氏美國藥品解說》(King's American Dispensatory)：「史庫德醫生(Dr. Scudder)指出，月見草的適用症狀包括皮膚灰黃暗沈、面無表情、不正常的大舌頭、氣色不佳、情緒憂鬱沮喪。」目前尚未確定月見草是否真的有助這些病症。現在也沒有人注意月見草根、葉子、嫩芽了。大家的重點似乎都集中在由月見草種子所提煉出來的月見草油上。

科學家眼中月見草的功用

月見草種子油是γ–次亞麻油酸（GLA）的少數良源之一，但這不表示你需要它。許多資料記載，月見草油的GLA相常「罕見」，但其實這是誤導。一般人只要聽說什麼東西很稀有就會忽然想要擁有它，不是嗎？其實每個人身體都會自行製造GLA，而且大多數人的製造功能都很正常。因此，GLA事實上一點都不稀奇。那些文獻之所以說它很「罕見」，是因為大部分食用脂肪中並不含此成分。另一種富含GLA的是琉璃苣油（見第67頁），具有和月見草油一樣的功效，只不過有關琉璃苣油的研究比較少。

不只月見草油內富含可製造出GLA的亞麻油酸，我們日常飲食中也有大量亞麻油酸——保健專家甚至覺得根本過量了。亞麻油酸有何壞處呢？身體的確需要亞麻油酸，因為我們無法自行製造出此成分。因此，亞麻油酸是「必須」脂肪酸之一。體內擁有必須脂肪酸當然比非必須脂肪酸好，身體製造出的飽和脂肪酸即是非必須脂肪酸的一種。這些飽和脂肪酸是出了名會使血管阻塞的動物脂肪。部分氫化油脂後形成的人工反式脂肪的害處或許更尤有勝之，但許多速食和加工食品用的都是這種脂肪。如同飽和脂肪酸，反式脂肪也與許多病症相關。一方面，體內必須脂肪酸多過非必須脂肪酸時，體態通常較好也較健康。另一方面，有些必須脂肪酸的健康價值比其他同伴來得高。然而，日常飲食中的亞麻油酸含量和其他必須脂肪酸比起來，實在是太過量了。若某一種必須脂肪酸的含量過多，就會掩蓋掉其他必須脂肪酸的功效。

月見草油中的GLA和亞麻油酸都是omega–6脂肪酸，除非被身體當成體力來源消耗掉，不然它們只會被轉化為其他種類的omega–6脂肪酸。身體使用脂肪酸做為體力的來源；事實上，身體把創造體力放在第一位，所以不管你對脂肪酸有何感想，身體都會積極地把它們從脂肪細胞內給抽走。脂肪酸也會與組成細胞膜的磷脂質結合。它們要就是做為體力來源被「消耗」後變成二氧化碳，不然就是被轉化成其他具生物作用的分子。若是後者，那麼是被轉化成omgea–3或omega–6就有很大不同了。

脂肪酸轉化成omega–3或omega–6是什麼意思呢？必須脂肪酸是依據其化學結構來分類。這些碳串有可能是雙鍵或單鍵。飽和脂肪酸中沒有雙鍵碳串，只有較常見的單鍵，而且也不是必須脂肪酸，因為身體本身就會自行製造這些成分。身體也僅能有限地將它們轉變成雙鍵脂肪酸。體內酵素可以在碳串上置入雙鍵，有些酵素甚至還可以藉由補加兩個碳分子的方式把碳串拉長。不過，雙鍵沒有辦法被放在特定的位置上。因此，在特定位置上有雙鍵的脂肪酸主要來自於日常飲食。

雙鍵位置在離碳串尾端三個碳分子處（此處或稱為碳串上的omega碳，也就是將距離尾端的第三個碳分子和第四個碳分子連結起來的地方）的脂肪酸稱為omega–3脂肪酸，而雙鍵位置在離尾端六個碳分子距離的稱為omega–6脂肪酸。這是一個非常有用的分類方式，因為就算身體轉化了某個脂肪酸，決定脂肪酸為omega–3或omega–6的雙鍵位置，似乎也不會跟著有所變動。因此，omega–3脂肪酸只會被轉化成其他種類的omega–3脂肪酸，omega–6脂肪酸也只會被轉化成其他種類的omega–6脂肪酸。日常飲食和月見草油中所富含的亞麻油酸屬於omega–6脂肪酸，在身體裡會被轉化成另一種omega–6脂肪酸GLA。而GLA又會被轉化為其他更多——作用有好有壞——的omega–6脂肪酸。

omega–6脂肪酸的問題何在？我承認，把所有omega–6脂肪酸都形容成不好的，而所有omega–3都是好的，其實是把問題過於單純化。主要徵結是其在飲食中所佔比例為何。若檢視一下現代人飲食中所含之各式脂肪酸，omega–3脂肪酸實在很稀少，這讓一些營養學家擔心不已。他們認為，雖然人類飲食過去曾經含有1：1的omega–3和omega–6脂肪酸，但現在比例已逐漸偏重omega–6脂肪酸。依所詢問的保健專家不同，飲食中omega–6和omega–3脂肪酸的比例已變為10：1或20：1。現代社會近年來變得過度依賴人工穀物和特定蔬菜油的使用，像是玉米油、紅花油、沙拉油和葵花油。而這些食物都含有大量屬於omega–6脂肪酸的亞麻油酸。我們也用富含omega–6油脂的玉米餵食家畜，而不是用家畜們喜愛的青草，這使得平常食用的肉品內，omega–6脂肪酸的比例也偏高。以青草餵養的牲口體內含有較多omega–3脂肪酸。魚油和亞麻子油（見第154頁）中也富含omega–3脂肪酸。比方說菜子油、沙拉油，以及核桃油之類的堅果油中，也含有少量的omega–3脂肪酸。

月見草的成分

月見草種子油中主要成分為三酸甘油脂。當其組成成分甘油和脂肪酸被水解後，產生了65–85％的亞麻油酸、γ–次亞麻油酸（8–14％），以及一些油酸（6–11％）和棕櫚酸（palmitic acid 7–10%）。

動脈粥樣硬化、癌症、炎症……，除了與體內一般儲存性脂肪酸——脂肪和細胞膜結合之外，亞麻油酸也會隨著易被氧化的「壞」膽固醇LDL一起在體內巡迴。此作用會製造出有害自由基和動脈粥硬化斑塊。亞麻油酸可能也會刺激某些癌症的形成和生長。尤有甚者，有些被亞麻油酸引起的類荷爾蒙（hormone–like）分子，其實問題也不少。

Omega–3或omega–6這兩種必須脂肪酸都會被用來製造二十碳脂肪酸，此成分又會被轉化成類似荷爾蒙的分子，稱為二十酸（eicosanoids，由希臘文中代表20的eikosi而來）。身體內存放了何種必須脂肪酸，就會影響到身體製造出何種二十酸。二十酸又可分為前列腺素、血栓素、和白三烯素。其作用力只能暫時影響到鄰近組織，因此被稱為「局部性」荷爾蒙。不過，它們對血壓、血栓、疼痛和發炎、過敏和免疫反應、子宮和胃腸痙攣、消化、大腦發展和情緒，甚至是腫瘤的生成和發展，都具有影響力，其作用又時常彼此相反。換句話說，二十酸的影響幾乎可以表現在任何想得到的地方！冒著把事情過度單純化的風險，我可以簡短地總結：omega–6脂肪酸一般會製造出更多具傷害性的前炎物質二十酸。而由omega–3脂肪酸衍生而來的二十酸，則比較具抗炎性和保護性。

目前由亞麻子油（見153頁）、魚油或某些堅果油而來的omega–3脂肪酸，吸引了保健單位注意，將之用來治療數種病症。除了製造出更多有益的二十酸之外，omega–3脂肪酸在體內也會和omega–6脂肪酸一起爭取製造二十碳脂肪酸所需的酵素，而二十碳脂肪酸正是二十酸的前驅物。此作用可以減少體內負面作用的omega–6脂肪酸。另一方面，過多omega–6脂肪酸會使飲食中少量的omega–3脂肪酸喪失作用。所以怎麼會有人想藉由月見草油來攝取更多omega–6脂肪酸呢？

理論上，若身體製造GLA的功能出了問題，月見草油便有所幫助。雖然尚未經過臨床研究證實，但根據一項合理的理論認為，GLA補充品在某些情況下或許是有益的。由於人們在飲食中大量地使用玉米油、棉花子油、紅花油、葵花油、沙拉油，所以現代飲食中充滿了亞麻油酸，而身體會由亞麻油酸來製造出GLA。此作用需要δ–6去飽和酵素（delta–6 desaturase），但這種酵素有時候又會因為某些原因而數量不足。比方說，δ–6去飽和酵素需要鋅來作用，而反式脂肪酸、酒精、抽菸、像糖尿病等疾病、甚或是年齡，都可能會減低其作用力。

由於月見草油或可幫助那些體內GLA過低的人，所以研究人員盡責地想要尋找低GLA的受試者中參與研究。但是何謂低GLA又實在很難定義。因為某人體內GLA過低並不表示他就一定需要補充它；比如說，問題可能根本出自於身體本身過度熱心地把GLA轉化成了其他較不需要的成分。在此情況下，補充GLA反而會使情況更糟。據說嬰兒體內GLA較少，但母奶中含此成分，牛奶中卻沒有。GLA較少的嬰兒皮膚會較為乾燥，發展也會較為遲緩，所以現在有些嬰兒食品中都會添加GLA。研究結果顯示，動物可能會經由毛皮上的皮膚腺來分泌GLA，或許是把它當成一種保濕或保護性分子；有些研究甚至認為GLA具有抗菌功能。因為這些發現，研究人員積極地測試口服月見草油在治療一般皮膚病上之功效（但結果很令人失望；請見下段）。如同任何油脂，將月見草油用於皮膚上具有保濕效果，但除了單純地形成屏障阻止水分散失外，月見草油似乎並沒有表現出比其他植物油更多的功效。

亞麻油酸和次亞麻油酸

若這些名詞激起了你對食物內omega-3和omega-6脂肪酸的好奇，而且還想知道更多相關資料的話，請特別小心，這是一個重要、熱門的保健議題。許多脂肪酸名字聽起來雖然差不多，但性質卻差很多，而有關科學文獻內又充斥著拼字錯誤！亞麻油酸（lin-oh-LAY-ic）是omega-6脂肪酸，但次亞麻油酸（lin-oh-LEEN-ic）卻是omega-3脂肪酸。許多立意良好的文獻作者卻常使用了錯誤的名字。這種情況實在讓我抓狂，所以我不知道其他科學背景較差的人如何能夠忍受的了。有時候為了和亞麻油酸區別，次亞麻油酸又被稱為「α-次亞麻油酸」或「ALA」。我個人使用記憶法是次亞麻油酸的英文名字中有著如同數字「three」一般的「leen」長音，所以它是omega-3脂肪酸。（然而，此招並不適用於所有的脂肪酸；從亞麻油酸衍生出來的γ-次亞麻油酸就是一種omega-6脂肪酸。）

同時，請不要將亞麻油酸和受歡迎，但功效可疑的減重補充品中，所含之共軛亞麻油酸（conjugated linoleic acid, CLA）搞混了，它們其實是完全不同的成分。廠商沒有告訴你的是CLA是各種omega-6脂肪酸的聚合體；就算其中有一種脂肪酸功效最佳，人們也無從得知是哪一種。況且廠商也不會明說其產品內究竟包含了何種成分。化學中「共軛」意味著連結在碳串上的鍵結會在雙鍵、單鍵、雙單鍵之間不斷改變，而平常的亞麻油酸中並不含有這樣的鍵結。CLA的獨特之處在於它是一種自然形成的反式脂肪酸，這是相當罕見的例子。

身體確實需要GLA，但它會轉化為有益或有害的二十酸。身體需要GLA來製造出二十碳的二十酸前驅物質雙同γ-次亞麻油酸（DGLA），此成分作用有好有壞。從好處來說，DGLA可能會被轉變為一種稱為前列腺素E1（PGE1）的二十酸。PGE1會擴張血管、降低血壓，以及預防血栓。PGE1也是一種有力的抗炎物，可以減緩腫瘤生長。DGLA的另一項好處是抑制白三烯素B4（leukotriene B4）形成的能力。白三烯素B4會引起發炎，是氣喘和過敏時的明確症狀。所以你大概可以瞭解，為什麼科學家們會一直對月見草油在抑制炎症上的功效感到好奇。

從壞處來說，DGLA或許會被轉化成另一種稱為花生四烯酸的二十碳omega–6脂肪酸。你絕對不會想要身體裡有太多花生四烯酸，這是數種發炎二十酸的前驅物質。雖然不是所有的花生四烯酸產物都是有害的，但這是許多科學家之所以擔心日常飲食中充滿過多omega–6脂肪酸的基本原因，因為omega–6脂肪酸正是花生四烯酸的前驅物，稍後會被轉化成這些炎症二十酸。你可能會猜想，花生四烯酸的致炎作用或許無法完全抵消其先前的抗炎作用吧？此問題目前仍然無解。

有些研究發現，月見草油會提高體內花生四烯酸。雖然令人擔心，但卻無法避免。並非所有研究都顯示，在服用月見草油後，體內的花生四烯酸會增加。但令人好奇的是，有一項研究發現，花生四烯酸的增加和單獨服用亞麻油酸的關係，反而還比服用月見草油GLA來得相關[1]。研究人員認為，若服用了亞麻油酸，它或許會先被轉化成GLA、然後是DGLA，最後經由「緊密聯繫的酵素序列」轉化為花生四烯酸。不過，食物中的GLA比較有可能被轉化成較有益的DGLA，並一直維持在此形式。不幸地是，月見草油內同時含有GLA和亞麻油酸，若此言屬實，月見草中大量的亞麻油酸就可能使較少量的GLA成分喪失作用。和月見草油具有相似組成成分的琉璃苣油研究中發現，額外補充魚油之類的omega–3脂肪酸，時常都是為了限制花生四烯酸的形成。至少這是一項合理的推論。

趣味小常識

不良影響？

根據伊恩・查爾默斯（Ian Chalmers）指出，大型製藥廠並不是唯一可以影響國家保健部門是否推薦某產品的原因。伊恩・查爾默斯是《詹姆斯・林德圖書館》的編輯，負責監督所發表的資料中，藥品測試之公平性和可信度。當英國健康顧問司徵詢查爾默斯的意見，應該由誰來評估英國健保局（NHS）藥品名單中，月見草油的臨床使用效益時，他推薦了一位皮膚醫學教授和一位醫藥學教授。查爾默斯後來在《新科學家》（New Scientist）上責難最後的評估結果：「此綜合分析報告揭露的證據少到不足以解釋當時健保局已高達七百萬英鎊，且持續

>>>

增加中的用藥支出。而藥廠的回應是要求衛生署不得在未經他們同意下，公開或討論其產品成分。妙的是，衛生署居然還同意了這些要求，所以月見草油也就一直留在NHS的藥品名單上。」最後，等同於美國食品及藥物管理局的英國醫藥品檢驗局終於做了該做的事。他們揭穿了這些藥廠的祕密，撤回了Epogam和Efamast等月見草油處方藥品的執照，並且承認根據臨床證據顯示，這些藥品在治療濕症和胸部疼痛上都成效不彰。而藥廠們抗議說他們手上有資料可以支持其產品之功效，但這些資料卻一直沒有被公開發表。（或許仍有英國人民會在健康食品店裡購買這些產品。雖然不知是否有效，但目前為止，月見草油仍被公認是安全的。）

藥草產生的作用

月見草油或許十分安全。經年累月下來實際使用測試的結果顯示，長期食用適量月見草油，並不具任何明顯的副作用。藥草學《美國大藥典》中提到一點值得注意之事：對會不自主抽搐的人來說，月見草油或許會使發病的門檻降低。有一項病例就記載，發生此症狀的女性在使用月見草時，同時也使用了其他藥草和療方。和其他植物油一樣，大劑量月見草油或許會引起消化不良和排稀便。

問題是月見草油的好處何在？在疾病研究中，月見草一直被視為一種藥草療方。理論上，它或許有助於那些身體無法輕易製造出GLA的人，雖然我們無法確定那些人是誰。因為月見草油似乎十分安全，只要自己覺得它能帶來助益，或許也是好事一件。

食用時最好配合omega–3脂肪酸。有些營養學家擔心月見草會引起的前炎物質花生四烯酸。理論上，使用月見草油時若能搭配富含omega–3的食材，應該有助於調節體內花生四烯酸的形成。而魚油和亞麻子油都是很好的omega–3脂肪酸來源。

功效的實證

針對月見草油所做的人體臨床研究數量很多，以下提及的大多是其中可信度較高，以擁有嚴謹設計（使用安慰劑控制組、雙盲設計）自豪的研究。月見草油並不單單只是亞麻油酸的來源，也含有亞麻油酸的常見代謝物GLA。日常飲食中已含有大量亞麻油酸，但GLA則較少見於一般食材中。雖然大多數人都可以輕易地從食用亞麻油酸中製造出GLA，但研究人員仍一直試圖瞭解人們藉由月見草油攝取更多亞麻油酸後會發生什麼事。

有數項研究評量人們服用月見草油後，細胞膜內脂肪酸結構、血漿中脂肪酸數量的變化。用來相互比較的安慰劑通常是可以直接通過人體不被吸收的石蠟，或是不含GLA的大多數其他油脂。這些研究結果一再顯示，月見草油補充品會造成體內脂肪酸顯著的改變，而這是意料之中的結果：攝取進入體內的油和脂肪都會變成細胞膜和體脂肪的一部分。

口服月見草油大部分都和體內GLA和其代謝物DGLA的顯著增加有關。這之所以吸引人的是因為DGLA是PGE1之類較具抗炎性二十酸的前導物質。而PGE1會因某些病症而減少，像是類風濕性關節炎、異位性皮膚炎、狼瘡。因此，研究人員合理地希望月見草油或可幫助罹患上述病症的患者。在一些動物研究中，月見草油使老鼠體內數種不同的PGE1增加。儘管PGE1並不常被測試於人體研究中，但真的將之用於人體試驗時，它的數量並不會因為月見草油而有所改變[2]。

不幸地是，DGLA也是花生四烯酸的前導物之一。這很麻煩是因為，花生四烯酸本身就是這種二十酸作用較為不良的前炎物質的前趨物。根據設計良好的研究指出，使用月見草油的人體內的花生四烯酸偶爾會增加。有一篇論文調查服用月見草油來治療類風濕性關節炎的患者，發現這樣做會引起一些健康上的警訊。因此其結論是，月見草油在理論上，會使類風濕性關節炎的症狀加劇[3]。關於使用月見草油來增加體內PGE1的好處，是否超過其增加了花生四烯酸的壞處，目前尚無定論。

這些引人入勝的生化改變會如何應驗成健康上可觀察到的改變呢？其實它們不行。研究時間或許應該延長——目前最長的研究時間為一年——使二十酸的轉變可以應驗在臨床症狀的改變上。或許從DGLA而來的有益二十酸，會被由花生四烯酸而來的有害二十酸所取代掉。

大多數月見草油的臨床試驗，都是評估其對皮膚的效用，而這些研究大部分都得到令人失望，或是不具體的結果。雖然稍早以前有關異位性皮膚炎的研究結果看似正面[4]，但其中有些研究都是由想要販售月見草產品的廠商所贊助執行的，因此結果難免可議。最後就連研究資金和廠商有所關聯的研究人員都被迫承認，有五項小心翼翼設計的試驗結果都顯示，使用月見草油並不能明顯地改善皮膚炎症狀[5]。大多數設計良好的獨立試驗也同樣指出[6]，雖然許多研究注意到脂肪酸會出現上述令人好奇的改變[7, 8]，但月見草油在異位性皮膚炎和非異位性皮膚炎的改善上，都不具明顯的臨床效果。

常見的使用方法

內服

皮膚病、類風濕性關節炎、經前症候群、子宮內膜異位、更年期症候群、胸部疼痛、骨質疏鬆症、雷諾氏症候群、多發性硬化症、修格蘭氏症候群、注意力不足症、胃腸病、高膽固醇、阿茲海默症、癌症

內服時的可行方式

月見草油膠囊、月見草油、錠劑

常見的用法

一般用量為每日2–4公克的月見草油，有時候會和魚油或亞麻子油搭配食用。

外用

皮膚病、胸部痠痛

外用時的可行方式

月見草油、藥膏、乳液

常見的用法

每日塗抹月見草油來保濕皮膚。

＊這些用法和處方來自於民間流傳的方法，並不一定經過測試或推薦。

那麼把月見草油直接使用在皮膚上會如何呢？大多數擦在皮膚上的油脂都具良好的保濕功能，而且也一定比什麼都不擦來的保濕效果好。所以，月見草油或許對乾燥肌膚無害，甚或可能有所助益——就像其他所有惰性作用植物油一樣。然而，當使用在因類固醇乳膏所引起的皮膚炎上時，月見草油的功效僅止於保濕而已[9]。

月見草油也時常被用來治療所謂的婦女病，但與此相關的研究結果令人不甚滿意。比方說，在治療胸部疼痛上，不論是外擦[10]或口服[11]月見草油都沒有顯著效果。女性口服月見草油也不能減少乳房囊腫的形成[12]。此外，月見草油對經前症候群症狀的治療並不具明顯的影響力[13]。雖然月見草油無法幫助身體對抗孕期子癇前症的發生[14]，但後續研究發現，孕婦若在服用魚油時外加月見草油[15]，她們就會比安慰劑組的孕婦較少發生水腫現象。月見草油同樣無法減少更年期症狀之一的熱潮紅[16]。和鈣比起來，月見草油使女性骨質密度增加的功效並不特別突出[17]。除了上述各點之外，使用月見草油的肥胖婦女，減重效果和使用安慰劑的婦女差不多[18]。

至於類風濕性關節炎，有兩項研究給予月見草油極差的評價[19, 20]，雖然有另一項研究的確觀察到，使用月見草油至少3個月以上的患者，症狀都明顯改善[21]。然而，這項研究的時間長達半年，讓人不得不懷疑這些看似正面的功效，到了第6個月時是否有什麼變化。就目前來說，當成「安慰劑」的橄欖油反而還比月見草油功效好，所以研究人員最後只好改為推薦橄欖油，這讓參考這份報告的讀者不禁懷疑，研究人員對「安慰劑」的定義究竟為何，因為安慰劑不是應該作用遲鈍才對嗎？有二項各自獨立的研究發現，月見草油對罹患另一種自體免疫系統疾病：修格蘭氏症候群（Sjögren's syndrome，乾燥症，原因不明的慢性自體免疫疾病）的患者來說同樣不具效益[22, 23]。另外二項試驗集結了罹患B型肝炎[24]和肝癌[25]的自願受試者，結果再次驗證了月見草油不具功效的事實。

患有注意力缺陷過動症（ADHD）的孩童使用月見草油[26]，並不能獲得任何助益，但一項回溯分析研究檢視了孩童體內的鋅，樂觀的預期月見草油對這些體內鋅不足的孩童有著良好影響[27]。若此話當真，將十分地吸引人，因為鋅是亞麻油酸轉變為GLA的過程中必要的成分，因此，月見草油的高GLA含量，理論上或許可以補足患者體內的鋅不足症狀。我們尚需更多證據來決定此論點是否屬實；不過，若病症本身是因為鋅不足所引起的，那直接補充鋅不是會更有效嗎？

結果稍為正面一點的是幾項小型初步研究，這些研究顯示月見草油或許可以顯著地減少雷諾氏現象患者[28]的發病次數，而且在另一項試驗中，服用了月見草油的潰瘍性結腸炎患者，結便的狀況都有著顯著地改善。不過，還是無法減輕其他因結腸炎所引起的症狀[29]。

概 要

- 雖然月見草油是亞麻油酸（一種omega–6脂肪酸）來源之一，但有些保健專家認為，和omega–3脂肪酸比起來，人們日常飲食中包含過多的omega–6脂肪酸。
- 月見草油也是GLA的來源，雖然身體可以用亞麻油酸製造出GLA，但GLA的天然來源卻很少見。理論上，像月見草油和琉璃苣油這些富含GLA的油，對那些無法將食用亞麻油酸轉化為GLA的人來說，應該很有幫助。
- 臨床研究顯示，當人們使用月見草油時，他們的血液和脂質膜的結成都會出現顯著的變化。月見草油會使GLA和DGLA增加，而DGLA還會製造出前炎物質的花生四烯酸，月見草油同樣會使其數量提高。
- 目前尚無證據顯示月見草油會造成任何危害，除了它有可能會使花生四烯酸增加而已。
- 月見草油和其他惰性作用的蔬菜油一樣，外用於皮膚上或許具有不錯的保濕效果。
- 月見草油大致算安全。

FEVERFEW
小白菊

◎學名＝*Tanacetum parthenium*

◎科名＝菊科

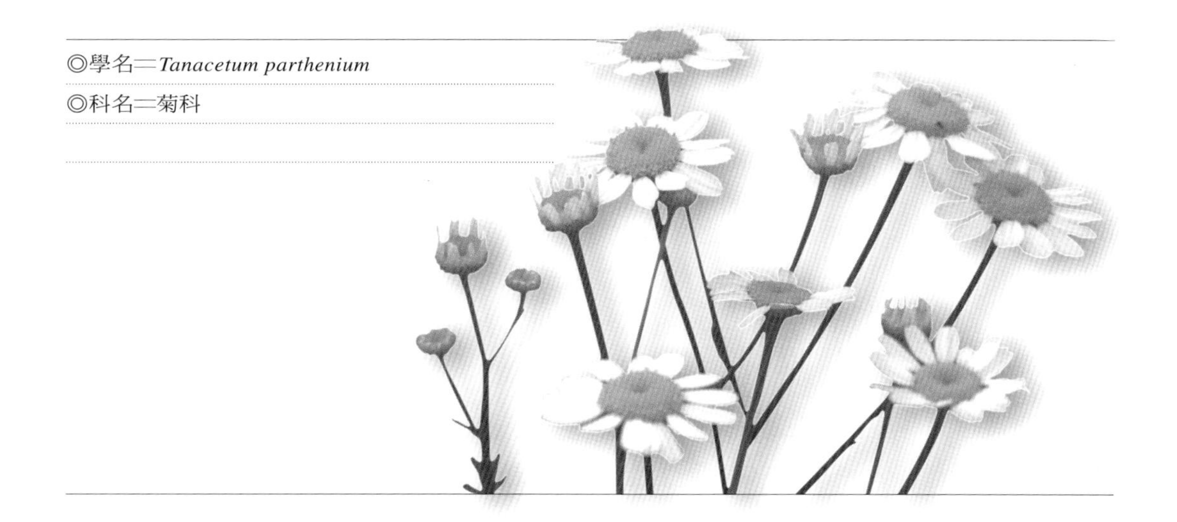

歷史和風俗

小白菊是一種形似雛菊的白色小花，有著芳香、分裂狀的葉子。雖然原生於巴爾幹半島，但由於傳播容易，長期以來又一直是十分受歡迎的裝飾品和民俗療方藥草，因此，現在在大部分歐洲和北美各國，都可隨處見到它的身影。

被當成裝飾品的小白菊，以乎還有驅趕討厭小昆蟲的附加功效。根據常被引用的茉德・葛麗芙夫人於1931年寫的植物學日誌《現代藥草》記載，蜜蜂尤其無法忍受小白菊散發的苦澀氣味。然而，也有不少園丁曾看見蜜蜂為小白菊傳授花粉，因此我對上述論點仍採中立態度。

雖然小白菊的英文「feverfew」是由解熱劑（febrifuge）或「退燒藥」（fever-driving-away）衍變而來，但大部分有關此植物之歷史文獻，卻根本沒有提到發燒的事。它們大多數都一面倒的討論使用小白菊來治療含糊稱為「婦女病」的症狀。中世紀時，尼可拉斯・卡爾佩波（Nicholas Culpeper，1616–1654，17世紀著名藥劑師）在《藥草誌全書》（Complete Herbal）中責備助產士們：「維納斯女神下令用這種藥草來拯救她的姐妹們，它是一種子宮全面強化劑，用以治療粗心助產士所造成的種種病症。」助產士還真可憐呢！不過也是直到最近，歐洲人喜歡嚼食新鮮小白菊葉子來治療週期性偏頭痛的習慣，才終於引起幾項有趣的臨床試驗。雖然在歷史上，卡爾佩波曾寫道：「對所有因感冒引起的頭痛症狀而言，將此藥草搗碎後敷在頭上十分有用。」但除此之外，小白菊從未被認為具有預防頭痛的功效。

科學家眼中小白菊的功用

藉由調節血小板釋出血清素荷爾蒙，小白菊能夠預防偏頭痛的發生。對於偏頭痛的成因有好幾種理論，這些理論間不但不是互不相容的，在某種程度上，反而還有點內在相關性存在。一般認為小白菊所具有的作用機制和偏頭痛血清素理論有關。在偏頭痛開始前，體內血小板似乎會把血清素釋入周圍血液中。而小白菊葉子萃取物卻正好能預防血清素的釋出，至少一些試管試驗結果如此。

血小板釋出血清素會使鄰近血管收縮，提高了神經細胞對痛的反應。此作用或許還造成了偏頭痛患者對光線和聲音特別敏感。血清素釋出後，血液中的血清素含量直直低落，導致頭蓋骨動脈擴張和腫脹。這樣的腦部血管舒張常伴隨著偏頭痛所引起的疼痛而發生。這種血清素理論並不能完全解釋所有的偏頭痛症狀，尤其是像為什麼偏頭痛常發生在頭的一側。仍然，血清素或許和這些讓人耗弱的頭痛間，的確存在著某種關係。

小白菊中的倍半萜內酯常被認為是其作用成分。這是在多種植物中皆可發現的一種油性分子。許多科學家在討論小白菊功效時，最常被研究的成分是小白菊內酯（parthenolide）。小白菊內酯似乎能夠預防討厭的血小板釋出血清素機制，但它也可能根本就不是我們所尋找的作用成分。小白菊中的其他倍半萜內酯也能引起相同機制[1]。

小白菊的成分

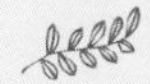

小白菊香味油脂內含樟腦、莰烯（camphene）、對異丙基甲苯（para-cymene）、gamma-萜品烯、老鸛草烯（germacrene）、芳樟醇（linalool）、以及其他萜類。尤其是它的倍半萜內酯被認為可能是減輕偏頭痛的成分，這樣的成分有小白菊內酯、3-beta-hydroxyparthenolide、木香烴內酯（costunolide）、reynosin等等。它同時也提供了包含芹菜素、金聖草素（chrysoeriol）、木犀草素、tanetin在內的黃酮苷。

小白菊或許也含有類似阿斯匹靈的成分。小白菊萃取物能夠阻止體內製造出引起發炎的前列腺素，多少具有類似阿斯匹靈的作用，而這也解釋了為什麼頭痛患者特別偏愛小白菊。試管試驗證實了此作用。不過，在試驗中並未發現小白菊對類風濕性關節炎有何助益，患者體內的發炎指數也沒有因為食用了此藥草而受到任何影響。因此，小白菊的消炎性也許不如預期，或是因為試驗自願者使用的藥草產品劑量不足。

藥草產生的作用

數項美國研究顯示，小白菊產品內的小白菊或有效成分不足。以小白菊治療偏頭痛的傳統方法是每天嚼食二到三片新鮮的小白菊葉。有些偏頭痛患者在三明治或沙拉裡也會加入小白菊，但其他人則覺得它實在苦的難以下嚥。不過，小白菊野草般的天性不需太多人工照料，很容易被栽種在許多花園裡。因為園丁大多都很喜歡小白菊，一般園藝店裡可能就能找到它的身影。若找不到新鮮小白菊的話，也可以用含標準化0.2％小白菊內酯的高品質市售小白菊產品來代替。

直接嚼食小白菊葉可能會使嘴巴發麻或潰瘍。有10％嚼食小白菊的人會出現這樣的症狀。或許這就是為什麼有些人會把小白菊夾在麵包裡食用，以減少口腔和其直接的接觸。除了此副作用外，小白菊似乎相當安全。由於現在還不清楚它對哺乳和懷孕婦女有何影響，所以在此期間的婦女最好還是避免食用小白菊。

趣味小常識

預防偏頭痛的小偏方。

請充分休息。作夢也能調節大腦血清素的濃度，缺乏睡眠的偏頭痛患者症狀會更為嚴重。若為了任何原因服用雌激素的話，請詢問醫生是否有其他選擇。雌激素會使血液內血清素激增，讓一些體質敏感的人產生嚴重的偏頭痛。（如果「必須」服用雌激素，請考慮要求醫生開給你像貼布那樣非食用的雌激素，它們的藥效通常等同於大劑量的口服藥劑。而大劑量的口服雌激素會先打擊身體，讓你產生偏頭痛傾向，然後再讓身體將它代謝至理想的治療劑量。）紀錄偏頭痛日記能幫你找出個人引發頭痛的癥結點。一般來說，這樣的癥結點包括酒精、陳年乳酪、味精、代糖、咖啡因、硝酸鹽（一種肉品保存劑），以及強烈的情緒或感官刺激物。當然，若自覺很容易出現偏頭痛症狀，你應該接受醫生診治，以釐清一些更為嚴重、潛藏性的病因。醫生同時也能建議一些新開發出的偏頭痛藥品。

若對菊科植物過敏，可要特別小心小白菊。小白菊是一種菊科植物，而人們通常對這些植物的過敏性特別高。若對豬草或雛菊這些菊科植物過敏的話，就很有可能也會對小白菊過敏。

常見的使用方法

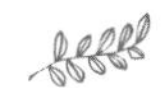

內服

頭痛、關節炎、氣喘、月經不順、身體痠痛

內服時的可行方式

錠劑、膠囊、新鮮及乾燥小白菊葉片、液狀萃取物、茶

常見劑量

一般建議每天食用2–3片新鮮小白菊葉來預防偏頭痛，通常會和其他食物一起食用以掩蓋掉其苦味。另一種可行的方法是，每日服用一顆含有標準化0.2%小白菊內酯的250毫克膠囊。

＊這些用法和處方來自於民間流傳的方法，並不一定經過測試或推薦。

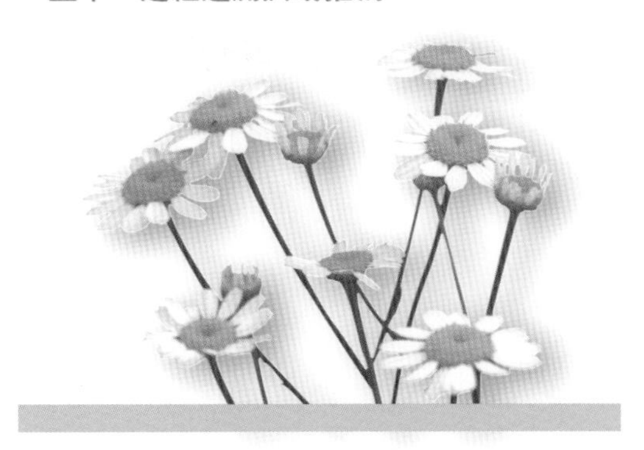

功效的實證

或許小白菊對退燒沒有任何功效，但它確實能預防惱人的頭痛問題。一些隨機取樣、使用安慰劑控制組、雙盲設計的研究建議，雖然規律性食用小白菊葉或許不能縮短偏頭痛發病時間的長短，但卻可以預防它的發生或發生時的嚴重程度[2, 3]。另一項設計更嚴謹的研究結果則好壞參半。這項較近期、第二階段的臨床試驗讓147位長期偏頭痛患者服用安慰劑，或是不同劑量（2.08毫克、6.25毫克、18.75毫克，每天服用3次）未經膠囊包裝的小白菊葉子和依劑量遞增的小白菊內酯（是小白菊中的推測作用成分）[4]。最後結果顯示，高劑量的效果並非如大家所想的最好，反而是中劑量呈現出較好的偏頭痛治療功效。

高劑量但功效不彰，顯示出小白菊內酯或許並不是小白菊中主要的作用成分。參加試驗的患者中，小白菊對那些偏頭痛症狀最嚴重的人效果最顯著。雖然此試驗提醒了我們或許並不如自己以為的那般瞭解小白菊，但其結果卻也沒有明確地反駁以小白菊治療偏頭痛。同時，此研究也指出，小白菊並不會引起什麼明顯的副作用。

相反地，另一項研究顯示，小白菊對關節炎不具任何功效[5]。由於零星資料曾指稱小白菊會以類似阿斯匹靈的方式，減少體內發炎前列腺素，所以這項研究結果頗令人失望。然而，讓41位患有關節炎的婦女每日分別服用小白菊（70–86毫克）或安慰劑6個月後，比較兩組之間的不同，受試者的症狀、對炎症的生化檢測質，或是血液中的化學物質均無任何變化。但有自願者試驗過程中持續服用像阿斯匹靈這類標準消炎藥，所以也可能會混淆了最後的試驗結果。

概　要

- 持續服用小白菊萃取物或可預防偏頭痛，這也許是因為其抑制了血小板釋出血清素。
- 雖然小白菊中的小白菊內酯可以抑制血小板釋出血清素，但小白菊中的其他相似成分也具此功效。現在人們不再確定小白菊內酯是否便是小白菊中的主要作用成分；因此，也就不清楚市售內含標準小白菊內酯的產品作用為何。不過，至少標準化產品通常還是比其他非標準化產品的品質來得好一些。
- 目前尚不清楚小白菊對其他關節炎之類的症狀是否具有療效。
- 小白菊似乎是十分安全的藥草，但長期嚼食新鮮的小白菊葉會使某些人口腔發麻和潰瘍。對菊科植物過敏的人，也請特別謹慎小心的使用小白菊。而哺乳中及孕婦最好避免食用小白菊。

FLAX
亞麻

◎學名＝*Linum usitatissimum*
◎科名＝亞麻科

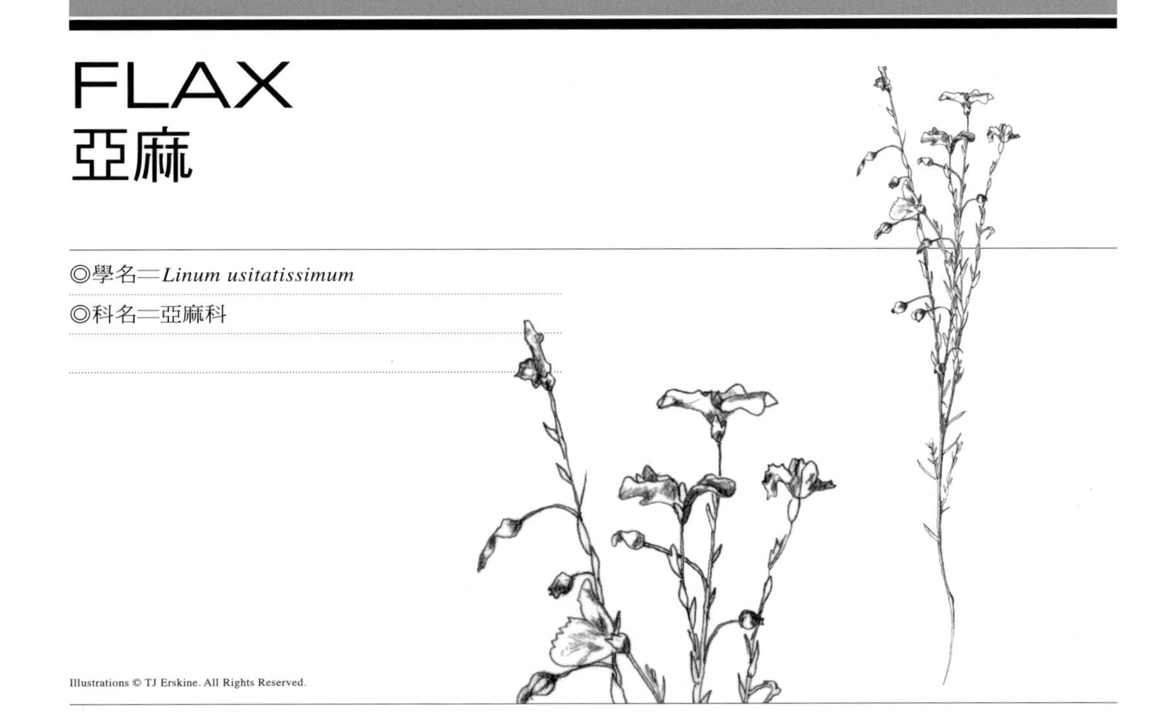

歷史與風俗

小巧優雅、開著藍色花朵的亞麻，自古以來便被人們廣泛地使用。雖然種植亞麻耗費地力——蒲林尼（Pliny，古羅馬時代的科學家與歷史學家，著有《蒲林尼的自然史》〔Pliny's Natural History〕）曾說亞麻會使土壤一片焦黃——但一切都是值得的，因為富含纖維的亞麻莖可以做成亞麻布。除了製作衣物這種一般用途外，亞麻布還能加快人們旅行的速度。蒲林尼便曾讚嘆，亞麻布做的帆可以破紀錄地在五天內從埃及航行到義大利：「活力充沛的生活中，有什麼是未使用到亞麻的呢？想到有一種植物可以讓埃及與義大利變得如此親近……人類實在是膽大放肆啊！又是何等之罪孽！竟為了捕捉狂風和暴雨而在土壤播種；想當然而，人們怎會滿足於單純的航行呢。」若想知道如何將亞麻做成亞麻布，可以參考茉德·葛麗芙夫人在1931年出版的《現代藥草》，其中摘錄了一段如何製作亞麻布的中世紀文章。

同樣地，人們很早便知曉亞麻子的療效。除了常提到的通便效果之外，磨碎濕潤的亞麻子可做成黏稠的濕敷藥糊。此外，治療呼吸道疾病的咳嗽糖漿和茶中也使用到亞麻子；其黏液可以包覆在發炎的黏膜上。雖然稱為亞麻仁油（linseed oil）的天然亞麻子油（flaxseed oil）不但性質不穩定，而且極易發出腐臭的油脂味，卻是受到推薦的燙傷外用藥，也可治療惱人的慢性皮膚病。1931年時，在食物中加入亞麻子的用法並不如現在這般受到重視。葛麗芙夫人表示：「亞麻子油偶爾會被用在人類飲食中——曾聽說古希臘和羅馬人會將亞麻子和玉米混合來做麵包——不過，其實際營養成分很少，顯然也無益於健康、難以消化、並會造成脹氣。」當今大眾對於亞麻子實際功效的瞭解，已經有了長足的改進。

科學家眼中亞麻的功用

整顆亞麻子是最溫和的一種通便劑。不妨將一顆亞麻子浸入水中，觀察它會如何變化。亞麻子會在水裡膨脹成兩倍大，表皮上的纖維細毛（fibrous hairs）也會膨脹，使亞麻子外包覆著一層柔軟潤滑的膠質。其在腸道內亦具有相同作用，體積脹大後，滑順的亞麻子表皮會把腸內所有東西都往前推擠。但不同於強烈的刺激性化學通便劑會導致腸神經末梢壞死，長期使用下來將使便秘情形更形惡化，人們可以各隨所好地經常性食用亞麻子。這樣做也會讓人產生飽足感、較少感到飢餓——雖然只是暫時性的。若之前從未食用過纖維質的話，食用亞麻子時請酌量，並且大量補充水分。唯有水能讓亞麻子產生作用，不然它們只會帶來反效果，造成腸道內暫時性的阻塞。

藉由預防吸收來降低體內膽固醇。在腸道內，纖維質會附著在膽固醇上，預防身體對其之吸收，進而降低體內膽固醇。大多數針對亞麻子食用者膽固醇所做的測量研究也顯示，這些人體內的膽固醇明顯地較低。

亞麻的成分

亞麻子的種皮含有3%–10%的黏質多醣（polysaccharide mucilage），由半乳糖（galactose）、樹膠醛醣（arabinose）、鼠李糖（rhamnose）、木糖（xylose）、半乳糖醛酸（galacturonic acid）與甘露糖醛酸（mannuronic acid）所組成。木酚素（lignan）的主要成分是開環異落葉松酚葡萄糖苷（secoisolariciresinol diglucoside）以及類苯丙醇（phenylpropanoid）的前驅物，包括linusitamarine在內。亞麻子含有0.05–0.1微量氰化糖苷（cyanogenic glycosides）、linustatin和neolinustatin。亞麻子油的主要成分是三酸甘油脂（triglyceride），在水解成甘油和脂肪酸之後，主要會產生40%–70% α－次亞麻油酸、10%–25%亞麻油酸、13%–30%油酸（oleic acid）。

亞麻子是最富含木酚素與木酚素前驅物的食物來源之一，此特點吸引了營養學家的注意。木酚素前驅物是植物中的常見成分，皆具有類似結構：一個6面的碳環，也就是苯基（phenyl），連結在3個碳分子組成的短鏈上。當兩個木酚素前驅物連在一起時，便形成了一個木酚素。由於木酚素前驅物會以各種不同方式兩兩成對地連結在一起，所以植物界中充斥著無數組成結構各異的木酚素。植物把木酚素當作結構單位；將數個木酚素連成一長串，就會組成一種稱為木質素的植物纖維。因此，木酚素與木酚素前驅物都存在於亞麻子的表皮纖維中。

亞麻的木酚素可預防血栓與過敏。許多植物裡的木酚素都能阻止血小板活化因子（PAF）的作用。PAF是當某些免疫細胞與血小板受到刺激時所製造出的產物，會使血小板凝聚，進而形成栓塞。因為木酚素阻止了PAF作用，所以表示亞麻有助於預防血栓。事實上，相關研究也證明，食用亞麻子的人的血小板比較不黏稠。同時，PAF也會造成呼吸道壓縮，引起過敏症狀。因此，亞麻理論上或許也有助於改善過敏。然而，目前尚未進行有關此作用之研究。

藉由自行製造雌激素來抗癌——使用亞麻的木酚素前驅物。開環異落葉松酚葡萄糖苷（secoisolariciresinol diglucoside，SDG）是主要的亞麻木酚素前驅物，而結腸菌會將其轉化成作用輕微的雌激素，腸內酯（enterolactone）與腸二醇（enterodiol），在血漿中循環。但別誤以為此作用能增強體內雌激素活動。這些由植物衍生而來的「植物雌激素（phytoestrogens）」，作用並不如人體自行製造出的內生性雌激素（endogenous estrogens）那麼強而有力。因為腸內酯與腸二醇會減弱雌激素，理論上應該能夠消除體內活動力過強的雌激素。此外，研究顯示，這兩種成分還會改變人體自行製造的雌激素比例，將它們從較活躍的形式轉變為較不活躍的形式。此減弱雌激素的作用，在抗癌上扮演了重要角色，因為過於活躍的雌激素不但加速了正常性腺細胞的生長，也加速了癌細胞的生長。在試管試驗中，腸內酯與腸二醇同樣抑制了結腸癌的生長。由於雌激素有助於骨骼形成，因此若擾亂了雌激素，往往令人擔心會影響到骨骼成長。但令人慶幸地是，在臨床研究上並未發現出現骨骼生長延緩的現象。

亞麻子油富含omega–3。在omega–3含量上，亞麻子油輕易地擊敗其他植物（見右圖）。根據健康專家日漸形成的共識，人們在飲食中需要攝取更多omega–3脂肪酸。自從現代農業技術改良後特別擅長於種植玉米、紅花、向日葵和大豆，所以由這些植物所提煉的油脂占了人們日常飲食之多數。而這些植物油裡的大量的omega–6脂肪酸，卻掩蓋了含量較少的omega–3脂肪酸的正面功效（更多有關omega–6油的內容，請見〈琉璃苣〉與〈月見草〉）。因為目前這些穀物亦被用來做為家畜的補充飼料，現在家畜體內也比在光吃牧草的正常狀況下，含有更多omega–6脂肪酸。

Omega–3脂肪酸和omega–6脂肪酸都被人體用來製造一種稱做二十酸（eicosanoids）的生物作用分子，但兩者所製造出的二十酸卻不一樣。對人體來說，omega–3和omega–6二十酸都是不可或缺的，但由於當今飲食不均衡地偏重omega–6，使得人們體內往往會製造出過多omega–6二十酸，有些專家認為此現象即是造成現代人文明病的根本原因。比方說，心臟病、關節炎、糖尿病與癌症等等。若將所有omega–6都歸為「壞」成分，而所有omega–3都是「好」成分，又不免把問題過於單純化。但基本上，omega–6二十酸會刺激免疫系統，過量時會導致發炎。它們也會造成血栓和高血壓，其引起發炎和氧化的潛力也會促進癌症生成過程。而另一方面，omega–3二十酸和omega–6二十酸相較之下，較不具致炎性，也就是說，omega–3二十酸具抗炎性。此外，它還較具抗血栓、抗動脈粥樣硬化（antiatherogenic）與抗癌作用。在體內，omega–3脂肪酸因為會和omega–6脂肪酸競爭將omega–6脂肪酸轉變為二十酸前驅物的酵素，所以omega–3二十酸不只具有和omega–6二十酸相反的作用，而且其存在也能在一開始便削弱omega–6二十酸的形成。

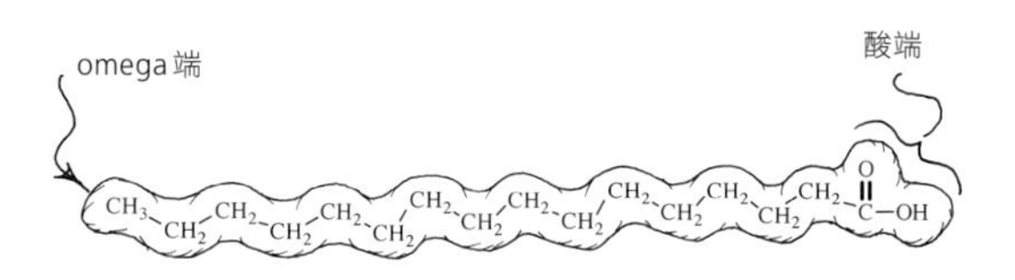

16個碳的飽和脂肪酸
（十六酸）

人體可以製造如十六酸（palmitic acid）的飽和脂肪酸。飽和脂肪酸只有單鍵與碳相連。十六酸有16個碳。

藉由延長酶（elongase enzymes）加入2個碳分子，可以加長飽和脂肪酸。

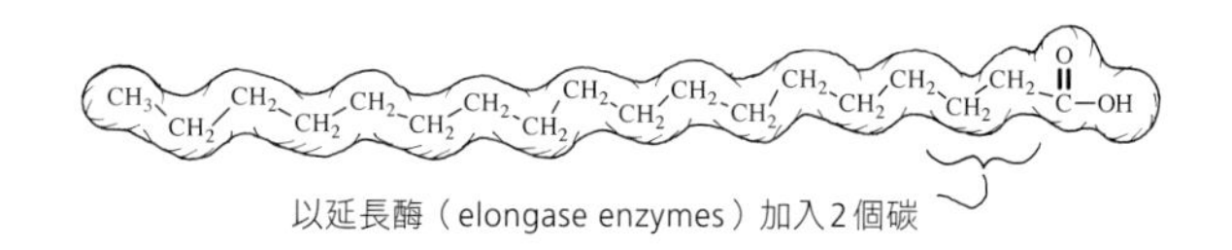

有18個碳的飽和脂肪酸
（十八酸）

另一種飽和脂肪酸，有18個碳。

藉由去飽合酶（desaturase enzymes）可以將單鍵變成雙鍵，但只能使靠近酸的那一端的鍵結變成雙鍵。在酸的一端數來第9和第10個碳中間置入雙鍵，是最靠近omega端的位置。

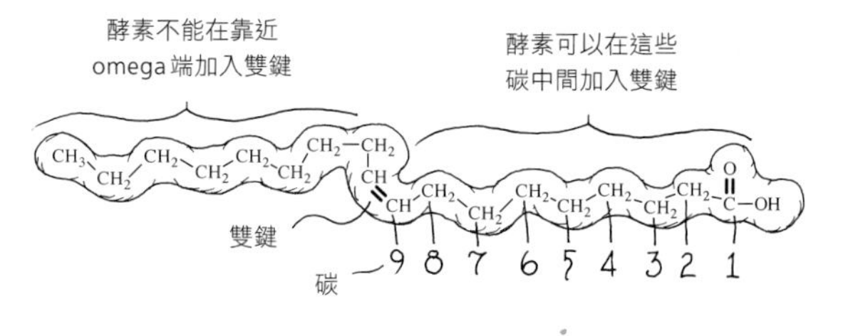

去飽和脂肪酸
（油酸）

然而，從omega端算起，omega–3脂肪酸在第3和第4個碳中間有一個雙鍵，而omega–6脂肪酸在第6個碳有一個雙鍵。這即是飲食中同樣需要omega–3和omega–6脂肪酸的原因。

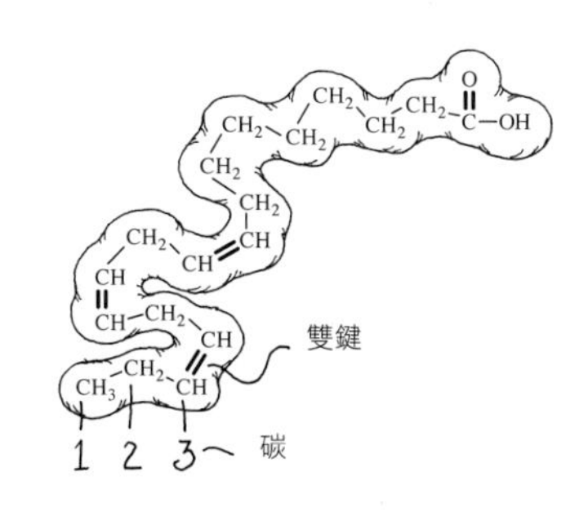

omega–3脂肪酸
（次亞麻油酸）

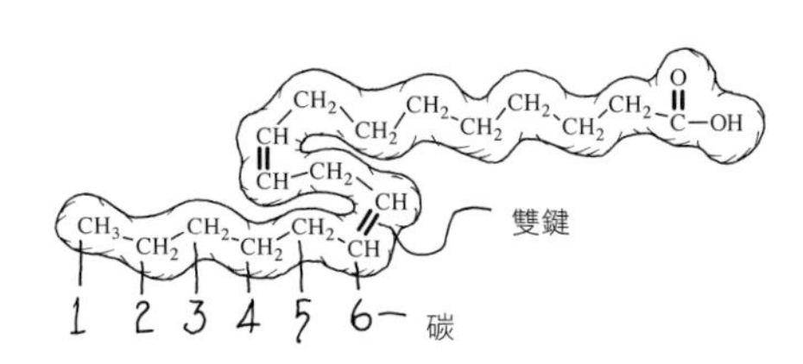

omega–6脂肪酸
（亞麻油酸）

α–次亞麻油酸亦稱為次亞麻油酸或ALA，是亞麻子油裡主要的omega–3脂肪酸，身體可以將其轉換成一種珍貴的魚油脂肪酸。經由飲食進入體內的ALA會與細胞膜和脂肪結合，所以可以被身體儲存起來。先不論其他，體內ALA有兩種常見結果：它要不是被當成能量「消耗」掉，就是轉變成另一種omega–3脂肪酸。典型狀況是：當omega–3脂肪酸被體內酵素代謝後，會轉變成其他omega–3脂肪酸，而omega–6脂肪酸也只能轉變成其他omega–6脂肪酸。人體可以將ALA轉變成二十碳五烯酸（eicosapentaenoic acid或EPA）這種omega–3脂肪酸。而EPA和對健康有益而備受矚目的魚油中，所含有的脂肪酸是一樣的。

如何將亞麻油轉變為魚油

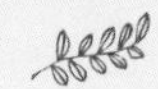

首先，請食用亞麻油，它能提供18個碳的ALA。要將ALA轉變成魚油EPA需要兩個步驟。「Eicosa–」是希臘文中的20，意指帶有20個碳分子的EPA長度。因此，首先必須把18個碳的ALA加長。體內延長酶會在原有碳串中加入2個碳，讓ALA變成所需的20個碳分子。而「–pentaen–」是從希臘文裡的代表5的penta–而來，指的是EPA中所含之5個雙鍵數目（在化學中，「–en–」的意思是雙鍵）。因為ALA一開始有3個雙鍵，而去飽和酶又在20個碳分子的串鏈中插入另外2個雙鍵，最後ALA就變成含有5個雙鍵。這即形成了魚油中兩種主要脂肪酸之一的EPA。

人體也具備把EPA轉變為次有價值的魚油脂肪酸——二十二碳六烯酸（docosahexaenoic acid或DHA）所需的條件。「Docosa–」意思是有22個碳，所以先前具有20碳的EPA需要被加長。體內擁有可以把20個碳的EPA加長為22個碳的二十二碳五烯酸（docosapentaenoic acid或DPA）所需的延長酶，DPA仍和EPA

>>>

一樣擁有5個雙鍵。然而，DHA有6個雙鍵，所以需要再加上一個雙鍵才能產生DHA。不過，臨床研究顯示，由於不明原因，人體雖然能把亞麻子油變成EPA，卻不容易將EPA轉變為DHA。

EPA正是目前備受讚揚的兩種主要魚油脂肪酸之一。若尚未聽說營養學家近來正全力鼓呼人們為了omega–3脂肪酸而應該多多攝取魚油，那你一定是住在別的星球上。

由於過度捕撈與漁業養殖對魚類造成傷害，許多魚種都染上受水銀污染之惡名，所以請務必留意攝取的是何種魚類或魚油。若不吃魚的話，至少也可以藉由食用亞麻子油，幫助身體製造出一種魚油脂肪酸EPA。EPA到底有何讓人興奮之處呢？

醫學專家正在重寫教科書。人們現在才正開始瞭解到EPA衍生二十酸的重要性。事實上，若去翻翻剛出版不久的醫學教科書，其中也只討論到由omega–6脂肪酸衍生出的花生四烯酸，甚少提及EPA二十酸。

EPA二十酸具有下列和健康有關的作用。請切記，EPA是一種omega–3脂肪酸。簡而言之，omega–3二十酸通常能減少omega–6二十酸所帶來的負面影響。若想更進一步瞭解EPA二十酸及其益處，請繼續往下讀。

EPA被用來製造下列二十酸：前列腺素E3（prostaglandin E3或PGE3）、前列環素E3（prostacyclin E3或PGI3）、血栓素A3（thromboxane A3或TXA3）、白三烯素B5（leukotriene B5或LTB5）。這些成分功能如下：PGE3具有和氫皮質酮（hydrocortisone）等類固醇相似的抗炎作用模式——可以防止花生四烯酸這種omega–6二十酸前驅物從細胞膜中被釋放出來，進而打斷其轉化成致炎omega–6二十酸的過程。此外，由於PGE3還能降低眼壓，所以科學家們現在把其當成一種青光眼的可能療法。PGI3的抗炎性亦來自於此機制——藉由防止花生四烯酸被釋放出來，進而有效地抑制了血栓的形成。

儘管由omega–6花生四烯酸衍生而來的血栓素TXA2會使血小板黏稠，造成嚴重的血栓與血管狹隘，但相較之下，來自EPA的TXA3卻不怎麼活躍，並會和TXA2的作用相抗衡。和其相似的是，由omega–6花生四烯酸衍生出的白三烯素，也會和由EPA製造出的白三烯素互相對抗。由花生四烯酸衍生出的白三烯素（如LTB4）可以調解氣喘病中惱人的支氣管狹隘症狀，以及慢性氣喘過敏與劇烈氣喘發作。它也與囊腫纖維症、腸炎與牛皮癬等疾病中常見的發炎過程有關。雖然由EPA衍生而來的白三烯素B5也會對免疫系統發送訊息，但其訊息強度不但十分微弱，而且還要和其他更具炎性的白三烯素競爭。因此，它只會減緩免疫系統反應，而不會完全中斷免疫系統。理論上，此作用有助於對抗由omega–6二十酸所引起之負面影響。

人體無法把亞麻子油的ALA轉變成魚油中價值其次的脂肪酸，至少轉化效果不佳。我特別在此藉由這段話來糾正目前在營養學文獻中仍十分常見的一項誤解。魚油中另一種珍貴的omega–3脂肪酸是二十二碳長的二十二碳六烯酸（docosahexaenoic acid或DHA）。雖然人體擁有能夠將ALA轉變為DHA的延長酶，有些資料（通常和亞麻子油販售商脫

常見蔬菜油中主要omega–3與omega–6脂肪酸百分比表

	次亞麻油酸（omega–3）	亞麻油酸（omega–6）
杏仁油	0	17.4
酪梨油	0.8	13.1
芥菜子油	10	26
椰子油	0	1.8
玉米油	0.5–1.5	39.4–65.6
棉花子油	＜0.4	46.7–58.2
亞麻子油	47–55	17–30
葡萄子油	＜0.1	58–78
夏威夷豆油	0	1.8
橄欖油	0–1.5	3.5–20
棕櫚油	＜0.5	6.5–12
花生油	＜0.1	14–43
紅花油	0.4	74.1
芝麻油	0.3–0.4	41.5–47.9
沙拉油	5.5–9.5	49.8–57.1
葵花油	0.2	39.8
胡桃油	6.1–11.6	52.9–62.1
小麥胚芽油	6.9	54.8

資料來自2001年國際純化學及應用化學學會（IUPAC, International Union of Pure and Applied Chemistry）

不了關係）也天花亂墜地吹捧此作用，但研究結果卻一再顯示其實際上的轉換效果並不理想。若你明白DHA的重要性但又不吃魚油的話，此事的確很令人沮喪。

DHA並未被身體用來製造二十酸（它缺乏先備條件之一的20碳鏈），但其對腦部生長、發展、發送訊息，以及視網膜功能，都有著驚人的重要性。由於人們逐漸意識到DHA對人體之必要性，以及對其製造之限制性，目前已有人建議，此脂肪酸本身即具有不可或缺性，因為ALA並不能做為體內DHA的有效前驅物。對於嚴謹的素食者而言，是有可能藉由亞麻子油來製造一些DHA，但可惜量不多。

藥草產生的作用

一開始請先酌量服用亞麻子，觀察身體對其反應如何。若不習慣纖維性食物，或是有消化問題的話，亞麻子油並不是吃越多越好。亞麻子吃太多、水又喝得太少，會造成消化道輕微阻塞。等身體習慣了亞麻子後，即可逐漸增加劑量。許多人都注意到，亞麻子會一如預期地發揮「調節」消化之功效。

除非通便是唯一目的，不然使用前請將亞麻子磨碎。雖然整顆亞麻子會直接通過身體，但它們也會順便帶走一些膽固醇。食用磨碎的亞麻子，可以一次攝取到亞麻子中三種據稱之療效成分。亞麻子的表皮含有纖維和木酚素，種子內則有含omega–3的油脂。許多人建議研磨亞麻子時，使用舊的、乾淨的咖啡磨豆機即可。將亞麻子磨碎，或至少將其嚼碎，能夠釋放出較多的亞麻子油與木酚素。

常見的使用方法

內服

便秘、胃腸不適、高膽固醇、心臟疾病、發炎性疾病、月經症狀、狼瘡、癌症、骨質疏鬆、關節炎、前列腺腫大

內用時的可行方式

亞麻種子、瓶裝亞麻子油、亞麻子油膠囊、添加於食物中

常見劑量

以大量開水配合服用1湯匙整顆亞麻子，可治療便秘。根據臨床研究，碾碎或磨碎的亞麻子（有時會烘烤加入食物中）用量在15–50克之間。常見的亞麻子油劑量是每日15–30毫升。

＊這些用法和處方來自於民間流傳的方法，並不一定經過測試或推薦。

亞麻子油產品有許多種類，但最好不要加熱食用。雖然目前有些產品會刻意將木酚素再次添加回亞麻子油中，並在標籤上註明內含「高木酚素」等的字樣，但事實上，亞麻子油並不含木酚素或纖維。有些產品還會自我吹噓說其中含有較高含量的ALA。若為了其omega–3成分而食用亞麻子油，請切記在理論上，還有日常飲食中富含之omega–6脂肪酸會與其療效相對抗。

亞麻子油中的omega–3脂肪酸害怕熱與光，因此雖然亞麻子油可用於烹調，其穩定性卻不免令人質疑。為了保存亞麻子中的omega–3脂肪酸，可以將其添加在沙拉或其他室溫下的食物裡。亞麻子油不難吃，因為它根本平淡無味：它可不像橄欖油等其他油脂般，會受到美食大廚們極力的讚揚。有一項研究曾指出，把具有數種有益健康療效的磨碎亞麻子添加在瑪芬蛋糕裡烘烤，並不會降低其中omega–3成分。偶爾也會聽聞，亞麻子油的性質比據稱更為穩定實在。然而為了保險起見，請還是把它視為怕熱物品：比方說，請不要用亞麻子油來煎炸料理。

請把亞麻子油產品存放在陰涼處：冰箱。順道一提，比較有常識的健康食品店，都是把亞麻子油或是亞麻子存放在冰箱裡。磨碎後的亞麻子也請放在冰箱裡，事後可以隨時拿出來撒在食物上。

請食用人類可食之產品，並遵循下列注意事項。除非標明可食，不然絕對不要吃亞麻子製成品，像是摻雜了油彩的亞麻仁油（linseed oil）。所幸，目前市面上並沒有販售其他種類的亞麻食品或補充品，因為它們都可能會讓人身體不適。除非本身為熟知亞麻種類的植物學家，否則最好不要自行去摘採野生亞麻子。此外，亞麻含有氰化糖苷（cyanogenic glycosides），在特定情況下會釋放出氰化氫（hydrogen cyanide）。但請別驚慌，目前尚未出現亞麻氰化糖苷致死的案例，因為其在亞麻子與亞麻油內的含量都非常低。然而，曾有食用亞麻莖與亞麻葉的家畜深受其害。

若有任何腸阻塞的問題，請勿食用亞麻子，因為它會造成腸道緊縮。由於亞麻子具有通便功效，若和口服藥一起服用的話，或許會減低藥效的吸收。因為亞麻或能預防血栓，所以有可能會過度強化正在服用的任何薄血劑（blood thinner）效果。此外，目前尚不清楚調節雌激素的木酚素對胚胎或哺乳中的婦女有何影響，雖然沒有相關併發症的報導，有些消息來源因此慎重地警告懷孕與哺乳中婦女，應該對亞麻的使用量有所限制。過度食用包括亞麻子油在內的任何一種蔬菜油，都可能會造成排稀便與消化不良。

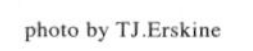
photo by TJ.Erskine

功效的實證

針對亞麻子與亞麻油所進行的研究相當多。由於科學家們對omega–3脂肪酸的興趣與日遽增，此類研究將來或許還會繼續增加，因此以下根據設計完善研究所整理出來之資料，很可能也不會是對亞麻特性的最後定論。

和亞麻子油相較之下，亞麻子的資料較齊全。通常使用的都是磨碎的亞麻子，有時候會被添加在瑪芬蛋糕中一起烘焙，與使用非亞麻子的小麥胚芽或小麥麩的安慰劑瑪芬蛋糕相互比較。其中有些研究資料暗示，亞麻子可能具有抗癌性。有兩項初步研究[1, 2]讓等待進行前列腺癌手術的患者食用低脂餐與亞麻子。其後的切片檢查明顯地證實了，患者都出現了較佳的生化指標。比方說，更多癌細胞凋亡、更少癌細胞增值，以及前列腺特異抗原（PSA）降低。這些正向指標可能都歸功於亞麻子對雌激素的影響力。

比方說，有四項各自獨立的研究發現，食用亞麻子製成品[3, 4, 5, 6]的人體內，由植物衍生而來的類雌激素分子，腸內酯與腸二醇，數量都有所增加。但這並不表示食用亞麻子的人體內，會出現較多雌激素活動。相反地，雖然有一項研究發現，亞麻子木酚素並不能改變體內血清激素（serum hormones）[7]，但另一些研究卻指出，此成分會明顯地提高體內較不活躍的2醇酮（2–hydroxyestrone）雌激素，與較活躍的16醇酮（16–appha–hydroxyestrone）雌激素之間的比例[8, 9]。「2/16–alpha比例」的提高，通常被視為一種對抗像乳癌或前列腺癌這些雌激素易感型癌症的生長或發展的指標。比起毫無影響力的大豆，亞麻子明顯地更能將此比例指數導向具保護性的一方[10]。

理論上，亞麻子將體內製造出的雌激素轉變為較不活躍的形式時，可能會影響骨骼生長，因為這原本是雌激素的功效之一。然而，越來越多亞麻子研究卻再三提出保證，目前尚未觀察到有任何骨骼成長遲緩的現象[11, 12, 13]。但另一方面，亞麻子也不會增加骨骼生長。基於此論點，人們也就不用期待亞麻子可以治療骨質疏鬆症了。

根據數項研究顯示，亞麻子的雌激素木酚素可能會影響到更年期婦女，但目前還過早妄下斷言。服用亞麻子能稍微增加更年期婦女體內泌乳激素，這一點很有意思，因為此荷爾蒙在更年期通常會越趨減少[14]。亞麻子油也大幅減少了更年期婦女體內的17–β雌二醇，此作用活躍的雌激素在理論上，會造成由低雌激素所引起的更年期症狀更形惡化。然而，在另一項試驗中，17–β雌二醇與傳統雌激素搭配黃體素的荷爾蒙療法相較之下，兩種療法都能使更年期症狀，以及體內葡萄糖和胰島素值下降。但是比起服用亞麻子的婦女，注射荷爾蒙的婦女體內的膽固醇數據會較為理想[15]。

亞麻子油木酚素的雌激素影響作用，可能是使一些婦女經期正常化的原因[16]。或許有些女性自以為經期正常，但事實上她們的黃體期（緊接在排產卵期之後的期間）卻較短。若此現象為長期性的，就可能是導致不孕症的原因之一，因為黃體期過短使得體內黃體素分泌不足，而黃體素有助於增加子宮壁厚度好讓胚胎著床。服用亞麻子的婦女黃體期顯然比服用安慰劑的婦女長，黃體期內所分泌的黃體素數量也顯著地增加。安慰劑組婦女出現了3個未排卵的不正常經期（在36個週期中），但使用亞麻子組的婦女則完全沒有此現象（在36個週期中）。

亞麻子也會影響到雞蛋。買菜時是否曾看過標榜omega–3含量的雞蛋？這些雞蛋就是在雞的日常飼料中添加亞麻子而來的。有一項研究曾以這種雞蛋做試驗，將一般雞蛋做為控制組，發現吃這些雞蛋的確會增加人體內omega–3成分[17]。首先，他們檢驗雞蛋，發現被餵以亞麻子的雞體內的ALA——亞麻子油中主要的omega–3脂肪酸之一——含量明顯增加；而雞又將此脂肪酸傳到了蛋裡，但蛋裡的膽固醇含量和一般的蛋一樣。這些蛋也明顯含有豐富的、有益健康的基本脂肪酸DHA，正是omega–3研究人員最為鍾愛的營養素之一。此事很令人振奮，因為人體無法有效地將亞麻子油自行轉變為DHA。

接下來，研究人員再檢驗自願受試者。當受試者連續兩週，每天吃4顆含亞麻子的雞蛋後，和吃同樣數目的普通雞蛋的受試者相較之下，他們體內的脂肪酸含量明顯地增加許多。儘管吃亞麻子雞蛋和普通雞蛋的受試者體內膽固醇值相同，但此研究並未提及食用雞蛋對受試者在研究期間的膽固醇影響為何，因此若擔心的話，最好還是避免一天吃4顆雞蛋。另一方面，不透過雞蛋直接食用亞麻子，或許也有助於降低膽固醇。

大多數測量研究都表示，亞麻子能大幅降低血栓的形成與膽固醇[18, 19, 20]，而且降低的通常都是「壞的」LDL膽固醇。不過，也有一項試驗發現，「好的」HDL膽固醇含量也會下降[21]。另一項研究則注意到，食用亞麻子後，血糖會顯著降低[22]。膽固醇會降低並不令人訝異，因為纖維素能拉著膽固醇通過消化道，而亞麻子正是纖維的絕佳來源。就此點來說，亞麻子的通便效用絕對可靠。有些人還真的進行檢測，發現亞麻子不但降低了他們體內膽固醇，也顯著地增加了排便的次數[23]。

有幾項針對狼瘡患者所做的人體研究結果，驗證了最初以嚙齒類動物為試驗對象的發現，也就是亞麻子可以降低狼瘡所引發的腎臟病[24, 25]。服用磨碎亞麻子的狼瘡患者的腎功能較好，膽固醇與血小板凝聚不但都降低了，身體免疫參數也較理想。

如同亞麻子油，食用磨碎的亞麻子同樣能增加omega–3脂肪酸。在上述試驗中，只要研究人員不畏麻煩地細心測量，一般都會發現食用磨碎亞麻子的受試者，體內ALA與細胞膜的結合都會顯著提高。因為ALA是亞麻子油的成分之一，所以這也表示，亞麻子在某種程度上來說亦是亞麻油脂的來源。不過，若只單純攝取亞麻油會如何呢？

正如預期，食用亞麻油而不吃亞麻子會提高omega–3 ALA的含量。一般總認為人體可以從亞麻子油中，製造出兩種有價值的omega–3魚油成分。然而，研究資料卻顯示，此論點只對了一半。食用亞麻子油確實能提高體內的二十碳五烯酸（EPA），但卻不會增加二十二碳六烯酸（DHA），目前無法確定原因為何[26, 27]。食用亞麻子油的哺乳中婦女可以提供嬰兒更多ALA、EPA，以及稱為二十二碳五烯酸（DPA）的成分，這是一種DHA的可能前驅物。DPA只比DHA少一個雙鍵。雖然理論上，體內延長酶應該可以幫DPA再加入一個雙鍵，但研究顯示，此現象並未出現在這些哺乳婦女身上[28]。

亞麻子油的ALA是較不具致炎性二十酸的omega–3前驅物。理論上來說，其可以改變身體免疫狀態。不過，大多數研究顯示，食用亞麻子油的人身體大部分免疫參數都沒有出現變化，像是循環免疫細胞數和這些細胞的各項防禦作用，如噬菌作用、呼吸暴增現象。像介白素（interleukins）與腫瘤壞死因子（TNF）等刺激免疫的細胞激素的數目，也都沒有改變[29, 30]。在理想狀況下，科學家們當然希望看到這些免疫作用因為服用亞麻子油而降低，因為這代表了發炎症狀有所減緩。然而，有一項研究發現了一些樂觀的抗炎證明：亞麻子油會使血管壁中較少出現細胞黏附分子–1（cell adhesion molecules–1）和E–選擇素（E–selection）。發炎時，這些成分常會像旗子一般從血管上伸進血液裡，它們會抓住一些流經的免疫細胞，啟動免疫細胞去更進一步活化其他免疫反應。但發炎時，細胞黏附分子–1與E–選擇素的含量過高，卻會加重發炎症狀。亞麻子油可以減少此種血管抓取白血球細胞的作用，因此得以減緩發炎[31]。此消炎作用的效力或許不足以幫助食用亞麻子油的抗風濕性關節炎病患，但和食用安慰劑油的患者相比，在臨床上也不致造成更好或更壞的影響[32]。

photo by TJ.Erskine

最後，有幾項流行病學研究整體分析了包括亞麻子油在內，數種食物中值得一提的ALA的功效。亞麻子是紀錄上ALA含量最高的食物之一，但其他植物中也可以發現少量ALA，某些肉類裡亦含微量ALA。將世界各地由這些食物攝取ALA的情形製成表格後，可以發現食用ALA與降低冠狀動脈心臟病間具有關聯性。然而，罹患前列腺癌的風險亦有所增加[33]。這些研究人員對提高護腺癌風險這項結果也不免感到疑惑，提議了一項可能造成研究結果混淆的因素：前列腺癌風險提高的人多半是從肉類獲取ALA，而這同時增加了飽和脂肪的攝取量，或許才是導致癌症的元凶。此論點似乎頗為合理，因為一些臨床試驗指出ALA其實有益於前列腺癌患者，而且其他科學家們也陸續發表評論，批評將前列腺癌與食用ALA牽扯在一起的不適當性[34]。另一項統合分析研究顯示，在病例對照研究中，食物中的ALA對乳癌有著統計上「邊界顯著」的預防效果[35]。

概 要

- 亞麻子是一種具膨脹性、非上癮性、降低膽固醇的通便劑。亞麻子表皮中的木酚素或可藉由調節雌激素活動來發揮抗癌作用。木酚素也可能藉由中和血小板活化因子受體的作用，進而預防血栓。
- 亞麻子油是omega–3脂肪酸ALA的良源。人體可以將其轉換成另一種omega–3，也就是同樣存在於魚油中的EPA。此成分為二十酸前驅物，具有消炎、抗動脈粥樣硬化與預防血栓之功效。
- 與一般認知不同的是，根據臨床研究顯示，人體無法從亞麻子油中自行製造出有益的omega–3魚油DHA。
- 初步研究指出，磨碎的亞麻子有助於治療乳癌、前列腺癌、狼瘡。然而，另一項研究表示，亞麻子油對類風濕性關節炎沒有幫助。
- 只食用標明為人類可食之亞麻子產品，有些人最好還要限制亞麻子的食用量（見前述「藥草產生的作用」一段）。與其他藥物一起服用時，亞麻子可能會影響其藥效吸收。

GARLIC
大蒜

◎學名─*Allium sativum*

◎科名─百合科

◎屬名─蔥屬

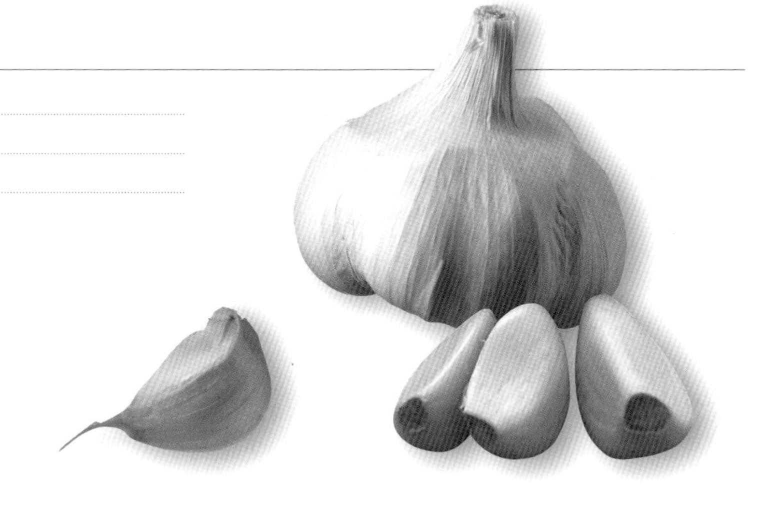

歷史和風俗

大蒜竟然是一種百合，這常讓人們感到訝異。但若喜好園藝，你就知道其實大蒜和百合有許多相似之處。它們都有球莖，有些百合球莖甚至聞起來像大蒜。其他蔥屬植物還包括了洋蔥、細香蔥、青蔥、韭蔥。它們都含有近似、甚或是完全相同的成分分子。把這些植物切碎或煮熟會啟動一種化學反應，將原來無臭的分子變成充滿硫磺惡臭。這些游離分子中的一部分會隨風飄揚，飛進眼睛裡造成刺痛。因為其硫磺臭具有穿透力，若皮膚上沾的大蒜夠多，嘴裡甚至也嘗得出大蒜味來。不過，這些並沒有妨礙人們深深地愛上它。

我有一位好友從大廚轉行成為藥劑學博士。他時常說自己四星級的廚房裡唯一不可或缺的就是蒜科植物。光是想到少了大蒜，他的臉都會不由自主地扭曲起來。幸好這些植物遍布世界各處。在像我朋友一樣的廚師和藥草學家之間，也一直都是最受讚揚的藥草之一。

大蒜的種植和受人推崇已有五千年以上的歷史。為增強體力，古埃及奴隸會分配定量的大蒜，古代中國皇帝也同樣對大蒜讚譽有加。據說，古希臘運動員在奧林匹克運動會期間，會用大蒜來保持耐力。而兩次世界大戰中的士兵，也把大蒜暱稱為「俄國盤尼西林」，將之用來治療傷口。此外，大蒜在民俗療法中，被用來治療各種輕微病症，比方說運動員腳傷和殺死腸內寄生蟲。

當然，你一定看過電影裡，身上戴著大蒜可以躲過吸血鬼之吻。此迷信起源於中世紀時期，人們相信大蒜可以驅趕招致病痛的各種惡靈。直至今日，大蒜仍被認為和消解疾病有關。家庭自製感冒藥裡通常少不了大蒜。有一則使用大蒜來預防生病的相關笑話，認為吃了大蒜後身體散發出來的濃烈氣味會讓你人緣變差，被孤立當然也就減少了被他人傳染的風險。大蒜至今仍是最重要的藥草之一。

科學家眼中大蒜的功效

大蒜最為人所知的功效是抑制血栓的形成。如同阿斯匹靈，大蒜會干擾COX，預防其製造出引發血栓形成的血栓素。大蒜也和阿斯匹靈一樣具有不可逆作用[1]。這解釋了大蒜在臨床試驗中，為何具有延長抗凝血功效的作用。因為血小板無法製造出COX，所以身體需要更多時間來製造更多帶有活躍COX的血小板。它也可能藉由改變血小板中鈣的數量，來調節其集結力[2]。尤其大蒜中有些成分，對此作用有著較強的影響力。所以請使用真正的大蒜，而不是從大蒜提煉出來的成分。

大蒜可藉由各種方法放鬆血管，進而降低血壓。大蒜會使動物和人體血管舒張，進而降低血壓。通常這和一氧化氮合成的增加有關，因為一氧化氮會擴充血管[3]。有些科學家將此作用完全歸功於一氧化氮數量增加，但體內同時還有其他一併作用的機制[4]。儘管大蒜會抑制體內一氧化氮的製造，但其萃取物仍具功效。因為血栓素不只能集結血小板，還會栓塞血管，所以大蒜對血栓素的抑制作用的確對身體有益。

大蒜擴張血管的作用，解釋了其為何會讓人流鼻涕。擴張的血管會變得比較容易滲漏，所以生病時，大蒜可以幫助你淨空鼻子裡令人不快的阻塞物。解充血藥的作用則完全相反，會使鼻內血管收縮，防止滲漏，但這也會使鼻竇變得乾燥。大蒜採用的是一種讓人流鼻水的麻煩方法來暢通鼻竇。

大蒜抑制了各種製造脂肪和膽固醇的酵素。正如其名，脂肪酸合成酶（fatty acid synthase）是一種用來合成脂肪酸的酵素。最後三個脂肪酸分子會和一個甘油分子結合，變成三酸甘油脂，身體會高興地把它當成脂肪儲存起來。它們會經由血液在體內輸送來去，若血液中的三酸甘油脂長期偏高的話，醫生就會開始擔心你的健康。比方說，飯後體內胰島素會提高，而胰島素又會提高脂肪酸合成酶的作用，所以討厭的三酸甘油脂也會跟著增加。具有明顯相反作用的是大蒜中的兩種亞硫分子，S–烯丙基半胱氨酸（S–allyl cysteine）和S–丙烷基半胱氨酸（S–propyl cysteine）。在大鼠肝臟分離細胞研究中，它們都會減少脂肪酸合成酶的作用[5]。

同時，若缺少一種簡稱為NADPH的釋電子成分，脂肪酸也無法合成。而合成過程所需的NADPH，大多是由大蒜內的兩種酵素所製造出來的：蘋果酸酶（malic enzyme）和葡萄糖–6–磷酸鹽去氫酶（glucose–6 phosphate dehydrogenase）。和脂肪酸酶一樣，胰島素也會促進這些酵素發生作用。然而，餵食大鼠乾燥大蒜，會減低這兩種酵素的作用力。和食用豬油的大鼠相比，食物中拌有大蒜的老鼠，血液中的三酸甘油脂值，比食物中不含大蒜的大鼠低[6]。

膽固醇合成需要一種會被大蒜抑制的酵素，至少在試管試驗中如此。目前為止的試驗結果指出，食用大蒜後，體內膽固醇降低的效果並不突出。但在理論上，至少從細胞和動物研究所得之證據，可以提出支持此微小變化背後的機制。

如同電視廣告中，對使用其他降膽固醇藥都無效的患者所強力宣傳的施德丁藥物（Lipitor、Crestor、Zocor和Pravachol），大蒜也能抑制同一種膽固醇製造酶，HMG CoA還原酶。大鼠培養肝臟上所加的大蒜亞硫成分，氧化了此酵素中的硫分子，進而使其作用力變小。

其他含硫的大蒜分子也會藉由另一種不同的酵素調節機制，減少膽固醇製造酶的作用：這些含硫分子允許酵素附著在酯上，是一種已知可以減緩酯作用力的常見機制[7]。而分離、淨化後的大蒜成分，作用力似乎比不上大蒜中的天然混雜成分[8]。

不可否認的是，大蒜可以抗氧化和消滅自由基。大量文獻指出，大蒜中的亞硫分子可以預防氧化物和自由基肆意破壞體內寶貴分子。因此，大蒜或許進一步限制了它們引發癌症的製造作用。雖然大蒜或許不能顯著地使膽固醇下降，但據臨床

大蒜的成分

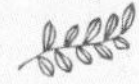

完整的大蒜細胞含有無味的蒜氨酸（alliin），受到擠壓時，細胞內的蒜氨酸酶（alliinase enzyme）會把將其催化成帶有強烈臭味的蒜素（allicin）。一般認為蒜素具抗生素特性，但效果不穩定，而時間又會把其主要成分轉化為二烯丙基三硫化物（diallyl trisulfide）和二烯丙基二硫化物（disulfide）。時間、溫度、擠壓，或發酵過程，都會使蒜素變成其他各式各樣含硫化物的成分，像是硫化二丙烯的衍生物、甲基烯丙基硫醚和二甲基硫（dimethylsulfides）。從蒜素衍生而來的油為oligosulfides、抗血栓的大蒜烯（ajoenes），以及乙烯基二塞烯（vinyl dithiins）。

試驗得知，食用大蒜的人體內較不易出現「壞」膽固醇（LDL），也比較不容易造成LDL氧化。LDL的氧化作用會造成動脈粥樣硬化斑，增加罹患心臟病、心臟病發作和中風的危險。有些大蒜分子會一對一地正面對抗壞分子；其他大蒜分子則沒有那麼直接，主要藉由抑制環氧合酶之類的致炎酵素來產生作用。

藥草產生的作用

可依個人喜好食用大蒜。但大蒜補充品的效果或許不比新鮮大蒜。因為平常會用到各種大蒜：生大蒜、熟大蒜、陳年蒜、蒜粉、大蒜萃取液或萃取油，以及大蒜補充品，藥草學家最常見的問題就是：「究竟應該以何種形式來食用大蒜呢？」若看一下「功效的實證」中所討論的成功試驗使用的是哪種大蒜，大概就可以知道，幾乎所有大蒜在不同應用情境下，多多少少都具有功效。因此，就依自己覺得最美味的方式來享用它吧！不過，其中功效最差大概是大蒜補充品。其中一個相關問題是，許多大蒜補充品無法製造出足夠的蒜素，而蒜素又是最主要的大蒜硫化物之一。為使大蒜發揮效用，蒜素絕對是不可或缺的。因為蒜素本身除了可以抗微生物和抗氧化物外，還可以分解成許多具功效的不同作用成分。況且，雜貨店裡賣的大蒜，也絕對比大蒜營養補充品來得便宜多了。

提到購買新鮮大蒜，請選擇有紙般薄皮緊緊包覆著的無瑕疵蒜瓣，把發霉的蒜瓣丟掉。大多數的罐裝大蒜也都還不錯，只是含鹽量通常較高。即使十分罕見，但有些大蒜油製品因為鹼性過高，會讓人出現肉毒桿菌（botulism）中毒。

為了發揮功效，大蒜一定得聞起來臭臭的。為了得到惡臭的蒜素，首先要有蒜氨酸。蒜氨酸是蒜瓣中一種無臭含硫分子，性質穩定。但蒜瓣被壓碎或切開後，蒜氨酸就會跑出來和蒜氨酸酶結合。理想狀況下，我們希望蒜氨酸酶可以發揮作用，也就是把無味的蒜氨酸轉化成散發臭味的蒜素。因為蒜氨酸酶會被熱破壞，有些專家建議，可以把切好或壓碎的大蒜放在砧板上久一點再丟進炒鍋，這可以讓蒜氨酸酶有足夠時間發揮作用。蒜氨酸酶會把蒜氨酸分解成蒜素，而蒜素不但是抗氧化物，還具有抗微生物性。此外，蒜素會隨時間而自動分解（加熱時分解速度更快）成其他數種不同的臭分子，最常被認為是蒜素惡臭的衍生物中，主要造成大蒜藥性的作用成分。

標榜「無臭」或「去除氣味」的大蒜補充品經常是以「膜衣包覆」(enteric coating)。此法可以使藥劑完整地通過胃部到達小腸，膜衣會在小腸溶解，使藥劑中的作用成分被釋放到腸道中。不幸地是，膜衣會干擾到其中蒜氨酸酶的作用。就算蒜氨酸酶沒被干擾，消化液最終還是會摧毀這些酵素[9]。這也意味著，補充品錠劑中的蒜氨酸不太可能順利在體內被轉化成蒜素。進一步來說，這也表示「去除氣味」或「無氣味」的大蒜補充品或許根本就不具功效。

大蒜能夠降低血壓，但要注意血液可能會被過度稀釋。目前已有足夠證據顯示大蒜可以降低血壓，但預防血栓才是大蒜一再經過證明的作用。滯留在冠狀動脈內的血栓，會引發心臟病發作，或是隨著血液傳到大腦造成中風。因此，稀釋血液通常是一件好事，但若正在接受薄血治療的話，請避免食用大蒜。同時，現在外科醫生也會提醒病患，在手術進行前一星期應該避免食用大蒜，就像避免使用阿斯匹靈一樣，能將失血過多的風險減至最低。

大蒜或許無法使膽固醇明顯降低。臨床研究顯示，大蒜對膽固醇的影響微乎其微。為了健康考量想降低膽固醇，需要自己十分努力地規律運動、多攝取纖維素。不管你吃下多少大蒜，和少吃肉類。不管吃了多少大蒜，若你既不愛運動、吃得不健康、喝太多酒、又抽菸的話，光吃大蒜也不會有什麼保健功效的。

雖然大蒜的抗生素特性並不可靠，但經常食用大蒜或許可以讓人不易生病。由於從小到大聽了太多一、二次世界大戰中，士兵將大蒜粉撒在傷口上預防感染的傳奇事蹟，當我後來發現大蒜雖然可以殺死某些細菌，但功效實在比不上抗生素時，不免大失所望。雖然大蒜的確在治療某些類型的皮膚黴菌感染上，表現出輕微效力，但將它用在皮膚上，或是直接把它拿來和微生物一決勝負，結果卻互有勝負。不過，大蒜本身也會發黴，只要看看超市架上那些可疑的大蒜，再想一想大蒜抵抗病原體的效果到底如何，便能明白我的意思。事實上，若把罐裝大蒜存放於鹼性環境中，本身就會成為肉毒桿菌的溫床，會引發一些肉毒桿菌中毒症狀。大蒜絕不應該被當成抗生素替代品，因為功效十分不可靠。

另一方面，慣常食用大蒜的人罹患某些癌症的可能性比較低，像是胃癌和腸癌，其他癌症可能也是。同時，常食用大蒜的人也不太會感冒。若已出現感冒症狀，又什麼治療法都想試試的話，不妨多吃點大蒜，反正也不會有什麼害處。

功效的實證

大蒜在民間及科學界的響亮名氣使它迅速成為無數報告的研究對象。在收集範圍較完備的科學資料庫中，有關大蒜的研究報告就超過二千多篇。依照慣例，其中只有部分研究較具公信力。因為大多數人沒時間一篇篇閱讀這些報告，所以統計學家好心地以統合分析法（meta-analysis），重新檢視了一些設計最為完善的研究結果。

趣味小常識

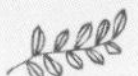

大蒜對狗和貓安全嗎？

關於這問題的爭議不少，但是尚未得到結論。獸醫警告人們，寵物食用洋蔥是有危險的。而大蒜分子和洋蔥相近，有些甚至完全一樣。洋蔥內對寵物最具威脅的成分之一是一種微小、無機的含硫離子「硫代硫酸鹽」(thiosulfate，歐洲名稱為「thiosulphate」)。若硫代硫酸鹽的數量到達一定程度，就會造成寵物的紅血球細胞破裂，進而導致稱為溶血性貧血的危險症狀。狗吃下足夠分量的洋蔥後幾天，或許就會開始上吐下瀉。狗會變得呼吸困難，尿液中也會出現從破裂紅血球跑出來的血紅素。體內循環的紅血球破裂，造成足以致命的危機。毒素有可能來自於一餐吃了很多洋蔥，或是少量但持續地食用。大蒜也含有硫代硫酸鹽，但量不多。當然，狗也有可能趁你轉身時吞下大量大蒜，使體內劑量多到足以致命。或許因為狗的味覺是出了名地不敏銳，所以和貓比起來，貓比較少中毒。然而，還是有零星報告建議，以剩菜餵養寵物時，因為食物中可能包含洋蔥和大蒜，所以可能會對寵物造成不利的影響。

目前市面上許多加工肉品，像是高湯和嬰兒食物，都含有洋蔥和大蒜粉，所以若要餵食寵物這些食物的話，請特別小心謹慎。有些受歡迎的「天然」飼料中也含有大蒜，這或許是為了吸引飼主所打的「藥草」牌。這些產品製造商再三向消費者保證，其飼料中大蒜含量極少，不但不會傷害寵物，還提供了牠們與人類同等級的保健配方。雖然這些說法有可能是真的，但因為目前不知道大蒜是否對寵物有毒，許多飼主還是堅持讓寵物使用不含大蒜和洋蔥的飼料。(若想參考更多藥草和動物的資料，請見附錄C)

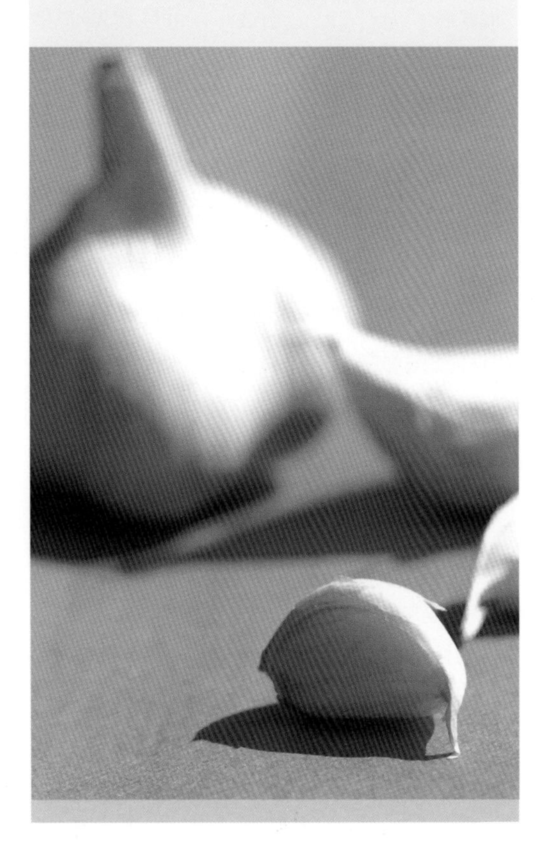

整體來說，數項統合分析指出，使用大蒜對人體不會造成傷害，雖然其強大的稀釋血液能力，不免讓一些醫生擔心大蒜會引起藥物化學作用以及手術併發症。一項2002年的統合分析指出[10]，大多數研究都認定大蒜能夠預防血栓發生。體內形成血栓的可能性被血液中的纖維作用、溶解或分裂血栓作用完美的平衡了。分析研究中所檢視的12項有關大蒜對人體纖維溶解作用的研究中，有10篇報告指出大蒜可以增進此作用。這些研究中，7項研究所使用的大蒜油劑量，從單一單劑量到每日使用最多達4週的都有。這些研究也使用了其他像是新鮮或乾燥大蒜等的不同形式的大蒜。結果顯示，受試者在首次使用大蒜後6小時內，體內的纖維溶解作用分別獲得了提升72%或63%；而且抗凝血效用也持續長達至少12小時。另外兩項獲得正面結果的研究，分別使用的是大蒜粉或一種乙酸乙酯大蒜萃取物；而兩項負面結果的研究則都使用了大蒜粉。

同樣地，大蒜或許也能降低血壓。在大多數動物試驗中皆可清楚觀察到此點。在12項調查大蒜對人體血壓影響的研究中，只有3項研究未發現大蒜具有任何作用。其餘研究則都認為，各種大蒜產品（大蒜粉、陳年大蒜精、含酒精的萃取物、大蒜錠劑、市售大蒜補給品、以飲食控制用的大蒜）都和血壓的降低有關。而那3項未發現任何影響的研究，使用的均為一種市售大蒜錠劑（Kwai）。在研究進行時，此錠劑剛好遭人批評無法有效地釋放出大蒜分子[11]。不過，仍有一些正面結果的研究同樣使用此品牌，但這些研究的年份較早，完成時間都在此產品於1992年更改成分之前。

謹慎的研究人員在檢視過許多優秀研究後總結，大蒜或許可以降低膽固醇，但效果輕微。發表在2000年《內科醫學年鑑》（Annals of Internal Medicine）上的一篇統合分析研究，將目標鎖定那些設計最為嚴謹的研究（也就是隨機抽樣、雙盲設計、使用安慰劑控制組）[12]。這些研究都讓受試者單獨使用大蒜，去除其他添加成分可能造成的影響。這些研究也只包含了體內膽固醇每分升超過200毫克的高膽固醇患者。在13項被檢視的研究中，有10項使用了大蒜粉，3項使用了大蒜油。綜合檢視結果後，研究人員發現，使用了大蒜的受試者，膽固醇輕微但顯著的下降了5.8%。然而，將其中有些試驗集合起來，以最高品質標準、以及是否具有標準化作用成分蒜氨酸的條件下來看，大蒜的作用和安慰劑比起來並無不同。其中一些檢測「好」膽固醇（HDL）和「壞」膽固醇（LDL）的研究發現，食用大蒜的受試者體內LDL／HDL比例略有改善，但進步程度尚未達到統計上的顯著性。這些研究的結論雖然正面，但也很謹慎：「目前已知資料建議，大蒜在減少體內總膽固醇值上，優於安慰劑；然而，此效用程度微小，而且穩定性也有待商議。因此，使用大蒜來治療高膽固醇的具體價值仍令人存疑。」

常見的使用方法

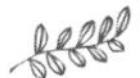

內服

血栓、高血壓、高膽固醇、感染、抗氧化、抗微生物、抗腫瘤

內服時的可行方式

新鮮及乾燥的球莖、膠囊、萃取物、泡製品、汁液、油、糖漿、錠劑、酊劑、陳年大蒜精、大蒜粉

常見的用法

若攝取的是無作用的大蒜蒜氨酸，應該搭配使用藉由切碎而釋放出的蒜胺酸酶，這樣才能將蒜氨酸催化成有作用的蒜素。內含蒜氨酸的大蒜補充品，應該也要內含蒜胺酸酶來啟動蒜素作用。通常建議一天食用1–5瓣新鮮大蒜，或是等量產品。一片4公克左右的蒜瓣，大約含有10–40毫克的蒜氨酸，切碎後可以轉化為4毫克左右的蒜素。而陳年大蒜精，則建議一天服用10–20公克。

＊這些用法和處方來自於民間流傳的方法，並不一定經過測試或推薦。

在整體分析好幾項試驗後，研究人員指稱大蒜是一種抗癌劑[13]。2000年時，美國國家癌症研究所贊助了一項統合分析報告。此報告先收集了300份測試大蒜對癌症功效的研究，選出其中22項研究設計最完善的來做進一步分析。這些研究使用了生大蒜、煮熟的大蒜，以及大蒜補充品。因為科學家最常檢測罹患胃癌和腸癌的風險，所以這些癌症自然也較易獲得大眾注意力。目前之所以對大蒜對其他癌症的作用所知甚少，也是因為這樣的研究較不常見。分析報告的作者結論，大量食用大蒜或許的確可以保護身體對抗胃癌和腸癌。這些研究也指出，大蒜對預防前列腺癌、喉癌、乳癌「效果可靠」。但因為只有一項研究顯示正面效果，而另兩項研究未發現效果，所以認為大蒜對預防食道癌具有「歧異的效果」。統合分析的統計資料顯示，不論食用的是生大蒜或煮熟大蒜，或許都可以大幅減少胃癌和腸癌的風險（10%–50%）。不過，報告的作者很快又提出慎重警告，說明此研究結論或許會因為研究選擇上的差異，以及分析者的偏見而讓人覺得不屑一顧。他們還注意到，研究資料之所以令人困惑，是因為食用最多大蒜的受試者，同時也比較喜歡多吃一些蔬菜；而多攝取蔬菜本來就和減少罹癌率有關。不過，用大蒜來防癌大概也沒有壞處。因為到目前為止，還沒有任何報告認為大蒜有致癌風險。

大蒜傳奇性的抗菌作用在試驗中，得到正反不一的檢測結果。大蒜或許會使食用者有較好的抗感染體質，但若放在試管中和病原體一對一搏擊，大蒜的抗微生物效用就只僅限在理想情況下，針對某些特定病原體而已。

大蒜對病原體的直接作用好壞各半。雖然有一項研究發現，新鮮大蒜具有抵抗乳酪中李斯特桿菌（Listeria）的抑菌作用[14]；但在另一項研究中，大蒜卻無法預防奶油中的沙門氏菌（Salmonella）、李斯特桿菌、大腸桿菌的繁殖[15]，而這些全都是目前已知有可能引發嚴重食物中毒的細菌，所以萬不可依賴大蒜來對抗食物中毒。然而，在其他試管研究中，大蒜的二硫分子（disulfides）可以對抗金黃色葡萄球菌（S. aureus）、抗藥性金黃色葡萄球菌（MRSA），以及三種念珠菌和三種麴菌[16]。金黃色葡萄球菌會引起面皰之類的皮膚問題，稱為麥粒腫（Styes，俗稱針眼）的眼睛感染，以及更多嚴重的體內感染，比方說食物中毒、肺炎、腦膜炎、其他好幾種討厭的疾病。大蒜也極可能會干擾抗甲氧苯青黴素金黃葡萄球菌（MSRA）的作用，它對健康帶來的威脅簡直是與日俱增。念珠菌和三種麴菌都是黴菌，有時候會引起免疫系統較弱的人出現偶發性感染。

同時，初步試管證據也建議，大蒜有些作用可以對抗像疱疹、鼻病毒、流行性感冒之類的病毒[17]。然而，在培養皿中看來很有希望的作用力，卻也可能根本無法在人體發揮。例如，在細胞培養試驗中使用的生大蒜，可以提供身體對抗幽門螺旋桿菌的作用[18]，這是一種通常和胃潰瘍有關的病菌。不過，兩項臨床試驗發現，感染了討厭病菌的人，並不能藉由服用大蒜來自行清除體內細菌[19, 20]。不過，在乳霜內添加切碎大蒜中所富含的大蒜烯（ajoene，由西班牙文中的大蒜ajo而來），結果發現擦在香港腳[21]、股癬、輪癬[22]這些真菌感染問題上時，效果和抗癬菌的處方藥特比奈芬（terbinafine）不分軒輊。另一項調查報告用的可能是市面上銷量最差、讓顧客抱怨連連的產品，但其結果顯示，雖然大蒜漱口水可以對抗變形鏈球菌（Mutans streptococci），但對其他微生物則不具功效[23]。

讓受試者攝取、消化、吸收大蒜的研究在某些情況下，看起來似乎有點功效。146位自願受試者分別服用安慰劑，或是內含標準化蒜素的大蒜補充品。每日服用3個月後，那些吃了大蒜的受試者不但明顯較少得到感冒，就算生病，時間也顯著地變短了[24]。然而，雖然罕見，但大蒜還是會讓人生病。因為大蒜偶爾也會腐爛，所以擺明了也會遭受細菌侵蝕。事實上，有3項共影響到40人的肉毒桿菌中毒事件，都可以回溯到不同廠商出品的油漬大蒜[25, 26, 27]。肉毒桿菌病毒最適合存活在鹼性（basic pH）環境裡，所以政府保健部門現在都要求這類食品，在製造時要多加一些酸進去。

概　要

- 大蒜最為人所稱道的作用為稀釋血液。它不但能預防細胞膜釋放出花生四烯酸，或許也可以防止它轉變為引發血栓的媒介。同時，大蒜也可藉由改變血小板中的鈣含量來發揮作用。
- 因為大蒜具稀釋血液的作用，可能會對薄血治療造成干擾。即將要進行手術的患者在手術進行前一週，請開始避免食用大蒜。
- 大蒜能夠擴張血管、降低血壓，並暫時性造成流鼻水。其中部分原因似乎是因為一氧化氮的增加，這是放鬆血管的必要現象。
- 雖然大蒜對數種脂肪和膽固醇合成酵素具抑制作用，其中還包括了處方藥物施德丁所會抑制的合成酵素，但事實上，大蒜只能使膽固醇稍稍降低。
- 大蒜可以殺死好些微生物，但效果即不可靠也不突出，所以不應該被當成抗微生物的處方。
- 大蒜可以抗氧化劑和消滅自由基，這或許解釋了為什麼一般人都認為，大蒜含量較多的飲食計畫具防癌和預防疾病的功效。

GINGER
薑

◎學名─*Zingiber officinale*

◎科名─薑科

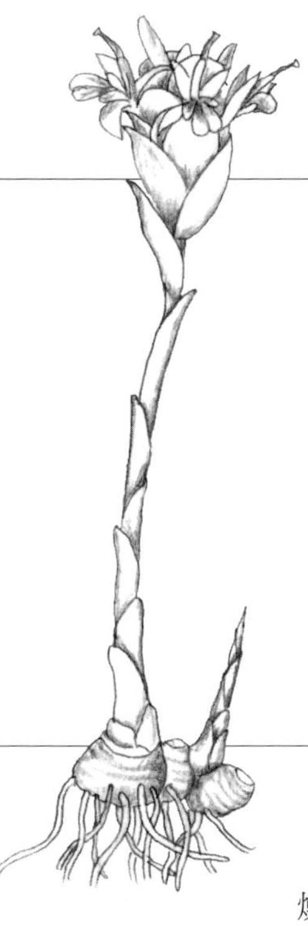

歷史和風俗

薑自古以來即為珍貴香料之一。數千年來，亞洲不但將薑視為一種美味，也是一種藥草。其最常見的用法是治療胃痛、腹瀉、惡心嘔吐，以及疼痛。

在西元前三千年至二百年間，阿拉伯商人把薑從亞洲原生地運銷到世界各處。馬可波羅除了有助於薑輸入西方各國外，也在其遊記中記載，一隻威尼斯羊可換得40磅薑。地中海居民在料理及用藥中所使用的薑幾乎是完全乾燥的，因為這是薑在長途運銷期內得以儲存之方式。因此，乾燥薑比新鮮的薑有著更長久的歷史：食物歷史學家指出，就算買得到新鮮的薑，人們通常還是會先把其乾燥後再加入食物內，所以若聽到大廚以責備口吻對美食饕客們說，做菜一定得用新鮮香料時，也不用感到太沮喪。

亞洲料理大多把薑用於主食烹調，但歐洲人則喜歡吃甜薑，像是薑糖、薑汁和薑餅。在英國富裕階層中，薑餅是一種新藝術表現方式。他們會把薑餅做成房子和人物，甚至用黃金加以裝飾。因此，薑餅變成社交場合中展示身分地位的一種方式。莎士比亞戲劇《愛得徒勞》(Love's Labor's Lost)中有位角色便堅稱：「即便身上只剩一便士，我也會把它拿去買薑餅。」

16世紀時，西班牙人開發了加勒比

海和南非等熱帶地區，以提供更多價值連城的薑給美洲新大陸。美國早期殖民者試著把薑做成「小啤酒」——一種偶含酒精的藥草飲料，並製作成薑汁啤酒和薑汁汽水。（另一種稱為沙士的小啤酒，其原配方可能根本就不含薑，但直至今日，在一大堆混雜氣味中，沙士仍保留著一絲薑味。）薑汁「啤酒」原是深色、辛辣，且含酒精成分的，但在禁酒時期，酒商大肆推廣另一種口味較淡、也不含酒精的「薑汁汽水」。就像薑一樣，薑汁汽水一直被用來舒緩胃部不適。自己動手做薑汁汽水也不難。只要在氣泡水中加入薑粉或是薑片，並隨個人喜好加入各種增甜劑即可。

幾乎所有熱帶和亞熱帶地區迄今仍持續種植薑。主要產地為中國、印度、奈及利亞、澳洲。據說，品質最好的薑來自牙買加。雖然在市場買到的是「薑根」，但挑剔的植物學家或許會堅持其應該被稱之為「根莖」，一種生長在地底厚實的地下莖。歐洲過去稱這種植物「根莖」（root）為「種」（cace），這也許是「辛辣（racy）」這個字的由來。薑和薑黃及小豆蔻一樣屬於薑科，因為有著類似的組成分子，所以其藥性相近也就不令人意外了。

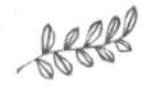

科學家眼中
薑的功效

薑有助於減緩某些噁心嘔吐症狀。若覺胃部不適，薑也能有所幫助。你或許以為所有噁心嘔吐都是一樣的，但其實各具病徵。有一種暈眩是和內耳功能失調有關——尤其是耳朵內的前庭。這是一個充滿了耳石的小空間，隨著頭部的擺動，這些耳石會在黏液中搖晃。耳石停靠在前庭神經末梢上時，就會告知大腦頭部正在如何地轉動、移動速度又有多快。若此機制失常，引起的暈眩就會讓你在物體靜止時，仍會感到周遭景物在移動。大腦或眼睛功能失常也會造成暈眩。薑雖然無法解決這些不正常機制，但若因暈眩或其他討厭的刺激而覺得反胃，薑可算得上是好朋友。

這些症狀並非空想。胃部的確可能七上八下地搖晃。薑油酚酮醇（gingerols）和薑油酚烯酮（shogaols）被認為是薑能舒緩胃部的主要成分。當然，薑無法真的阻止胃部活動，反而還刺激了胃部活動。人們或許以為反胃時最不該做的事，就是讓胃部活動更加劇烈。但胃部活動包括了正常的和不正常的活動。而薑能夠促進正常的胃部活動。

胃部活動可以用一種類似胃部心電圖的胃電波儀（EGG）來檢測。一般的胃部活動如同正常心跳，是有規律且不自覺的。會引起人們注意的是胃部出現類似爵士樂、切分音樂般的律動。這種較不規律、激烈的活動會讓人感到不舒服。此胃部節律障礙通常發生在動暈症患者身上。而薑能讓胃部律動恢復正常，使你再一次感覺不到它的存在。

薑的成分

薑含有刺激性酚類（phenols），像是薑油酚酮醇，以及化學成分相近的薑油酚烯酮（將薑油酚酮醇的水分子除去後形成的）。薑易揮發性的油是30–70%的倍半萜，主要成分有b–沒藥烯、(–)–薑烯、b–倍半水芹烯，以及(＋)–芳–薑黃烯。內含的單萜大部分是香葉草醇（geranial）和橙花醛（neral）。有時這種香葉草醇和橙花醇混合物又被稱為檸檬醛（citral）。

薑或許會藉由與紅辣椒感應受體的結合或其他機制，來產生作用。薑促進腸道活動的機制尚未被明確地解釋清楚。新近試驗堅決認為薑中有些組成成分，會和紅辣椒一樣，與相同的熱受體結合。雖然有一項報告指出，此作用會啟動腸道活動[1]，但另一項研究則認為，此作用其實是緩和了腸道活動[2]。事實上，此作用機制並不如聽起來矛盾；薑中某種成分在某劑量之下或許會引發抑制作用；但在另一劑量下，卻可能會造成作用的啟動。而且薑中不同的成分，或許有具有彼此相反之作用。

有些年代稍久的報告建議，薑中的萜類或許有助於預防噁心嘔吐發生。萜類是一種在大多數植物中常見的油性分子，但其結構則因植物種類而各自有所不同。薑的萜類能夠預防荷爾蒙血清素與小腸中的血清素受體結合。當血清素被允許與消化道中的受體結合時，它就會造成使胃部淨空的腹瀉，甚至還可能讓人嘔吐。所以薑對血清素作用的抑制力或可減緩討厭的胃痙攣和噁心感。事實上，化療患者所使用的抗噁心處方藥品（dolasetron、granisetron和ondansetron）的作用正是如此；它們可以阻斷腸道中的血清素受體。

薑也可以減少一般因為腦下垂體後葉荷爾蒙所引起的胃節律紊亂綜合症。目前已知腦下垂體後葉荷爾蒙（Vasopressin，亦稱為抗利尿劑荷爾蒙antidiuretic hormone）有助腎臟儲水，但若體內腦下垂體後葉荷爾蒙激增，也和噁心感的產生有關。受試者在使用了薑之後，噁心感和體內腦下垂體後葉荷爾蒙都有所減少。薑或許是預防了腦下垂體後葉荷爾蒙的分泌，而不是直接抑制其作用，因為薑無法壓抑注射靜脈腦下垂體後葉荷爾蒙後引起之噁心感[3]。身體也會自行製造出短命荷爾蒙物質，稱為前列腺素（prostaglandins），而有些前列腺素會引起胃部暈眩，干擾到胃部正常的律動。由於薑無法預防因為一種合成前列腺素所引起的胃節律紊亂綜合症，研究人員因而猜測，薑或許是抑制了身體製造出這種讓人生病的前列腺素，而不是在被製造出來後，再干擾其作用[4]。

常見的使用方法

內服

惡心、嘔吐、消化不良、血栓

內用時的可行方式

膠囊、煎煮的藥、萃取物、新鮮和乾燥的薑、罐裝薑、粉末、薑茶、酊劑

常見的用法

一般建議用量為每天食用3–10公克新鮮的薑，或是2–4公克乾燥薑。為對抗暈車，可以在出發前一小時服用1公克新鮮或乾燥的薑，或是在需要時，服用1–2份500毫克的薑。據說，服用2茶匙薑粉或以熱水沖泡一杯切碎的薑末，都很有助於消化。

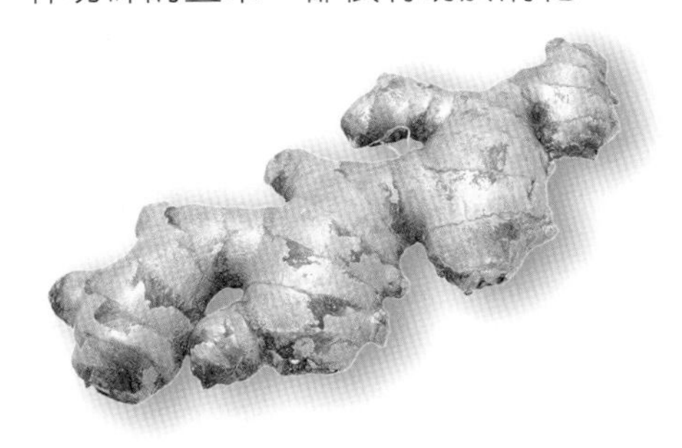

＊這些用法和處方來自於民間流傳的方法，並不一定經過測試或推薦。

「薑」化疼痛和血栓：薑的組成成分近似阿斯匹靈，也能產生類似功效。薑裡面有好幾種成分的化學結構近似阿斯匹靈、以及其他一些相似的非類固醇抗炎（NSAID）藥品。阿斯匹靈可以抑制兩種形式的環氧合酶（COX），COX–1和COX–2。有些薑成分除了可以抑制此兩種環氧合酶外，甚至還可以打從一開始就預防COX–2被製造出來。兩種環氧合酶都會製造出前列腺素。因此理論上，薑應該可以阻礙身體製造出前列腺素的能力。

有些前列腺素會引起「發熱、疼痛、紅腫」等標準發炎症狀。其他種類的前列腺素則會引起不隨意肌肉收縮，進而導致痙攣。至少在人體細胞培養研究中，薑的作用如同阿斯匹靈，會抑制細胞製造出這些前列腺素的能力。雖然此抑制酶機制只經過試管測試，從未在健康的人體身上進行，但臨床試驗的結果都支持薑可以用來治療膝蓋關節炎。

阿斯匹靈同時也被用為抗凝血劑，因為有些前列腺素會被轉變成血栓素，進而使血液凝塊和血管收縮。而此作用可以止血，但若沒有出血狀況，過多的血液結塊便會滯留在大腦或心臟血管中，造成血管堵塞，引起中風或心臟病發作。的確，薑曾被發現在人體身上發揮了稀釋血液之功效。

薑對COX–1的抑制作用有可能引起胃部不適。有些人對此作用特別敏感。

COX–1同時也會製造保護胃部的前列腺素。這種前列腺素抑制了胃酸的分泌，並幫助胃部分泌出保護黏液。所以薑要是抑制住了體內COX–1，理論上來說，即會像阿斯匹靈那般造成胃部不適。的確，薑曾顯示出具有刺激胃液分泌的影響力。雖然阿斯匹靈萬萬不可用於胃潰瘍患者身上，但薑在一些古老中國研究中，卻頗有效地預防大鼠罹患潰瘍。一項較近期的研究建議，薑在減少和潰瘍有關病毒上的功效，能被用來解釋此矛盾現象。

藥草產生的作用

薑的確能減緩嘔吐感，但僅止於特定原因所引起的症狀。若感到反胃想吐，薑也許可以，也或許不可以發揮助益。薑對內耳不平衡和眼睛問題所引起的暈眩無能為力。但除此之外，還有許多其他原因都可能引起胃部極度不適，讓人想嘔吐。因此，要是覺得吃下肚的午餐正往反方向衝上來，此時就適合趕快用薑來壓住這嘔吐感。

有些人覺得薑對胃有益；其他人則完全意見相左。雖然薑一直被視為一種胃部緩和物，但因為其和阿斯匹靈作用相近，所以也可能和阿斯匹靈一樣，會讓人感到胃部不適。但仍有人堅稱此植物減輕了他們消化不良的症狀，對於這樣的論點，似乎也得到某機制作用的支持。若想用薑來治療消化不良，一開始請先使用少量生薑或新鮮的薑，注意自身反應以確認其是否合用。

除了一些預防事項外，薑是安全的。世界各國長久以來普遍把薑當成香料使用，這足以說明其使用上之安全性。美國食品與藥物協會也把薑列在「一般認為安全」（GRAS）的名單內。然而，大量的薑偶爾也會引起心律不整，以及中樞神經系統失常，所以請適可而止地使用。給現代醫師使用的參考資料保守地建議，每日不要食用超過4公克的乾燥薑，或10公克的新鮮薑。同時，薑的抗凝血效果也常被討論到，所以若正在接受薄血治療、有不正常的出血現象，或是即將進行外科手術，都請勿食用薑。

功效的實證

雖然就年代來說稍微有段時間（1982年），但一項針對薑的抗嘔吐功效所作用的研究目前已成經典，因為其率先提出薑對動暈症的功效，足以和Dramamine之類的開架式藥品相抗衡。想像自己坐在一個電腦控制的椅子上打轉連續6分鐘，再想像一下是什麼感覺。36位自願受試者中大多數都沒有辦法撐完6分鐘，必須中途停止試驗或是嘔吐。這些勇敢的男女受試者在試驗進行前，分別服用了100毫克的氯苯二苯安明（可在Dramamine這類的暈車暈船藥中發現的成分）、安慰劑，或是940毫克的薑粉。安慰劑組或氯苯二苯安明組中，沒有任何一人可以持續進行6分鐘的試驗，而使用薑粉的組別中，則有半數受試者撐過了整段旋轉的試驗時間。總結來說，服用了薑的受試者可以忍受的旋轉時間，比服用氯苯二苯安明的受試者長57%[5]。

因為有越來越多婦女在懷孕期間食用薑，所以其對胚胎生長過程的影響十分引人關切。大多數藥草在孕期內使用上的安全性都未經過檢測，它們對胚胎成長過程是否具有什麼影響就更不得而知了。因此，有關健康當局通常都會建議，婦女在懷孕期間內，應該盡量避免長期服用高劑量的藥草或是藥草補充品。但若只是把一般用量的藥草添加在食物裡或用於烹調的話，應該是安全的。目前為止，只有一項加拿大母親風險計畫（Canadian Motherisk Program）的研究，曾就這個問題對多位（187）婦女進行調查，其結果發現，要是母親食用薑的話，對胎兒大致不會造成什麼傷害[6]。和使用了其他已知安全藥品的母親比較起來，薑對引發新生兒缺陷也不具有顯著風險。唯一不同之處在於，不使用薑，但接受藥物治療的婦女所生出的嬰兒，似乎較常出現體重過輕的症狀。不過，此研究針對的是顯而易見的出生兒缺陷；在完全證明薑對胎兒的安全性之前，稍後才會在幼兒發展中顯現出來的不正常發育現象，也必須經過完整地檢驗才行。此外，在試驗室試驗中，薑從未顯示出會對動物胎兒大腦中的性別分化造成干擾。這之所以令人擔心是因為，現在有新事證指出，有些血栓素抑制藥物或許會對男性胚胎的性發展造成妨礙，而薑正可以抑制血栓素。

數項研究顯示，薑有益於治療孕婦害喜時的惡心感。讓120位懷孕20週以下、抱怨出現害喜狀況的澳洲女性，每日服用4次薑萃取物（125毫克）或安慰劑連續4天後，和使用安慰劑的受試者比較起來，服用薑的受試者的惡心症狀都顯著地減少了。雖然反胃的情形多多少少都減少了，嘔吐卻沒有顯著地減少[7]。另一項澳洲研究指出，每日服用1.05公克的薑，對減少孕婦害喜的惡心感，效用等同於服用了75毫克的維生素B6。不過，因為此研究並未使用安慰劑組，目前無法證明其發現有特別值得關注的價值[8]。

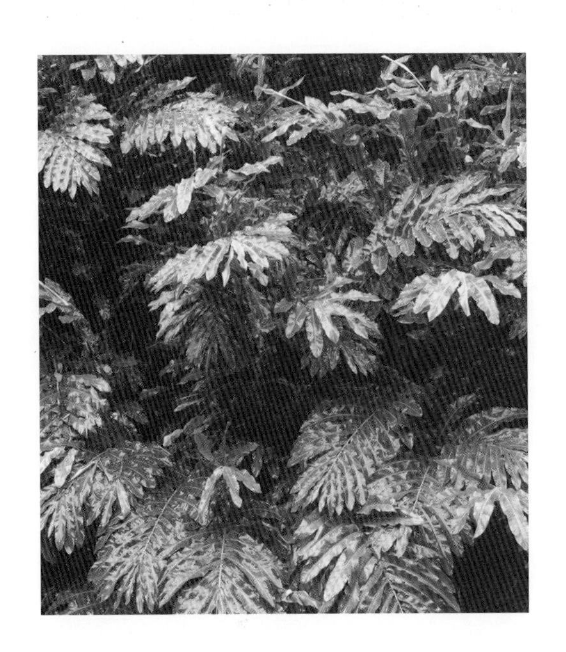

另一項試驗召集了70位易反胃的孕婦，連續4天每日分別服用1公克的薑或是安慰劑。在服用薑的組別中，受試者嘔吐的情況明顯地減少了，她們也較少出現惡心感[9]。一種少見的懷孕病症（妊娠嘔吐）症狀包括劇烈、持續的嘔吐，時常需要住院治療。在使用薑來治療後，同樣得到一些成功案例。27位患有妊娠嘔吐症的孕婦分別服用250毫克的薑或乳糖安慰劑。而服用了薑的婦女，都比使用了安慰劑的受試者，在症狀的減輕上有著顯著的不同[10]。

因為研究人員基於某種原因，認為飲料比膠囊更容易吞嚥的關係，薑糖漿也曾被用來治療感到暈眩的孕婦。在一項針對26位孕婦所做的研究中，受試者連續2週，每日服用4次以一杯水溶解的純市售糖漿，或是混合了1公克薑的糖漿。九天後，13位飲用薑糖漿的受試者中，有10位回應說較少出現惡心感，對照飲用了安慰劑的10位受試者中，只有二位出現相同的改善反應。同時，有67％服用了薑糖漿的受試者，到了第六天時都停止了嘔吐，而安慰劑組中只有20％的受試者停止嘔吐[11]。

看來薑似乎不是對每種惡心嘔吐症狀都有用。雖然1990年代早期，有些研究指稱薑對手術後病人常出現的惡心反胃有所助益，但最近幾篇研究卻得到不同結果。近期有篇論文分析了幾項類似研究後做出結論，因為薑對手術後病人的效益太微小，所以並不值得受到推薦。6項控制試驗聯合起來針對538位患者，測試薑在減緩手術後惡心嘔吐感上的實際效用。所得出的結果是，薑的確能夠減輕一些惡心嘔吐症狀，但其效果並未達顯著標準值[12]。

在發現薑的主要作用對象是胃部後，研究人員終於能夠更清楚地解釋其為何只對某些種類惡心嘔吐症狀有效。薑對由視覺刺激，或是內耳功能受到干擾所引起的惡心感不具影響力[13]。另一項研究中，22位自願受試者允許研究人員讓他們感到不舒服，而此研究發現，薑能夠預防受試者胃部出現「節律紊亂」（dysrhyth–mias,）症狀，這是胃部出現激烈又不穩定的運作。因為薑無法預防因為前列腺素所引起的胃活動紊亂，因此研究人員總結，薑的作用來自於抑制了前列腺素的合成，而非牽制了已存在的前列腺素作用[14]。薑也能夠減少自願受試者體內因為腦下垂體後葉荷爾蒙（抗利尿劑荷爾蒙）所引起的胃節律紊亂綜合症，並且預防造成此荷爾蒙被釋放出來的刺激[15]。

因為薑能抑制發炎性前列腺素的製造，這或許解釋了其據說能減緩因關節炎引起之疼痛的原因。20位年長的膝關節炎患者每日服用四次250毫克的薑萃取物，或等量的安慰劑錠劑。服用了薑的受試者的膝關節活動力，都比服用安慰劑的受試者，有著顯著的改善[16]。稍早之前進行的另一項規模較大的研究也得到近似結果。

247位膝蓋患有關節炎的患者，分別使用薑或安慰劑6週，最後發現薑在減輕患者的症狀上，有著輕微但具統計上顯著性的改善能力[17]。

若薑使體內前列腺素減少，那其或許也可以減少血栓的形成。在一項試驗中，30位受試者勇敢地吞下50公克的脂肪後，其血液形成血栓的可能性，都一如所料地提高了，這是高脂肪食物已知的作用。可是，對那些同時服用了5公克薑粉的受試者而言，薑不但預防了血栓症狀的發生，還明顯地增加了體內對血栓形成的抑制作用[18]。同一組研究人員稍早還發現，只要讓冠狀動脈疾病患者服用一撮10公克的薑粉，便能顯著地阻止其體內血小板集結[19]。動物及細胞試驗也都證實，薑成分中包含了薑油酚酮醇這種抗血栓分子。

概　要

- 人們食用薑來預防惡心嘔吐、發炎、關節炎和血栓。
- 薑能夠減少體內前列腺素和血栓素的合成，這些成分是引起疼痛、發炎以及血栓的主因。
- 雖然事實上薑會提高胃部活動，但一般認為其抗惡心嘔吐的作用，來自於其抑制了其他更不規律、激烈的胃部活動。因為薑是對胃部產生作用以減輕惡心感，所以可能無法對各種類型的惡心症狀都具有功效。比方說，因為耳朵受感染所產生的惡心感，薑就不一定有效。
- 雖然孕婦喜歡用薑來抑制害喜時的惡心感，但其對胚胎發展過程的影響，至今尚未經過完整檢測。

GINKGO
銀杏

◎學名—*Ginkgo biloba*

◎科名—銀杏科

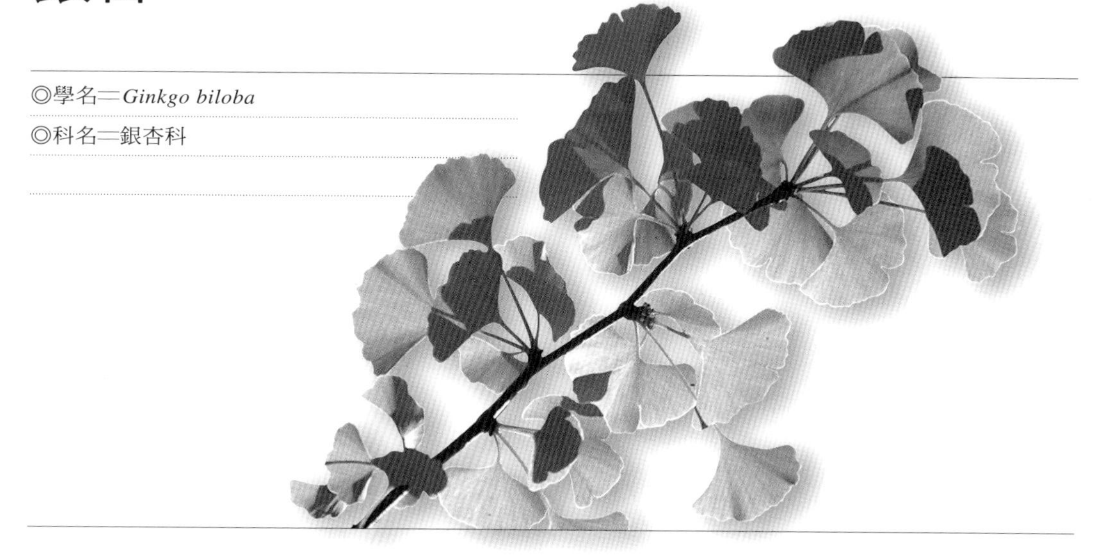

歷史和風俗

銀杏生存力驚人。沒有其他樹足以媲美；銀杏是史前古老樹種銀杏目（Ginkgoales）中，至今唯一留存下來的成員。銀杏與更原始的蘇鐵以及毬果類樹木相關，在恐龍時代即茂盛地生長在地球上。古植物學家認為，大片銀杏森林在歲月中摧毀於各種天災，如洪水、火山爆發與冰河期。除了其中一種銀杏之外，其他銀杏目樹種都滅絕了。而根據化石判定，現今唯一的銀杏樹在過去兩億年來，都沒有太大的改變。

獨特的銀杏葉化石在歐洲相當出名，但因為無人見過活生生的銀杏樹，所以歐洲人以為銀杏早已絕種多時。事實上在1691年，一位冒險犯難的德國植物學家恩格爾伯特・肯普費（Engelbert Kaempfer，譯註：1651–1716，博物學家、旅行家、內科醫師，他曾在1681–1693年間旅行至現在的伊朗、日本、非洲爪哇等地）在日本發現了活的銀杏樹之前，西方諸國一直認為所有的銀杏樹都已和恐龍一樣在地球上永遠消失。儘管歐洲人置若罔聞銀杏的存在，古中國的佛教僧侶卻早已將其視為一種神樹，種植在廟宇與僧院裡。銀杏種子後來還由中國傳播到日本與韓國。

肯普費任職於荷蘭東印度公司時，將一些珍貴的銀杏種子帶到荷蘭種植。今日，仍可在荷蘭的烏特勒支（Utrecht）欣賞到一棵1730年所種植的銀杏樹。現今已沒有任何野生的銀杏森林，但因為銀杏美麗非凡又具抗污染性，是景觀設計時的熱門樹木。曾經一度被認為絕種的銀杏，如今又得以在公園與購物中心等地隨處可見，實在可謂一項奇蹟。

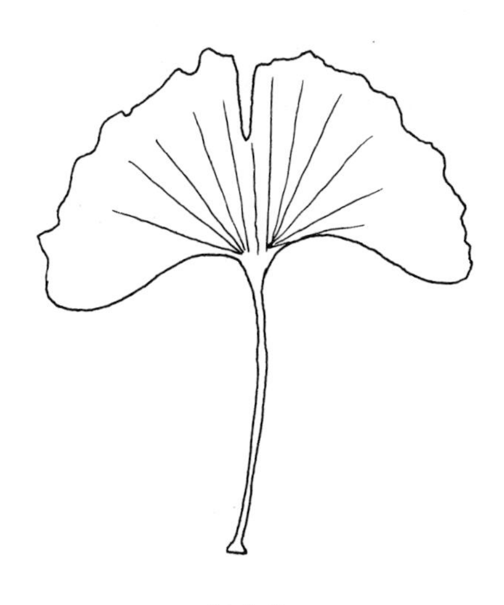

銀杏葉

人們一眼就能從其特出、扇狀、雙瓣的葉子認出銀杏。由於銀杏葉長得有些類似鐵線蕨，所以銀杏也被稱為鐵線蕨樹（maidenhair tree）。有著如此浪漫歷史的銀杏，當然逃不過藥草學家的注意。的確，中醫已使用銀杏長達數世紀，現在它亦成為最受歡迎的藥草之一。藥草學家建議，銀杏葉萃取物具備以下廣泛用途：血管型失智症、阿茲海默症、耳鳴、間歇性跛行（運動時腿部疼痛）、暈眩、憂鬱症、心臟病、氣喘、陽痿、眼疾、雷諾氏症、記憶力衰退、神經痛。

科學家眼中銀杏的功效

銀杏有助於增加腦部的氧氣。缺血（ischemia）是指血液流動力減弱，由於血液負責輸送氧氣，缺血便會使體內某些補血量不足的部位無法獲得足夠的氧氣。有時候缺血是因心跳微弱、血栓、血管受損，或是動脈硬化所引起。體內不同部位都有

銀杏的成分

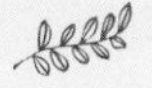

一般認為，銀杏葉萃取物中的重要作用成分為黃烷酮配糖體（flavonone glycosides）和萜烯（terpene）。黃烷酮包括槲皮素（quercetin，亦稱槲黃素）、異鼠李素（isorhamnetin）與山茶酚（kaempferol，英文名稱是以「發現」銀杏的德國植物學家命名）。萜類則包括了雙萜烯銀杏內酯A、B、C與J（diterpenes ginkgolides A, B, C and J），以及倍半萜烯白果內酯（sesquiterpene bilobalide）。銀杏也含有木犀草素和五羥黃酮（tricetin）等黃酮（flavones）成分，以及主要包括去甲銀杏雙酮（bilobetin）、銀杏雙黃酮（ginkgetin）、異銀杏雙黃酮（isoginkgetin）的雙黃酮（biflavones）成分。

可能發生缺血現象，但其對腦部傷害尤其嚴重。這是因為腦細胞對缺氧的反應極其敏感，只要缺氧數分鐘，就會造成腦死。

依受影響之腦部位置與嚴重程度而定，腦部缺血會導致各種問題。較輕微的症狀常見於老年人身上，包括暈眩、憂鬱、耳鳴（耳內長期作響）、喪失短期記憶。更為嚴重的缺血會造成血管型失智症、腦水腫（腦部腫脹），以及美國第三大死因——中風。治療腦部缺血的方式很簡單，只要將更多氧氣輸送至腦部即可。有極佳證據顯示，銀杏能增進腦部輸氧量。此外，銀杏也被證實，至少能稍稍減少因腦部缺血所造成的問題。

銀杏能讓血液較不黏稠，流動得更順暢。銀杏發揮此功效的方法之一，是對血小板活化因子的抑制作用。此抑制作用通常歸功於銀杏中一種統稱為銀杏內酯（ginkgolides）的分子群（而銀杏內酯基於其結構，又被歸屬於另一個更大的常見植物分子類別——萜類）。這些銀杏內酯（尤其是銀杏內酯B）再三顯示出能夠抑制血小板活化因子（PAF）的作用。體內有些細胞受到刺激時，會製造出PAF。雖然PAF可以刺激免疫系統和止血，過多的PAF卻會造成身體傷害。PAF會使血小板凝結在一起，造成栓塞，而栓塞又會引起心臟病發作與中風。黏稠的血小板也會讓血液濃稠度提高，減緩血液流動。藉由抑制住PAF，銀杏可以讓血小板較不黏稠，所以血液也能流動得更順暢。

銀杏又是如何抑制住PAF作用的呢？唯有附著在細胞上的受體時，PAF才能展開作用。銀杏的銀杏內酯似乎可以藉由占據在這些受體內，阻止PAF與受體結合的方法，來發揮對PAF的抑制力。銀杏內酯甚至可能會粗略假冒PAF，稍微啟動一點PAF受體的作用，但由於此作用不佳，所以銀杏內酯大部分時間只會乾坐在PAF受體內，等著阻止真正的PAF和其結合[1]。

銀杏對PAF的抑制力也讓它具有消炎功效。抑制PAF作用的另一項可能好處是消炎。PAF不只會將防禦性免疫細胞召集過來，還會啟動或「活化」這些細胞的作用，使細胞釋放出化學武器去殺死所有遊蕩在外的病原體。然而，這也有可能反過來傷害到自己，導致組織與血管受損、變得脆弱。在腫脹與受損後接踵而來的便是發炎。銀杏藉由抑制住PAF，阻斷了此發炎途徑。在醫學上稱之為缺血的情況下，阻止發炎對於輸血量不足的器官而言格外重要。這是因為發炎是造成缺血部位大部分損傷的主因。比方說，在缺血性中風案例中，發炎即被認為是造成腦傷後遺症的主要原因。

銀杏能啟動雙重抗炎攻勢。除了銀杏內酯能抑制致炎PAF之外，其類黃酮素也是極佳的抗氧化劑與自由基清除物。治療缺血時的一個重點便是治療隨之而來的發炎症狀。腦部發炎尤其麻煩，因為腦部特別容易受到自由基與氧化劑的傷害，而這是兩種最常見的發炎介質。這是因為腦部含有較高比例的多元不飽和脂肪酸。多元不飽和脂肪酸的結構讓它們在自由基與氧化劑面前特別脆弱。因缺血導致的細胞凋零會製造出自由基和氧化劑，而這些成分又會進一步引發更具破壞性的炎症。白血球細胞會偵測到細胞殘餘物，並被由死亡細胞滲漏出的成分啟動作用。這使得白血球細胞在體內展開攻擊，釋放出更多有害自由基，以殺死區域內的更多細胞。誠如所見，此作用引發一連串惡性循環。銀杏消滅自由基的作用，以及所含有之抗氧化類黃酮素，都可以阻止細胞凋零與發炎的惡性循環。

這些類黃酮素中和了自由基與氧化物的性質，將它們轉變為無毒物質。銀杏類黃酮素也保護了腦部多元不飽和脂肪酸預防可能出現之分裂。由於腦細胞外層與內部分隔大部分都由這些脂肪酸所組成，對此脂肪酸的保護作用即進而維持了細胞結構的完整性。研究曾發現，類黃酮素可以預防細胞不至於在有害環境中破裂。因為銀杏的類黃酮素、芸香素、槲皮素都能強化毛細血管，所以也減少了出血的危險性，不然自由基與氧化物便會使毛細血管變得脆弱。

銀杏是有名的擴張血管藥草，可以進而改善血液循環。其功效可能多少近似硝化甘油這種傳統降血壓藥。銀杏萃取物和其槲皮素，似乎都能改變血管內壁細胞的鈣濃度。而這會刺激一種體內酵素（一氧化氮合成酶）製造出微小氣體分子，稱為一氧化氮[2, 3]。有數種處方藥物的功效，即來自於增加了體內一氧化氮。硝化甘油這種已被使用百年以上的降血壓藥物，同樣是透過一氧化氮來發揮功效。硝化甘油

一氧化氮：從細胞廢棄物搖身一變成諾貝爾獎得主

雖然硝化甘油的使用史很長，其所釋放出的一氧化氮的生物作用，卻直到近來才被發現，結果讓科學家們大為震驚。一氧化氮幾十年來一直被當成無作用力的細胞廢棄物而飽受忽視。它之所以不被注意，或許是因為和其他分子相較之下顯得太過微小：一氧化氮只有1個碳分子和1個氧分子而已（有2個氮與1個氧的一氧化二氮〔nitrous oxide〕，也就是笑氣，是另一種不同成分）。但人們現在已瞭解到，一氧化氮對人體有很大的影響力，其中最顯著的便是擴張血管的功效。不但發現此事的學者獲得了1998年的諾貝爾獎，該年所有的科學期刊也都歡欣鼓舞地大喊：「說NO就對了！」（NO是單純的一氧化氮的化學分子式。）然而，銀杏不像硝化甘油，無法釋放出擴張血管的一氧化氮。銀杏只能刺激人體去自行製造出更多硝化甘油。

分解時會釋放出一氧化氮。一氧化氮可以放鬆血管，讓血液能在寬敞的通道中流動得更為順暢。

矛盾的是，可以消滅自由基的銀杏類黃酮素，或許也有助於維持體內一氧化氮數量。雖然一氧化氮優點眾多，但它其實也是一種自由基。如同其他自由基，一氧化氮過盛會損害周圍組織。因此，銀杏一方面提高體內一氧化氮、擴充血管，但另一方面它也會消滅過多造成損害的一氧化氮。

最後，銀杏或可影響體內數種神經傳導物質（neurotransmitter）的含量。據目前為止之研究顯示，這些功效暫時算是好的。至少在動物與細胞研究中，銀杏改變了數種神經傳導物質的數量，這是神經細胞藉以彼此溝通的一種化學物質。在擾亂體內神經細胞化學傳導系統前，人們應該三思而後行。不過，研究人員目前謹慎地建議，銀杏對神經傳導物質的影響似乎是有益的。其減緩神經傳導物質有害作用的這項優點，掩蓋了過量使用時可能造成的缺點。

銀杏中一般稱為「bilobalide」的銀杏內酯，或許會減弱麩胺酸（glutamate）這類的「興奮性毒素」（excitotoxic）神經傳導物質的活動。雖然人體需要適量的興奮性毒素神經傳導物質，但數量過多時，則會引發神經細胞死亡。比方說，麩胺酸是一種必要神經傳導物質，但過量的麩胺酸則會使刺激腦神經細胞，使它們因「興奮過度」而死去，因此被稱為「興奮性毒素」。（別因為吃了內含麩胺酸或味精的食物而恐慌；這些食用進入體內的成分並不會跑到腦部去。）銀杏看起來似乎能阻止腦部自然供給麩胺酸所引起的興奮性毒素作用。有些研究人員認為，這即是銀杏保護腦細胞的方式之一。

不過，銀杏還會影響到其他幾種神經傳導物質，至少在動物與細胞研究中如此。銀杏藉由山茶酚來發揮此作用，山茶酚是一種類黃酮素，除了銀杏外，亦存在於許多其他植物中，如蘋果、洋蔥、韭蔥、柑橘類水果、紅酒、茶、聖約翰草等等。山茶酚除了是很好的抗氧化劑與消滅自由基外，也具有類似單胺氧化酵素抑制劑（Monoamine oxidase inhibitors或MAO抑制劑）的作用。這一點很有趣，因為MAO抑制劑是一種抗憂鬱症的處方藥物。這或許可以解釋為何有傳聞認為銀杏能減輕憂鬱症。不過目前尚待證實的是，，銀杏是否能在人體發揮MAO抑制劑作用，一如其在小鼠身上。

MAO抑制劑會阻止使數種使神經傳導物質（血清素、正腎上腺素、多巴胺）失效的體內酵素（單胺氧化酵素）發揮作用。若缺少了這些酵素來將殘留在腦中的神經傳導物質清除乾淨，其濃度就會持續增加。因為有時候憂鬱症和這些神經傳導物質數量過低有關，所以藉由增加這些神經傳導物質的數量來減緩某些憂鬱症的做法，似乎頗為合理。然而，MAO抑制劑有些副作用，像是使血壓升高。即使為數不少的臨床試驗都未發現銀杏和任何明顯的副作用有關，但因為它可能具有MAO抑制劑作用，所以也解釋了為何有相關警告認為，正在服用MAO抑制劑的憂鬱症患者，應該避免食用銀杏。

藥草產生的作用

銀杏似乎確能幫助血管型失智症、阿茲海默症、耳鳴、間歇性跛行（運動時雙腳疼痛）患者。它或許也有助於其他血管疾病，但請別期待任何神奇功效。根據臨床研究顯示，銀杏的確具有某種程度的功效。但因為影響力不太大，所以有人不免懷疑到底食用銀杏是否值得。不過任何人也都有可能破例獲得滿意的功效。既然銀杏相當安全，也就不妨一試。但請先詳讀下列注意事項，並選用適當的銀杏萃取物。

目前僅有數起偶發性副作用的獨立案例，但其中有些相當嚴重。有好些臨床研究顯示，經過處理的銀杏製成品並無明顯的副作用。根據數項臨床研究結果看來，銀杏似乎十分安全。然而，醫生們相當在意與食用銀杏有關的硬腦膜下血腫和自發性出血案例。因為銀杏具有稀釋血液的作用，所以若正在接受薄血治療的人，請小心避免食用銀杏。同時，若出現不正常出血症狀，或是即將進行手術的話，對銀杏的使用也請特別謹慎。醫師手冊都會建議醫生告知病人，在手術前兩週即停止食用銀杏。經過處理的銀杏產品一定要將其中的銀杏毒素（ginkgotoxin）去除掉，不然有可能引起癲癇。有些藥草學家建議，若具有易發癲癇之體質，請勿食用銀杏。

銀杏可能會干擾到其他藥效。目前已發現銀杏的作用會妨礙到如利尿劑thiazide diuretics這類降血壓藥的藥效，導致血壓上升。此外，若正在服用MAO抑制劑，銀杏還可能會造成MAO抑制作用過盛，進而引發副作用。然而，這些影響目前仍屬理論，尚未在人體被觀察到。

若無效果，請停止食用銀杏。有些醫生建議，若銀杏無法在三個月內治癒耳鳴，就請停止食用，因為這表示銀杏對你無效，而且醫生也擔心食用不必要的藥草，會改變體內生化作用。

若想嘗試銀杏，請選擇內含EBG 761或LI 1370的高品質產品。EBG 761或LI 1370是原產於德國、具有專利的銀杏葉萃取物，所有主要的銀杏科學研究，使用的都是這些產品。和EBG 761或LI 1370相較之下，其他銀杏萃取物被證實功效較差，不然就是缺乏和它們一樣的完整測試。此外，請向商譽卓著的廠商購買銀杏。最好上消費者實驗室（Consumer lab, www.consumerlab.com）之類的消費者監控團體網站，查查最新資訊，看哪家廠商

有趣的事實

有人想來點
酸腐奶油味的銀杏種子嗎？

銀杏樹分雌性與雄性，是植物界中相當常見的繁殖方式。雖然銀杏是漂亮又流行的景觀設計樹種，但卻不常見雌銀杏樹，這是因為銀杏種子臭氣沖天。

雌銀杏樹具有會散發出丁酸（butyric acid）氣味的硬殼種子——此味道正和臭奶油和發酸牛奶一模一樣。這也是西方人不食用銀杏的原因。不過，亞洲廚師深知銀杏種子吃起來的味道和聞起來不同，所以把它們拿來燒烤食用。由於銀杏被視為聖樹，並能帶來好運，所以人們會把銀杏種子的外殼串起來、染成紅色，在婚禮上發送。之後再將這些種子外殼壓碎後吃掉其中果肉。

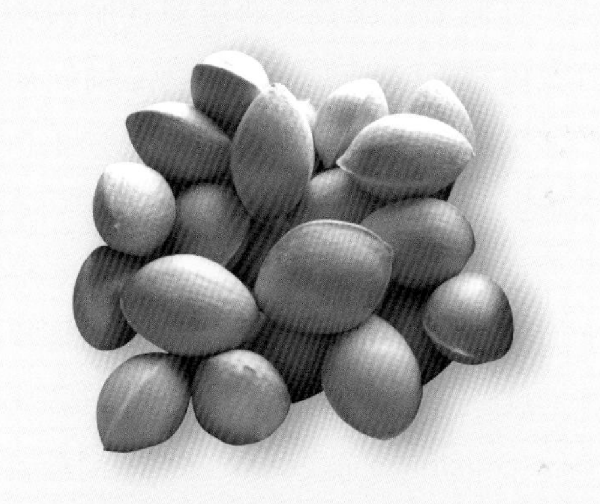

臭名昭彰，哪家廠商信譽優良。根據這些網站的報告，並非所有標榜標準化的銀杏產品，都確實含有廠商所宣稱的銀杏成分比例。

請勿自行調製銀杏產品。購買時，請選擇將銀杏酸（ginkgolic acid）移除掉的市售銀杏產品。此銀杏成分與過敏和中毒反應有關。比方說，自己製作的銀杏茶中，就可能含有超出可接受劑量的有毒物質。上述銀杏萃取物都應該符合此項標準，但使用前最好看看標籤，確認該產品不含銀杏酸。常見的銀杏補充品形式包括錠劑、錠劑，或萃取物。無論形式如何，所有補充品都應該清楚標明不含銀杏酸。

功效的實證

關於銀杏的研究不少，過去數十年中，已有超過400篇以上公開發表的科學文章旨在探討銀杏和其萃取物。儘管許多年代較早的研究被批評為設計不良，但許多新近研究同樣招致批評聲浪。比方說，即便是瓦羅・泰勒（Varro Tyler）這些比較偏袒銀杏的藥草藥理學家，也曾宣稱有些銀杏實驗別有企圖。根據這些研究，銀杏不但有效，而且通常不會引起副作用。其中有位研究者提出了一個最為惱人的問題：銀杏的功效是否微小到根本不值得使用。

銀杏研究通常與老化有關，像是老年癡呆與阿茲海默症、血液循環不良造成的疼痛與下肢無力（間歇性跛行）、耳鳴。此外，新近試驗目前正積極探究銀杏對下列病症的據稱功效：氣喘、高山症、黃斑病變，以及使用SSRIs（選擇性血清素再回收抑制劑）抗憂鬱藥物所造成的性功能障礙。雖然研究結果意見不一，尚需進一步查證，但已讓研究人員對銀杏治療血管型失智症（與血液循環有關）和阿茲海默症的功效，更加抱持希望。

一項評量研究在分析了33篇採用最佳研究設計（使用安慰劑控制組、無混雜因素、隨機取樣）、公開發表臨床實驗的銀杏治療心智障礙後做出結論，認為銀杏或許可以改善判斷力與智能。（採用安慰劑控制組的研究會讓其中一些受試者使用安慰劑，以確保實驗結果較不可能受到大腦自我欺騙所產生的安慰效果影響。而隨機取樣的試驗會以隨機方式決定受試者是服用銀杏或安慰劑。無混雜因素的研究在討論上，會將可能干擾到研究數據的一般生活因素也納入考量；比方說，食用銀杏的人可能比較關心自身健康狀況，所以可能也會過著較健康的生活方式。）這些研究中的受試者，都罹患了各種不同類型的「後天」認知障礙——也就是指，非出於天生缺陷或基因疾病的心智問題。最常見的自願受試者是因老化造成的癡呆與記憶喪失患者。此評量研究結果指出，每日服用200毫克以上銀杏的心智障礙受試者，其判斷力可望在12週內獲得改善。其他經過檢測的銀杏使用劑量，在使用24週後，也都出現類似的改善功效。若每日服用少於200毫克銀杏，患者的「日常活動力」和情緒，也會在12週內獲得改善。此研究也提出一個值得注意之處：與安慰劑相較之下，銀杏並不會引發明顯副作用[4]。

然而，此評論研究所包含的三項新近試驗結果卻不一致，這表示了未來應該以更好的研究方法進行大規模試驗。比方說，有一項研究不止針對失智症患者，也包括了許多因老化而出現一般記憶力衰退現象的受試者，結果卻不甚理想[5]。許多研究建議，銀杏最能幫助血管性心智障礙（與循環有關）。一項從2001年開始進行、為期6年、包括了2,000位受試者、由美國國家衛生院（National Institutes of Health）和美國國家輔助性醫療與另類醫療中心（National Center for Complementary and Alternative Medicine）所共同出資的銀杏試驗，結果應該有助於解決上述問題。

有一項綜合分析研究評估了一些血漿膽鹼酯酶（cholinesterase）抑制藥物和銀杏的比較試驗後發現，銀杏比起血漿膽鹼酯酶抑制劑這種目前最新、最先進的阿茲海默症治療藥物，作用更為突出[6]。一開始會進行此分析研究是因為在試管試驗中，銀杏似乎能減低澱粉狀蛋白（beta-amyloid）的聚集與毒性。澱粉狀蛋白是一種蛋白質，會藉由累積與阻塞腦部而使阿茲海默症狀加劇。它還會增強乙醯膽鹼（acetylcholine）的活動力，因為 這種神經傳導物質是會因發病而作用力低落。然而，這些機制都尚未經過動物實驗的證實。

常見的使用方法

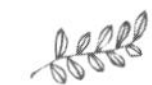

內服

血管型失智症、阿茲海默症、耳鳴、間歇性跛行、暈眩、憂鬱症、心臟病、氣喘、陽痿、眼疾、雷諾氏症、記憶力衰退、神經痛。

內用時的可行方式

標準化膠囊、錠劑、萃取物

常見劑量

標準化銀杏葉萃取物應該內含22–27％的黃烷酮配糖體和5–7％的萜烯，而且也應該移除掉其中之銀杏酸。一般用法建議，每日最多使用3次40毫克的銀杏產品。若使用的是萃取液，每日可服用3次10–30滴內含0.5％黃烷酮配糖體的標準化產品。

＊這些用法和處方來自於民間流傳的方法，並不一定經過測試或推薦。

另一篇綜合分析研究以嚴謹的科學研究法為準，檢視了讓阿茲海默症患者服用銀杏的55項試驗，結果只有四項試驗通過其認可，其餘皆被剔除。此分析研究提出一個還算樂觀的結論：「根據文獻量化分析結果，讓阿茲海默症患者使用120–240毫克銀杏萃取物3至6個月以上，患者的認知功能測量結果，皆出現小幅度、但顯著的功效[7]。」此研究也再次確認，除了在兩項試驗中，銀杏可能與出血併發症相關外，它並不具有其他明顯副作用。

間歇性跛行是運動時產生的腿部疼痛，此症通常是因為動脈硬化造成流經大腿動脈的血液被阻塞所致。由於銀杏可以增加血液循環，所以檢測其能否治療間歇性跛行頗為合理。有一位研究者分析了八項經過審慎設計（隨機取樣、採用雙盲設計、安慰劑控制組）的相關銀杏試驗後，發現這些研究結果不但正面、而且具統計上之顯著意義。不過，如同其對阿茲海默症的功效，銀杏對間歇性跛行的正面效益甚為微小。其中一些測試指出，服用銀杏的人在統計上，較有可能拉長不疼痛走路的距離。這些研究也沒有發現銀杏具有副作用[8]。

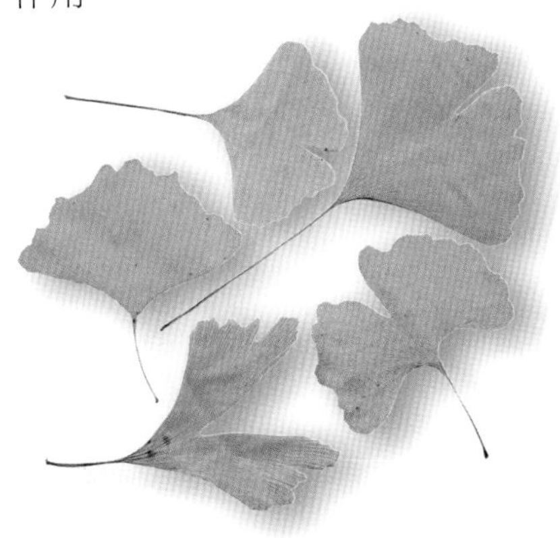

深受耳內不斷嗡嗡作響的耳鳴所苦的人，或許可將銀杏列為不妨一試的療方之一，但目前為止，其治療結果好壞參半。針對1,121位受試者所做的問卷與電話調查結果，並未發現銀杏有效改善了患者的耳鳴症狀[9]。但這種執行上相當容易的民調，缺乏以標準醫療設備所進行的精密聽力試驗。另一項更受推崇的研究採用隨機取樣、安慰劑控制組設計，包括了103位剛罹患耳鳴不久的患者，此試驗結果證明，其中一半受試者在70天內，耳鳴症狀都獲得改善或完全停止；而服用安慰劑的受試者卻需要花費119天才能獲得相同的改善效果（可惜此報告並未說明症狀完全消失的患者日後是否都沒有再發病）[10]。此外，評估五項隨機取樣、控制組試驗的研究人員所做的結論是，銀杏對耳鳴的療效普通[11]。

概　要

- 銀杏可以增進血液循環，尤其是腦部某些特定區域。
- 理論上，銀杏有助於血管型失智症、阿茲海默症、耳鳴、間歇性跛行（運動時的腿部疼痛）患者。然而，臨床試驗建議，其效果可能極輕微。
- 理論上，銀杏透過數種機制發揮作用：它抑制了血小板活化因子，並增加體內一氧化氮數量。這兩種作用都會增進血液循環。此外，銀杏也具有絕佳的消滅自由基和抗氧化物能力。它也可能抑制腦中麩胺酸毒素，並具有類似抗憂鬱症的MAO抑制劑功效。
- 若要食用銀杏產品，請選擇EBG 761或LI 1370，它們是大多數銀杏實驗中所使用的專利銀杏萃取物。此外，請確認產品中有毒的銀杏酸已被移除掉。
- 根據臨床研究，銀杏似乎十分安全。但它可能會干擾到某些藥物的藥效，以及引發出血問題。

GINSENG
人參

◎學名=*Panax ginseng*（人參），
Panax quinquefolius（西洋參）
◎科名=五加科
◎屬名=人參屬

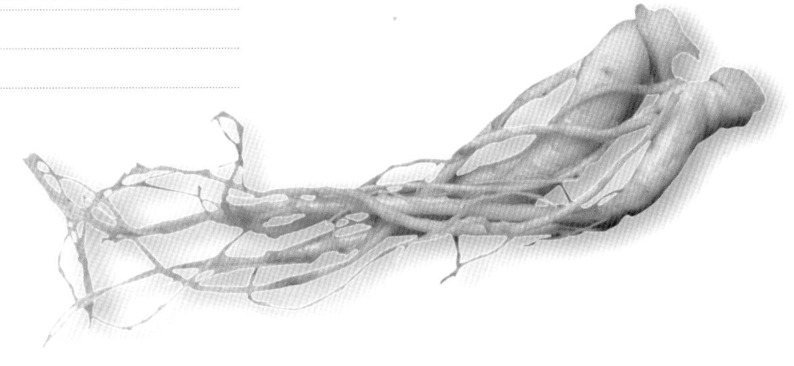

歷史和風俗

人參的人參屬（*Panax*）是從希臘文「pan」（所有）和「akos」（治癒）而來，這也說明了民俗傳說中對人參的看法。雖然人參通常令人聯想到的是一種古老又倍受尊崇的亞洲藥材，但另一個美洲種人參（西洋參或花旗參，Panax quinquefolius）目前也逐漸受到注目，只是作用不像它的亞洲親戚（人參，Panax ginseng）被描繪得栩栩如生。人參的根部之所以受到古代藥草專家們讚美，其中一部分的原因是它奇妙的形狀。

參根與一般紅蘿蔔根的基本形狀不同，參根分岔如腿部般的肢體形狀，上方頂著很容易就被想像成軀幹或頭的球狀結塊，根本就像一個隨意捏出的人像。古歐洲那個毫無科學根據的形象學說（Doctrine of Signatures）並不具有記載文獻，而是如同「形象」這個似是而非的字眼一樣，屬於一時盛行的觀念，此學說認為，古代與中古時期的藥草專家們相信，長得像身體某部位的植物必定會對身體的那個特定部位有益；這就好比吃馬鈴薯的芽眼可以補的眼睛，或吃白菜心可以補心一樣。當他們偶然看到長得猶如人形的植物時，他們當然會認為參根有著神奇效力，而且必定對所有人都有益；最具人形且活得最久的參根可以賣到一磅幾百元美金，有時候甚至比這個價錢還高。此價值觀造成了兩項負面後果：一是真正的人

參常會被　雜在假的或較便宜的藥草中出售；二是造成野生人參的過度採集。

西伯利亞人參是什麼？

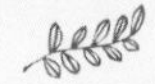

如果覺得亞洲參和美洲參的區分還不夠複雜的話，可以再進一步認識另外一種。我們以前俗稱的「西伯利亞人參」其實是與人參、西洋參比較沒有關係。雖然它與美洲和亞洲參都屬於五加科（Araliaceae），但卻不同屬，其學名為「*Eleutherococcus senticosus*」（俗稱刺五加）。藥草學家認為，西伯利亞人參的效用與真的人參相同，只是比較便宜，地位當然也比較沒那麼崇高。不過，對這三種人參的混淆不清已造成過去所執行試驗結果不公正，大多數研究人員也不太清楚或沒有寫明他們試驗所用的人參是哪一種。所幸這類混淆已經漸漸澄清，就像現在在美國，你不能把西伯利亞人參當成人參來銷售，而必須用它的屬名簡稱「eleuthero」為正式的商業名稱[1]。有些文獻錯誤地指稱，刺五加含有部分跟人參一樣的活性成分，但事實上是沒有的；刺五加沒有人參皂苷（ginsenoside），因此書中將它與亞洲人參和美洲人參分開討論。

參根出名的難種，最多需要六年才能長成。野生西洋參原產於美國東北與阿帕拉契山脈，由於過度採集而變得非常稀少，所以現在是不准採收的。美洲原住民曾經使用西洋參，但就像許多部落傳說一樣，到底他們是怎麼使用人參的，現在都很遺憾地只能略知大概而已；他們可能曾用人參來治療流鼻血及女性不孕症，而美國白人雖然剛開始對他們的人參嗤之以鼻，但現在也開始注意到人參的效用了。目前西洋參大部分還是外銷到亞洲，不但在亞洲具有高貴身分，也與亞洲人參一起被用在傳統療法上。

傳統亞洲醫學中，人參被認為能重振生命精力，或稱為「氣」；亞洲藥草學家們將亞洲人參形容成「性熱」，而美洲人參為「性涼」，它們被應用在不同症狀的治療上。中醫用像美洲人參這類「性涼」的藥草來治療消化與呼吸道不適、口乾多渴以及發燒等病症，而「性熱」的藥草則用來提高體溫。雖然傳統上，亞洲人參往往被單獨或與其他藥草合併後，用來治療各式各樣想像得到的病症。

科學家眼中人參的功用

人參成分自有陰陽，也就是彼此對抗的作用，這表示它們會抵消彼此的效用

嗎？有些人認為人參毫無效用，但可別就此放棄希望。人參的作用相當錯綜複雜，因為內含的好幾種人參皂苷（人參裡的複合作用成分）會相互抵抗彼此的作用；當一位科學家發表人參裡某成分可能具有某種效用時，另一項文獻又出來證明人參裡的另一種成分會阻礙該作用。不過，分離出的單獨人參皂苷的確會影響身體，關鍵在於要知道自己所吸收的是何種人參皂苷。人參製品中可以包含約30種不同的人參皂苷，但不同的人參種類與製成品中，某些的人參皂苷較多，而另一些人參皂苷會較少；可惜的是，目前市售商品只會標示出「人參皂苷總數」，所以我們無從得知自己到底服用到了哪些人參皂苷。未來或許產品中人參皂苷的種類及它們各自的劑量都會被標示出來，但在那之前，我們只能等待更精細的區分與標示藥草成分的方案被通過。

有些人參皂苷會降低細胞製造一氧化氮的能力；一氧化氮是一種重要的類荷爾蒙分子，數量過多時，會形成有害的自由基。在理想的狀態下，當免疫細胞受到刺激時，它們會將一氧化氮當成化學武器來攻擊有害病原體；但在較不理想的狀態下，一氧化氮則會隨著發炎症狀不斷累積，反過來傷害自身的組織。有幾種人參皂苷被證明會抑制那些製造一氧化氮的酵素的產生，它們會阻撓「可誘導型一氧化氮合成酶」（inducible nitric oxide synthase，i–NOS）的產生，此合成酶彷彿一個小小的化學武器製造工廠，能在細胞受傷或遭受攻擊時，大量生產一氧化氮；i–NOS會在組織受到壓力時產生，而會抑制i–NOS製造的人參皂苷為Rg1與Rh1，可能還有更多尚未發現的種類。

其他的人參皂苷則是有相反作用；Rg3人參皂苷的作用正好相反，會導致更多i–NOS小型化學武器製造廠成立，所以若尋求消炎功效，需要的是較多Rg1與Rh1，而不是Rg3。

雖然一氧化氮過量會殺死細胞，但身體仍需要適量一氧化氮，有些人參皂苷正有助於此。一氧化氮能減輕男性陽痿、降血壓，並增加帶氧血流量；其擴張血管並增加帶氧血流量的功效，正是造成勃起的自然原因。人體內還有比Rg3製造出的「i–NOS」更溫和的一氧化氮製造廠。i–NOS只有在受到威脅時才會被製造出來，但其他形式的一氧化氮合成酶不但隨時存在，也可以製造出比較無害的少量一氧化氮。Rg1人參皂苷會促使血管和神經細胞（神經型一氧化氮合成酶，n–NOS）中出現更多這種一氧化氮製造廠。因此，一項小型的試驗發現，4種人參皂苷（Rg1、Rb1、Rb2與Ro）中，唯一能治療公小鼠陽痿的就是Rg1，這個結果或許並非巧合。而這個結果也提升了其他極少數建議人參有助於治療勃起功能障礙的研究的可靠度。

人參的成分

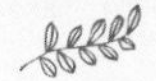

亞洲人參與美洲人參內含相似的成分，兩者都有約25種以上的人參皂苷（ginsenoside），此成分在化學課中稱之為皂苷（triterpene saponin）或簡稱皂苷（saponin）。不過，這兩種人參並非完全相同，有些人參皂苷只存在於其中一種人參中，就算兩者都還含有同一種人參皂苷，其濃度也不一樣。

人參皂苷可分為三種：二醇型（panaxadiol）、三醇型（panaxatriol）以及齊墩果酸衍生物。二醇型人參皂苷包括Ra1、Ra2、Ra3、Rb1、Rb2、Rb3、Rc、Rc2、Rd、Rd2、Rh2與Rg3；三醇型人參皂苷包括Re2、Re3、Rf、Rg1、Rg2、Rh1；Ro則屬於齊墩果酸衍生物。亞洲人參的參根有至少30種人參皂苷，約佔參根總成分2–3%。其中量最多的 是Rg1、Rc、Rd、Rb1、Rb2以及Rbo。人工栽種的美洲人參中主要的人參皂苷包括Rc、Rd、Re、Rg1（0.15 %）、Rb1、Rb2、Rb3（0.03 %）、R92（0.008 %）、Ro、F2。但是野生美洲人參內這些人參皂苷的濃度都不一樣，而且人參皂苷總數也可能更高。

有的人參皂苷會減少與壓力有關的兒茶酚胺（catecholamines）產量。至少在對分離的牛體細胞而言如此，理論上，對人體內細胞亦然。有些人參皂苷會限制腎上腺釋出這種兒茶酚胺壓力分子的能力。通常乙醯膽鹼受體與乙醯膽鹼結合後，會刺激兒茶酚胺的釋出，而這些人參皂苷則以阻擋乙醯膽鹼受體的方式來阻礙此作用。我們比較熟知的兒茶酚胺就是腎上腺素（adrenaline或epinephrine），但多巴胺與正腎上腺素（noradrenalin）也是同時受到影響而減少的兩種兒茶酚胺。這些打帶跑的化學物質會增加心跳、限制血液流到皮膚，以及增加肌肉內的血液量、擴張呼吸道，並使血液中充滿補充精力的血糖。根據動物試驗，減低兒茶酚胺的人參皂苷中以Rg2最為強勁，接下來依作用力大小，依序為Rf、Re、Rh1、Rb2、Rg1、Rb1與Rc。理論上，這些人參皂苷越活潑，它們就越有可能降低心跳和血壓；而人參皂苷的抗兒茶酚胺作用，或許也解釋了為什麼在臨床試驗中，人參有時候能夠降低血糖。

人參有時候能降血糖，有時候卻能增加血糖，這一定是因為在不同種類的人參製品中，不同的人參皂苷濃度又有著極大的差異。有一篇文獻建議，當二醇型人參皂苷濃度跟三醇型人參皂苷濃度相比，二醇型人參皂苷純度越高時，降血糖的效用就越好，但是目前尚不清楚人參皂苷提升血糖的成因為何。

常見的使用方式

內服

疲勞、憂鬱、刺激免疫系統、性功能障礙、糖尿病

內用時的可行方式

陳年的去皮參根（白參）、陳年蒸的參根（紅參）、標準化膠囊、錠劑、萃取物、煎煮的藥、粉末、茶、運動飲料、口香糖

普遍用的劑量

通常一天服用0.5–2克，雖然亞洲的傳統醫學建議每日可以最多9克的參根，也可以每日飲用2次，以半茶匙乾燥參根粉末泡一杯水而成的參茶。

＊這些用法和處方來自於民間流傳的方法，並不一定經過測試或推薦。

藥草產生的作用

數千年來，廣為使用的人參沒有任何嚴重副作用的記錄，不過，有些人卻對人參特別敏感。偶爾我們會見到有人服用人參後引發焦慮、失眠、腸胃不適或起疹子等病例。過去認為因服用過量人參而引起緊張、失眠、高血壓與其他毛病的「人參濫用症候群」，目前已失去立論根據。1979年提出此假設性症候群的研究在目前因研究品質低落而不再被人們所採信[2]。

請勿用人參來控制血糖，有些研究結果顯示，人參會增加血糖，但其他研究卻又顯示人參會降低血糖。不同的人參產品中，降血糖和升血糖的成分濃度或許也有所不同。在研究人員對這些成分有進一步了解，並將其含量明白標示在產品標籤上之前，用人參來控制血糖都可能會弄巧成拙。

人參可能會影響抗凝血劑的作用。一項小規模的臨床研究顯示，同時服用人參與抗凝血劑的人，其血液內的抗凝血劑跟只服用抗凝血劑的人比較，有減少分量的傾向。人參可能會加速分解或排除這類藥物，所以如果在服用抗凝血劑，最好是避免服用人參。

人參或可治療男性的性功能障礙，但相關證據比藥草商想要取信於你的模糊許多；人參不是另一種威而剛，它無法抑制威而剛所能抑制的第五型磷酸二酯酵素（phosphodiesterase–5），也不像某些產品標籤所說，能夠「釋出一氧化氮」，因為人參皂苷根本裡沒有氮，所以怎麼可能會變出一氧化氮來？然而，有些人參皂苷或許可以促進體內製造一氧化氮工廠的數目，尤其是在血管與神經細胞裡，因此作用理論上可以造成勃起。不幸的是，其他人參皂苷具有相反作用。因此這種聲稱人參有治療陽痿效用的說法其實是過度誇大了，因為目前只有少數幾項小規模的試驗結果支持這種假設，而且其結果都證明了幫助並不太大。

科學並不會把藥草歸類為所謂「補品」或「適應原」（adaptogen，或稱調理素）。人參在歷史上被視為一種「補品」，也就是像藥草維生素一樣的東西，可以讓人保健養生。而現代藥草學家用來代替補品的名稱則是「適應原」，所以在新近文獻上會看到這個詞被拿來形容人參的特性。依個人意見而異，適應原被認為可以「刺激」免疫系統，或是「激怒」免疫系統，希望藉此能預防在體內遊蕩的病原體。請注意，這兩種名稱都不被主流科學所接受，因為過於籠統，無法以數據證明。所以當大多數科學家被問到某樣東西算不算補品時，我們都只會面無表情，無可奈何地聳聳肩而已，這不表示藥草沒有用，只是從科學的角度來說，你得要自己找答案了。

如果販賣人參的廠商能夠更謹慎地將產品標準化，人參的效用會更好。由於人參價格高昂，人參製品常惡名昭彰地混雜了其他廉價的藥草。此外，有些人參產品也被檢驗出內含依些未標示成分，如咖啡因。

就算使用的人參製品是純人參，仍無法確定食用的是何種人參皂苷。而這是很重要，因為很多人參皂苷會具有相互抵制的作用。可惜的是，標準化產品只需列出「人參皂苷總數」，所以對情況幫助並不大。所以，爭取藥草廠商負起更多法律責任，合法的標示產品內容的努力，也一直在持續進行中。也許未來有一天，有些藥草廠商會為顧客多盡一點力，將產品中各種不同人參皂苷的成分比例全都標示清

有趣的事實

我252歲……是真的！

關於人參藥效的傳言有時候真的很古怪，事實上，這些說法中還包括了人參可以讓人超級長壽。在1934年的《自然療方：藥草前史》（Nature's Remedies, Early History of Botanic Drugs）一書中，作者約瑟夫・梅爾（Joseph E. Meyer）為此傳言提出實證，他說有一名每天服用人參的男子，活到了252歲。梅爾發現這名男子靠著向觀眾訴說他長命人生中不可思議的故事維生。不過梅爾在書的最後一行，不小心透露了這名男子的祕密：「他不但已婚，而且比他過去的23任妻子都長壽。他今年252歲，與第24任妻子同住……兩百多年來，人參都是他日常飲食的一部分，……認識他的人都說，他看起來不像超過52歲。」

楚。這些數目會隨著產品不同而有顯著差異，就算是同一項產品，也會因不同批的貨源而有變化。雖然標準化過程會使產品價格上漲，但至少品質會更有保障。

有些人參產品曾被檢驗出大量致癌殺蟲劑，美國監督消費者權益的消費者試驗室（Consumer Lab）公布了以下測試結果：「五項標示內含『韓國人參』的產品中，有一項被檢驗出含有大量的六氯苯（hxachlorobenzene）殺蟲劑，這是一種潛在性的人體致癌物；而此產品中，另外兩種殺蟲劑：五氯硝苯（qintozene）與靈丹（lndane）的含量也都超出了可接受範圍。另一項不合格的產品是單劑瓶裝的液體『中國參』，雖然標示為『超強功效』，但實際上此產品所含之人參皂苷作用成分卻只有標示的10%以下。」向有信譽的廠商購買人參，或許可以避免食用到這些恐怖的殺蟲劑。有些藥草專家建議，人們可以到中藥行購買整株的人參，這樣至少就能確定買到的一定是人參。接下來就只能說服自己相信這人參不是泡在殺蟲劑中長大的了。

功效的實證

雖然關於人參的科學文獻與書籍堆積如山（一位藥草學家認為，人參是最常被研究的藥草[3]），但早期研究結果非常難以分析，因為那些研究的設計粗略，對所使用之人參種類也沒有完善記錄。總而言之，臨床研究都無法證實那些誇張的人參功效。人參最普遍的用途在於改善情緒、精力與運動表現。根據設計較為周延的研究結果指出，人參對情緒的影響並不明確；有時候一點影響也沒有，有時候具改善作用，而在其他研究中則顯示出混合反應。

舉例來說，在一項設計嚴謹（使用雙盲設計、安慰劑控制組）的臨床試驗中，有112位超過40歲自願受試者每天服用400毫克的市售標準化亞洲人參產品，8週之後，他們的專注力、記憶力或主觀認知能力都未出現改善，但反應速度確有顯得較快較好，而抽象思考能力也有改善[4]。人參的另一個問題是效用會逐漸消退。另一項設計也相當嚴謹的研究發現，15位自願受試者每天服用200毫克的亞洲人參4週後，他們認為自己的社交能力與心理健康有改善的跡象，在接下來使用同樣的測試程序，繼續4週服用同樣劑量，卻讓他們覺得之前的改善逐漸消失了[5]。

根據一項使用雙盲設計、安慰劑控制組的試驗，更年期婦女在服用人參後，心理狀態都有顯著的改善，但身體症狀上卻沒有。382位出現更年期症狀的婦女在經過16週療程後，其中約一半服用了人參的人覺得情緒上的症狀有所改善，但對這種像熱潮紅典型更年期生理症狀卻毫無改變。人參對該研究中其他幾個受試的荷爾蒙可變因素毫無影響[6]。但是在另一個研究中，83位健康的男女受試者，每天服用安慰劑，以及200毫克或400毫克的標準化亞洲人參8週後，他們的情緒都沒有變得更好或更壞[7]。

有關人參改善精力與運動表現的研究結果就更令人失望了。同樣一群研究人員在四項使用安慰劑控制設計的試驗中，始終無法證明每天服用400毫克標準化亞洲人參，對用像壓力與運動測試、運動後復原、氧氣再回收、心臟測試及其他受運動或疲勞影響的代謝指數等標準方式所測試出來的運動表現或疲勞程度[8, 9, 10, 11]，都不具任何影響力。其他研究小組的安慰劑控制組試驗也顯示，使用相似劑量的人參，對所有運動相關的變動因素會造成任何改變[12, 13, 14]。不過，其中有一項研究確實顯示出自願受試者服用人參後，他們在運動中和運動後對複選題測驗所需的反應時間都有一點點進步的跡象[15]。

人參藉由對抗各種感染與癌症以有助於免疫功能的效力，看起來比較樂觀，但還是有研究顯示它們並無助益[16]。在一項以227位健康自願受試者為對象的控制組試驗中，口服人參（100毫克）的確提振了流感疫苗的功效，並顯著增進了天然殺菌細胞（一種免疫細胞）的活動力[17]。其他使用了安慰劑控制組的試驗，也同樣顯示人參可以增加體內免疫細胞的數量與作用力、加速清除細菌，並增加抗體效價（antibody titer）[18, 19, 20]。

在一項令人好奇的安慰劑控制組試驗中，初步調查了4,364位年長者，結果發現人參可以顯著地降低數種癌症的罹癌率（唇癌、口腔癌、咽癌、食道癌、胃癌、腸癌、肝癌、胰臟癌、喉癌、肺癌和卵巢癌）[21]。老參功效較佳，而且服用時間越久，效果越顯著；新鮮人參（白人參）卻無此功效。但因為這項研究是以問卷形式進行的，所以許多複加因素並沒有被列入考慮，例如，固定服用人參的人通常生活形態會比較健康。因此，研究結果其實並不如表面上看來得那麼令人興奮。儘管如此，包含了131位接受放射線治療的鼻咽癌患者的控制試驗發現，人參的確改善了最後的治療效果[22]。

人參雖然享有降血糖的名聲，但卻要看服用的是哪一種人參。幾乎所有近期相關的人體臨床試驗，使用的都是美洲人參，而不是亞洲人參。結果大都（但不是所有的結果）支持了上述論點。唯一一項針對傳統亞洲人參所做的研究，是由一開始注意到美洲人參具有降血糖功效的同一群研究員所執行的。其結果顯示，亞洲人參對血糖要不就是有著反效果，不然就是一點效果也沒有。這大概是因為不同人參種類中，所含的未知降血糖作用成分，數量上也各有不同的關係。

有一項設計嚴謹（隨機抽樣、安慰劑控制組）的臨床試驗發現，在標準的血糖耐量測試前40分鐘服用3公克的人參，都可以顯著的減少第二型糖尿病患者和非糖尿病患受試者的血糖。雖然糖尿病患者同時服用人參與過量葡萄糖時，還是可以得到一樣效果，但對非糖尿病患者則不然[23]。於是研究人員決定接著在另一項安慰劑控制組試驗中，看看增加人參劑量，是否也會提高第二型糖尿病患者體內血糖的效用。儘管這種「隨劑量而異」的效果常發生在藥物或藥草上，人參卻有可能是個例外。6公克或9公克較高劑量的人參，與之前試驗的較小劑量結果差不多，並沒有較大的功效。他們還測試了服用人參跟葡萄糖之間幾種不同的時間差距，最長為兩小時之久，但結果顯示，不管隔了多久才服用人參，人參都可以有效地降低血糖[24]。這表示，第二型糖尿病患者只要在飯前兩小時內服用布超過3公克的美洲人參，就可避免血糖驟升。然而，並不是所有的美洲人參都有此功效。

藥草效力因產品種類而異，也因不同批採收而異。上述研究人員以不同批的美洲人參又做了一次相同設計的研究，結果卻發現人參無法降低糖尿病患者的血糖[25]；連亞洲人參都毫無功效。不但如此，當同樣的研究人員分別在兩項使用了不同劑量和時間差的試驗中，測試亞洲人參對第二型糖尿病患者和非糖尿病患受試者的影響時，他們竟然發現，亞洲人參事實上反而會提高血糖[26]而非降低血糖。為了找出造成這些令人沮喪變數背後的原因，他們最後用了8種不同的人參做了8項類似的測試，其中甚至包括了西伯利亞參在內。結果顯示，有的人參具有增加血糖的傾向（亞洲人參、美洲野生人參與西伯利亞參），有的則會降血糖（美洲人參與越南人參）。從人參皂苷總含量看不出這種傾向，但與三醇型人參皂苷含量高的人參比較起來，含有較多二醇型人參皂苷的人參，會是比較可靠的降血糖種類[27]。可惜的是，現在大部分市售人參製品都沒有標示它們的二醇型人參皂苷含量。

很難斷定人參在治療男性勃起障礙上的宣稱功效是否有誇大之嫌，因為目前相關數據資料不足。大多數打著治療陽痿招牌來兜售的藥草商會試圖說服消費者：人參可以增加體內有助於勃起的一氧化氮（威而剛的作用即是預防了體內一氧化氮所製造出來的作用分子被分解掉），但是有的人參成分其實具有相反效果，會減少一氧化氮的製造量。有一篇文獻取的劣質標題被人參製品一天到晚拿來當宣傳，到了令人討厭的地步。他們竟然說人參是種「一氧化氮提供者」[28]，這根本就不可能，因為人參皂苷根本沒有氮，所以怎麼生也生不出一個含氮的分子。但在理論上，人參或許可以增進細胞製造一氧化氮的能力。實際數據資料顯示：有些人參皂苷會阻礙一氧化氮的製造[29, 30]，但有些則會促進它[31, 32]。因此，聲稱人參會增加一氧化氮的說法並不恰當。

儘管如此，現有的少數關於人參與男性性功能障礙的資料看起來頗具爭議性。研究人員注意到，當公小鼠長期與同性小鼠獨處後，就算提供牠們交配的機會，牠們自己也是「性」趣缺缺。於是研究人員分別以天然人參萃取物、各種提煉出的人參皂苷，或是不含人參的食鹽水當作控制劑，注射到公小鼠體內，看看牠們會不會變得比較熱情。結果顯示不含人參的食鹽水一點效應也沒有，但天然人參萃取物則有功效；並且注射越多，效果越好。而最引人注意的是，只有Rg1這種人參皂苷效果可和人參萃取物媲美[33]。可惜的是，小鼠畢竟不是人，而且同樣的物質，有時候用注射會跟口服產生不同的效果，而人參大多是用口服的。因此我們很難將這項研究的結果推展至人體。

至於真正以人參治療男性性功能障礙的人體試驗只有兩個，所使用的都是韓國紅參（經熱蒸處理過的亞洲人參）。一項年代稍早、使用安慰劑控制組的試驗研究發現，人參並不會對90位陽痿男性患者的性行為頻率、早洩或晨間勃起具有任何影響，也無法治療任何一位自願受試者的性功能障礙；甚至連在影音情色刺激後勃起時所紀錄的陰莖血液動力圖上，都看不出任何變化。雖然如此，此研究作者還是發表，人參可以顯著改善其他測試指標的結果，比方說勃起的持久力、品質，以及「病人滿意度」。比較近期的一項安慰劑控制組試驗召集了345名患有性功能障礙的年長男性，針對上述那項試驗裡比較明顯的可變因素（主觀的改善感和陰莖硬度）進行測試。結果再次驗證，每天服用3次900毫克韓國紅參，的確具有統計上顯著的改善程度。他們同時指出，人參並不影響雄性素，並假定一氧化氮可能才是影響雄性素的成分[34]。

概　要

- ■ 與其他藥草相較之下，參根是十分安全的，但其聲稱卻被誇大了。
- ■ 人參中有些成分會引起血糖上升，有些則會降低血糖，所以不應該用來治療糖尿病。人參也有可能會對Warfarin這類的抗凝血藥造成干擾。
- ■ 人參中許多活躍的人參皂苷成分彼此作用相左，不同種類的人參又含有不同劑量的人參皂苷。這也就是為什麼即使用的是同一種人參，不同的人參製品作用卻會完全相反。
- ■ 有少數證據證明人參可以改善情緒，但效用可能會隨時間逐漸消失。此作用有可能來自於人參減少了體內稱為兒茶酚胺的壓力荷爾蒙。
- ■ 市面上不斷聲稱人參能夠改善運動表現的文宣，其實都沒有經過實際人體試驗的檢測。
- ■ 有些證據顯示，高麗紅參（蒸過的亞洲人參）或許能治療男性性功能障礙。由於人參中某些成分會增加體內一氧化氮，所以使此論點之可信度大增。雖然人參中其他成分會減輕發炎時生產過盛的一氧化氮，但這主要算是一種消炎作用。
- ■ 人參或許對免疫系統具刺激作用。理論上雖能預防感染發生，但也有可能會使自體免疫失調疾病和發炎更形惡化。
- ■ 惡名昭彰的是，標示著「人參」的產品常會攙雜了其他較便宜的混充料。有些產品甚至被發現，添加了咖啡因之類的未標示藥物。

GOTU KOLA
雷公根

◎學名—*Centella asiatica*

與Hydrocotyle asiatica為同物異名

◎科名—繖形科

◎屬名—雷公根屬

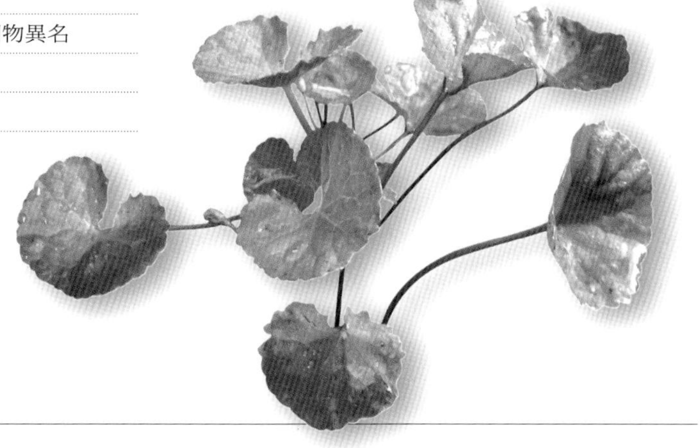

歷史和風俗

在亞洲、南非、南美，以及美國南部的熱帶沼澤地區都可以發現這種有著圓形扇狀葉片的雷公根屬植物。除了英文名字中的「可樂」（kola），雷公根其實和可樂果樹（cola nut）一點關係都沒有，也不含咖啡因或任何刺激性成分。這只是對此藥草常見的一項誤解罷了。事實上，雷公根或許具有鎮靜劑作用。其他的別名包括天胡荽（hydrocotyle）、印度硬幣（Indian penny）、印度天胡荽（Indian pennywort）和水硬幣（water penny）。而印度阿育吠陀藥草學中則稱其為婆羅米（brahmi，譯註：梵文名，意為良知或智慧）。

印度大象喜歡把雷公根當點心享用，這麼做似乎也沒什麼壞處。而和大象一樣，人類也使用雷公根生長在地面上的部分——也就是莖和葉子。或許是因為大象向來以長壽和記憶力好而出名，因此數百年來，古老的印度阿育吠陀學派一直把此藥草用來增強記憶力和延長壽命。不過現代研究結果也相繼發現，雷公根在促進組織重建和強化血管方面有著更好的功效。

科學家眼中雷公根的功用

雷公根萃取物可增進體內膠原合成。膠原能夠強化血管和增進傷口癒合。不論是細胞或動物身上的傷口，在使用雷公根萃取物後都會產生更多膠原。雷公根萃取物似乎是藉由對細胞的DNA發生作用，引起身體注意到膠原基因中製造膠原的訊息，進而製造出更多膠原蛋白。但並所有雷公根萃取物中的成分都具此功效。針對分離細胞所做的試管試驗（在試管中進行之試驗）發現，其中的亞細亞酸（asiatic acid）和積雪草苷（asiaticoside）是最能有效促進此作用之成分。

雷公根也能夠加強其他組織重生元素的更新，並刺激製造此元素的細胞分裂。在細胞培養試驗中，稱為纖維母細胞（fibroblasts）的人體細胞在接觸到雷公根的積雪草苷後，會更快速地分裂。纖維母細胞本身並不一直處於運作狀態，但當它們運作時，會大量生產出讓細胞附著的支架元素，而膠原即是此元素之一。這種稱為細胞外基質（extracellular matrix material）的元素會強化並保護身體組織。積雪草苷也會再次從細胞基因的角度，刺激纖維母細胞製造出更多這樣的細胞外基質。同時，它還可以大幅提高纖維母細胞附著支架元素的能力，有助於這些支架增生細胞固定在適當的地方。

雷公根或許能減少使組織崩解的酵素。能夠強化和靈活體內組織的細胞外基質會因某種特別的酵素（溶酶體）而崩解，雖然這是一種常見的組織重生過程，但在有血管問題和糖尿病患者的血液中，這種弱化酵素的數量則會不正常的升高。一項研究發現，靜脈曲張患者體內同樣有著高濃度的弱化酵素，可是雷公根可以使其數量回復正常。

雷公根的成分

一般認為雷公根中的作用成分為三萜類化合物和三萜皂苷（triterpene glycosides），主要包括亞細亞酸、羥基積雪草苷（madecassic，6–氫氧基亞細亞酸〔6–hydroxy asiatic acid〕）、積雪草苷A、積雪草苷B和terminolic acid。

雷公根可能會使血液稀釋。一項年代久遠的小型研究指出，雷公根萃取物會增加培養細胞製造出一種著名的抗凝血成分：組織胞漿素原活化劑（tPA）。而抗凝血劑能夠減低罹患心臟病和中風的危險。不過，若正在服用任何薄血劑，請小心不要過度地稀釋血液。正在接受薄血治療的患者在考慮每日服用可稀釋血液的藥草之前，一定要先徵詢醫生的意見。

雷公根可能會減緩大腦活動。雖然大部分的雷公根產品標籤都宣稱其對大腦或智力具有不甚明確的「效益」，但有關其真正作用的資料卻少之又少。這或許是因為一開始有人取得了雷公根萃取物的專利權，大力宣揚其具有「提升認知」的神效後，雷公根自此便被貼上了這樣的標籤。雖然專利權不等同於贊同書，許多消費者卻將雷公根誤認為一種能夠刺激智力發展的藥草。而雷公根英文名字中的「可樂」也總是讓人聯想到碳酸汽水的「可樂」，其實雷公根一點都不含咖啡因成分。

有項人體臨床試驗建議，若說雷公根果真具有任何作用的話，就是它可能會減緩腦部活動。此說法也得到另一項研究支持，在此研究中發現，雷公根會增加大鼠腦內的γ－胺基丁酸（GABA）。這是腦中一種著名的神經傳導物質，會抑制神經細胞傳遞訊息至大腦。因此，從理論上來說，雷公根非但不具有刺激性，還可能根本就是一種鎮靜劑或是抗焦慮劑。

雷公根萃取物具有輕微的抗氧化性，理論上能夠縮短傷口癒合期。化學成分的分析結果顯示，雷公根大概和迷迭香、鼠尾草一樣是抗氧化劑。雖然它的抗氧化能力可能不比其他抗氧化冠軍植物，像亞麻子油、茶、葡萄子或大蒜來的出色，但也絕對值得一試。

藥草產生的作用

雷公根似乎是一種安全的內用藥草，但若正在接受薄血治療的話，使用時請小心謹慎。和其他藥草相比，雷公根算是十分安全。雖然曾有試驗指出它可能會稀釋血液，但也沒有其他研究證明使用抗凝血劑的患者，在服用雷公根上有何禁忌。不過，若正在進行薄血治療的話，還請特別小心謹慎雷公根的使用。

外用雷公根偶爾會引起出疹。在皮膚表面使用雷公根時，曾有少數一些接觸性皮膚炎的病例。如果屬於敏感性皮膚，在發現軟膏或乳霜裡含有雷公根成分時，請先輕薄地塗一點點，注意皮膚對其之適應性如何。

雷公根似乎不會負面地影響到體內DNA，但長期持續外用雷公根也不是個好主意。針對雷公根是否具有DNA突變致癌物之作用所做的研究結果為否定的。事實上，它有著輕微的反突變作用。然而，雷公根具有促進纖維母細胞分裂的效果，所以可能會使體內已經形成的腫瘤細胞，細胞分裂的速度稍微加快一些。根據一項1972年的研究紀錄，每週2次使用從雷公根中抽取出的積雪草苷萃取物，18個月後會在大鼠身上形成皮膚腫瘤[1]。大劑量但短期的使用也許會是較安全的方式。

別期望雷公根能夠「刺激」大腦。就算它會引起任何作用，也是一種鎮靜劑。有關一些模糊不清、未經證實的資料說雷公根可以「提升認知能力」，讓社會大眾誤以為此藥草是一種「讓人變聰明的藥」或是具有刺激功效。同時，雷公草英文名字中的「可樂」也讓人主觀地聯想到是否和內含咖啡因成分的可樂果樹之間有所關聯，其實上是沒有，雷公根根本就不含任何咖啡因成分。只有少數幾項研究曾經針對雷公根在智力上的影響進行檢測，而它們全都指出，雷公根具有使腦部活動減緩的鎮靜或鎮定作用。

常見的使用方法

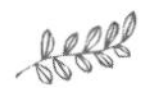

內服

振奮精神、焦慮、失眠、皮膚狀況、傷口癒合、循環障礙，以及慢性靜脈功能不全、靜脈高血壓、靜脈炎後症候群、靜脈曲張之類的血管病變。

內用時的可行方式

萃取液、膠囊、乾燥雷公根葉

常見劑量

一般使用的劑量為60–120毫克的三萜類和三萜類萃取物。

＊這些用法和處方來自於民間流傳的方法，並不一定經過測試或推薦。

雷公根或許有助於減少血管病變，但必須選用品質有保障的產品。大部分雷公根產品都通過獨立試驗室的檢測，但並非所有產品都如此。因此請不要隨隨便便就買了架上看到的第一瓶。請選一瓶標籤上有清楚註明含有標準化雷公根三萜類的產品，因為幾乎所有的臨床試驗都以它為標準。有些阿育吠陀藥品曾被檢驗出遭到超過危險含量的重金屬感染。因此，一些較謹慎認真的藥草商會先行檢測其產品是否內含感染物質，並在外瓶標籤上明確保證此項產品不含重金屬。

功效的實證

能夠證明雷公根確實對血管有益的研究結果不勝枚舉。但不幸地是，在市場上販售的雷公根產品卻不一定和在那些研究中接受檢測的雷公根一樣。你得要花點時間才能在目前的市場上找到符合標準的雷公根萃取物，而且大部分研究使用的也是含三萜類的雷公根萃取物，而不是未經加工的整株植物。

約有十幾篇雷公根報告針對血管功能不佳、因血管受損引起靜脈高血壓，或是慢性靜脈功能不全的患者進行研究。在大部分的研究中，研究組的患者通常每日使用60–180毫克劑量的雷公根三萜類萃取物，而所有採用控制法的研究最後也都證明，使用雷公根治療的患者病情會有明顯的改善[2, 3, 4, 5, 6, 7, 8, 9]。

改善效果和使用劑量相關——也就是說，使用最高劑量的試驗得到的效果也最為顯著。同時，有幾篇研究也發現，雷公根在減低糖尿病患者血管病變上同樣有著相似的正面功效[10, 11]。另一些試驗則注意到，雷公根對血管管壁上粥樣硬化斑的改善有所助益[12, 13]。

在一項雷公根試驗中，研究人員帶志願者去坐了一趟飛機[14]。機艙中長時間靜止不動、乾燥和加壓空氣都會使某些人的腫瘤和血液循環障礙更加嚴重，若因此而引起血塊（深層血管血栓形成）的話，是非常危險的情形。在搭機前兩天、搭機當天，以及搭機後一天持續每日服用3次60毫克雷公根三萜類萃取物的人，血液循環狀況較好，比起那些沒有使用雷公根治療的人，踝關節也較不會腫脹。（就試驗設計來說，若能讓對照組使用安慰劑而不是什麼都不用的話會比較理想一點，但結果還是十分讓人高興的。）在這項研究中，並未發現什麼雷公根的副作用。

一項1990年的義大利研究，間接提到雷公根對靜脈曲張可能具有的功效。研究中的靜脈曲張患者和非患者比較起來，血液裡具組織毀滅性的溶體酵素，以及破壞連結組織的物質（糖醛酸）濃度都較高。在每日服用60毫克雷公根三萜類萃取物3個月後，這些有害元素的濃度都降低到基線以下[15]。

雷公根自古便被認為是一種傷口癒合劑。有幾項研究也指出雷公根萃取物能夠加速嚙齒類動物身上的細菌性消化潰瘍復原[16, 17, 18]，並使天竺鼠和大鼠的傷口快速癒合[19]，這些結果證明雷公根或許真的對傷口復原有所助益，但目前為止，還沒有人體研究結果可以確認這樣的說法。

雖然雷公根癒合傷口的能力似乎是其刺激組織重生酵素而引起的一部分影響，其抗氧化能力卻可以歸功於此。雖然有一篇研究注意到，在大鼠皮膚上使用雷公根產品後14天，其刺激抗氧化酵素合成的能力就會逐漸消失，但還是有好幾項動物和細胞試驗證明雷公根確實具有抗氧化能力[20]。

雖然有一些小型研究建議，雷公根可以增進嚙齒類動物的學習能力[21, 22]，但檢測雷公根對「人類」智力功能影響的研究卻少之又少。事實上，雷公根是會「減緩」嚙齒類動物的移動性（行動）動作，也會「減緩」嚙齒類動物及人類對突然聲響所做出的快速反應[23]。它對心情則沒什麼影響。而這些資料告訴我們，和一般雷公根廣告喜歡誇耀的內容相反，它實際上是會減低人的警覺性，但你若想找一種鎮靜劑或抗焦慮劑的話，反而可以把這些作用視為其優點。

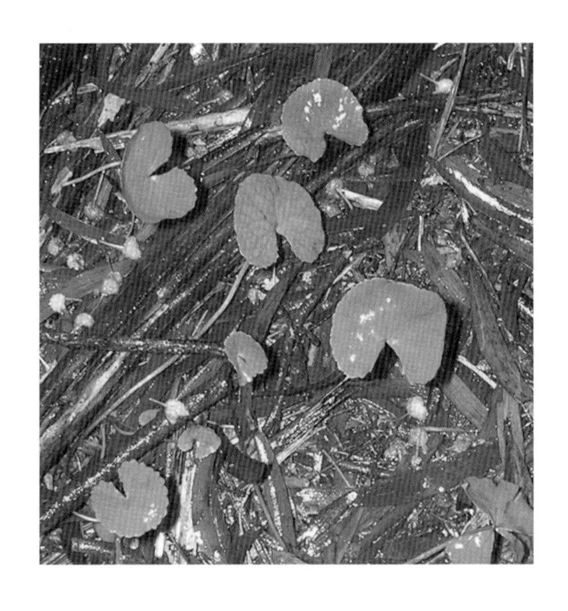

概要

- 雷公根最常被記載的功效為促進組織再生和強化血管。
- 雷公根能夠促進引發體內製造膠原和其他細胞支架物質的基因表現。它同時也提高了纖維母細胞的分裂，而這種作用製造出了前述的支架物質。
- 雷公根不含咖啡因，也和可樂樹的果實沒有任何關係。它似乎具有鎮靜劑的作用，這或許是因為其進一步抑制了腦內的神經傳導物質γ−胺基丁酸。但雷公根在增強記憶力方面的功效，目前尚未得到證實。
- 在購買雷公根時，請確定產品標籤上有註明其含有雷公根三萜類成分，並且未受重金屬感染。
- 雷公根的使用安全紀錄良好，但也曾引起少數幾起接觸性皮膚炎病例。

GRAPE
葡萄

◎學名＝*Vitis vinifera*（歐洲種葡萄），
Vitis labrusca（美洲種葡萄）
◎科名＝葡萄科

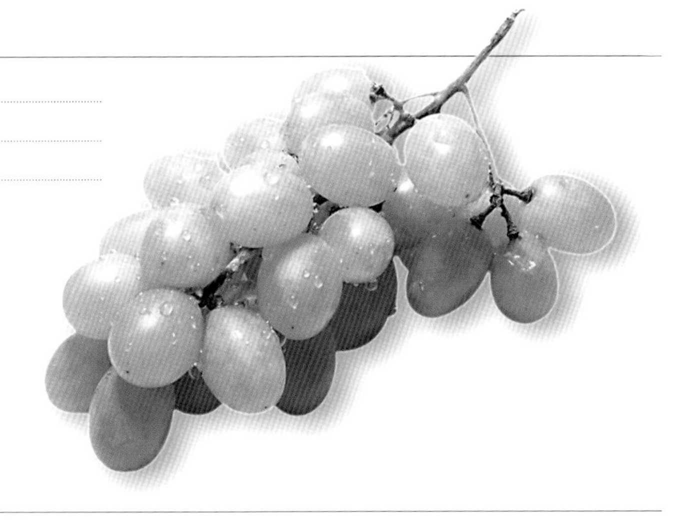

歷史和風俗

你也許會想，葡萄算是「藥草」嗎？一般之所以認為葡萄是藥草，是因為每家健康食品店裡的葡萄萃取物，都是被放在「藥草」區。葡萄及其萃取物與日俱增的人氣，一大部分要歸功於人們認為紅葡萄酒和身體健康有關。

葡萄的種植或許可以遠溯至古埃及，已有六千年歷史。除了當水果，葡萄還可做成果汁、果醬、葡萄乾。有些地區也用葡萄葉烹調，比方說希臘菜中，以葡萄葉包著米飯的道爾馬德斯（dolmades）。但一如過去，大多數種植葡萄還是用來釀酒的。對發現發酵作用的古人來說，這過程一定如同神蹟。酵母無所不在，只要落在任何像葡萄汁一樣飽含糖分的液體內，就會吃掉糖分並將之轉化為酒精和二氧化碳。然而，釀酒師注意到，酒不能長時間暴露在空氣中，不然酒精會氧化成醋酸。而此作用又創造出了另一種葡萄製品：葡萄酒醋。未發酵的葡萄則因富含糖分，被用來治療任何需要增胖的人，但現在已越來越少人需要用到此法。葡萄葉和莖具有丹寧酸，曾經被用來止血。不過，大眾對葡萄的興趣起始於「法國弔詭現象」（French Paradox）。儘管一般法式飲食內含許多從奶油、乳酪、肉類而來的飽和性動物脂肪，法國人又抽很多菸，但和其他國家相比，法國人得冠狀動脈血管疾病的比例卻相當低。所以有的理論推測，或許是法國人經常適量飲用葡萄酒產生了保護作用。（再加上法國人和美國人比起來，不但少吃很多速食，食物的分量也小很多。）的確，臨床試驗中發現，經常性、適量的飲用葡萄酒有益心臟健康；尤其是紅葡萄酒，因為其中含有更多推論之療效成分。後來的研究結果顯示，並不是所有葡萄分子都具此功效，大量飲酒也一定會損害身體。然而，許多研究都曾發現了葡萄分子非常有趣的作用，昂貴的葡萄萃取物也在健康食品藥草架上熱賣不已。

科學家眼中葡萄的功效

葡萄複合物的作用或許和聲名狼藉的COX–2抑制劑相反。各大藥廠現在都極力閃避，因為曾被他們力棒上天、極力宣揚的COX–2抑制劑（如止痛藥Bextra、消炎藥偉克適、鎮痛劑希樂葆），竟然和致命性心血管疾病有關。COX–2抑制劑的功用一開始，看起來似乎比傳統阿斯匹靈還好。因為阿斯匹靈會同時去除相似的COX–1和COX–2，而COX–2會使身體分泌出引發炎症的前列腺素。不過，COX–1卻會促進具保護胃部功用的前列腺素的製造，所以阿斯匹靈若將COX–1除去，就很容易引起胃部不適。雖然它可以同時預防發炎和胃病，COX–2抑制劑卻有危害心血管系統的風險。根據試管試驗結果顯示，葡萄中的表兒茶酚和兒茶素類黃酮素和COX–2抑制劑具有相反作用，它們能抑制COX–1但使COX–2繼續運作[1]。同時也可在茶和可可等其他植物中發現這些成分——其作用和心血管健康之間的關係是否純為巧合呢？

雖然COX–2會引起致炎分子，但也不是所有由COX–2製造出的分子都是有害的。COX–2也可以製造出讓血管擴張、血壓降低的前列環素（PGI2）。PGI2能預防血小板凝結成塊。同樣的，COX–1的作用也非全然有益，這也是為什麼阿斯匹靈抑制COX–1有助於心血管健康。有些COX–1的前列環素會被用來製造讓血液栓塞、縮小血管的血栓素A2（TXA2）。因此，COX–2抑制劑的作用對心血管系統完全沒好處：它們抑制了一種可以產生降血壓、防血栓的PGI2的製造酵素，卻讓另一種生產出導致血壓上升、引發血栓的TXA2的製造酵素留在體內。一項新近研究指出，葡萄中的兒茶素、表兒茶酚、間苯二酚會選擇性的抑制住COX–1，並留下COX–2。

這些葡萄分子的作用和阿斯匹靈不盡相同。有一部分的阿斯匹靈會不可逆地附著在兩種COX上，使其永遠無法作用，直到身體製造出更多新的COX。然而，血小板不能製造出COX。因此，服用了阿斯匹靈後，身體會需要約一週的時間才能再次製造出含COX的新血小板，使血液能夠有效地凝結。葡萄的類黃酮素的效果可能不會這麼長期；雖然它們不能永久地抑制住體內COX–1，但卻以一種「打帶跑」的方式來發揮暫時性抑制作用。同時，阿斯匹靈能在第一階段便阻止COX造成前列腺素分泌的反應。而葡萄的類黃酮素則是阻止了過氧化酶反應，是一系列轉化過程中的第二及最後的階段。試管試驗發現，食用葡萄產品後血液中少量的表兒茶酚和兒茶素，即可有效抑制住第二階段的反應。這可是一件相當了不起的發現，因為血液能有效吸收多少這些類黃酮素、吸收進去的類黃酮素又要如何才能產生化學轉化，一直以來都爭論不休。理論上，血液裡只要有一群不同的類黃酮素，應該就能夠彼此相輔相成，達到有效的作用濃度。

葡萄成分中含有自由基抑制劑和清除劑。那些攻擊體內分子、惡名昭彰的自由基屬於反應型分子，因為除了一般成對的電子外，它們還有個落單的電子，這對電子來說，是種不穩定的狀態，一切都取決於那個落單的電子會落在分子的何處。不穩定分子一般都比穩定分子具有傷害性；它們較有可能會攻擊自身分子。（想知道更多有關自由基的資料，參見附錄D「自由基」部分，467–470頁。）因為自由基除了一個落單的電子外，其餘都成雙成對，所以內含電子總數為奇數。不像一般分子因為只含成對電子，因此電子總數為複數。穩定分子的電子通常是成雙成對的，很少會有自由基存在。像槲皮素之類的葡萄類黃酮素，雖然一開始含複數電子，但因為會提供其中一個電子去和落單的自由基成對，所以自由基也就變得不再是自由基了。此作用「鎮壓」住並穩定了這一個前自由基。然而，因為槲皮素會失去一個電子，所以開始時的複數電子到最後會變成奇數電子。此作用反而讓槲皮素暫時性成為另一種自由基，儘管其性質通常較安定、也較無傷害性（雖然不是一定；參見下方資料）。也就是說，槲皮素自由基能夠自行分解，藉由貢獻出一個不成對的電子，來抑制住過程中出現的第二個自由基。而失去這第二個電子又讓槲皮素再次成為複數電子總數，性質比之前更為穩定。

有些類黃酮素性質穩定，有些則不然。這些類黃酮素會從自由基架走那一個落單、不成對的電子，在過程中把自己轉變成另一個、但可能較為穩定的自由基。在試管中，要讓此過程有效運作的話，血液中的類黃酮素濃度，要比服用類黃酮素後血液裡的濃度高十倍。因此，這些機制究竟是如何運作至今仍是個謎。然而，就算食用了含類黃酮素的食物後，血液中的類黃酮素仍無法到達作用濃度的話，或許也算是一件好事。不然，身體又必須開始擔心類黃酮素本身反而會產生自由基作用這個問題。

葡萄類黃酮素能夠保護身體，或是使身體變得更容易受鐵影響。許多葡萄和其他植物內的類黃酮素都會和鐵（有時也和銅）結合在一起，稱之為「螯合」。但因為類黃酮素很難從腸道被吸收進血液，所以類黃酮素從細胞獲取鐵質的所需濃度也就不是那麼重要。不過，類黃酮素和這些金屬在腸內結合，會使身體對其吸收力降低。但這也可能是件好事。鐵不如過去一般認為的有益。當然，紅血球細胞非常需要鐵，但它也是自由基製造者，和心臟病及其他疾病都有關。正因如此，營養師現在會建議，除非是有血液或代謝方面的疾病，讓你非得在飲食之外攝取額外劑量的鐵，不然最好避免服用鐵補充品。

另一方面，有些類黃酮素提供電子的作用卻成了一個問題，因為它們能供給鐵一個電子，把三價鐵轉變成亞鐵離子。當亞鐵離子和過氧化物產生反應時，就會製造出一種天然的細胞廢棄物，會進而產生出自由基。

類黃酮素有如變身博士一般的反覆天性是可以避免的。這是真的：雖然類黃酮素的常見作用為其抗氧化作用以及中和自由基作用，但有些時候，它們還是會引起相反作用。在某些情況下，試管中的類黃酮素會產生如同自由基的作用。但若從以素食為主的食物中攝取大量類黃酮素，則不會產生反作用。另一方面，高劑量（1克／天）純槲皮素補充品被認為和一些負面反應有關，像是噁心、嘔吐、無法控制的顫抖、頭痛、盜汗、呼吸困難。因此，比起服用補充品，從植物攝取類黃酮素似乎要安全得多。因為臨床試驗顯示，類黃酮素一般說來對人體是有好處的，而越能經由植物攝取此成分，就越理想。不論槲皮素產品，或是其他一些類黃酮素產品是否特別大聲標榜從植物提煉而來，大部分的類黃酮素都是從植物而來。事實上，這類經過淨化的補充品內含之作用成分濃度太高，遠遠超過你能從素食為主的飲食中所能攝取到的，所以使用補充品也比食用植物本身來得具有風險。

葡萄的成分

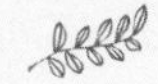

葡萄產品內含4種主要類型的多酚。它們是白藜蘆醇（resveratrol）和葡萄素（viniferins）之類的非類黃酮素二苯乙烯；以及3種類黃酮素：紅花青素、黃酮醇（山茶酚和槲皮素）、還有以前花青素（低聚合前花青素）為主的丹寧，其中包含一堆擠在一塊的兒茶素、表兒茶酚、表沒食子兒茶酚（epigallocatechin）單位。許多類黃酮素和二苯乙烯都帶有附著糖，這會增加其水溶性，但也會降低身體對其吸收力。同時，葡萄也含有酒石酸（tartaric acid）、檸檬酸（citric acid）、蘋果酸（malic acid）、琥珀酸（succinic acid）、抗壞血酸（ascorbic acid）、草酸（oxalic acids）等刺激性成分，以及香豆酸（coumaric acid）和咖啡酸（coffeic acid）之類的芳香酸。而且葡萄也是一種富含葡萄糖的水果。

前花青素和血管健康有關。在試管研究中，葡萄中一般被稱為「前花青素」（也叫做「低聚合前花青素」、「OPCs」，或「PCOs」）的丹寧能夠預防血栓的發生。在臨床試驗裡，它們也被認為和良好的血管功能有關。在松樹樹皮中的前花青素一般稱為「碧蘿芷」（pycnogenol），不但在化學成分上和葡萄前花青素十分近似，它們的臨床試驗結果也很相近。試管試驗發現，兩種前花青素和低聚合前花青素，都能促進在血管內排列著的細胞釋放出一氧化氮，而一氧化氮能夠放鬆血管，進而降低血壓。

此作用聽來不錯，但你稍後就會了解其實前花青素不容易被吸收進血液裡。代謝研究的結果顯示，它們事實上很難被身體吸收——前花青素不但是水溶性，而且分為中型、大型、超大型尺寸。水溶性和大尺寸的特性讓分子很難穿透腸內排列著的細胞進入周圍毛細管。同時，它們也有附著在消化道內的蛋白質上的傾向，將分子暫時性「鞣化」，限制其吸收。然而，有關前花青素穿透腸壁的模擬試驗顯示，較小尺寸的前花青素還是能找到方法穿透腸壁進入血液內。

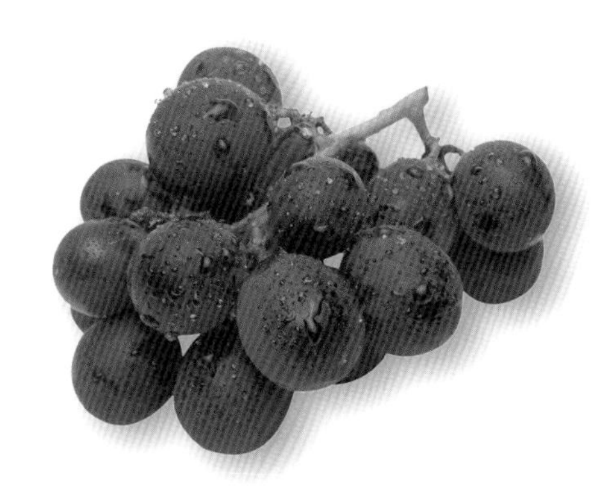

葡萄皮中的白藜蘆醇具有許多令人興奮的功效——在試管試驗中。某些種類的植物如：葡萄、藍莓、蔓越莓、山桑子、桑椹、日本蓼科雜草、雲杉、尤加利樹和花生，在遭受壓力時會製造出白藜蘆醇，例如當葡萄皮被菌類攻擊時。葡萄的白藜蘆醇有兩種形式，順白藜蘆醇和反白藜蘆醇（大多是反白藜蘆醇），帶不帶有附著糖皆有可能。（請勿把反白藜蘆醇和有害健康的「反」式脂肪搞混；化學名稱中「反」很常見。對白藜蘆醇來說，名稱上的反與順都和健康與否無關。）有些葡萄產品內含較多白藜蘆醇；因為白藜蘆醇都集中在葡萄皮上，所以照理說，黑皮諾葡萄酒中應該含有最多白藜蘆醇成分。消費者受到那些根據相關研究所寫出的動人廣告影響，現在也開始食用白藜蘆醇補充品。

用在酵母菌、線蟲、果蠅上的結果。在試管試驗裡，白藜蘆醇可以抗氧化、防止血栓，以及放鬆血管。雖然在動物身上的作用不那麼明確，此成分卻被認為可以透過一連串機制達到抗癌效果。這些作用包括癌細胞凋亡、截斷腫瘤部位的血液傳輸、阻止雌激素細胞的擴散傾向、增加肝臟的解毒酵素，以及減少肝臟的毒性酵素。有些研究學者認為，白藜蘆醇和酵母菌、線蟲、果蠅的長生力有關。就目前所知，唯一可以有效延長試驗動物生命的辦法說出來有點讓人失望：熱量控制。若能把動物攝取的熱量嚴格控制在至少30％的話，試驗室動物就可以活得較久也較健康。（不少勇敢的受試者，自願在科學家密切觀察其健康指數的情況下，接受這種嚴格控制飲食的任務，這些終身研究仍在持續進行中，看來還須好一段時間才會完成。）對有些動物來說，熱量控制刺激了一種稱為SIR2的基因。雖然沒有控制熱量，但白藜蘆醇促進酵母菌、線蟲、果蠅身上SIR2的作用，卻與此長壽作用極為近似。同時，在試管試驗中，白藜蘆醇也促進了人體內同一類型的基因（稱為SIRT1或Sirtuin1）。不過，SIRT1是否能夠延長未採熱量控制的人之壽命，則完全是另一個不同的問題。目前尚未有研究進行討論。

不幸的是，就算把白藜蘆醇吃進肚裡，身體也不太能吸收。就算是個子出奇矮小的成人也比酵母菌、線蟲、果蠅大多了，所以人類需要更多的白藜蘆醇。在葡萄汁中沈浮的水溶性白藜蘆醇都帶有附著糖，使得分子較難被身體吸收，但腸內菌可以有效地移除掉其附著糖分。去糖後的白藜蘆醇雖然較容易被吸收，但卻不具水溶性，所以在水基底葡萄萃取液中的含量也不多。就算去糖後的白藜蘆醇被血液吸收，它也會很快會在肝臟內被轉化，再次被糖分或硫酸鹽所附著。身體消化白藜蘆醇半小時後，體內的白藜蘆醇濃度會到達頂點，但和試管試驗中所使用的白藜蘆醇濃度相比，通常仍不及其1％。但這不表示我們應該一桿子把白藜蘆醇的好處壞處全部打翻。比方說，我們對白藜蘆醇的代謝作用所知不多。而這只意味著那些令人興奮的試管試驗結果，目前並無法完全解答我們的疑惑，所以有些事情仍屬未知。

藥草產生的作用

食用各種葡萄飲料和食品時，請適可而止。光是喝大量葡萄酒或任何其他含酒精飲料，是不會產生「法國弔詭現象」的。飲酒過量會毀壞肝臟和健康，並使身體對乳癌這類易受雌激素影響的癌症的預防能力降低。若是過量飲用的話，就連葡萄汁都可能有害——其天然高糖分可能會在體內轉化成非天然的三酸甘油脂（脂肪）。不過，如能經常飲用少量紅葡萄酒或葡萄汁的話，對心血管系統會很有幫助。可以將葡萄和葡萄乾當成一種健康零食，但如果吃太多的話，可能會得糖尿病。若想攝取前花青素和花青素類黃酮素，請服用紅葡萄製成的產品，因為相較之下，白葡萄內的此種成分較少。

有各種形式的葡萄衍生補充品。葡萄前花青素是一種稱為「低聚合前花青素」、「OPCs」，或「PCOs」的丹寧，在市場上也以這些名稱來販售。OPCs來自葡萄子和葡萄皮，除了價格高昂外，目前沒有使用此成分或葡萄子萃取物後，產生不良反應的人體報告。然而，大量服用丹寧卻會讓一些人感到胃部不適。

有些人在食用紅葡萄的葉子後抱怨胃腸不適、腹瀉、頭痛、反胃，而葡萄葉萃取物中也含有這些類黃酮素。目前白藜蘆醇補充品的安全紀錄良好，但大量服用槲皮素補充品則會引起噁心、嘔吐、四肢顫抖、頭痛、盜汗，以及呼吸困難。若從補充品或葡萄產品、茶、可可中攝取大量類黃酮素的話，會抑制身體對鐵的吸收。但從其他植物食品內盡量攝取類黃酮素不但是安全的，事實上還受到推崇。

注意薄血現象。就算葡萄製成品可以稀釋血液，但請確定不會用它來代替任何正在接受的薄血治療。若出現不正常出血，或即將進行手術的話，使用時請隔外小心謹慎。

常見的使用方法

內服

抗氧化劑、血液循環不良、抗腫瘤劑、痔瘡、糖尿病併發症、視網膜病變

內用時的可行方式

葡萄汁、葡萄酒、新鮮葡萄、葡萄乾、葡萄子萃取物、葡萄葉萃取物、葡萄皮萃取物、白藜蘆醇、槲皮素

常見的用法

每天服用40–300毫克的葡萄子萃取物。臨床試驗中，一天使用360或720毫克的葡萄葉萃取物來治療慢性靜脈功能不全症。一杯紅葡萄酒大約含有640微克的白藜蘆醇，而白藜蘆醇補充品的用量為每日200–600微克。

*這些用法和處方來自於民間流傳的方法，並不一定經過測試或推薦。

功效的實證

在所有與葡萄萃取物有關的文宣、公開發表論文中（目前為止，單獨研究白藜蘆醇的科學研究文獻就超過一萬一千多篇），有關人體試驗的研究相對來說十分貧乏。儘管細胞研究不斷傳出令人興奮的好消息，口服葡萄作用成分的生體利用率（成分在人體內的利用率）卻很低，這或許解釋了葡萄的動物及人體研究之所以不引人注目的原因。至少就目前的人體觀察研究來看，並沒有發現任何值得驚訝的結果。但這些研究也指出，葡萄有抗氧化、稀釋血液、擴張血管的特性。

目前為止，較令人感興趣的研究結果來自紅葡萄汁和紅葡萄酒。紅葡萄汁的紅色來自其水溶性花青素，此成分稀釋血液的效果勝過柳橙汁和葡萄柚汁[2]。當然柳橙汁和葡萄柚汁並不含紅色花青素，而且根據研究，其內含的多酚類複合物比葡萄汁少三倍。研究人員讓受試者每天喝一小杯其中一種果汁，一星期後再檢查他們體

內形成血栓的風險。儘管柳橙汁和葡萄柚汁沒有出現顯著影響，但喝葡萄汁的受試者產生血栓的可能性，卻比研究一開始時減少了77%，呈現極為顯著的差異。

本來還擔心前項研究結果，是不是因為自願飲用葡萄汁的人中途惡作劇地服用了阿斯匹靈，好在另一項針對不同受試者飲用紅葡萄汁的研究[3]，也發現了相似的結果。同時，喝紅葡萄汁的受試者，體內血小板也明顯地減少了有害超氧化自由基的製造。此外，研究人員也觀察到，受試者體內使血管擴張的氮氧化物明顯地增加，這意味著降低血壓的機制已在運作。

這項理論上可以降低血壓的機制，或許實際發生在40位高血壓的韓國男性患者身上[4]。這些受試者中，這些人有的喝紅葡萄汁、有的喝相同熱量的非葡萄飲料。雖然最後與安慰劑組相較之下，差異不是十分顯著，但飲用了紅葡萄汁的受試者的血壓，都比研究剛開始時下降了不少。

並非所有紅葡萄汁作用都是好的；和維生素E比起來，葡萄汁明顯地增加了血漿中的三酸甘油脂——也就是俗稱的「脂肪」。仔細想想這結果並不令人意外：葡萄汁中含有許多天然糖分，而過多的糖分通常會轉化成脂肪，增加體內三酸甘油脂。另一方面，在數種評估抗氧化劑效度的檢測上，像是抑制自由基和低密度脂蛋白膽固醇氧化的能力，維生素E和紅葡萄汁都表現出相同的顯著改善功效。飲用葡萄汁的人體內的氧化蛋白質，甚至比服用維生素E的人還少。

紅葡萄酒是否和紅葡萄汁功效相當，是一個複雜的問題；明確地說，這是因為酒精本身的影響力，使情況變得複雜化。許多研究指出，長期飲用「少量」葡萄酒（女性每天1杯，男性2杯）對心血管健康極有幫助，但過量飲用則有害健康。雖然最初有些研究宣稱，葡萄酒比其他酒精飲料對身體有益，但這些研究的結果不免讓人存疑。比方說，懂得欣賞高級葡萄酒的人可能也過著較健康的生活形式，社經地位也較好。若將這些因素全都納入上述研究的考慮之中，會發現只要少量飲用的話，所有酒精飲料都具有類似功效[5, 6]。雖然於此爭議尚無定論，但目前有把酒視為治療成分的趨勢。一項研究發現，雖然無酒精紅葡萄酒在試管試驗中，可以有效地使血小板不易凝結成塊，但另一項更實際的研究結果顯示，飲用無酒精紅葡萄酒的自願者的血小板，並不會比那些飲用白開水的受試者的血小板，更不容易凝結成塊[7]。

葡萄酒比葡萄汁含有更多可吸收的類黃酮素，這是因為發酵過程移除了類黃酮素上的附著糖，使它們更容易被人體吸收。因此，那些大放厥辭說產品中的類黃酮素和白藜蘆醇含量和葡萄酒一樣多的葡萄汁廠商，根本就沒把話說清楚。

一項設計完善（隨機取樣、雙盲設計、使用安慰劑控制組）的初步研究發現，過敏性鼻炎患者每天服用2次100毫克的葡萄子萃取物，並不會產生任何作用[8]。另一項類似設計的研究中，讓受試者連續5天服用高劑量（每日2次，各300克）的葡萄前花青素，結果對血液C或E值皆無影響。透過總抗氧化能力（TAC）檢測還可能發現，服用葡萄補充品的自願受試者，身體的整體抗氧化狀態都有所增進[9]。（然而，在缺乏更多資料的情況下，很難正確解讀TAC分析報告。而且檢測結果也可能因為各種因素而受到影響。比方說，腎臟衰竭的病患可能會因為體內尿酸鹽〔urate〕比例反常的高，而出現令人誤會的高TAC值。這是因為尿酸鹽在TAC中，可能會被當成抗氧化劑來分析。除非知道是整體抗氧化狀態中的何種物質被增加了，不然TAC值的提高並不代表什麼。）

另一項設計執行皆很謹慎的試驗（雙盲設計、隨機取樣、使用安慰劑控制組交叉試驗）也發現，葡萄子並不是很好的短期飲食補充品[10]。51位自願者在大學餐廳裡隨意吃自己想吃的午餐及晚餐3天，但進食前要先分別服用葡萄子或安慰劑。研究結果顯示，兩組在熱量消耗上，並無顯著差異。

一項日本研究中，11位女性受試者在11個月內，連續服用高劑量的前花青素葡萄子萃取物，藉以治療反常的皮膚色素沈澱（黑斑）[11]。雖然受試者肌膚狀況在研究期間內，都有顯著的改善，但因為此研究並沒有使用另一控制組來服用安慰劑，所以很難說症狀的改善絕對不是自然發生的結果。

在一項針對40位高膽固醇患者的治療試驗中，含前花青素的葡萄子萃取物和其他安慰劑和鉻（chromium）補充品相比，並不能對總膽固醇或LDL造成任何影響[12]。同時，它對血壓同半胱胺酸（homocysteine，一種罹患心血管疾病時會增加的胺基酸）的增加，也毫無作用。而唯一有利的發現，也未達統計上的顯著性。不過，葡萄萃取物似乎有減弱患者本身，對自身氧化低密度脂蛋白膽固醇抗體的「傾向」。許多科學家認為，氧化低密度脂蛋白膽固醇產生的抗體越少，心血管健康越佳。

24位抽煙者被分成兩組，分別每日服用兩次75毫克含前花青素葡萄子萃取物，或是安慰劑連續4星期，在一段「清除週期」後，互換服用物內容，期間採雙盲設計（無人知道何人服用了何物）[13]。抽菸的人以缺乏抗氧化劑聞名，而此症狀的指標之一即是體內脂質過氧化過程的增加，這是一種自由基攻擊細胞膜上的氧氣，並導致細胞膜破壞的過程。然而，葡萄子萃取物完全無法改變受試者體內的膽固醇和各式衍生成分。

可惜的是，針對白藜蘆醇的研究中，大部分自稱「人體」研究的，其實使用的都是自人體「分離」出的細胞。比方說，將分離出來的白血球放在試管中加入白藜蘆醇，再觀察其反應；或者是從受試者身上取出血小板，加入白藜蘆醇後，發現它們變得較不易凝聚和結塊。雖然其中不乏設計完整的試驗顯示，身體細胞能夠良好地吸收不含附著糖的白藜蘆醇，但這些白藜蘆醇研究並不實際。事實上，白藜蘆醇在體內會迅速地轉變成其他成分，並很快地被代謝掉。因此，掌握了白藜蘆醇是否有益健康之關鍵，其實是這些更為神祕的白藜蘆醇代謝物的作用，而非白藜蘆醇本身。而針對白藜蘆醇所做的分離細胞試驗，並不能解答這個疑問。

另一項丹麥研究發現[14]，低類黃酮素的飲食可以顯著地減少受試者血液內的維生素C。這或許是因為維生素C被用來替代，本來類黃酮素食物和素食中，其他抗氧化劑所需負責的抗氧化責任。這些受試者在結束飲食控制後，接著服用葡萄皮萃取物；而另一對照組的受試者則接受相反的試驗程序。結果發現，服用葡萄皮萃取物可以減緩受試者體內維生素C的流失。雖然不是全部，但有些抗氧化酵素的數量還增加了，而且沒有任何一種酵素出現顯著地減少。

把葡萄徹頭徹尾地檢測過後，一家德國公司推出稱為「紅葡萄菁華」的葡萄葉萃取物，此萃取物中同樣含有類黃酮素成分（異槲皮素和糖連槲皮素），被用來治療靜脈曲張和慢性靜脈功能不足之類的血管疾病。根據文獻，紅葡萄萃取物能夠有效促進血液順暢、改善腿部浮腫，以及減緩其他症狀[15]。雖然這些研究是由販售紅葡萄萃取物的廠商所贊助執行，不免對其客觀性存疑，但至少它們都是經過仔細設計的研究。

概　要

- 葡萄的類黃酮素作用類似某些COX-1抑制劑，能夠稀釋血液，並使血壓降低。雖然作用類似阿斯匹靈，但兩者不盡然相同。
- 葡萄的類黃酮素最常被用來當做抗氧化劑和自由基清除劑。理論上，在特定情況下，它們可能會引發相反作用、反而變的有害身體。因此，用補充品大量攝取純類黃酮素並不是一個好主意。盡可能從食物中攝取，才是安全又健康的方式。
- 葡萄的前花青素或丹寧都和良好的血管組織有關，但身體卻不容易吸收這些成分。
- 在試管試驗中，葡萄的白藜蘆醇功效絕佳，不但能對抗腫瘤，甚至可以延年益壽。但在人體中，卻可能因為代謝速度太快而無法發揮這些功效。

GUARANA
瓜拿納

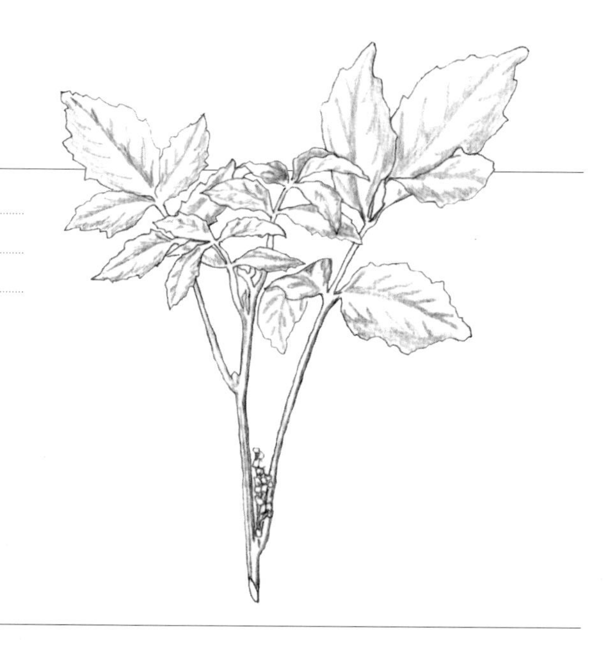

◎學名＝*Paullinia cupana*，*Paullinia sorbilisa*

◎科名＝無患子科

歷史和風俗

如果你從南美洲來，大概早已認識這種藥草了。它是巴西國民飲料裡的成分之一，我有許多巴西學生，都曾經雙眼發亮地大聲宣揚對它的熱愛。瓜拿納除了指一種攀爬性亞馬遜冬青藤樹外，也是一種用此植物製成的含咖啡因飲品。印第安神話中，此植物是從一位被毒蛇殺害的神童眼睛中長出來的。因為最早使用瓜拿納的是南美的瓜拉尼（Guarani）印第安人，所以植物因此得名。去殼烘烤後的瓜拿納種子會被磨成粉末，和水混合後揉成麵糰。而麵糰會用模子塑成糕餅或麵包條。亞馬遜印第安人隨身帶著這種便於攜帶的瓜拿納條，隨時想要補充體力時，就用堅硬的魚骨磨一塊下來吃。有人把這種瓜拿納條比做苦味巧克力，但少了可可奶油的油脂，口感顯得較乾澀。除了減輕疲勞外，瓜拿納條也被認為是一種春藥。它傳統上被用來治療輕微的消化不良——其所含之單寧在此派上用場——以及或許是由其咖啡因成分所助長的頭痛症狀。

瓜拿納種子也會和樹薯混合，經過發酵後製成巴西最受歡迎的飲料。在南美洲，香甜、琥珀色的瓜拿納蘇打很受歡迎，大部分愛好者都說他們要的不只是咖啡因，瓜拿納本身那種獨特、辛辣、莓果般的風味，都讓這種飲料喝起來與眾不同。瓜拿納打著「提神飲料」的名號順利攻占美國雜貨店的商架，而且還冠上如「獅吼」（Bawls）之類令人士氣激昂的名稱。

科學家眼中 瓜拿納的功用

瓜拿納的主要作用成分是咖啡因。如同茶、咖啡、可可和馬黛茶，這些互不相關的植物中，都含有數量各異的同一群刺激性分子甲基黃嘌呤（methylx anthines），是由咖啡因、茶鹼、可可鹼所共同組成的典型化學刺激物三重奏。這些成分的作用雖然相似，但效力和專長則各有不同。咖啡因是瓜拿納中最主要的作用成分，含量甚至比咖啡還多。因此，食用瓜拿納通常會讓人感到如同喝咖啡的效果。

瓜拿納的成分

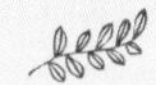

瓜拿納內含咖啡因這種刺激性的嘌呤生物鹼（2%–7.5%），以及數量較少的茶鹼和可可鹼。瓜拿納中的單寧是前花青素（12%），也含有2,4–二羥基–3–丁腈（2,4–dihydroxy–3–butyronitrile）之類的氰類脂（yanolipids）。同時，瓜拿納中還有微量的皂苷魚毒timbonine（saponin fish poison timbonine）。

你或許已很熟悉咖啡因的明顯作用，像是刺激性、加快心跳和利尿。咖啡因也會刺激腸子釋放消化酶和酸、使血栓不易形成，以及像剛爬完一長串階梯一樣地讓血壓暫時升高。然而，習慣性攝取咖啡因並不會讓人的出現血壓過高。

許多其他的咖啡因作用來自於打帶跑（fight–or–flight）的神經系統標準行動，它可讓人得以隨時產生反應，其中有些作用還可用在治療上。比方說，有些作用可以擴張肌肉血管來接收血糖。同時，肝臟也可以釋放出所儲存的血糖，刺激脂肪分解後的產物，可以用來供給準備運作的細胞。咖啡因具有抑制食慾的傾向——進食並不是打帶跑神經系統作用時需要的事——再加上原已具有的刺激性，因此造就了咖啡因有助於飲食控制的機制。

身體中像大腦和皮膚等其他部位的血管，則會因咖啡因而收縮，限制了血液傳送到肌肉和肺臟。由於咖啡因造成的大腦血管收縮對治療血管性頭痛有所助益，你或許也注意到，有些開架式止痛藥或偏頭痛處方藥品裡，都有添加此成分。咖啡因會擴張呼吸系統，讓身體獲得多氧氣。然而，另一種甲基黃嘌呤——茶鹼（theophylline），在這方面的作用更優於咖啡因，所以被用在治療氣喘的藥物上。而瓜拿納和其他植物中的咖啡因是如何產生上述作用的呢？

咖啡因是一種腺苷酸受體拮抗劑。咖啡因的主要作用來自於對腺苷酸分子的拮抗作用。同時，咖啡因也具有其他作用，像是增加肌肉細胞內的鈣含量，藉由降低造成肌肉收縮所需的刺激門檻，促使肌肉抽動。咖啡因或許還會刺激腸內組織胺受體，增加消化液的分泌。不過，咖啡因最主要的作用機制，還是抑制腺苷酸這種致睡分子。

腺苷酸是三磷腺苷酸（adenosine triphosphate, ATP）這種大分子的一部分，雖然是從受刺激的神經細胞內所釋放出來的，但其本身不具刺激性。腺苷酸隨著受刺激的打或跑神經傳導物質——正腎上腺素，被同時釋放出來，這或許是為了限制正腎上腺素的分泌不致失控。ATP會在神經細胞外圍緩慢、自然的分解，並釋放出腺苷酸；而被釋出的腺苷酸又緊接著回過頭來，與釋放出它們的神經細胞上的腺苷酸受體結合。因為咖啡因會使神經細胞釋放刺激性正腎上腺素的作用變得遲緩，所以腺苷酸會抑制住腦部活動，讓人變得昏昏欲睡。

在ATP進行分解以支援體內那些無法自行啟動的反應作用時，腺苷酸也會不斷地累積；反應的發生需要體力。所以每天消耗體力的同時，體內的腺苷酸量會持續增加，它們和大腦內的腺苷酸受體結合後，便會阻礙腦部活動。咖啡因和其他甲基黃嘌呤看起來都和腺苷酸很像，也會暫時性地附著在腺苷酸受體上，阻止了真正的腺苷酸和受體結合，而此作用可以驅除睡意。

除了讓刺激打或跑神經系統的正腎上腺素可以不接受腺苷酸影響地正常作用之外，咖啡因也能間接增進體內多巴胺和血清素，這或許可以解釋，人們飲用咖啡因後為何會感到心情愉快。科學家們猜測，咖啡因對這些荷爾蒙的影響或許也說明了為什麼大量研究結果顯示，慣性咖啡因攝取者罹患帕金森氏症和自殺的可能性都比較低。儘管從道德角度，我們常貿然將任何帶來愉悅感的東西視為危險物，但咖啡因的確具有數種有益健康的功效，雖然有些人最好還是避免使用它。有關咖啡因對健康所有正負面影響的總結，請見第224頁「有趣的事實」。

瓜拿納也含大量單寧。但目前對瓜拿納單寧的作用所知甚少。少量的瓜拿納單寧不但無害，甚至是有益健康的。瓜拿納單寧會和蛋白質交互連結，使蛋白質結構更為緊密，而這種讓皮膚緊緻的作用也就是所謂的「收斂」。單寧可以溫和地「鞣化」口腔和消化道內壁，產生一層足以對抗腸胃刺激物的暫時性屏障。因此，瓜拿納在傳統上常被用來治療消化不良。然而，大量的瓜拿納單寧卻會造成胃部不適。另一種內含單寧的南美藥草馬黛茶（見418頁），就像是歐洲人的飲酒文化一樣，是南美洲一種相當受歡迎在地飲料。和瓜拿納一樣，馬黛茶中也含有咖啡因和高含量單寧。然而，馬黛茶卻曾一再地被認為，和提高某些特定癌症的致癌率有關，但我們目前還不清楚原因為何。可以確定的是，這一定和其咖啡因成分無關。早期一些視咖啡因為致癌物的研究，其實是被喝咖啡的人的抽煙傾向給弄混了。許多設計較完善的研究後來都證明了咖啡因的清白，美國癌症協會也正式宣布，咖啡因並不會導致癌症。

常見的使用方法

內服

刺激劑、春藥、減重補給品、認知表現、運動表現、血管性頭痛、幫助消化

內用時的可行方式

膠囊、乾燥的瓜拿納、種子、粉末、萃取物、糖漿、錠劑、茶、蘇打水、提神飲料

常見的用法

每日服用1–2次半公克–1公克的乾燥瓜拿納葉，或者是200–800毫克的瓜拿納萃取物，萃取物的總使用量請勿超過3公克。

＊這些用法和處方來自於民間流傳的方法，並不一定經過測試或推薦。

但另一方面，大量使用單寧在理論上，卻具致癌性。有些研究即推測，這就是馬黛茶之所以會提高致癌風險的原因。雖然目前尚未發現瓜拿納和癌症的發生間有任何關係，但也沒有任何流行病學研究專題探討瓜拿納的致癌風險。若想控制任何單寧作用，可以使用蛋白質。如此一來，單寧的作用就會發揮在這些蛋白質、而不是身體上。

藥草產生的作用

瓜拿納可以提神，也能消除血管性頭痛症狀，但請勿使用過量。過度的刺激會讓人變得緊張不安和壞脾氣，我們也應該避免任何會使身體運轉馬達加速消耗的事物。如同其他內含咖啡因的東西，過量的瓜拿納會導致體內形成小腫瘤。若從事藝術工作，或做任何其他需要雙手保持穩定的事情，請不要在工作之前服用瓜拿納。

請注意瓜拿納的停藥反應。如同其他含咖啡因飲料，瓜拿納可以令人心情愉快和具上癮性；但實際情況並沒有聽起來那麼邪惡。身體接受咖啡因的反應相當溫和。咖啡因的藥理學作用也和許多其他上癮性藥物不太一樣，它並不需要持續性提高使用量以達到相同反應。比如說，放任自己對咖啡因的偏好並不會使你傾家蕩產。雖然不適用於每一個人，但習慣性地少量飲用一些咖啡因反而對身體有好處。但若你長期使用瓜拿納或其他含咖啡因物品，忽然停止這樣的習慣反而會引起血液湧入大腦造成頭痛，而且那些使用咖啡因時在體內增加的腺苷酸受體，也會讓你更容易受到腺苷酸引起睡意作用所影響，變得四肢無力。

有趣的事實

大自然藉由咖啡因
再一次提醒人們，
世界上沒有任何一種物質
是全然的好或壞。

慣性攝取咖啡因被認為和減少自殺率和帕金森氏症、膽結石、肝病和第二型糖尿病的發生有關。但另一方面，它又會增加尿液中的鈣排出量。認為其和骨質疏鬆症有關的研究目前尚未獲致結論，這或許是因為在這些研究中，研究受試者在飲食上攝取的鈣，足以彌補他們從尿液中流失掉的鈣質。人們一度相信，咖啡因會刺激乳房囊腫形成，但因為缺乏設計良好的研究結果加以佐證，現在已不認為此論點是絕對的事實。雖然和心臟病的發生沒有任何關係，咖啡因卻會讓有些人出現心悸。雖然咖啡因會進入胎兒循環系統中，目前也不清楚其對3個月以上胎兒的影響為何，但咖啡因和新生兒缺陷的發生並無關聯。然而，有項丹麥研究發現，每日攝取越多咖啡因的婦女，越有可能出現流產，所以流產風險較高的孕婦，應該限制每日攝取咖啡因的量不要超過300毫克，最好是能夠完全避免攝取[1]。

有些人不應該使用瓜拿納。失眠的人請勿使用瓜拿納。咖啡因常被指控是造成失眠的元兇，而瓜拿納中的咖啡因含量比咖啡還高。咖啡因會讓有些人出現心悸，若自認是這樣的人之一，就請不要使用瓜拿納。當然，若不喜歡瓜拿納帶來的感覺，就不要使用它！如果不是習慣性飲用咖啡，它也可能暫時使血壓升高，雖然那些慣飲者並不會出現這樣的反應。因為咖啡因會跑進胎兒循環系統中，建議孕婦最好每日不要飲用一杯以上的咖啡，而且因為瓜拿納的咖啡因含量更高，所以在懷孕期間避免使用瓜拿納似乎是明智的決定。除非想生一個個性挑剔又容易鬧失眠的寶寶，請勿在使用瓜拿納期間哺乳。瓜拿納咖啡因會經由母乳傳到嬰兒身上。

瓜拿納不適用於寵物。雖然比較常見的問題多是因巧克力所引起，但一般來說，甲基黃嘌呤都不應該使用在寵物身上，因為牠們對此成分的反應和人不同，在某些狀況下甚或是足以致命的。

使用其他各類型的瓜拿納產品時，也應該小心謹慎。用來幫助飲食控制和認知發展的含瓜拿納產品中，也常包含許多其他安全紀錄不清的藥草成分，因為無法知道這些成分作用為何，所以請避免使用這樣的產品。雖然市面上有販售一些「幫助減重」的瓜拿納產品，但大多數的瓜拿納蘇打和「提神飲料」其實都充滿糖分。因為熱量是體力的來源，所以和「提神飲料」比起來，「熱量補給飲料」才是更名副其實的稱呼，尤其是身體幾乎不會真的消耗這些熱量來補充體力，反而是把它們轉變成脂肪儲存起來。瓜拿納飲料中的糖還會導致蛀牙。

目前對瓜拿納中的單寧雖然所知不多，但卻不免令人擔心。比方說，我們現在還不清楚馬黛茶中的單寧是否會引發癌症。因為單寧會在腸道中和蛋白質結合，所以確實會限制身體對蛋白質的吸收。為了阻止單寧在腸內作用，有些人建議可以把瓜拿納這類的高單寧藥草和牛奶配合著服用，讓單寧在進入身體前，就已先和牛奶蛋白質結合。

功效的實證

沒有太多研究討論瓜拿納對人體的影響。其對人類認知表現的影響力也頗受爭議。有項不論是研究人員或年長的自願受試者都不知道何人服用何物的雙盲研究發現，和服用安慰劑的對照組比較起來[2]，瓜拿納對受試者並無顯著的影響，然而，另一項相似設計的研究卻建議，瓜拿納會使研究受試者在心智測驗上表現較好，但答案的準確性卻較差[3]。

有兩項研究檢驗瓜拿納的減重效力，但不幸地是，研究中使用的瓜拿納是添加了其他的藥草混合配方，所以很難斷言是何種藥草產生此作用。健康的自願受試者將瓜拿納、馬黛茶、達米阿那（damiana）混合服用，結果和安慰劑組比起來，他們所需的胃排空時間，都顯著的延長了（譯註：以胃淨空的所需時間來測定胃的消化功能）的所需時間，這在理論上，能夠幫助人們保持飽足感[4]。（然而，在另一項研究中，只餵食瓜拿納或咖啡因的小鼠，腸胃的消化狀況都無改變[5]。）在受試者服用瓜拿納混合藥草45天後，體重都顯著地減少了大約11磅（5公斤）左右，而持續使用瓜拿納萃取物一年的受試者，體重也都沒有出現回升。

另一種混合藥草包含了瓜拿納和目前被普遍禁用的麻黃（ephedra），結果顯示，使用此藥草的受試者和安慰劑組比較起來，體重和體脂肪都顯著地減少了[6]。但值得注意的是，35位試驗組受試者中，有11位在研究結束前就退出了此研究，原因包括胸口疼痛、心悸、血壓升高、和易怒，這些副作用大部分可能都是因麻黃所引起的。麻黃現在也因為會毒害心臟，甚至引起致命性影響而被禁用。瓜拿納內含咖啡因，是一種食慾抑制劑和促進劑，理論上的確可能引起上述研究所發現的結果。然而，我們無從得知是否真的是混合藥草中的瓜拿納造成受試者體重的減少。同時，咖啡因也會造成血糖、血壓、心跳的增加。在較近期的研究中，自願服用藥草的研究受試者身上都出現過這些症狀。

餵食小鼠瓜拿納後一小時，體內的儲存肝糖會釋放出糖份來[7]，造成血糖顯著地升高。此作用使小鼠不會因運動過程而血糖有所下降。餵食瓜拿納的小鼠不但在游泳測驗中表現出較好的耐力，而且也沒出現因瓜拿納而引起的不良反應[8]。

動物試驗暗示，瓜拿納不但是無害的，而且還可能具有一些有益健康的功效。有項餵食兔子瓜拿納的研究發現，結果顯示兔子的血小板較不會出現栓塞[9]，這也是咖啡因已知的抗凝血作用。瓜拿納也能預防小鼠出現因化學物傷害引起的肝癌[10]，並且保護小鼠免於受到吲哚美辛（indom ethacin，一種治療關節炎的消炎鎮痛藥）和酒精所引起的胃部傷害[11]。就算使用高劑量的瓜拿納，也從未發現會對大鼠或小鼠的行為或器官組織造成毒害或副作用[12]。而且，瓜拿納還因減少了細胞膜氧化（脂質過氧化過程）而具抗氧化功效。因為細胞膜氧化會造成細胞和其組成要素的永久分解，所以此預防作用對身體是有益的。

概　要

- 瓜拿納藉由高咖啡因成分展現其療效。咖啡因的主要作用在於阻擋體內一種稱為腺苷酸的引發睡意分子。
- 因為內含咖啡因，瓜拿納具刺激性，對治療血管性頭痛很有效。然而，目前尚不清楚瓜拿納到底是強化了人的意志力，還是實際上具有幫助減重的功效。
- 瓜拿納也含有單寧，少量單寧可以減緩消化不良症狀，但過量的單寧卻會引起消化不良。雖然另一種刺激性藥草，也就是南美洲人時常飲用的馬黛茶中的單寧或許會引發癌症，但目前不清楚瓜拿納和癌症間是否有所關聯。
- 雖然一般認為，習慣性攝取適量咖啡因對健康是有益的，但攝取量請勿過量，因為有可能造成停藥反應。有些人更是不應該攝取咖啡因，具有心律不整傾向、懷孕或哺乳中的婦女都不應該使用瓜拿納。

HAWTHORN
山楂

◎學名＝*Crataegus laevigata*（彩葉山楂），
Crataegus monogyna（單子山楂），
Crataegus oxyacantha（歐洲山楂）
◎科名＝薔薇科
◎屬名＝山楂屬

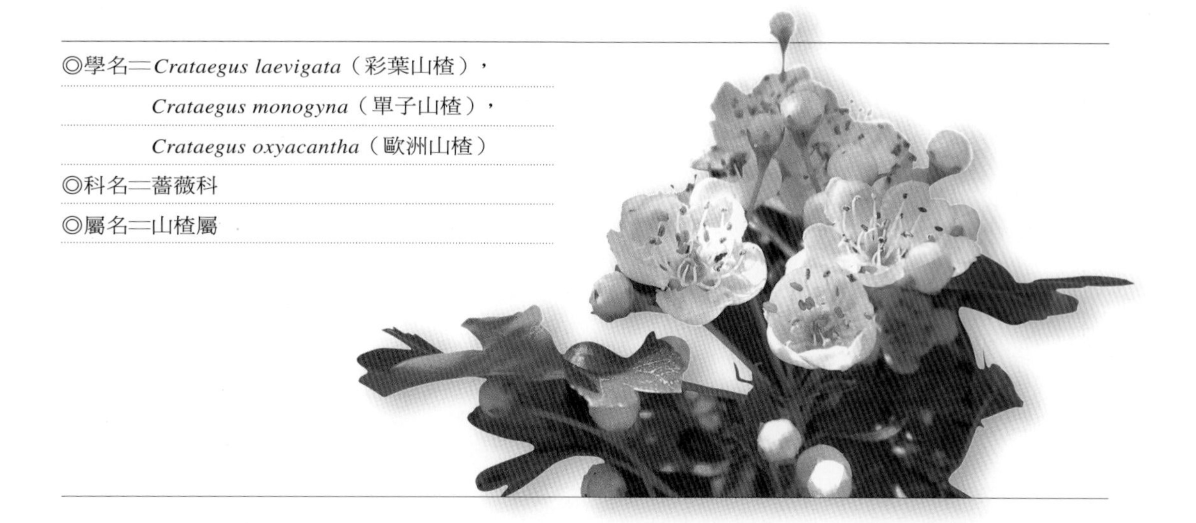

歷史和風俗

山楂是一種薔薇科小樹或灌木，和玫瑰一樣有刺和形似野薔薇果實的鮮紅色漿果。這些果實也被稱為「山楂果」，曾經是相當受歡迎的果醬、果凍、含酒精飲料製作原料。不過，山楂的葉子及花朵才是被認為較具藥效的部分。「山楂」英文名字中的「Haw」是「籬笆」的舊有稱呼，因此「Hawthorn」字面上的意義其實是「帶刺的籬笆」。因為山楂白色小花的花期來得特別早，所以它也曾被稱為五月花。

雖然山楂提早開花的特性被人們當成希望的象徵，但它那不好聞的氣味也曾被若有似無的讓人與死亡聯想在一起。這些花朵散發出來的一些微小胺類和屍體的味道很像。因此有項古老傳說警告人們若將山楂花帶回家，會為心愛之人召來死亡詛咒。

山楂的蹤影遍布北半球氣候溫和的地區。歐洲和亞洲都將之拿來藥用。山楂是古凱爾特人的13種聖樹之一，雖然古希臘醫師戴奧斯柯瑞迪，和中世紀毒物學之父帕拉塞爾蘇斯都曾提到山楂對心臟具有療效，但在歐洲，山楂的使用還是等到19世紀才開始流行開來。歐洲人較常使用山楂的葉子、花朵、果實來治療腎結石和當做止瀉劑。但現代中醫卻比較常根據山楂一些新近發現，且記載翔實的功用，將此藥草當成心臟病用藥。

科學家眼中山楂的功用

許多醫學資料認為，山楂的作用類似PDE–3抑制劑，是一種抗心律不整的藥物。PDE–3是磷酸二酯酶–3（phosphoiesterase 3）的簡稱。一般來說，PDE–3會破壞體內稱為環單磷酸腺苷（cAMP）的信息分子。但像cAMP這樣的信息分子理應就該被破壞，不然它們會永不止息地發送訊息，使身體發生問題。不過，你也可以藉由抑制PDE–3來減緩對cAMP的破壞作用。有些心臟藥，像非固醇強心劑（Inocor）和米力農（Primacor），就是藉由抑制PDE–3來發揮作用，而習慣上也將山楂視為此類藥草。因為PDE–3被抑制住，所以體內cAMP濃度提高。這有何影響呢？像腎上腺素（adrenalin，有時亦稱為epinephrine）這種打帶跑神經系統荷爾蒙，也能直接增加體內cAMP。當感到害怕或興奮而使得「腎上腺素激增」時，心臟都會跳得特別厲害。

不同細胞的cAMP作用也會不同，會影響到的身體功能包括體力的消耗、血糖值、神經細胞訊息傳遞、細胞分裂、和免疫系統。但在心臟時，cAMP最終會使原本堆積在心臟細胞密閉空間中的鈣被釋入細胞的主要部位，增加心臟細胞內能夠產生作用的鈣濃度。而增加肌肉細胞中的鈣濃度會引起肌肉收縮。同樣的作用也包含了心肌，因此若山楂真的是一種PDE–3抑制劑的話，它應該能幫助心臟更有力地輸送出血液。（對不隨意肌肉細胞內襯中的血管而言，cAMP的增加反而會引起反作用，它會使肌肉放鬆，打開血管讓血液更容易流動，因此使血壓降低。）雖然有極少數研究討論山楂在不同嚙齒類動物身上對PDE–3的抑制作用，但目前沒有針對人體的研究。因為PDE–3在不同物種身上有著不同的作用，所以上述這些研究結果並不能用來證明，山楂同樣可以在人體內發揮PDE–3抑制劑作用。

磷酸二酯酶–3抑制劑和近年來十分出名的磷酸二酯酶–5抑制劑不太一樣，像sidenafil（威而鋼）這種磷酸二酯酶–5抑制劑是用來治療男性勃起功能障礙。磷酸二酯酶有各種不同類型，各具不同的功用。磷酸二酯酶–5抑制劑能夠預防陰莖的環單磷酸腺苷因為磷酸二酯酶而分解，但是磷酸二酯酶–3抑制劑卻沒有這種作用。因此也就不用期待山楂具有治療勃起障礙的功用。

一些新近的初步事證顯示，之前的山楂理論不但可能都不正確，此藥草或許還具有和第三級抗心律不整心臟藥相同的作用。最新發表的一些試驗結果讓研究人員們大吃一驚，因為雖然他們同樣用動物試驗確認了山楂具有上述的PDE–3抑制劑作用[1]，但卻沒有發現一般PDE–3抑制劑所會引起的心臟鈣濃度改變現象。他們反而發現山楂具有和第三級抗心律不整藥物相似的作用。（此處所指之第三級和PDE–3抑制劑名字中的3完全無關；這只是數字上的巧合而已。）山楂和第三級抗心律不整藥物間的共同點是，它們都能阻止心臟中鉀離子的流動，因此又被稱為鉀通道阻滯劑。

心臟跳動需要包括鉀離子在內的數種不同離子來運作。你可以將心臟想像成一台能夠持續自動充電的電池。每當它跳動一下，就等於是在充電，而這些被補充的分子稱為離子（或電解質），被釋放出來後會順著釋出的方向移動（從心臟細胞向外流動或是向內進入心臟細胞，端看是何種類的離子）。在下一次心跳前，心臟必須充電，動力會被消耗在將離子推回原本的位置上，它們因此才能夠被再次釋放出去製造下一次心跳。和此作用相關的離子包括鈣、鈉、鉀離子。其他藥草或心臟病藥物會阻擋鈉（第一型抗心律不整劑）或鈣（第四型抗心律不整劑）的流動，但山楂和第三級抗心律不整藥物則會延緩鉀離子的充電作用。由於山楂的鉀通道阻滯劑影響力，心臟在每次心跳間需要花更長的時間來充電。而使心臟「電池」延緩充電是所有第三級抗心律不整藥物的作用。此延緩作用能夠預防心臟出現不正常、快速的悸動。

山楂或可擴張冠狀動脈，讓更多含氧血液進入心臟。大多數在分離動物血管試驗中觀察到此一現象的研究人員，都認為山楂是藉著增加體內一種稱為一氧化氮的血管擴張荷爾蒙來發揮作用。有項研究將此作用歸功於山楂內含的前花青素，是一種常見的植物丹寧。一氧化氮的增加也有可能是之前提到過，一些理論上抗心律不整機制所產生的連帶效果。

山楂的成分

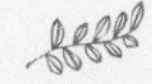

一般認為，山楂中的作用成分是前花青素和類黃酮素。山楂的葉子、花朵和漿果萃取物含有1%–3%的寡聚原花色素（oligomeric proanthocyanidins）。而它的類黃酮素則包括金絲桃苷、牡荊素鼠李糖（vitexinrhamnose）、芸香素、牡荊素（vitexin）。山楂也內含大約0.6%的三萜烯，包括齊墩果酸和熊果酸；以及膽鹼、乙醯膽鹼和具惡臭的三甲胺（trimethylamine）之類的微小胺類。

山楂的類黃酮素和前青花素在體內具數種作用。它們就像溫和的止瀉劑、具抗氧化性，並能消滅自由基。嚴格說來，較大的前花青素就是單寧。單寧附著在腸內壁，形成一層暫時性、堅固的膜來隔離引起不適的化學物質。雖然目前並未積極宣揚山楂助消化的功效，但傳統中醫確曾記載可用它來治療腹瀉，而山楂中的單寧可能就是其作用成分。使用山楂時請適量即可，因為大劑量單寧也會引發腸胃不適。同時，長期從其他含有大量單寧的藥草產品（見馬黛茶，第417頁）中攝取超出正常劑量的單寧，也被認為可能會增加罹癌的風險。用來治療腹瀉和消化不良的傳統藥草裡，都可發現少量單寧；一般認為，少量像山楂前青花素這種類型的單寧，對心血管系統有所助益。

和大顆的前花青素分子不同，山楂內體積較小的前花青素和類黃酮素可以更容易通過腸壁，進入血液中[2]。其他許多植物中也有發現這些分子，很多調查報告指出，它們具抗氧化性，並能消滅自由基。此作用更進一步地保護了心臟免於受到化學物質的傷害。

藥草產生的作用

醫生們正重新評估目前對抗心律不整藥物的使用，這也包括了具類似作用的山楂。這應該能讓你重新考慮一下是否要使用山楂來治療心臟病。醫生及科學家們之前單純地推測，用抗心律不整藥物來壓制不正常的心跳可以延長患者的生命。但出乎他們意料的是，幾項長期試驗指出，許多（但不是全部）抗心律不整藥物不但無法延長患者壽命，還會提高他們的死亡率！的確，從追蹤紀錄上看來，使用像ICDs（植入式心臟除顫器）以及心律調節器這種體內植入型醫療裝置對某些心臟病患者來說，比使用抗心律不整藥物的效果更好。我們現在也知道，心臟若能輕鬆適應幅度較大的心跳頻率，會比一直維持在規律性心跳頻率的心臟來得強壯。有許多不同類型的心臟病和治療法，對某一病患適合的方式或許對另一病患卻有害。而抗心律不整藥物在長期使用上的效果也具有不確定性，這解釋了為何一旦出現任何心臟問題，都應該立即接受醫生的診治。

大多數人使用山楂不會產生副作用，它也沒有和其他藥物出現交互影響的報告。然而，在使用上還是請小心謹慎。山楂對心臟有強烈影響，所以大多數專家建議，應該在醫生的監督下來使用山楂。孕婦和12歲以下的兒童最好避免使用山楂。有些報告指出，山楂有鎮靜劑的副作用，但此論點尚未得到臨床試驗佐證，其機制也未曾被分析討論過。

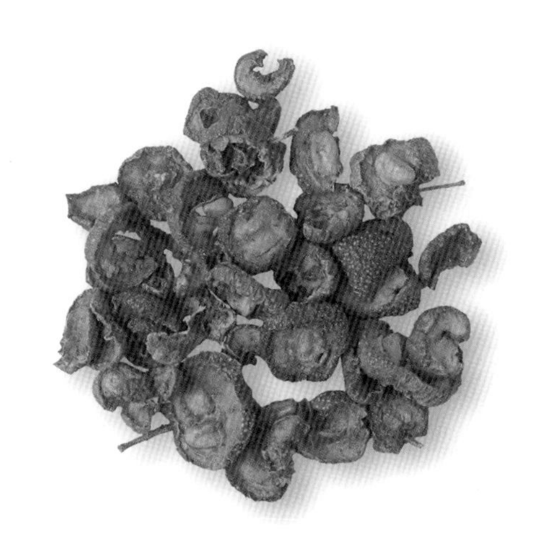

常見的使用方法

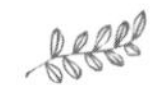

內服

有益心臟、幫助消化、鎮靜劑

內用時的可行方式

膠囊、乾燥葉片、花和漿果、泡製品、錠劑、酊劑

常見劑量

每日服用3次，總劑量最多不超過5公克的未加工山楂，或是1公克的萃取物。

*這些用法和處方來自於民間流傳的方法，並不一定經過測試或推薦。

若心臟病患者若想要嘗試使用山楂，請務必先行諮詢醫生的意見。千萬別害怕發問。越來越多醫生通曉藥草，並瞭解患者為何會想嘗試藥草療方。一位負責任醫生一旦准許你開始使用山楂，他就會幫你定期追蹤心跳和血壓。

不論你是否想嘗試山楂，若有心臟病的話就得接受醫生的診治。請不要隨隨便便就用山楂來取代心臟病治療。只有醫生才能決定理論上山楂的使用，是否會干擾到你目前正在進行的任何心臟病治療法。

在購買山楂時，請選擇內含標準化前花青素的產品。據研究指出，山楂中的作用成分可能是前花青素和類黃酮素的混合物。前花青素有時候也被稱為寡聚前花色素或OPCs。由於它們其實都是一樣的東西，所以不用為這些英文發音相近的名字傷腦筋。原花青素（Procyanidins，名稱中少了antho）是一種特別類型的前花青素，它也被認為是山楂中的作用成分之一。

若找得到的話，最好找前花青素和抗氧化的類黃酮素都有包含在內的標準化山楂產品。此產品可能含有一種標準化的特定類黃酮素。（山楂中的類黃酮素包括金絲桃苷、牡荊素鼠李糖、芸香素和牡荊素。）然而，有些標準化山楂產品含有的是牡荊素類黃酮素。在另一種不相關植物中的牡荊素，曾被認為長期服用會干擾體內的甲狀腺素（甲狀腺過氧化酶）。因此，若有甲狀腺問題的話，或許應該避免長期服用標準內含牡荊素的產品。

功效的實證

許多明確事證可以證明山楂是一種有效的心臟病藥草。2003年《美國醫藥期刊》[3]刊登了一項由兩位學者共同發表的綜合分析研究報告，他們仔細查看了所有能夠取得的、使用山楂治療慢性心臟病的公開發表及未公開發表之臨床試驗資料。在這些研究中，只有八項設計最為嚴謹（隨機取樣、使用安慰劑控制組、雙盲設計）的研究使用了他們認為最可靠的純山楂萃取物。這些研究包含了632位慢性心臟病患者，在3–16週內，每位患者每日分別給予160–1,800毫克不等的山楂。

此研究的結論認為，山楂能夠顯著地改善心臟的「最大工作量」。也就是說，食用山楂的自願受試者的心臟比較能夠接受挑戰，像是利用室內自行車運動所做的壓力檢測。同時，山楂也顯著地改善了患者費力、不順的呼吸狀況（呼吸困難）和倦怠感。患者的心跳和血壓亦呈現有益的減緩和下降。雖然山楂的副作用不常見、也都是暫時性的，但包括了輕微的惡心、頭暈眼花、心臟和腸胃不適。

概 要

- 較早期的文獻資料指出，山楂作用類似已知的PDE–3抑制劑。這些作用最後會增加體內稱為cAMP的信息分子，使心臟細胞內的鈣濃度增加，提高心臟的收縮力。
- 新近研究則提出相反、但尚屬初步階段的資料。它們認為事實上，山楂的作用或許類似第三級抗心律不整心臟病藥物。會減緩心臟跳動前鉀的充電作用。這不但增加了心臟的收縮力，更改善了心臟輸送血液的力量。
- 抗心律不整藥物或許能夠舒緩心臟病症狀，但令人擔心的是，有幾種抗心律不整藥物事實上反而會增加患者的死亡率。這也是為什麼把山楂用來當做抗心律不整藥草，會讓人不太放心。
- 山楂或許藉由增加「一氧化氮」荷爾蒙的合成，造成血管的擴充。此作用能使血壓下降，並改善血液流通的順暢。
- 山楂的類黃酮素具保護身體的抗氧化性，並能清除體內自由基。
- 雖然目前並不清楚山楂和其他藥物間的交互作用，但它的副作用也很少。因為山楂對心臟具有強烈影響力，最好還是依照醫生建議來使用。孕婦及十二歲以下的孩童也應避免使用山楂。

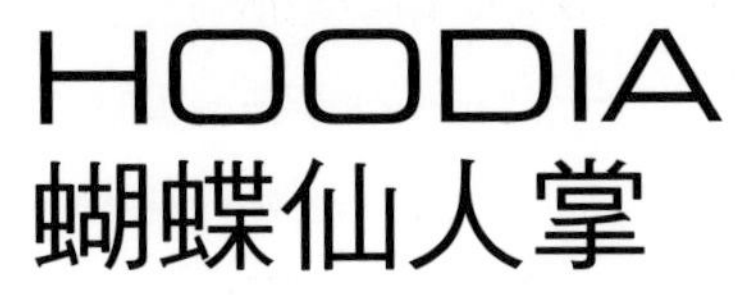

HOODIA
蝴蝶仙人掌

◎學名＝*Hoodia gordonii*

◎科名＝蘿藦科

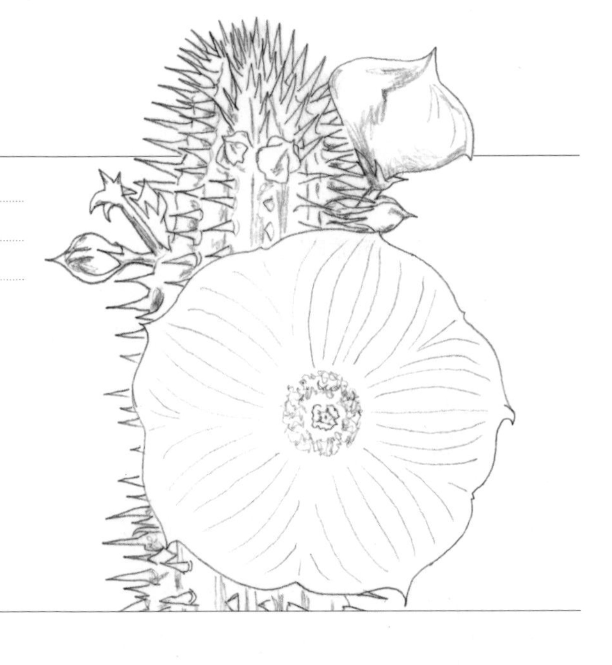

歷史和風俗

不論你在一些可疑的網站上瞄到過什麼，目前市面上，尚未有任何通過檢測的蝴蝶仙人掌產品。除此之外，蝴蝶仙人掌在全世界可都賣得嚇嚇叫，一切得歸功於新聞報導對其抑制食慾功效的大肆宣揚。蝴蝶仙人掌是一種形似仙人掌的植物，有著刺狀外表和如同小黃瓜一般的結節，生長在非洲南部的喀拉哈里沙漠。當地的布希曼人（Bushmen）會在長程狩獵期間食用這種植物來抑制身體飢餓的感覺。1960年代時，南非科學家們注意到蝴蝶仙人掌能夠顯著地——最高可達50%——壓抑試驗室大鼠的食慾，但這些研究有好一陣子都被人們給忽略掉了，這或許是因為在動物試驗中，動物體重的減輕常被認為是毒物反應的正常狀況，雖然事實上動物們的健康並未因此而惡化。一些近期尚未發表的研究指出，蝴蝶仙人掌正是以同樣的獨特方式使人們喪失食慾，而且不會對身體造成傷害。接下來，在老牌新聞節目60分鐘、BBC的世界新聞以及其他大眾媒體專題報導的推波助瀾下，人們對這種罕見沙漠植物的興趣一下子暴增。為了因應西方人日益成長的節食需求，健康食品貨架上充斥著成堆的減重產品，而節食補充品市場更對蝴蝶仙人掌躍躍欲試。就算此藥草尚未通過臨床試驗檢測，有些廠商已迫不及待地開始使用它了，這也顯示出了人性的黑暗面。對任何銷售者來說，蝴蝶仙人掌簡直是一片潛在的大金礦。

有趣的事實

生物海盜既是蝴蝶仙人掌的生產者，也是掠奪者。

理想情況下，專利化藥草產品的利潤能夠回饋給任何發現其功能、向世界推廣其效用，並在日常生活中為大眾檢測其作用的文化族群。但實際情況通常不是這樣，所以引起了人權組織的警告。那些從別人身上盜取傳統智慧及利益，又完全不對被掠奪族群做任何補償的人被稱為「生物海盜」。而蝴蝶仙人掌及布希曼人就是最典型的例子。

和其龐大的潛在商機相反，蝴蝶仙人掌故事中令人痛心的部分和世界上最貧窮的部族之一——布希曼人有關。他們一開始是受到班圖部落的壓迫，接著受到視他們如動物，但事實上卻待他們連動物都不如的歐洲移民迫害。歐洲人甚至曾以獵殺布希曼人為一種休閒運動。今日的布希曼人居住在荒野空曠區，或粗糙的小屋裡，以弓箭為工具在沙漠邊緣討生活。他們許多人都染有藥癮或酒癮。最理想的情況是，蝴蝶仙人掌不但果真如傳説般的有效又安全，而且其銷售利潤還能夠被運用來改善布希曼人的生活，這樣一來，布希曼人如噩夢般的歷史終於可以自此出現快樂的轉變。但這樣的事並不會自然發生。這絕對需要有識之消費者運用他們的購買力，來為事情的對與錯劃上明確的界線。

南非科學和工業研究中心（CSIR）聽聞有關蝴蝶仙人掌抑制食慾的傳言後，在自己的試驗室中進行了一些試驗。當他們發現此藥草的銷售潛力後，就在1997年時為其所推論之作用成分P57申請了專利權，而且把使用執照以五十萬美金賣給了Phytopharm這間英國公司。Phytopharm接著又把開發新藥的權力以三千二百萬美金轉手賣給惠氏（Pfizer）藥廠。雖然CSIR和Phytopharm都公開宣稱有將布希曼人的權益謹記在心，但事實上，布希曼人不但全然不知這其中之過程，事後也沒有得到任何金錢補償。Phytopharm的主管辯稱，這是因為他們雖然已為蝴蝶仙人掌投下大筆資金，但他們仍無法確定此藥草真的具有其宣稱之功效。同時，他也有點不好意思地表示，公司之所以沒有通知布希曼人是因為雖然他們真的花了時間努力的尋找，但卻找不到半個布希曼人。他們可是有好幾年的時間來做這件事。

>>>

至今世上仍有約十萬名布希曼人，在國際發展組織「救援行動」的幫助下，一天之內就能找到好些布希曼人。因此，布希曼人為了蝴蝶仙人掌組成團體，並聘請人權律師羅傑・堅尼斯（Roger Chennlls）幫助他們和CSIR和Phytopharm進行談判，最終在此爭議上贏得勝利，使布希曼人得以真正擁有蝴蝶仙人掌的專利權。雖然合約內容仍屬機密，但目前Phytopharm公開宣稱，已和布希曼人代表組織達成一項利益共享的計畫。

因為蝴蝶仙人掌的作用成分很難大規模的以人工合成，Phytopharm現在已開始自行種植稀有的蝴蝶仙人掌。蝴蝶仙人掌的長成約需五年時間，生長過程又極為困難。因此，這些人工種植的蝴蝶仙人掌都受到層層隔離及看護。CSIR擁有世界上已知蝴蝶仙人掌種植區的種種專利，而Phytopharm則對蝴蝶仙人掌有全面性使用執照。

蝴蝶仙人掌因受生物保育法所保護，種植和採集都需經過允許。此外，蝴蝶仙人掌也受到CITES（瀕臨絕種野生動植物國際貿易公約，簡稱華盛頓公約）之保護，這項國際協議的內容不只在於保護稀有動植物，還要確保以此物種賴以維生的土著族群們，仍然保有取得物種的管道。歸功於人們對蝴蝶仙人掌天花亂墜的宣傳，喀拉哈里沙漠附近常抓到一些四處偷挖珍貴蝴蝶仙人掌根的不肖分子，傳聞在一些祕密地區，還有偷偷種植蝴蝶仙人掌的黑市。而這些業者獲取的任何利潤，半毛錢都不會回饋給布希曼人。

科學家眼中
蝴蝶仙人掌的功用

蝴蝶仙人掌中似乎有種成分可以欺騙大腦產生飽足感，但實際情形如何目前尚不得知。蝴蝶仙人掌這種讓嚙齒類動物的食慾顯著減少的功效，讓科學家們努力想要找出其作用成分。其中一種類似強心配糖體的分子引起了科學家們的注意，他們稱呼它為P57，而強心配糖體則是指一種能夠影響心臟的植物分子。由於類藥物分子常會附著在人體的受體上，所以科學家們對P57進行了一項合理測試。他們檢測了P57和所有神經傳導物質、生物活性神經胜肽、離子通道受體間的吸引力。結果發現，P57並不會和以上任何一種受體結合。就算是鈉鉀幫浦（一般亦稱為鈉鉀ATPase）這種標準附著標的，P57也不會和其結合。

不過科學家們的注意力集中在此幫浦作用上，希望藉此瞭解P57究竟是如何作用的。他們發現，一種稱為烏本（ouabain）的毒素會破壞重要的鈉鉀幫浦作用，儘管P57無法和烏本受體結合，或直接影響鈉鉀幫浦作用，但P57的存在卻可消滅烏本的破壞力。既然鈉鉀幫浦需要的是萬能的能量分子ATP，因此科學家們又把注意力轉移到P57對ATP的影響上。

蝴蝶仙人掌的成分

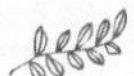

目前針對蝴蝶仙人掌所做的全面性化學分析報告尚未公開發表。一般宣稱蝴蝶仙人掌的作用成分是一種trirhabinoside-14-羥基-12-tiglyoyl類酯醇配糖體，分子質量為1008 amu。這種成分被稱為P57AS3或P57。

他們最後終於發現，試驗室裡那些禁止餵食、飢餓的動物們體內，大腦下視丘的ATP濃度會明顯變少。若直接在動物腦中注射P57（這不是一種消費者會願意如法炮製的方法）就能維持ATP數量。因此，他們提出了一個合理的假設，認為大腦下視丘中的ATP就是一種對身體能量的感應器，若ATP濃度減低時，人就會產生飢餓感。目前Phytopharm（擁有P57專利權的藥廠）的官方解釋是，當人進食時，體內血糖增加啟動了下視丘中的神經細胞，人因此感到飽足。而Phytopharm宣稱，P57在此作用上的效果比血糖好上一萬倍，所以可以欺騙大腦以為你真的已經吃飽了。

若P57果真是蝴蝶仙人掌中的作用成分，它又是如何進入大腦中？根據Phytopharm公司的研究，P57是一種配糖體（glycoside），意思是上面有糖附著。雖然有些例外，但一般糖結合分子很難經由消化道被吸收進血液裡。這意味著你必須吃大量的蝴蝶仙人掌才能感受到其作用。通常腸內菌會將配糖體上的糖吃掉或移除掉，剩餘下來的配糖基（aglycou）或無糖分子通常比配糖體更具有藥理學作用，也更好被吸收。不過科學家發現，P57的配糖基不論對抑制食慾，或保存ATP的大腦作用都沒有任何影響。假設傳聞中的作用成分P57配糖體在被食用後果真進入血液中，它還是需要另尋途徑來通過血腦屏障這層化學障壁，才能進入得以產生作用的腦部。Phytopharm的研究反正就是在這樣的消化議題上打轉，藉由直接在大鼠的腦中注射化合物。這些問題並不表示蝴蝶仙人掌沒有效。這只是說在蝴蝶仙人掌如何作用這一點上，仍然有許多無法解釋的疑問存在。

藥草產生的作用

基於許多明確原因，目前最好不要貿然購買蝴蝶仙人掌產品。若任何藥品對腦部的影響力，果真如同Phytopharm藥廠所宣稱的那般顯著，其安全性都必須經過嚴格的臨床試驗來加以測試。而目前蝴蝶仙人掌尚未通過這樣的測試。

別浪費錢在非法產品上。你有可能最後買到的是又貴、又根本不含蝴蝶仙人掌成分的咖啡因錠劑。這是對網路販售的蝴蝶仙人掌產品所做的一項分析研究所發現的。大多數廣告和銷售傳奇性補充品的網站內，都充斥著既不正確、又常是完全錯誤的資訊。這些網站通常是從正式的新聞報導，以及少數幾篇科學文獻上剪貼資料內容過來，讓網站看起來比實際上更一本正經些。請記住，蝴蝶仙人掌尚未通過驗證，相關的研究也正處於初步階段。

分析研究發現，大多數蝴蝶仙人掌產品要不根本未含有蝴蝶仙人掌成分，不然就是所含成分不足以產生效果。就算曾經被美國食品及藥物管理局警告，這些廠商都是關了這家店後又在別處另起爐灶。就算他們的產品中真的使用了蝴蝶仙人掌，那些現在擁有蝴蝶仙人掌專利的布希曼人，大概也沒辦法從這些非法產品上獲得什麼利益。

若蝴蝶仙人掌被證明是安全的，也開始在市場上販售了，購買前建議你像偵探般仔細探查。多花點心思查看一下誰會是產品的最後受益人。這可不是一件簡單的調查工作，因為藥草市場裡很少會有嚴格的規範。但做這件額外工作卻絕對是值得的，因為非洲布希曼人實在受欺壓太久了。所以，請確定購買的蝴蝶仙人掌產品的收益，最終會真的交到布希曼人手裡。

常見的使用方法

內服

抑制食慾、春藥、幫助消化、預防疾病

內用時的可行方式

目前尚未有通過檢驗的合法蝴蝶仙人掌產品

常見劑量

尚未有代表性的使用劑量曾被發表過。

＊這些用法和處方來自於民間流傳的方法，並不一定經過測試或推薦。

功效的實證

我在徹底調查之後發現，只有兩項正式發表的蝴蝶仙人掌研究結果對外公開。

第一項研究用一般的大鼠飼料或添加蝴蝶仙人掌的大鼠飼料，來餵養瘦小的大鼠和擁有肥胖基因的大鼠。結果顯示，兩組老鼠都沒有因為飼料而對健康造成影響[1]。但和食用一般飼料的大鼠比起來，食用蝴蝶仙人掌的大鼠的食量卻下降了50%，血液葡萄糖也在48小時內下降了15%。而且三週後，那些有著肥胖基因的大鼠體形變得和其他瘦小的同伴們差不多，兩組大鼠們都減掉了可觀的體脂肪量。

另一項公開發表的研究則是在大鼠的腦中直接注射P57，最後得到類似的結果[2]。除此之外，這項研究還額外做了另一個試驗。研究人員利用甲狀腺來加速大鼠體內的新陳代謝作用及提高飢餓感，但結果發現，若事先在大鼠腦中注射了P57，牠們就不會感到飢餓。

第一階段的臨床試驗目前仍在進行中，雖然公布了一些初步研究結果，但都還稱不上是正式發表的報告。Phytopharm公司宣稱，研究將自願參加的不正常肥胖症患者分成兩組，一組使用蝴蝶仙人掌，而另一組使用安慰劑。15天後，食用蝴蝶仙人掌的自願者每日攝取的熱量已減少到一千卡路里。而這幾乎僅是大多數成人每日攝取卡路里的一半而已。

概　要

- 喀拉哈里沙漠的布希曼人用蝴蝶仙人掌來抑制食慾。初步研究證明，蝴蝶仙人掌藉由保持大腦下視丘內三磷酸腺苷的高濃度，達到十分顯著的抑制食慾功效。
- 據推測，蝴蝶仙人掌內的P57是其專有的作用成分，目前正在進行相關的臨床試驗。
- 一般認為蝴蝶仙人掌的專利屬於貧苦的布希曼人，他們也應該合法地從蝴蝶仙人掌的使用上獲得相對的補償利益。雖然人權組織已經注意到這個問題，有效地貫徹這項政策還需消費者的共同監督。
- 大部分在網路上販售的蝴蝶仙人掌產品要不根本不含蝴蝶仙人掌成分，不然就是所含作用成分不足以產生效果。它們很可能也被混雜了咖啡因之類標示不明的藥物。而且，這些產品的販售利益一點也不能造福到布希曼人。
- 和其他藥草比起來，像蝴蝶仙人掌這樣廣受歡迎的藥草，目前為止有關的研究卻實在是少之又少，這使得人們無從得知它的安全性和實際效用。

HORSE CHESTNUT
馬栗

◎學名=*Aesculus hippocastanum*

◎科名=無患子科

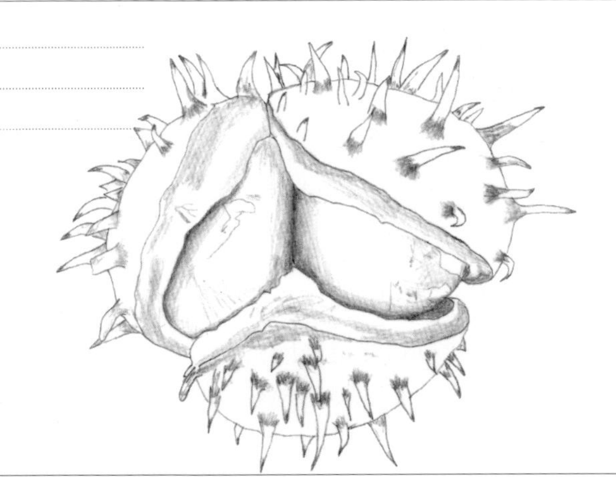

歷史和風俗

你大概在公園和草原上都見過這種美麗的景觀樹。馬栗和鹿瞳子樹（buckeye）系出同門，所以有人也把馬栗誤稱鹿瞳子樹，馬栗的別名還包括了西班牙栗、conker、征服者樹、魚毒樹、七葉樹。馬栗是北美和歐洲的常見樹種，雖然一度被誤認為來自西藏，但現在一般認為馬栗的原產地應該是巴爾幹半島。

馬栗很容易辨識，因為它有著獨特的鋸齒「掌狀」樹葉。掌狀葉的葉柄從中心點向外分散，有點像是手指從手掌向外伸出去一樣。事實上，馬栗葉的確很像一隻大笨手，每片葉子分成5–7片橢圓形的「樹葉手指」，上面分布著引人注目的葉脈。又稱為「conker」的馬栗大種子也很特別。其帶刺的外殼分成三塊，露出裡面又大又亮的棕色種子，小孩子常把它們拿來玩一種遊戲（稍後會介紹到）。請勿食用馬栗種子。它們不但不可口，還可能有毒，而且當然也不是真的栗子。

目前尚不清楚馬栗究竟和馬有何關聯，但中世紀資料建議，君士坦丁堡的居民會用馬栗餵食「受傷」或咳嗽的馬。其他人則從這個字聯想到威爾斯語中的「gwres」，意思是「熱」或「發燒」，此說也暗示了馬栗種子的刺激性口感。這個字的發音後來被簡化為英文中的「horse」（馬）。未經處理的馬栗種子有毒，但許多吃過馬栗但保住小命的人說，它們有單寧般的澀口感。人們常認為牛喜歡吃馬栗種子，但謹慎的畜養專家卻建議，還是別讓動物接近馬栗的好。然而，1911年出版的《大英百科全書》卻把馬栗種子形容成餵養家禽、羊、鹿和其他動物的食物：「以適量馬栗餵食牛隻，可以提高牛奶的產量和風味。鹿似乎也很喜愛它，若事先用萊姆水浸泡過的話，豬也愛食用馬栗。」（另有一說是浸泡在萊姆水中的不是馬栗，而是挑嘴的豬。）這本書還引用了《愛丁堡藥典》（Edinburgh Pharmacopoeia）中的資料，把熟成掉落地面的馬栗種子視為一種催嚏劑，弄得好像打噴嚏是多麼必要的事一樣。將馬栗放在口袋中隨身帶著，據說可以神奇的治癒關節炎。不過，強迫自己沒事撥弄撥弄馬栗種子，至少可以讓罹患關節炎的手指活動一下。

事實上，馬栗種子被認為是馬栗中具療效的部分，而其他部分則因毒性較強，應該避免使用。的確，魚對此植物特別敏感，尤其是馬栗枝幹和葉芽，而Yuchi和Creek印第安人便將此特點善加利用。他們會把切碎的馬栗丟入池塘中，昏迷但仍可食用的魚就會紛紛浮到水面上。人類應該只能使用經過特殊處理，已去除較強毒素成分的馬栗種子萃取物。

幾世紀來，馬栗種子一直被用來治療感冒、咳嗽、各種疼痛、關節炎、發燒。而今日，馬栗最為人所知的效用在於血管。比方說，馬栗可以治療靜脈曲張和下肢慢性靜脈功能不全症、靜脈炎（phlebitis）、水腫、痔瘡和潰瘍。

科學家眼中馬栗的功效

馬栗會使血管收縮。這或可解釋其對下肢慢性靜脈功能不全（CVI）和靜脈曲張的效用機制。理論上，馬栗種子內的作用成分是一些三萜苷，總稱為七葉皂苷（escin或aescin）。藉由七葉皂苷增加了體內的前列腺素F2α，進而提升了靜脈張力。前列腺素F2α會產生局部作用，引起像是動脈和靜脈周圍的不隨意肌收縮，而肌肉收縮又會提高血管的「張力」。人們發現，使無作用力的血管因此而收縮，有助於血液回流心臟。同時，此作用還可以預防導致靜脈曲張的血管腫脹。收縮的血管也較不易滲漏，所以靜脈收縮可以預防周圍組織因水分囤積而發生水腫。

同時，馬栗也可以保持血管不滲漏。滲漏的血管會讓水從血液中，漸漸滲進鄰近組織中，而水分囤積正是CVI和靜脈曲張中，一項典型的不適症狀。七葉皂苷或許可以藉由預防血清素和組織胺易使血管滲漏的作用，進而保持血管的防漏性。在組織培養試驗中發現，以七葉皂苷加以保養的血管，就算被血清素和組織胺所攻擊，仍能保持其防漏性。

馬栗的成分

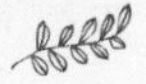

理論上，來自馬栗種子中的作用成分是某些特定的三萜苷，這些成分總稱為七葉皂苷（aescin, 亦稱diacylated tetra-and pentahydroxy beta-amyrins）。馬栗中的類黃酮素包括了槲皮素的biosides和triosides；而馬栗單寧則屬於前花青素。

七葉皂苷有助於預防組織分解。七葉皂苷會抑制微粒分解酶，而此酵素在CVI和靜脈曲張患者體內，作用都比較活躍。微粒分解酶通常被儲存在細胞中一個安全的儲存格（溶小體）內，但當這些酵素被釋放出來後，它們會把其他的大型分子分解成較小分子，並使組織失去功效。雖然此作用是正常的，但應該和組織製造作用相互平衡才行。因為微粒分解酶會使組成毛細血管的組織失效。在理論上，七葉皂苷對其所具之抑制作用，就可以幫助血管周圍發炎的組織維持完整功能性。

此外，馬栗還可以抑止使血管病變持續惡化的發炎作用。發炎血管的內壁上會顯示出不適徵兆。如同高速公路上的告示牌，這些徵兆會吸引流經它們的免疫細胞注意。而免疫細胞會附著在出現徵兆的血管上，警告身體有些事情不對勁。若在那塊區域內有任何病原體存在，這項作用的功能頗佳；但若沒有病原體存在，此作用反而會造成更大的傷害。體內防衛性的免疫細胞會開始胡亂攻擊，在體內引發更嚴重的傷害和發炎。馬栗萃取物曾在動物研究中被觀察到，可以預防血管中出現這種不適徵兆，所以白血球就不會排列在血管中，造成任何可能的傷害。馬栗的類黃酮槲皮素也可以藉由減少氧化物和自由基，幫助身體對抗炎症。

藥草產生的作用

請小心所使用的方式。曾有孩童因為喝了未經處理的馬栗葉所沖泡的茶水，以及食用馬栗種子後引起的消化不良而喪命。因為馬栗種子萃取物在被使用前，一定要先經過審慎的處理程序。因此，請購買標籤中明示其含標準成分七葉皂苷，以及由信譽卓著的廠商所製造的馬栗產品。同時，產品成分標籤上應該也要清楚地標示出七葉樹苷（aesculin, 亦稱esculin）已被移除掉（請勿與英文發音近似的作用成分七葉皂苷搞混）。七葉樹苷的結構近似香豆素，而香豆素是一種具有延長出血作用的植物分子。七葉樹苷會引起嚴重出血，在少數一些個案中，甚至導致死亡。產品中若含有種子之外，像是馬栗樹皮或細枝等其他部分的衍生物的話，都請避免使用，也請勿嘗試自行製造馬栗萃取物。

經過處理後，除了引發一些輕微副作用外，市售馬栗產品似乎具安全性。許多使用馬栗種子萃取物的大型人體研究曾發現一些十分輕微的副作用。不過，有些人使用馬栗會引起腸胃不適。若以食物搭配使用馬栗萃取物，或許有助於預防這種情況發生。曾被指出的馬栗副作用包括了噁心、嘔吐、腹瀉、頭昏眼花、發癢、頭痛、虛弱。請勿過量使用馬栗，因為使用過量或許會導致一些人出現腎衰竭。也可以使用馬栗外用藥，少數使用過的研究建議，馬栗外用藥也具有相同功效。

有趣的事實

英國古戰場上飛舞的馬栗

若在十月造訪英國艾希頓市，你就能親身體驗到熱鬧的世界馬栗果年度冠軍大賽。主辦單位通常為了比賽要準備大約三千顆馬栗果。這些收集來的馬栗種子會依品質區分，只有最好的馬栗果才會被用在比賽中。最近幾年炎熱乾旱的夏季，常造成馬栗果的短缺。精明的馬栗收藏家有感馬栗果的價值不斷攀升，而把高品質的馬栗果拿到網站上，以一袋5–15英鎊的價格標售。這使得憂心忡忡的比賽主辦單位，甚至要透過進口馬栗果的方式，來預防比賽時馬栗果不足的現象。

這項受到《倫敦時報》、《衛報》和《每日電訊報》大肆宣揚的比賽，最早是由一種受歡迎的兒童遊戲轉變而來。先在看起來結實的馬栗果上鑽兩個小洞，再用繩子穿過。比賽中，兩位選手面對面站著，手裡揮動著前端綁了馬栗果的繩子。每位參賽者輪流揮舞著自己馬栗果當武器，另一方則設法用自己的馬栗果將對方的馬栗果打落。比賽最後，繩端的馬栗果完整無缺的參賽者即為贏家。認真的玩家們會不斷嘗試各種使馬栗果綁得更牢固的方法，或是身穿各種護具。在澳洲，此遊戲稱之為「Bullies」。而「conker」則是由「征服者」的英文「conqueror」演變而來。不過，現在這兩個名字都已不再具有原意，因為現在的比賽都只是讓參賽者不斷地擊打對手的馬栗種子，直到其中一方筋疲力盡（conks out）為止。

有些人應該避免使用馬栗。雖然對大多數罹患下肢慢性靜脈功能不全、靜脈曲張之類相關病症的患者來說，一般建議劑量內的馬栗種子萃取物似乎是很安全的，但懷孕或正在哺乳的婦女，卻應該避免使用馬栗，因為它含有可能會引產的化學成分（前列腺素F2），目前也不清楚其對胚胎和嬰兒有何影響。而肝臟或腎臟病患者也應避免使用馬栗，因為他們的身體有可能缺乏有效將其中毒素代謝掉的能力。

功效的實證

許多檢測馬栗種子治療下肢慢性靜脈功能不全症的臨床試驗，一般都持正面看法。但這些研究也建議，使用時除了應該依照建議使用外，腎臟病或肝病患者也應該避免使用馬栗種子。2004年的一項深入報告檢視了一些以隨機抽樣、使用控制組的設計來試驗馬栗種子治療CVI效用的研究。所得到的結論是：「這些研究結果建議，HCSE（馬栗種子萃取物）是治療CVI的一種有效而安全的短期選擇。然而，除了仍有一些使用上需注意的事項外，尚需以更嚴謹的RCTs（隨機取樣、使用控制組的試驗）來評估馬栗在CVI上的療效[1]。」

在一項研究中，240位出現CVI早期症狀的患者被隨機分組，每日分別服用兩次安慰劑或是內含50毫克七葉皂苷的馬栗種子，或是使用壓力襪和利尿劑來治療。在試驗進行的12星期內，重複地檢查患者的下肢體積以評量水腫程度。雖然在試驗期間，安慰劑組的下肢體積增加，但使用壓力襪和馬栗的受試者，下肢水腫的狀況則有顯著地改善，達到可供比較的結果[2]。另一項類似研究針對350位CVI病情較嚴重的患者，也獲得相似的結果。和安慰劑比較起來，馬栗和壓力襪都能讓下肢體積出現改善。不過，在此研究中，雖然馬栗未能顯著地使改善水腫，但壓力襪能。同時，有些使用馬栗種子萃取物的受試者抱怨，馬栗會使他們腸胃不適[3]。

常見的使用方法

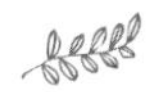

內服

下肢慢性靜脈功能不全、靜脈曲張、水腫、痔瘡、潰瘍、血管發炎（靜脈炎）

內用時的可行方式

膠囊、萃取物、錠劑、綜合藥草

常見的用法

使用時請遵照產品外包裝上的說明。一般建議，每日服用劑量應等同於10–140毫克的七葉皂苷，有時候會分為數次服用。

外用

下肢慢性靜脈功能不全、靜脈曲張、水腫、血管發炎（靜脈炎）痔瘡

外用時的可行方式

凝膠、乳液、藥膏

常見的用法

每日於皮膚上使用數次內含1%–2%七葉皂苷的產品。

＊這些用法和處方來自於民間流傳的方法，並不一定經過測試或推薦。

另一項2002年的報告，檢視了13項將受試者隨機分配使用馬栗或安慰劑的試驗，以及另外3項觀察研究，總共召集了10,725位受試者。整體來說，評估目標包括了和CVI有關的各種症狀，像是下肢體積、水腫、疼痛、腿部沈重感、痙攣、發癢。研究人員特別注意到，3項觀察研究都指出馬栗對疼痛、水腫、腿部疲勞或沈重有所效益。而在另外13項試驗中，馬栗種子萃取物則可以使下肢體積減少46.4毫升，若和安慰劑比較起來，腿痛症狀改善增加了4.1倍、發癢改善了1.7倍、水腫也改善了1.5倍。然而，此研究對馬栗在減緩腿部疲勞和沈重感，以及小腿痙攣的功效上，都無法提出足夠的證據[4]。

有一項較新近的研究建議，外用的七葉皂苷混合配方可以減少有害自由基。七葉皂苷會和組成細胞膜的常見分子磷脂結合（市售磷脂多為大豆卵磷脂，見第342頁）。磷脂外用於皮膚上時，具有保濕作用。它還會組成一種狀似細胞的泡泡，稱為微脂體（liposomes）。因為微脂體比許多藥品更具滲透性，外用配方中含此成分可以使藥——或是這裡討論的七葉皂苷——更能有效地滲進皮膚裡。10位未出現潰瘍或感染的末梢靜脈回流不良症患者、微血管功能不全，或是靜脈曲張的患者，將磷脂和七葉皂苷混合配方每日3次地擦在膝蓋上。2星期後，所有受試者血漿中的自由基，都出現統計上顯著性的減少[5]。此結果呼應了另一項使用捐贈的人體臍靜脈所做的研究發現，當在低含氧量時體臍靜會吸引發炎的白血球，但七葉皂苷卻能夠抑制這些白血球的附著力，以及他們釋放出自由基和發炎介質的能力[6]。由七葉皂苷分離出來的分子（β–七葉皂苷）也展現出同樣的消炎潛力。β–七葉皂苷可以預防大腦動脈上出現具炎性和附著性的細胞間質黏著分子–1（ICAM–1）和E–醣蛋白。將ICAM–1和E–醣蛋白從血管推入血液中的作用和發炎有關。這些成分通常會附著在血液中流經的免疫細胞上，促使它們發生作用，產生一種對血管有害的免疫反應[7]。

馬栗的作用機制似乎在其改善靜脈血管張力，以及預防酵素降解和發炎血管有關的組織。和去氧腎上腺素相比，七葉皂苷可以縮小靜脈曲張患者的靜脈段，雖然兩種成分都無法影響到小腿靜脈[8]。七葉皂苷之所以能收縮靜脈，憑藉的是其能夠刺激前列腺素F2的製造和釋放的能力[9]。七葉皂苷抑制了一些透明質酸酶之類的組織降解酵素，但無法抑制彈性蛋白酶[10]；而且馬栗萃取物還能抑制細胞溶小體內的黏多醣蛋白破壞酶[11]。

概 要

- 馬栗種子萃取物或許對血管疾病有所助益，像是下肢慢性靜脈功能不全症和靜脈曲張。
- 七葉皂苷是一種綜合皂素、類似去垢劑的植物分子，來自於馬栗種子萃取物。七葉皂苷會使血管收縮和減少滲漏，並且消除水腫。七葉皂苷或許是藉由中和體內血清素和組織胺對血管的影響作用，或是增加體內前列腺素F2的方法來產生作用。前列腺素F2會使體內特定血管收縮。七葉皂苷還可以抑制組織降解酶，並且預防發炎的白血球聚集在血管中。
- 由知名廠商製作、內含預先處理過的馬栗種子萃取物的產品，是唯一推薦的使用形式，因為馬栗中的毒素（七葉樹苷）一定要被確實地移除掉。
- 肝臟病或腎臟病患者，以及懷孕或正在哺乳中的婦女，都應該避免使用馬栗種子產品。
- 有些人在使用馬栗種子產品後，會出現胃部不適。

KAVA KAVA 卡瓦椒

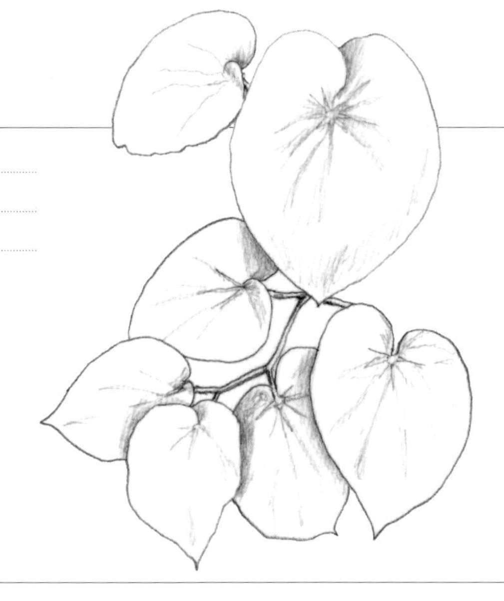

◎學名＝*Piper methysticum*

◎科名＝胡椒科

歷史和風俗

卡瓦椒現在較為人所熟知的簡稱為「卡瓦」，這不單指植物本身，也是由此植物根部製成的一種讓人嘴巴發麻的苦味飲料。對太平洋島嶼部族來說，卡瓦飲料是一種重要的社交和儀式物品，這和其他文化中的飲酒傳統有著異曲同工之妙。這些部族會將卡瓦根磨碎、切碎，甚或是嚼碎後，浸泡在冷水中製成這種大家共享的飲品。

「*Piper methysticum*」的意思是「麻醉的椒類」，因為此胡椒科植物會讓人產生的感覺可從單純的滿足、愉快、輕鬆，到更具社交性不等。傳統上，它不只被用來當做鎮靜劑，也是一種麻醉劑。同時，也被用來治療感染和氣喘。事實上，卡瓦的確具有抗焦慮劑作用。

但相反地，就算用的是傳統製作法，濫用卡瓦椒也早被認定和健康問題有關。有幾項雖不常見，但症狀嚇人的病例就曾認為卡瓦椒和肝衰竭的發生有關。而這些案例也打斷了自1980年代起，此藥草一度成為暢銷冠軍的市場行情。其中一件病例即是在本書介紹中所提到過的，我繼母那十幾歲的姪女，她每天飲用數杯卡瓦茶後變得面色發黃。雖然家人都很驚訝她竟因此罹患了病變肝衰竭，但不幸中的大幸是在接受肝臟移植手術後，她目前仍然活得很好。也就是因為這些病例促使數國禁止了卡瓦椒的使用，而在其餘尚未跟進的國家中，這仍然是提倡保健人士持續努力的目標。

科學家眼中卡瓦椒的功用

如同有些局部麻醉劑，卡瓦椒或許會造成神經細胞中鈉離子通道的阻礙。卡瓦椒會使嘴唇和口腔發麻，這或許是因為其作用和牙醫及其他醫生會使用的一些局部麻醉劑相同的關係。在神經細胞中匯集鈉離子是讓細胞產生反應的方式之一，而這種匯集作用需要透過神經細胞膜上特別的鈉通道。卡瓦椒分子稱為卡瓦內酯（kavalactones）或卡瓦吡喃酮（kavapyrones）。在神經細胞培養試驗中，某些特定卡瓦內酯會好似停車一般地停靠在未啟動的鈉通道中，延長了鈉通道的未啟動狀態[1]。而其他卡瓦內酯似乎也會間接地減低鈉通道的作用[2]。

卡瓦椒或許也會阻礙肌肉中的鈣通道。使肌肉收縮的其中一種方式是，藉由肌肉細胞膜上數種不同的鈣通道，將鈣離子集中在肌肉細胞內。目前有足夠證據顯示，卡瓦椒內稱為卡瓦素（kavain）的成分會阻斷一種稱為L形通道（L–type channel）的鈣通道，進而放鬆不隨意肌[3]。

卡瓦椒或許是藉由對γ–胺基丁酸（GABA）的作用，影響到大腦邊緣系統。當體內的抑制神經傳導物質GABA附著在大腦內的神經細胞受體上時，這些神經細胞就會變得反應比較遲緩，身體表現出來的反應也會變慢。因為GABA是一種延緩大腦功能的神經傳導物質，因此有許多研究志在探討卡瓦椒對大腦會造成的可能影響。雖然尚未獲得任何具體答案，但以下是一些目前已知的事實。

人體內有兩種GABA受體，GABA–a和GABA–b。據大鼠試驗得知，卡瓦內酯不會附著在GABA–b上，卻會微弱地著在GABA–a上，尤其是在大腦內邊緣系統上的GABA–a[4]。從演化角度來看，邊緣系統是人腦內最古老的部位之一，因此它和人類一些最原始的反應有關，像是激發性慾、感覺害怕、侵略行為、情感交流、飢餓、口渴、嗅覺，以及有關情感記憶的形成。因為有些文獻指出，卡瓦可以使大腦內的這個古區塊放鬆，所以表示卡瓦內酯會與此區域內的GABA受體優先產生結合作用。

被稱為苯重氮基鹽（benzodiazepines，如Valium）的抗焦慮鎮靜藥品同樣也會影響到GABA受體，但在體內產生反應的地點卻和卡瓦不同。因此，卡瓦作用並不僅只如同苯重氮基鹽鎮靜藥而已[5]。卡瓦或許不能直接促使放鬆的GABA神經傳導物質和其受體結合，但卻能增加一些GABA受體結合促進藥的作用[6]。有些資料建議，卡瓦椒能夠增加的反而是體內的GABA結合點，這可以使大腦對GABA更加敏感[7]。依此推論，卡瓦椒的作用不只是類似抗焦慮的苯重氮基鹽鎮靜藥而已，它還能提高大腦本身已具有之鎮靜機制。

卡瓦椒也會影響其他神經傳導物質。數種卡瓦內酯會抑制單胺氧化酵素（MAO），而這也是有些抗憂鬱劑之所以有效的原因，對這些藥物更合適的稱呼為MAO抑制劑。MAO是一種可以分解數種神經傳導物質的酵素，像是血清素、腎上腺素、組織胺和多巴胺。對一些憂鬱症患者來說，他們體內的這些神經傳導物質要不就是變少了，不然就是作用變弱了。MAO抑制劑會增加體內神經傳導物質的濃度。MAO被抑制住後，它就不會去攻擊在體內逗留的神經傳導物質，進而使大腦中的神經傳導物質數量提高。此作用可以讓一些為憂鬱症所苦的患者感覺好一點（雖然和抗憂鬱劑效果比起來，卡瓦椒的作用似乎更接近抗焦慮劑）。

卡瓦椒並不具有SSRIs這種受歡迎抗憂鬱劑的作用。曾有研究檢測卡瓦椒是否能和一直以來都很受歡迎的抗憂鬱劑SSRIs藥物，或是一般稱為Prozac、Zoloft、Paxil的選擇性血清素再回收抑制劑，產生一樣的作用。SSRI藥物能夠提高大腦中血清素這種神經傳導物質的濃度，但也不是一下子就讓腦中各區塊的血清素都增加。SSRIs只能夠使運作中的大腦區塊的血清素增加。神經細胞釋出血清素這類神經傳導物質後，通常也會把一小部分剛才釋出的神經傳導物質又再吸收回來，這種現象稱為再回收。因此，藉由再回收抑制藥物，才能確實地增加被釋出的神經傳導物質數量，讓一些人感覺好過些。因為卡瓦內酯無法抑制血清素的再回收作用，所以和SSRIs功效不同。

或許卡瓦椒反而具有類似正腎上腺素再回收抑制藥物的作用。然而，個別的卡瓦內酯成分卻能夠抑制神經細胞對正腎上腺素的再回收作用。正腎上腺素和血清素一樣，是另一種大腦神經傳導物質。當大腦中的正腎上腺素增加時，便能減緩某些種類的憂鬱症狀。有些藥物即具此功效，稱為正腎上腺素再回收抑制劑，是一般用來治療憂鬱症（reboxetine），或是注意力缺乏症（ADD）和注意力缺乏過動症（ADHD；amoxetine）的處方藥物。雖然個別的卡瓦內酯提高正腎上腺素的能力很薄弱，但當它們透過卡瓦飲料集結起來被攝取進入體內時，就能合作發揮較大的功效。

卡瓦椒的作用還不只如此：它還會影響體內麩胺酸鹽和多巴胺。卡瓦椒會阻止麩胺酸鹽這種刺激性神經傳導物質跑出神經細胞外。鈣離子匯集到特定的神經細胞內時，會啟動細胞釋出麩胺酸鹽，而綜合性卡瓦素則阻礙了依賴鈣離子的麩胺酸鹽被釋放出來[8]。理論上，這也能夠預防神經細胞免於遭受麩胺酸鹽的刺激，使它們保持冷靜。

除此之外，不同的卡瓦內酯對大鼠腦

內多巴胺的濃度也有著不同的，甚或是相反的影響[9]。不過，高劑量的卡瓦椒萃取物會使大鼠腦內的多巴胺增加。若其對人腦也具有相同影響力的話，或許就有助於解釋卡瓦飲料為何能讓人感到心情愉快。多巴胺並不只是大腦中統合身體動作順暢的基本物質，它也和愉悅感的產生有關，所以被認為是古柯鹼和安非他命這類毒品具上癮性的原因之一。

藉由改變肝臟中的藥物代謝酶和降低麩胱苷肽，卡瓦椒或許會對肝臟造成傷害。不論是藥草、藥物，或早餐穀片，大部分分子被攝取進身體後都會先到肝臟（有些特定的食用脂肪例外，它們比較會直接進入血液裡）。在這些分子被釋進一般的體內循環前，它們會先在肝臟內被多種不同的酵素所轉化。令人訝異地是，這個過程時常——但並不是總是——會製造出少量有毒分子。（在少數情況下，此過程也會製造出數量較多的有毒分子，但這並非這裡所談的重點。）當肝臟中的酵素被弄亂了，肝臟對攝取進入體內的各種毒素的反應能力也會有所改變。卡瓦椒的確會改變肝臟中稱為P450的數種酵素，使它們分解毒素的效力受到限制[10]。而這會增加肝臟暴露在毒素下的危險。

況且，卡瓦內酯會對麩胱苷肽產生反應[11]。麩胱苷肽是體內細胞所製造出來、最重要的保護分子之一，而肝臟因為長期暴露在攝取進入體內的各種奇怪分子下，所以特別依賴麩胱苷肽的保護作用。卡瓦內酯在和麩胱苷肽產生反應後會附著在麩胱苷肽上，而被結合的麩胱苷肽則會失去功效，無法發揮排毒的作用。雖然身體會製造出更多的麩胱苷肽來，但這需要時間，而在此期間，肝臟的傷害便已造成。理論上來說，卡瓦內酯會消耗掉肝臟中最具保護功能的分子。而麩胱苷肽的耗損則是引發肝毒的標準原因之一。如果說麩胱苷肽的耗盡，會造成身體被數百種不同的肝毒和疾病所傷害，這一點都不誇張。

藥草產生的作用

真的焦慮到使用具些微致命性的藥草也無妨嗎？你自己決定要不要在嘗試卡瓦椒前好好考慮一下這個重要的問題。卡瓦椒造成肝衰竭的機率很小，但也非絕不可能。請記得，除了卡瓦椒之外還有很多治療焦慮的方法。若你真的為焦慮症所苦，請先試看看其他所有安全的治療方式後再考慮卡瓦椒，這絕對是合理的考量。

除了毒害肝臟外，使用卡瓦椒還有其他問題。因為卡瓦椒導致肝衰竭的病例相當少見，所以使用卡瓦椒而罹患肝病變肝傷害的機會也不高，但長期或大量的使用還是很可能對肝臟造成傷害，進而危害整體健康。在一些傳統文化中，濫用卡瓦椒和聽力、頭髮、食慾、體重的喪失和衰退都有所關聯。偶爾飲用卡瓦的人還會出現無法控制的眼睛抽搐（掃視或眼瞼痙攣）

和對其他肌肉無法控制的症狀（運動失調症）。

卡瓦椒對外貌也有不良影響。「卡瓦椒皮膚病變」或「kavaism」是一種因慣性使用卡瓦椒而引起的病症，很早以前就曾出現在文獻記載中。18世紀後葉，有位勇敢的西方人在觀察南太平洋土著的行為後下了結論：「在持續飲用卡瓦一段時間後，皮膚會開始布滿泛白的皮屑，就像得了痲瘋病一樣，但在這裡，大多數人卻將此症狀視為一種榮耀的象徵：眼睛逐漸變得紅腫；腳底板也乾裂出深深的傷口，如同冬天龜裂的嘴唇。」泛黃、鱗片般、層狀的皮膚和眼睛不適等問題會隨著長期使用卡瓦椒逐漸顯露出來，但據報導，在停止使用卡瓦椒後，這些症狀也會隨時間慢慢消退[12]。

「傳統式」卡瓦椒製品還是有可能傷身。別相信那些流傳已久的謠言，說什麼以「適當」方式處理卡瓦椒的傳統文化部族就不會受到任何傷害。2003年時，就曾有一些大量飲用以傳統方式製作之卡瓦飲料的南太平洋島嶼原住民罹患肝炎的案例。（肝炎單指肝臟發炎；除了肝炎病毒外，也可能因為其他許多原因而引起，包括了藥品和藥草。）此項病例紀錄後，緊接著還有一項針對南太平洋新加勒多尼亞島上，飲用傳統卡瓦飲料的部族所做的研究顯示，大量飲用以古法製作的卡瓦萃取液，絕對和肝酶的提高有著正相關，這些酶是被釋放到血液內的死亡肝臟細胞[13]；而出現肝臟傷害的典型徵兆之一就是血液中出現死掉的肝酶。據此資料看來，新加勒多尼亞島原住民們所飲用的傳統卡瓦飲料，明顯對其肝臟造成傷害。在長期飲用傳統卡瓦飲料的澳洲土著身上，也發現類

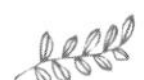

因為殖民地開拓者覺得卡瓦飲料的傳統製作方式相當惡心，還曾明令禁止此行為。在詹姆士・庫克船長（Captain James Cook）1777年的太平洋航行中，他的一位部下曾提到太平洋島嶼部族是如何製做這種飲料：

「卡瓦是從一種椒科植物的根部，以所能想像得到的，最令人作嘔的方式所製作出來的。把植物根切成小塊後由數人輪流嚼碎，再把嚼得軟爛的根塊吐在碗中，在上面倒入椰子水（牛奶）。然後，他們會用數片椰子纖維過濾、擠壓碎塊、直到根塊汁液和椰奶完全混合在一起；之後所有的液體會被倒入另一只碗中。島民們會以最快的速度喝下這惡心的東西；有些上了年紀的好飲者還以能夠一飲而盡數碗卡瓦而深感自豪。」

因為拓殖者們對用嘴嚼碎卡瓦來製作共享飲料的這種做法深惡痛絕，他們一度將此列為非法行為，藉以強迫太平洋島民們用手來磨碎卡瓦根。

似的狀況。越常和越近期飲用過卡瓦的人，血液中都明顯地含有較多肝酶[14]。據報導，澳洲土著飲用大量卡瓦也和猝死病例有關，但有人質疑此結果可能是受到貧窮和飢餓的影響[15]。

有些爭議在於去皮的卡瓦根是否比不去皮的卡瓦根來得安全，就像報導指出，傳統方法常將卡瓦根去皮。要去除卡瓦根的皮是件費力麻煩的事，尤其對那些迫不及待想藉銷售卡瓦藥草大賺一筆的人來說。然而，目前只有一項公開發表的文獻研究卡瓦根皮的毒性，此研究發現，卡瓦根皮內的肝毒（pipermethystine）比去皮後的卡瓦本身來得多[16]，但此初步研究根據地是對培養皿中的細胞所做的檢測而來，因此幾乎無法做為去皮的卡瓦根較安全的結論依據。請記得，就算是卡瓦慣用者血液中的肝酶數量也會增加，這是一種令人擔心的症狀。

水基底萃取液並不一定就是安全的。有些樂觀人士宣稱，傳統上水基底的卡瓦萃取液不會引發毒性，應該要怪的是那些新近發展出的丙酮或酒精卡瓦萃取物。然而，此論點的立基薄弱。有項令人意外的初步研究注意到，讓大鼠使用大量的水基底卡瓦椒萃取液，事實上並不會有損大鼠的壽命[17]。但因為老鼠和人類有著不同的肝酶，所以目前還不知道應該如何將此結果引伸至人體：大鼠和人或許對水基底卡瓦椒萃取液有著不同反應。但此研究並沒有測試其他種類的萃取物，看看它們是否都會產生不同的作用。

另一項文獻則提出讓人訝異的論點，認為水基底卡瓦椒萃取液對人體不具毒性。這個意外的結論根據的是一項未經實際人體試驗，而是對單細胞生物阿米巴原蟲所做的研究而來。此論點之所以令人存疑是因為，阿米巴原蟲和人類截然不同。舉例來說，阿米巴原蟲根本就沒有肝臟。因此目前為止，認為水基底卡瓦椒萃取液具安全性的理論，都絕對提不出嚴格的證據。一項臨床試驗甚至發現，連卡瓦椒中主要的作用成分，個別的卡瓦內酯，雖然能夠改善鱗片狀皮膚病患者的症狀，但因為所有使用卡瓦內酯的人都出會疹子，研究不得不因而中斷。目前已知的事實是，若真有任何一種卡瓦椒製品是安全的話，我們也無從知道究竟是哪一種。

卡瓦椒的成分

研究卡瓦椒作用成分的研究最後發現了大約15種分子，被稱為卡瓦內酯或卡瓦吡喃酮，其中包括（＋）–卡瓦素（kavain）、二氫卡瓦素（dihydrokavin）、（＋）–麻醉椒苦素（methysticin）、二氫麻醉椒苦素（dihydromethysticin）和楊戈寧（yangonin）。

若一定要嘗試使用卡瓦椒，請謹記以下警告。若在夏威夷的傳統烤野豬宴會上被招待飲用卡瓦的話，該怎麼做才好呢？若想表現得體，那喝上一杯卡瓦大概也無妨。不過，任何肝病患者還是不要喝的好。也請勿將卡瓦和其他藥物、藥草或酒精混合飲用。有些和卡瓦椒相關的肝衰竭病例或許正和上述幾項原因有關，而且卡瓦椒確實會使多種肝臟內排除藥物毒素的酵素失效。僅只少量使用卡瓦椒，也不要連續使用數天以上，這些都是較聰明的做法。目前所見大多數肝衰竭病例，患者都是持續使用卡瓦2或3個月以上。和酒精一樣，懷孕或哺乳中的婦女也請避免使用卡瓦椒。

避免在卡瓦的效力消退前開車。就算是近來在夏威夷大受歡迎的「卡瓦酒吧」也在店內貼出警告標示，提醒顧客不要在卡瓦效力未消退時開車。1996年時，有位猶他州的駕駛人被人看到開著車在車陣中搖晃前進。在被高速公路警察攔下後，他蹣跚地步出駕駛座，雖然看起來像是喝醉了酒，但血液裡的酒精濃度卻是零，也沒有使用非法藥物的跡象。這個人後來坦承喝了16杯卡瓦茶，成為第一個因為在卡瓦效力影響下開車而被判罪的猶他州居民。在加州也發生兩起類似案例，駕駛人都是飲用了大量的卡瓦（其中一人喝了8杯，另一人則喝了23杯），而非其他酒類。

常見的使用方法

內服

抗焦慮、鎮靜劑、抗憂鬱、春藥、止痛劑、抗關節炎、麻醉劑

內用時的可行方式

膠囊、煎煮的藥、萃取液、粉末、去皮或不去皮的卡瓦根或地下莖、沖泡的茶水

常見的用法

治療焦慮症的臨床試驗中，大多使用內含70%標準化卡瓦內酯的卡瓦椒萃取物，讓使用者每日服用3次各100毫克的萃取物（內含70毫克的卡瓦內酯）。據報導指出，每日攝取卡瓦內酯的劑量一般在50–250毫克之間。

*這些用法和處方來自於民間流傳的方法，並不一定經過測試或推薦。

功效的實證

關於使用卡瓦椒的證據好壞各半。先講好的部分：卡瓦的確對減緩焦慮症狀很有效。雖然沒有人知道其作用機制為何，但人體和動物研究都一再證明，卡瓦能降低焦慮感。最近有一篇報告，統合分析了11項最佳臨床試驗——也就是使用了未添加其他複雜藥草的純卡瓦根萃取物，而且設計嚴謹（隨機取樣、雙盲設計、安慰劑控制組）的研究——發現卡瓦椒會顯著地減少自願受試者的漢米爾頓憂鬱量表（Hamilton scorc一種焦慮度標準測量）分數[18]。之後一些採取同等嚴謹設計的試驗不但再次證明了此論點[19]，而且還指出，卡瓦椒可以幫助人們產生愉悅的心情[20]。

現在再談談卡瓦椒不好的部分。雖然機會不大，但卡瓦椒確實和引發肝臟致命傷害有所關聯，而這種肝臟傷害就算不具致命性，但也足以毀人一生。所以請一定要仔細考慮清楚，為了減緩焦慮症狀，冒這種微小、但卻可能致命的風險是否真的值得。科學文獻中共有78件病例認為卡瓦椒的使用和肝毒症有關，其中的11件肝衰竭病例中有4件是死亡病例[21]。或許並不是所有這些病例都真的是，或單純因卡瓦椒所引起，但因為卡瓦椒會令人擔心地改變肝臟代謝酶，所以理論上來說，造成肝衰竭也是有跡可循的。2003年1月，憂心忡忡的科學家們說服了歐盟和加拿大政府禁止了卡瓦椒的使用，美國食品及藥物管理局也發表了數篇有關卡瓦椒使用的警告評論。

概　要

- 卡瓦椒似乎是一種有效的抗焦慮劑；然而，也有不少明確證據顯示，卡瓦根有害身體健康，尤其是肝臟。
- 卡瓦椒引發肝臟病變衰竭的風險不大，但隨著使用次數增加，罹患低階肝病變的機會也隨之增加。
- 目前只有少數證明能夠指出何種卡瓦椒製品可能是安全的；要不就是完全缺乏可以證明傳統卡瓦椒製品、水基底卡瓦椒萃取液，或去皮的卡瓦根所製成的產品較具安全性的資料，不然就是這些資料都太立基薄弱。
- 許多可能機制都被認為或可解釋卡瓦椒如何對大腦神經傳導物質、神經傳導速度和肌肉收縮造成影響，但我們仍不清楚其中哪些機制可以完整地解釋卡瓦椒的實際效用。
- 因為卡瓦椒會改變肝臟代謝酶，所以若患有肝病、正在接受任何治療，或有飲酒習慣的話，請勿使用卡瓦椒，也請不要在卡瓦椒的效力影響下開車。懷孕或哺乳中婦女也請避免使用卡瓦椒。

LAVENDER
薰衣草

◎學名—*Lavandula angustifolia*，
Lavandula dentata
◎科名—唇形科

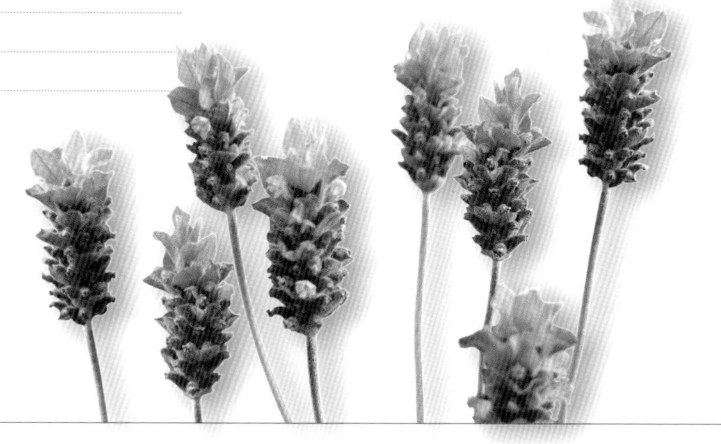

歷史和風俗

薰衣草（lanvender）的英文名字衍自於拉丁文「洗滌」（lavare）。因為古時候人們會用薰衣草香味的水來清洗身體、衣服、其他布製品。至今，香味怡人的薰衣草精油仍普遍地被來製造肥皂。

此地中海沿岸植物大受歐洲香水製造業的歡迎，尤其是法國。薰衣草之珍貴在於可以驅趕蒼蠅，以及防止衣物和布料免受飛蛾及其他昆蟲攻擊。但蜜蜂似乎不太在意薰衣草。這可是件好事，因為經由蜜蜂授粉，我們才得以一享薰衣草蜂蜜的美味。

若留意現代「芳香療法」產品，會發現薰衣草總被歸類為具鎮靜作用。薰衣草自古以來與休養生息密不可分的特點，讓中世紀婦女將其縫製為枕頭內襯。直至今日，在市場上仍可看到標榜能夠助眠的薰衣草枕頭。這些薰衣草「美夢枕」取代了如今看來過時可笑的老式「昏迷枕」。據推測，其當時的作用是讓動不動就暈倒的婦女感覺較舒適。

美麗的薰衣草田中，除了四處點綴著紫色或白色花朵外，薰衣草葉也讓花園滿眼盡是心曠神怡的銀綠色。而在室內，可以享受薰衣草乾燥花；其一開始的作用或許在於淨化屋內空氣。美國藥草協會曾發表一項令人好奇的資料：「在古波斯、希臘、羅馬時代，薰衣草曾被用來當做一種消毒醫院和病房的殺菌劑。」這不禁讓人懷疑，當時的古人如何能夠得知病菌的存在？但正如其他許多植物油，薰衣草精油也具有溫和的抗菌性。

除了其怡人香氣和外型外，薰衣草也可食用。像薰衣草冰淇淋和薰衣草巧克力等創新美食不但人氣持續上漲，也因製作簡單，只要在食材中添加數滴薰衣草油即可，所以種類不斷推陳出新。因為薰衣草聞起來和嘗起來並不那麼具有「薄荷味」，所以知道它其實隸屬唇形科旗下一員，或許會讓人感到有點意外。就像唇形科中的薄荷一樣，薰衣草一直以來都被用來治療消化不良和脹氣。藉薰衣草精油來舒緩神經是其最廣為人知的用途，這也解釋了薰衣草對助眠、減輕消化不良的傳奇功效。

科學家眼中薰衣草的功效

薰衣草可以放鬆不隨意肌，這或許是因為它能增加肌肉內的環單磷酸腺苷(cAMP)。下次用薰衣草精油按摩時不妨想像一下，薰衣草的香味分子正穿透肌膚進入血液，放鬆身體不隨意肌。一組英國研究人員將薰衣草精油，以及其他各種被設計來抑制或增進某特定神經反應的媒介物，用在分離的天竺鼠小腸上。結果發現，薰衣草或許會藉由增進細胞合成，提高腸細胞內一種稱為cAMP的細胞傳訊分子濃度[1]。

cAMP是人體內最重要的訊息分子之一，在不同組織上有著不同、甚或相反的作用。像薰衣草之類的藥草，也能夠增加不隨意肌中的cAMP，進而放鬆大多數的不隨意肌——也就是無法自主控制的肌肉。在呼吸道中，此放鬆作用可以打開呼吸道。而在腸子中，它則能鎮定痙攣。在血管中，血管會因放鬆而擴張，進而降低血壓。

薰衣草的成分

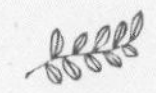

薰衣草精油內的主要成分為單萜芳樟醇，也被稱為linalyl alcohol(22%–38%)，以及其酯化成分乙酸芳樟酯(25%–55%)。因為體內酵素或許會將之代謝為芳樟醇，所以乙酸芳樟酯也算是一種溶油性、長效型的芳樟醇。薰衣草油內的其他萜類為順羅勒烯(cis-ocimene)及反羅勒烯(trans-ocimene)、松油烯醇(1-terpinen-4-ol)、1,8-桉葉醇(1,8-cineole亦稱為eucalyptol，因為最先是在尤加利樹精油中所發現)、α-松油醇(α-terpineol)、樟腦(camphor)和檸檬氣味的檸檬烯。如同其他薄荷，薰衣草也含有一定數量的單寧(5%–10%)。

研究人員也指出，薰衣草精油也能鎮靜隨意肌。義大利的研究人員在小鼠身上，發現了薰衣草的另一項放鬆肌肉功效。薰衣草精油中有一種微小分子芳樟醇（linalool），是形成精油主要香氣的「調子」。其作用會影響到神經肌肉交接點，也就是神經細胞和肌肉交接的地方。更明確地說，研究人員發現，芳樟醇能夠預防神經細胞釋放出造成肌肉收縮的神經傳導物質乙醯膽鹼[2]。

薰衣草中的芳樟醇，阻隔了神經細胞增生作用所產生的麩胺酸（glutamate）。另一項更為新近的研究認為，芳樟醇的安定作用主要來自其完全阻隔了腦中的麩胺酸受體[3]。麩胺酸是一種興奮神經傳導物質，也是一種身體藉由自行合成，或食物攝取而來的必要胺基酸。

麩胺酸進入身體後，並不能有效地被傳送至大腦（因為無法穿透血腦屏障）。這是一件好事，因為腦部的麩胺酸若是過量，它就會極端刺激神經細胞，使它們失去知覺，也就是死亡。和麩胺酸不同的是，薰衣草的芳香分子非水溶性，所以可以經由嗅聞滲透血腦壁障。因此，芳療師堅持認為，香味能夠暫時性提高腦內化學作用之論點，絕對是其來有自的。在培養細胞研究中，芳樟醇抑制了麩胺酸與嚙齒類動物的腦部受體的結合，保護神經細胞免於受到危險性刺激。除了保護大腦不會受到自行產生的麩胺酸危害外，此作用也說明了薰衣草的香味可以藉由阻止麩胺酸所引起之刺激作用，進而使腦部維持鎮靜。

薰衣草的芳樟醇也會提高一種鎮靜大腦的神經傳導物質。為數不多的細胞研究顯示，芳樟醇可以有效的促進γ－胺基丁酸（GABA）產生作用。因為GABA會與大腦中的神經細胞結合，使其暫時變得對刺激反應作用緩慢。芳樟醇似乎可以藉由間接方式，提高GABA與神經細胞上的受體結合，進而對大腦產生鎮靜作用。

吃得出麩胺酸嗎？

所有食物皆含麩胺酸，但含量最多的包括了番茄、蘑菇、乳酪、醬油、伍斯特辣醬和海菜。此外，別名味精的麩胺酸鈉（MSG）也富含麩胺酸。許多人喜愛麩胺酸開胃、豐富的滋味。事實上，科學家還為麩胺酸的味道特別取了一個名字：鮮（umami）。在傳統四種味覺甜、鹹、酸、苦之外，又增添了一種風味。我們現在終於知道，人類舌頭上還有專門品嘗鮮味的味蕾存在，好得以分辨其滋味。

因為食用麩胺酸後，其成分根本無法傳入大腦循環中，所以種種關於食用

>>>

藥草產生的作用

一般來說，外用薰衣草是安全的。薰衣草所引起的皮膚炎很少見，但也不是從未發生過。如同內含相同，但不同濃度萜類（油性的香味分子）的茶樹精油，薰衣草精油或許也會使細胞膜不穩定，進而引發皮膚炎[4]。薰衣草精油所具有的溫和抗菌作用，或許來自其萜類對細胞造成的一種輕微毒性反應，這點亦和茶樹精油類似。一項研究指出，薰衣草精油有可能增加皮膚對其他藥物的吸收[5]，所以使用外用藥物時，最好能避免同時使用薰衣草精油。

據報導，適量嗅聞及食用薰衣草是安全的。對於內用薰衣草的研究十分缺乏，但至少遵循建議用量使用時，它並沒有和任何有害作用有所關聯。德國天然藥草研究委員會的健康專家們，十分有自信地建議人們可以將薰衣草內用於「焦慮不安或失眠，神經性胃炎、Roehmheld's症候群、鼓腸症（meteorism），以及神經性腸不適」，但卻沒有多加說明其作用機制。順道一提，鼓腸症是指因脹氣而引起的腹脹現象。

MSG後出現各種副作用的報告，不免都令人感到懷疑。MSG會在水中立刻釋放出附著鈉，變成麩胺酸，而MSG進入人體後，也會發生相同作用。所以除了連帶一起進入體內的附著鈉之外，MSG其實和自然界中其他麩胺酸和MSG沒有任何不同。這些額外攝取到的鈉，還比麩胺酸更有可能會對身體造成影響。MSG副作用曾被稱為「中餐館症候群」，這是因為過去中國餐廳的菜常使用大量味精。不過，現在因為社會大眾對MSG抱持負面反應，大多數餐館都已表明自己的菜「不含味精」。（有些科學家曾開玩笑稱此名稱也可以改為「義大利餐館症候群」，因為義大利菜中本來就含有數種富含麩胺酸的食材。）雖然在極罕見的情況下，有些人的體質或許真的對MSG特別敏感，但就算MSG果真具有任何影響力，我們現在也還不瞭解其究竟為何，因為人們每天從食物裡攝取到的天然麩胺酸，絕對遠超過一些飲食中所使用到的MSG調味料。

功效的實證

雖然有許多公開發表的文獻旨在研究薰衣草精油在動物和試管試驗中的鎮定作用，但關於其對人體的影響，卻只有極少數小規模的試驗。當然，因為受試者會注意到藥草的氣味，所以不可能採用「單盲或雙盲」式的安慰劑控制組設計。而這點提醒了我們，薰衣草精油對人體所具有之一般正面功效，或許只是單純出自於其好聞的香味而已。15位自願受試者客觀地將數種精油加以評級，結果薰衣草被認為和「快樂」感知最為相關[6]。

在一場檢測40位受試者數學能力的芳療法比賽中，薰衣草精油的功效贏過迷迭香精油[7]。其中一半受試者聞薰衣草精油3分鐘，而另一半受試者聞迷迭香精油。一般認為3分鐘足以啟動香療週期。聞薰衣草的受試者的腦波儀顯示，其和主動思考能力、對外在世界注意力，以及問題解決能力有關的 β 波作用力都增加了。然而，β 波的促進效果也有可能來自於受試者本身，對於能夠嘗試使用腦波儀的興奮感有關。但另一方面，聞迷迭香精油的受試者不但 β 波作用力減弱了，連 α 波作用力也減少了，而 α 波和放鬆知覺有關。雖然迷迭香組的受試者回報，他們對數學問題的感覺變得較敏銳和靈巧，但事實上，薰衣草組的受試者卻能更正確地解答出數學問題。

研究人員也曾檢測薰衣草對提振運動員精神上的功效。20位和緩地做了數分鐘運動的受試者被隨機分為兩組，一組聞薰衣草香，另一組則什麼都不聞。結果顯示，藉由測量血壓下降的程度發現，聞薰衣草的受試者似乎精神「回復」地稍稍快一點，但效果未達到統計上之顯著性[8]。

常見的使用方法

內服

疲勞、心神不寧、緊張、失眠、脹氣

內用時的可行方式

煎煮的藥、乾燥薰衣草花、泡製品、酊劑、薰衣草精油

常見的用法

每日飲用數次以1–2茶匙（5–10公克）的薰衣草葉子，用1杯開水浸泡15分鐘而成的薰衣草茶，尤其是睡前。有些資料建議，可以在方糖上滴1–4滴薰衣草油，但超過此量的純薰衣草精油，身體反而無法吸收。

外用

疲勞、心神不寧、緊張、失眠、抗菌劑

內用時的可行方式

煎煮的藥、乾燥薰衣草花、泡製品、酊劑、薰衣草精油、肥皂、各式美容產品

常見的用法

可將2–4滴薰衣草加在2–3杯的開水中，吸聞其香味蒸氣，每日可吸聞數次或依需要使用。也可以將大約5滴的薰衣草油，或是1/4–1/2杯的乾燥薰衣草綁成一束，或是放在薄棉布中，加入泡澡水中。按摩時，以1–5滴精油對1湯匙基底油的比例，將薰衣草精油添加在按摩油中。

＊這些用法和處方來自於民間流傳的方法，並不一定經過測試或推薦。

一些小規模的試驗檢測了薰衣草減輕心理疾病的效用。而用薰衣草香來鎮靜激動的精神病患時，出現了相互矛盾的結果。有一項研究顯示，薰衣草具有輕微效用[9]，但另一項研究則完全沒有發現任何功效[10]。不過，兩項試驗都因為受試者數目不足，無法獲得有意義的統計學結果。同時，在一項包括了45位憂鬱症患者的研究中，薰衣草的抗憂鬱效果也比不上抗憂鬱藥物imipramine。然而，此研究也發現，同時使用了薰衣草和imipramine的患者，抗憂鬱的效果會更為顯著[11]。

觀察薰衣草油按摩對重度癌症患者舒緩功效的研究人員注意到，單純的按摩就可以達到預期的鎮靜效果。42位患者在四週內，每週分別接受一次薰衣草油按摩、用不含薰衣草的底油按摩，或是根本沒有按摩。結果發現，所有接受按摩的患者都比沒有按摩的患者睡得好，但按摩油中是否含薰衣草似乎不會造成任何影響[12]。一些類似的薰衣草芳香療法或薰衣草療程的研究也發現，薰衣草無法顯著地（具統計意義的）改善受試者的情緒。另外還有一些研究也指出，在產婦的洗澡水中添加薰衣草，並不能舒緩新媽媽們會陰部位的不適[13]。然而，大部分受試者都表示，他們相當喜愛薰衣草香味。

概　要

- 傳統上，薰衣草被用來鎮定神經、助眠、舒緩消化道和減輕脹氣痛。
- 薰衣草可以使特定不隨意肌肉放鬆。這或許是因為薰衣草可以使消化道和血管中不隨意肌內的cAMP增加，進而幫助消化和降低血壓。
- 薰衣草或許藉由抑制神經肌肉交接點釋放出乙醯膽鹼，以達到平息隨意肌的功效。
- 薰衣草或可藉由阻斷麩胺酸的刺激作用，以及提高GABA的鎮靜作用，來舒緩腦部活動。
- 只要適量使用，內服外用薰衣草似乎都很安全。

LEMON BALM
檸檬香蜂草

◎學名＝*Melissa officinalis*

◎科名＝唇形科

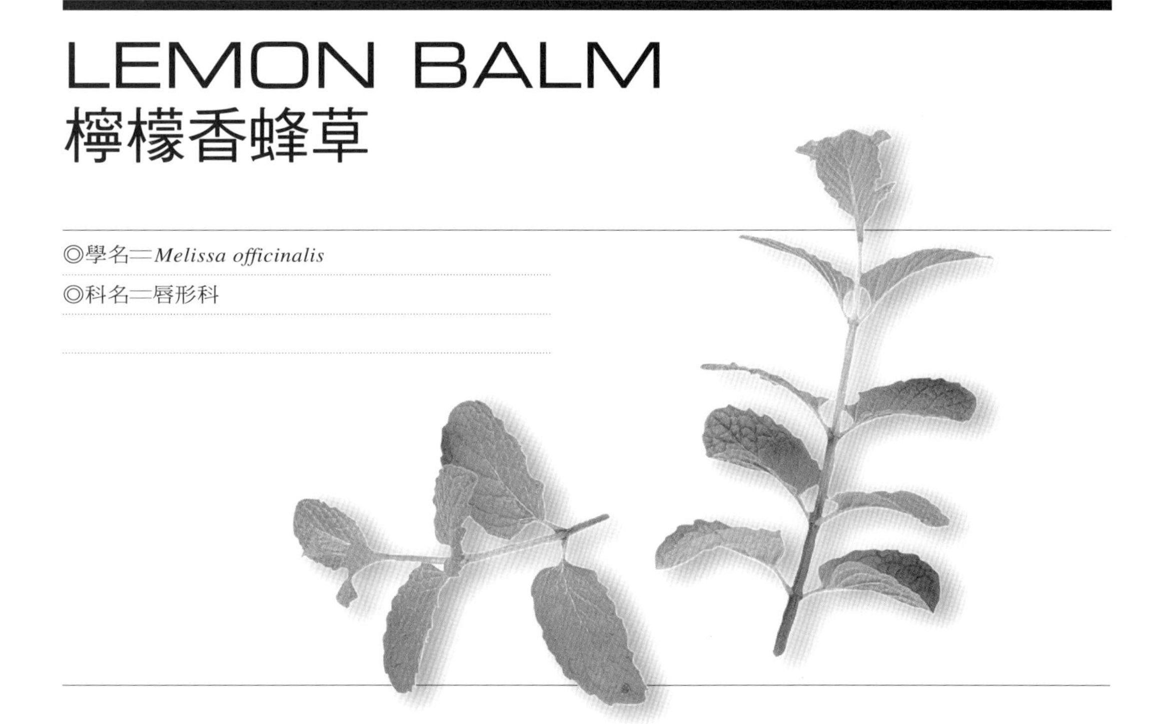

歷史與風俗

檸檬香蜂草是唇形科植物，帶有令人精神為之一振的清新、檸檬、一絲絲薄荷香味。英文中常稱其為「melissa」或簡稱為「balm」。因為同樣對蜜蜂具有致命吸引力，有時候會和另一種唇形科植物香蜂草（bee balm）搞混。這兩種植物都有著薄荷家族典型的對稱葉片和方形葉柄，不過，香蜂草開豔紅色花，而檸檬香蜂草則有著嬌小的白花。

古人常提及原生於地中海和西亞的檸檬香蜂草。古希臘迪歐斯科利德（Dioscorides）和蒲林尼（Pliny）就曾熱心地建議用檸檬香蜂草來治療中毒、狂犬病、和外傷。而11世紀時的阿拉伯醫師阿菲西那（Avicenna）也說，檸檬香蜂草可以讓人心情開朗。此外，此藥草也常被認為有助於月經問題，這或許是因為它和女性以及古希臘女神黛安娜有關的緣故。

17世紀時最早由修女所製作出的加爾默羅水（carmelite water），即以檸檬香蜂草為主要成分，但隨著時間流轉，較便宜、氣味又較重的香茅油逐漸取代了檸檬香蜂草。茉德・葛麗芙在1931年的《現代藥草》中便提到，檸檬香蜂草可以治療消化不良和發燒，這也是唇形類植物的常見用法。《現代藥草》和其他歷史資料也時常建議，用檸檬香蜂草來治療皮脂囊腫（疣）、斑點、疱疹。人們現在已知道，此藥草對唇疱疹或許具有可證實之效益。

看來同樣吸引人的歷史資料還有，可以用檸檬香蜂草來對抗記憶力喪失。數項資料都提及了檸檬香蜂草對腦部的作用。尼可拉斯・卡爾佩波（Nicholas Culpeper）就曾寫到：「檸檬香蜂草對消化極有助益，也可以打通腦內阻塞物。」17世紀的約翰・艾佛林（John Evelyn）亦於日記中記載：「檸檬香蜂草對腦部極有效力，可以強化記憶力，並有效驅趕憂慮煩思。」此外，1696年出版的《倫敦藥局》（London Dispensary）也指示人們：「將檸檬香蜂草精華加入加那利葡萄酒中，每日早晨皆可感到回復青春活力、強化腦部。」

科學家眼中檸檬香蜂草的功用

檸檬香蜂草中某些成分會附著在腦部乙醯膽鹼受體上，這或許有助於阿茲海默患者。科學家們檢視了數種酒精性藥草萃取物後發現，其中有一些藥草和乙醯膽鹼受體的結合性較佳，檸檬香蜂草正是其一[1]。（但是目前尚不清楚，是檸檬香蜂草中的哪個分子會和乙醯膽鹼受體結合。）事實上，人體有兩種乙醯膽鹼受體：菸鹼受體（nicotinic）和蕈毒鹼受體（muscarinic），皆是神經細胞傳送訊息時不可或缺的。阿茲海默症患者大腦中的菸鹼受體會隨著時間漸漸減少。各種症狀即和乙醯膽鹼受體失去作用有關。提供阿茲海默症患者促進乙醯膽鹼作用的藥物，並不能真正治癒此病，但能幫助患者減緩記憶力喪失的速度。

上述那些研究人員也檢視了何種藥草萃取物對菸鹼受體具有最佳結合效果。藥用鼠尾草（*Salvia officinalis*）不會和任何一種受體結合。而之所以檢測鼠尾草（見323頁）是因為其在臨床上，可以透過另一種機制有助於阿茲海默症患者。鼠尾草似乎可以預防乙醯膽鹼分解，不過，因為檸檬香蜂草無法阻止乙醯膽鹼分解，所以作用一點都不像鼠尾草。然而，其他品種的鼠尾草則會和其中一種乙醯膽鹼受體結合，端視鼠尾草種類而定。苦艾（*Artemisia absinthium*）是一種和鼠尾草或薰衣草無關，但卻出了名對腦部有影響力的植物，具有數種成分會強烈地與兩種乙醯膽鹼受體結合，但苦艾中有毒的苦艾腦卻阻礙了其應用。

值得注意的是，檸檬香蜂草與菸鹼受體的結合性特別好，所以各藥廠現在都積極檢測其作用介質為何。這些藥廠新發現了一種讓阿茲海默症藥品發揮功效的機制。大多數阿茲海默症處方藥都被認為，是透過了防止乙醯膽鹼分解來發揮作用，至少科學家們如此臆測。但此論點的問題在於，阿茲海默症藥物預防乙醯膽鹼分解的能力，與其臨床功效之間，缺乏絕佳之關聯性。此外，其中有些藥品在患者停止服用後，作用力卻仍會繼續下去。研究發現這類藥品中，有些實際上會和乙醯膽鹼受體結合，儘管它們不會同時阻礙此受體，或是預防乙醯膽鹼對其自身受體發揮作用。這些阿茲海默症藥品反而會在乙醯膽鹼或類乙醯膽鹼分子與受體結合後，提高它們在此受體上的作用力。況且，這些藥品還可以刺激體內製造出更多菸鹼受體，正是阿茲海默症患者體內減少的受體。

檸檬香蜂草不太可能治療阿茲海默症，但對其症狀確有幫助。作用和檸檬香蜂草類似的藥品似乎無法治癒阿茲海默症，只能減緩病症的發展速度。這些藥並不能阻止引發阿茲海默症最根本的原因，目前也尚未得知此原因為何。據說，阿茲海默症的發展除了和重度腦炎有關之外，也和一種腦部蛋白質（β–澱粉樣蛋白）聚積後，破壞了腦內相關裝置有關。

芳療專家的論點或許確有道理。說到檸檬香蜂草等藥草香味所具之放鬆功效時，就不得不提到一種理論機制。植物香精油內含分子被稱為萜類（*terpenes*），會快速地經由肺部被人體吸收，然後進入腦部。這之所以值得一提是因為，腦部被血腦屏障所保護，阻止了大多數外來和具潛在危險性的化學物跑進腦中。不過，像萜類這樣的油溶分子，卻較可能穿透血腦屏障。研究顯示，被吸入體內的萜類作用的確如此。

目前尚不清楚是檸檬香蜂草中何種萜類會對腦部產生作用，但在細胞培養試驗中，像香茅醛（citronellal）、丁香酚（eugenol）[2]、氧化芳樟醇（oxidized linalool）[3]這類萜類，都會增加一種減緩神經細胞作用的神經傳導物質GABA。植物界裡充斥著各種萜類，所以此機制理論上，並不專屬於檸檬香蜂草。若檸檬香蜂草中的萜類果真是在細胞研究中，和乙醯膽鹼受體產生作用的成分，那麼除了提高GABA的鎮靜作用外，還有另一樣和乙醯膽鹼有關的作用機制。檸檬香蜂草可以明顯提高乙醯膽鹼作用的效率，而乙醯膽鹼是體內「休養生息和消化」的神經傳導物質。根據這些研究，檸檬香蜂草正可讓人「休養生息和消化」

內服時，檸檬香蜂草或許可以放鬆和消化有關的腸胃肌肉。這並不讓人意外，因為大多數唇形科植物都可以放鬆腸胃肌肉，這通常得歸功於植物中的萜類，在檸檬香蜂草和其他薄荷植物的香精油中都含此成分。不論是精油或其中的主要成分香茅醛，在放鬆獨立肌肉被動狀態上，都具有相同功效。就算肌肉被一般可能接觸到化學物所刺激時，作用亦是如此[4]。至少以胡椒薄荷為例，薄荷醇這種相關萜類會阻止鈣聚集至肌肉細胞中，進而避免肌肉抽動。

檸檬香蜂草中的某種成分或可對抗病毒。科學家們曾觀察到，檸檬香蜂草萃取液具有對抗兩種疱疹之功效（唇疱疹和生殖器疱疹）。由於有些流行性唇疱疹的市售產品經臨床試驗證實有效，所以科學家們更想找出其中作用機制為何。一直以來，細胞研究注意到各種水溶性多酚酸，像是咖啡酸和迷迭香酸，都具有抗病毒作用。壓力下的檸檬香蜂草，分子氧化後會彼此附著在一起，形成一種防禦性單寧，也是唇形科植物的特性之一。當然，每一株檸檬香蜂草皆因為生長環境不同，會具有不同含量的推測作用成分。目前仍不清楚其抗病毒作用機制為何，但文獻資料不斷重申，檸檬香蜂草會影響到病毒複製的初期階段。

單寧發揮功效的其中一種方法是阻止病毒附著在細胞上。而這是病毒要感染到細胞的首要條件，不然便無法將其基因物質注入細胞中。因為單寧會和蛋白質交互連結，所以有可能藉由包覆在蛋白質表面的方式來保護它，或者也有可能是包覆住位在蛋白質外層的病毒上（雖然有些病毒，像疱疹病毒，會藉由脂肪更頑固地覆蓋在蛋白質上。在此狀況下，第二種功效便無法發揮）。

檸檬香蜂草咖啡酸氧化物的其他推測作用，都和單寧跑進被感染細胞有關。此機制實行起來較為困難——水溶性分子很難穿越一個會辨認出它們身分的特殊關口進入細胞內。但在試管試驗中，這些檸檬香蜂草單寧會抑制住一種蛋白質合成必需因子（延長因子eEF–2，是病毒自我複製的必要物質），所以此作用有可能阻止病毒進行複製。在試管中，檸檬香蜂草單寧也會抑制住稱為脂氧合酶（lipoxygenase）的致炎酵素。若在人體細胞中可以發揮同樣作用的話，檸檬香蜂草或許也具消炎效益。

檸檬香蜂草或許會影響到甲狀腺，至少理論上如此。甲狀腺有助於調節新陳代謝率——可算是體內的代謝加油管。擾亂甲狀腺有時候會讓人行動反應變慢，人也會覺得疲憊、情緒低落、體重增加。雖然中和甲狀腺作用有時會帶來反效果，這會反常地使體內代謝率變得過高，導致顫抖、心悸、體重變少、掉髮、極度飢餓。有些人擔心藥草會影響到甲狀腺作用，而檸檬香蜂草正是其中可能藥草之一。測試結果顯示，檸檬香蜂草和其他植物中的某些成分，以及檸檬香蜂草萃取物，都會附著在牛的促甲狀腺激素（thyroid–stimulating hormone, TSH）上。在細胞培養試驗中，此作用會改變TSH的結構，阻止其和人體甲狀腺細胞上的受體結合。因為TSH是啟動甲狀腺作用的必備成分，所以理論上，檸檬香蜂草會影響到甲狀腺作用。然而，食用檸檬香蜂草的人的甲狀腺機能似乎並不會特別受到影響。因此，此論點之理論仍屬未知。

藥草產生的作用

檸檬香蜂草具有完美的安全紀錄。自古以來即有人使用檸檬香蜂草。不過，並沒有歷史紀錄或現代案例顯示，這麼做會引起任何明顯副作用。

檸檬香蜂草或許會影響到情緒。臨床試驗結果指出，檸檬香蜂草具有舒緩功效。然而，請勿在計時測試前使用檸檬香蜂草；而且，此藥草似乎還會使人迅速反應的能力變差。

檸檬香蜂草或許可以加速唇疱疹復原。目前的假設是，檸檬香蜂草的作用成分存在於其水溶性萃取物中。有些藥草學家建議，可以用檸檬香蜂草泡茶，冷卻後用棉球沾取茶汁，擦在疱疹患處。

想解釋檸檬香蜂草如何有助於阿茲海默症患者，現在還不到時候。首先，不管檸檬香蜂草對阿茲海默症所具之可能功效，任何罹患此病之人都應該持續接受專業醫師的照護監督。雖然檸檬香蜂草看起來頗具功效，但尚需更多研究來加以驗證。同時，請務必記住，檸檬香蜂草無法治癒阿茲海默症，因為和檸檬香蜂草具有相同作用的藥品已被證實不具療效，但卻可能得以減緩病症的發展速度。簡單一句話，檸檬香蜂草或許對阿茲海默症患者來說，效力不夠。有些檸檬香蜂草萃取物不具有和菸鹼受體結合的作用，因為每一株檸檬香蜂草中所含之成分濃度各不相同。

若患有甲狀腺功能障礙，請勿每日使用檸檬香蜂草。目前為止，尚未有任何報告指出檸檬香蜂草會對人體甲狀腺作用造成負面影響。不過，試管研究指出，它理論上具有這樣的影響力。在有些罹患葛瑞夫氏症這種甲狀腺功能不全症的患者間，很流行使用檸檬香蜂草，但根據其理論作用，這樣做有可能會造成反效果，讓症狀變得更為嚴重。若患有包括葛瑞夫氏症在內的任何甲狀腺疾病，都最好避免慣性使用檸檬香蜂草。然而，偶爾食用少許檸檬香蜂草或許是無害的。

檸檬香蜂草的成分

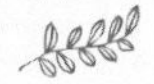

發性的檸檬香蜂草油中主要成分（50%–75%）為香葉醛（geranial）和橙花醛（neral）；這是兩種正–反式同質異能素，統稱為檸檬醛（citral）。此外，檸檬香蜂草油中還含有香茅醛，以及少量的芳樟醇、香葉醇（geraniol）、乙酸香葉酯、甲基香茅酸（methyl citronellate）、反式β–羅勒烯、1–辛烯–3–醇（1-octen-3-ol）、β–石竹烯、和丁香酚。檸檬香蜂草油中還可以發現上述這些成分的配糖體。就像另一種據傳具有膽鹼能的藥草，鼠尾草一樣，檸檬香蜂草中也含有迷迭香酸（rosmarinic acid，最多達5%）、咖啡酸、和熊果酸。此藥草中的類黃酮素包括了菜薊糖苷（cynaroside）、大波斯菊苷（cosmosiin）、鼠李檸檬素（rhamnocitrin）、木犀草素、芹菜素、異槲皮苷，和它們的配糖體。

常見的使用方法

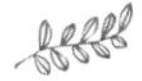

內服

消化不良、情緒不安、發燒、頭痛、憂鬱症、記憶力衰退、葛瑞夫氏症、經痛

內用時的可行方式

滴劑、萃取物、精油、新鮮和乾燥的檸檬香蜂草葉、檸檬香蜂草茶、酊劑

常見劑量

在芳療法中，吸聞檸檬香蜂草精油或萃取物。也可以在1杯水中加入1–3茶匙碾碎的乾燥檸檬香蜂草葉，以泡製檸檬香蜂草茶。

外用

唇疱疹、疱疹、疣、鎮靜乳液

外用時的可行方式

滴劑、萃取物、精油、新鮮和乾燥的檸檬香蜂草葉、檸檬香蜂草茶、酊劑

常見劑量

治療唇疱疹時，可用棉花棒沾取冷卻的檸檬香蜂草茶，塗抹於患處。

＊這些用法和處方來自於民間流傳的方法，並不一定經過測試或推薦。

功效的實證

並沒有太多人體研究單獨使用未與其他藥草混合的檸檬香蜂草。而使用了純檸檬香蜂草的研究，都旨在評估此藥草對人類情緒和認知之影響，以及其對阿茲海默症和疱疹的功效。檸檬香蜂草似乎在這三方面多多少少都具有一點作用。雖然下面討論的所有研究都使用了安慰劑設計，但請記得，檸檬香蜂草是一種香味藥草，所以除非此藥草是被牢牢地封在膠囊中，不然控制組內某些受試者很可能會發現他們正在使用某種藥草，尤其使用的是外用產品時。然而，有使用安慰劑組的研究還是比沒有使用安慰劑設計的研究來得理想。

英國諾桑比亞大學（Uinversity of Northumbria）所做的3項研究顯示[5, 6, 7]，檸檬香蜂草或許會使人情緒鎮靜，但你大概也猜到了，它同時也會使人警覺力變差。這些研究的作者一開始是想找出檸檬香蜂草對試管中的神經細胞受體具有哪些作用。在檢測檸檬香蜂草萃取物的成分，和菸鹼、蕈毒鹼這兩種乙醯膽鹼受體所具有之附著力後，研究人員發現，萃取物對受體的親合性（affinity）皆不如先前研究所發現。不過，他們也在20位健康的自願受試者身上測試了不同劑量的萃取物或安慰劑，然後以雙盲設計評量使用結果。每位受試者先使用其中一種劑量的檸檬香蜂草萃取物或安慰劑，在7天的間隔期後，再依次使用另一劑量的萃取物或安慰

劑。這樣一來，受試者使用的劑量就不會影響到療程後所進行的認知和情緒測試結果。結果發現，使用檸檬香蜂草萃取物的受試者的鎮靜程度都有所改善，但若使用了最高劑量（900毫克），其警覺力也會顯著低下。

在進行另一項相似試驗前，研究人員決定再次檢測數種檸檬香蜂草萃取物，看看是否和主要的神經細胞訊息分子乙醯膽鹼具有相似的作用。這麼做是很合理的，因為每株檸檬香蜂草中的成分濃度各不相同，也會因季節有所變化。儘管薄荷家族中另一種藥草——鼠尾草，似乎可以藉由抑制分解乙醯膽鹼的酵素（乙醯膽鹼酯酶，acetylcholinesterase）來提高此成分之作用力，但研究人員並未在檸檬香蜂草中發現類似的作用。然而，研究人員卻發現，由另一品種的檸檬香蜂草而來的萃取物和乙醯膽鹼受體有著較佳的附著性，所以將它使用在另一項類似設計的研究中。同樣的，20位健康的自願受試者參與本研究。而研究人員這次發現，所使用的萃取物劑量越高，受試者的鎮靜程度和回想能力就越好。不過，高劑量也會使受試者的反應力變差。使用的檸檬香蜂草萃取物越多，受試者在計時記憶力測試和迅速處理視覺刺激的測試中，成績就越不理想。

同樣一批研究人員最後又對18位健康受試者進行了另一項相似設計的研究，更進一步確認高劑量的檸檬香蜂草萃取物（600毫克）會提升受試者的情緒，並顯著地改善他們對自我鎮靜程度的自覺能力。同時，這樣做也會明顯地減低受試者對自我警覺能力的認知。

在外用檸檬香蜂草萃取物時亦發現了一項相似作用[8]。此研究之對象是嚴重癡呆症（dementia）患者，主要目的是評量他們的不安程度和生活品質。使用的是在基礎乳液中添加了葵花油的安慰劑或是添加了檸檬香蜂草萃取物的產品，由看護將此乳液塗在71位患者的手臂上或臉上，每日塗兩次連續四週。在雙盲設計下檢測患者的不安程度，並以量化因素來評估患者的生活品質，比方說患者花在社交上和建設性事物上的時間。一如預期，兩組受試者的情況皆有所改善，因為無論使用了含作用成分的乳液與否，對大多數人來說，光是肢體上的接觸就可以達到舒緩效果。然而，那些使用了檸檬香蜂草療方的患者和未使用的患者比較起來，生活品質明顯較為理想。而且這些患者在情緒不安的改善程度上，也和安慰劑組有著統計上的顯著差別。

在治療阿茲海默症方面，最早在少數一些檢測各種萃取物對乙醯膽鹼受體作用力的試管試驗中，是由檸檬香蜂草萃取物稱霸。因為此受體是許多阿茲海默症治療法的關鍵之處，伊朗科學家們便曾進一步隨機讓42位患有輕度到中度阿茲海默症患者中的某些人，每日使用大劑量（60滴）的酒精型檸檬香蜂草萃取液[9]，剩餘的患者則使用安慰劑。在4個月的研究時間後，和使用安慰劑的患者比較起來，使用了檸檬香蜂草的患者的認知能力明顯較佳，不安程度也明顯較低。此研究的主要研究員夏印‧阿科霍達迪（Shahin Akhondzadeh）表示，檸檬香蜂草萃取液的效果足可媲美由阿茲海默症處方藥中所抽取出來的成分。

細胞研究建議，檸檬香蜂草也可以預防疱疹病毒的複製。因此，一項隨機取樣、雙盲設計的臨床試驗，讓66位週期性唇疱疹（疱疹性唇炎）患者使用安慰劑軟膏或一種含檸檬香蜂草的藥膏塗抹於患處，每日4次連續5天[10]。結果和安慰劑組比起來，使用了檸檬香蜂草的患者自療程第2天起，症狀都出現顯著的改善。

概　要

- 有些檸檬香蜂草萃取物中的某種未知成分，會與菸鹼乙醯膽鹼受體結合。這或許有助於阿茲海默患者減緩記憶力喪失的速度。然而，檸檬香蜂草無法治療阿茲海默症。
- 檸檬香蜂草具鎮靜作用，但卻會阻礙迅速思考所需的警覺力和技巧。吸聞檸檬香蜂草時，萜類成分會進入腦部，透過抑制性神經傳導物質GABA，鎮定衝動的神經細胞。
- 理論上，檸檬香蜂草萃取液會藉由一種未知機制對疱疹和唇疱疹發揮效用。
- 檸檬香蜂草相當安全。因為其在試管中會影響到促甲狀腺激素，所以理論上也會影響到甲狀腺疾病患者，但目前尚未發現相關證據。

LICORICE
甘草

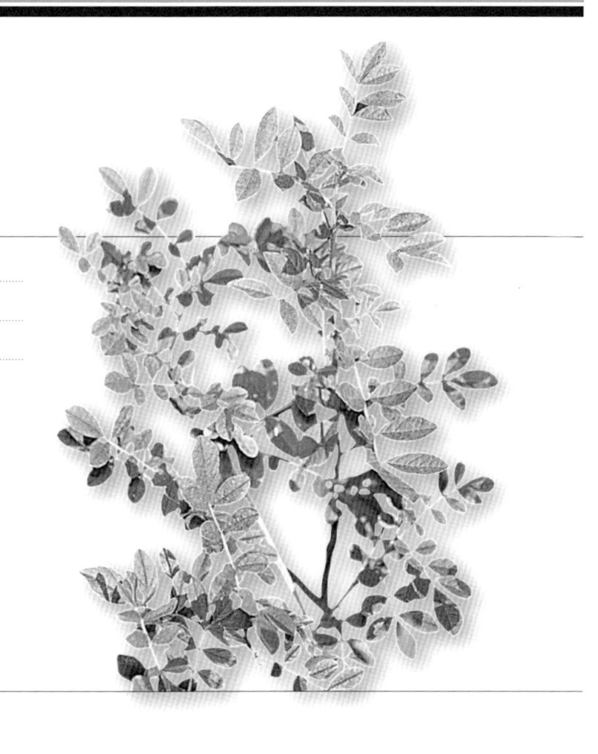

◎學名＝*Glycyrrhiza glabra*

◎科名＝豆科

歷史和風俗

提到甘草，首先想到的或許是「甘草利口酒」。若住在歐洲，或許會覺得甘草是一種糖果；但從歷史上來看，甘草還是較常扮演藥草的角色。傳統甘草糖是用甘草的甜味根來製作，而甘草本身屬豆科（Fabaceae或Leguminosae）植物。甘草的原生地在中東，多位古代醫生都大力推薦。古希臘的迪歐斯科利德（Dioscorides）就曾經用甘草來治療傷口。在埃及法老王圖坦卡門（Tutankhaman）墓室內也發現甘草蹤跡，這或許足以表彰其價值。14世紀最多產的作家孔拉德・梅根柏格（Konrad von Megenberg）著有《自然之書》（Das Buch der Natur），書中將甘草稱為「熊糞」。若不想自己的甘草糖被朋友一口吞掉的話，這倒不失為一個好名字。據說拿破崙也嗜吃甘草，理論上造成了他性生活上的阻礙（詳見下文）。

市售甘草主要多種植在地中海地區、西班牙、亞洲和前蘇聯。每年有數百萬磅的甘草被銷往美國。你或許會覺得這數量對糖果來說不算太多，不過，其中90％的甘草竟是被用來為香菸和其他菸草產品增添風味。歐洲較流行真甘草（real licorice），美國的甘草糖通常根本不含甘草成分，而是以大茴香油調味。然而，現在美國市場上也可以買到越來越多真甘草糖。

甘草在世界各地都有著悠久的使用

傳統，一般多用來治療充血、喉嚨痛和咳嗽、消化問題、潰瘍、關節炎和便秘。雖然其中有些用法似乎很有效，但此藥草內含一種強力藥性成分，有益健康的同時也會引起危險副作用。因此，使用甘草時請務必小心謹慎。

科學家眼中
甘草的功用

甘草會暫時阻斷一些短鏈脫氫還原酶（short–chain dehydrogenase reductases或SDRs）酵素的作用。此舉好壞參半，SDR是酵素家族內的大宗，在體內會引起範圍廣泛的各式化學轉換。有些被甘草所抑制的SDR會使保護胃部的分子分解，而其他被甘草抑制的SDR，則藉由平衡體內鈉鉀濃度來幫助維持血壓。因此，甘草對SDR酵素的抑制作用，一方面可以護胃，但另一方面會造成血壓上升。

這種使SDR失效的作用是由甘草中的甘草酸（glycyrrhizinic acid）或鹽類的甘草素（glycyrrhizin）所引起，而甘草素正是使甘草根略帶甜味的分子。它們的結構在某種程度上類似人體類固醇，但和類固醇不同的是，這些分子會和糖分子結合。兩種甘草分子都具有仿效人體類固醇的能力，這使它們可以「極具競爭力」地抑制住SDR酵素。也就是說，SDR酵素會暫時附著在這些假冒類固醇上，而非其真正目標處。此作用阻止了酵素發揮正常作用。

食用甘草後，甘草酸或甘草素會進入腸子，附著糖和類固醇的連結會分解開來，只留下仿類固醇的無糖、無甜味的甘草酸。若這些甘草分子的名稱看起來宛如外星文一般難懂的話，你並不是唯一這樣想的人。只要記得它們都具有生物作用即可。無糖代謝物同樣會抑制住短鏈還原酶，也會被吸收進血液中，而這正是問題所在。在此之前，先讓我們討論一下甘草對腸胃的好處吧！

甘草的成分

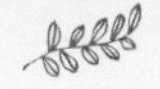

甘草中的作用成分，也是讓其帶有甜味的是其中約5%–9%的甘草素，是皂素配糖體（saponin glycoside）的酸鹽（acid salt）。此分子結構較自由的酸性版本稱為甘草次酸（glycyrrhetic acid），也是甘草的作用成分之一。這兩種分子都會和兩個葡萄糖醛酸分子結合。甘草還含有1%的類黃酮素（flavonoids）、原發性甘草苷（primarily liquiritin）和甘草元（liquiritigenin），以及相關的查酮類異甘草苷（chalcones isoliquiritin）、異甘草元（isoliquiritigenin）。而

>>>

其類異黃酮成分包括花黃素異黃酮（formononetin）、glabren、光甘草定（glabridin）、光甘草醇（glabrol）。甘草的氫基香豆素（hydroxycoumarins）有脫腸草素（herniarin）和繖形酮（umbelliferone）。甘草亦含有β–麥胚脂醇和豆甾醇之類的固醇。甘草根成分為微量茴香腦（anethole）、愛草醚（estagole，大茴香和茴香中也有此成分）、和丁香酚（eugenol，亦可見於丁香）。

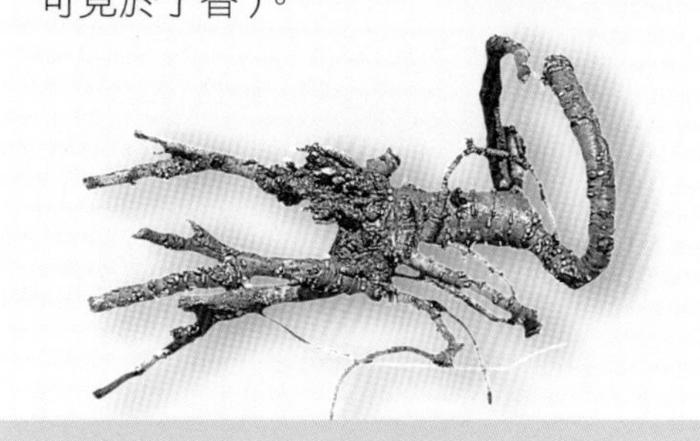

藉由提高護胃前列腺素的供給，甘草可以增加黏液、減少酸。體內有各種前列腺素，每一種都具有不同、或是彼此相反的作用，但因為許多前列腺素會促進有害的炎症，使它們在流行保健文章中的評價都不高。然而，並不是所有的前列腺素都是不好的。有些胃前列腺素會減少酸分泌物和增加保護性黏膜的製造，此黏膜會包覆住胃，防禦胃壁遭受酸和蛋白分解酶的傷害。胃黏膜會形成一層黏滑的屏障，有效地預防酸和消化酶消化到胃壁，這有可能導致胃壁發炎疼痛，一般稱為潰瘍。事實上，阿斯匹靈會阻礙這些護胃前列腺素合成，引發典型和阿斯匹靈有關的胃疾，有時候也會起潰瘍。而甘草則會抑制住造成這些護胃前列腺素分解的SDR酵素。此作用使前列腺素可以在胃裡多停留一段時間，進而增加對胃壁的保護作用。

對胃有益的成分或許也對喉嚨有益。甘草所增加的黏液不只可以保護消化道，也有助於咳嗽和喉嚨痛症狀。然而，對後者的功效爭議較大。有些人認為單純是因為甘草怡人、香甜的味道刺激了唾液分泌和吞嚥，而這都可以抑制咳嗽反應。

甘草或許可以引起尿液壓縮。甘草並不會使體內所有的前列腺素增加。它會特別牽制住SDR酵素15–hydroxyprostaglandin dehydrogenase。此酵素會分解前列腺素F2–α和前列腺素E2。因此，甘草會藉由減緩這兩種前列腺素代謝轉化成較不活躍的形式，來提高它們在體內的濃度。因為兩種前列腺素會使子宮收縮，所以都被當成引產或流產的藥理成分。增加這些前列腺素對有經痛體質，也就是子宮收縮時會感到疼痛的女性來說，是一件令人擔心的事，對懷孕婦女來說更是如此。藉由甘草來增加體內這些特定前列腺素有可能會引起早產；因此，大多數可靠的消息來源都會建議，孕婦最好避免使用甘草。若已懷孕又不小心吃了一顆甘草糖的話，也請不要驚慌。就我所知，從未有過單次食用甘草而引起嚴重流產現象的案例，不過，大劑量（每週食用500毫克）甘草曾被認為和早產有直接關係[1]。

食用超過一般劑量的甘草會造成一種潛在危險症候群，稱為鹽皮質素激素過多症（apparent mineralocorticoid excess）。常見的是：某位有血壓過高症狀的人剛好又時常享受甘草大餐，結果卻被送進了急診室。雖然人們對此不免感到驚訝，但對醫學專家來說，這種案例屢見不鮮。多次測試人們食用大劑量甘草後發現，所有的自願受試者在24小時後，都會開始出現鹽皮質素激素過多症的徵兆，一開始是血鉀流失、鈉囤積和水腫，然後血壓就會漸漸升高。好在需要有極大劑量的甘草才能引起這些副作用，若停止食用甘草，這些症狀就會消退。然而，延長使用（週或月）超過建議劑量的甘草產品，會導致更嚴重的症狀，像是肌肉無力、痲痺和心臟衰竭。

被稱為「鹽皮質素過多症」是因為一種稱為鹽皮質素（mineralocorticoid）的特定荷爾蒙似乎作用過於活躍。過量使用甘草最直接的影響是鉀流失、鈉囤積、和血壓過高，這些症狀都是和醛固酮（aldosterone）荷爾蒙相關的典型症狀。醛固酮是一種鹽皮質素荷爾蒙，因為它會影響到體內礦物質平衡，尤其是鉀和鈉，而且因為它是由腎上腺外層的腎上腺皮質（adrenal cortex）所製造出來的。雖然根據其引發症狀看來，甘草會增加體內醛固酮，但過量使用甘草的人體內的醛固酮含量仍然很低、甚或被抑制住。因為醛固酮似乎過盛，所以「鹽皮質素明顯增高症」就被用來指此現象所引發之症候群。

甘草增加的不是醛固酮，而是在腎臟中看起來像醛固酮的皮質醇（cortisol）。科學家一開始以為甘草只是單純地模仿醛固酮荷爾蒙，因為醛固酮是一種類固醇，而甘草又含有仿類固醇的特性，所以一切看來十分合理。現在仍可找到不少舊時的藥草書認為甘草會和醛固酮受體結合，並發揮類似醛固醇的作用。儘管此理論是合理的，但卻被證實是錯誤的。80年代晚期的研究人員原本對此感到困擾，但他們後來發現，有些出現典型甘草中毒症狀的人，其實是患有一種罕見遺傳性疾病，才使他們體內出現防衛性11–beta–dehydrozysteroid reductase type 2（11–beta HSD2）酵素。因為此酵素是被甘草所抑制的SDR酵素之一，研究人員因此推測甘草也可以抑制此酵素。不過，此理論接受了試管試驗、分離細胞培養研究、動物和人體實驗的驗證，現在普遍認為甘草引發鹽皮質素過多症的主要機制。

對腎臟而言，此11–β–HSD2通常會使另一種固醇荷爾蒙皮質醇失效。皮質醇（用於治療時稱為氫羥腎上腺皮質素hydrocortisone）的作用力範圍極廣，像是鎮壓發炎和調節血糖值。但一般來說，皮質醇對腎臟的作用會被抑制住，因為腎臟中的某種SDR酵素會將皮質醇轉化為較不活躍的可體松。若皮質醇作用活躍，便會對腎臟產生類似醛固酮作用與醛固酮受體結合，以及開啟和醛固醇相同的作用：使鉀經由尿液排出體外、鈉囤積在體內、水腫、高血壓。皮質醇在腎臟發揮類似醛固酮的問題是，血漿中的皮質醇濃度遠高於醛固酮數倍之多，若腎臟內的皮質醇失控，就有可能使腎臟內充斥著應該是醛固醇的大量皮質醇。正常狀況下，11–β–HSD2酵素會使腎臟內的皮質醇失效，阻止它仿效大量的醛固醇荷爾蒙。這解釋了為什麼在過量使用甘草和11–β–HSD2不足的情況下，醛固醇看似失控但卻仍維持低濃度；體內實際上是充斥著作用類似醛固醇的皮質醇。

腎臟在正常情況下，SDR酵素11–β–HSD2會將皮質醇轉化成作用力較不活躍的可體松，可體松無法和醛固醇接收器結合，因此也無法發揮類似醛固醇的作用。當甘草使11–β–HSD2失效時，腎臟中的皮質醇作用就得以施展，大量的皮質醇會附著在腎臟的醛固醇受體上，仿效醛固醇的作用。

但請記得，甘草同時也可以藉由預防某種SDR酵素分解護胃前列腺素，所以保護了胃壁。可惜的是，如此一種有效的潰瘍調節劑卻有嚴重的副作用，其影響力從甘草分子一被吸收進血液時就開始發揮了。若有聰明的化學家可以想出一種非吸收性甘子分子的合成方法，可以讓此成分停留在胃內，那麼市面上就可以多一種新式潰瘍藥了。

藥草產生的作用

使用過量是甘草紀錄中一種常見狀況。甘草中毒案例較常發生在歐洲，因為歐洲人不但食用較多甘草，食用的也多是真甘草。在美國，因為引起症候群的甘草素通常會被移除掉，所以稱為去甘草素（deglycyrrhizinized）甘草。具有類似風味、但使用上無慮的大茴香油則被添加在此類甘草中。事實上，許多美國「甘草」產品內根本不含甘草，只用大茴香油模仿其風味而已。然而，目前在美國使用真甘草的需求日漸高漲，所以使用前請先確認外標籤上的成分。

只要沒有任何需要避免使用甘草的考量，大可用其來治療潰瘍、腸胃不適、咳嗽和喉嚨痛。但使用時請謹慎小心。有合理證據顯示，真甘草有助於治療這些症狀。每日食用數種不同劑量的甘草持續一星期或以上的時間，才能讓健康的人出現過量服用甘草的症狀。偶爾適量地使用甘草對潰瘍患者絕對有益。但請務必確認使用的是真正的甘草，因為有許多號稱甘草的產品中根本不含甘草。而且也要確定使用的不是去甘草素的甘草產品。請勿食用大量甘草，也避免長期使用。大多數藥學文獻建議，甘草療程最好少於4–6週，每日使用量也不要超過100公克。若自己感覺到一些不平常的症狀，像是虛弱、頭昏、水腫、頭痛或心悸的話，請立刻停止使用甘草。

常見的使用方法

內服

胃潰瘍、胃部不適、喉嚨痛、咳嗽、充血、袪痰、甜味劑、調味料

內用時的可行方式

乾燥的整株甘草、切碎或磨碎的甘草根、膠囊、萃取物、煎煮的藥、甘草茶、粉末狀萃取物、酊劑、甘草糖、甘草口香糖、錠劑、糖漿、利口酒

常見的用法

一般用量為每日食用1–4公克的磨碎甘草根，或是最多喝3杯甘草茶。請勿連續使用超過4星期。

＊**這些用法和處方來自於民間流傳的方法，並不一定經過測試或推薦。**

有些人應該避免使用甘草。若患有血壓過高、心臟病、低血鉀、腎臟病，以及懷孕婦女，勿使用甘草。某些荷爾蒙失調症或許會因甘草而更為激發包括了腎上腺疾病、庫欣氏症（Cushing's disease）、原發性高醛固酮血症（primary hyperaldosteronism或孔氏症Conn's disease）、次發性高醛固酮血症（secondary hyperaldosteronism）、假性高醛固酮血症（pseudohyperaldosteronism）。因為甘草或許具有雌激素作用，所以對罹患雌激素易感型病症（乳癌、子宮癌、卵巢癌、子宮內膜異位、子宮纖維瘤）的患者來說，最好還是避免大量使用甘草。

甘草或許不是用來治療男性性功能症狀的浪漫選擇。新證據建議，甘草或許對男性性生活有著不良影響。一些小規模研究發現，甘草會使男女自願受試者體內的睪固酮減少。因此，有人認為甘草或許是造成男性性功能障礙的成因之一。

人們或許會驚訝於有多少產品竟內含甘草。只要花些時間看一下含量標示，就會發現許多藥草茶之類的產品，就算標籤上未明白標為「甘草」茶，但都含有當作甜味劑的甘草。一項案例研究指出，有個人每日飲用添加100公克甘草的藥草茶3年後，因為血鉀量過低以及肌肉無力所引起的麻痺而被送醫。就算他停止食用甘草後，症狀卻復原得十分緩慢[2]。

文獻中充斥著類似病例：有位婦女習慣性嚼食甘草口香糖，後來出現嚴重的後遺症[3]；另一位婦女在每日食用5根甘草棒連續一個月後，也出現類似情況[4]。甘草糖中當然有甘草含量，但其他有些名字中沒有「甘草」兩字的糖果中也都內含甘草成分。有些甘草糖有著「土耳其胡椒」或「漁夫之友」之類的響亮名稱，雖然都內含甘草，但從名稱上卻看不出來。甘草也被添加在許多菸草和其他吸食產品中[5]。曾有一項案例是，有個人每日嚼食大約10袋的嚼食菸草，並把菸草汁都吞下肚子。結果他出現的肌肉麻痺無力症狀，也都歸咎於菸草中的甘草成分。這個人在停止嚼食菸草後便漸漸康復。許多其他菸草產品也都內含甘草做為調味劑，但添加了甘草的菸草卻不太可能會影響到吸食的人。燃燒時，大多數甘草作用分子的生理作用力都會被減弱。（菸草分子在燃燒後轉化成的物質，才是令癌症醫生擔心的對象。）甘草也被添加在某些咳嗽滴劑、錠劑，和糖漿中以增添風味。

偶爾使用少量甘草絕不足以致命，但仍應控制其使用量，尤其是出現上述任一症狀時。就目前已知案例看來，要過量使用甘草並不是一件容易的事，而一般少許甘草用量也絕對不具致命性。然而，若患有可能會因甘草而惡化的病症，也絕對沒有必要再增加其使用量；反而應該合理地將自己的甘草用量控制在比大多數人的一般用量還要少才行。最好乾脆用去甘草素的甘草，因為其中大部分的作用成分都已被移除掉了。

功效的實證

關於甘草引發不良或是危險的副作用——血壓過高和鉀流失的資料，遠比其療效作用的資料來的完整。不過，甘草或許有助於潰瘍的治療。雖然考量到其副作用，最好是短期使用甘草。在大鼠身上，甘草可以預防因阿斯匹靈所引起之潰瘍[6]，也可以增加護胃黏液的製造量，以及減少胃酸。這兩種作用都可保護胃部免受有害酸性物質的傷害，讓舊有的潰瘍有復原的時間，也預防新潰瘍的形成。

氫琥珀酸甘草次酸（carbenoxolone）是甘草次酸的一種半合成衍生物，口服此成分後會釋放出甘草次酸來，已被證實可以加速潰瘍復原[7]。不幸地是，食用氫琥珀酸甘草次酸的人也會出現令人擔心的血壓升高和鉀流失；和甘草所引發的問題相同。在英國可以公開販售氫琥珀酸甘草次酸，但美國則尚未允許。

曾有研究測試去甘草素的甘草對潰瘍的療效。此種甘草中大多數具攻擊性、引發副作用的甘草素都已被移除（市售名稱為Caved–S）。不幸地是，使身體免受潰瘍攻擊的有益作用正是甘草素和其去醣體代謝物。的確，動物研究顯示，去甘草素甘草對胃部前列腺素不具任何影響，而此成分被認為是甘草保護作用的媒介物。因此，大多數去甘草素的甘草對潰瘍功效的試驗結果都不怎麼令人驚豔，也就不那麼令人意外了[8, 9]。雖然其中還是有少數幾項研究發現，甘草可激發一些微量效益[10, 11]。這或許是因為療方中微量的甘草素（約3%）；或是因為某些未知因素影響所致。無論如何，去甘草素甘草絕對比甘草來得安全，但或許也無助於潰瘍患者。

甘草其他的可能效益也曾被有限地加以測試。初步證據顯示，甘草會使男女體內的睪固酮減少。雖然對男性來說[12]，這是種損傷，但理論上，卻有益於某些婦女[13]，像是多囊性卵巢症候群患者。甘草或許也會減少體脂肪，但針對甘草幫助減重的小型試驗結果卻相反，這或許是因為因為水腫反而造成體重的增加[14]。同時，有些初步研究顯示，甘草具有對抗B型和C型肝炎的作用[15, 16]，但這些研究因為規模過小而無法提出有效結論[17]。此外，使用甘草的皮膚產品也能夠減少異位性皮膚炎中的發紅和發癢。但這些作用尚需更多研究來加以評估。

概　要

- 藉由使一種通常可以阻止皮質醇對腎臟造成影響的酵素失效，甘草會使血壓升高、體內鈉囤積，和鉀流失。在一些極端案例中，這些副作用都具危險性，甚或足以致命。
- 甘草或許有助於潰瘍或胃部不適患者，但不可長期使用。甘草可以藉由抑制住一種在胃中阻止黏液製造和減少胃酸的前列腺素，來保護胃部。
- 去甘草素甘草比甘草來得安全，不過對潰瘍的療效也較小。
- 懷孕時請勿使用甘草，它有可能引發早產。
- 數種病症會因甘草而惡化，像是高血壓、心臟病、腎臟病，以及雌激素易感型疾病，像是某些特定癌症、子宮內膜異位和子宮纖維瘤、高醛固酮血症和假性高醛固酮血症、低血鉀、男性性功能障礙。

MARSHMALLOW
藥蜀葵

◎學名─*Althaea officinalis*

◎科名─錦葵科屬

歷史和風俗

大家熟知的棉花糖最早就是使用錦葵科（Malvaceae）植物的根部來製作。從英文名字「Marshmallow」大概可以猜到，藥蜀葵通常生長在沼澤地區（譯註：marsh即是英文中的沼澤）。藥蜀葵植物古稱「乳酪」，因為它細小的種子形似車輪乳酪。同時，藥蜀葵也被膩稱為「蜀葵」、「甜草」、「壞疽根」。最後這個令人倒胃口的名字其實指的是藥蜀葵在治療壞疽病上的赫赫名聲。

雖然北美各地有許多種類相關的「錦葵」，但原產於歐洲和西亞的藥蜀葵，現在主要生長在美國東部。藥蜀葵植物有著粉紅色或白色的花朵，外形和蜀葵，另一種體形較小的錦葵科植物相當類似。因為我住在美西，所以對有著可愛橘花的球葵較為熟悉，它是另一種遍生於沙漠中的藥蜀葵親戚。人們或許對錦葵科中的其他植物比較有印象，像是木槿、朱槿、棉花以及特別黏滑的秋葵。藥蜀葵也有一點黏黏的，而這正是其獨特之處。1636年的《傑洛德藥草典》（Gerard's Herbal）即記載：「藥蜀葵根的黏質物或黏液，可以和所有鬆弛、減緩疼痛的精油、軟膏、及膏藥（plasiters）有效地混合。它可以治療腸胃裂傷，並撫慰、保護、照料可能因任何意外而造成的胃腸傷害。它有助於消化，並使原有的潰瘍成熟。」

我仍記得與藥蜀葵「黏液」首次相遇

的經驗。我把藥蜀葵根粉末加水混合，迫不及待想看看有關其黏滑特性的記載是否屬實。果不其然，藥蜀葵根粉末變成了相當黏稠的液體，摸起來涼涼滑滑的，但我實在沒勇氣把它給吞下去。我買的那種便宜的藥蜀葵粉末成分大概不是很純，因為味道聞起來有點像土。若用成分純淨的藥蜀葵製品來沖泡茶水，會有一股微微香甜的風味。

藥蜀葵的成分

從藥蜀葵的葉片或根部可以取得其黏質物，「黏液」是更合適的說法。其中含有5%–10%的多醣體，尤其是半乳糖醛酸–鼠李聚糖、阿拉伯糖聚醣（arabinan）、葡聚醣（glucans）、阿拉伯半乳聚醣。除了黏液之外，藥蜀葵中還含有類黃酮素、單寧、香豆素、咖啡酸、綠原酸、阿魏酸、丁香酚酸以及固醇。

或許正因藥蜀葵的甜味讓人想到把它添加在糖果裡。古埃及人有可能是最早發明藥蜀葵棉花糖的人，因為他們會把蜂蜜加在黏黏的藥蜀葵根裡。此植物同樣讓古希臘人和阿拉伯人印象深刻。後來藥蜀葵即被用在印度傳統的阿育吠陀藥草中，至今仍被建議用來舒緩發炎、過敏組織和傷口，內服和外用皆可。查理曼大帝也曾命人在花園裡把藥蜀葵當成一種蔬菜種植。

自稱「消化物理學家」的哈洛德・麥基（Harold McGee）在其引人入勝的《食物與廚藝運用》（On Food and Cooking）中，描述法式甜點「*pâte de guimauve*」如何利用藥蜀葵根製成美味的西點。在藥蜀葵根的汁液中加入蛋和糖，不斷拌打至泡沫成形後，即可製成這種美麗優雅的甜點。20世紀後，藥蜀葵成分被樹脂或明膠所代替，今日所見的棉花糖產品中，都已不再含有任何藥蜀葵了。

科學家眼中藥蜀葵的功用

藥蜀葵的作用全在於其黏液。藥蜀葵中由多醣體組成的黏質物，或更適當稱呼為「黏液」的物質，可以從葉片和根部取得。這些黏液是由許多小糖環串在一起組成的大糖鏈。不論體積大小，所有糖都會藉由靜電相吸的原理來聚集水分。但因為多醣體體積太大，無法像餐桌糖結晶那樣被溶解在水中，所以這些糖鏈反而會互相連結，形成一種有水分子附著、質地鬆散的結構。含水的鬆散分子結構會形成濕滑的黏液——這也就是把藥蜀葵粉末加水混合後，會形成一種滲出黏膠、凝聚性球體的原因。它的質地很像海綿；碰觸時，壓力會擠出其中鬆散附著的水分，讓它摸起來濕濕涼涼的。

多醣體本身並不會和身體產生化學反應；它們只會形成一種隔離膜。藥蜀葵凝膠可以被用在嚴重的皮膚問題，或是喉嚨和消化道內發炎過敏的薄膜上。保持傷口濕潤可以加速復原時間，這是因為組織需要把生物成分移來移去，才能發揮組織重建的能力，而水分有助於分子的移動。

藥草產生的作用

藥蜀葵大概算是十分安全的藥草。目前尚未有研究嚴格地探討藥蜀葵對人體的生理影響，但至少從歷史看來，藥蜀葵並沒有和任何顯著副作用有關。因藥蜀葵而引起的過敏反應相當少見。因此，美國食品及藥物管理局允許將藥蜀葵做為一種食品添加物，對其使用也未加任何限制。但要注意的是，目前還不知道藥蜀葵的確切藥性為何。請勿同時使用藥蜀葵和其他藥品，因為其阻隔作用可能會抑制身體對口服藥的吸收能力。

常見的使用方法

內服

咳嗽、聲音嘶啞、腸胃炎、潰瘍

內用時的可行方式

膠囊、煎煮的藥、乾燥的藥蜀葵葉片、乾燥的藥蜀葵根、糖漿、沖泡的茶水、酊劑

常見的用法

先用冷水沖泡，再小心地加熱。茶水的沖泡比例為每一杯水對1–2茶匙的藥蜀葵葉片。若使用藥蜀葵糖漿的話，建議劑量為10公克。

外用

皮膚過敏、燒燙傷、發炎、蚊蟲咬傷、傷口

外用時的可行方式

漱口、凝膠、軟膏、乾燥的藥蜀葵葉片、乾燥的藥蜀葵根、糊狀藥膏（用藥蜀葵葉片或藥蜀葵根磨成的粉末加水製成）、酊劑、化妝品

常見的用法

在藥蜀葵葉和藥蜀葵根粉末中，混合足夠的水來製成糊狀藥膏，將其敷用於皮膚上。

＊這些用法和處方來自於民間流傳的方法，並不一定經過測試或推薦。

可將藥蜀葵用於過敏發炎的薄膜和皮膚，但不能用在開放性傷口上。使用藥蜀葵葉子和根部製成的產品時常被用來治療皮膚炎和傷口，而且據說也能夠馬上舒緩蚊蟲叮咬的疼痛。然而，未經適當消毒程序的藥蜀葵製品反而有可能使傷口更加惡化。藥蜀葵也被當成漱口劑，或是藉由飲用來減輕喉嚨痛。理論上，吞食藥蜀葵黏液能夠從上到下地安撫搞怪的消化道。

把這加入食譜集吧！

據説藥蜀葵的價值在於，將藥蜀葵花加入水中煮沸後，用一點點蜂蜜增添甜味，即可製成一種有效的漱口水。
——威廉・寇爾斯《伊甸園中的亞當》，1657年

藥蜀葵水是一種藥蜀葵混合物，對治療嚴重的咳嗽、黏膜炎很有效。在製作藥蜀葵浸泡品前，要先將藥蜀葵根切成薄片，在上面倒入滾水後（比例大約是1品脫的水對1盎司的藥蜀葵根）後，將藥蜀葵根洗淨、去除表皮。可以用柳橙汁和柳橙皮來增添藥蜀葵水的風味。並用蜂蜜或紅糖增加甜味。浸泡時間為兩小時。也可以將藥蜀葵葉當成萵苣沙拉一般地食用。
——《卡塞爾的圖解烹飪字典》，1908年

不知不覺中可能已經使用了藥蜀葵。有些錠劑會使用藥蜀葵來做為成分的黏合劑。草莓和櫻桃風味的飲料、以沙士中也用了藥蜀葵來添加風味。同時，藥蜀葵還是多種軟膏和化妝品的成分之一。

功效的實證

目前尚未有單獨針對藥蜀葵進行的人體臨床試驗。少數幾項有關藥蜀葵的無控制組試驗，都是將其和其他多種藥草混雜在一起使用，所以無法分辨研究結果究竟是哪種藥草所造成的。有些文獻資料盲目地拼湊一些自認在講藥蜀葵的研究段落，但如果花點時間細讀一下這些研究的內容摘要，就會發現有的研究其實是討論用「棉花糖」來檢測自願者的吞食能力。因為現代化的棉花糖不再內含藥蜀葵成分，所以這些資料當然也就和藥蜀葵一點關係都沒有。

概　要

- 藥蜀葵根部被用來治療喉嚨痛、消化不良、外傷、皮膚過敏、蚊蟲咬傷，也可以用來做潤膚霜。
- 現代化、商品化的「棉花糖」和相關糖果製品成分中不再含有藥蜀葵植物。
- 藥蜀葵滋潤性的黏液使它可以做為組織隔絕物或保濕劑。
- 藥蜀葵尚未經過嚴格地人體檢測，所以其藥性仍屬未知。然而，人們使用藥蜀葵數百年來，並沒有出現任何有害案例。

MILK THISTLE
奶薊草

◎學名─*Silybum marianum*

◎科名─菊科

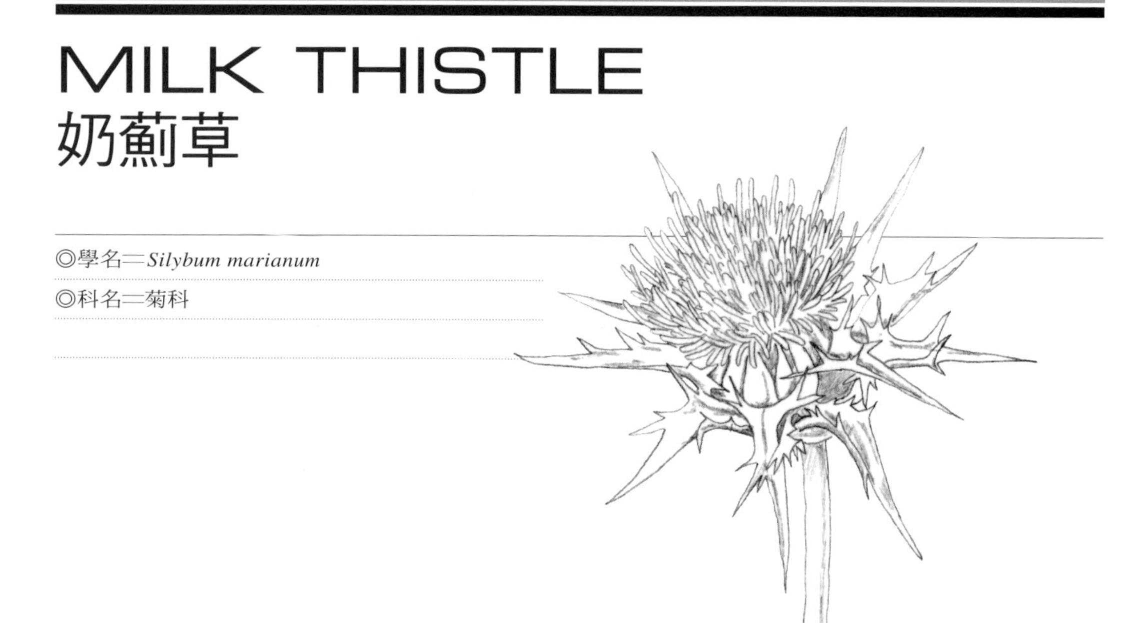

歷史和風俗

因為奶薊草在民間傳說中和聖母瑪利亞有關，所以也被稱為瑪利安（marian）、瑪利薊（mary's thistle）和聖瑪利薊草（st. mary's）。據說，聖母瑪利亞曾在一種多刺植物旁哺乳聖嬰基督。而她的奶水濺到植物上，因此植物的刺狀綠葉上交雜著醒目的白葉脈，折斷時會滲出白色的汁液。

因為其他有白色汁液的針狀植物，都曾經被稱為同一名稱，所以在一些年代較久的藥草書中，或許會發現許多和奶薊草似是而非的植物，比方說不相關、開黃花的薊草。就算是現在市售的藥草產品中，也常搞混奶薊草和聖薊（*Cnicus benedictus*），這或許是因為數世紀來，文獻時常將兩種藥草的成分相互替換記載。然而，聖薊的組成成分和功效都不同於奶薊草，目前尚未經過完整的檢驗。人們用聖薊做為助消化劑，但奶薊草在傳統上則較常被用來治療脾臟和腎臟病，尤其最常用在肝臟的治療上。朝鮮薊是奶薊草的親戚之一，雖然主要是由引發不同作用機制的不同分子所組成，但同樣也被認為具有益肝成分。

如同朝鮮薊，長久以來人們都將奶薊草的花冠拿來煮食，其餘各部分也都有人食用。奶薊草的嫩莖曾被認為是一種食用蔬菜。煮食後的細長主根也時常被拿來和婆羅門參根相比。婆羅門參目前在烹飪上的地位，幾乎已完全被奶薊草所掩蓋。雖然處理起來很花工夫，但除去尖刺邊緣的奶薊草葉也可蒸煮食用。古希臘醫生戴奧斯柯瑞迪（Dioscorides）曾推薦肝病患者食用奶薊草，他建議他們將奶薊草葉「用油和鹽浸透」後食用。透過這種料理方式，所有蔬菜或許都會變得可口。

今天，醫藥界所關心的重點在奶薊草的「果實」上，也就是指它的種子。和同屬菊科的蒲公英種子一樣，每顆奶薊草種子上都有一副稱為冠毛的降落傘。食用前，應該先將奶薊草種子上的冠毛除去。奶薊草種子有一種苦澀、類似堅果的味道。人們將它研磨後撒在食物上，或是烘焙後當成咖啡的替代品。

科學家眼中奶薊草的功用

奶薊草能保護肝臟細胞免受毒害，但是此作用大多只出現在培養皿中。奶薊草種子中有一種黃酮木脂素類混合物，通稱為水飛薊素（silymarin）。研究發現，水飛薊素具有保護肝臟免於一長串化學物質的攻擊：乙醯氨酚、鐵、四氧嘧啶、順鉑、長春新鹼、四氯化碳、氨基半乳糖、硫代乙醯胺、鐠、白鳳豆素A、胺碘酮、焦棓酚、黃麴毒素、脂多醣類、微囊藻毒、鵝膏菌毒素中的鵝膏蕈鹼和鬼筆環肽，以及蛙病毒3型（FV3）等等。雖然研究結果令人印象深刻，但大多數針對奶薊草保護作用所做的研究都不是人體研究，而是用少量的分離肝臟細胞，或試驗室動物所做的研究。其中只有少數研究的設計較為理想。然而，奶薊草看起來似乎的確具有一些作用。

奶薊草的成分

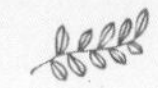

奶薊草種子含有一種黃酮木脂素類混合物，通稱為水飛薊素。水飛薊素包括了水飛薊賓A和B（統稱為水飛薊賓）、異水飛薊賓A和B、水飛薊寧（silydianin）、水飛薊亭（silychristin）。

水飛薊素類黃酮或可促進體內防禦酶的功效。水飛薊素可以溫和或顯著地增加超氧化歧化酶、麩胱苷肽S–轉移酶、醌還原酶（quinone reductase）這些抗氧化的解毒酵素。有些資料宣稱，此結果來自於水飛薊素可以引發這些防禦酶做細胞合成。

防禦酶的作用對肝臟特別重要，因為肝臟是體內最常遭受毒素攻擊、通常也是最先受到毒素攻擊的器官。這是因為不管來源為何，大部分在消化過程中被吸收的分子，都會先到達肝臟接受處理，也常會在肝臟產生轉變。由於肝臟持續暴露在強力毒素下，它對化學物質的侵擾格外敏感。為了適應此情況，肝臟細胞會製造出像麩胱苷肽這樣的分子，它們不但具抗氧化性，而且還可以和毒素結合，使其毒性無法發揮或是變得更容易被身體排除。當肝臟遭到毒素攻擊時，不論是長期或短暫的，甚至是單純因生病所引起的，通常都會因為持續性代謝戰役，耗盡肝臟細胞中的麩胱苷肽。因此毒素會直接或間接地產生刺激分子和氧化物，而水飛薊素能夠幫助體內細胞抵抗這些壞東西。

有些研究人員認為，水飛薊素會限制住肝臟庫普弗細胞製造發炎分子的能力。庫普弗細胞是一種特別的肝臟細胞，事實上，它屬於巨噬細胞（macrophage）類的免疫細胞。庫普弗細胞會在肝臟靜脈竇內，吃下或吞噬經由消化道循環作用進入肝臟的大型物質粒子和細菌。此作用預防了細菌和外來物質跑到接下來的身體循環中。雖然庫普弗細胞如同循環系統的保鏢，對身體有益，但它也有黑暗的一面，會對「無辜的」肝臟細胞造成傷害。被各種肝臟攻擊物「誘發」後，庫普弗細胞會製造出自由基、氧化物和其他討厭的化學分子當做防衛武器，此舉卻也波及鄰近的肝臟細胞。

長期受到庫普弗細胞壓迫，被認為和肝臟傷害有關。對大鼠和人體庫普弗細胞所做的研究發現，水飛薊素能夠有效地抑制5-脂氧合酶（5–lipoxygenase）。此酵素會製造出白三烯素，是一種有害的前炎物質，因此，水飛薊素若真的能夠阻止此分子的製造，對身體健康絕對是有幫助的。

水飛薊素也明顯壓制了體內其他發炎中介物。另一種被水飛薊素所抑制的前炎分子有一個長的嚇人的名字「nuclear transcription factor kappa beta」，簡稱為「NF–kappa–B」。許多不同種類的細胞在被氧化壓力、病毒、毒素，或致癌物質刺激到的時候，會製造出NF–kappa–B。承受壓力的肝臟中，NF–kappa–B的數量也會提高。因為NF–kappa–B使體內合成出更多發炎分子，所以會引發更多炎症。它會與基因中解碼致炎分子製造過程的「細胞激素」結合，使特定酵素「解讀」出製造細胞激素的方法，進而在體內合成出一大堆不同的致炎細胞激素。為了控制此作用，一種稱為I–kappa–B激酶的抑制分子通常會與NF–kappa–B結合，使其失去作用力。有一項細胞分析研究發現，由於水飛薊素能直接阻止I–kappa–B激酶的作用力減弱，所以可以預防NF–kappa–B被釋放出來。水飛薊素的數量越多，對NF–kappa–B的抑制作用就越強，也越能成功地壓制住細胞激素的合成。

理論上，奶薊草藉由增加蛋白質合成，來幫助肝臟進行再生作用。細胞需要蛋白質才能再生和分裂，而水飛薊素可以增加肝臟細胞中，製造出蛋白質的核糖體的數量。核糖體RNA或rRNA是核糖體的蛋白質製造機制中，非常重要的一種物質。兩項年份較久、對大鼠肝臟所做的研究建議，水飛薊素會和RNA聚合酶I（RAN polymerase I）結合，而此作用會促進聚合酶對rRNA的合成。新製造出來的rRNA之後會轉化進入核糖體內。少數幾項其他的研究顯示，水飛薊素同時也會提高體rRNA合成。核糖體需要rRNA來建造蛋白質。可作用核糖體數量的增加可以使損壞蛋白質的替換速度提高，讓肝臟細胞得以進行修復和增殖。

奶薊草的類黃酮素或許可以抗氧化、消滅自由基、穩固細胞膜。這些都是植物類黃酮素的常見作用，但還是有少數幾種來自其他植物的類黃酮素具有完全相反的作用。許多研究顯示，水飛薊類黃酮素可以減少體內氧化物和自由基，藉以保護了細胞膜免於分裂，有些人也認為，此作用讓毒素不致傷害到肝臟。自由基和氧化物藉由脂質過氧化使細胞膜分裂，此過程會讓傷害性物質和細胞膜脂質結合，使細胞膜變得脆弱分裂。

檢測體內細胞膜分裂物丙二醛（malondialdehyde）的數量，可以將脂質過氧化反應數據化。水飛薊素常被指出，可以幫助接受毒素治療的肝臟細胞，預防常見的丙二醛數量增加的問題。水飛薊素科學化「穩固細胞膜脂質」的作用，經常受到研究文獻的稱讚。穩固細胞膜不但能阻止有益物質從細胞中流失，還能阻止有害物質進入細胞中。

常見的使用方法

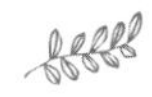

內服

保護肝臟和治療肝病、消化不良

內用時的可行方式

膠囊、濃縮滴劑、奶薊草種子、粉末溶液、錠劑、茶包、酊劑

常見的用法

最常見的建議用法是，服用含至少80％水飛薊素的標準化奶薊草種子萃取物錠劑或膠囊。每日使用劑量在100–500毫克之間，通常分數次服用。由於水飛薊素不易溶於水，所以在奶薊草茶中的含量不高。

＊這些用法和處方來自於民間流傳的方法，並不一定經過測試或推薦。

藥草產生的作用

除非對其過敏，不然水飛薊素或許無害。有關奶薊草副作用的文獻相當罕見。它偶爾會造成暫時性的消化不良和腹瀉。若對豬草之類的菊科植物過敏的話，接觸奶薊草時最好特別小心謹慎。但一般而言，有關奶薊草過敏反應的病例並不常見。

有趣的事實

你是樂觀、憂鬱、冷靜、還是壞脾氣的人？

古代和中世紀時期的醫師會用奶薊草這類的藥草處方，來調節患者體內氣血失衡。虛無的氣血被認為和體內不同器官各有關聯。血液是和肝臟有關的氣血，它會讓人具有樂觀或開朗的個性；黑膽汁過多或「憂鬱症」則是和脾臟有關，會讓人感到悲傷；來自膽囊的黃膽汁會使一個人「暴躁易怒」、「脾氣壞」；而胃部的黏液則會使人行動緩慢、冷淡，甚至變得「遲鈍」。這些症狀反過來，又和四季的變化，以及風、火、土、水都有關係。醫生的工作在於藉由誘吐劑和通便劑，幫助病人保持身體氣血的平衡，但是放血還是最主要的方法。而植物也被用在氣血調理上，奶薊草就被用來治療體內過量的鬱氣。

若患有肝病，請在醫生監督下使用奶薊草。肝病是很嚴重的。醫生可以藉由簡單的血液檢測，輕易地追蹤像血清肝酶和膽紅素這類有關肝功能狀況的各式指標，也可隨時讓你掌握自己的健康情況。

請小心研讀產品標籤。檢驗了一些手邊可取得的產品後，我最近發現有一間大藥廠所出的「奶薊草」錠劑中，奶薊草成分根本少之又少，取而代之的是大量的聖薊成分。雖然這兩種植物內含全然不同的組成成分，但有時候會相互替代使用。聖薊並不能做為奶薊草的替代物。使用時，請確實尋找含有至少80％水飛薊素的標準化產品。據說有些廠牌的產品吸收力較好。因為奶薊草的作用成分不易溶於水，所以用奶薊草種子沖泡的茶水中，作用成分的含量並不高。雖然不是常見的建議用法，但飲用奶薊草茶也不會對身體帶來什麼壞處。

功效的實證

大多數和奶薊草有關的臨床試驗，多針對罹患肝硬化（肝臟傷害）或肝炎之類的肝病患者。（順道一提，肝炎指的是各種肝臟炎症，但許多人誤以為是因肝炎病毒所引起的感染症狀。）儘管試管試驗和動物試驗都得到令人興奮的結果，人體臨床試驗結果卻相左。不過，人體臨床試驗也未發現使用奶薊草會產生什麼問題。根據美國國家醫學圖書館的電子資料庫PubMed顯示，1966年後共有大約55篇相關的發表文獻。一項針對其中14篇設計最完善的臨床試驗所做的統合分析研究結論：「使用奶薊草不論對死亡率的降低、肝病活體切片組織的改進，或是慢性肝病患者的肝功能生化指標的改善上，都未發現任何影響。」[1]然而，研究人員明確表　　示，使用奶薊草是安全的，且不傷身的。

概　要

- 奶薊草種子萃取物稱為水飛薊素，被用來保護肝臟和治療肝病。雖然有些令人興奮的研究結果顯示，水飛薊素在試管試驗和動物試驗中，都能保護細胞免受多種毒害，但針對水飛薊素所做的人體試驗非但未進一步確認此作用，甚至還發現了與之相左的結果。
- 一般來說，奶薊草是安全的。
- 水飛薊素的組成成分具抗氧化性、能夠消滅自由基，並且保護身體對抗脂質過氧化作用。
- 水飛薊素或許可以藉由增加肝臟細胞中，製造作用細胞的核糖體的數目，促進肝臟再生能力。細胞需要核糖體來製造蛋白質，而核糖體數目的增加或可加速器官再生功能。同時，水飛薊素還可幫助身體對抗由肝臟庫普弗細胞，以及NF–kappa–B和白三烯素等致炎分子所引發的炎症。

NETTLE
蕁麻

◎學名＝*Urtica dioica*
◎科名＝蕁麻科

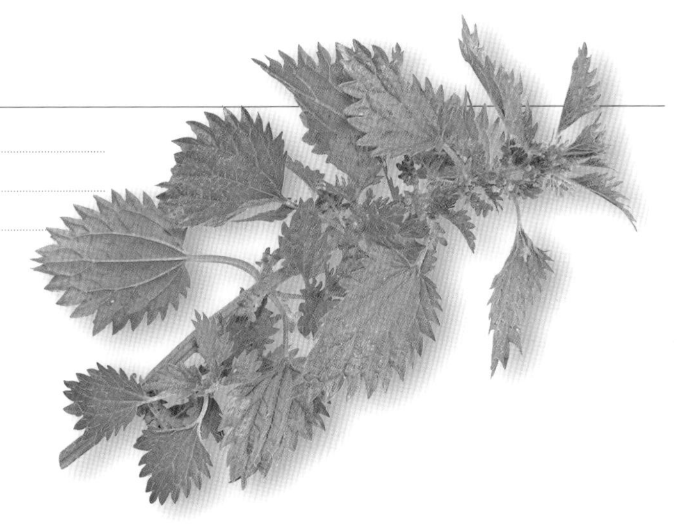

photo by Pedro Ruiz

歷史和風俗

被蕁麻刺到的經驗永生難忘，你大概永遠都會記得當時自己身處何地以及正在做的事情。在美國、加拿大、歐洲的荒原田地上都可發現——或者說是它主動找上你——這種多年生野草。

我永遠記得自己和蕁麻的第一次接觸。當時我還是一個天真、充滿熱情的植物學見習生，在賓州時閒逛到了一片看來有趣的新耕薄荷園內，結果卻令我痛苦萬分。雖然蕁麻的方形莖幹和往反方向成對生長的葉片看來都很像薄荷，但它不屬於薄荷科，而且薄荷也不會扎人。我當時是靠著記憶裡一則有關蕁麻針刺的民俗療法建議，用鳳仙花塗抹被刺傷的腿後，才漸漸使刺痛感消退。（像這樣的民俗療法功效都從未經過檢驗；然而，它們或許的確具有功效，所以科學家們逐漸將它們一一紀錄下來，以供未來研究之用。）有一項更沒有事實根據的說法是，羊蹄是另一種可以消退蕁麻疼痛的常見雜草。

歷史上充斥著被蕁麻刺傷的案例，甚至連童話故事「紡紗女」中都曾提到，一位妒忌的伯爵為了阻止美麗紡紗女和未婚夫的婚禮，命令她用蕁麻織出結婚禮服。而這位紡紗女堅貞的意念保護了自己不被蕁麻刺傷，最後這件禮服反而成了壞心眼伯爵的喪服。

根據一項古羅馬人記載、流傳至今

用來治療關節炎疼痛的民俗療法，有些患者會故意把傳奇性的蕁麻刺在身上，減輕關節炎帶所來的疼痛，這種看似自虐的治療方法稱為「蕁麻治療法」。其他相關的民俗療法還包括了烹煮蕁麻，或是把蕁麻萃取物用做利尿劑、散熱劑、治療傷口、抗過敏劑、以及治療定義含糊的「婦女病」。蕁麻也曾被用來當做「補藥」，此更含糊其詞稱呼指的是一些據說可以加強體質的東西，有如神奇的藥草維生素。蕁麻綠色部位的維生素含量足以媲美菠菜，而且傳說那些缺乏營養的拓荒者，會在嚴冬過後爬出小木屋，採集蕁麻製成春天食用的營養補充品。烹煮後的蕁麻不但不會刺傷人，蕁麻湯迄今仍是一種深受野草愛好者喜愛的傳統民俗菜餚。同時，現在還有一些乳酪製作者，仍然遵循著使用蕁麻來凝結牛乳的傳統來製作「蕁麻乳酪」。

為何不能烹煮蕁麻針？

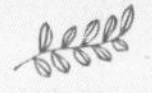

最簡單的解釋是，加熱會逼使蕁麻針中的成分釋放出致炎物質，而它會被其餘一起烹煮的食材所稀釋。因為致炎中介物被稀釋掉，所以效力也較小。比較起來，蕁麻刺雖然只在皮膚上造成極小傷口，但致炎物質的濃度卻較高。

科學家眼中蕁麻的功用

被蕁麻刺到會那麼痛並不奇怪。被蕁麻刺到時，它會從細小針狀的刺將許多討厭的化學物質注射進皮下。這些物質類似蚊蟲的毒液，內含組織胺——是一種經由過敏反應所產生的致炎化學物（許多過敏患者會服用抗組織胺）。蕁麻也含有在被紅蟻咬傷中發現的蟻酸。它們甚至還有人類神經傳導物質5–羥色胺和乙醯膽鹼。當這些神經傳導物質刺激到疼痛神經時，神經的感應器便會感到疼痛。蕁麻同時還含有一些白三烯素，這是人體在特定狀況下製造出的一種不良分子，會造成過敏和氣喘。抗白三烯素藥物也的確被使用在治療氣喘上。因為這些成分全都會令人感到不適，所以真正的問題是，為什麼有些人覺得用蕁麻針刺有助於關節炎？

用痛來治療關節炎的痛？很難說為什麼會有真人實證和一項小規模、但引人好奇的研究會暗示「蕁麻治療法」——一種用蕁麻刺自己的治療方法——或許對消除關節炎帶來的疼痛有效。但也是有其他類似的替代性治療法存在，像是用動物分泌的毒液和叮刺來對付疼痛。根據「門閥理論」（gate control theory）的說法，有一項得以說明此自虐治療法療效的可能解釋。雖然此理論自從在1960年代被提出來後，至今仍屬假設理論，但其在醫學研究上確實佔有一席之地。此理論認為，人撞到頭或皮膚癢時會怎麼做？我們通常會用手揉一揉或抓一抓會癢的地方，但若仔細想想，就會覺得自己的這個反應動作有點奇怪。就算是動物，感到癢、不適或疼痛時，也會反射性地搓揉或咬一咬身體不舒服的地方。門閥理論正是試圖解釋為什麼這樣做會有效。

根據此理論，在疼痛訊息到達大腦之前，它們必須經過脊椎神經中一個假設性「門閥」，而這門閥會因為各種不同因素打開或關閉，這些因素或許是由大腦直接下達的指令訊息。其他傳達至大腦的訊息，像是冷熱或碰觸，都會「關閉門閥」阻止疼痛訊息傳至大腦。這也就是為什麼熱、冷、按摩、針灸、甚至是電療或許都有助於減輕疼痛。當然，這類刺激也具有其他功用，像是改變血液流動方向讓血流至被感染部位。或許被蕁麻刺到而傳至大腦的一些信息，會讓大腦忙著運作而忽略了像是關節炎所引起的身體其他疼痛。然後，趁著擴大關閉疼痛門閥作用的同時，使被刺到的感覺減至最小。因為被蕁麻刺到的痛非同小可，因此用蕁麻治療法前一定要謹慎的考慮。不幸地是，目前十分缺乏可以為使用者提供安全性技術建議的可靠文獻紀錄。

被蕁麻刺到或許會耗損體內的傳導物質P。另一項為人熟知，為何將紅辣椒外用於皮膚上時，能夠減輕疼痛的原理認為，當人一開始感覺到蕁麻引起的疼痛時，神經細胞會快速地耗盡體內一種稱為傳導物質P的疼痛訊息分子。因為疼痛神經還沒有來得及製造出更多的傳導物質P，所以接下來會有一段疼痛感被抑制住的痛覺缺失期。

不刺人的蕁麻根萃取物或許可以預防因前列腺肥大所引起的雌激素。蕁麻常被用來治療前列腺肥大症（BPH），而對此作用機制最好的解釋是，蕁麻可以預防雌激素引起前列腺過度肥大。雖然我們或許聽說過男性荷爾蒙雙氫睪固酮對引發BPH來說，影響力較大的是雄性荷爾蒙睪酯酮

蕁麻的成分

只要能安全地使用蕁麻的綠色部位，它們其實是很營養的，具有維生素A、C和K、核黃素（即維生素B2）、葉酸、泛酸。同時，它們也含有礦物質，尤其是鈣、鉀、矽。蕁麻的療效成分就比較神祕一點，蕁麻的針刺內含有組織胺、5-羥色胺、乙醯膽鹼、蟻酸，以及其他微小的有機酸、白三烯素。蕁麻地面上的部位內含有類黃酮素，包括了槲黃素、黃耆苷、異槲皮苷、芸香苷、山柰酚、異鼠李素，以及油性酮體、矽酸和硝酸鹽類。蕁麻根則儲藏了木酚素、羥基香豆素、凝集素、多醣體、β-麥胚脂醇、豆甾醇、菜油固醇之類的類固醇。

天然副產品，但是，一般也認為女性荷爾蒙雌激素也難辭其咎。正常情況下，一般男性體內都有雌激素（事實上是指多種雌激素），只是隨著年齡漸長，雌激素的數量也會越來越多。為了使稱為雌二醇的雌激素得以讓前列腺變得肥大，它一定要在性荷爾蒙結合球蛋白（SHBG）這種蛋白質附著在前列腺細胞膜上之前，先行與之結合。雌二醇和SHBG在細胞膜上連結之後，會指示另一種稱為類胰島素生長因子的蛋白質，去刺激前列腺細胞的生長，進而引起前列腺肥大。蕁麻或許能夠藉由數種方式，阻止雌二醇發揮此作用。

至少在試管試驗中，有些來自蕁麻根的水狀木酚素能夠有效地和SHBG結合，預防它附著在產生作用的細胞膜上。使科學家們感到興奮不已的是，像是亞麻子之類其他植物中的木酚素，同樣也具有和SHBG結合的作用。不過，有一種蕁麻木酚素和SHBG的結合作用尤其突出[1]。據傳，提出此論點的德國研究團隊接下來又注意到，蕁麻萃取物藉由抑制了芳香轉化酶，這種一般會將雄性荷爾蒙轉化為雌性荷爾蒙的成分，進而預防睪酯酮製造出雌激素。然而，這篇針對蕁麻所做的研究報告不但不易取得，似乎也缺乏後續的反覆驗證。因此，現在就將蕁麻視為一種芳香轉化酶抑制劑似乎太過草率。

口服蕁麻或許會對心臟造成影響，並使排尿增加，但目前尚無法斷定其作用機制為何。注射了蕁麻萃取物的囓齒類動物，排尿次數遠比注射了生理食鹽水的動物來得頻繁，大鼠同時也排出了更多的鈉。高劑量蕁麻甚至可能造成腎臟損害，低劑量則不會[2]。有幾個造成鈉排泄量過盛的不同影響因素，但尚未進一步檢測其背後機制為何。排尿過多使血液減少和血壓降低，這或可解釋為什麼在地中海區域，蕁麻會是一種受歡迎的抗高血壓藥草。在分離器官灌注研究中發現，蕁麻萃取物會使主動脈收縮，並使心跳變慢[3]。因為不清楚造成這些作用的機制究竟為何，所以把蕁麻當利尿劑或抗高血壓藥來長期使用，似乎有點冒險。

藥草產生的作用

藥效漸漸出來了……噢！若考慮使用蕁麻針刺法，請小心一點！請勿貿然採用「蕁麻治療法」，因為以蕁麻刺自己以治療關節炎這種方法不但奇怪，還有可能會使你感覺更糟，所以萬不得已，不要使用這個方法。蕁麻治療法真的很痛。研究此道的柯林・藍道（Colin Randall）醫生讓研究對象以蕁麻葉在關節炎患處按摩30秒。他一方面強調「這其實沒有想像中那麼痛」（蕁麻的長效麻醉劑效果能幫助後續療程都比較不感疼痛）；另一方面，他也建議人們在處理蕁麻時應該非常小心。那些知道怎麼採摘蕁麻來煮湯的人都會戴上厚手套，因為要是被討厭的蕁麻刺傷的話，往往得痛個12小時以上。

蕁麻引起的副作用並不常見，但可別因此以為蕁麻就是絕對安全的。目前為止，只在試驗室動物身上發現過，有關蕁麻的有害副作用，而且這些動物使用的都是超乎尋常的高劑量蕁麻。偶爾喝碗蕁麻湯，大概也不會對人體造成什麼嚴重的後果。然而，大劑量蕁麻會導致兔子的子宮收縮，所以為了安全起見，懷孕婦女還是應該避免口服蕁麻。嚙齒類動物試驗建議，蕁麻或許會使糖尿病患者的飯後血糖快速下降。曾有報導指出，口服蕁麻後會引起胃部不適，所以使用蕁麻時，最好可以謹守一般建議用量，並且遵照產品包裝上的指示使用。

功效的實證

根據「蕁麻治療法」這則歷史悠久的民俗療法，自發性地在控制範圍內用蕁麻刺自己，或許能夠確實減緩關節炎所引起之疼痛。2000年時，有一篇極受歡迎的研究發表，為這項之前一直由證詞和傳言所主導的論點提出支持[4]。此研究是由英國醫生柯林・藍道所主持，他之前就因受此民俗療法所吸引，發表了一篇試驗性個案報告，讓18位關節痛患者持續性使用蕁麻治療法。結果發現，除了一位患者外，其他人都確認此療法對他們確具功效[5]。然而，真人證詞的科學立基薄弱，因為大眾一開始堅持的論點到頭來卻被證明是完全不正確的例子比比皆是。

常見的使用方法

內服

過敏、利尿劑、前列腺肥大、關節炎、作為礦物質和維生素補充品

內用時的可行方式

蕁麻根萃取物、粉末狀的蕁麻根、葉子和莖幹、汁液、膠囊、煎煮的藥、萃取物、沖泡的茶水

常見的用法

通常每日服用8–12公克的蕁麻地面上部位，或是2–3公克磨成粉末狀的蕁麻根。當成利尿劑使用時，藥草學家的建議是將1–2茶匙的葉子和莖幹，用1杯熱水沖泡成茶水飲用。

外用

關節炎

外用時的可行方式

乳液、沖泡的茶水、酊劑、新鮮葉子（「蕁麻治療法」是指在合理範圍下，小心地用蕁麻針刺自己。）

＊這些用法和處方來自於民間流傳的方法，並不一定經過測試或推薦。

為了釐清這些相關文獻報告，藍道醫生的試驗請來27位之前從未使用過蕁麻的骨關節炎患者。研究的一週期間，患者每日除了持續性服用止痛藥外，還要使用刺人的蕁麻葉，或是另一種類似蕁麻但不刺人的代替葉子，按摩疼痛的關節30秒。不過，此研究設計中有一個潛在問題：兩組患者在一段長達五週的「排除期」後，互換使用的療法。像這樣的交叉試驗雖然十分受到推崇，但事實上，此研究中所使用的葉子一種會刺人而另一種不會，這讓自願受試者得以發現何者為冒充的安慰劑。雖然研究人員有預先設想到地告知受試者，不要期望任何一種葉子會對疼痛的減緩有所幫助，但最後患者都還是反應說，使用蕁麻葉治療時，他們明顯地較少感受到疼痛和行動不便。27位患者中，有17位在研究結束後，都希望能夠繼續使用蕁麻治療。

蕁麻是中東地區一種用來治療高血壓和心臟病的古老備用藥草，但是根據一項研究指出，其副作用可能具有毒性[6]。被注射了蕁麻葉萃取物的大鼠的血壓會比較低，這或許是因為大鼠身上同時出現顯著的利尿和鈉排泄作用。然而，當停止在大鼠身上注射更高濃度的萃取物之後，此作用卻仍然持續出現，這表示萃取物已在體內造成某種長久性傷害，或許是對腎臟。雖然研究對象是大鼠而非人體，使用的也是和一般口服產品具有不同作用的高濃度注射性萃取物，但研究結果確實引起了有關使用高劑量蕁麻的安全性疑慮。

將不刺人的蕁麻萃取物當做利尿劑的使用法，已逐漸發展成數項有關蕁麻在治療前列腺肥大症上的研究，此病症會造成患者排尿上的困難。不幸地是，這些研究主要使用的是混合藥草，因此無法分辨何種藥草在試驗中發揮了何種作用。將有問題的研究去除後，只剩下一項單純使用了蕁麻的德國研究，研究結果相當令人振奮[7]。246位BPH患者分別使用安慰劑或459毫克的乾蕁麻根萃取物一年，服用蕁麻萃取物的患者，IPSS（國際前列腺症狀評分表）都顯著下降，表示症狀有所好轉。對患者而言另一項好處是他們排尿速度更為順暢，殘餘量也較少，但這兩項結果並未達到統計上之顯著性。除此之外，患者們也比服用安慰劑組發生較少的副作用。

另一項研究蕁麻治療過敏的研究，則得到比較不滿意的結果。此隨機抽樣、使用安慰劑控制組的研究，讓69位自願受試者使用冷藏乾燥蕁麻，其中使用蕁麻的患者反應，他們的過敏性鼻炎症狀都有些微的改善，但和安慰劑組比較起來，結果並未達到統計上的顯著性[8]。

蕁麻或許不適用於糖尿病。對糖尿病患者來說，在餐後保持血糖穩定是一件很重要的事。雖然有些藥草的確有助於糖尿病患者維持餐後血糖，但根據數項針對嚙齒類動物所做的研究顯示，蕁麻並非這樣的藥草之一。然而，在患有糖尿病的小鼠[9]和大鼠[10]身上，蕁麻卻能降低牠們的血糖，並且似乎可以減少腸子對糖的吸收。

概　要

- 就像被螞蟻咬到和被蜜蜂螫到一樣，被蕁麻刺到會感到非常疼痛和引起發炎現象。而讓自己發炎絕不是一般建議的做法。但有些證據卻建議，蕁麻針刺或許有助於減少關節炎引起之疼痛。當然，在使用這種帶刺植物時要特別小心。
- 蕁麻萃取物具利尿性，或許也會減緩心跳速度。目前尚未發現引發這些反應的作用機制為何。蕁麻根萃取物或許藉由預防了雌二醇和性荷爾蒙結合球蛋白的結合，進而幫助降低前列腺肥大。
- 孕婦和糖尿病患者應該避免使用蕁麻。高劑量的蕁麻也有可能對腎臟或心臟造成傷害。

PARSLEY
荷蘭芹

◎學名＝*Petroselinum crispum*

◎科名＝繖形科

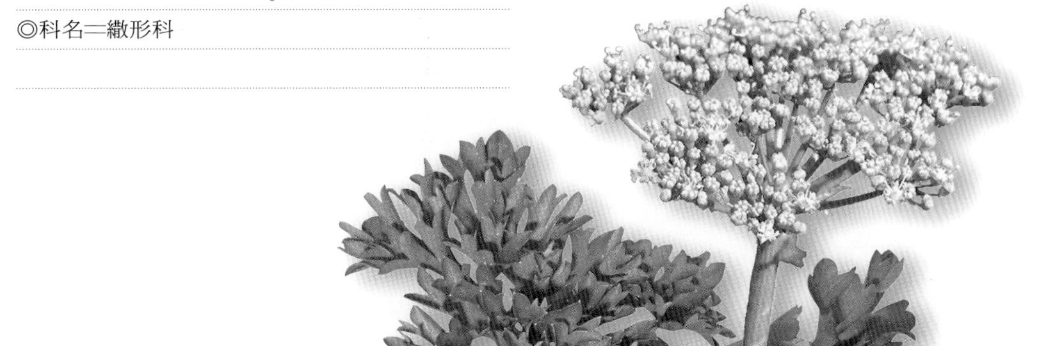

歷史和風俗

什麼植物會讓古希臘和中古時期的未婚女子感到害怕？不會是餐盤上常見的那一小撮溫和、又時常被人忽略的裝飾品吧？荷蘭芹有著出乎意料的精采歷史背景，也含有數種有趣的藥理成分。

荷蘭芹是典型的繖形科植物，生長在多岩石的土地上（因此它的拉丁名字是以希臘語中的「岩石」*petro*為開頭），而且在世界各地被廣泛地種植。不論是捲葉片的荷蘭芹或是扁平葉片的荷蘭芹都屬於同一種植物，因此有著相近特性。我們食用許多常見的繖形科（也被許多植物學家稱為「繖形花科」）蔬菜和藥草，像是胡蘿蔔、歐洲防風草、茴香、芹菜、胡荽葉、山蘿蔔、蒔蘿、葛縷子、大茴香，這些植物都和荷蘭芹有著相同的基本分子和屬性。繖形科植物有著典型的「繖狀花序」，也就是說它們的花形看起來像是倒過來的一根根金屬傘架，每一根枝葉都是從中間延伸出去，頂端開著一朵小小的

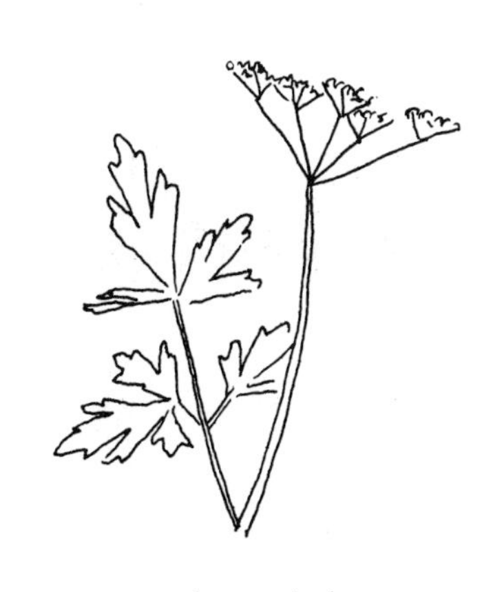

parsley umbel

花。繖形科植物很容易辨識，但請不要隨意食用野生的繖形科植物，因為隨處可見有毒的毒芹（hemlock）也是此科植物之一。

和親戚毒芹不同，荷蘭芹是比較無害的綠色藥草。雖然羅馬人相當喜歡食用荷蘭芹，但希臘人卻對其多所疑慮，他們大多將之用於醫藥，偶爾也會拿來餵養馬匹及戰士。希臘人對荷蘭芹的猶疑心理主要來自於死亡的聯想，傳說荷蘭芹是從希臘人所敬愛的、被蛇吻的死亡之神阿契摩洛斯（Archemorus）的血中長出來的。自此之後，為了表揚這位死亡之子而創設的尼米亞競技大賽，即是以荷蘭芹編成的頭冠來加冕優勝者，以紀念這位英雄。希臘人用荷蘭芹裝飾陵墓，而「只需要荷蘭芹了」這句話則意味著和死亡只差臨門一腳。據古羅馬歷史學家布魯達克（Plutarch）記載，配備短少的凱爾特軍隊利用希臘人的迷信，製做出一種藥草導彈。他們用上百匹背著荷蘭芹的騾迎戰來襲的希臘軍隊，成功地擊潰了這些征服者的信心。

荷蘭芹和死亡、邪惡的聯想一直延續到中世紀的歐洲。荷蘭芹種子——內含的呋喃香豆素（furanocoumarins）限制了其自身生長，這在其所屬植物家族裡是一種十分常見的情形——被認為有種植上的困難，因為它們需要先死過好幾回才行（這說明了地下水需要一段時間才能沖刷掉其中的呋喃香豆素）。據說未婚女子種植荷蘭芹種子會有被魔鬼受孕的危險，因此只有家中的男性能夠安全地在耶穌受難日種植荷蘭芹。

傳統上，荷蘭芹一直被用來幫助排尿及消化、退燒。所以它之所以被大量用在晚餐盤上，也暗示了其做為口氣清新劑的功效。精煉荷蘭芹油則被用來「引導經血排放」——這是墮胎的一種文雅舊稱。1898年出版的《金氏美國藥品解說》（King's American Dispensatory）指稱，過量食用荷蘭芹會引發上述這些特性，而且荷蘭芹油也會造成幻覺。

科學家眼中荷蘭芹的功用

荷蘭芹可能會讓人勤跑廁所。荷蘭芹種子萃取物中的某種成分，在大鼠身上產生了利尿和輕微的通便作用。而對不是大鼠的人類來說，民俗療法中也一直認為荷蘭芹可用來利尿和幫助消化。兩種功效都被認定是來自於其萃取物對鈉鉀幫浦（一般也稱為鈉鉀三磷酸腺苷酶〔sodium–potassium ATPase〕）的抑制作用。

不論是人類或大鼠細胞內都含有鈉鉀幫浦；事實上，所有動物體內都有這種作用。人體細胞不斷地燃燒能量來將鈉離子由細胞內排出細胞外，並將鉀離子由細胞外移向細胞內，這種作用維持了細胞內的水平衡。細胞同時利用這些離子間的不平衡分配，來替體內各種作用類似電池的機制過程提供能量。因此也可以說，鈉鉀幫浦為體內各種不同細胞作用「充電」，而這些作用又因細胞種類的不同而大異其趣。腎臟細胞的鈉鉀幫浦不但會被荷蘭芹妨礙，也會直接或間接地被一些處方利尿劑所干擾。當體內腎臟細胞的幫浦作用被壓制住，就會有更多水分進入腎臟，因此產生更多尿液。

荷蘭芹對細胞鈉鉀幫浦的抑制作用，間接解釋了其輕微的通便和利尿功效。同樣的幫浦作用也會發生在結腸，只是過程更為複雜，但是最終它會透過結腸細胞把鈉離子拉入周圍毛細管的血液內，因為水分子附著在鈉離子上，所以也會緊跟其後進入血液。（這就是為什麼吃下太多鈉時，水分會留在體內；鈉可以輕易地經由腸道進入血管，其後跟著水分子，進而增加血液量而膨漲起來。）此過程把腸內物的水分移除，使其變得更結實。當然，如果用荷蘭芹這樣的物質阻斷此過程，就會產生相反的作用。腸內物會變得更為濕潤，在極端情況下就會造成腹瀉。

荷蘭芹的成分

荷蘭芹含有揮發性的油質像是肉豆蔻醚（myristicin）、芹菜腦（apiole）、β－沒藥烯（beta-bisabolene）；芹菜鹼（apiin）、芹菜素（apigenin）、木犀草素之類的類黃酮素；以及補骨脂素（psoralen）、8-甲氧基補骨脂（8-methoxypsoralen），以及5-甲氧基補骨脂素（5-methoxypsoralen）之類的呋喃香豆素；以及數種維生素和礦物質，像是維生素A、B、C、K、鐵、鉀和鈣。

然而，荷蘭芹的通便作用一如其利尿作用，十分地溫和。這或許是因為其作用成分並不會強力抑制住體內鈉鉀幫浦，或是因為荷蘭芹的葉子內的作用成分濃度並不高。

荷蘭芹種子油的通便和利尿效果比較明顯，葉子則不然。在荷蘭芹種子油中發現的高濃度油脂成分芹菜腦和肉豆蔻醚，在荷蘭芹葉子中含量較少，而目前暫時認為這些成分是通便和利尿的主因。食用大量荷蘭芹葉，像是地中海居民食用的以荷蘭芹為主的麥粒番茄沙拉，就有可能引起輕微的利尿和通便效果。此外，植物纖維一般也可以做為一種單純、安全的結便型瀉劑。因此，食用大量荷蘭芹葉可能會因另一項附加機制，更加促進腸道蠕動。

荷蘭芹藥草和水基底萃取液或許十分安全，但荷蘭芹精油和種子則含有較危險的成分。這裡說的荷蘭芹精油是指由種子萃取出的油，或是由葉子提煉出的純揮發性油。每公克荷蘭芹種子含有比葉子多十倍的油成分，所以食用大量荷蘭芹種子等同於食用荷蘭芹精油。（一般用來烹調的「荷蘭芹油」是不一樣的東西，但將少量荷蘭芹葉子浸泡在食用油中也算是安全的。）真正的荷蘭芹精油含有油分子肉豆蔻醚和芹菜腦，人們絕對應該限制對這些成分的食用量。

荷蘭芹油中的少量肉豆蔻醚不具毒性，但過量時是一種有毒的迷幻劑。有關過量使用肉豆蔻醚的資料，大多記載於食用過多肉豆蔻的案例中，因為肉豆蔻（nutmeg）和肉豆蔻乾皮（mace）中都含有此成分[1]。事實上，正是肉豆蔻成分賦予荷蘭芹那細緻又辛香的氣味。但是食用超過70毫克的肉豆蔻醚（而荷蘭芹精油中通常含有70％–80％的肉豆蔻醚）會導致令人不舒服的幻覺，而嘔吐、惡心、抽搐、腦部傷害都會隨之而來；程度足以致命。肝臟似乎會將肉豆蔻醚轉化成某種類似安非他命的化學物質，但此假設論點尚未得到證實。

另一方面，在一般烹調中使用荷蘭芹綠色部位，或是肉豆蔻中的少量肉豆蔻醚並不會對身體造成傷害。相反的，這還可能對健康有幫助，因為科學家在小鼠身上觀察到，少量肉豆蔻醚會刺激體內產生一種稱為「麩胱苷肽–S–轉移酵素」（glutathione S–transferase）的解毒和抗氧化酵素。從小鼠身上還觀察到[2]，荷蘭芹中的肉豆蔻醚會藉由抑制苯并〔a〕芘（benzo〔a〕pyrene），一種高溫烹煮肉類所產生的主要致癌物質，進而壓制腫瘤的形成[3]。

常見的使用方法

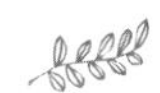

內服

利尿劑、幫助消化、通便、退燒、刺激經血排放

內用時的可行方式

新鮮或乾燥的荷蘭芹葉子、葉柄、根部、種子；茶水、膠囊、荷蘭芹根萃取物、煎煮的藥、酊劑

常見的用法

若想使口氣清新，可以嚼些荷蘭芹小樹枝。也可以用溫水沖泡荷蘭芹葉片、葉柄、根部，或種子，一天最多飲用3杯。作為利尿劑時，通常每天食用3–5公克的荷蘭芹根或葉子。

＊這些用法和處方來自於民間流傳的方法，並不一定經過測試或推薦。

大量荷蘭芹精油中的芹菜腦也是有毒的。超過10公克的芹菜腦會導致貧血，以及腎臟和肝臟的衰竭，而荷蘭芹精油中含有50％–80％的芹菜腦。對女性而言，還有另一項避免食用荷蘭芹精油中的芹菜腦的原因。芹菜腦會引起子宮痙攣和流產。總而言之，是荷蘭芹精油中的「某種」成分造成這樣的結果，而近期一些例證都將矛頭指向芹菜腦，認為是其導致子宮肌肉的收縮。如果查看傳統藥草學書籍中有關荷蘭芹的章節，或許會發現「引導經血流動」這樣修辭華麗的句子。令人意外的是，雖然許多人曾針對此論點做出回應，但似乎都忽略了其中所代表的歷史意涵。這句話其實是對墮胎劑的一種委婉舊稱，指的是一種用來終止期待之外孕期的藥草。迄今，荷蘭芹精油仍被用作此途。因為大量荷蘭芹精油具有毒性，曾造成一些發展中國家的婦女死亡案例。根據醫師說法，一般烹調用量的新鮮或煮熟荷蘭芹應該不會對孕婦造成威脅，但請避免食用純荷蘭芹精油。對荷蘭芹種子也是一樣，因為它內含許多荷蘭芹精油之油質。

別擔心出遊前吃一大碗荷蘭芹沙拉，或是使用自製荷蘭芹烹調油。荷蘭芹的綠色部分對身體很好。其中的肉豆蔻醚含量很低，而且微量肉豆蔻醚也不是件壞事。人們「應該」避免使用的是市售荷蘭芹「提煉」精油成品，因為這種「純荷蘭芹精油」內滿含肉豆蔻醚和芹菜腦，並不是一般會使用的形式。除了活化體內的解毒機制外，荷蘭芹藥草也富含維生素及礦物質，像是胡蘿蔔素（維生素A的前驅物）、其他類胡蘿蔔素如葉黃素、維生素C和B、抗氧化的類黃酮素如芹菜素，以及多種礦物質，尤其是鈣、鐵、鉀。

與一般認知相左的是，荷蘭芹中的葉綠素並不能使口氣清新。但嚼食荷蘭芹小枝卻有此效。若在網路上尋找治療口臭的妙方，會有數不清的荷蘭芹藥品廣告視窗跳出來。它們口徑一致地宣稱荷蘭芹葉綠素是一種「天然除臭劑」，會在體內引發某種神祕作用消滅臭味分子。但試驗結果指出，葉綠素並無此功效[5]。然而，飯後嚼食一小段荷蘭芹小枝卻能刺激唾液分泌，藉由研磨方式清理口腔。

若將荷蘭芹用於皮膚表面，可能會因陽光照射而引起出疹。通常不會將荷蘭芹使用在皮膚上，但如果剛好皮膚上沾染到不少荷蘭芹，使表皮充滿呋喃香豆素類分子（存在於荷蘭芹以及其他繖形科植物，像是芹菜、荷蘭芹、茴香、歐洲防風草，以及種類不同的萊姆、檸檬、無花果中），則會使有些人在被陽光照射後長出疹子[6]。

上述各種植物中的呋喃香豆素類分子屬於光敏感物質，是一種在光照下會和DNA結合的分子。扁平的呋喃香豆素類分子可以輕鬆地滑入DNA層狀分子結構的梯階間，此過程稱為插入。這些分子會無害地停留在此，直到紫外線啟動它們和DNA結合。而呋喃香豆素類分子和DNA的交聯作用會殺死細胞。因此，若皮膚細胞接觸到荷蘭芹中的光敏感物質後，又讓陽光啟動這些成分產生作用的話，就會造成皮膚細胞的傷害。光敏感物質和紫外線的結合作用，不但被用在牛皮癬和白斑病的治療上，甚至還曾被測試用來殺死癌細胞。但請勿自己在家貿然嘗試。此治療法需要經由受過訓練的專家監督進行。食用荷蘭芹不太可能會造成這種光敏感反應[7]。

藥草產生的作用

避免使用純荷蘭芹精油，尤其是懷孕期間。這是由荷蘭芹根部、綠色部分，或種子所提煉出來的精油。其揮發性肉豆蔻醚是一種有毒、令人惡心嘔吐的迷幻劑。荷蘭芹精油也含有一種介質會使子宮收縮，造成引發流產的痙攣。荷蘭芹種子比葉子含有更高的油成分，所以請勿將荷蘭芹種子當成零食一般津津有味地嚼食。

有些廚師會自製「荷蘭芹油」，但這和所謂的「純」荷蘭芹精油不同。只要在一杯自己喜歡的烹調油中浸泡或加熱一束荷蘭芹，再將所有混合材料攪拌均勻，即可作出鮮綠色的荷蘭芹油。將這種自製荷蘭芹油撒在主菜上，可以增添風味和美感。雖然荷蘭芹油多多少少含有肉豆蔻醚及會刺激子宮的成分，但大致說來，其作用力弱，而且食用幾茶匙這種常見的荷蘭芹食用油，對身體的好處可能還大過其壞處。

用於烹調的荷蘭芹營養成分很高，同時也具有溫和的利尿和通便功效。吃一大碗荷蘭芹沙拉，或是用荷蘭芹葉子沖泡茶水都不算危險。荷蘭芹富含維生素和礦物質。但為了減少刺激子宮的風險，孕婦最好不要每日食用大量荷蘭芹，請將用量限制在一般烹調所需即可。

若要用荷蘭芹來清新口氣，嚼食的效果最好。除了許多藥草商試圖說服消費者的花言巧語之外，迄今並無荷蘭芹錠劑能夠治療口臭的實際證明。嚼食荷蘭芹小樹枝雖然比較費力，但卻是確實有效的方法。

荷蘭芹通常不會被使用在皮膚表面，因為有可能引起出疹。疹子是由紫外線或日曬所引起，但目前沒有證據指出，食用荷蘭芹也會引發同樣症狀。

功效的實證

雖然荷蘭芹是晚餐餐盤上的常客，但令人意外的是，有關荷蘭芹的人體臨床試驗卻不多見。但是，有些設計較佳的試驗可以證明，水基底荷蘭芹種子萃取物中具有某種物質，能夠增加尿液的排放，至少對大鼠而言如此[8]。雖然給予控制組中的大鼠等量的水，但效果就不會如此顯著。從大鼠身上可以看到，同樣的萃取物也具有輕微的通便功效[9]。

概　要

- 或許是因為荷蘭芹抑制了鉀鈉幫浦的循環，所以具有利尿和輕微的通便作用。
- 請避免使用純荷蘭芹精油和種子。過量的荷蘭芹精油會造成腦部傷害、幻覺、流產。
- 目前尚無荷蘭芹藥品可以治療口臭的實證，但嚼食荷蘭芹小樹枝的確可使口氣清新。
- 荷蘭芹綠色部分的營養價值很高，不但可以抗氧化，也富含維生素及礦物質。
- 孕婦對荷蘭芹的使用應有所節制，最好不要食用超過一般烹飪用量。孕婦們也應該完全避免使用揮發性的荷蘭芹油和種子。皮膚表面沾染到荷蘭芹，會增加曬傷的風險。

PEPPERMINT
胡椒薄荷

◎學名＝*Mentha piperita*

◎科名＝唇形科

◎屬名＝薄荷屬

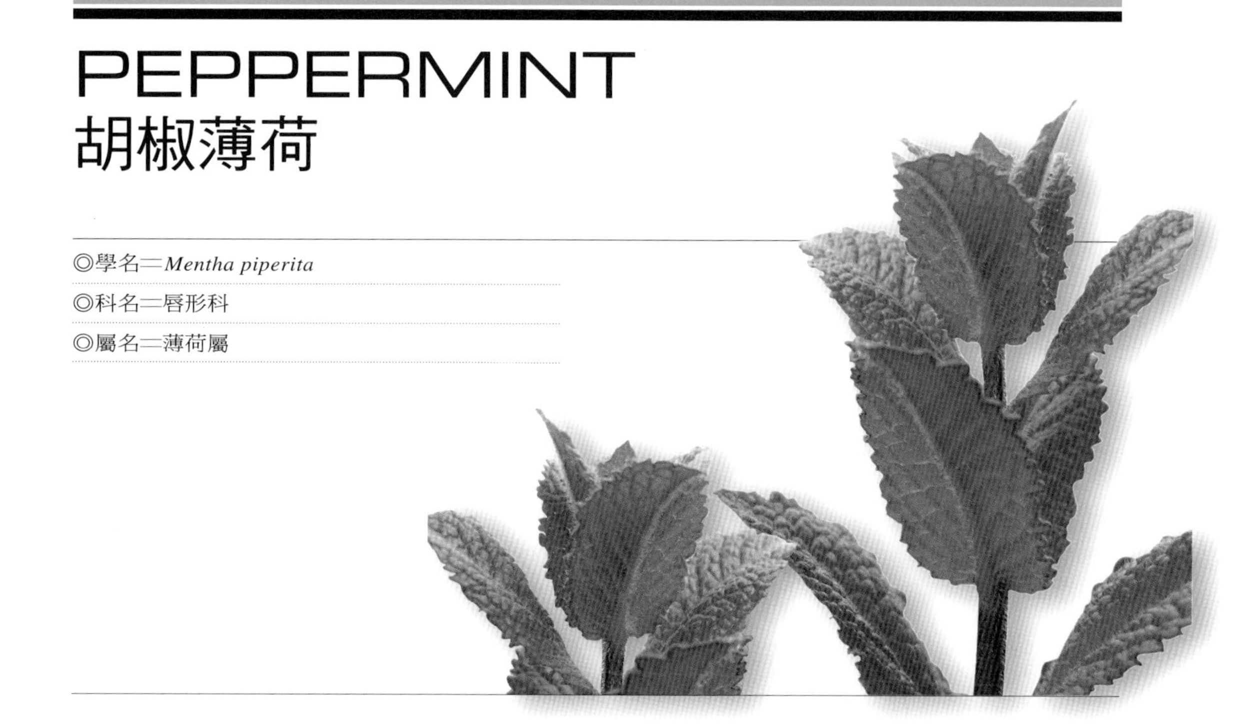

歷史和民俗

胡椒薄荷並沒有像其他香料那樣有著悠長的背景，因為相較之下，它被分入藥草家族的歷史還很新。胡椒薄荷是綠薄荷和水（野生）薄荷在偶然機會下，種間自然雜交產生的後代。自17世紀於南英格蘭被人發現後，迅速成為流行的人工栽培品種。目前尚不清楚中古世紀是否使用胡椒薄荷，但文獻上最早的記載來自於約翰・雷（John Ray）的植物物種收藏，他是17世紀重要的分類學者和自然學家。他宣稱其「胡椒・薄荷」（paper mint）在治療胃疾和腹瀉上，比其他任何一種薄荷都來的有效。

雖然在威廉・庫克醫生（Dr. William Cook）於1869年所寫的《醫學藥方》（Medical Dispensatory）中，胡椒薄荷被認為對書中列舉出的多種消化不良症皆具功效，但它也不是對所有人來說效果都一樣好：「大部分人的胃對胡椒薄荷會產生顯著反應，它也常能緩和嘔吐症狀；但有些人則非常不喜歡它，胃較敏感的人也不適用。」

傳統上，胡椒薄荷一直被當做一種驅風劑（排除腸胃脹氣的藥劑）和解痙藥（減少胃腸的痙攣症狀）。雖然此藥草也被認為有助膽汁順暢，但此論點尚未得到證實。胡椒薄荷被認為具提神效果而被用於治療頭痛、疲勞和壓力。它清涼和麻醉的功效被使用在當今多種軟膏、美容產品和醫藥上。當然，它也時常被添加在菜餚中，現在更成了糖果和薄荷酒這些典型西方食物、或是中東地區主食裡的基本配料。

胡椒薄荷的使用很快便流傳到美國，也是現在全世界胡椒薄荷產量最高的國家。和薄荷家族（唇形科或唇形花科）中所有成員一樣，胡椒薄荷有著標準的方形莖，葉子則在葉柄上以成對地生長。

科學家眼中胡椒薄荷的功用

胡椒薄荷可以放鬆人體消化器官的肌肉。但端視得的是哪種消化不良症，因為它可能減輕消化不良，也可能會讓症狀更加惡化。肌肉中鈣濃度增高時，肌肉細胞就會收縮。胡椒薄荷阻止了這樣的情形，作用就像醫院臨床上使用的鈣離子阻斷劑（calcium channel antagonist）[1]。這也就是說，胡椒薄荷阻擋了鈣進入肌肉細胞，而鈣是使肌肉細胞產生痙攣的主要媒介。所以結果是，胡椒薄荷放鬆了消化器官周圍的不隨意肌，而這些肌肉通常會緩慢地把食物往一般所知的排泄方向推去。

然而，壓力、不好的食物、生病都會引起消化肌肉痙攣。這些陣發性症狀就是腹部絞痛，而且因為它們阻礙了正常的腸內運送活動，胃腸內的氣體就會累積成令人感到疼痛的壓力氣袋，也有可能造成胃腸鼓脹。放鬆這些肌肉能夠消除腹絞痛，也能讓被困住的胃腸氣向上和向下排放，所以晚餐飯後食用的薄荷，功用可不只是清新口氣而已喔！

胡椒薄荷的成分

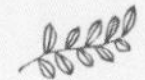

不像它的親本，胡椒薄荷油中含有大量的薄荷腦（30%–40%），而薄荷腦也是其主要的作用成分。（水薄荷則是有薄荷呋喃，雖然也有薄荷味，但聞起來比薄荷腦來的甜。綠薄荷油實際上並不含有薄荷腦，主要成分是左旋香芹酮，其結構雖然類似薄荷腦，但聞起來和嘗起來的味道卻截然不同。）

除了薄荷腦，純胡椒薄荷油內還含有薄荷酮（最高達31%），乙酸甲酯（最高達10%）、薄荷呋喃（最高達7%）和少量的蒲勒酮（pulegone）、萜烯（limonene）、有檸檬味的檸檬油精。完整的胡椒薄荷藥草裡除了前述成分，還有黃酮醇、葉綠醇、維他命E、紅蘿蔔素、甜菜鹼、薁（azulene）、膽鹼、迷迭香酸、丹寧。

若有便秘，使用胡椒薄荷時要小心謹慎。胡椒薄荷也許會使功能遲緩的消化功能更加惡化。有時候便秘的真正原因是由消化肌肉所引起，而進一步用胡椒薄荷來麻醉它們更是毫無助益。但便秘也可能是因為消化器官肌肉不規律的痙攣，造成腸內塞車。因此，端視不同成因，薄荷有可能會對便秘有所助益或使情況更糟。有長期性消化不良症的人通常都會不斷重複發生相同的消化問題。所以，在例行消化不良症狀出現時，試驗性地保守飲用少量以胡椒薄荷茶一兩次，並不算太冒險，而且通常這就足以驗證你以後是否適合繼續使用胡椒薄荷。

胃酸逆流綜合症（GERD）患者應該只能服用以腸溶錠（譯註：腸溶錠的設計是使藥錠可以在到達腸子時才開始分解外包裝，讓腸子而不是胃吸收到藥劑成分）或是可以延緩溶解的胡椒薄荷膠囊。有些人就是不容易關閉食道擴約肌。這個位在胃部上方的環型肌肉是用來關閉喉嚨防止胃酸逆流。通常，它在吞嚥時會收縮，但是胃酸逆流綜合症患者的食道擴約肌卻會一直處於放鬆狀態，因此這些可憐的人就會因胃酸逆流而引起喉嚨的炙熱和傷害。顯而易見地，要是直接使用胡椒薄荷來進一步放鬆這塊擴約肌，對此症的患者來說絕對是一場災害。但他們還是可以安全地服用以腸溶錠，或是可以延緩溶解的膠囊包裹的胡椒薄荷。

一般認為胡椒薄荷有助於膽汁的製造，但事實上，它卻可能會阻止膽囊分泌膽汁。胡椒薄荷常被視為利膽藥。其他藥草類利膽劑還有朝鮮薊、蒲公英和薑黃，至少未經實證的說法是這樣認為。利膽劑會刺激膽汁，一種在吃了油膩食物後由膽囊分泌出的消化去脂劑，用以進行體內消化器官的油脂管理。利膽劑照理說可以防止那些和油脂消化相關的消化不良症狀。但目前並沒有太多以胡椒薄荷當做利膽劑的研究。有些研究證實，胡椒薄荷能夠刺激人體製造膽汁[2]，但似乎也阻止了膽汁從膽囊中分泌出來，因為它會使得膽囊放鬆而不能做有效的收縮。這結果並不太令人意外，因為胡椒薄荷本來就會放鬆肌肉的收縮，而膽囊卻需要這種肌肉收縮作用才能分泌膽汁。有一篇研究報告指出，在研究自願者使用薄荷油後，他們的膽囊「完全沒辦法」分泌製造出的膽汁[3]，但這項研究中使用的薄荷油比例超出尋常的高。要留意的是，胡椒薄荷對膽囊造成的影響，有可能和傳統藥草書裡之記載完全相反。

胡椒薄荷會麻痺疼痛感，因為其中的薄荷腦成分可做為局部麻醉劑。以內含胡椒薄荷油或薄荷腦的藥膏來按摩酸痛的肌肉會讓人感覺較為舒服。薄荷腦屬非極性，也就是說它是溶油性而不是溶水性。像其他小的非極性分子一樣，它可以緩慢地被溶解穿透皮膚組織，直達其下的神經和肌肉[4]。它也能充分的和神經和肌肉細胞的油性薄膜融合，因此，薄荷腦就能從根本麻痺這些神經和肌肉，減輕疼痛程度。薄荷腦和胡椒薄荷聞起來也沒有像添加冬青油的肌肉按摩膏那樣氣味強烈，所以算是「無氣味」版的按摩膏，透過另一種不同的方法來減輕疼痛。

太熱了嗎？胡椒薄荷中的薄荷腦會刺激冷敏感神經。這並非想像，胡椒薄荷和其他內含薄荷腦成分的薄荷，都會讓你感到清涼。藥草學家喜歡稱這種具清涼效果的藥草為涼爽藥（refrigerants）。雖然薄荷腦會使大部分神經細胞麻痺，但加州拉荷拉的史克普司研究機構（Scripps Research Institute）和加州大學舊金山分校的兩組研究人員，卻分別發現了有一個神經細胞受體反而會被薄荷腦所刺激。這個受體（根據不同研究室，分別被稱為CMR1或是TRPM8）通常會被攝氏8–28的溫度所刺激。薄荷腦使這些神經細胞察覺到冷的感覺，所以會覺得冷[5]。此作用也會和紅辣椒（見317頁）的機制相抗衡，刺激熱敏感神經，若因為發燒而感覺一陣熱、或只是單純的覺得體溫過高，只要在一杯水中滴入幾滴胡椒薄荷油，然後塗在皮膚上，馬上會帶來清涼感。因為少許數滴就很有效果，所以不要把高濃度胡椒薄荷油溶劑直接用於皮膚上，過度刺激冷敏感神經反而會造成傷害。

胡椒薄荷中的薄荷腦有助於呼吸順暢。有哪個呼吸窒塞的人，不會歡喜迎接因薄荷腦按摩膏和止咳錠劑帶來的清新空氣呢？大量的空氣像是一下子全擁進了鼻子裡。但這樣的作用卻可能只是想像而已。對氣流敏感度的檢測顯示，薄荷腦並不能顯著的增加鼻子呼吸進來的空氣量，但是薄荷腦因為能夠刺激冷敏感神經，所以會讓吸進空氣來的感覺更為明顯。然而，其他研究則指出，薄荷腦至少能放鬆肺部通道，使更多空氣得以傳到下肢部位。此外，薄荷腦會使靜脈血管擴張和放鬆，使血管滲漏出血液造成流鼻血的情況。儘管薄荷腦會對靜脈產生立即性清涼功效，但實際上的作用卻要等稍久一點才能發揮，但它有助於改善靜脈的擁塞不通。

藥草產生的作用

胡椒薄荷算是相當安全的藥草，但對薄荷精油，或任何高薄荷腦含量的製品都要特別小心謹慎。根據歷史上習慣用法和科學化毒物學研究顯示，胡椒薄荷的葉子、以及用葉子泡的茶是很安全的。薄荷茶裡的薄荷腦濃度很低，但薄荷油則不然。使用薄荷油時，應該先將其稀釋，並僅只少量地使用。雖然目前沒有過量使用的案例，但估計其中所含之薄荷腦，在使用劑量接近2公克時會產生毒性。

若屬於敏感型肌膚，就算在皮膚上直接使用的是建議用量內的胡椒薄荷油，通常都還是會引起出疹或疼痛發炎。所以將薄荷油用在皮膚上之前，請先將數滴薄荷油加入水中或是乳液裡加以稀釋，充分攪拌均勻後再使用。這應該會讓皮膚感到清涼鎮定，作用如同局部麻醉劑。

絕對不要把胡椒薄荷油塗抹在嬰兒和小孩子的臉上。胡椒薄荷中的薄荷腦成分雖會讓人感到呼吸較為順暢，但僅限於成人使用。因為嬰兒和孩童在聞到胡椒薄荷油時，會反射性的感到窒息和哽塞，甚至導致呼吸困難。

胡椒薄荷雖對大多數消化不良症有助益，但也會使其他不同的消化不良症狀更加惡化。胡椒薄荷能放鬆體內肌肉，因此可以減緩任何一種因為消化肌肉痙攣所引起的消化不良。胃腸氣、脹氣和腹瀉通常也算是此類症狀。同時，胡椒薄荷也可能對那些深為腸躁症所苦的人有所助益。

有些時候便秘是因為不隨意肌痙攣所引起，所以胡椒薄荷或許對此狀況有所助益。若便秘的起因是腸子肌肉功能遲緩，胡椒薄荷則會更加減緩腸子內部的蠕動。還有，胡椒薄荷也會使胃液更有可能從平常阻隔胃部和喉嚨的擴約肌漏出來。患有胃酸逆流綜合症（GERD）的人，應該只能服用以腸溶錠或是可延緩溶解的膠囊包裝的胡椒薄荷。

雖然許多資料一再重申，腸溶錠或胡椒薄荷膠囊會刺激膽汁分泌，但事實上卻可能作用相反。針對腸溶錠或胡椒薄荷膠囊對膽汁影響的研究，目前仍十分缺乏。有膽結石或是膽囊疾病的患者，在確定胡椒薄荷對自身有何影響之前，都應該少量的使用即可。

趣味小常識

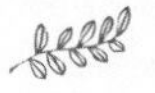

薄荷不但廣受喜愛
產量也不虞匱乏，
但不是全部的品種都有薄荷味。

我們在料理上使用的香草大多屬薄荷類。可想而知，綠薄荷、胡椒薄荷、野薄荷屬於薄荷類，但你知道迷迭香（rosemary）、鼠尾草（sage）、香薄荷（savory）、羅勒（basil）、馬鬱蘭（marjoram）、牛至（oregano）和百里香（thyme）也都是薄荷類植物嗎？大部分受歡迎的料理用香草都屬於這個家族，不管它們嘗起來是否帶有薄荷味，植物學家都稱它們為「薄荷」。其他現在比較少在料理中用到的薄荷類有貓薄荷、檸檬香蜂草、胡薄荷、牛膝草（hyssop）和苦薄荷（horehound）。

大多少的薄荷看起來都很相似，一旦知道辨識方法後，就可以輕易從其他植物中認出它們來。「方型莖和對生葉」是在尋找薄荷時該記住的準則，因為薄荷的葉柄為四方形（可以試著用手指轉動莖幹來做辨別），而葉子則成對地，在葉柄上以相對位置生長。一般來說，莖幹頂端的小花是粉

>>>

紅色、紫色或白色的，兩片花瓣在底座上聚合成一個小花苞。但事實上花瓣有五片，其中兩個在上端聚合成一片頂部的「花緣」，而其餘三片則在下方組合成基底「花緣」。

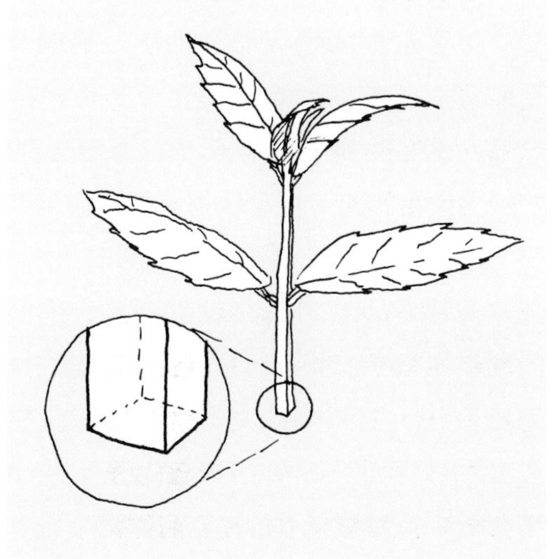

在住家附近的草叢中，也不難發現薄荷的蹤影。比如說，貓薄荷常生長在許多郊區邊緣。許多薄荷也逐漸變成庭園觀賞植物的一員。薄荷的種類眾多，生長也十分快速：在庭園中栽種薄荷的主要問題之一，就是如何防止它們影響到其他植物的生長範圍。如今，薄荷家族正式的名稱為唇形花科（雖然偶爾還是會用到舊稱唇形科）。此家族約有3,500種，但這也只是大略的估計，因為它們能夠互相雜交而不斷產生新的雜交種，就像胡椒薄荷的誕生一樣。

功效的實證

毋庸置疑的是，胡椒薄荷可以放鬆排列在消化器官上的不隨意肌[6, 7]；早在西元1920年，就已經有人觀察到[8]，也經過許多試驗的驗證。因此，胡椒薄荷的確具有解痙（解除痙攣）功效。也就是說，它可以緩和體內抽痙的不隨意肌。這類的痙攣會導致腹部絞痛、胃腸氣、胃腸鼓脹。事實上，還有醫生曾經撰寫報告向其他醫生推薦，在治療因各種腸胃影像檢驗而引起體內肌不舒服的痙攣時，最好的方法就是用胡椒薄荷油來舒緩患者的消化道[9, 10, 11]。

放鬆此肌肉的作用是否讓胡椒薄荷成為一種有效的消化症狀療方，則因不同研究而有所不同看法。不過，這很有可能是因為並不是所有的消化不良症狀都一樣，就像消化不良並非總是由消化道痙攣而引起。一直到了1990年，美國食品及藥物管理局決定，因為未曾有研究資料證明胡椒薄荷具有幫助消化的功效，所以禁止用它做為治療消化不良的非處方藥物。但有些受人敬重的藥草科學家解釋，這項公告的法律用語有所誤導，它只是單純意味著美國食品及藥物管理局，當時沒有看到胡椒薄荷有益消化的有效證明[12, 13]。比如說，美國食品及藥物管理局的公告同樣建議，有名的梅乾瀉藥其實並沒有效，但這並不表示有任何研究資料如此證明，而是因為當時美國食品及藥物管理局還未接獲任何有關梅乾研究結果的報告。

常見的使用方法

內服

消化不良、胃腸氣、胃腸鼓脹、腸易激綜合症、腹瀉、便秘、感冒、風寒、發燒、散熱劑、勞累、緊張和疲倦、頭痛、鬱血

內服時的可行方式

食物的香料、膠囊、以新鮮或乾葉子泡茶、錠劑、油、糖漿、酊劑

常見的用法

以熱水沖泡新鮮或乾燥的葉子10分鐘後過濾（一般認為沖泡熱水10分鐘可讓最多薄荷腦和薄荷酮從葉子中釋出）。一天飲用3–4次茶水。或是3–6克的乾燥葉子，或6–12滴的油。每天服用0.2–0.6的劑量分裝的膠囊。

外用

麻醉藥、抗菌劑、肌肉疼痛、勞累、緊張和疲倦、頭痛、發燒、擁塞感、散熱劑

外用時的方式

油、藥膏、酊劑、還有口腔、沐浴及美容產品

常見的用法

有時可用少許數滴薄荷油每天在患處按摩2–4次。如果屬敏感性皮膚，可用水或乳液加以稀釋。藥膏可塗抹在前胸、背部，或是鼻子內側。薄荷油可以加在熱水裡，再深深吸入散出之蒸氣。

＊這些用法和處方來自於民間流傳的方法，並不一定經過測試或推薦。

更多近期的研究報導指出，胡椒薄荷確實對治療某類型的消化不良症有所助益。胡椒薄荷能夠減輕大腸激躁症的症狀，像是腹瀉、便秘、胃腸氣、胃腸鼓脹。IBS是一種神祕，不易治療的疾病，通常患者終身都會有長期性腹瀉和偶爾的便秘。針對5項設計縝密（雙盲設計、隨機取樣、安慰劑控制組）的臨床試驗所做的統合分析研究，謹慎地指稱胡椒薄荷似乎可以幫助IBS，但尚需更多設計更為嚴謹的試驗來加以確認[14]。一項針對42位患有IBS的兒童所做的更新近、類似設計的臨床試驗宣稱，兒童服用胡椒薄荷腸溶錠2星期後，都比較少出現不適的症狀[15]。

然而，IBS有兩種類型。有些IBS患者抱怨說，便秘是他們最大的問題，而其他患者的主要困擾，則是沒完沒了的腹瀉。因為胡椒薄荷延緩了食物通過腸子的時間[16]，所以說它在理論上，也延長了便秘的時間似乎是合理的。對IBS患者和非患者來說，這都是事實。因此，胡椒薄荷也許對有著長期腹瀉症狀的IBS患者，會比對便秘的IBS患者更有所助益。那些因為腸功能不良，或是一種因腸閉塞（腸子

停止蠕動），而出現消化問題的人，當然絕對不應該使用胡椒薄荷。

同時，因為胡椒薄荷能夠放鬆胃部和食道間的肌肉，它或許會使胃酸令人不快地往上衝到喉嚨裡，而這是胃酸逆流綜合症（GERD）的主要毛病。雖然現在還沒有針對此討厭病症的完整臨床研究，但上述理論似乎頗為合理。除非是以腸溶錠或是可延緩溶解的膠囊包裝[17]，不然為GERD所苦的病患應該避免使用胡椒薄荷。

胡椒薄荷最為人所熟知的就是其驅風效果——也就是說，它能夠減輕胃腸氣引起的疼痛。除了在上述胡椒薄荷對IBS患者（常常抱怨胃腸氣問題）的研究中，曾經觀察到此輕微正向結果，單獨針對胡椒薄荷對治療胃腸氣影響的研究甚為匱乏。理論上，胡椒薄荷有兩種可能功效：抗微生物作用（因為腸內微生物會產生過多氣體）和解痙、放鬆肌肉之作用（因為抽筋的腸子並不能有效地排氣體）。有一項研究發現[18]，胡椒薄荷的確減輕了豬的胃腸氣問題，但這不是歸功於它的抗微生物作用，而是它的解痙作用。

雖然時常會有文獻一再重申，因為胡椒薄荷具有改善膽汁流暢的功能，所以有助於消化油膩的大餐，但此論點其實證據仍十分薄弱。儘管動物和細胞研究都指出胡椒薄荷可能可以幫助身體製造膽汁，但它似乎也會阻止了身體分泌出這些膽汁[19]。這有可能是因為膽汁的分泌需要膽囊做肌肉收縮，而胡椒薄荷油卻妨礙了肌肉收縮的動作。

雖然吸入胡椒薄荷常被指為具有「提神」效果，令人意外的是，有一些研究結果卻不這麼認為。但它還是會讓人感覺較為舒服。精神敏銳度的測試結果顯示，胡椒薄荷的氣為和安慰劑（如溶入胡椒薄荷精油的溶劑氣味[20]）相比，並不會改善各種測試結果。此研究的結論是，不論吸聞何種東西，似乎都能使人頭腦稍稍清醒一些。事實上，另一項研究指出，吸聞胡椒薄荷對人的神經系統不但不能產生刺激，反而還有放鬆作用[21]。不過，大部分吸聞胡椒薄荷精油的人仍主觀的認為，其氣味可以令人感到愉快和鼓舞。

誰沒有這種經驗，在感到呼吸擁塞時，聞一聞薄荷腦做成的感冒劑錠或藥用軟膏後，就覺得呼吸變得較為舒暢？有些令人意外的研究結果顯示，吸聞薄荷腦並不能增進鼻子呼吸的順暢[22, 23]。但是因為它刺激了鼻腔中對冷的受體，而使人加倍意識到透過鼻子呼吸進出的空氣[24]。然而，更多近期研究再次證實，使呼吸順暢的感覺也不全然出自於想像。藉由放鬆細支氣管周圍的不隨意肌肉，薄荷腦能夠使肺部的呼吸通道擴張[25]。

如同其他大多植物油，胡椒薄荷精油中像薄荷腦之類的單萜[26]，多少都具有抗濾過性病原體性[27]、抗真菌性和抗菌性[28]。但如果將純度百分之百的胡椒薄荷精油直接使用在皮膚上，它也會對細胞造成刺激[29]。

概 要

- 胡椒薄荷可放鬆消化器官之不隨意肌，並有助於某些類型的消化不良，但它也可能會使其他不同的消化不良症狀更加嚴重。
- 胡椒薄荷通常可減輕腹瀉、胃腸氣、胃腸鼓脹。端看引發便秘的不同原因，它可能可以或不可以排除便秘的症狀。如果你對胃液食道逆流敏感，它更有可能會使胃液灼傷你的喉嚨，除非你是服用以腸溶錠或是可以延緩溶解的膠囊包裹的胡椒薄荷。
- 胡椒薄荷中的薄荷腦是皮膚可吸收的局部麻醉劑，而它能刺激你的冷敏感神經，使你有冷的感覺。
- 胡椒薄荷油不可使用在嬰兒或小孩子的臉上，因為這有可能會使他們產生呼吸困難的情形。
- 胡椒薄荷油能引起皮膚不適。

RED CLOVER
紅苜蓿

◎學名═*Trifolium pratense*

◎科名═豆科

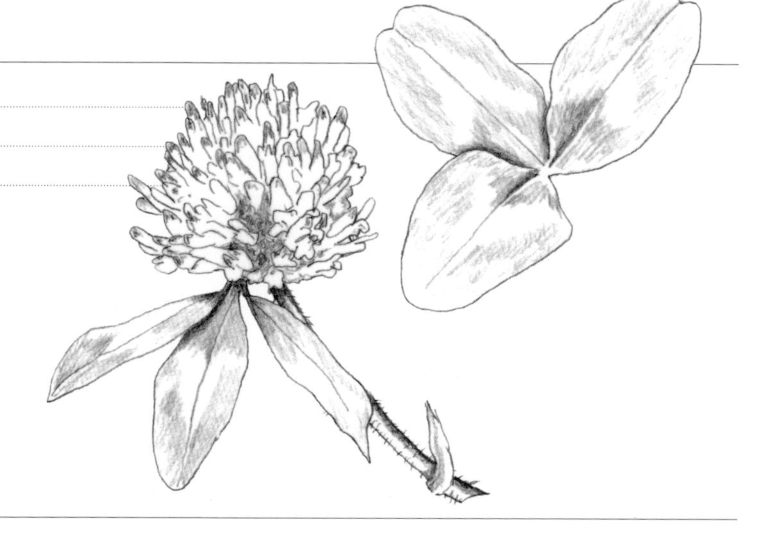

歷史和風俗

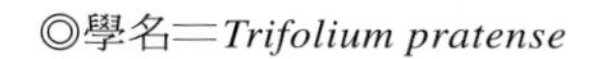

苜蓿自古至今都是一種重要作物，被用來作為飼料用草及地被植物。苜蓿在歷史也充滿了重要的象徵性意義，對基督徒來說，紅苜蓿標準的三出複葉代表著聖經中的三位一體（Holy Trinity）。苜蓿葉後來又從塔羅牌中所代表的魔杖或權杖，轉變為撲克牌中的黑桃。雖然偶爾可見五片小葉的苜蓿，但因為四葉苜蓿更為稀少，被認為是幸運的象徵。

根據不同的苜蓿花色，目前已知的苜蓿種類有白苜蓿、黃苜蓿（Medicago polymorpha or Melilotus officinalis）、紅苜蓿。和紅苜蓿不同的是，白苜蓿和黃苜蓿分別屬於草木樨（Melilotus）屬的兩個不同種，而這兩種苜蓿有時候被統稱為甜苜蓿（sweet clover）。現代藥草文獻中較少提及甜苜蓿，但紅苜蓿卻被當成藥草經過徹底研究。紅苜蓿那粉紅色、卵形的花朵是最常使用的藥草部份。鄉下長大的孩子幾乎都知道，從苜蓿花中可以吸到甜甜的花蜜。苜蓿花還可以沖泡成略帶甜味的茶水，曾是一種常見飲品。苜蓿花茶被建議用來治療百日咳、月經問題，或是作為一種「另類療法」或補藥；人們也一度認為紅苜蓿可以抗癌，但此說迄今仍頗受爭議。

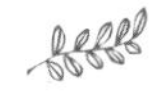

科學家眼中
紅苜蓿的功用

人體會將紅苜蓿異黃酮素轉變成大豆異黃酮素。紅苜蓿中的異黃酮素主要是鷹嘴豆芽素A（biochanin A）和花黃素異黃酮（formononetin）。食用之後，鷹嘴豆芽素A和花黃素異黃酮會直接被送到肝臟中，並馬上被肝臟酵素轉化成金雀異黃酮（genistein）和木質素異黃酮（daidzein）。而這兩種成分與食用大豆異黃酮素後，在體內所產生的分子一樣。

紅苜蓿異黃酮素中的鷹嘴豆芽素A和花黃素異黃酮，和大豆中金雀異黃酮和木質素異黃酮間最大的不同在於，兩種紅苜蓿異黃酮素上均帶有甲基基團（methyl），而兩種大豆異黃酮素上則帶有氫氧基基團（nydroxyl）。你的身體不但能夠、也確實會將甲基基團轉化為形態不同的氫氧基基團。服用紅苜蓿異黃酮素的人體研究，以及紅苜蓿異黃酮素所引起肝臟反應的試管試驗，皆證實了此轉化作用。紅苜蓿異黃酮素的花黃素異黃酮會變成大豆中的木質素異黃酮，而鷹嘴豆芽素A則變成大豆的金雀異黃酮。在大豆內的金雀異黃酮和木質素異黃酮，一開始通常是帶有附著糖的（daidzin和genistin，–in結尾表示帶有附著糖），但是在被身體消化吸收前，糖很快便會被腸內菌給移除掉。換句話說，兩種植物中各自的兩組異黃酮素成分，最後都會變成血液中相同的兩種分子。

這些異黃酮素或多或少具有雌激素作用，也是一般認為紅苜蓿中的作用成分。事實上，「紅苜蓿」補充品中除了由植物萃取出的異黃酮素外，通常不含其他任何成分。而且紅苜蓿和大豆最終都會變成兩種同樣的成分，金雀異黃酮和木質素異黃酮。因此理論上，雖然不同的人的肝臟酵素對兩種植物異黃酮素的轉化能力也不一樣，但大豆和紅苜蓿異黃酮素對健康的療效應該是一模一樣的。研究結果也證實了此論點。但對某些人來說，療效上兩者還是會有些許不同。

紅苜蓿的成分

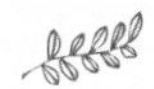

紅苜蓿異黃酮素主要是鷹嘴豆芽素A、花黃素異黃酮、木質素異黃酮、金雀異黃酮，以及它們的配糖體。紅苜蓿含有像是香豆雌酚和苜蓿內酯之類的香豆素。它還有甲基水楊酸之類的水楊酸成分和含氰糖苷。

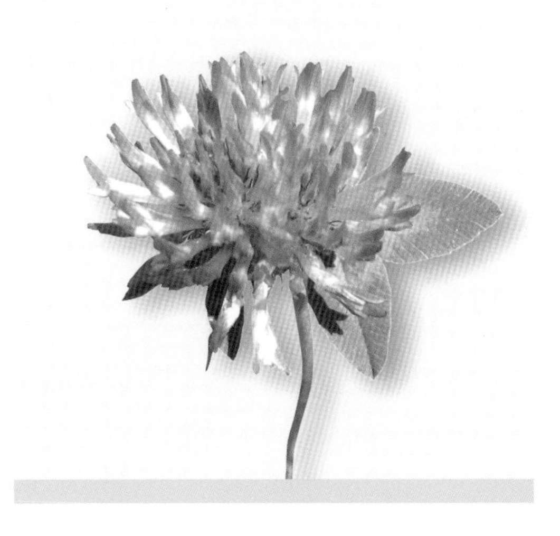

初步轉化後還有第二步過程。不管是從大豆或紅苜蓿而來，進入血液中的木質素異黃酮和金雀異黃酮素，都會再進一步經過轉化。此步驟常會使這些成分變得更為水溶性，得以加速經由尿液被排出體外。而第二次轉化的結果，比第一次轉化更加因人而異。不同的人會將金雀異黃酮和木質素異黃酮轉化成不同的成分。讓人服用大豆和紅苜蓿異黃酮素的研究發現，人們將紅苜蓿和大豆異黃酮素轉變成兩種相同分子（木質素異黃酮和金雀異黃酮），以及將這兩種分子再轉化成其他代謝物的能力，其實差異不大。而每個人最後卻具有不同代謝物多少也解釋了，大豆或紅苜蓿異黃酮素在人體引發的作用是如此因人而異。因此，紅苜蓿對每個人的影響都不同，大豆異黃酮素亦然。

不論是經過處理或未經處理的紅苜蓿異黃酮素，都是選擇性雌激素促效劑。所謂的促效劑是指能與體內受體結合，模仿一般和此受體結合之物質作用的藥物。而選擇性雌激素促效劑也具這樣的作用，只是效力較為微弱。也就是說，紅苜蓿異黃酮素具有一些和雌激素相同的作用，只是紅苜蓿異黃酮素表現出來的效果沒有那麼顯著而已。事實上，因為紅苜蓿異黃酮素的功效如此微弱，最終反而有可能變成抗雌激素，藉由阻礙雌激素附著在受體上，限制了雌激素發揮效用。而這也正是異黃酮素作用如此反覆無常、難以預期的主要原因。異黃酮素有可能產生雌激素作用，或是阻止雌激素發揮作用。（就算僥倖躲過一般的處理過程，未經處理的天然紅苜蓿異黃酮素還是可能具有選擇性雌激素作用。其結構內有一種稱為甲基的原子群，會阻擋異黃酮素緊密地附著在雌激素受體上。而這使得紅苜蓿異黃酮素的雌激素作用，變成比其他異黃酮素更為薄弱。）體內雌激素含量的高低，或許決定了這些異黃酮素的作用是類似雌激素，或是抗雌激素。

理論上，若體內雌激素太低（通常男性和未接受荷爾蒙治療的更年期婦女會出現此症狀），異黃酮素可以做為一種效力不大的雌激素替代品。在有限的範圍內，它可以產生和雌激素一樣的作用。異黃酮素會附著在細胞內的雌激素受體上，促使細胞製造出和雌激素相關的蛋白質。而這些蛋白質最主要是和性腺及骨骼生長有著密切關係。因此，人們曾一度希望能用異黃酮素來做為停經婦女的荷爾蒙替代療方。

異黃酮素和雌激素B受體的結合，比和雌激素A的結合作用來得好。雌激素B受體主要位於骨骼、心臟、血管、膀胱。雖然並非全部，但有些研究認為異黃酮素或許會對這些器官造成某種影響。但因為異黃酮素的附著力不佳，反而有可能變成抗雌激素。若體內雌激素量很高（像更年期婦女）的話，選擇性雌激素促效劑就很可能會不適當地附著在雌激素受體上，阻礙了作用力較積極的雌激素發揮正常作用。因為雌激素會刺激某些癌症，尤其是性腺中癌細胞的發展，所以也有人期望異黃酮素可以發揮抗癌作用。但因為其本身具有雌激素作用，此做法反而可能引發反效果。目前，紅苜蓿矛盾的雌激素作用，讓人不得不對其抗癌功效保持中立。雖然紅苜蓿可能會使癌症加劇的論點仍然未經證實，屬純理論，但在更多更好的研究結果發表前，謹慎的科學家們應該都不建議使用紅苜蓿來治療或預防癌症。

儘管美國國家癌症中心證實，大豆產品確實可降低數種癌症的發生機率，但這很可能是因為大豆中所含，而紅苜蓿中不含的其他成分（降低膽固醇的固醇，以及用來代替致癌成分較多之肉類的大豆蛋白）所造成的。目前尚不清楚，兩種植物中的異黃酮素究竟是能抗癌或致癌。

香豆素是紅苜蓿有，而大豆沒有的一種成分。除草時可能聞過香豆素的氣味，新收割的苜蓿牧草也會散發出香豆素香甜的味道。各種苜蓿中所含之香豆素，以及類香豆素成分（「香豆素類」）都很出名。因為某些案例的關係，說它聲名狼籍也不為過。1920年代的農夫們無法理解，為什麼家畜偶爾會出血而亡。當時用的牧草比今日所用的牧草含有更多苜蓿衍生物，而且較常被儲存在地窖中。因為天氣非常潮濕，地窖中的牧草很容易便會腐爛。黴菌將苜蓿中少量類似香豆素的作用成分代謝成香豆素，而香豆素是一種強力抗凝血劑。所以家畜們是因為食用了抗凝血劑而死亡。

「Warfarin」這種抗凝血藥物（由美國威斯康辛校友研究基金會〔WARF〕所研發）是由香豆素發展而來。醫生們一開始無法確定其安全使用劑量為何，所以曾有一段時間此藥僅用在老鼠藥內而已。而從意外或刻意吞下老鼠藥的生還者身上，科學家漸漸瞭解到適合人體使用的劑量，現在已成為一種常見的抗凝血藥物。不論是Warfarin或苜蓿中的香豆素類，都藉由模仿維生素K的結構產生作用，而維生素K正是具有凝血作用的維生素。Warfarin或香豆素類都會阻止體內真正的維生素K發揮作用。

然而，大部分紅苜蓿產品中的香豆素類作用十分微弱，純化後的異黃酮素當然也不具此作用。但在考慮使用整株或部分紅苜蓿植物前，都請牢記在心，雖然其效力較弱，但異黃酮素在結構上近似香豆素，而目前尚不清楚其薄血作用為何。只希望讀者瞭解紅苜蓿產品有可能會稀釋血液，而且最好也別使用發霉的紅苜蓿茶包。

因為其中一種香豆素成分，孕婦最好多加考慮是否要長期使用紅苜蓿。紅苜蓿中的香豆雌酚類似乙烯雌酚（DES），一些資料認為，其作用也類似乙烯雌酚。DES是一種特別具隱伏性的毒素，因為其所造成的傷害會延續兩代之久，使得人們很難察覺其存在。在1931–1971年之間，許多婦女使用這種合成雌激素來預防流產。美國食品及藥物管理局在發現DES

具有使出生女嬰發生生殖器官異常，以及提高罹患亮細胞癌（clear cell carcinoma）的危險後，立即禁止使用。母親服用DES，本身也會罹患乳癌的機率也增加了。雖然目前已停止使用DES，卻仍然發現不少出現DES後遺症的女嬰。這是因為僅有少部分使用此藥的婦女，真正瞭解其被禁止的原因。針對紅苜蓿的研究實在過於稀少，無法確定其香豆雌酚是否和DES具有相同作用。但為了安全起見，孕婦不應該為其療效而長期使用紅苜蓿。

藥草產生的作用

大致上看來，紅苜蓿算是十分安全。針對分離的紅苜蓿異黃酮素以及大豆異黃酮素所做的研究，並未發現任何明顯的危險性。至於紅苜蓿植物本身，美國食品及藥物管理局將其列在「一般認定為安全」的名單中，目前為止也沒有聽到任何相關異議。然而，使用紅苜蓿或其異黃酮素時，都應該更加謹慎小心。

紅苜蓿不適用於孕婦。單獨分離出來的異黃酮素對不同的人，會引起不同的荷爾蒙作用，至今尚不清楚其對胎兒發展是否具有影響。此外，紅苜蓿中的香豆雌酚或許和造成新生兒缺陷的藥物二乙烯二苯乙烯雌酚（人工合成的女性動情激素），作用不相上下。和紅苜蓿有關的病例很少見、影響也很有限。紅苜蓿或許也不會對孕婦造成傷害，但絕不建議懷孕婦女長期使用紅苜蓿。

請注意出血現象。紅苜蓿本身含有抗凝血香豆素成分，而非由其分離出來的異黃酮素。雖然目前並不認為紅苜蓿具抗凝血功能，但某些用紅苜蓿配製而成的產品或許影響力較大。對大多數人而言，少許抗凝血效果是好的，因為它可以使體內較不易形成危險的血栓。然而，若是正在接受薄血治療，或是本來血液功能就不正常的患者，使用紅苜蓿時就需要特別小心。

未經專家指示，請勿將紅苜蓿用於癌症治療。雖然異黃酮素和雌激素一樣效力薄弱，但有些科學家還是擔心異黃酮素在對雌激素易感癌症上的促癌潛力。因為理論上，異黃酮素也可以阻斷雌激素，進而對抗癌症的發展，所以上述論點目前還未論定。美國國家癌症基金會甚至還發起一項試驗，研究異黃酮素對前列腺癌患者的影響。但因為之前提到的種種原因，若想在家自行嘗試這種做法是很危險的。如果罹癌，在嘗試使用任何藥草前，都請先徵詢醫生的意見，因為不同種類的癌症，即使是同一種藥草都可能會產生截然不同的反應。

功效的實證

如果紅苜蓿異黃酮素最終在身體內，會變成和單獨分離出來的大豆異黃酮素同一種成分的話——有項讓受試者服用兩種異黃酮素的研究發現，事情果真如此[1]，那麼根據大豆試驗顯示，此成分大概不太有效。和紅苜蓿異黃酮素比較起來，大豆異黃酮素被測試的較為徹底。而分析結果指出，其對熱潮紅、骨質流失、人類認知能力的影響都很微弱，或是根本不具影響力。對膽固醇或三酸甘油脂之類的血脂質，同樣也沒有太大的影響。

假設紅苜蓿異黃酮素的作用和大豆異黃酮素不同的話（從生化學角度來說，似乎不太可能），以下是一些使用紅苜蓿異黃酮素的人體臨床試驗結果的總整理。

紅苜蓿異黃酮素的好處是無法預期的。有時候，有關紅苜蓿異黃酮素的研究會發現，其對熱潮紅、骨質流失、血脂質雖然略有助益，但效果並不穩定。但至少沒有出現任何負面的影響。以下所列之研究大部分都設計良好，採用了安慰劑和雙盲設計。其中許多研究用的是市售紅苜蓿製成品「Promensil」、「Rimostil」，或兩者皆使用。

紅苜蓿對心智能力的影響目前尚無定論，一切只能根據有限資料而定。更年期後，有些人會服用異黃酮素來預防「老化現象」——也就是和年齡有關的認知能力不全症。一項研究讓30位停經婦女服用紅苜蓿異黃酮素或安慰劑6個月，然後請她們做各式各樣的認知測驗[2]。異黃酮素一開始似乎能顯著地增加受試者的視覺空間能力，但卻會明顯地減弱和數字回復，以及口語記憶有關的能力。或許是受此結果提醒，研究人員重新檢測了收集來的資料，運用嚴格的統計規則，最後發現沒有任何一項影響具有顯著性。

紅苜蓿最常見的用法或許是在治療熱潮紅。如同針對大豆異黃酮素所做的研究，大部分研究顯示紅苜蓿並不具療效[3, 4, 5]。然而，含有高濃度鷹嘴豆芽素A和花黃素異黃酮的「Promensil」，卻比另一種補充品「Rimostil」在縮短熱潮紅發病期上有較好的效果，但這不包括減少熱潮紅的發生次數[6]。而在其他不同試驗中，「Promensil」則顯著減少了控制組中受試者發生熱潮紅的比率[7]。

紅苜蓿對血脂質造成的影響並不一定，但至少無害。雖然有些血脂質研究發現，紅苜蓿其實不會造成血脂質（膽固醇、LDL、HDL、三酸甘油脂）[8, 9]的任何改變，但其他研究則顯示，其會微弱、但不顯著地降低三酸甘油脂[10, 11]。理論上，紅苜蓿對血脂質的影響取決於使用異黃酮素的人，以及使用的異黃酮素種類。第二型糖尿病患者無法改變體內HDL或LDL膽固醇[12]。另一方面，不包括停經後的婦女，老年男性，在服用添加較多鷹嘴豆芽素這種紅苜蓿異黃酮素的補充品後，比服用添加另一種紅苜蓿異黃酮素，花黃素異黃酮的補充品的人，體內LDL（壞）膽固醇的降低效果較好[13]。停經後，婦女體內的HDL（好）膽固醇會明顯升高，但更年期婦女則不然[14]。在Rimostil中的紅苜蓿異黃酮素，同樣會顯著地提高HDL。不過，因為指出此論點的研究並未使用安慰劑，其研究結果不免令人存疑。增加Rimostil的使用劑量，並不會相對地增加其對HDL的效益[15]。

常見的使用方法

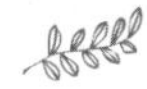

內服

經前和經期問題、更年期症候群、血膽固醇過高症、骨質疏鬆、癌症、呼吸疾病

內用時的可行方式

異黃酮素補充品、膠囊、新鮮的紅苜蓿花冠、沖泡的茶水、泡製品、萃取物

常見的用法

建議每天服用內含40–160毫克的異黃酮素補充品。而新鮮的紅苜蓿花冠，則通常是用熱水來沖泡成紅苜蓿茶。

＊這些用法和處方來自於民間流傳的方法，並不一定經過測試或推薦。

紅苜蓿異黃酮素對血管具有相當有趣顯著影響。數項研究暗示，其或可減少血液「阻力」[16, 17]。對血液流動所造成的阻力有可能來自於狹隘的血管，或是其中流動的血液黏稠度增加。任何一種症狀都表示血管無法擴張，可能是和抗疑血作用有關的反應。（如果紅苜蓿的異黃酮素沒有徹底淨化掉其類香豆素的成分，那麼理論上，其中的香豆素類就有可能使血液稀釋。）第二項研究發現，服用異黃酮素和服用安慰劑的受試者比起來，白天的血壓會明顯地降低許多。

另一項和健全血管有關的評量標準是蛋白質糖化作用。這是血中糖分太高時會發生的不正常反應；糖尿病患者通常會出現這種症狀。它和糖永久附著在血管蛋白質有關，不但會造成血管傷害，也會阻斷血液輸送到體內各器官。紅苜蓿異黃酮素無法減輕第二型糖尿病患者體內的蛋白質糖化作用[18]。它似乎對血糖或胰島素都不具任何影響力[19]。

雖然尚未有足夠證據說明，紅苜蓿異黃酮素對骨質疏鬆症有什麼影響，但就目前看來，至少不會造成傷害。有些研究報告指出，服用異黃酮素的女性，骨質密度會顯著地提高。但其中也有一項研究顯示，此效果只出現在下脊柱而不是髖關節[20]。其他試驗結果之所以令人高度存疑，全都是因為沒有使用控制組設計的關係[21]。同時，可信度較高的調查結果顯示，雖然骨骼再吸收（分解）指數沒變，使用異黃酮素卻使骨骼新生指數明顯地提高了。

有些人認為，異黃酮素能夠預防癌症，其他人則擔心它或許會促癌。如同大豆異黃酮素，目前紅苜蓿異黃酮素和癌症間沒有任何已知關聯，但針對此主題所做的研究十分匱乏。（然而，大豆蛋白質卻能減少癌症的發生，見第342頁。）具有某類型乳房組織密度分布的女性，和癌症發生機率的提高有關，紅苜蓿異黃酮素並不能改變其乳房組織密度，也不能改變雌激素、黃體刺激素（LH）、濾泡刺激素（FSH）之類的荷爾蒙[22]。而且，紅苜蓿異黃酮素似乎不會影響到服用它的女性的子宮內膜增生，但此研究不但測試期很短，受試者的數目也很少[23]。有些研究人員重新檢驗了使用紅苜蓿異黃酮素的前列腺癌患者的舊組織切片檢查，並和未使用紅苜蓿的男性樣本做比較。雖然在凋零細胞數量明顯增加這點上，發現了紅苜蓿可以使特定癌細胞乾脆地進行有益的「細胞凋亡」之外，並沒有其他有關前列腺癌的正面數據資料[24]。

概　要

- 大多數人使用紅苜蓿都是為了其中的大豆異黃酮素，它具有選擇性雌激素促進劑作用。
- 紅苜蓿異黃酮素經由新陳代謝，會快速地轉變成一種成分，和大豆異黃酮素會在體內轉化而成的成分一模一樣。
- 目前尚缺足夠證據來建議人們使用紅苜蓿異黃酮素，因為臨床研究的結果不但不令人驚豔，還相當反覆多變。
- 紅苜蓿或許內含抗凝血的香豆素，以及一種理論上會造成新生兒缺陷的媒介成分。
- 紅苜蓿大致算安全，但有些人在使用紅苜蓿時應該特別小心，像是癌症患者、正在接受薄血治療物或有血液問題的患者。懷孕和哺乳期間的女性也應該避免使用任何紅苜蓿治療。

RED PEPPER
紅辣椒

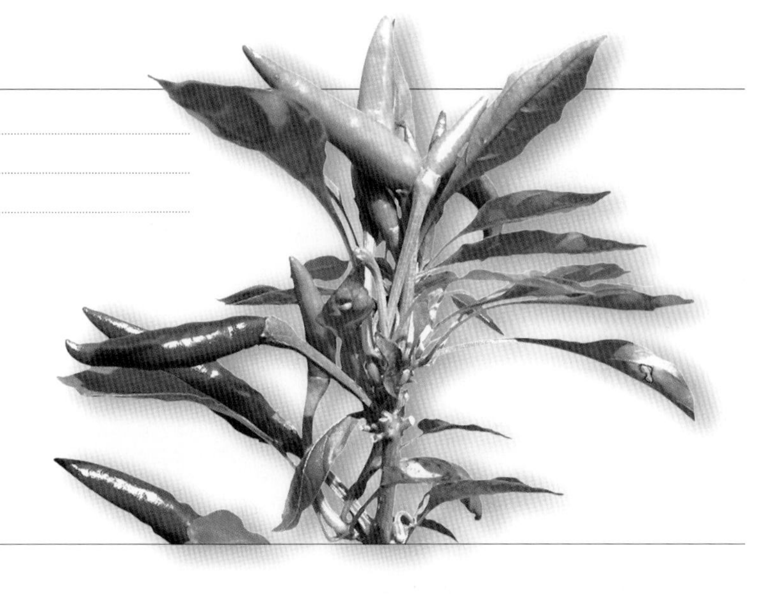

◎學名＝*Capsicum annum*，

Capsicum frutescens

◎科名＝茄科

歷史和風俗

紅辣椒別名capsicum、chili pepper、cayenne pepper，是一種原生於南美的茄科植物。（黑辣椒則是另一種原生於非洲的植物，有著不同屬性。）原生紅辣椒是一種個頭嬌小、辣味的漿果。早在西元前七千年，南美洲印第安人就開始將其使用於料理中。在歐洲航海探險家將這種熱帶植物帶到印度、非洲、中國、印尼之前，人們現在所熟悉的這些香辣異國料理中，原先根本不見紅辣椒的蹤跡。各地區繁衍出不同的辣椒品種，比方說口感溫和的匈牙利椒（紅椒）和辛辣的南美Habanero。植物學家目前已知的辣椒品種超過90種以上。

研究各式風味料理的人常感到好奇，為什麼氣候炎熱的國家往往以辛辣料理著稱；而寒冷國家的料理反而口味溫和。將刺激性香料添加在食物中的做法，其實是為了在缺乏冷藏設備的情況下保存食物。在冰箱尚未發明前，使用其他冷藏方法——像是用冰或是清涼的流水——均不適用於熱帶地區。唯一可行的保存法便是在食物中添加一些可以抗菌的香料藥草。大多數香料的刺激性油脂，是植物為了自我防衛免受細菌攻擊所分泌出來的，所以藥草油普遍具有抗菌作用（不過，通常因為功效不是太突出而不被特別注意）。雖然大量的紅辣椒和其他香料會抑止細菌的生長，但也可能嚇跑一些用餐的人。此外，紅辣椒還有一項爭議性「功效」:「此香料雖然不能阻止腐壞，但卻可以掩飾腐敗味。」紅辣椒也被用來減緩消化不良和脹氣、減輕鼻塞、頭痛、肌肉痠痛。紅辣椒亦是有名的催慾劑（但千萬別直接用在皮膚上，這可會造成得不償失的反效果）。

科學家眼中紅辣椒的功用

就算少了味蕾，紅辣椒還是會使嘴巴灼熱。紅辣椒油內含辣椒素（capsaicinoids），是一種生物鹼，就像香草中的香草醛（vanillin）。只不過辣椒嘗起來一點都不像香草。在紅辣椒的綜合辣椒素中，含量最多的是紅椒鹼（capsaicin）。人們食用紅辣椒時，並不是透過味蕾直品嘗到辣椒鹼。如同其他油溶性小分子，辣椒鹼也可以穿透組織。它會緩慢地在嘴內組織間移動，引發深層神經的反應後，就會開始慢慢感覺到灼熱感。由於百萬分之一的辣椒鹼即可被人體感應到，所以只要一點點紅辣椒就威力十足。

有違常理的是，紅辣椒雖可減輕疼痛，卻不是一般常見的反刺激劑。把這種帶有刺痛感的藥草外用於皮膚上當止痛劑時，一定要非常非常地小心，但似乎頗具療效。科學家們一開始試著以傳統的「反刺激劑理論」（counterirritant theory）來解釋紅辣椒的功效：「此藥草所帶來之刺痛感，轉移了對原來痛處的注意力。這就像是用榔頭敲指頭來讓人忘記頭痛一般，絕對不是理想的止痛方式。有些反刺激劑作用或許多少解釋了紅辣椒的作用機制。然而，親身驗證過的人就會發現，絕對有其他遠比紅辣椒更吸引人的止痛法。」

紅椒中的紅椒鹼會誤使大腦以為感覺到熱。紅椒鹼的作用正如體內神經傳導物質，會與VR1神經細胞受體（VR1 receptor）結合，暫時改變此受體的外形。VR1受體原本就會在高於42℃（108℉）左右的溫度下會改變形狀，而這開啟了神經細胞上的開口迎入稱為離子的帶電粒子。離子會流入神經細胞內，對另一個神經細胞發送訊息。而訊息分子會在一個個神經細胞間傳送，最後到達大腦，讓人感覺到灼熱般的疼痛。你以為自己覺得熱，但其實不然。此時身體甚至會做出對熱的反應，如流汗。

紅椒鹼藉由減少物質P神經細胞的供給量來減輕疼痛，物質P是一種不好的痛覺神經傳導物質。醫生們將疼痛分為兩種，「好的痛」和「壞的痛」。雖然很難要人承認有任何痛可能是「好的」，但事實上，當手指不小心碰到熱烤箱而反射性將手縮回時，所感覺到的短暫疼痛即是「好的痛」，可以讓人即時反應而不被燙傷。而「壞的痛」則是長期（持續性）疼痛，是由體內另一種神經傳導物質所加以媒介的，和「好的痛」的傳導素不同。神經傳送「好的痛」訊息時動作很快，但傳送「壞的痛」訊息時則很緩慢，因此造成了持續性、長時間的疼痛感。

「壞的痛」的神經傳導物質稱為物質P（substance P，想當然耳，P指的是英文的痛pain）。如同「壞的痛」，紅椒鹼也會造成「壞的痛」的神經向其他疼痛神經傳送出物質P，最後到達大腦，讓人感覺到疼痛。然而，因為紅椒鹼傳送的速度太快，所以使得「壞的痛」的神經一下子就把物質P釋放光了。紅椒鹼起初會引起一陣短暫的疼痛，但因為它使神經迅速地釋放出所有庫存的物質P，一時之間又無法來得及製造出更多物質P，所以神經無法持續向大腦傳送疼痛訊息。

紅椒鹼會附著在VR1受體上，啟動其釋放出物質P這種不好的痛覺傳導物質，但物質P並不會和已被紅椒鹼所附著的VR1受體結合。由於物質P會依大腦指示，在體內從一個神經細胞游移到另一個神經細胞，所以會和許多不同的神經受體結合，這些受體稱為神經胜肽受體（NK1 receptors）。因為此受體和傳送疼痛訊息至大腦有關，所以阻礙神經胜肽受體所具有之新發現的療效，或許證實了紅辣椒止痛的另一方法。巧合的是，傳送「好的痛」的主要神經傳導物質正是麩胺酸。

紅椒鹼是否有益身體還很難說：端視感覺到的是好的痛或壞的痛。「壞的痛」的神經訊息傳送地很緩慢，這是因為其絕緣性很差——與脊椎中的神經節絕緣（insulation）讓訊息可以更快地躍過每個絕緣節中的斷層。「壞的痛」的訊息因為較缺少這種可以加速訊息傳輸的絕緣性，所以需要更長的時間來傳導。但同樣地，訊息消退的時間也會延長。在關節炎和其他各種慢性病症中，產生作用的即是這種緩慢訊息的神經，而將紅椒鹼外用於皮膚上，似乎有助於使痛感變得較遲鈍。反應快速的神經通常比較具絕緣性、也比較會產生「好的痛」，也就是短暫疼痛。若不小心被爐子燙傷，體內「壞的痛」的神經不會加入作用陣容，所以紅椒鹼或許無法有助於「好的痛」的復原。

一項新研究發現，大腦比我們想像的聰明。腦部沒有紅椒鹼，但有另一種外形相似的分子，稱為內因性類紅椒鹼（endogenous capsaicin analogues）。在大腦中甚至還有VR1可以和這些分子結合，但目前尚不清楚當若真的發生此情形，到底會產生什麼作用。內因性類紅椒鹼似乎是被用來對大腦傳送訊息，警告大腦身體發生了不尋常的事，而且它們也提高了痛覺知感。比方說，最近才發現心臟也具有VR1受體，而人之所以可以感覺到心臟病快發作，也是因為紅椒鹼和心臟上的受體結合之故。它們或許還具有其他生理影響，像是收縮血壓和呼吸道。

紅辣椒的成分

紅辣椒油內含辣椒素，是一種類似香草中香草醛的生物鹼，儘管一個8或10個碳分子的碳化氫（hydrocarbon）會藉由一個氨基連結在香草醛內被大副降低的醛碳（aldehyde carbon）上。主要辣椒素為紅椒鹼（32–38%）和二氫紅椒鹼（dihydrocapsaicin，18–52%）。類胡蘿蔔色素包括胡蘿蔔素（carotene）、辣椒紅素（capsanthin）、α–葉紅素（α–carotin）、堇菜黃質（violaxanthine）。芹菜鹼（apiin）和木犀草素配糖體是紅辣椒中兩種主要類黃酮素，紅辣椒子中的綜合固醇皂苷（steroid saponins）統稱為capsicidine。此外，紅辣椒也富含維生素C。

紅椒鹼或可指引人們往新方向來發展止痛藥。研究人員目前正試著利用此特點發展另一種VR1受體阻隔物，以做為新形態的止痛藥。和傳統上作用類似阿斯匹靈或嗎啡的止痛藥之不同在於，新止痛藥在理論上，可以更直接地使疼痛停止，也具有更少副作用。比方說，一項稱為「capsazepine」的新藥，可以使嚙齒類動物較不易感受到感官性疼痛[1]。因為「capsazepine」和其他同一類型的新止痛藥和紅椒鹼相當近似，所以它們也被稱為類紅椒鹼（capsaicin analogues）。雖然可用新方法來合成製造新止痛藥很讓人興奮，但其實紅辣椒的作用便已足夠超越這些新藥。

藥草產生的作用

只要胃受得了，紅辣椒其實營養豐富。紅辣椒的顏色來自於其胡蘿蔔素成分，正是讓胡蘿蔔看起來是橘紅色的同一種植物色素。身體會用胡蘿蔔素來製造維生素A，而且令人意外的是，紅辣椒也是攝取維生素C的好選擇。一根小紅辣椒內的維生素C含量就超過一整杯柳橙汁。

紅辣椒會造成二度灼傷。食用進入體內的紅椒鹼的化學性質不會被腸子改變，其他未被身體吸收的紅椒鹼，自始至終都夾帶著灼熱威力。因此，過多紅椒鹼會引發痛苦不適的腸胃活動。「墨西哥辣椒直腸炎」（jalapeno–proctitis）是醫學界用來形容此不舒服症狀的專有名稱。

介紹一些消除嘴巴或其他部位灼熱感的方法。首先，預防勝於治療。廚師們建議處理紅辣椒時最好戴著橡膠手套。若想減輕被紅辣椒所引起的皮膚過敏，可以先輕輕地用冷（不是熱）肥皂水沖洗不適部位。（熱度會使VR1受體變形的更嚴重，而這正是紅椒鹼最起始的作用。）再來因為紅椒鹼為油溶性，含油脂成分的物品或許有助於去除紅椒鹼。此做法也適用於消退嘴巴內的灼熱感。即有偏方建議可以喝牛奶。雖然不論牛奶是否含脂，其蛋白質可能就有助於除去紅椒鹼，但若使用的是低脂牛奶，效果大概就沒那麼好。另一項民間偏方是吃塗了奶油的麵包來去除口內灼熱感，因為使用了奶油，所以理論上來說或許真的有效；也曾聽說冰啤酒也很管用。

物質P會讓人流鼻水。紅椒鹼會引起疼痛訊息神經快速地釋放出物質P，但物質P作用可不只是傳送疼痛神經傳導物質而已。它也會刺激發炎過程，若吃下夠多紅辣椒，體內過量的物質P就有可能感染到鼻子，讓人流鼻水。有鼻塞問題的人會視此為一項優點。因此，民間感冒療方中通常都含有紅辣椒。

為求減輕皮膚痛，使用現成紅辣椒製成品或許會比自製療方來得安全。在現今大多數雜貨店中，都可以找到這類紅辣椒製品。美國食品及藥物管理局允許開架式外用止痛軟膏中，最多可含0.075％紅椒鹼。超過此濃度的紅椒鹼就會引起不適的灼熱感，使疼痛加劇。有一項醫學參考資料建議，醫生們可以事先告知病人，若不喜歡紅辣椒藥膏所帶來的副作用，可以用稀釋過的醋水將其沖洗掉[1]。

常見的使用方法

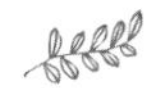

內服

興奮劑、循環不良、消化不良、脹氣、嚴重或慢性疼痛、頭痛、發冷等感冒症狀、鼻塞、發炎、潰瘍、血栓、降膽固醇、心血管疾病、減重

內用時的可行方式

新鮮或乾燥的紅辣椒、膠囊、濃縮滴劑、乾燥紅辣椒薄片或紅辣椒粉、茶水、酊劑

常見的用法

每日使用最多3次30–120毫克的紅辣椒。若使用酊劑，每日劑量則為0.6–2毫升。

外用

肌肉痠痛、慢性疼痛、背痛和脖子痛、糖尿病性神經病變、帶狀疱疹、類風濕性關節炎和骨關節炎、纖維肌痛症、循環促效劑

外用時的可行方式

內含最多不超過0.075％紅椒鹼的乳膏或凝膠，這是美國食品及藥物管理局所規定的最高使用濃度。

常見的用法

為求最大功效，建議每日可使用3–4次。有些文獻報告指出，有時候需要連續使用兩星期才能達到最佳止痛效果。

＊這些用法和處方來自於民間流傳的方法，並不一定經過測試或推薦。

請注意使用的部位。因為使用紅椒鹼時，務必要小心避開割傷、傷口、眼睛或黏膜，所以有些產品的包裝會設計成附滾球的條狀，或是貼布狀，以將誤用意外減至最低。但有些產品並非如此設計。若有人指甲縫裡不小心沾了一些紅辣椒，之後又碰觸到身體敏感部位的話，應該會很難忘懷那痛苦的滋味。就算徹底將手洗淨，手指上剩餘的一丁點紅辣椒，都有可能殘留數小時之久，要是剛好要換隱形眼鏡而用手碰到眼球的話⋯⋯結果真是慘不忍睹。

紅辣椒可以用來暖腳。有些熱中冬季運動的人，會在襪子裡撒一點辣椒粉，據說這樣做可以保持腳部溫暖；事實上，紅辣椒粉現在已被當成暖腳產品在市面上販售。我的母親因為血液循環不良的關係，總是雙腳冰冷。她就曾試過在襪子裡撒些辣椒粉。但她也總是一再警告家裡人，千萬別將她用來暖腳的襪子誤放到內衣抽屜去。

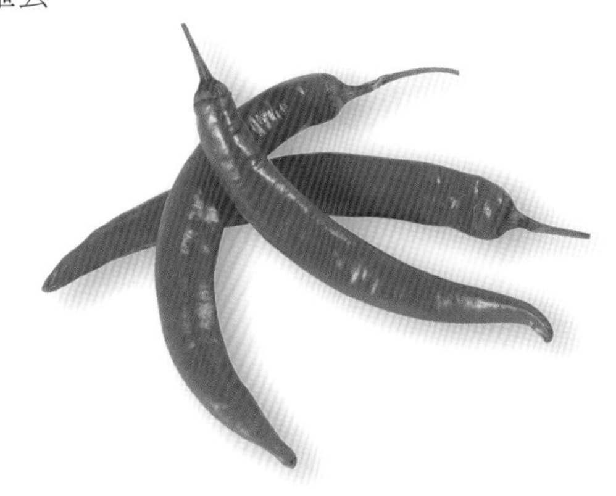

有趣的事實

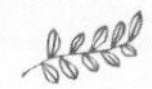

內含紅椒鹼的紅辣椒新產品

有些以紅椒鹼製成的神奇新產品問市。比方說，在獸醫縫合線中添加紅椒鹼，可以預防寵物啃咬剛縫合好的傷口。或是在光纖電纜上塗一層添加了紅椒鹼的油漆，試看看這樣能否有效預防老鼠啃咬電纜。這種油漆甚至還被塗在船上，好驅趕藤壺（barnacles，一種甲殼動物）攀附。

紅椒鹼或許也可以避免餵鳥器中的鳥食被小鳥以外的生物吃掉。在吃辣椒大賽中，就算是自誇最陽剛、熱愛咖哩、視莎莎醬辣度為無物的人，都完全比不過鳥兒的吃辣功力。雖然哺乳類動物會被紅椒鹼所影響，但鳥類不會。因為牠們體內具有不同的VR1受體。鳥類的VR1受體雖對熱有所反應，但卻無法分辨紅椒鹼。賞鳥人士注意到，鳥兒可以滿不在乎地大口吃紅辣椒，這些鳥之後又會將未消化的辣椒子排出，擴展了此紅辣椒的生長區域。有些好奇的賞鳥者由此得到靈感，在鳥食中添加少量紅椒鹼。而現在，也可以在市場上買到這種添加了紅椒鹼的綜合鳥食。鳥兒會吃得很高

>>>

興，但嚙齒類動物卻避之唯恐不及。研究報導指出，鳥類食用紅椒鹼並不會產生任何副作用。據說，此香料藥草中的胡蘿蔔素和維生素，反而還會使鳥類更加活力充沛。

功效的實證

設計良好的臨床試驗一再證實，外用紅辣椒藥膏的確對治療數種引起疼痛的病症十分有效，像是類風濕性關節炎[2]、骨關節炎[3]，以及帶狀疱疹之類的神經痛[4]、糖尿病性神經病變[5]。研究同時也證實，紅辣椒對治療下背痛有功效[6]。一項初步前導研究發現，此藥草或許也有助於慢性頸痛[7]。紅辣椒或許能幫助纖維肌病症患者，但尚需更多研究來加以驗證[8]。在這些研究中，少數一些受試者無法承受紅辣椒治療法，其中有些人還出現副作用反應。但另一方面，也有一些受試者必須連續好幾週，每天都使用好幾次辣椒藥膏，才能稍稍感到一點正面功效。

紅辣椒會明顯地讓有些人消化不良，但對其他人而言，卻是有助消化。紅辣椒可以顯著地減少一般慢性消化不良症患者的不適[9]。不過，另一項研究顯示，常出現胃灼熱症狀的人若使用紅辣椒，反而會變得更加痛苦[10]。

對於使用紅辣椒來治療潰瘍，目前仍具爭議。理論上，它或許有益此病症。內視鏡檢查也證實，紅椒鹼可以有效地保護未患有潰瘍的人，免於受到因阿斯匹靈所引起之胃部傷害[11]。有些資料建議，它或許可以藉由殺死和潰瘍發生有關的感染性幽門螺旋桿菌，進而幫助潰瘍患者。雖然紅辣椒在試管中表現出殺菌作用，但大部分藥草皆如此，而且每當將試管研究結果外推至人體時，都一定要特別謹慎才行。患有和幽門螺旋桿菌相關潰瘍的患者食用紅辣椒，並不會對其症狀造成任何影響[12]。不過，紅辣椒還是有可能藉由其他機制來幫助潰瘍患者，但目前尚需更多資料才能對此提出有效結論。

概　要

- 紅辣椒含有紅椒鹼，此成分會耗盡神經細胞中一種稱為物質P的疼痛訊息分子。外用紅辣椒藥膏似乎能成功地減輕某些種類的疼痛。
- 使用紅辣椒藥膏時若過於隨意，或使用在接近敏感部位時，都會引起痛苦的灼熱感。像是眼睛和黏膜。
- 藉由其物質P耗竭機制，紅辣椒或許有助於某些種類的消化不良症，包括潰瘍。不過，也有可能使其他消化不良症變得更加嚴重，像是心灼熱。尚需更多數據資料來驗證此療法的實際效用。
- 人體會製造出類似紅椒鹼的分子。藉由阻礙這些分子作用，或許能引導出新形態止痛藥的發明。

SAGE
鼠尾草

◎學名=*Salvia officinalis*，
Salvia lavandulafolia
◎科名=唇形科

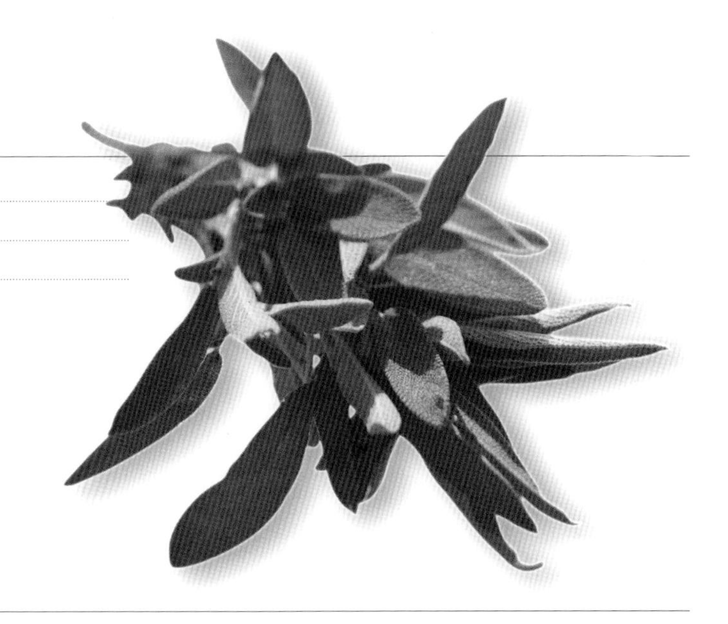

歷史和風俗

現在許多人都只把鼠尾草當成是傳統餡料中的一種重要香草。但可別小看此藥草，鼠尾草之前可是享有轟動社會的名聲。中國、印度、歐洲、北美的藥草學家都曾先後建議用鼠尾草來治百病。鼠尾草學名中的*Salvia*是從拉丁文「*salvus*」而來，意思是「健康」，也和「salvage」（挽救、搶救）這個字有關。一位十世紀的羅馬人就曾疑問：「他怎麼會死呢？他的花園裡種著鼠尾草啊。」另一項中世紀的闡述更宣稱：「對鼠尾草的渴將賦予人們永生。」若以上例子都還不夠讓人印象深刻的話，還有一句俗語說：「若要活得好，要吃五月鼠尾草。」

看了以上令人讚嘆的引述，要是知道鼠尾草在當今藥草學中，主要療效居然是止藥，一定讓人覺得很掃興。如同許多其他唇形科植物（見77頁貓草、254頁薰衣草、260頁檸檬香蜂草、和300頁胡椒薄荷），鼠尾草也被用來治療痙攣或脹氣等消化不良症狀。據說，熱鼠尾草茶是一種對喉嚨痛和口瘡很好的舒緩、收斂性漱口水。雖然並非是什麼常見的病症，但鼠尾草也是口水分泌過盛時的推薦藥草。然而，由於科學家們最近都先後注意到了鼠尾草，其地位也就提升到不只是一種止汗劑和止口水劑而已。由於鼠尾草具有幫助記憶力的神奇特性，以及治療阿茲海默症患者腦部的作用力，所以受到極高評價。

科學家眼中
鼠尾草的功用

鼠尾草的單寧解釋了其收斂皮膚和澀嘴的作用。單寧是常見的植物分子，是植物對病蟲和微生物的天然防衛成分。單寧會和蛋白質結合，將它們拉攏在一起，「鞣化」皮膚這種表面含蛋白質的東西。單寧一次會和數個蛋白質結合，此現象稱為交聯（cross–linking），使蛋白質不正常化。與植物病蟲表面的蛋白質交聯，會使得此入侵者失去活動力。飲用茶、紅酒、紅葡萄、某些堅果後又乾又澀的感覺即是由單寧造成。事實上，單寧是鞣化了口腔表皮。這種感覺並不屬於味覺，而是稱為澀的特質。喝鼠尾草茶或用其漱口都可「鞣化」喉嚨和腸道，形成一層暫時性堅固屏障。此屏障會減少分泌物。在腸道內，則會減少腸子和引發腹瀉的刺激物質接觸[1]。然而，過量的單寧會導致胃部不適。外用單寧萃取物時的止汗效果，即歸功於單寧收斂皮膚、組成屏障的作用，不然皮膚就會出汗。

鼠尾草或許會影響到乙醯膽鹼這種神經傳導物質。如同其他神經傳導物質，乙醯膽鹼是由一個神經細胞所釋出，然後傳到鄰近的另一個神經細胞去，藉此傳導神經刺激。不過，只要乙醯膽鹼存留下來，神經衝動就會毫不減弱地持續下去，造成傷害性中風，甚或死亡。幸運地是，會出現另一種分子，乙醯膽鹼酯酶（acetylcholinesterase），來分解乙醯膽鹼，預防負責接收乙醯膽鹼的神經細胞被不斷地製造出來。鼠尾草會抑制乙醯膽鹼酯酶，若相信負負得正的道理，此機制的邏輯是：鼠尾草會抑制住一種破壞乙醯膽鹼作用的成分，因此，鼠尾草會提高體內乙醯膽鹼。若乙醯膽鹼被過度提高，有可能會致命，但像鼠尾草這種微弱的乙醯膽鹼酯酶抑制劑，只能使乙醯膽鹼稍稍提高一點，反而有可能有助於一些匱乏乙醯膽鹼的特定病症。

若果真提高了體內乙醯膽鹼會有哪些預期反應？

對應於打帶跑交感神經系統的是稱為休息消化副交感神經系統，而乙醯膽鹼正式此系統所使用的神經傳導物質。儘管各組織內的乙醯膽鹼作用皆不相同，有可能是促效劑或抑制劑，但一般來說，此成分引發的反應並不屬於打帶跑（交感神經）形式。也就是說，乙醯膽鹼主要處理的是和休息相關的活動，如消化和作夢。

有許多作用力遠大於鼠尾草的乙醯膽鹼酯酶抑制劑，它們會讓體內乙醯膽鹼增加到足以致命的程度。比方

>>>

說，有機磷殺蟲劑也是乙醯膽鹼酯酶抑制劑，但它們會使乙醯膽鹼增加到急救人員稱之為SLUD的危急症狀。SLUD是指「流口水、流淚、排尿、排便」，都是乙醯膽鹼過量時的典型症狀。像有機磷殺蟲劑這種乙醯膽鹼酯酶抑制劑的問題在於，它們會不可逆轉地抑制住乙醯膽鹼酯酶。在此情況下，細胞製造出更多乙醯膽鹼所需的時間，會延長到永遠無法使患者復原。鼠尾草的作用力似乎比有機磷殺蟲劑來得溫和的多，是以可逆轉的方式來抑制住乙醯膽鹼酯酶。幸運地是，用來治療阿茲海默症的鼠尾草和乙醯膽鹼酯酶抑制藥物，作用力都比有機磷殺蟲劑溫和許多，而且阿茲海默症藥物也的確可以預防記憶力的喪失。然而，因為這些處方藥物會引起副作用，像是心跳緩慢、出汗、噁心、腹瀉、嘔吐，所以理論上，高劑量的鼠尾草後，也可預期會引發同樣的反應。

藥學界早已熟知這種促進乙醯膽鹼的作用，具此作用的藥品稱為乙醯膽鹼酯酶抑制劑（acetylcholinesterase inhibitors或AChEIs），也叫做抗乙醯膽鹼酯酶（anticholinesterase）藥。乙醯膽鹼酯酶抑制劑對阿茲海默症早期記憶力喪失的症狀有著些微的助益，因為此病症患者的乙醯膽鹼合成能力特別差。

鼠尾草或許可以用來治療阿茲海默症，但是否能治癒此病？輕度阿茲海默症是造成老年癡呆的主因，大約有450萬美國人為此症所苦。和此病症有關的腦功能逐漸喪失，是無法治癒的，但處方藥可以多少提供一些幫助減緩記憶力喪失的功效。因為大多數這種藥品都是藉由防止乙醯膽鹼分解來發揮作用，所以期待鼠尾草也具相同作用是很合理的。但不幸地是，此推論並未討論到造成阿茲海默症的根本原因上，目前雖無法確定原因為何，但應該和發炎以及腦部囤積蛋白質（β－澱粉樣蛋白）而搞亂了腦部作用有關。最近也認為，減少腦部胰島素的製造和阿茲海默症的發展有關。因為抑制住乙醯膽鹼酯酶的處方藥無法治癒阿茲海默症，所以鼠尾草大概也不可以。

鼠尾草有可能引導研究人員開發出一種全新的乙醯膽鹼酯酶抑制劑。還有許多其他由植物衍生出的乙醯膽鹼酯酶抑制劑，但因為作用力或毒性都太強，所以不適合用來治療阿茲海默症。不過，這些成分都隸屬於一個大植物分子類別，稱為生物鹼（alkaloids）。鹼是含氮的植物分子，對腦部和神經系統通常有著深遠的影響；其中有些具刺激性、有些具鎮定作用、有些可以止痛、有些讓人產生幻覺，而這還只是其影響力之一二。像鼠尾草就是另一種乙醯膽鹼酯酶抑制劑。然而，被檢測的鼠尾草種類（S. officinalis和S. lavandulafolia）中並不含生物鹼，所以它居然具有抑制乙醯膽鹼酯酶的特性，實在讓人大吃一驚。一般認為，鼠尾草的作用成分是稱為單萜類（monoterpenes）的一種油性分子。許多植物的揮發油中都含有不同的單萜。和鹼不同的是，單萜不含氮，雖然其中有些單萜具輕微鎮靜作用，但一般不認為它們對腦部或神經系統有什麼特別影響。由鼠尾草分離出來的單萜本身雖具有微弱的乙醯膽鹼酯酶作用，但沒有任何一個單萜能夠負擔得起鼠尾草油的全部功效。因此，這些單萜有可能是發揮協同作用，所以應該使用將所有單萜都存放在油脂中的整株鼠尾草，而非使用分離單萜[2]。

鼠尾草有可能增進記憶力，但只是可能。研究指出，增加乙醯膽鹼的確能稍稍有助於記憶力[3, 4]。在一項研究中，鼠尾草也確實改善了健康自願受試者的記憶力[5]。然而，光是想到焦急的學生在期末考前大口吞下鼠尾草，希望有助於挽救成績，就讓人覺得不安，因為最常見的鼠尾草中所含之單萜稱為苦艾腦（thujone），是一種不容的毒素。許多有名的藝術家和作家都曾食用苦艾腦，而痙攣、幻覺、精神病、自殺都和其脫不了關係。

有些鼠尾草品種內含背景多采多姿的有毒苦艾腦。若苦艾腦果真具有抑制乙醯膽鹼的作用，那它也不是唯一具此作用的單萜，因為有一種不含苦艾腦的鼠尾草（*S. Lavandulafolia*），同樣顯示出抑制乙醯膽鹼的效用。因此理論上，沒有必要為了鼠尾草號稱能夠提高記憶力的功效，而甘冒被苦艾腦毒害的風險。一般較常知道的是，苦艾腦和苦艾（wormwood）有關，是另一種和鼠尾草無關的植物。因為苦艾毒性遠超過其所具有之任何可能性療效，所以本書並未討論此藥草。苦艾中也有一些和檸檬香蜂草相似的成分，會和乙醯膽鹼受體結合，而檸檬香蜂草也是另一種或許有助於阿茲海默症的藥草（見第000頁）。不過，在此再次重申，苦艾中苦艾腦的毒性太強，不適合藥用。為了瞭解鼠尾草可能具有之毒性，可以用苦艾來說明。

苦艾的英文名字「wormwood」是因為其對腸內寄生蟲有毒，但它同時也對人類和動物有毒，所以再也不應該被用來作為驅蟲藥使用。若體內有寄生蟲，應該馬上就醫，就算看的是獸醫也好。苦艾是惡名昭彰的苦艾酒中的主要成分，而苦艾酒可是讓不少人瀕臨瘋狂邊緣。這種被膩稱為「綠精靈」（the green fairy）的翡翠綠酒精飲料，在十九世紀末和二十世紀初曾風行一時，尤其是在法國。梵谷（Vincent van Gogh）、王爾德（Oscar Wilde）、畢卡索（Pablo Picasso）、海明威（Ernest Heminway）、竇加（Edgar Degas）、高更（Paul Gauguin）、馬奈（Edouard Manet）、羅德列克（Henri de Toulouse–Lautrec），都只是愛好苦艾酒名人中榜的一小部分。在社會大眾強烈抗議，苦艾腦所引起的腦部傷害可能會造成各種流行症候群後，大多數國家都明文禁止販售苦艾酒。（梵谷出名的瘋狂行為通常歸咎於飲用苦艾酒，但他也喝松節油和吃顏料，所以他可能單純是精神有問題。）因為鼠尾草中也有苦艾腦，所以使用特定種類的鼠尾草和鼠尾草萃取物時，請格外小心謹慎。

若食用的劑量夠大，鼠尾草和苦艾中的苦艾腦會引起抽搐、昏迷、甚或是死亡。這些影響或許是因為苦艾腦會阻礙腦中 γ–胺基丁酸（GABA）受體，抑制住此神經傳導物質的作用而造成[6]。GABA會抑制神經細胞衝動，而苦艾則會引起神經細胞反應失控，這有助於解釋苦艾會傷害精神和腦部的名聲由來[7]。科學家們一度認為苦艾的作用類似大麻，因為苦艾腦的結構和大麻中的作用成分THC相當近以。然而，苦艾腦在大鼠腦部的作用和THC並不一樣；它只能和大鼠腦中的THC受體微弱的互動，而且在受體上也無法啟動任何和THC相關的作用[8]。

雖然苦艾酒在大多數國家是不合法的，但最近有捲土重來的趨勢（它在西班牙、葡萄牙、捷克仍可合法販售）。而且雖然現代苦艾酒中的苦艾腦含量較少，還是不值得人們冒然嘗試。無論過去有誰喝過苦艾酒，它會造成腦部永久性傷害這件事都是千真萬確的。當然，使用鼠尾草是合法的，但鼠尾草油中也含有苦艾腦。苦艾腦是賦予鼠尾草香氣的主因之一。然而，烹飪用鼠尾草大多數是乾燥的，所以含苦艾腦的鼠尾草油含量也較少（減少約2%–25%）[9]，而且料理過程也會使一些苦艾腦成分揮發掉[10]。三不五時享受一點添加在食物中的鼠尾草，是不用擔心會得精神病的。它甚或還可增強記憶力。但既有趣又諷刺的是，一位睿智、經驗豐富的長者，在英文中也被稱為sage。

鼠尾草的成分

鼠尾草中可以提高記憶力的作用成分尚未被確認出來，但一整列常見的單萜是目前最主要的推測對象，尤其是其中的：酸脂（bornyl acetate）、樟腦（camphor）、1.8–桉醚醇、α–和β–蒎烯。其他萜類和類萜（terpenoids）包括熊果酸（ursolic acid）、芳樟醇（linalool）、α–和β–丁香烯（alpha–和beta–caryophyllene）、律草烯（humulene）。如同另一種推測具膽鹼作用的藥草——檸檬香蜂草，鼠尾草也含有迷迭香酸（rosmarinic acid），以及相關的綠原酸（chlorogenic acid）。苦艾腦佔了*S. officinalis*鼠尾草油中的35%–60%，但*S. lavandulafolia*鼠尾草則不含此成分。鼠尾草的類黃酮素包括芹菜素（apigenin）和木犀草素配糖體，以及各式各樣的甲氧基化無糖基黃酮類物質（methoxylated flavonoid aglycones）。

藥草產生的作用

外用鼠尾草製成品似乎是安全的。鼠尾草可以用來做為漱口水，治療口腔和喉嚨發炎。而止汗時，外用鼠尾草的效果會比內服好。內用鼠尾草來止汗似乎有點冒險，因為其可能提高乙醯膽鹼的作用，而乙醯膽鹼又會造成出汗。在此情況下，外用鼠尾草看起來會比較合理，因為鼠尾草單寧可在皮膚上發揮收斂作用來止汗。

懷孕期間，請勿食用大量鼠尾草。建議孕婦最好避免使用鼠尾草療方，因為有些人認為，鼠尾草具有類似雌激素的特性。然而，新近研究顯示，在試管試驗中，只有鼠尾草油中的某一種成分會微弱地與雌激素受體結合[11]。但在有更多人體研究能清楚證明此論點前，為了小心起見，孕婦避免使用鼠尾草還是較明智的。偶爾在料理中添加一點鼠尾草也無傷大雅。

若有長期內服鼠尾草的習慣，或是要一次食用大量的鼠尾草，請選擇低或無苦艾腦的產品。因為鼠尾草油富含苦艾腦，所以是有毒的，會使人和動物發生抽搐，所以不應該被食用。長期經常性地內用鼠尾草曾被認為和苦艾腦所引起的精神狀況惡化有關，而大劑量的苦艾腦也曾經與昏迷和抽搐有所關聯[12]。偶爾用鼠尾草香的料理油，或鼠尾草來烹調食物應該很安全，因為料理過程中的熱度會使大部分苦艾腦揮發掉。但請勿使用純鼠尾草油。

常見的使用方法

內服

多汗症、流涎過盛、消化不良、經痛

內用時的可行方式

用鼠尾草葉子煎煮的藥（鼠尾草茶）、酊劑、鼠尾草葉（新鮮或乾燥的）

常見的用法

治療上述病症時，一般建議，以數茶匙的乾燥鼠尾草葉沖泡成1小杯鼠尾草茶，來治療上述病症。然而，請勿慣性飲用鼠尾草茶，因為其苦艾腦成分會累積在體內，造成腦部傷害。將鼠尾草拿來烹調可能相當安全。但絕對不應該食用純鼠尾草油。

外用

喉嚨痛、多汗症、流涎過盛

外時的可行方式

萃取物、漱口藥、漱口水、藥膏

常見的用法

以鼠尾草茶當做漱口藥來治療喉嚨痛或口水過盛。藥膏或萃取液則可塗抹在皮膚上做為收斂劑或止汗藥。

＊這些用法和處方來自於民間流傳的方法，並不一定經過測試或推薦。

不幸地是，最常見的食用鼠尾草品種：大麥町鼠尾草（*S. officinalis*，種植在南斯拉夫的大麥町）和希臘鼠尾草（*S. fruticosa*）的油脂內也含苦艾腦。若擔心的話，也可以試著使用較不流行、但苦艾腦成分也較少，甚至無苦艾腦成分的西班牙鼠尾草（*S. lavandulafolia*）[13]。不過，此種鼠尾草仍具有一些抗膽鹼的作用。苦艾腦成分會因季節變換而有所不同，冬季的鼠尾草毒性最高，因為此時的苦艾腦含量最多；而春季的鼠尾草毒性最小[14]。或許這也就是為何古語說：「要想活得好，五月要吃鼠尾草。」這句話也可以改為：「為了大腦好，別吃十二月鼠尾草。」

有趣的事實

每株鼠尾草都不一樣。

點綴美國西部沙漠的山艾（sagebrush），因為和鼠尾草同樣擁有藍灰色葉子，所以兩者外型相近，氣味也很相似。然而，山艾這種沙漠植物和鼠尾草並無關聯。它們之所以氣味相近有可能是因為山艾和烹飪用鼠尾草一樣，都含有苦艾腦成分。山艾在分類上較接近苦艾，也隸屬於苦艾科（Artemesia)。另一種苦艾科植物是龍蒿（tarragon），其苦艾腦成分較少。可以聞聞看龍蒿，看你是否覺它的味道有點像鼠尾草，答案見人見智。

會引起幻覺的墨西哥鼠尾草又稱聖鼠尾草（*S. divinorum*），是墨西哥瓦哈卡地區的馬薩特克印第安人用於祭典儀式上的植物。和其他種類鼠尾草不同的是，其所含分子會和腦部特定的鴉片類受體產生互動。如同烹飪用鼠尾草中其他會影響神經細胞的分子，人們再次訝異的發現，其神經學作用分子並不是本來具此作用的含氮生物鹼，而是新奇的、不含氮的雙萜[15]。當然，目前世界各地都興起一股聖鼠尾草熱潮，但別和大腦玩這種化學遊戲；它有可能會引起腦部傷害。然而，研究人員希望可以更加瞭解其作用成分以發展新療法，此目標就比純好奇要高尚多了。

功效的實證

除了許多軼事趣聞建議鼠尾草對很會流汗（此症狀稱為盜汗）的人有益之外，並沒有足夠研究來加以證實此論點的正確性。一項早在1896年的研究建議，鼠尾草或許可以止汗，更多20世紀初的試驗結果也都驗證了此論點。不過，1949年時，H. B. J. van Rijn的小動物研究並沒有發現鼠尾草的止汗作用，但他也同樣沒有提到大劑量的鼠尾草會毒害這些動物[16]。一項1998年的研究，使用鼠尾草（*S. officinalis*）和紫苜蓿的混合藥草來治療30位更年期婦女，結果宣稱有60%的婦女晚上不再盜汗。但不幸地是，此研究並沒有使用任何控制或方法，來辨別究竟此作用該歸功於混合物中的何種藥草。雖然德國天然藥草研究委員會的專題論文肯定鼠尾草有助止汗，但因為這些論文中許多資料皆已過時，所以有些科學家強調，目前仍缺乏鼠尾草果真有助止汗的具體證據[17]。

西班牙鼠尾草在試管中，會抑制人體乙醯膽鹼酯酶，但因為沒有任何特定分子能夠擔負得起整體作用，所以分子可能是透過協同作用來發揮功效[18]。在大鼠腦中，口服西班牙鼠尾草油後，會出現良好的乙醯膽鹼酯酶作用[19]。此結果值得一提的原因是，此品種之鼠尾草僅含少許或不含任何苦艾腦成分，因此，抑制住乙醯膽鹼酯酶的不太可能是苦艾腦。

更讓人興奮的是，在一項安慰劑控制組的試驗中，42位阿茲海默症患者每日使用6滴鼠尾草萃取物（*S. officinalis*）四個月以上，結果他們的認知測驗成績都比控制組患者明顯高出許多[20]。另一項小規模初步臨床試驗旨在測試患者對鼠尾草的接受程度，此研究注意到，使用鼠尾草的阿茲海默症患者的注意力都有所提升，也出現較少精神症狀[21]。在一項有44位健康的自願受試者、採用雙盲設計、安慰劑控制組的研究顯示，西班牙鼠尾草油可以改善受試者的文字回想能力，並明顯地影響到他們的情緒和認知能力[22]。

概　要

- 鼠尾草中一種未知成分抑制了乙醯膽鹼酯酶，這是一種分解神經傳導物質乙醯膽鹼的酵素。因此，鼠尾草或許能夠增加體內乙醯膽鹼。
- 增加體內乙醯膽鹼有助於記憶力，而鼠尾草可以幫助減緩早期阿茲海默症的症狀。
- 大多數烹飪用鼠尾草，都含有會造成腦部傷害的有毒苦艾腦。西班牙鼠尾草中的苦艾腦很少，有時候甚至一點都不含此成分。烹調乾燥鼠尾草也會使料理中的苦艾腦成分變少。苦艾腦或許不是鼠尾草中，增加乙醯膽鹼的作用成分。
- 絕對不可內用鼠尾草油，因為其苦艾腦成分有毒。
- 鼠尾草富含單寧。單寧會使口腔乾燥、舒緩喉嚨痛、減輕腹瀉。對包括鼠尾草製品在內的所有含單寧產品，都應該適量的使用，因為劑量過重會引起胃部不適。

SAW PALMETTO
鋸棕櫚

◎學名—*Serenoa repens,*

Sabal serrulatum

◎科名—棕櫚科

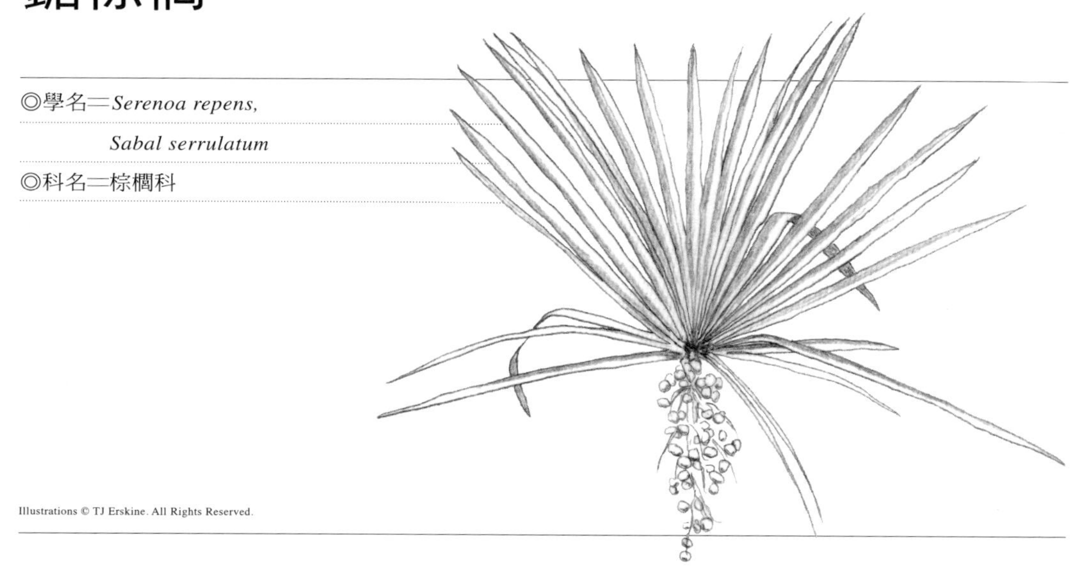

歷史和風俗

這種耐寒的矮生棕櫚樹生長在美國大西洋沿岸的灌木叢區。它為沿海地區的原始居民們，提供了強壯又多功能的用途。鋸齒扇狀棕櫚葉的纖維被用來建造茅草頂的小屋、籃簍、床墊、草帽、和紙張。鳥類也用棕櫚葉來築巢。鋸棕櫚果實的大小和顏色近似橄欖，大西洋岸的原住民將它當做藥材使用，此法至今仍廣為流傳。鋸棕櫚最早號稱具有利尿劑和壯陽補藥的效果，19世紀時，提倡美洲原住民之民俗療法的折衷學派醫生們，也推崇鋸棕櫚果實為「老年人的良友」。

想像一下，食用一些看起來像橄欖的果子，結果卻發現它嘗起來像「令人作嘔的肥皂味菸草汁」，而這正是對鋸棕櫚果實味道最常見的形容。不過，其滋味是可以被漸漸習慣的，因為鋸棕櫚不但是大西洋岸美洲原住民的代表性植物之一，有些鳥類和動物也很喜歡它，似乎一點也不覺得它有什麼難以下嚥之處。雖然目前這種粗壯植物的生長不虞匱乏，但氣候變化，以及人類利用其受歡迎果實來牟利的情形，都讓野生生物觀察家們擔心，以後難保不會出現鋸棕櫚果實短缺的現象。

科學家眼中
鋸棕櫚的功用

鋸棕櫚似乎可以阻止睪酯酮製造出作用力更大的雙氫睪固酮。對男性來說，雄性荷爾蒙雙氫睪固酮的壞處在於，它會刺激前列腺細胞過度生長，導致前列腺肥大，雖然這是一種良性反應，但卻會引起令人不適的症狀。肥大的前列腺在壓迫到膀胱的同時，也阻礙了排放尿液的尿道，造成相互矛盾的後果。雖然身體感受到迫切的尿意，但卻又有排尿上的困難。此症狀稱為前列腺肥大症（BPH），雖然此症和前列腺癌並無直接關聯，卻會使許多老人家感到不舒服。

因為一些莫名的理由，男性隨著年齡增長，越有可能將體內的睪酯酮轉化成雙氫睪固酮，而雙氫睪固酮是一種作用力更強大的前列腺刺激物。鋸棕櫚和一般用來治療BPH的處方藥物柔沛（finasteride），都是藉由抑制了體內雙氫睪固酮的製造來發揮功效，雖然兩者採取的是不同的作用機制。

據說，鋸棕櫚能抑制體內兩種雙氫睪固酮製造酶。反之，柔沛對其中一種製造酶的抑制力卻較差。5–α 還原酶（5AR）是造成睪酯酮轉化成雙氫睪固酮的成分，因此，此還原酶多少也是引起BPH的主因之一。然而，體內的5AR酶有兩種形式（同功酶）：5AR–1酶和5AR–2酶。雖然都存在於前列腺中，但是5AR–2酶似乎在雙氫睪固酮的製造上，扮演了更主要的角色。在治療BPH上通常極具效力的處方藥物柔沛，雖然可以有效抑制住5AR–2酶，但對5AR–1酶的抑制力則較微弱。儘管一般認為5AR–1酶不如5AR–2酶來得具攻擊性，但有些科學家卻覺得，要是柔沛對兩種5AR酶的抑制力都能一樣好的話，治療效果一定也會更好。現在，科學家們正在測試具此雙重效力的新藥物。但據試管試驗結果顯示，鋸棕櫚即具備了這樣的雙重效力。因此在理論上，這表示鋸棕櫚的作用比柔沛更有效。

雖然目前不甚清楚鋸棕櫚的效力如何，但可能是其果實中的脂肪酸所引起的作用機制。效力是很重要的，因為你可不想為求療效而吃下如山般成堆的鋸棕櫚果實吧。鋸棕櫚是否能夠有效地抑制住5AR酶，端視參考資料立場而定；有些資料宣稱只要少許鋸棕櫚果實就足夠產生作用，但其他資料則認為它只能微弱地抑制體內5AR酶[1]。雖然在試管試驗中，鋸棕櫚是相當有效的5AR酶抑制劑，但在針對前列腺所做的實際測試上，表現出來的效果就沒有那麼好。但有些資料認為，鋸棕櫚或許能夠藉由其他機制來影響前列腺，像是發揮消炎劑作用。

雖然尚不清楚鋸棕櫚的作用成分為何，但很它們明顯是油溶性的，而且不存在於水基底萃取物中。有項研究建議，鋸棕櫚果實中的脂肪酸是其作用成分，若所言屬實，那還真是令人意外的結果。因為油溶性的固醇不但外形近似人體性荷爾蒙，對它們也具有影響力，所以大部分的科學家都推測，固醇才是鋸棕櫚中的作用成分。但是根據上述研究結果，鋸棕櫚固醇對5AR酶不具任何影響力[2]。

根據PSA，或許鋸棕櫚優於柔沛之處在於，此藥草似乎不會干擾到癌症處方。年過50歲的男性，就應該定期做血清前列腺特異抗原檢測（PSA），以觀察其數值是否隨時間有所變化。PSA是前列腺為了幫助精液液化而製造出的常見物質，但是若有前列腺損傷或病症的話，就會造成PSA滲漏進血液裡。血液中出現少量的PSA是正常的，但若數值持續增加的話，就成為前列腺癌的指標。此癌症及早發現的話，治療率相當高。不過，高PSA並不一定意味著癌症；比方說，若前列腺出現像BPH這種良性肥大症狀，就有可能單純因為肥大器官中有著更多製造PSA的組織，使得體內PSA增加。有些藥物也會干擾到以PSA為基準的診斷，所以若懷疑鋸棕櫚是否也會造成類似的問題，也是很自然的。

BPH處方藥物柔沛（也是用來治療掉頭髮的藥物Propecia的主要成分）會減少PSA，因此降低了偵測到前列腺癌的機會。柔沛藉由預防雄性荷爾蒙刺激複合物與一些指示前列腺細胞製造出更多PSA的DNA相結合，來使PSA數值下降。鋸棕櫚並不具有這樣的作用[3]，因此理論上，鋸棕櫚較不可能會影響到以PSA為基準的診斷。即使如此，若正在使用鋸棕櫚的話，還是應該告知醫生，因為它還是有可能混淆像是前列腺大小等其他癌症病徵。但一般來說，鋸棕櫚並不能減少前列腺的整體大小，它僅可以使上皮部分的器官內層，稍微縮小一點點而已。

鋸棕櫚的成分

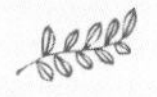

一般認為，鋸棕櫚的作用成分是在果實的油性萃取物內，但是這些成分尚未經過確切地分析。這些油性萃取物含有游離脂肪酸、以油酸和月桂酸（lauric acid）為主的單、二、三酸甘油脂（約65%），以及亞麻油酸和肉豆蔻酸（myristic acid，約15%）。同時，鋸棕櫚油也有像是β－食脂和其酯類的植物固醇。鋸棕櫚還含有類黃酮素和其配糖體，像是異槲皮苷、山茶酚、野漆樹苷（rhoifolin）。

鋸棕櫚藉由一種抗炎作用，或可減緩BPH症狀。受到損傷的前列腺會釋出化學信息，將白血球細胞召集到前列腺來，但是前列腺中出現這些免疫入侵物並不會帶來幫助。就像失控的士兵，它們會對已經受傷的前列腺造成更多損害，而且也是製造出BPH的頭號嫌犯之一。在細胞試驗中，鋸棕櫚似乎能同時抑制住5–脂氧合酶[4]和COX–2[5]，這是體內兩種前炎酵素。5–脂氧合酶會製造出白三烯素這種聚集白血球細胞的物質；而COX–2則會製造出稱為前列腺素的致炎物質。體內COX–2的增加甚至和提高罹患前列腺癌風險有關。雖然在試管試驗中，鋸棕櫚可以令人興奮地同時抑制住COX–2和脂氧合酶，但對於鋸棕櫚能否在人體身上發揮相同功效，目前尚缺相關數據資料來加以佐證。若此消炎作用屬實，鋸棕櫚或許有助於減緩和BPH有關之症狀。

藥草產生的作用

若正在使用鋸棕櫚，或是出現BPH症狀，請立刻告知醫生。雖然鋸棕櫚看起來似乎很安全，也不會影響到PSA數值，但它還是可能會混淆其他前列腺癌的病徵。如果出現前列腺肥大症狀，不管有沒有使用鋸棕櫚，都應該立即就醫。這些症狀包括了頻尿、尿意增加、和排尿困難。雖然BPH和前列腺癌間並無關聯，但卻有著相似的症狀。

鋸棕櫚茶或許不具功效。市面上有販售鋸棕櫚果實做成的茶，雖然目前尚不清楚鋸棕櫚作用成分為何，但其明顯是存在於果實的油脂中。一般而言，任何藥草茶中都不含大量的藥草油成分，這單純是因為茶為水基底萃取物，而油水是無法相溶的。若某藥草的作用成分為水溶性的話，其藥草茶可能就具有功效，但鋸棕櫚並不屬此類藥草。因此，鋸棕櫚茶這類的水基底萃取物，無法提供足夠產生效用的作用成分。而鋸棕櫚的油性萃取物，則被認為具功效較佳功效。

和柔沛比起來，鋸棕櫚是治療BPH的較便宜選擇，但使用上還是有些需要注意之處。鋸棕櫚是治療BPH的較廉價療方，但較便宜是否等同於較有效呢？有項令人憂心的問題是，因為藥草產品未受管制，所以就算是標準化產品，每一批或每一顆的內容成分也都不盡相同。同時，雖然鋸棕櫚對治療BPH有效，但其對慢性前列腺炎卻沒有功效。和BPH相比，慢性前列腺炎是一種較少見的炎症，雖然有些慢性前列腺炎是因病毒感染所引起，但至今還不清楚其真正發病的原因為何。

有必要為了掉髮問題而擾亂體內重要荷爾蒙嗎？事實上，若其作用果真近似柔沛的話，就鋸棕櫚本身而言，的確有減緩掉髮的可能，至少理論上是如此。若此言屬實，為求最大（最有效力）功效就一定要持之以恆地無限期使用下去。然而，消費者通常得特別小心那些所謂可以治療掉髮的藥草。這些療方常常綜合了許多安全紀錄不明的不同藥草。儘管已經有些廠商因為詐騙行為而遭到起訴，但目前對於治療落髮藥草產品和製造商的管理，卻仍然十分鬆散。藥草商通常會吹噓一些讓人眼花撩亂的「試驗結果」來為自己的產品做保證。但他們從不曾將這些研究的內容向大眾公開，不免讓這些研究結果也變得可疑了起來。

常見的使用方法

內服

前列腺疾病、激躁性膀胱、性補藥、長期性咳嗽、掉髮、濕疹

內用時的可行方式

乾燥的果實、膠囊、濃縮滴劑、煎煮的藥、萃取液、錠劑、酊劑

常見的用法

臨床研究中，通常是每日使用2次160毫克，或每日使用1次320毫克，內含80%–90%揮發性鋸棕櫚油的油性萃取物。而傳統用法中，則每日食用1–2克的完整鋸棕櫚果實。

＊這些用法和處方來自於民間流傳的方法，並不一定經過測試或推薦。

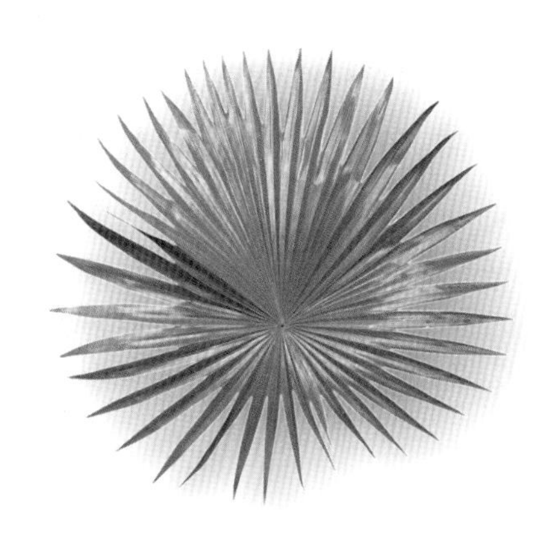

鋸棕櫚對女性有何影響？有些人認為它可以促進胸部發育，但此論點毫無理論根據。非但如此，鋸棕櫚還可能因為曾被報導過的抗雌激素和抗泌乳激素作用，造成完全相反的結果。因為目前還不清楚其對胎兒或哺乳中的嬰孩會造成何種影響，所以孕婦和哺乳中的婦女應該避免使用鋸棕櫚。

功效的實證

鋸棕櫚的作用或許來自於抑制了體內5–α 還原酶，但此論點尚需更多證據來佐證。至少在細胞試驗中，鋸棕櫚的確能夠有效抑制體內兩種5–α 還原酶[6, 7, 8]。而且根據前列腺組織切片檢查顯示，服用鋸棕櫚萃取物達3個月的BPH患者，和未服用的人比較起來，他們體內的雙氫睪固酮數量都確實有所降低[9]。

根據幾項小規模、但採用隨機取樣和安慰劑控制組的臨床試驗顯示，若患有前列腺肥大症，鋸棕櫚或可略微改善症狀。一篇2002年所做的綜合分析研究，檢視了21篇共計3,139位出現普通程度BPH症狀患者的臨床試驗[10]。在使用鋸棕櫚4–48週不等的時間後，和使用安慰劑的其他患者比較起來，夜尿之類的症狀以及各種尿液流式分析檢測的結果，都出現了顯著的改善。而此結果也再次驗證了同一批研究人員，先前針對年代較久以前的隨機取樣、使用控制組臨床試驗所做的分析結果[11]。

根據先前的綜合分析研究，有2篇報告發現處方藥品柔沛，在改善BPH症狀上和鋸棕櫚有著相似的作用。這是一項很有趣的發現，因為事實上的確有些科學家認為此兩者藥品有著近似作用機制。不過，柔沛和鋸棕櫚並非完全相同。

比方說，柔沛會使PSA值明顯地下降[12]，這會混淆了以PSA為根據所做前列腺癌檢測結果。另一方面，一項針對1,000位以上患者所做的隨機取樣研究發現，鋸棕櫚並不能夠顯著地影響PSA值[13]。近來越來越多人使用的游離PSA，也就是針對未和血蛋白結合的PSA所做的檢測，或許就有可能解決人們對PSA檢測法的疑慮。游離PSA是一種好現象：PSA中游離PSA所佔的比率越高，就表示罹患前列腺癌的可能性越小。不論是柔沛或鋸棕櫚，似乎都不會影響到體內游離PSA的製造[14, 15]。

鋸棕櫚似乎也比較不會造成身體傷害。雖然尚未經過正式毒物學篩檢報告，但在動物身上，鋸棕櫚既不會誘導有機體突變（不會引發癌症），也不會造成畸形的發生（不會引起新生兒缺陷）[16]；似乎也不會干擾到其他療程[17]或是體內藥物代謝酶[18]；而且使用鋸棕櫚的人和使用安慰劑的人比較起來，抱怨副作用的比率也沒有提高。鋸棕櫚最有可能引起的副作用是輕微的消化不良，但這情形不但不常發生，而且也可以藉由將藥草和其他食物配合服用的方式來加以預防。

另一方面，鋸棕櫚和柔沛不同之處在於，它對慢性前列腺炎並無幫助[19]，因為這種病症和BPH不同。造成這種痛苦病症的作用之所以不明，或許是因為它是由數種不同的可能病因所引起，像是感染、發炎，或自我免疫病症。

鋸棕櫚常被用來和柔沛相互比較。柔沛不只被用來治療BPH（Proscar），也被用來治療雄性禿（Propecia）這種最常見的男性掉髮問題。因為鋸棕櫚似乎也可以抑制體內和雄性禿（受到男性荷爾蒙影響）發生有關的雙氫睪固酮的製造，所以被添加在一些護髮藥草補充品中，也並不是全無根據的做法。然而，目前只有一項研究建議，鋸棕櫚萃取物或可減緩雄性禿患者的掉髮症狀[20]，而且雖然這是一項設計嚴謹的研究（安慰劑控制組、雙盲設計），但我們仍需更多資料來加以佐證。請務必記得，大多數護髮藥草補充品內，都僅含有少量鋸棕櫚和其他許多雜七雜八的藥草。這些額外添加的成分不但與預防掉髮無關，甚或可能引發危險的副作用。

概　要

- 鋸棕櫚或許有助於前列腺肥大症患者，但對慢性前列腺炎患者可能幫助不大。它甚或可以預防男性雄性禿，但此論點至今尚存爭議。目前為止，治療掉髮的藥草似乎都不太有效，其中還含有多種作用不明的成分。
- 鋸棕櫚果實的油性萃取物似乎可以藉由抑制體內兩種5-α還原酶，進而預防男性荷爾蒙睪酯酮轉化成雙氫睪固酮。雙氫睪固酮會引起前列腺肥大和掉頭髮。鋸棕櫚或也可能對前列腺發揮消炎作用。
- 鋸棕櫚似乎頗具安全性，除了在一些罕見案例裡，它曾引起使用者輕微的腸胃不適。目前尚不清楚鋸棕櫚會對孕婦或哺乳中婦女帶來何種荷爾蒙影響，所以在此狀況下，最好還是避免使用此藥草。

SENNA
番瀉樹

◎學名═*Cassia senna*，*Cassia spp.*

（在分類學中，與*Senna alexandrina*為同物異名）

◎科名═豆科

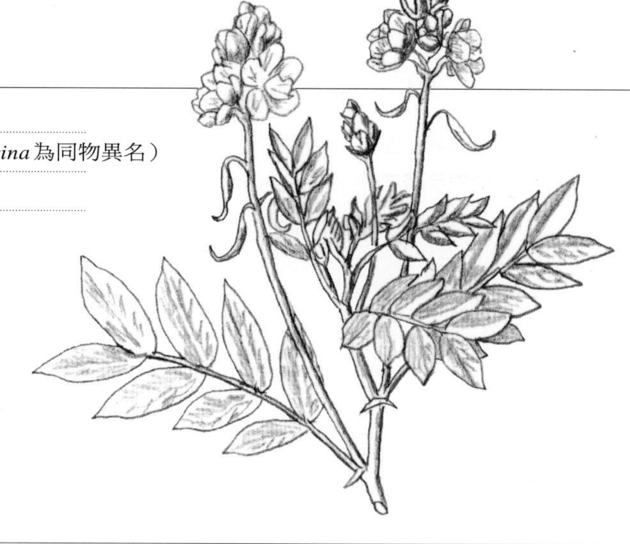

歷史和風俗

人們自古以來對番瀉樹又愛又恨的矛盾情結，在中世紀植物學家尼可拉斯・寇普博（Nicholas Culpeper）筆下表露無遺，他一開始認為：「番瀉樹能強化知覺，使人感覺愉悅，也適用於慢性瘧疾。」但後來又表示：「它會在上下消化系統引發激烈作用，造成腸胃不適。」阿拉伯人在九或十世紀時，將番瀉樹這種「上下搗亂」消化系統的威力介紹給歐洲人，但番瀉樹的使用史，可能更早於文字記載。

經由歷史文獻記載，番瀉樹享有傑出名聲，大家都認為此藥草對紓解便秘及過程中隨之而來的腹絞痛有所助益。愛德華・李爾（Edward Lear）的一首打油詩便對此有著生動描寫：

有位維也納老頭，
得靠番瀉樹酊劑過活；
當那無法順其心，
只好喝點甘菊茶代替，
那個麻煩的維也納老頭。
──《無理書》，1846年

在美國東部和南部地區可以發現望江南（*Cassia occidentalis*）這種種類的番瀉樹，因為其種子可以在烘烤後，製作一種類似咖啡的飲料，所以又被稱為咖啡番瀉樹（coffee senna）。飲用咖啡番瀉樹可以帶來和其出名療效相關的強烈致瀉作用。

番瀉樹內的作用成分一般稱之為蒽類瀉劑，目前被廣泛地使用在許多Ex–lax這類有名、無需處方籤的市售瀉藥裡。它之所以大受歡迎，憑藉的並不是任何具保證的有益新療效，而是大眾對其合法化的殷殷盼望。有些研究學者爭議性地認為，一些市售通便藥中的作用成分、溫和的酚酞，以及嚙齒類動物癌症的發生間，彼此有所關聯。諷刺地是，因為酚酞的致癌性在爭論下竟被解釋為無害的，所以人們大概也可以繼續使用一般販售的番瀉苷。

番瀉樹的成分

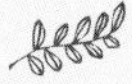

番瀉樹中的通便成分是包括了二蒽酮（dianthrone）在內的安特拉奎寧（anthraquinones），主要成分是番瀉苷（sennosides）A、A1、B、同時也含有番瀉苷C和D。

番瀉樹中的蒽類瀉劑也可以在其他數種植物中發現，像是在中國十分受歡迎的大黃根、北美洲的美鼠李皮（見73頁）、歐洲的鼠李（或稱波西鼠李皮），以及在全球都被廣泛使用的蘆薈乳膠（見27頁）。

科學家眼中番瀉樹的功用

番瀉樹含蒽類瀉劑成分，使腸內菌不得不產生反應。番瀉樹成分會在食用後六到八小時到達結腸。一般來說，必需先等腸內菌將附著糖移除後，番瀉樹中的作用成分才能開始產生作用。它們會使一般循著正常流向的離子和水分子往反方向穿過結腸壁。在正常情況下，水分子會穿過結腸進入血液中。而番瀉樹則反轉了此流向，使結腸內開始聚積水分，可能因此導致腹瀉。

番瀉樹可能會讓結腸出現圓點斑紋，但這只有腸胃科醫生會知道。長期使用番瀉樹或其他內含安特拉奎寧的藥草，像是大黃根、美鼠李皮（見73頁）、鼠李（或稱波西鼠李皮），或是蘆薈乳膠（見27頁），以及不用醫生處方即可在藥房買到的通便劑，通常都會導致結腸產生一種良性色素沈澱，稱為結腸黑變病。這是因為結腸被一大堆帶有半消化蒽類色素的白血球入侵佔據。一旦患者停止服用含蒽類瀉藥，症狀便會逐漸消退。

蘆薈乳膠、大黃根、番瀉樹，以及其他鼠李木都含有化學成分相關的相同分子，只是比例各有不同。（像番瀉樹這種含蒽類瀉藥的作用機制在蘆薈的章節裡，有更詳細的說明；見24頁。）

常見的使用方法

內服

通便

內用時的可行方式

錠劑、膠囊、泡製品、酊劑、粉末、糖漿、加工茶包、乾燥番瀉樹葉、乾燥豆夾

常見劑量

最好遵照標準化產品外包裝上的建議來使用。有時候也可以用熱水沖泡半茶匙到1茶匙的番瀉樹藥草。據說「更有效」的方法是，把番瀉樹葉浸泡在水中10–12小時，然後再加以過濾。傳統上，使用番瀉樹時都會搭配肉桂和丁香這類香味強烈的藥草，藉以掩蓋掉番瀉樹令人不悅的口感和氣味。

*這些用法和處方來自於民間流傳的方法，並不一定經過測試或推薦。

藥草產生的作用

請考慮使用其他物品來替代番瀉樹或其他含蒽類瀉藥。因為含安特拉奎寧的藥草和藥物會引發痛苦的痙攣，它們所具之毒性也深具爭議性，因此請優先考慮使用其他可能的治療法。若不在意痙攣問題，那也可以考慮依照許多資料所建議的，使用番瀉樹時可以搭配上肉桂之類的香草，以遮蓋番瀉樹令人不悅的口感和氣味。其他還有許多種較溫和、較安全的草本瀉藥，比方說亞麻子（見153頁）、果膠、植物纖維。

有趣的事實

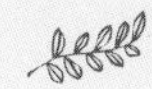

有些山扁豆屬植物一經碰觸就會縮起來

山扁豆決明這種「天然敏感植物」，其實是性質更敏感的含羞草的遠親。之所以被稱為「敏感」植物，是因為其葉子若經碰觸，就會馬上折起。但過一段時間不去理它，折起的葉子又會自動打開，所以此過程可以一而再地重複。碰觸這些植物的葉面，會使其中的離子回充流向迅速朝反方向改變。又因為水分子緊緊依附在這些離子上，所以結果就是使每片葉子基底的細胞喪失水分，進而導致細胞塌陷，葉子便垂了下來。

某些特定族群請務必避免使用番瀉樹。孩童不應該服用番瀉樹，因為其有可能會讓他們嚴重出疹、長水泡、腹瀉[1]。雖然舊時資料指稱，番瀉樹成分不會進入母乳內，但一項新近研究卻顯示出相反結果。因此，哺乳中的母親要是服用了番瀉樹，就有可能會引起嬰兒痙攣的危險。若為了任何原因不得不使用番瀉樹，請選擇標準化市售配方。千萬不要服用超過建議的用量，而且避免長期使用。

功效的實證

番瀉樹和其他植物所含有的蒽類通便劑效果無庸至疑，而番瀉樹似乎又是此類藥草中，最有效的清腸劑[2, 3]。但備受爭議的是，番瀉藥和其他蒽類瀉藥所含之毒素。在番瀉樹和其他植物中所發現的蒽類通便成分，有可能會在腸內產生代謝作用，形成一種肝臟毒素。雖然案例罕見，但曾出現使用蒽類瀉藥後導致肝炎的報告[4, 5, 6, 7]。長期攝取蒽類瀉藥或許也和癌症的發生有關，但尚需更多證據來證明這些研究發現[8, 9, 10]。

概　要

- 番瀉樹是一種激烈瀉藥，有可能會引起疼痛的痙攣和腹瀉。其中之作用成分是蒽類瀉劑，必須先藉由腸內菌移除其附著糖後，才得以產生功效。
- 在番瀉樹中發現的蒽類通便成分會打通體內氯化物通道，使結腸中的離子和水分子流向倒轉，進而刺激一氧化氮和前列腺素合成，引起腸子產生蠕動性收縮。
- 長期濫用蒽類瀉藥會造成結腸黑變病，也就是被染色的結腸。這雖然不是正常現象，但目前看來是無害的。只要停止使用蒽類瀉藥，症狀即會漸漸消退。
- 因為番瀉樹有著令人不適的副作用，所以使用前請先考慮以其他替代法來解決便秘問題。

SOY
大豆

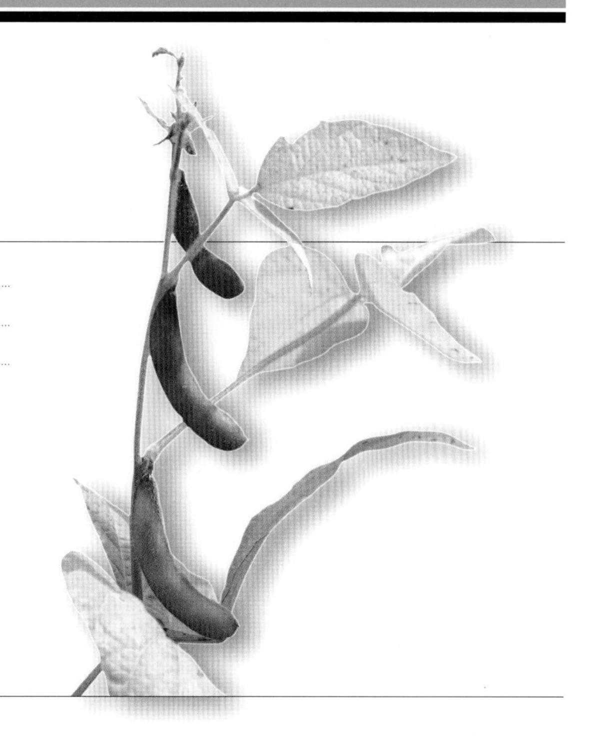

◎學名＝*Glycine max*（栽培種大豆）＊，
Glycine soja（野生種大豆）
◎科名＝豆科

歷史和風俗

許多人認為，除了每家健康食品店架上塞得滿滿地，越來越多人當成營養補充品服用的純大豆衍生產品外，大豆（soy bean，英國稱為soya beans）比較像是食物而非藥草。大豆最早源於西元前一千年的中國古代，佛教的素食齋戒或許助長了將這種高蛋白的食物傳播到亞洲各地區；大豆是一種「完全」蛋白質，包含所有人體所需的胺基酸，因此比其他一般豆類都好。但古代的西方人卻完全不知道大豆的存在，歐洲要到17世紀，而美洲要到18世紀才接觸到大豆。當時的西方世界純粹只把大豆當作一種奇珍異食，直到20世紀時，以氫化（hydrogenation）處理性質穩定的大豆油，因為二次世界大戰造成的糧食短缺，才一舉攻佔西方市場，被應用在所有烹調所需上。今天大豆以及大豆油已成為世界上最大宗的農產品之一。

目前關於大豆異黃酮素（soy isoflavone）具有雌激素效用的傳言，鼓勵女性用大豆來減輕各式各樣的「婦女病」，像是經前症候群、經期不適、更年期症狀等。大豆也被用來降低膽固醇，傳統中醫則用它來治療盜汗、思緒不清、關節痛。

＊譯註：大豆（Glycine max），台灣俗稱黃豆，依種皮顏色及利用性不同而有許多不同的品種，包括黃豆、毛豆、黑豆、青皮豆。

科學家眼中
大豆的功用

大豆食品之所以可以降低膽固醇與三酸甘油脂，其中有幾項頗有道理的原因。最清楚的解釋是大豆食品常被用來代替肉類，因為肉類充滿了膽固醇與飽和脂肪，而大豆像其他植物一樣，不含膽固醇並且有比較健康的不飽和脂肪。大豆油含有人體必需的脂肪酸，雖然其中大部分都是人們已經有很多（或太多）的omega–6（過多omega–6可能會助發炎），但它還是含有較少量，卻足夠的有益、可消炎omega–3不飽和脂肪酸；反觀肉類含的上述兩種脂肪酸卻少之又少。

大豆同時還是提供 β–麥胚脂醇等植物固醇的優良來源；植物固醇與膽固醇的結構相似，並被認為能夠以模仿有害物質的方式來減低腸內的膽固醇吸收。暫且不論它們的作用方式為何，我們仍然可以從很多臨床試驗的結果證明這些別名植醇（phytosterol）的植物固醇的確能夠降低膽固醇，以致有些廠商現在把大豆加進像植物奶油等產品內，並在包裝上號稱「有益心臟」。

反而是廣受讚賞的大豆異黃酮素能不能幫助降低膽固醇的說法比較難證明；其他種異黃酮素還包括金雀異黃酮與木質素異黃酮等。由於大豆的異黃酮素是抗氧化物且會吃自由基，所以它們可以防止低密度（LDL）膽固醇被氧化，進而避免動脈粥狀硬化塊（atherosclerotic plaque）的形成，但這假設目前仍停留在理論階段。有人認為大豆的雌激素作用可能會誘發影響脂質的新陳代謝活動，但我們還不清楚異黃酮素是像雌激素般作用還是會阻擋雌激素。

大豆的異黃酮素是雙面人，有時候它們會比照雌激素般作用，有時候卻又會阻斷雌激素。大豆的異黃酮素之所以如此變化多端的原因是因為它們是一種部分的雌激素作用劑；「作用劑」的意思是它們可以在許多雌激素自己的受體上完成雌激素所做的事，但因為是「部分的」，所以它們是以虛弱無力的半調子方式模擬雌激素的作用。對體內雌激素高的人而言，像經期間的婦女等，異黃酮素會坐在雌激素的受體裡面因而阻擋了真正雌激素的連結，而且這些異黃酮素還會蹩腳地從事雌激素的日常工作；反觀之，對體內雌激素低的人而言，像男性與更年期的婦女等，這些異黃酮素會代替缺席的雌激素，從事一些雌激素平常會做的事；這種現象可以解釋為什麼有些（但不是每一項）研究結果顯示大豆的異黃酮素可以幫助更年期的婦女，因為它們的作用可以比擬低劑量的荷爾蒙替代療法。

雖然有研究結果顯示大豆的異黃酮素可以預防像骨質疏鬆症與熱潮紅等更年期症狀，但是大部分的研究結果都宣告其無效。這些異黃酮素模稜兩可的雌激素行為能解釋為什麼用異黃酮素做出來的研究結果也是如此含糊不清。

大豆的成分

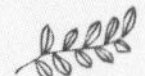

大豆裡所含的油與植物性雌激素（phytoestrogens）含量多達25%；這些又稱為異黃酮素的植物性雌激素包括了非活性、被醣類包裹著的金雀異黃酮（genistein）與木質素異黃酮（daidzein）（以in結尾），這兩種異黃酮素到了人體腸道內，其醣衣被腸益菌撥去，因而變成活性的非配醣體異黃酮（aglycone），即以ein結尾的金雀異黃酮（genistein）與木質素異黃酮（daidzein）。大豆同時還含有卵磷脂（lecithin）以及β－麥胚脂醇、菜油甾醇（campesterol）、豆甾醇等植物固醇。大豆是提供鈣質、鐵質、鉀、胺基酸（包括所有必需胺基酸）、維他命與纖維的優良來源。

大豆的異黃酮素會模仿酪胺酸（tyrosine），這表示你的甲狀腺激素要小心了。甲狀腺激素（四碘甲狀腺素thyroxine，T4與三碘甲狀腺素triiodothyronine，T3）是由我們脖子裡小小像蝴蝶形狀的甲狀腺所製造的，它們的功能是加速新陳代謝，所以當這個系統出問題時，結果會是甲狀腺機能亢進（hyperthyroidism，太多甲狀腺激素）或甲狀腺機能低下（hypothyroidism，太少甲狀腺激素），也有可能會變成甲狀腺腫大或甲狀腺腫塊（goiter）。製造甲狀腺激素的過程中有一步驟是在甲狀腺內將碘加入一種叫做酪胺酸（tyrosine）的胺基酸裡，這個步驟叫做碘化（iodination）；然後碘化的激素受另一種激素（甲狀腺刺激素，thyroid stimulating hormone，TSH）的刺激之後，會被釋出到血液裡，前往身體各部位進行其加速新陳代謝的作用。大豆的異黃酮素有一個問題就是它們長得蠻像酪胺酸的。

很明顯的，大豆裡的異黃酮素與酪胺酸相似到它們會取代酪胺酸而被碘化，因此口服許多大豆異黃酮素的人有可能反而會製造更少的甲狀腺激素。儘管如此，這應不成問題，因為我們體內有足夠的碘可以平衡異黃酮素造成的搶碘競爭；大多數的人應該都吃了足夠的碘。雖然越來越多的廠商以警告方式來兜售像海藻等碘補充品，但是在已開發國家裡的甲狀腺失調極少是因為碘不足所造成的，像海藻這種塞滿著碘的補充劑反而有可能會造成甲狀腺的失調。自從一九六零年代鹽巴加碘的措施廣泛實行後，碘不足的問題在已開發國家幾乎是已經絕跡了。

如果大豆製品造成你的腸痛，那都是

結腸裡的細菌闖的禍。大豆就像所有豆類一樣，含有微小的碳水化合物，當它們到達結腸時，腸內的細菌會蜂擁而上吃掉它們；而在這餵食狂亂之中，這些細小的微生物會釋放出與它們的體積相比相當驚人的大量氣體，要對付這些多氣的細菌廢棄物對某些人來說是很痛苦的。大豆裡比較暗藏危機的碳水化合物是水溶性的，因此控制它們的方法之一便是把豆子放在水裡煮，以提前分解的程序；如果是直接水煮乾的大豆或豆製品，則可能會需要多煮幾次。有的人對大豆的不適反應是過敏造成的，但是儘管一般大眾多認為對大豆過敏是很平常的事，研究數據卻顯示真正對大豆的過敏其實是很少見的。

大豆卵磷脂可以讓水與油混合，濕潤乾燥皮膚，並製造外用且可傳遞藥效的微脂體（liposome）。卵磷脂屬於一種含磷的脂質，或稱為磷酯質（phospholipid）；卵磷脂並不是只有大豆才有，同時也存在於大多數的動物植物體中，因為它是構成細胞必需的成分之一。它通常是細胞膜的主要構成物；細胞膜就是包圍著細胞的外層邊界，它可以避免細胞裡的東西漏出來。雖然如此，市面上最常見到的卵磷脂多半是從大豆與蛋而來，因為在技術上比較容易從這兩個來源萃取出卵磷脂。

「卵磷脂」並非特定的一種分子，而是一個概稱，代表著任何一種有兩個脂肪酸鏈與一個磷，靠甘油為骨幹連在一起的脂質。卵磷脂分子的兩個脂肪酸鏈尾巴可以是任何一種脂肪酸，飽和的或不飽和的，omega–3或omega–6，好的或不好的，或兩個不一樣的；因此「卵磷脂」一辭可以代表很多種物質，而且卵磷脂隨來源不同而有差異。卵磷脂分子中的磷通常會跟膽鹼（choline）連在一起，也有可能跟其他分子黏在一起，例如絲胺酸（serine）或乙醇胺（ethanolamine）等。有些卵磷脂分子的膽鹼部分可以拿來製造神經傳導物質乙醯膽鹼，但是用口服卵磷脂的方法來增加這種神經傳導物質尚未經過測試證明有效。既然不可能有人有卵磷脂不足的問題，任何聲稱用卵磷脂可以改善卵磷脂不足的說法自然不可信。卵磷脂下肚之後，可能會被拿來與細胞膜合併，或分解來當作精力，其脂肪酸尾巴很可能會被用來製造脂肪。大豆卵磷脂應該對你無害，但到目前為止研究顯示，用它來當營養補充劑也沒什麼效用。

卵磷脂拿來外用的效果還比較可靠；從各種來源提煉出的卵磷脂都有像清潔劑般的作用，能將油與水溶合。在其分子的磷那一端是帶電的，因此親水；而脂肪酸尾巴的那一端不帶電，因此親油。根據這樣的原理，你可以加一點點卵磷脂到你的乳液裡，幫助水分保留在皮膚上；也因此作用，卵磷脂在減輕皮膚炎上顯得很有效用。

藥物設計師有時候會用卵磷脂來幫助藥劑滲透到皮膚裡；他們會利用卵磷脂或其他磷酯質來製造一種叫做微脂體的顯

微泡泡。由於卵磷脂具有像清潔劑般的天性，當它與某些特定藥劑和水溶在一起時，它會在藥劑周圍形成小球或微脂體，這些微脂體進而能帶著包裹在內的藥劑滲透到皮膚裡。

藥草產生的作用

醫學界的一致看法大多建議人們攝取大豆食品與大豆蛋白質，尤其是用它們來取代肉類；許多大豆食品、粉末與濃縮物都能提供所有人體所需的胺基酸，因此它們是一種「完全」蛋白質。過濾掉水煮大豆後殘留的液體能減輕通常大豆食品造成的脹氣症狀；對大豆的過敏其實比一般人以為的還要少見多了，但是當然如果你對大豆過敏的話，你應該完全避免大豆製品。大豆食品不含膽固醇而且絕對有比較健康的脂肪，比肉類的脂肪也少多了；我們有明確的證據證明大豆食品可以降低膽固醇並減少罹患數種癌症的機率，甚至連大豆奶粉都被認為適合嬰兒飲用，但母奶當然仍是最好的選擇。

常見的使用方式

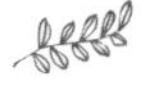

內服

經前症候群與經期不適、更年期症狀、膽固醇過高、減輕體重、盜汗自汗以及酸痛。

內用時的可行方式

大豆堅果、黃豆、毛豆、豆腐、天貝（tempeh，或稱丹貝或發酵黃豆餅）、豆漿、大豆粉、大豆點心（energy bar）、大豆製肉類替代品、大豆組織蛋白（texturized vegetable protein，簡稱TVP）、膠囊、萃取物與卵磷脂等。

常見劑量

治療膽固醇過高，每天可服用20–50公克的大豆蛋白質。至於改善更年期症狀，臨床試驗中曾以含有34–76 c.c.異黃酮素的20–60克大豆蛋白質來治療。

＊這些用法和處方來自於民間流傳的方法，並不一定經過測試或推薦。

然而對於大豆的異黃酮素，我們則要小心看待；尤其是分離出來的大豆異黃酮素，像金雀異黃酮與木質素異黃酮等，都尚未經過查證，也因此科學家與醫師們寧可建議食用完整的大豆，而比較小心少建議單獨的大豆異黃酮。他們這麼做是有道理的，因為大豆食品雖含有異黃酮素，但其分量少到應該不會對你的激素產生過度影響。我們可以了解為什麼有人還是想要用大豆的異黃酮素來當荷爾蒙替代療法，因為傳統的荷爾蒙替代療法已經因為其造成心臟疾病、乳癌或中風的風險過高而被停止建議長期使用。大豆的異黃酮素大概比傳統的荷爾蒙替代療法要安全，但是要記得它們的作用還是不為人知的，因此我們並不確定它們是否真的能在減輕更年期症狀上產生效用。

雖然大豆的異黃酮素還沒有被發現造成過什麼明顯的健康問題，但我們要記得如果你體內的雌激素偏高時，大豆異黃酮素有可能會阻擋雌激素，而當你體內的雌激素偏低時，它們則會模擬雌激素的作用；有人擔心大豆異黃酮素會刺激受雌激素影響的癌症，例如乳癌等。

雖然大豆異黃酮素可能會為了人體製造甲狀腺激素的需要而增加你對碘的需求，但醫藥界一致認為已開發國家中的人口大多攝取足夠的碘，不需要擔心甲狀腺因此出問題；然而已經有甲狀腺功能異常的人應該要避免大量食用大豆異黃酮素。

保健品商標上所謂的「標準異黃酮素含量」（standardized to isoflavones）其實是含糊不清且往往不正確的。某些獨立試驗室的檢驗發現，很多補充品及大豆食品包裝上所標示的異黃酮素含量都有不實之處；有時候這種混淆是來自有的廠商標示的是非活性、被糖包裹著的異黃酮重量，而有的廠商標示的則是活性無糖的異黃酮重量。因此你看到的標示並不一定就是你以為自己服用到的東西；就像許多其他補充品一樣，我們沒有一定的方法來確定產品標示的是否真的就是裡面裝的東西。然而現在在美國，有些像消費者試驗室這種獨立試驗室會在產品上貼上他們的核准標誌，表示產品內容與標示相符；這些標誌並不保證產品的效用，純粹只是證明產品包裝上標示的跟裡面裝的東西是一樣的而已。

大豆沙拉油則是另外一回事了，雖然它並不壞，但是有其他比它更好的油可以用；芥菜子油（canola oil）、橄欖油與亞麻子油，還有脂肪多的魚類都是比較健康的油來源。當然了，任何一種「部分氫化」的油，不論是沙拉油或其他什麼油，都含有不健康的反式脂肪（trans fats），應該要完全避免才好。

大豆卵磷脂就不值得你在它身上花錢了，除非你是要拿來做烹調或加在皮膚乳液裡。卵磷脂也可以從蛋中提煉出，它能將油與水分溶合；當它們因為這種性質而被用在食物裡時，我們稱之為乳化劑（emulsifier）。你只需要將一茶匙左右的卵磷脂加在麵包、巧克力點心或自製美乃滋裡面，就可以避免油分子與水分子分開，但通常這道手續是不必要的；卵磷脂黏得很，因此只要在乳液裡加一點點就可以保留水分子在你的皮膚上。

有趣的事實

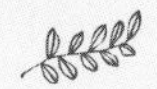

用你的心智當做熱潮紅治療劑

這裡有一線希望了!基於某種原因，在大多數研究治療熱潮紅的試驗裡，安慰劑的效用都驚人得好，不只是在以大豆為對象的研究中，甚至在測試其他藥草、藥物或補充品的試驗中都是如此。有些研究的確顯示異黃酮素能幫助婦女預防熱潮紅，但安慰劑的效果也一樣好；這並不表示熱潮紅是一種幻覺，它們真的發生在身體上而且令人感到非常難受。但好消息是，我們的心智往往是比我們想像中還要強力的治療者，它們應該為了可以控制熱潮紅的能力而受到讚許才對。這些結果讓有的專家開始提出自我療法，建議病人控制熱潮紅的技巧之一便是以放鬆心情、調節呼吸或其他方法來改變思緒狀態，訓練我們的腦部來幫助身體自我治療。

功效的實證

根據在人體上所做的試驗，大豆最大的好處是它能降低膽固醇與脂肪；在好幾項臨床試驗裡，大豆蛋白質與大豆食品都有此功效，但是分離的大豆異黃酮素則無此效用。有一項分析數起試驗結果的報導指出，分離的大豆異黃酮素並不影響壞的低密度膽固醇（LDL）或好的高密度膽固醇（HDL）[1]；但是另一項報導卻發現，在試驗中吃了異黃酮素含量較高的大豆食品與大豆蛋白質的自願者，他們的膽固醇降得比較多，效果比那些吃了異黃酮素含量較低的大豆食品的自願者要好[2]。那倒不一定是大豆的異黃酮素在降膽固醇，而有可能是異黃酮素含量高的大豆食品剛好也含有那些結構與異黃酮相似但卻尚未被發現的活性物質。而大豆蛋白質則可以在不影響好的高密度膽固醇情形之下，降低壞的低密度膽固醇，而且還可以降低三酸甘油脂[3]。

大豆的異黃酮素最常被稱讚為可以減輕熱潮紅與骨質流失等更年期症狀，這種說法在少數幾項動物與試管試驗中得到證明，但大多數以真正更年期婦女為對象所做的試驗結果都令人失望。這些試驗結果顯示大豆以及它的異黃酮素對熱潮紅、骨質流失與認知功能的影響很小或根本一點也沒有[4, 5, 6, 7]。

關於大豆對癌症影響效果的數據堆積如山，有的是好消息，有的是壞消息，有很多則是沒有結論；另一個關鍵是要看你指的是大豆食品還是大豆異黃酮素。儘管大豆異黃酮素在許多動物與試管試驗中的確有抑制癌症的功效，它們在別種試驗中卻促進了癌症的發展與轉移，使得大豆異黃酮素能抑制癌症的謠言就此停擺。由於異黃酮素有時候會像雌激素般作用，有時候又會抵制雌激素，所以這些互相矛盾的研究結果並不令人感到意外。

以下是目前科學界對大豆與癌症的看法摘要：亞洲女性比美國女性少患乳癌，有人認為這是因為亞洲飲食內的大豆食品較多[8]；我們會很合理地懷疑真的是因為大豆的關係嗎？還是因為亞洲人吃的肉類較少，還是兩者都有關係，因為大家都知道多吃肉很明顯地與癌症有關，而乳癌也包括在內[9]。還有，亞洲人有可能在基因上本來就比較不會得乳癌。有一項研究顯示亞洲人的腸道一般比較會把異黃酮素上的醣類移除，這是一道為產生活性異黃酮必須的步驟，而非亞洲的美國人腸道的這種功能較差。基因上製造無醣異黃酮素的本領在亞洲與非亞洲男性身上也與降低前列腺癌罹患率有相互關係[10]。根據美國國家癌病協會（National Cancer Institute）的一項調查顯示，常吃大豆食品的美國人比較不會得乳癌、大腸癌、子宮內膜癌與前列腺癌，但他們也同時提出警告，擔心患有對雌激素敏感的乳癌婦女有可能在理論上因雌激素性的異黃酮而造成癌症惡化，尤其是當她們本身的雌激素本來就很低的時候，像更年期婦女等。

在亞洲，發酵過的大豆製品（天貝、味噌、醬油與納豆等）通常被認為其健康價值比沒發酵過的大豆製品（新鮮大豆、整顆的乾燥大豆、大豆堅果、黃豆芽、全脂大豆麵粉、豆漿與豆漿產品、豆腐、豆腐渣與豆腐皮等）要來得高，而在大眾媒體上也有很多類似的報導。發酵過程會將醣類從大豆異黃酮素內移除，促進它們被身體吸收的能力；但是我們並不清楚大豆的優點與異黃酮素有沒有關係。發酵過的大豆製品有時還被聲稱是提供素食飲食中缺乏的維生素B12的來源，但研究數據在這點上卻沒有結論也不可靠。儘管發酵過的大豆製品很可能還有更多尚未發現的益處，但拿它們來研究對癌症的影響結果只造成了人心惶惶[11, 12]。大多數研究發酵大豆製品的試驗結果顯示，大量服用發酵過的大豆製品（例如味噌、醬油與天貝等）會增加胃癌的罹患率；舉例來說，有6項試驗加起來共732人被測試的結果顯示，未發酵的大豆製品能夠預防直腸癌，但是發酵過的大豆製品卻不能[13]。發酵過的大豆製品內含有大量的鈉使得研究數據更為複雜；同時它們還含有致癌的亞硝胺化合物（N–nitroso compound），亞硝胺化合物是亞硝酸鹽（nitrites）的副產品，常在西方飲食中被用來醃肉。

儘管在動物與細胞上的研究顯示，就連稀釋到與血漿中異黃酮素濃度相等的大豆異黃酮素還是會干擾甲狀腺激素的合成，但健康當局仍舊不為所動。在隨機抽樣的控制研究中，服用異黃酮補充品的婦女仍然可以維持正常的甲狀腺激素濃度[14]。專家們指出，大豆的異黃酮素不會對飲食中有足夠碘的人造成甲狀腺功能失調，而現在在已開發國家中已經很少見到碘不足的例子，因為他們的鹽巴裡都有加碘。然而由於這個現象尚未經過仔細的研究，已知患有甲狀腺功能不全的人應該要明智地避免食用大豆異黃酮素，但大豆蛋白質與大豆食品因其異黃酮素的含量極低，應該是很安全的。

有人擔心異黃酮素誘發的某些激素作用會對喝大豆奶粉的嬰兒造成影響；但是針對嬰兒時期喝大豆奶粉長大的成人所做的研究顯示，他們並未因此得到副作用，所以還是算安全的[15]。然而有人還是建議，基於理論上會有的風險，大豆奶粉是最好留到嬰兒無法消化母乳時才用的最後方法；母乳雖然麻煩，但仍是最健康的選擇。

最後值得一提的是一項造成很多爭議的研究，其結果顯示吃越多健康食品中最淡而無味的豆腐，越加速中年日裔美國人的心智狀況衰老[16]。這項試驗的研究方法被人大肆批評，因為他們允許自願者自己報告過去「他們認為」多吃或少吃的豆腐量，而不是直接測量他們吃的豆腐量；另外一個問題是其呈現了許多有可能造成影響的附加因素，例如比較貧窮的男性吃較多豆腐，但也同時可能住在較不健康的生活環境裡。沒有任何一項其他人體試驗或情況呈現如上述的結果，日本男人經常食用更多的豆腐也都沒有罹患加速的心智衰退。

概　要

- 有可靠的證據證明大豆食品與大豆蛋白質能幫助你降低膽固醇與脂肪，尤其是當你用它們來取代肉類時。我們並不確定大豆的異黃酮素能否幫助降低膽固醇，但大豆的植物固醇絕對有此功效。
- 關於大豆的異黃酮素能預防更年期症狀的證據並不可靠。大豆蛋白質可能可以降低罹患前列腺癌的機率，但分離出的異黃酮素則有可能會提高對雌激素敏感的癌症罹患率，例如乳癌等。至於證明大豆可以減少乳癌罹患率的證據是矛盾的。
- 目前還沒有證據證明嬰兒期喝大豆奶粉長大的成人因此得到任何副作用。但是母乳仍是對嬰兒最健康的選擇，大豆奶粉應該在嬰兒對母乳過敏或有乳糖不耐症時才餵食。
- 開發中國家甚少有碘不足的人。除非你體內的碘不足，否則大豆的異黃酮素不會干擾甲狀腺激素的產生。

ST. JOHN'S WORT
聖約翰草

◎學名—*Hypericum perforatum*

◎科名—金絲桃科

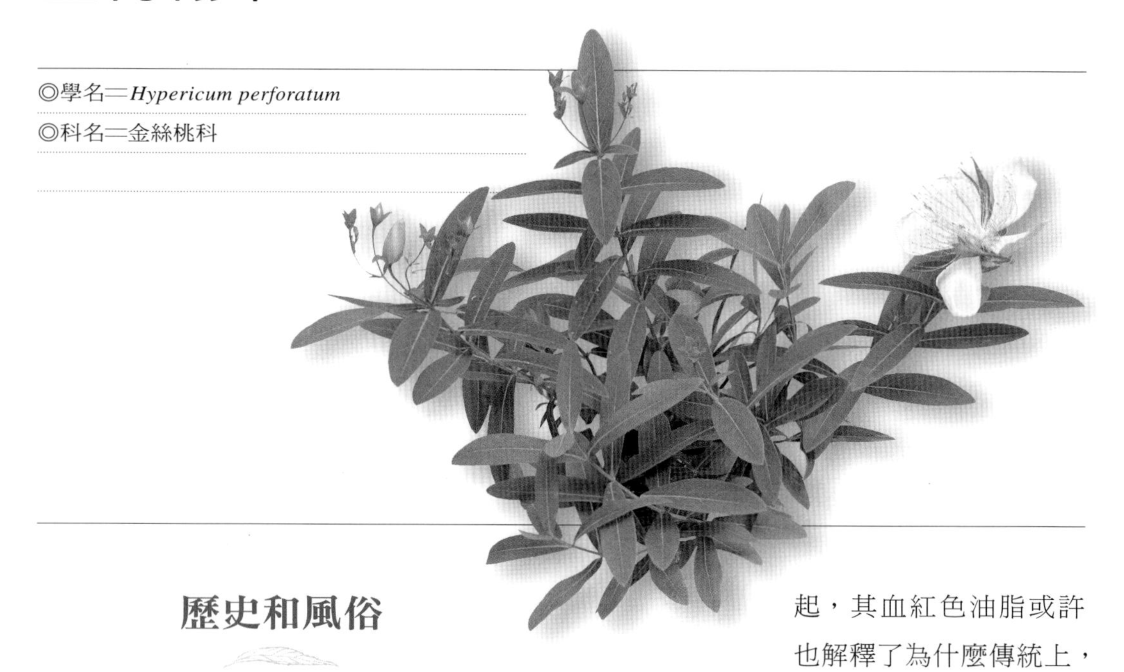

歷史和風俗

聖約翰草具備幾項特點。首先，其葉子上看起來像是成排透氣孔的斑點其實是油腺。這也是為什麼聖約翰草的拉丁名字中會有「*perforatum*」的原因。用手將聖約翰草的黃花或葉子揉碎，手上便會沾染一種奇妙的紅色油脂。同時，熱鬧地點綴在聖約翰草星狀黃花邊緣的小黑點，也會製造出化學物質。事實上，聖約翰草本身根本算是一座小型化工廠，所以在使用上也應特別小心謹慎。

古希臘人用此藥草來驅除惡靈，並封它為「*hypericum*」，意思是「超越幻靈」。基督徒將此藥草和聖約翰聯想在一起，其血紅色油脂或許也解釋了為什麼傳統上，人們經常用它來治療傷口。中世紀德國醫師帕拉塞爾蘇斯（Paracelsus），以及19和20世紀的美國折衷學派醫生們，都提倡用聖約翰草來治療焦慮症和憂鬱症。

科學家眼中聖約翰草的功用

有些科學家相信，聖約翰草的作用類似受歡迎的再回收抑制劑（reuptake inhibitors）抗憂鬱藥物。至少在試管試驗中如此。目前最受歡迎的抗憂鬱症處方藥物中，有好些都屬於種類不同的再回收抑制劑。換句話說，根據所針對的神經傳導物質種類的不同，而有各自應對的不同再回收抑制劑。選擇性血清素再回收抑制劑（SSRIs，藥品Prozac或Zoloft）能夠增加血清素。而血清素正腎上腺素再回收抑制劑（SNRIs，藥品Effexor），則可同時增加血清素和正腎上腺素。還有一種正腎上腺素多巴胺再回收抑制劑（NDRIs，藥品Wellbutrin），可以增加正腎上腺素和多巴胺。

據說，聖約翰草和這些藥物不同之處是，它能夠同時增加憂鬱症臨床症狀上被影響到的三種神經傳導物質[1, 2]。試管試驗中是以人體分離組織來測試聖約翰草的功效，和健康的人體相去甚遠。研究結果顯示，聖約翰草能夠預防血清素、正腎上腺素、多巴胺的「再回收」（reuptake）作用。此藥草透過以下方式增加腦部神經傳導物質。

正常狀況下，神經細胞每傳出一個訊息便製造出一個神經傳導物質，它會擴散到接受信息的神經細胞去。或許為了預防過多神經傳導物質在發送和接收的神經細胞間危險地移來移去，發送訊息的神經細胞通常會回頭牽制著大部分它剛剛才釋放出的化學分子，這種常見現象稱為再回收。反正無論如何，體內通常會有足夠的化學訊息成功地到達接收神經細胞以傳送訊息。然而，憂鬱症患者似乎體內神經傳導物質不足、不然就是無法對其產生適當回應。再回收抑制劑的作用在於，預防發送信息的神經細胞回頭抓住適才釋放出的化學訊息分子。神經突觸中的神經傳導物質數量增加，也會增強信息的傳送。再回收抑制劑的好處在於，它們只會對大腦本來就準備發送出去的信息產生作用。藉由口服神經傳導物質來增加腦部各種神經傳導物質，反而會刺激到所有的神經傳導物質受體，而不僅只是腦部試圖發送訊息的特定受體。但一般來說，口服神經傳導物質根本毫無效用，而這也點出了一個重要的使用問題。

聖約翰草的成分

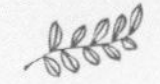

目前尚不清楚聖約翰草中的作用成分為何，但科學家們列出幾個可能成分。聖約翰草含有前花青素和其他兒茶素單寧。其主要的類黃酮素是金絲桃苷（hyperoside）、芸香素（rutin）、槲皮苷、異槲皮甘、槲皮素、山柰酚。聖約翰草也含有雙黃酮類化合物，像是穗花杉雙黃酮（amentoflavone）。貫葉連翹素（hyperforin）是聖約翰草中主要的acylphloroglucinol衍生物之一。它包括了像咖啡酸、綠原酸（chlorogenic acids）、阿魏酸（ferulic acids）之類的咖啡酸衍生物。正烷類（N-alkanes）、單萜類、倍半萜類都有可能是造成聖約翰草松脂氣味

>>>

的主因。聖約翰草中的苯並二蒽酮類（naphthodianthrones）是蒽類衍生物，包括了金絲桃素（hypericin）和偽金絲桃素（pseudohypericin）。此外，它還含有β－麥胚脂醇，這樣的固醇、維生素C和A、氧雜蒽酮（xanthones）、膽鹼。

聖約翰草的再回收抑制作用受到一些研究的質疑。貫葉連翹素（hyperforin）被認為是聖約翰草的再回收抑制作用的主要成分。然而，此成分的問題在於其能穿透血腦屏障（blood–brain barrier）[3]。這是體內一種化學防護障，藉以嚴格篩選進入腦部的成分。血腦屏障也是為什麼一個人不能僅靠口服神經傳導素就治好憂鬱症的主要原因，因為食用進入體內神經傳導物質最終還是無法進入大腦。但是在細胞培養研究中發現，聖約翰草中除了貫葉連翹素之外的其他成分，或許也是造成其再回收抑制作用的原因。若這些成分能夠穿過血腦屏障的話，或許也具抗憂鬱劑功效。就算此行不通，聖約翰草還有其他一大堆令人頭昏眼花的抗憂鬱可能機制。以下舉一些例子。

聖約翰草的穗花杉雙黃酮會跑到腦部。穗花杉雙黃酮（amentoflavone）是一種由兩個黃酮化學性結合而成的雙黃酮分子，或許具有類似安眠靜鎮藥的作用，會和腦部的苯重氮基鹽（benzodiazepine）受體結合，積極發出使大腦活動變慢的訊息。而且，穗花杉雙黃酮和血清素、多巴胺、鴉片劑（opiate）、苯重氮基鹽受體的結合效果特別好。但其究竟是如何影響到這些受體、影響程度又是如何，目前都還無法確定。

聖約翰草的miquelianin也能穿透血腦屏障，可能會暫時性降低壓力荷爾蒙。Miquelianin這種類黃酮素會到達腦部，食用了此成分的大鼠，體內兩種壓力荷爾蒙：促腎上腺皮質激素（adrenal cortical tropic hormone或ACTH）和皮質酮，都會顯著地降低[4]。然而，大鼠食用miquelianin八週後，此作用便會逐漸消退。此外，食用聖約翰草兩週後的人體受試者，和安慰劑組自願者比較起來，唾液內皮質醇數值都略微，但具統計顯著性地減少。皮質醇是體內另一種壓力荷爾蒙[5]。

聖約翰草中甚至還有荷爾蒙褪黑激素。有些植物內竟含有人體荷爾蒙或許會讓人感到驚訝。褪黑激素（melatonin）就是大腦在暗處會製造出的一種荷爾蒙，尤其是視網膜接收到較少光線時。褪黑激素會合宜地使人感到疲憊和想睡覺，它也會提高作夢的機率。在植物中，褪黑激素能夠消滅自由基，但口服褪黑激素能否明顯保護人體對抗刺激分子、癌症、疾病，目前則尚不得而知。從植物中攝取到的褪黑激素（在稻米、玉米、番茄、香蕉中都發現此成分）會通過血腦屏障進入腦中，產生和體內自生褪黑激素一樣的作用。

一項近期人體試驗結果證實，聖約翰草能夠預防多巴胺被轉化成另一種神經傳導物質。此研究結果公然挑戰了先前將聖約翰草視為一種正腎上腺素攝入抑制劑（norepinephrine uptake inhibitor），或是具有單胺氧化酵素抑制劑（monoamine oxidase inhibitor或MAOI）抗憂鬱症藥物作用的論點。此研究認為聖約翰草或可減少體內多巴胺，再次確認了其他研究的發現。值得一提的是，此研究的對象為健康的受試者控制組，這使得其結果之可信度也不比其他大多數研究高多少[6]。多巴胺是一種神經傳導物質，有助於調節像是行動、動作協調、情緒、動力、成就感等極為重要的身體機能。認為聖約翰草能夠增加多巴胺的論點在早期受到一些研究的支持，這些研究指出，聖約翰草中的金絲桃素和偽金絲桃素會減緩多巴胺分解成其他小代謝物。金絲桃素和偽金絲桃素是聚芳蒽醌（polyaromatic anthraquinone）衍生物中，兩大群易染色分子。因為它們會和光亮產生反應，所以不但性質不穩定，也會讓使用聖約翰草的人較容易被曬傷。然而，這些成分或許也是使用聖約翰草的人，腦中多巴胺會增加的原因之一，因為它們會抑制住一種稱為多巴胺 β–羥化酶（dopamine beta–hydroxylase）的酵素[7, 8]。此酵素會將多巴胺轉化成正腎上腺素。理論上，抑制了多巴胺 β–羥化酶的同時，也會增加體內多巴胺，這或許是為了彌補消耗掉的正腎上腺素。

一項新理論認為，憂鬱症和神經傳導素無關，反倒和炎症有關。理論上，聖約翰草對此機制具有影響力。或許貫葉連翹素並不需要到達腦部。一項新近研究顯示，在細胞培養試驗中，貫葉連翹素會抑制住介白素6（interleukin–6或IL–6）對物質P製造的促效作用[9, 10]，在小鼠身上或許也有相同作用[11]。物質P是一種疼痛信息分子，而IL–6促效製造的是一種會刺激發炎的蛋白質。令人好奇的是，體內IL–6和其他發炎訊息分子似乎都會因憂鬱症而提高。或許溫和、持續性的炎症使人長期感到不適，進而出現憂鬱症狀。有一項研究指出，每日服用綜合維他命能夠降低體內IL–6和減少罹患憂鬱症的危險。因此，有些科學家希望能從抗炎角度製造出有效的抗憂鬱劑。不過，此機制能否在使用聖約翰草的人身上發揮作用，目前則無從判定。

使用聖約翰草安全嗎？聖約翰草使肝臟製造出更多代謝酶的同時，也會製造出有著複雜名字的P450 3A4細胞色素。（肝臟內有許多統稱為細胞色素P450的不同成分，這裡專指3A4這一種。）許多研究顯示，聖約翰草會使那些需要留在體內以發揮藥效的藥物被加速排出。比方說，口服避孕藥，或是HIV藥物、器官移殖的抗排斥等藥，會造成更嚴重結果的抗凝血劑藥品。同理可證，聖約翰草也會因此對其他藥草之藥效造成干擾。下段將列出會被聖約翰草影響到的一長串藥物清單。

藥草產生的作用

使用前，請小心評估聖約翰草較不為人知的負面風險。雖然聖約翰草看起來具有活躍的生理作用力，但我們始終無法瞭解其究竟是如何對人體造成影響。較近期針對聖約翰草所做的研究顯示，它在治療嚴重憂鬱症上的效果，並不比安慰劑來得突出。

使用聖約翰草主要有兩項令人擔憂的問題。首先，就算是標準化聖約翰草產品，其中所含之可能作用成分（目前尚未確認是何成分）濃度，都可能有相當大的差異，其實際含量或許是外標籤上的零到一百倍。若聖約翰草中的作用成分（通常指金絲桃素）果真對健康有益，那其作用便會因為大自然中每株植物具有之獨特差異性，而變得時好時壞。

此外，聖約翰草會使其他藥草或藥物嚴重失效。聖約翰草是否能使婦女受孕？沒錯，若平時是靠口服避孕藥來避孕的話。聖約翰草會造成使用口服避孕藥的婦女意料之外的受孕和突破性出血。另外也有數起聖約翰草造成免疫鎮靜藥物的免疫血清值下降的案例，導致器官移植失敗。目前為止所知的是，聖約翰草會降低下列藥物在體內的藥效：amitriptyline、cyclosporine、digoxin、fexofenadine、indinavir、methadone、midazolam、nevirapine、phenprocoumon、simvastatin、tacrolimus、theophylline、warfarin。對於其他未經測試的藥物，聖約翰草也可能具影響力。它會使抗癌藥物irinotecan活躍的代謝作用留在血液中的能力降低。當然，聖約翰草或許也會藉由同樣這種快速清除機制，減少其他被消化藥草所具之功效。

常見的使用方法

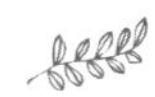

內服

治療憂慮和焦慮、鎮靜、生理痛、感染、傷口

內用時的可行方式

有時含標準化金絲桃素成分的膠囊、煎煮的藥、萃取液、泡製品、酊劑、油

常見的用法

每日服用2–4公克的聖約翰草，或是0.2–1毫克的金絲桃素。據報導，可以每日服用3次含0.3%金絲桃素的膠囊。

傳統用法則是將1–2茶匙的聖約翰草花浸泡在1杯水中10分鐘，濾去殘渣後，每日飲用1或2次。

＊這些用法和處方來自於民間流傳的方法，並不一定經過測試或推薦。

服用其他抗憂鬱症藥物時使用聖約翰草是很危險的。少數一些病例指出，人們若同時使用聖約翰草和選擇性血清素再回收抑制劑（SSRIs）抗憂鬱劑（例如sertaline和paroxetine），會出現罕見的血清素症候群（serotonin syndrome）。血清素症候群是腦部出現過量血清素，是一種致命反應。此事暗示了聖約翰草中具有某種成分可能確實具有SSRI作用，但目前尚不清楚是何成分。

光過敏反應或許會讓人考慮停止使用聖約翰草。許多參與研究的自願受試者會因為聖約翰草讓他們容易被曬傷和長水泡而退出研究。受到紫外線照射時，聖約翰草中的金絲桃素會製造出一種麻煩的反應物質，稱為單重態氧（singlet oxygen）。此成分會反過來大肆傷害皮膚。以聖約翰草餵食的家畜最常出現的症狀是起水泡和抑鬱。

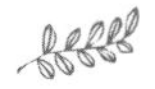

功效的實證

聖約翰草或許具有生理學作用，但目前尚不清楚其實際作用究竟為何，又是如何產生作用的。這明顯是個令人擔憂的問題。聖約翰草能夠使小鼠的行為顯著地改變[12]。比方說，當研究人員強迫小鼠游泳的時候，此藥草不但會使牠們游得更快，而且還能「顯著地抑制小鼠marble burying（譯註：小鼠在不安焦慮時，會用鼻子和前腳做挖掘的動作，試圖用挖起來的東西掩蓋住令其不快來源物質）的行為」。不過，現在仍不清楚這些作用會如何轉移至人體。所以聖約翰草究竟如何影響人體呢？

雖然有許多人體臨床研究檢測聖約翰草對抗憂鬱症的功效，但其結果卻互相衝突。要進行這類研究十分困難，因為臨床憂鬱症有數種不同生化物理成因，單一療法有可能無法處理所有影響因素。儘管目前已進行了一些規模較大、設計也較完善的臨床試驗，但與安慰劑相較之下，聖約翰草的優勢並不大。新事證認為，早先對聖約翰草療效之論點或許過於誇大其辭。

因為相關的試驗太多，所以有另一種稱為統合分析的研究，針對一群設計較佳的試驗進行統計學式的內容分析。2004年前發表的統合分析研究一般都對聖約翰草的使用持正面態度[13, 14, 15, 16]。認為在治療憂鬱症上，聖約翰草似乎比安慰劑有著較好的效果，看起來也和常見的憂鬱症處方藥物具有相似療效。但請記住，雖然患者的症狀會因使用了處方藥物而出現顯著好轉，但大部分患者卻認為處方藥物的效果有限。

不過，後來情況卻變得對聖約翰草較為不利。有3項較近期、大規模、設計良好的研究結果，都無法驗證聖約翰草的療效，當這些研究被列入統合分析研究後[17]，早先發表論文支持聖約翰草功效的研究人員[18]，現在也改變了之前的立場，認為：「聖約翰草對憂鬱症的功效或許比之前預估的小，若未來臨床試驗結果再次確認此論點的話，或許最後會發現聖約翰草對憂鬱症根本不具任何功效。」同一份統合分析研究再次檢驗15篇之前已經過評論的臨床試驗後發現，聖約翰草在治療憂鬱症上的優勢比之前發表的結果小，暗示這些報告的原作者對聖約翰草有著非理性的偏好。

然而，對那些深受憂鬱症所苦的患者來說，任何一點可能的幫助都是他們樂於接受的。有些科學家認為，聖約翰草仍是值得被考慮的選擇，因為其副作用比其他抗憂鬱症處方藥物來得少。不過，聖約翰草仍有一項明顯副作用——它會增加身體對其他藥物的排除率，進而減弱它們的藥效[19]。而且，聖約翰草也會危險地提高其他不同藥物的效力。雖然現在對聖約翰草減輕憂鬱症的功效多有疑慮，但無庸置疑的是，其內含成分會改變身體的生理機能。

概　要

- 聖約翰草具生理學作用，但目前尚不清楚其確切作用為何。雖然有幾項理論上行得通的抗憂鬱推測機制，但都尚未被證實。
- 雖然較早期的研究暗示聖約翰草或許具抗憂鬱劑功效，但這些研究不但規模小，而且設計也不完善。大多數近期設計較佳的臨床試驗建議，和安慰劑比較起來，聖約翰草在抗憂鬱症上的效果並不可靠。
- 聖約翰草會明顯地影響到其他藥物的功效，包括了避孕藥、抗凝血劑、移植排斥藥物、愛滋病藥物以及抗癌藥物。聖約翰草也會提高使用者對陽光的敏感度。

TEA TREE
茶樹

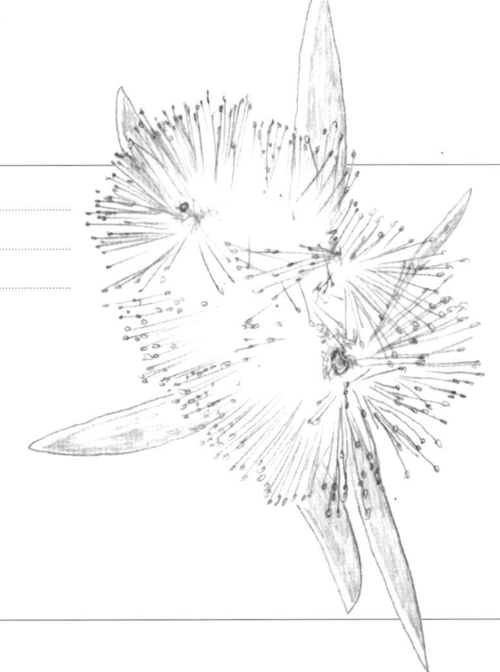

◎學名—*Melaleuca alternifolia*

◎科名—桃金孃科

歷史和風俗

不止一種樹稱為「茶樹」，但大多數藥草學家所指的茶樹是生長在澳洲沼澤地帶的*Melaleuca alternifolia*。原住民將其葉子做為抗菌劑，後經探險家庫克船長於1700年代的大力宣揚，大幅提高了澳洲殖民者對茶樹的使用。二次大戰時，澳洲士兵還會配給到茶樹精油來消毒傷口。軍工廠甚至將茶樹油添加在切割機的機油中，希望藉以減少因意外事故引發之感染。

茶樹精油除了是一種抗菌劑外，亦可驅趕對其氣味厭惡不已的蚊蟲。由於泡茶的滋味不甚可口，所以人們對此植物的命名也有點漫不經心。雖然不乏飲用茶樹飲品之人，但此法一直無法廣為流行。茶樹在世界藥草市場上才剛露臉不久，但目前在美國正流行將其運用在各種美容產品中。

科學家眼中茶樹的功用

植物毒素並不罕見。首先，大多數藥草都可制菌。藥草通常可以憑藉著精油中的化學武器殺死多種不同類型的細胞。而這也是為什麼許多香味植物油會對皮膚細胞造成困擾。藥草具抗微生物性早已不是新聞，但事實上，有關這個或那個藥草在試管中可以殺死病毒，甚或癌細胞的論文

細胞膜防止了細胞內容物滲漏出去。細胞膜多少有點像是一個包圍細胞的塑膠袋。也可以說，細胞膜就是細胞的「皮膚」；將細胞內容物包含於內，而將其他奇怪物質隔離於外。細胞膜主要是由實際上十分近似去垢劑或肥皂分子的成分所組成，這些分子稱為磷脂質（phospholipids）。為了方便視覺化這些分子，不妨把每一個組成單位想像成一個線性體，其中一頭為親水端，後面連接著兩條不親水的油性長「尾巴」。會吸引水的一端稱為親水端（hydrophilic）或極性端（polar），而與水相斥的一端則稱為疏水端（hydrophobic）或非極性端（nonpolar）。（疏水端的原意是「討厭水」，但此為誤稱；疏水性物質對任何物質的吸引力都很低，水只是其中之一而已。）

常被引用的化學法則「同類相吸」（like mixes with like）的意思是，極性端會和極性端相互吸引，而非極性端則和非極性端相互吸引（關於此法則作用之原因，請見附錄B「成員介紹」）。水具極性，而有機體大多是水。

當這些細胞膜分子被放入水中時，會出現一種顯著現象：其會在水面形成一層微小薄膜。雖然或許不太容易被注意到，但就分子層面來說，則作用非凡。組成這層薄膜的細胞膜分子全指向同一方向。其親水端均向下探入水面，疏水端則向上往水面上指。（可以用在健康食品店買到的卵磷脂做此試驗，因為卵磷脂即是由細胞膜組成的分子。）若用手按壓這層薄膜，試著將疏水端長尾巴壓入水中，薄膜中的微分子會摺成雙層三明治般，疏水端尾巴向著三明治內部，而親水的極性端則向外和水直接接觸。此雙層物質會自動捲曲成許多含水的泡泡，如同真正的細胞一般飄浮在液體裡。這些即是人工製成的細胞膜。真正的細胞膜含有許多其他種類分子，像是作用近似毛孔的蛋白質、輸通道或受體，以及含油的糖分子糖脂（glycolipids）。糖脂會將其糖分表露於細胞外，用以附著或被其他細胞和組織組成物質所辨識。然而，這些磷脂質膜分子正是形成細胞膜的主要結構物。同時，膜物質也是大多數細胞製造內部分隔的主要分子，稱為「membrane bound」。大多是細胞內的儲存格，有些則具有較複雜和重要的功用。因此，此磷脂質物質是細胞結構之必需品，正好也是會被茶樹精油所分解的對象。

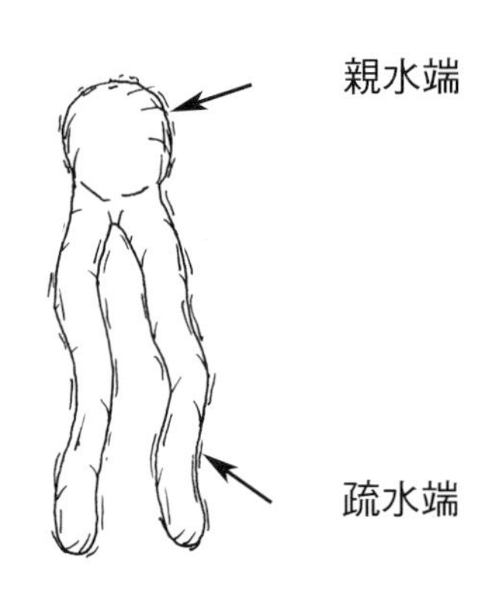

磷脂質

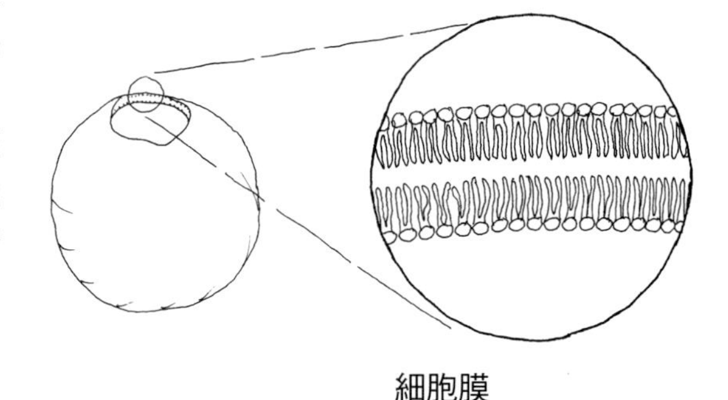
細胞膜

標題有點誤導，因為若以足夠分量的精油來治療，大部分細胞都會死亡。

其中一個原因是因為試管中的細胞相當敏感，將它們和任何大劑量物質放在一起，無論有沒有毒，都會造成細胞死亡。因為任何過量物質都足可致命，就連水也一樣。同樣的道理不只是針對細胞，對人體也是一樣（人的確會因飲水過多致死，但此案例相當罕見，也不容易發生）。另一個不用對藥草可以殺死試管中病毒太感訝異的原因是，和動物比較起來，植物不太會移動。因為植物無法四處移動來杜絕病原體，所以會用自身的揮發油來自我保護。有些植物製造殺死細胞油脂的功力較好，而茶樹即是其中之一。

茶樹精油會殺死各式各樣的細胞。茶樹精油是否有益要根據受傷對象而定，但也有可能造成不適症狀。將茶樹油視為有毒其實也不無道理，而這正是應格外小心處理茶樹精油，並只使用淨化茶樹油的原因。大部分使用茶樹精油的人都期望它可發揮抗微生物效用，並用其來對付討厭的細菌、黴菌，或病毒。但對這些威力強大、辨識力卻極差的細胞殺手而言，最大的問題是它們也會殺死人體細胞。出現惱人的疹子已算是好的結果，情況最糟時則會危害健康。

有些抗生素較具識別能力。盤尼西林和環孢靈（cyclosporins）會妨礙細菌細胞外圍防護罩的合成，稱為細胞壁（cell walls），而動物和人體細胞都不具細胞壁（因為人類基本上也屬於動物的一種）。四環黴素（Tetracyclines）和紅黴素（erythromycin）會擾亂稱為核糖體（ribosomes）的細菌蛋白質製造工廠，但因為這種核糖體和人體核糖體不同，所以這些抗生化劑無法殺死人體細胞。不幸地是，細菌和人體細胞都有細胞膜，這正是茶樹精油會產生作用的部分。

茶樹的成分

茶樹精油內含超過100種以上的單萜類、倍半萜類、和酒精成分。其中大多數是4-松油烯醇（terpinen-4-ol）、1,8-桉葉醇、α-松油醇（alpha-terpineol）、異松油烯（terpineolene）以及α-松油烯（alpha-terpinene）和γ-松油烯（gamma-terpinene）。

雖然茶樹精油不屬於去垢劑，但具有分解細胞膜的類似作用。因為去垢劑形似細胞膜分子，所以會破壞細胞膜。如同細胞膜的構造成分，去垢劑也有一個親水端和一個非極性的親油端，而這正是其得以混合油水的原因：它們會輕輕附著在油和水上，搭一座連接兩物的分子橋樑。去垢劑也會被靜電作用拉入細胞膜內，若此外來物聚合數量夠多，就會造成細胞膜的分解。其中有些去垢劑的作用尤其強大。用來洗手的肥皂主要是把皮膚上的微生物帶走，而不是分解其細胞膜。而茶樹精油成分因為不具親水端，所以和去垢劑不同。但它們具親油性，所以會被吸引到細胞膜分子中的油脂內。其體積也小到可以穿透細胞膜分子，分解分子間的聯繫，進而使細胞膜分裂。

茶樹精油也會破壞細胞膜的結合，其中有些細胞膜較易被分解。包括人體細胞在內，所有細胞都具膜狀組織物，所以茶樹或許會對其造成負面影響。事實上，細菌的細胞膜藏在保護性細胞壁之下，所以比人體細胞對茶樹更具抵抗力。動物細胞——包括人體細胞——則無細胞壁。同樣地，黴菌也有細胞壁來保護細胞膜。不過，病毒非但不算是細胞，更別說具有細胞膜了。基於相同理由，從技術上來說，病毒甚至不算是生命體。它只是單純地將其所帶之基因物注入真正的細胞中，並藉由細胞本身的機制來製造出更多帶病毒的粒子。因此就表面上看來，一大堆與茶樹精油相抗衡的各式細胞和病毒中，對茶樹精油威力最無招架之力的定屬動物細胞，其中也包括了人體細胞在內。

分解細胞膜仍被視為是抗生素的重要作用之一。去垢劑即具此作用，而我們得對此心懷感激。抗菌的多黏菌素（polymyxin）亦具此作用力。如同茶樹精油，多黏菌素也會分解細胞膜，藉由相同機制殺死人體細胞，所以使用範圍僅止於臨床試驗。因為多黏菌素具有嚴重的全身性毒素，目前已不再內服使用。然而，其外用時仍具效力。由於皮膚是由已死去的細胞組成，再加上無生命體的分子群，所以只要不讓毒素滲透進皮膚裡，就較不容易受此毒素影響。同理可證，茶樹精油的使用應該也僅止於外用，並且需要經過充分稀釋以預防其滲透進皮膚內。

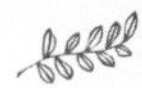

多黏菌素（polymyxin）和茶樹精油的化學特性不同，但卻具相同的作用機制。

茶樹精油中的作用成分和多黏菌素截然不同。多黏菌素中有一部分是由胺基酸串連在一起所組成的，而茶樹精油的作用成分則是由體積更微小的類碳化氫分子所組成。不過，兩者皆會與細胞膜融合，然後造成細胞膜的分解。

藥草產生的作用

絕對禁止食用茶樹精油，就算是淨化後的茶樹油也不行。數項報告記載，食用茶樹油後人會出現情緒低落、虛弱、喪失肢體協調性、肌肉顫抖，甚至還有一起昏迷案例。只需2.5毫升的茶樹精油即可引起消化不良，並會造成出疹和白血球細胞異常。

避免孩童和寵物接觸到茶樹精油。曾有小孩好奇地誤食茶樹精油後送醫的意外。茶樹精油也曾經造成寵物喪命。有些口耳相傳的小偏方認為，可以用茶樹精油來抑制寵物身上的跳蚤問題和皮膚病，但其實這是相當糟糕的做法。因為寵物常會在自己身上舔來舔去，其體重又通常比人類輕的關係，所以會對茶樹精油更加敏感。

茶樹精油僅只外用，使用時請小心謹慎。一般建議，請使用濃度不超過2%的淨化茶樹精油。其通常被用來治療灰指甲、香港腳、頭皮屑、唇疱疹、暗瘡、口腔病毒。然而，茶樹精油的確會使有些人出現過敏反應，所以使用後若引起出疹，請立即停止使用。

大多數研究都曾提到，茶樹精油會使少數使用者出現不適。事實上，有一項瑞典研究的論文標題是：「對陰道炎流行療法的警告。茶樹精油或許會因引發過敏癢，來取代原本由念珠菌（vulvovaginitis）所引起之搔癢。」一直以來，茶樹精油中不適於人的分子成分時常引發爭議，人們也一直思考能否將此成分排除，製造出效果較不惱人的新型茶樹精油。不幸地是，茶樹的揮發性油分子中，會造成不適的可能成分或許不只一種，其大多數成分都會。因為這些分子的物質特性相近，所以作用機制極有可能也都相同。有不少關於製造1,8–桉葉醇（在尤加利樹油等其他數種植物精油內也可找到此成分）含量較少茶樹精油的討論，但就算是1,8–桉葉醇含量低的茶樹精油，似乎也不太可能完全不引發皮膚不適。茶樹精油內含多種類似1,8–桉葉醇的分子，都具有相同作用。所以排除其中任何一種成分，並不會減少茶樹精油引發不適的副作用。

請勿用於耳朵。初步研究報告建議，茶樹精油有可能造成耳朵傷害和聽力受損。但此論點目前仍無定論。

究竟要我把它用在哪兒？

有一家茶樹精油製造商對顧客的關心超乎尋常。《新科學家》雜誌內「讀者回函」單元很喜歡收集一些令人好奇不已的產品成分表，以下這則趣聞是由戴瑞克・隆和大家分享的。他所使用的茶樹精油上有一行警告：「此產品僅止於外用。嚴禁任何皮膚上的接觸！」[1]

有趣的事實

異戊二烯共聚體形成了萜類：
是許多香氛和手工植物製品。

茶樹精油的作用成分是其單萜類，但植物界中，單萜和其相關分子無所不在。大多數藥草書籍都會用專業術語唬人，指某作用成分是「單萜」、「倍半萜」，甚或「四萜」。但它們究竟是什麼呢？這些含油的脂溶性分子，被總稱為萜類。

除了植物果核和種子中用來滋養幼苗、無味又無揮發性的「蔬菜油」是三酸甘油脂外，其他植物油大多是萜類。萜類也是植物淨化後揮發油或「精煉油」中的主要成分。通常是賦予植物氣味和口感的來源。比方說，柑橘類水果油中檸檬味的檸檬烯（limonene），以及香茅油中的香茅醛。存在於松節油中的蒎烯是其松香味來源，而薄荷腦則使胡椒薄荷具備清涼口感。因為薄荷腦具有各式構造，這使得不同種類的薄荷具有相異的味道；比方說，一般薄荷不含薄荷腦成分，有的是一種與其外形相似、帶有甜味的薄荷呋喃，而綠薄荷（spearmint）中則有一種和薄荷腦相似的左旋香芹酮（L–carvone）。樟腦（camphor）和桉葉醇（eucalyptol）是尤加利（eucalyptus）之外，揮發油中另兩種氣味刺鼻的植物萜類，只是數量都比較少。薑醶（zingiberine）有助薑味的形成，橙花醇則具有玫瑰般的香味。以上只是種類龐大的植物萜類中，少數一些例子。這些萜類會引起人們鼻子、味蕾、大腦中相當主觀的強烈知覺反應。

你或許會覺得有趣的是，許多植物中都具有相同的萜類，只是含量多寡有所不同。比方說，玫瑰中確實含有聞起來帶著玫瑰香的橙花醇，但橙油和薰衣草油中也具有含量較小的橙花醇。丁香酚不但是苜蓿油中的主要萜類，也是某些肉桂和五香風味的由來。但你知道嗎？羅勒和胡蘿蔔中也有丁香酚。增加或減少一種萜類的濃度，便可完全改變藥草的風味。

藥草中有許多作用成分被統稱為「單萜」、「倍半萜」，甚或「四萜」。不過，這些名稱所謂為何？首先，必須先來解釋一下究竟何謂萜類。

萜類全部都是由一種稱為異戊二烯單元（isoprene unit）的特定分子組成物，所建構而成的單純分子。異戊二烯單元由五個碳原子所組。如同白鐵

>>>

玩具，異戊二烯單元會以多種不同方式連結在一起。植物成分加入異戊二烯單元的組成陣容，形成了數量龐大的各種植物萜類。因為所有的萜類都是由異戊二烯單元所組成，而異戊二烯單元又含有五個碳原子，所以真正萜類的碳原子也會是五的倍數，像是10–、15–、20–或25–碳等等。不過，也不是所有含五倍數碳原子的分子都屬於萜類喔！它們必須是由上述異戊二烯單元所組成的分子，才有資格稱為萜類。經由適當訓練，便可藉由詳細分析分子結構，辨識出其中的異戊二烯單元前驅物，以進一步判斷此分子為萜類。若異戊二烯單元在建構的過程中產生巨大變化，就會成為一個類萜。儘管仍是由異戊二烯單元所組成，但卻不含有五倍數的碳原子。

最小的萜類是由兩個相連的異戊二烯單元所組成的10–碳萜，稱為一個單萜（monoterpene，5＋5=10）。也就是這些微小單萜輕得足以飄進鼻內，散發出香氣。三個相連的異戊二烯單元會形成許多不同類型的15–碳倍半萜（sesquiterpenes，5＋5＋5=10），「倍半」的意思就是「一個半」，因為其含有一個10–碳原子單萜和半個10–碳原子單萜。四個異戊二烯單元則會組成20–碳的雙萜（diterpenes，5＋5＋5＋5=20）。而三萜有六個異戊二烯單元，所以具有30個碳原子（5＋5＋5＋5＋5＋5=30），而類固醇、植物固醇、植物酯、皂苷都是三萜類的衍生物。做為維生素A來源的β–胡蘿蔔素，則是由八個異戊二烯單元所組成的四萜（tetraterpene，5＋5＋5＋5＋5＋5＋5＋5=40），所以含有40–碳原子。由於橡膠植物會聚合大量異戊二烯單元形成串鏈，也就形成了所謂的天然橡膠。

功效的實證

茶樹精油對某些症狀來說或許有用，像是暗瘡和黴菌感染。至少在治療暗瘡方面，成效可比過氧化苯（benzoyl peroxide）。一項研究包含了124位患有輕度到中度暗瘡的自願受試者，在患處使用5％的茶樹精油或5％的過氧化苯，結果兩組都得到顯著的改善。雖然茶樹精油效果較慢呈現，但也較少引起皮膚發紅、乾燥、不適[2]。

在治療灰指甲上，茶樹精油的效果也

比含1%clotrimazole的抗黴菌劑好。一項採用雙盲設計的研究，在最多長達六個月的時間內，定期評估117位受試者指甲的感染狀況，結果獲得極有價值的結果。使用抗黴菌軟膏的受試者中，有11%沒有出現黴菌，而使用茶樹精油的受試者中，則有18%沒有出現黴菌[3]。

常見的使用方法

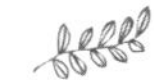

內服

防腐劑：抗菌、抗黴、抗病毒

內用時的可行方式

凝膠、泡製品、藥膏、酊劑、漱口水、美容產品

常見劑量

外用茶樹精油的濃度從0.4%–100%不等，但大多建議勿超過2%以上。

*這些用法和處方來自於民間流傳的方法，並不一定經過測試或推薦。

茶樹精油或許也可殺死香港腳黴菌，但其使用上的濃度限制也影響到其成效。患有香港腳的自願受試者分組使用含10%茶樹精油的乳膏、1%開架式抗黴劑tolnaftate，或安慰劑。結果顯示，使用tolnaftate組中，85%患者完全痊癒，但茶樹精油組的效果則不比安慰劑來得好。較高濃度的茶樹精油療效雖然較好，但也較容易引發不適[4]。另一項研究讓158位香港腳患者使用含25%和50%濃度的茶樹精油和安慰劑。結果使用50%茶樹精油的患者中，64%在四週後已不再出現感染症狀，而安慰劑組中，則只有31%的患者痊癒。不過，有些茶樹精油使用者也出現了「中度到重度的皮膚炎」。只要停止使用茶樹精油後，症狀即可消退[5]。

在試管試驗中，茶樹精油可以成功地對抗疱疹病毒，但此效果卻無法過渡到任何受感染的患者身上。18位患有週期性唇疱疹，但近期內未接受抗病毒治療的患者被召集參與一項研究，其中一半的患者每日使用五次內含6%茶樹精油的凝膠或安慰劑。雖然因為茶樹精油具有強烈氣味，療程中無法使用雙盲設計，但研究人員卻不知道哪位受試者使用了何種療方。受試者的症狀出現後，研究人員使用數種測量法來紀錄相關治療時間和病毒濃度。雖然使用茶樹精油組所需的治療時間稍短，但兩組並未出現任何顯著差異[6]。

毫無疑問地是，茶樹精油會使少數使用者出現不適症狀。參與標準化過敏測試的28位自願者中，有三位對茶樹油「具有強烈反應」[7]。因此，無法保證長期使用茶樹精油的成效為何，使用時尚請謹慎小心。

概　要

- 茶樹精油可以做為一種外用抗微生物劑，作用或許表現在影響細胞膜之穩定性。因為所有細胞都具細胞膜，所以其作用對象廣泛且不具特定性。
- 嚴禁內服茶樹精油。
- 外用茶樹精油時，可能會引起不適和過敏。但淨化後的茶樹油，或許能有效對抗暗瘡和某些黴菌感染。目前為止，茶樹精油的其他用法未經試驗證實，不然就是欠缺足夠證據來評估其療效。

TEA
茶

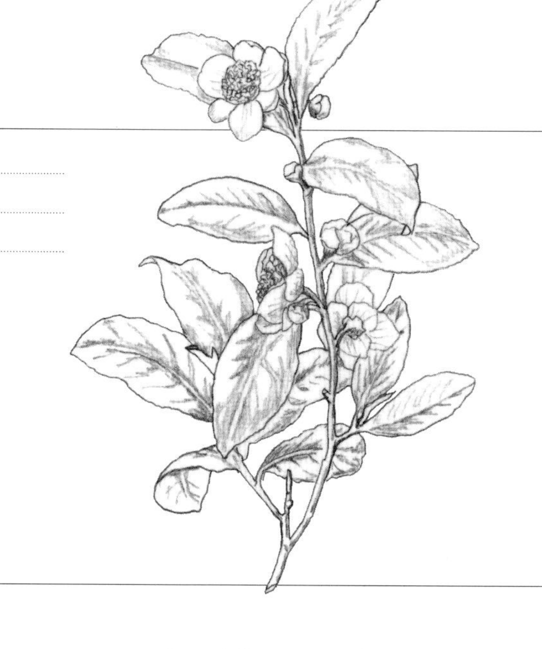

◎學名=*Camellia sinensis*

◎科名=山茶科

歷史和風俗

茶是僅次於水，位居世界最受歡迎飲料第二名，它擁有相當豐富而多采的歷史背景。茶屬於常綠灌木，使用不同加工方式，可以製成紅茶、綠茶，以及其他像是烏龍茶、橙花白毫、英式早餐茶、伯爵茶、新近流行的白茶等等經典茶系。（本章不討論由非茶葉所泡成之「藥草茶」。）

茶原生於東南亞，它的歷史可追溯至史前時代。根據中國神話記載，西元前2700年左右，有一位具有科學先知的中國皇帝，他下令所有飲用水皆需經過煮沸才能飲用。當神農帝坐在樹下等待僕人燒水之際，一棵野生茶落下一片葉子到水壺中。身為一位學者和藥草學家，神農帝非但未將此葉撈出丟棄，反而秉持著實驗精神，試飲茶水，並為其清新滋味大感驚豔。另外有一個關於達摩祖師的傳說故事，據說他禪坐九年後不小心睡著了。雖然人們今天只要能打坐十分鐘便已心滿意足，但達摩祖師為了預防此事再度發生，卻寧願切除自己的眼瞼。被切下來的眼瞼落在地面上，化成一棵茶，自此以後為達摩祖師提供驅除睡意之茶水。

中國最早的種茶史始於西元四世紀，到了八世紀時，茶的使用到達鼎盛，並向外傳至日本。約莫此時，陸羽所著三大冊《茶經》出版，其內容涵蓋了茶的種植、製作、應用。此書或許啟發了佛教僧侶開創日本茶道之靈感。

「茶可舒緩疲勞、驅除噩夢、減輕壓力，以及強化記憶力；亦可對抗嗜睡、預防睡意滋長，助人得以一夜勤讀不倦。」

——倫敦茶屋廣告文案[1]

15世紀中期，首批經由威尼斯商隊運至歐洲的茶葉，迅速擄獲了人心。英國和荷蘭開發了定期的運茶航線，俄國則經由陸路運送茶葉。18世紀時，早餐飲用茶取代了之前喝啤酒的習慣。雖然這引發了兩方支持者間的相互對立，但後來卻漸漸演變成下午茶的風俗。在17–18世紀之間，輸出至歐洲的茶葉量成長了一千倍。大英帝國在印度設置了產茶區，荷蘭則在印尼種茶。直至今日，茶在全世界的用量仍居高不下，其中絕大多數為飲用紅茶，但在亞洲，喝綠茶的人較多。

除了茶飲之外，茶中所含之複合成分現在也被添加在各式營養補充品、早餐穀片、冰淇淋、減重產品、健康飲料、護膚乳液、肥皂、牙膏、漱口水、口香糖等產品中。除了咖啡因外，茶還含有許多其他有趣又具療效的成分，而我們現在不過剛剛開始略知一二罷了。

「一般而言，能將啤酒取而代之的飲料即是茶。茶以毫無益處而惡名昭彰，其完全不含任何營養成分；有百害而無一利的茶除了使人嗜睡之外，還會使神經衰弱。事實上，茶根本是一種功效微弱的鴉片酊，讓人片刻精神一振後卻一蹶不振。」

——威廉・科貝特（William Cobbett）《農舍經濟》（Cottage Ecconomy），1821年

科學家眼中茶的功用

從許多方面來講，茶的類黃酮素和多酚都是極佳的抗氧化物，但情況並非總是如此。一般來說，植物類黃酮素的抗氧化天性具有許多益處。但也不能就此認定這些成分的作用都是一樣的。兒茶素是綠茶中主要的類黃酮素，其作用類似紅茶中的多酚：此兩種成分在許多試管（體外）和動物（體內）研究中都表現出抗氧化性。同時，綠茶兒茶素和紅茶多酚都可以消滅自由基。在大多數情況下，自由基指的是氧化物，或由氧化物所製造出來的物質。而茶中即具有抗氧化物。

茶可藉由阻止鐵質製造自由基的作

用來保護身體。綠茶兒茶素和紅茶多酚都會和鐵結合，阻止鐵質製造出更多有害自由基，而這是鐵的常見作用之一（這也是為何除非患有鐵質不足症，否則最好不要食用鐵補充品的原因）。若確實有服用鐵補充品的必要因素，也請避免和茶同時食用，因為茶會降低身體對鐵的吸收。

茶可以限制一氧化氮的致癌作用。因為其消滅自由基作用，茶可以預防一氧化氮引發癌症。雖然一氧化氮是一種自由基，但也是一種必要荷爾蒙，是有助於控制體內血壓高低的物質之一。適量一氧化氮對身體是有益的。但發炎時，體內一氧化氮會急速增加。由於其本身屬於易反應的自由基，大量一氧化氮會造成身體傷害。一氧化氮濃度高時，很可能會和超氧化物（superoxide）產生反應，附著在蛋白質上，此反應稱為亞硝基化（nitrosylation）。亞硝基化會導致癌症。而茶因為可以阻止此作用，進而解釋了其在動物試驗中為何可以減少癌症生成。

然而，綠茶類黃酮素偶爾也會表現出相反作用。這些成分曾被認為和有害氧化物的形成有關，像是過氧化物（peroxide）以及隨之而來的DNA傷害。此作用會造成細胞放棄抵抗，產生稱為細胞凋亡（apoptosis）的非炎性細胞凋亡作用。目前尚不確定此作用是否會直接，或間接地影響細胞製造出氧化物。但略可讓人鬆一口氣地是，兒茶素殺死細胞的作用主要都是針對癌細胞。因此理論上，此作用被認為是兒茶素得以預防癌症的主要機制。

茶的成分

綠茶內含茶植物中最具特色的多酚複合物（30％–42％），其中大多數是表沒食子兒茶酚沒食子酸（epigallocatechin–3–gallate或EGCG），以及含量稍小的表兒茶酚沒食子酸（epicatechin–3–gallate或ECG）、表沒食子兒茶酚（epigallocatechin或EGC）、表兒茶酚（epicatechin或EC）。這些成分統稱為兒茶素（catechins）。綠茶和紅茶中也都含有山茶酚、槲皮素、楊梅苷（myricitin）、其聚糖體等數量較少的黃酮醇（flavonols）成分。在紅茶製作過程中，兒茶素會聚合成體積較大的複合物，所以其兒茶素含量較少（3%–10%）。大部分的紅茶兒茶素（75%–85%）都轉變成了紅棕色的茶紅質（thearubigens），有些成了橘紅色的茶黃素（2–6%；theaflavin–3–gallate、theaflavin–3'–gallate、theaflavin–3,3'–gallate），少數則變成了不穩定的亮紅色茶黃酸（theaflavic acid）。有違一般認知的是，雖然紅茶中有相似的沒食子酸（gallic acid），但茶其實不含單寧酸

（水解型單寧hydrolyzable tannins）。每杯綠茶和紅茶中氟化物含量相似，由嫩葉沖泡出的茶中含量最少，由陳茶沖泡出的茶中含量則最高。如同咖啡（克加瑪咖啡crema），甲基黃嘌呤（methylxanthines）會和多酚產生複合物質，再加上熟成時間、茶葉等級、葉片大小等因素，都會使茶葉中的咖啡因含量產生極大差異。一般認為，紅茶中的咖啡因含量是綠茶的兩倍，但事實上有時候，綠茶的咖啡因含量和紅茶不相上下。雖然茶是藥用茶鹼（theophylline）的來源，但茶中茶鹼以及相關的咖啡鹼（theobromine）含量都很微不足道。

在具癌細胞的環境中，兒茶素或許會感應到什麼徵兆，進而啟動上述破壞細胞機制。雖然其他研究發現，一般稱為表沒食子兒茶酚沒食子酸（EGCG）的綠茶兒茶素是一種極佳抗氧化物，但EGCG卻尤其擅長此破壞細胞機制。不過，抗氧化機制有許多種，EGCG很可能一方面擅長其中數種、但在其他方面卻表現出破壞性。許多消滅自由基成分藉由把自己變成自由基的方式，來抵銷其他有害自由基的作用。雖然此情形通常無害，但因為消滅自由基的成分本身之反應力比自由基微弱，所以傷害性也就更小。若兒茶素在其周遭發現任何可以附著其上的銅離子的話，則似乎較易產生出自由基。

雖然常見的食用植物分子竟然有害DNA這件事讓人覺得傷腦筋，但我們仍可期盼此作用較常是針對癌細胞而來。無論是綠茶或紅茶都明顯不具致癌性，亦有無數動物研究足以證明茶的抗癌作用。這些應該都可再次驗證，茶有助抗癌的可能性絕對超過其致癌性。

理論上，茶的成分可阻止癌症生成和擴散。茶的多酚和咖啡因都曾被發現可以提高腫瘤抑制基因P53的作用。但當體內P53發生突變時便無法正常作用，進而可能形成結腸癌這類特定癌症。在細胞內發生癌症生成的過程中，正常P53功用類似緊急煞車系統。致癌的有害DNA物質會增進其作用力，造成兩種反應：在細胞分裂的過程中凍結前癌細胞，不然就是乾脆在細胞內引發細胞凋亡這種有益作用。因此，P53可在一開始便阻止癌症生成，防止細胞變為癌性。而茶即可促進P53作用力。

另一種會被茶影響到的細胞分裂調節成分是細胞的AP–1蛋白質（AP–1 protein）。AP–1蛋白質會促進細胞中其他蛋白質的製造，而此作用會反過來刺激細胞生長。當此作用發生在一般正常的細胞或肝臟新生細胞中時不失為一件好事，但AP–1若使不正常的腫瘤細胞不斷增生，則成了壞事一件。無論是綠茶兒茶素和紅茶茶黃素，都可以抑制體內AP–1作用，阻止已經形成的癌細胞轉變成腫瘤。

EGCG會阻礙供應腫瘤的血管，或許也能阻止血管對脂肪的供應。EGCG是一種強力血管新生抑制劑（angiogenesis inhibitor）。也就是說，它能夠預防血管細胞分裂和毛細血管形成。儘管形成新的毛細管有助於供應養分給傷口內細胞結構成分，但卻也可以供養腫瘤。腫瘤細胞甚至還會向外送出化學訊息，命令鄰近細胞輸送含養分之血液來供給自身。現在被用於特定癌症治療上的Avastin之類的血管新生抑制劑藥物，均表現出大有可為的成功率。有一個吸引人的新理論甚至認為，血管新生抑制劑可以藉由阻斷血液輸送，有助於預防脂肪細胞獲得更多脂肪。不過，此論點尚需更多研究來加以佐證。

EGCG或可減少脂肪——至少在試管試驗中，對胖小鼠而言如此。相關之人體試驗不但數量稀少而且結果頗令人失望。但在試管中，EGCG的確表現出可以抑制某些種類的消化酶（脂肪酶lipases）。這些消化酶一般都存在於腸道中，有助於飲食脂肪的吸收。餵食EGCG的肥胖小鼠，體內的脂肪細胞會製造出較少的脂肪形成酶，而且體重也較不易增加。此作用的發生不是因為這些小鼠的進食量減少了，而是歸功於「EGCG稍稍增加了小鼠排泄物中的精力相關成分。」換句話說，這表示有些熱量被排出了小鼠體外[2]（這也是腹瀉時的情況）。雖然現在相當流行在減重輔助品中添加EGCG，但其實這些機制目前純屬理論，尚未經過人體研究證實。

茶胺酸或許有助於健康細胞，而不是癌細胞，獲取更多保護性麩胱苷肽。茶胺酸是一種獨特的茶胺基酸，與另一種較隨處可見的胺基酸–麩胺酸相當近似。在試圖釐清茶是如何有助於控制小鼠體內癌細胞的過程中，研究人員注意到，小鼠的肝臟會將茶中的茶胺酸轉化為麩胺酸。麩胺酸被用來治療多種病症，但其也是麩胱苷肽的組成成分。麩胱苷肽是細胞中最大量的含硫（或硫醇類）抗氧化物，在大多數細胞中的濃度都很高。此成分也是肝臟主要的解毒劑，可以保護身體所有組織對抗細胞凋亡。

若體內麩胱苷肽數量低落，麩胺酸會刺激麩胱苷肽的生成（另一種麩胱苷肽前驅物質，L–半胱胺酸的效用更佳）。低麩胱苷肽和氧化壓力（oxidative stress）、毒害、低預後率（poor prognosis）皆有關聯。不幸地是，促進癌症患者體內的麩胱苷肽是很危險的，因為許多腫瘤都會藉由提高體內麩胱苷肽，來幫助腫瘤細胞生長。然而，麩胺醯（glutamine）或茶胺酸補充品都能一方面減少腫瘤中的麩胱苷肽，另一方面促進非癌細胞中的麩胱苷肽。

茶是極佳的氟化物來源，對骨骼和牙齒皆有助益。茶類植物似乎可以化學性地從土壤中聚集氟化物。氟化物除了有助於牙齒保健外，亦是一種被普遍接受的骨質疏鬆治療物。同時，歸功於其氟化物成分，茶也約略有助於預防骨質流失（然而，和常見誤解不同的是，茶不含任何有助骨骼生長的維生素K）。有些資料也建議，茶中微弱的雌激素成分可以幫助骨骼生長。

每日攝取咖啡因除了能使人恢復生氣之外，似乎還能預防帕金森氏症。咖啡因毫無疑問是一種刺激物，若不喜歡咖啡因帶來的感覺，你也可以從其他無咖啡因茶中獲取茶的所有作用成分。但咖啡因多少仍具一些健康價值。如同馬黛茶和瓜拿納（見第418頁和220頁）產品中的咖啡因，它可以預防一種稱為腺苷酸（adenosine）的分子附著在腦部的腺苷酸受體上。一般而言，腺苷酸是每日作息精力消耗後的產物，當其濃度足以和腦部受體結合後，睡意便油然而生。不過，因為咖啡因外形近似腺苷酸，所以會霸佔腦部的腺苷酸受體，使得正牌腺苷酸無法發揮引發睡意的作用。

科學家們認為，此腺苷酸阻礙作用解釋了為什麼咖啡因在流行病學研究中，表現出可以減少帕金森氏症罹患率的作用。其中關鍵點是多巴胺（dopamine）這種神經傳導物質。當腺苷酸受體被阻斷時，體內多巴胺即隨之增加。因此，咖啡因會使腦部的多巴胺數量提高。雖然目前尚不清楚造成帕金森氏症的原因為何，但此病症通常起始於腦部製造多巴胺的神經細胞死亡。四肢僵硬、顫抖、書寫與口語功能失調等症狀，都是因為腦部缺少了多巴胺訊息所導致。雖然咖啡因可以維持體內多巴胺濃度，但因為目前仍未知此病症的主要病因，所以也無法瞭解此作用何以能夠預防帕金森氏症。

咖啡因有助於頭痛和水腫患者。咖啡因一方面會引起肌肉和肺部等部位的血管擴張，另一方面卻又會使皮膚和大腦等其他部位的血管收縮。血管性頭痛和腦部血管過度膨脹有關。咖啡因會使這些血管收縮，減輕腫脹和疼痛；因此，許多開架式頭痛藥和偏頭痛處方藥品中都含咖啡因成分。除了服用頭痛藥外，為自己泡一壺含咖啡因的茶或許也有助益。當然，其他常被提及的咖啡因症狀也包括了造成頻尿。這是由於此成分會抑制住體內抗利尿荷爾蒙所致。

根本沒有茶素這種成分。這只不過是一個宣傳花招。如同馬黛茶中的「馬黛因」（mateine），「茶素」（theine）只是另一個花稍又多餘的咖啡因名稱。茶的咖啡因和其他來源的咖啡因根本一模一樣。茶素、馬黛因、咖啡因指的全都是同一種成分。

茶單寧可以減輕眼睛浮腫和腹瀉。綠茶和紅茶都含有可以包圍住部分蛋白質的分子，並且擠壓和縮緊蛋白質。這是茶單寧所具有的典型收斂作用（然而，和一般認知不同的是，茶並不含單寧酸）。若將冷卻、潮濕的茶包放在闔起的眼瞼上，茶汁會鎮靜並收縮眼睛血管，而單寧則有助於略微收斂眼睛組織。喝茶後，單寧會包覆住腸蛋白，保護腸內壁不致受到刺激物影響而引起腹瀉。此作用在具有微量單寧時最佳。過多單寧則會造成胃壁內單寧過盛，進而刺激到腸子。

藥草產生的作用

喝茶是安全的，但請勿攝取過量咖啡因。數世紀以來，成千上萬喝茶的人身上並未觀察到什麼顯著的負面影響。然而，從任何來源攝取過量咖啡因都會導致失眠、不安、情緒不定。有些敏感體質的人還可能因為咖啡因而出現心律不整或消化不良，所以最好飲用低咖啡因的茶。就算喝的是低咖啡因茶，若一下子喝太多單寧含量較高的茶，其單寧成分仍可能造成胃部不適（有些茶的單寧含量較高）。

喝茶時請勿同時攝取鐵或銅。茶成分會和鐵結合，所以服用鐵補充品的人不應該同時飲用茶。會起作用的並不是咖啡因，所以低咖啡因的茶同樣會影響到鐵質的吸收。反正因為鐵具有令人擔心的激進分子製造作用，大多數人本來就應該控制其攝取量，所以不能同時食用茶和鐵大概也算不上什麼損失，甚至還可能帶來好處。然而，讓嬰兒喝茶會減少其鐵質攝取，有時候甚至會引起貧血。因為茶的類黃酮素在具有銅的環境中會製造出自由基，所以不同時食用茶和銅補充品也是相當合理的。

請確定攝取足夠葉酸。對於紅茶和綠茶是否會干擾體內維生素B作用，進而使同半胱胺酸（homocysteine）升高，目前已知證據仍持兩極看法。同半胱胺酸是一種胺基酸，存在於血液中。高同半胱胺酸意指罹患心血管疾病和中風的危險都會提高。就算茶真的對同半胱胺酸具影響力，效果可能也不會很顯著。比方說，茶對心血管而言，角色比較接近保護者而不是破壞者。因為葉酸會使體內維持低同半胱胺酸值，所以無論如何，每個人都應該多多攝取葉酸。人們可以從柑橘類水果、豆類、番茄，以及菠菜和羅曼萵苣等綠色葉菜類攝取葉酸（亦稱為folate）；麥類通常也同樣富含葉酸。

新茶和熟茶功效不同。高級茗茶是用茶樹最幼嫩的茶尖瓣所製作而成。茶葉於此處保有最多類黃酮素、兒茶素，以及咖啡因。不過，高級茶葉中所含之氟化物也最少。氟化物會聚集在茶樹的老葉片上。用老葉沖泡出的便宜茶水中，含有最多氟化物，所以理論上，廉價茶製品反而對骨質疏鬆症比較有益。

牛奶可以減少茶單寧的作用。若單寧會讓你胃部不適，傳統英式奶茶或許可以幫上忙。因為茶單寧會和牛奶蛋白質、而不是腸內蛋白質起作用。

有趣的事實

泡茶的方法

除了俗稱的藥草茶之外，所有茶葉都是由茶（*Camellia sinensis*）的葉子製作而來。（一般認為，「藥草茶」指的是非茶植物而來的茶，但此區分法很容易引起混淆，因為嚴格上來説，茶本身也是一種藥草。）新鮮摘取的茶葉富含稱為兒茶素的類黃酮。不過，沒有人會用新鮮茶葉來泡茶，因為其滋味平淡如水。乾燥後的茶葉會「捲曲」起來，使得沖泡時不至於一下子就把其成分全部釋放出來。更重要的是，捲曲會打散茶葉細胞間隔，讓兒茶素接觸到一種稱為多酚氧化酶（polyphenol oxidase）的酵素。在紅茶製做過程中，捲曲的茶葉會靜置熟成，充分讓兒茶素和多酚氧化酶產生作用。此酵素會氧化兒茶素，氧化後的成分則會彼此連結聚合成一種較大、較複雜、顏色較深的分子。

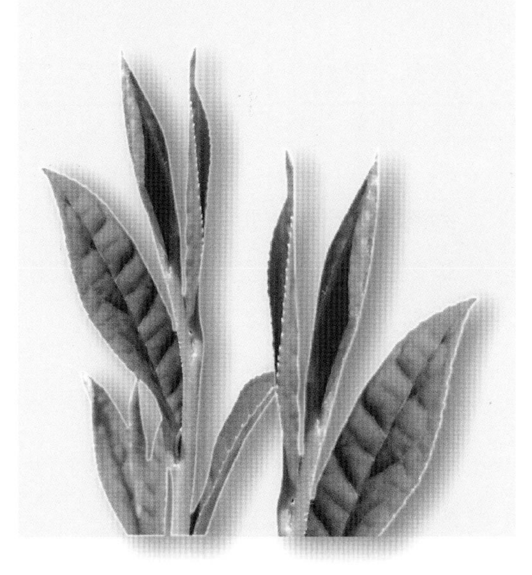

此成色過程傳統上稱之為發酵，但此名稱容易讓人產生誤導，因為過程中其實並沒有牽涉到任何微生物作用。這種由多酚氧化酶所引起的成色反應，也是當細胞被破壞、內容物接觸到此酵素後，讓水果顏色變深的原因。綠茶未經發酵，所以其兒茶素不受影響。經過發酵的紅茶則兒茶素含量較少。大多數紅茶中的兒茶素聚合成了紅棕色的茶紅質，有些則成了橘紅色的茶黃素（theaflavins）。而類黃酮素和這些成分的交互作用會釋放出不穩定、亮紅色的茶黃酸。這樣的過程製造出了琥珀色的結構成分，賦予紅茶獨特的色澤和風味。這些紅茶成分通常稱為多酚（polyphenols）。

綠茶製造過程中不經發酵，因為茶葉在捲曲前已先被蒸熟。雖然捲曲會釋放出造成紅茶分子的酵素，但此酵素的作用已先一步被高溫破壞，所以無法產生發酵作用。而這也是漂白水果和蔬菜可以預防變色的原因。烏龍茶是唯一一種在捲曲前後經過短暫發酵的茶葉，所以其化學特性介於紅茶和

>>>

綠茶中間。曾經相當罕見、昂貴的白茶，現在則成了一股由名流人士所帶起之流行風尚。白茶的製作過程和綠茶類似，但使用的是嚴選過的幼嫩茶葉。白茶之所以會引發流行主要是因為它是市場上的新面孔，以及媒體的大力宣揚。不過，白茶是否比其他種類的茶葉更具營養價值，目前尚未經過檢測。因為製作過程的關係，和紅茶比起來，白茶的組成成分或許更近似綠茶。當然，許多人為其獨特、細緻的風味著迷不已。

功效的實證

長期飲用綠茶和紅茶，都有預防帕金森氏症的可能，這或許是因為茶中的咖啡因成分。大規模流行病學資料顯示，慣常飲用茶、咖啡或可樂這類含咖啡因飲料的人，罹患帕金森氏症的機會明顯較小[3, 4, 5]。對女性而言，咖啡因的攝取量並無影響力；但對男性來說，影響力則和食用劑量有直接關係。每日攝取104–208毫克的咖啡因，就足以產生上述效力。

同時，兩種茶似乎皆可改善人們的認知敏感度。這有可能也是因為咖啡因的緣故。不令人意外的是，飲用含咖啡因茶（無咖啡因的茶則不然）的自願者，在接受一系列認知測驗後，不但其警覺力都提高了，其資訊處理能力在短時間內也都有所改進[6]。但茶無法影響他們的短期記憶力。另一項相似研究發現，60毫克茶咖啡因和無咖啡因的茶比較起來，自願受試者在模式辨識和視覺配對測驗中的反應都出現顯著地提升[7]。

紅茶或可幫助罹患腎結石的女性患者（綠茶對此之功效尚未經過檢測）。在一項護理保健學院所做的研究中，81,093位女性受試者被問及日常飲用之飲料種類和是否患有腎結石。經由統計控制法去除液體攝取量和生活方式（比方說，喝茶的人剛好有較健康的生活形態）等可能的干擾因素後，此研究仍發現，喝茶的人罹患腎結石的機率低了8%[8]。

常見的使用方法

內服

飲品、促效劑、利尿劑、不適、頭痛、骨質疏鬆症、癌症、呼吸道疾病、減重、腹瀉、蛀牙、保護心血管

內用時的可行方式

茶飲、乾燥的茶葉、膠囊、萃取物、錠劑、EGCG

常見劑量

通常每日可飲用3杯茶飲。

＊這些用法和處方來自於民間流傳的方法，並不一定經過測試或推薦。

有數項研究暗示，長期喝綠茶或紅茶都可能減少骨質疏鬆的機率。但在婦女健康促進計畫（Women's Health Initiative）所做的研究中[9]，紅茶在此方面的功效不比綠茶[10]。這兩項研究的對象都是喝茶喝了十年左右的受試者。然而，較小規模的研究結論都無從提出定論，或是根本得到相左的結果。因此，目前已知資料無法就此論點取得共識。

紅茶和綠茶都具有某種功效，使它們得以影響心血管健康和膽固醇。聲譽著注的荷蘭鹿特丹研究（Netherlands Rotterdam Study）檢測了紅茶對抗心臟病和強化動脈的功效（此研究並未檢驗綠茶）。將生活方式等干擾因素控制排除後，接受了X光檢測的3,454位研究受試者中，喝紅茶的人明顯較少罹患動脈硬化症[11]。同時，4,807位受試者中，喝紅茶的人也明顯較少出現心臟病[12]。每日服用富含375毫克茶黃素的綠茶萃取物12週後，雖然對「好」HDL膽固醇並無影響，但卻能使258位高膽固醇患者體內的「壞」LDL膽固醇稍稍下降。不過，值得注意的是，天然綠茶一般不含茶黃素，但紅茶有。然而，一項包含了1,371位日本男性的大規模流行病學研究，在經由統計法排除掉因年齡、體重、飲酒習慣、抽菸等影響因素後發現，增加綠茶的飲用量可以顯著地減少受試者體內總膽固醇和「壞」LDL膽固醇指數，並明顯地增加「好」HDL膽固醇值。飲用較多綠茶的人的肝功能血液指數也較佳。

由於越來越多減重產品將綠茶萃取物包含在內，使得消費者以為綠茶有助於治療肥胖症。不過，此論點目前尚無定論。建議綠茶或有助於減重的資料主要是根據少許一些試管試驗和動物研究結果而來。對服用綠茶萃取物（AR25或Exolise）3個月的人來說，體重減少了4.6%，而腰圍減少了4.48%。但這些研究均非雙盲設計，受試者和研究人員都明白正在進行的研究內容。另一項設計較佳、針對近期內因熱量控制飲食法而成功減重的人所進行的研究顯示，綠茶膠囊（每日服用573毫克的兒茶素和104毫克的咖啡因）和安慰劑比較起來，對受試者體重回復的狀況，並沒有任何影響[16]。

在動物研究中，綠茶和紅茶一再顯示出抗癌潛力，這些動物研究結果大致來說都很令人振奮。大多數動物研究將茶外用於皮膚癌的治療。其餘研究則將茶當飲料飲用。對動物而言，超過80項研究指出茶有助於對抗皮膚癌（23項研究）、肺癌（14）、肝癌（9）、胃癌（8）、乳癌（7）、直腸癌（5）、食道癌（4）、小腸癌（4）、胰腺癌（3）、口腔癌（1）、膀胱癌（1）、前列腺癌（1）[17]。因此，有關綠茶的人體研究結果不怎麼理想，實在頗令人失望。雖然整體而言還是傾向樂觀，大多數資料都指出茶的保護作用，但有些資料則認為茶毫無作用力，少數幾項研究甚至還指出茶會提高罹癌風險。科學家們重新檢視了大量先前的動物和人體研究後暫時建議，綠茶似乎多少比紅茶更具抗癌功效[18]。但因為本來有關綠茶的研究數量就比較多，所以仍無法確定結論為何。至於動物研究的結果是否可以推展至人體，至今仍是一個疑問。

概 要

- 綠茶和紅茶都是由*Camellia sinensis*植物而來。俗稱藥草茶的茶其實指的是由其他非*Camellia sinensis*植物而來的茶。
- 除了刺激性的咖啡因之外，綠茶兒茶素和紅茶多酚都是抗氧化物，也可消滅自由基。雖然其在動物身上可以藉由各種機制來抗癌，但目前仍不清楚此效益能否同樣發揮在人體。不過，這些成分至少不會致癌。
- 習慣性喝茶似乎可以稍稍保護心血管，或許也可以保護身體對抗骨質流失、蛀牙、腎結石。
- 茶和茶萃取物有助減重的功用僅只於理論，少數一些人體臨床試驗的結果並不支持此論點。
- 流行病學研究建議，慣性從茶或其他來源攝取咖啡因，都能預防帕金森氏症。
- 喝茶是安全的，但飲用過量則會引起副作用，主要是因為其中之咖啡因和單寧。茶也會限制身體對鐵質的吸收，但此問題只發生在同時服用鐵補充品和茶時。

TURMERIC
薑黃

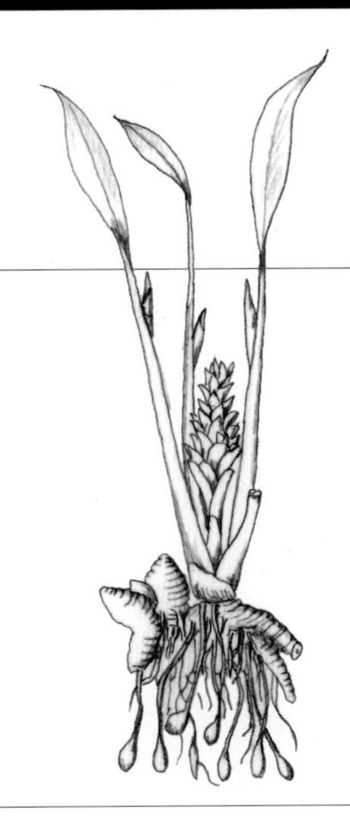

◎學名＝*Curcuma domestica*，
又稱*Curcuma longa*
◎科名＝薑科

歷史和風俗

如果你是印度美食愛好者，大概早就知道「咖哩」並不單指一種香料，而是集結數種香料而成，其中幾乎不或可缺的即是印度名稱為「haldi」的薑黃。薑黃有把所有接觸到的東西染成亮黃色的特性。事實上，它也的確被用來為美式黃芥末醬上色。薑黃有著溫和、溫暖、微苦的滋味，隱約讓人聯想起其香料親戚薑（見176頁）和小豆蔻，它們都屬於薑科植物。這三種香料全都源自於亞洲，至今仍是傳統印度和南亞料理中的添加香料。而此藥草中文名稱的字面意思即為「黃色的薑」。

近來，薑黃因具有類似薑的消炎作用而備受矚目，但薑黃和薑卻具有不同的作用成分。薑黃的作用成分基本上來自具染色性的黃色油性色素——薑黃素（curcumin）和化學結構相似的類薑黃素（curcuminoids）。在印度文化中，被磨成粉末的薑黃根不但是染劑，也是一種用來治療消化問題、扭傷、腫瘤、創傷、關節炎、感染的家庭療方。同時，它也常被用於宗教儀式祭典中。

科學家眼中薑黃的功用

讓薑黃呈現黃色的成分也可以降低細胞內的鈣離子濃度。事實上，讓薑黃把每樣東西都染成芥末黃的成分——薑黃素，並不能真的從體內移除鈣，它只是幫細胞把鈣堆放到細胞內的小儲藏室內。這情形可比擬為小孩「打掃」房間後，房間令人訝異地變得井然有序——但是，他並不是當真都把垃圾清除乾淨了，而是把它們統統堆到衣櫃裡罷。

細胞藉由將鈣離子堆放進稱為內質網（endoplasmic reticulum）的一個個彼此內部相連、筒狀的「衣櫃」，或是肌肉細胞內的肌漿網（sarcoplasmic reticulum，在科學中，英文字首「sarco–」多指與肌肉相關的名詞）內，使細胞內的鈣維持在低濃度。這些細胞儲存格外層細胞膜上的幫浦會不斷地將儲存格中的鈣汲取出來，使得細胞內的鈣保持在低濃度。正常狀況下，一個肌肉細胞內正常的鈣濃度，不到此汲取作用停止時的千分之一。然而，體細胞膜上的幫浦三不五時會出點小錯，抓不穩其中一些鈣離子，使其飄散在細胞內。薑黃素會附著在這些幫浦上，確保它們不會出錯，增加鈣離子的儲存效率[1]。而此機制會改變細胞的作用，因為鈣是一種主要的化學訊息物質，會影響到細胞的作用。所以理論上，薑黃之所以對數種與鈣有關的細胞作用具有影響力，可能就是因此機制所致。

此機制也可解釋薑黃如何舒緩了腸胃痙攣。鈣離子會在肌肉細胞內引發戲劇性結果：鈣會使肌肉收縮。降低肌肉內的鈣濃度能夠預防肌肉收縮，而這即是適量使用薑黃時所得以產生之作用。在試管試驗和動物試驗中發現，在任何肌肉上使用小劑量薑黃，都會產生典型的鎮痙藥作用。這也就是說，薑黃能夠減少肌肉痙攣。

然而，食用薑黃並不能放鬆所有肌肉，因為其薑黃素很難經由消化道被身體吸收。薑黃被消化後大致可發揮單程作用。因此，使用在皮膚上的薑黃會產生局部性效果，而吃下肚內的薑黃則在消化道內產生效果。或許這也解釋了為什麼亞洲歷來都用薑黃來幫助消化。服用少量薑黃後，其薑黃素成分或許能避免腸道肌肉收縮和痙攣。然而，這也可能引起反效果。

薑黃的成分

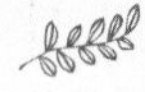

大部分薑黃根的研究主要都針對其油性黃色色素成分，薑黃素，也稱為二阿魏酰甲烷（diferuloylmethane）。除了薑黃素和相關的類薑黃素之外，薑黃中3%–5%的揮發性油脂中，主要還含有倍半萜類，像是其α–薑黃酮（alpha–turmerone）和β–薑黃酮（beta–trumerone），以及芳薑黃酮（arturmerone）、gamma–亞特蘭斯柏酮（gamma–atlantone）、薑烯（zingiberene）。

高濃度的薑黃素反而會造成反效果。若是服用過多薑黃，消化系統就得付出代價。而這是另一個流傳已久、廣為人知的現象。發現薑黃素可以提高細胞鈣吸收的同一批研究人員也發現，過多的薑黃素會直接關閉細胞膜上的鈣幫浦，造成細胞內的鈣濃度增加。當肌肉細胞內的鈣濃度增加，肌肉細胞便會開始收縮。若腸道肌肉過度收縮的話，即會引起疼痛的「痙攣」。因此，薑黃素並不一定會放鬆肌肉；比方說，膽囊內的薑黃素越多，此器官肌肉便會收縮的更劇烈。大多數人的膽囊都能正常收縮，但此收縮動作可能會提高有助於消化脂肪的膽汁分泌。另一方面，腸道收縮增加也解釋了為什麼吃太多薑黃會引起胃部不適。

薑黃是一種消炎物質，並具有抗癌作用。薑黃中的薑黃素藉由數種機制來消炎，而這亦合理解釋了其抵抗癌症形成和發展的背後機制，因為發炎無疑是對這些過程火上添油。薑黃素可以直接消滅自由基。自由基會損害人體組織，加劇發炎症狀。同時，自由基也會引發導致癌症的突變。在細胞培養試驗中，薑黃素還會刺激細胞製造出麩胱苷肽這種天然抗氧化物和毒素的對抗物。

不只如此，薑黃素還會阻礙身體製造出COX–2，此成分會製造出前列腺素（prostaglandins）這種類似發炎荷爾蒙的物質。比方說，研究不斷發現薑黃素能夠減低體內的前列腺素E2（PGE2），這是一種有助於引起發燒、疼痛、紅腫這些標準發炎症狀的特定前列腺素。可是PGE2未必就一定是不好的；在腸道內，它可以減少胃酸和增加胃液。因為薑黃對PGE2製造具有抑制作用，這多少解釋了其在減輕發炎的同時，為何也會偶爾引發胃部不適。

薑黃素也能像腫瘤壞死因子（TNF）和NF–kappa–B一樣，消滅發炎介質。腫瘤壞死因子藉由調解一些腫瘤壞作用來殺死腫瘤的名聲並不響亮，核轉錄因子情況也差不多。它們會依次刺激其他發炎介質的合成，像上述的COX–2。有趣的是，在試管試驗中，薑黃素會造成癌細胞凋亡，這通常是老年或損壞細胞會熟練進行的有益作用。但不幸的是，有時候癌細胞會抗拒此自然作用。核轉錄因子不但會促進其他發炎分子的製造，還有助癌症細胞抗拒進行此自然「細胞凋亡」現象，而這或多或少是因為可以引發細胞凋亡的大量鈣聚集被阻止了的關係，這在不正常細胞中時常發生。由於高劑量薑黃素會阻礙減低細胞內鈣濃度的幫浦作用，這或許解釋了其為何能使癌細胞對自然細胞凋亡作用如此敏感。

科學家希望藉由薑黃對特定鈣結合蛋白質的作用，幫助乾癬和囊腫性纖維化患者。有些蛋白質必須與鈣結合才能發揮正常作用，但如果這些蛋白質在體內引發麻煩，薑黃可以藉由阻斷其供給鈣來改善情況。比方說，乾癬和一種稱為肝醣分解酶激酶（phosphorylase kinase）的蛋白質過度作用有關，此蛋白質會附著在必須與鈣結合才能發揮功效的鈣結合副單位上。用於皮膚上的薑黃素不但比處方藥品鈣泊三醇軟膏，更能減緩乾癬患者體內的肝醣分解酶激酶作用，而且還能減輕乾癬症狀[3]。

而囊腫性纖維化的狀況是，在細胞內生成的氯化物管道蛋白質若出現瑕疵，便無法到達特定的細胞表面。在像呼吸道和消化道之類的地方，無法正常地對氯化物進行幫浦作用，進而會造成細胞表面無法控制地覆滿黏液。這使人們會重複不斷地發生感染、慢性呼吸不適、減短壽命。對某些囊腫性纖維化患者而言，只要蛋白質能夠到達細胞表面，有缺陷的管道在某種程度上仍可發揮功效。問題是體內的分子警察一旦察覺蛋白質正往細胞表面移動，就會因為其中有缺陷的蛋白質未達正常標準，而把它們給消滅掉。這些分子警察本身也是蛋白質，但它們需要鈣才能發揮作用。在患有囊腫性纖維化的小鼠身上，薑黃素會阻礙這些監視性蛋白質中的鈣，讓氯化物管道可以直通至細胞表面。在一項研究中也發現，大部分接受治療的小鼠似乎都能完全康復[4]。然而，要把此薑黃療效完全轉移到囊腫性纖維化患者身上，仍具有相當明顯的好處和壞處。對那些患有嚴重氯化物管道功能不全的患者來說，薑黃似乎沒什麼幫助。其後的小鼠和細胞試驗也未能進一步證實第一項研究所發現令人興奮的結果[5]。不過，美國囊腫性纖維化研究基金會目前正在進行有關薑黃素的人體試驗。

藥草產生的作用

雖然服用高劑量的薑黃看來相當安全，雖能降低罹患腸胃癌的風險，但偶爾也會造成胃部不適。幾個世紀來，薑黃在亞洲的廣泛應用，以及針對人們使用高劑量薑黃油所做的初步臨床試驗（意指小規模的安全性測試），都一再地確認其安全性[6]。在科學文獻中，對於慣性使用薑黃能否有助於降低罹癌風險，有著諸多討論。雖然此論點看來頗具理論基礎，但相關資料卻不容置疑地受到其他變數混淆。比方說，在印度很普遍的素食主義，應該也有助於降低罹癌率。雖然在印度，薑黃常被建議用來幫助消化，它偶爾也會引起胃部不適，尤其是大量服用時。

請將薑黃存放於暗處，以確保其功效。此法亦適用於咖哩粉的保存，因為其中通常含有薑黃。薑黃中具作用力的黃色色素對光線相當敏感，其效力也會被光線破壞。事實上，可以藉由把受染物品置於陽光直射下的方法，來移除薑黃討厭的染色性，而使污漬淡去。

可以略過不必要的鳳梨酵素，或是直接使用薑黃油。薑黃製品內含添加的鳳梨酵素（bromelain）是一種從鳳梨中分離出來的蛋白質消化酶。然而，薑黃中的薑黃素既不是蛋白質、也不被蛋白質所包圍。

所以將蛋白質分解開來——大多數人的身體無需額外幫助便能進行此作用，對薑黃素的吸收並無任何幫助。目前尚缺明確證據顯示，在薑黃內添加鳳梨酵素有助於薑黃素的吸收。為了從薑黃中攝取更多油溶性薑黃素成分，使用時可以搭配任何偏好的健康油脂。因為薑黃不是水溶性，所以別期待可以從薑黃茶中攝取到多少薑黃素。

有膽囊問題的患者應該對薑黃的使用特別小心謹慎。薑黃會引起膽囊收縮，進而將儲存放膽汁釋入消化道中，這是消化脂肪時的一種正常步驟。對於膽結石患者來說，此收縮會引發疼痛。有些藥草學家認為，利用薑黃這種會使膽囊收縮的藥草來定期按摩膽囊，有助於保持膽囊清潔無結石，但其他人則擔心這麼做會使已成形的結石被推擠到膽道中，造成擠壓。若自覺得罹患膽結石或其他膽囊病症，請在使用任何膽囊收縮補充品療法前，先徵詢醫生的意見。

常見的使用方法

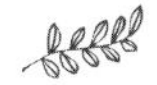

內服

幫助消化、抗炎、血膽固醇過高症、抗風濕病、抗癌、促效劑

內用時的可行方式

膠囊、粉末、乾燥或新鮮的薑黃根、液狀萃取物、酊劑、薑黃油

常見的用法

每日三次或每餐飯後服用1–3公克的薑黃粉。也可用溫牛奶溶解薑黃後飲用。

外用

扭傷、創傷、擦傷、皮膚癢

外用時的可行方式

膠囊、粉末、乾燥或新鮮的薑黃根、液狀萃取物、酊劑、薑黃油

常見的用法

傳統上，薑黃油或薑黃粉皆用於皮膚上，有時會和蜂蜜混合使用。

＊這些用法和處方來自於民間流傳的方法，並不一定經過測試或推薦。

功效的實證

根據為數眾多的細胞、動物、人體試驗顯示，薑黃具消炎性。一項採用隨機取樣、安慰劑控制組、雙盲設計（研究人員和飼主皆不知道自己的狗服用何物）的獸醫學研究發現，服用薑黃萃取物對罹患關節炎的狗相當有幫助，而且也沒有狗對此產生任何副作用[7]。薑黃中的薑黃素在治療一種會導致全盲，稱為慢性前葡萄膜炎（chronic anterior uveitis）的嚴重眼炎時，效果足以媲美消炎類固醇[8]。但和類固醇治療不同的是，薑黃素因為無副作用而更佔上風。在和處方藥品鈣泊三醇軟膏以及

安慰劑相互比較下，薑黃素對乾癬引發之皮膚炎傷害治療，亦佔有一席之地[9]。

雖然過量薑黃會使體質敏感的人感到胃部不適，但薑黃還是有助於大多數人的消化。一項旨在檢驗薑黃安全性和效用（第二階段臨床試驗）的研究請來25位內視鏡潰瘍患者，每日服用5次300毫克的薑黃。服用天數越長，罹患潰瘍的人數越少。12週後，76%的患者已不再出現潰瘍症狀。然而，此試驗並未使用安慰劑，所以很難斷定薑黃使潰瘍消退的程度為何。不過，由於患者的血液化學物質、肝臟、腎臟功能都沒有出現明顯變化[10]，這反而確認了薑黃最後還是免不了跑到消化道去的宿命。

有數項研究也顯示，薑黃素能有效地使人的膽囊收縮。由於此作用會使膽汁被釋入消化道中，而代謝油脂又需要膽汁，所以理論上薑黃可以促進腸胃消化油膩大餐。一項可信度頗高的試驗檢測了一種薑黃和白屈菜混合藥草，結果顯示，和安慰劑相較之下，此綜合藥草幾乎對膽功能失常患者身上所有症狀，都不具影響力。然而，在為期三週的試驗期內，此藥草「減緩排瀉時疼痛和腹絞痛」的功效，都在首週較快出現[11]。

在動物試驗中，薑黃的薑黃素能夠預防皮膚癌和消化道癌的形成和擴散，但對其他癌症的影響卻很小，這或許是因為薑黃素不易經由腸道被吸收進血液裡。對罹患癌症的人來說，薑黃素的影響就比較不明確。因為目前已知的試驗非但未使用安慰劑，反而還提高了薑黃萃取物的使用劑量[12, 13, 14]。對一般標準療法反應不佳的結腸癌患者所做的研究指出，薑黃有助於減少製造出發炎前列腺素PGE2。在薑黃療程的2至4個月內做的放射檢測發現，15位癌症患者中有5位雖然未痊癒，但病情都保持穩定。

概　要

- 和其他藥草相較之下，薑黃算是十分安全，而且具消炎、幫助消化、抗癌功效。薑黃也可幫助乾癬患者，但能否有助於囊腫性纖維化患者，目前還不能太早妄下斷言。
- 薑黃大部分的作用都表現在皮膚上或在消化道內，因為其作用成分並不能輕易被吸收至血液中。使用薑黃時添加油脂可以促使其釋放出作用成分。一般認為，被添加在一些薑黃產品中的鳳梨酵素（一種從鳳梨中分離出來的蛋白質消化酶），可以幫助身體吸收薑黃，但此論點不但可能性不高，而且也未經證實。
- 高劑量薑黃可能會造成胃部不適。有膽囊問題的患者對薑黃的使用也請特別謹慎，因為它或許會造成膽囊收縮。
- 薑黃的黃色色素——薑黃素，似乎在某種程度上是經由影響細胞對鈣離子的隔絕力來產生功效。薑黃素也含有數種抗炎成分和消滅自由基作用。

UVA URSI
熊果

◎學名=*Arctostaphylos uva-ursi*

◎科名=杜鵑花科

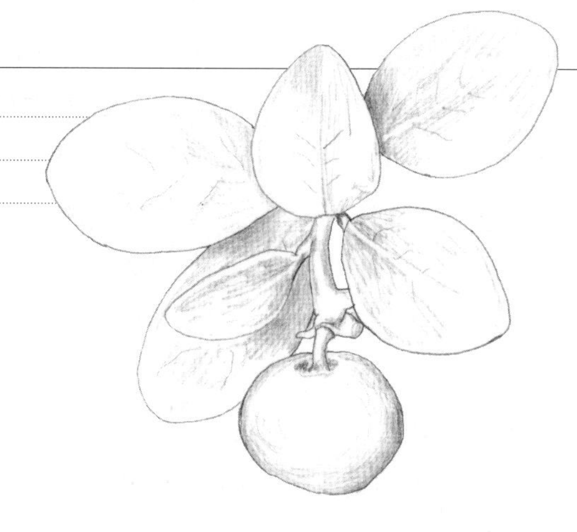

歷史和風俗

*Uva ursi*在拉丁文中的意思是「熊葡萄」，因為據說熊非常喜歡吃這種植物。*Arctostaphylos*則是另一個和熊有關的字，希臘文意思為「熊的莓果串」。和熊比起來，人類對熊果就顯得比較冷淡。著名的路易士和克拉克美國遠征隊（譯註：Lewis and Clark，是美國首支西行橫越大陸到達太平洋海岸的考察探險隊）中的梅里韋瑟・路易士在印第安原住民飲食中發現這種植物，他認為：「這是一種清淡又無趣的果子。」然而，藥草學家們用的並不是可疑的熊果果實，而是熊果的葉子。

熊果葉中含大量單寧，這得以解釋它為什麼會一直被當成收斂劑使用。有些美洲原住民部落會把熊果和菸草混合在一起，製成他們平日抽的kinnikinnik菸。令人好奇的是，熊果竟也和它的親戚蔓越莓（見第109頁）一樣，被用來治療各種泌尿道疾病。雖然還不清楚熊果的功效是否和蔓越莓一樣，但目前幾乎可以在所有的利尿混合藥草中發現熊果成分。或許熊果是一種較好的泌尿抗菌劑。熊果的產地和蔓越莓相似，都是沿著美洲、歐洲、亞洲北部較寒冷的森林地帶生長。

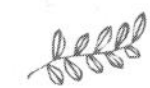

科學家眼中
熊果的功用

熊果是對苯二酚的來源之一，它會損壞細菌和其他細胞。熊果葉內含許多熊果素（arbutin）。熊果素和一種稱為對苯二酚（hydroguinone）的微毒、抗菌分子相同，但熊果素上有附著糖分子，而對苯二酚沒有。和大多數附著糖的植物分子不同的是，雖然效果不是很好，但熊果素為了順利進入血液中，會偷偷避開腸內的糖輸送受體[1]。腸內菌也會去除附著糖，製造出抗菌的對苯二酚，它比熊果素有著更好的血液吸收力。（現在停下來想像一下，腸內菌一古腦地把分子上的附著糖給移除掉——這正是其例行作用——結果反而製造出了一種抗菌劑。不過，科學文獻目前尚未討論此作用是否會對腸菌叢造成影響。）

對苯二酚和熊果素被吸收後，肝臟或許會在這些分子內加入其他水溶性物質（像是硫酸鹽或葡萄糖苷酸），這是肝臟對藥物分子的一種常見作用。這種「結合」過程能讓藥變得更具水溶性，因此也更有可能經由尿液排出體外。所以若患有泌尿道感染的話，服用熊果可以把這些對苯二酚前驅物，甚至是一些對苯二酚自由基，輸送到受感染的泌尿道。

目前還不清楚改變後的對苯二酚分子為何又會轉變回對苯二酚，但理論上，鹼化環境（也被稱為自然或高酸鹼值）應該有助肝臟移除那些會產生對苯二酚自由基的附加物。這也就是為什麼使用熊果治療泌尿道感染時，藥草學家通常會建議，多配合食用鹼性食物使尿液鹼化的飲食控制法，來幫助肝臟進行此移除或反結合作用。

熊果的成分

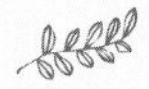

熊果素含有5%–15%的對苯二酚衍生物，大部分是熊果素配糖體，以及一些甲氧基化熊果素、熊果素自由基、甲氧基化對苯二酚，這些都被視為是抗菌成分。熊果葉最多含有20%左右像是沒食子單寧、鞣花單寧、兒茶素、花青素、酚酸之類的單寧成分，以及槲皮素、山茶酚、楊梅素之類的黃酮醇和其配糖體。理論上，三萜熊果酸和類黃酮異槲皮苷都被認為是造就此藥草利尿作用的成分。

對苯二酚對細胞有極大影響。因此，應該不難想像它能發揮抗生素般的作用，打擊那些討厭的細菌。對苯二酚不論是外觀和行為都很類似會破壞蛋白質、使蛋白質喪失作用力的酚。相較之下，人們或許對酚比較熟悉：它有一種刺鼻、甜膩的「藥」味；許多麻醉、抗菌產品，像是藥用護唇膏和喉嚨痛噴劑中，都將酚列為成分之一。然而，因為酚會刺激細胞，高濃量時還會造成脫皮，所以把它用在龜裂的嘴唇前，最好還是多考慮一下。事實上，有些護唇膏成分也被拿去用在「去角質」的美容產品中。為了能有效限制其毒性，美國食品及藥物管理局規定，美容產品中只能使用低濃度的酚。

雖然對苯二酚和刺激性的酚很像，但它特別有助於討厭的自由基之製造。角色總在「好」減緩劑和「壞」氧化劑之間搖擺不定。換句話說，對苯二酚很容易產生反應；分子的反應力越高，就越有可能產生毒性。對苯二酚或許正是苯溶劑之所以會引起血癌的可能原因：苯經由肝臟轉化成對苯二酚後，對骨髓中的染色體造成傷害。這就是為什麼較有見解的藥草學家們，反對人們長期使用熊果超過一星期以上。雖然對苯二酚是一種抗菌劑，但因為上面提到的種種疑慮，所以在使用上也應該有所節制。

新近研究發現，熊果含有一種有助於抗生素的成分。熊果內的一種鞣花單寧酸（鞣雲實素〔corilagin〕）使盤尼西林式抗生素得以發揮功效，打擊之前對此抗生素產生抗藥性的細菌[2]。逐漸增加的抗生素抗藥性問題，也就是細菌對抗生素藥物開始出現反抗能力的情形，讓健保單位憂心不已，希望能夠加緊尋找可以殺死這些抗藥性病原的方法。對甲氧西林具抗藥性的金黃色葡萄球菌（MRSA）是「超級細菌」之一，它藉由製造出更多不穩定的抗生素結合蛋白質，來躲避抗生素的作用。一般統稱這種蛋白質為盤尼西林結合蛋白，是能幫助細菌製造生長所需細胞膜的一種酵素。鞣雲實素似乎能預防這種細菌細胞膜生長酵素的製造過程。研究人員注意到，從一般熊果葉茶水中攝取到的鞣雲實素數量，比他們在細胞培養試驗中所使用的劑量還高出許多。雖然目前還無法確定是否能成功製造出一種對付抗生素抗藥性病原體的實用、新式熊果抗生素，但這無論如何都是一件令人振奮的好消息。

熊果中的熊果素可使皮膚白皙，但請小心其毒素。雖然熊果不是皮膚外用產品中的常見成分，其成分之一的熊果素卻有可能藉由阻撓黑色素合成，達到預防皮膚曬黑的效果。移除掉熊果素上的附著糖後，就會得到對苯二酚，這是一種被使用在各種美白產品中的成分。技術上來講，它並不能「漂白」肌膚，漂白指的是化學上的氧化作用。對苯二酚的作用則是干擾黑色素的製造過程。對苯二酚形似酪胺酸（tyrosine），這種胺基酸是包括黑色素在內許多物質的前驅分子。一般認為，對苯二酚在體內因為會和酪胺酸競爭酪胺酸酶（tyrosinase），一種可將酪胺酸轉變成黑色素的酵素，所以能夠產生美白機制。也有些人認為，對苯二酚是藉由殺死皮膚中製造黑色素的黑色素細胞達到美白效果，從理論上來說，這也是極有可能的，而此作用造成了對苯二酚的毒素。雖然美國仍允許將低濃度的對苯二酚使用在美白乳霜中，但在一些歐洲和非洲國家，則已因其毒素而禁止使用對苯二酚。熊果中的熊果素很可能也具有類似的作用。

藥草產生的作用

想找利尿藥草嗎？還是考慮其他辦法吧。由於目前有關熊果利尿作用的資料未臻完善，讓人不免多所顧慮。因為熊果含有潛在性有害成分，所以使用前最好還是考慮一下改用其他較安全、也比較有效的利尿劑替代品。

熊果可以用來治療泌尿道感染，但只能短期使用。對苯二酚雖然是熊果的作用成分，但它會致癌和引發其他病症，隨使用期的增長，問題的發生機率也持續增加。有些國家之所以禁止將對苯二酚使用在皮膚上，也是因為這些考量。有項病例是一位使用熊果長達三年的婦女，最後出現視網膜傷害[3]。大多數資料都建議，人們不應該連續使用熊果超過一星期。當然，罹患泌尿道感染時，理當尋求醫生的幫助才對。

有可能出現短期的不良反應。熊果葉含大量單寧，而單寧會刺激腸胃道。泡茶時，最好不要用熱水沖泡熊果葉；而是應該將其浸泡在冷水中隔夜。低水溫可以減少被沖泡出的單寧量。除了腸胃不適之外，大量的熊果也會引起耳鳴和惡心。熊果中的對苯二酚會使尿液暫時性混濁，雖然聽起來很糟，但對身體無害。孕婦或是哺乳中的婦女最好避免使用熊果。

常見的使用方法

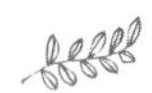

內服

尿道感染、利尿劑、腎結石、收斂劑

內用時的可行方式

錠劑、膠囊、新鮮或乾燥的熊果葉、萃取液、酊劑、固體萃取物的粉末

常見的用法

一般用量為每日1.5–4公克的熊果葉，不要連續使用一週以上。有些資料建議，可將熊果葉隔液浸泡在冷水中製成萃取液，如此可將會引起胃部不適的單寧減至最少。每日最多飲用4次，不要連續使用一週以上。

＊這些用法和處方來自於民間流傳的方法，並不一定經過測試或推薦。

若想鹼化尿液，可以這樣做。首先，目前還不清楚若要使尿液中的結合物分解出對苯二酚來，鹼化尿液是否是一件必要的事，但從化學角度來看，此說法的確有點道理。使尿液鹼化最容易的方法是服用像碳酸氫根之類的溫和鹼。小蘇打或碳酸氫鈉都是鹼離子的來源。而檸檬酸鉀中的檸檬酸鹽，或是使用在一些鈣補充品中的檸檬酸鈣，也有同樣的作用。一般而言，水果和蔬菜也可使尿液鹼化，但肉類脂肪酸則不行。有些消息不靈通的人建議，可藉由飲食控制來改變其他體液的酸鹼值，但除非服用的酸或鹼明顯過量至有毒劑量，不然這是不可能發生的情況，所以絕不建議這麼做。身體其他部位可以藉由本身的天然阻擋物，聰明地拒絕體液酸鹼值的改變；因此，飲食控制能夠改變的只有尿液酸鹼值而已。

功效的實證

幾乎沒有任何熊果的新近人體臨床試驗，因此很難斷言其對人體究竟有何作用。大部分的熊果作用純屬理論，是根據其中熊果素之類的已知成分推論而來。雖然熊果常被當成利尿劑販售，其功效不但引起爭議，有些研究甚至還得到相反的結果。然而，熊果中的確含有一些利尿成分，像是熊果酸和異槲皮苷，而熊果的萃取液也會使試驗室大鼠的尿液增加。

長久以來的推測是，食用熊果後熊果素會釋放出對苯二酚，而對苯二酚也是熊果中的抗菌成分，但此論點尚未經過嚴格檢測。因為一般來說，對苯二酚和其他相似的酚分子都具有微毒，或者至少說它們會刺激體內細菌，以及包括身體本身細胞在內的其他細胞，所以推論對苯二酚可以抗菌似乎頗為合理。有項研究指出，食用熊果後尿液中會出現對苯二酚。這項研究讓16位自願者服用熊果葉萃取物，或是薄膜包覆的熊果葉錠劑，結果發現不論服用的是何形式的熊果葉，自願者的尿液中都排出了相同分量的對苯二酚或對苯二酚代謝物（和配糖體或硫酸鹽結合的對苯二酚）[5]。雖然藥草學家建議，服用熊果增加體內對苯二酚釋出量時，應該配合飲食控制來鹼化尿液。但因為沒有自願者這麼做，所以或許這並非必要步驟。

肝臟通常會在對苯二酚中加入糖或硫酸鹽，使其變成對苯二酚代謝物。然而，這些添加成分需要被移除掉，才能使抗菌的對苯二酚被釋放出來。有項研究使用了一種市售的德國熊果產品，結論發現鹼化尿液並非是使對苯二酚被釋放出來的必要步驟。但是此研究論點立基薄弱：這項研究不但只有4位自願者，而且研究人員也沒有將鹼化尿液的作用和一般正常pH的尿液互相比較[6]。此研究真正發現到的是，大腸桿菌具有將對苯二酚代謝物轉變成對苯二酚的能力。因為對苯二酚被認為是熊果中的抗菌成分，所以這種會釋放出抗菌分子的細菌究竟命運為何，令人不免十分好奇，但是報告中卻沒提到這點。因為大部分的泌尿道感染是因大腸桿菌所引起，人們自然也想知道對苯二酚是否可以殺死這些細菌。因為人體細胞和細菌都有相似的對苯二酚釋放酵素，所以研究人員推論，在不需要鹼化尿液的情況下，人體也可發揮相同作用，但此說法尚未經過確切檢測。

雖然熊果不常被用在皮膚上，熊果素和其對苯二酚代謝物在臨床試驗中，都被發現能夠抑制黑色素的形成[7]。一般認為，因為這兩種成分都具毒性，所以把它們用來美白或長期使用都不是件好事。況且，提高使用量的同時也會提高罹患癌症和其他疾病的風險。

概　要

- 熊果有助於治療泌尿道感染，但考量到其所具之毒性，只能短期使用。
- 熊果中的熊果素是有毒的對苯二酚來源之一，而對苯二酚又被認為是熊果的作用成分，但此論點尚未經過嚴格檢測。
- 目前還不清楚鹼化尿液是否是使熊果素釋出對苯二酚的必要條件，但從化學角度來看，的確有其道理。
- 雖然大部分的利尿藥草中都含有熊果成分，但目前無法確認熊果是否真的具有利尿功效。

VALERIAN
纈草

◎學名＝*Valeriana officinalis*

◎科名＝敗醬科

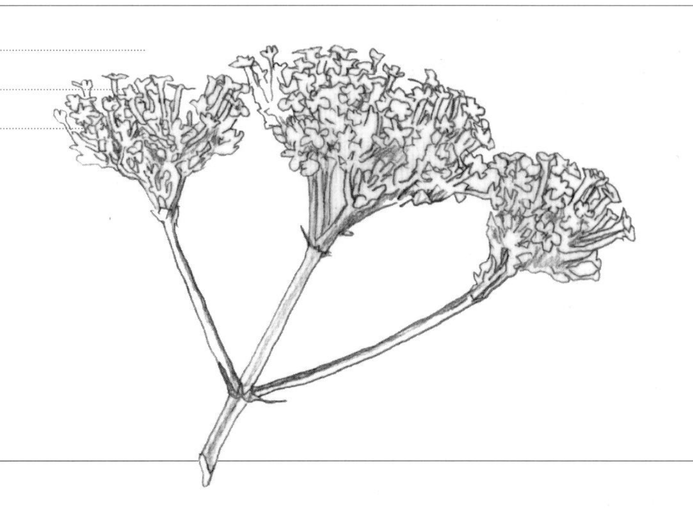

歷史和風俗

纈草中空的長莖上開著白色、粉紅色，或紫色的小花。然而，帶有刺鼻土臭味的纈草根，卻更引起人們注意。許多人都說纈草根聞起來像「髒襪子」。但人們自古即食用纈草的這個事實，又暗示了這麼做背後一定有什麼好理由。傳統上，纈草被建議用來治療持續性疼痛、局部疼痛、癲癇、焦慮、失眠。據說敵人也會因服用了纈草，放鬆到失去戰鬥的意志。一則中古世紀的格言就建議，讓可能成為對手的人服用纈草，這樣就可以讓他們再也不想和你作對。不過，要怎麼才能讓敵人服下纈草卻仍是個問題。

雖然纈草和Valium（一種安眠鎮定藥）無關，但纈草的放鬆功效卻讓有些人誤以為Valium是纈草的衍生品之一。纈草可能和Valium具有一些相同的機制，但目前尚未確定。

纈草的英文名稱Valerian是從羅馬文的勇氣*Valor*而來，這也是飲用纈草茶時絕對會需要的東西。而古藥草學家蓋倫和狄歐斯科里德則用Fu這個更傳神名字稱呼纈草。中世紀時，人們不顧其明顯的臭味，曾將少許纈草當成一種調味料。而另一種和纈草有關的印度甘松（*Nardostachys jatamansi*），則和纈草同樣有可能是聖經中曾提及的臭甘松味來源。

科學家眼中纈草的功用

許多資料提及纈草具有使人放鬆的效果，但目前並不清楚其作用機制為何。有些未經證實，但看似合理的理論認為，此作用和纈草抑制了神經傳導物質GABA有關。當GABA停靠在大腦中神經細胞的受體上時，這些細胞會暫時進入化學反應狀態，而不會按一般速度產生反應。換句話說，這些神經細胞的活動會慢下來。GABA藉由減緩神經細胞，而讓身體整體反應變慢。苯重氮基鹽和抗焦慮的鎮靜藥物Valium一樣，能夠提高GABA的作用。它們也像GABA一樣，可以幫助人們更快入睡、減緩焦慮感。雖然纈草和Valium的英文發音近似純屬巧合，但此藥草確實可能具有和Valium相似的作用。

纈草根確實含GABA成分，但可能不具任何功效。早期對纈草根萃取液所做的研究顯示，其中有某種成分作用近似GABA，可以在細胞培養試驗中，把大鼠腦細胞受體上，化學性質標籤為GABA的分子移除掉。然而，研究人員後來才意會到，這其實不是什麼神奇、新穎、近似GABA的化合物，它們根本就是GABA[1]！不過，服用GABA不會讓人感到放鬆。

大腦會聰明地以「血腦屏障」這種化學性屏障來自我保護，以避免大多數攝取進入體內的物質進入腦部。GABA即是許多無法穿透這層屏障的成分之一。所以你大可從纈草或其他任何來源攝取大量GABA，反正它們最後都無法進入大腦。口服GABA並未發現對人體有任何影響。

且慢，纈草的確含有可以穿透血腦屏障的GABA前驅物。事實上，它是一種前驅物的前驅物。有機組織通常由麩胺酸來製造出GABA，而這種胺基酸無法通過血腦屏障。但是，另一種相關的胺基酸，麩醯胺，也可以製造出麩胺酸，而纈草中便含有大量的麩醯胺。經由一種特別的輸送機制，麩醯胺可以被拉過血腦屏障：

纈草中的麩醯胺→血液中的麩醯胺→大腦中的麩醯胺→大腦中的麩胺酸→大腦中的GABA

麩醯胺看起來很像麩胺酸，但麩醯胺中多了一種稱為氨基化合物的含氮原子群。氨基化合物會被移動來交換另一種不同的原子群，將麩醯胺轉變成為麩胺酸，也就是大腦中的GABA前驅物。有些科學家推測，增加麩胺酸也會使大腦GABA增加，但此論點仍有許多問題存在。

麩醯胺能夠被轉變成多種物質——比方說，它也是蛋白質的組成成分之一。攝取某種成分並非表示它就一定能發揮你所預期的功用。而且，因為麩胺酸和GABA具有相反的作用，假如麩醯胺會使大腦中的麩胺酸鹽增加的話，反而會對大腦細胞造成刺激！因此必須在麩胺酸這種中介物讓人感到激動之前，將其轉化成使人放鬆的GABA才行。顯而易見的是，這種看起來有點憑運氣才能發生的機制，目前仍屬理論階段。

從纈草而來的纈草烯酸或許可以預防GABA分解。分子分裂成更小的分子這種作用稱為分解，是一種正常的作用，尤其是對神經傳導物質來說。和所有神經傳導物質一樣，GABA必須經過分解，並且離開作用機制發生的地方；不然的話，它會一直持續不斷地產生作用下去。一項德國所做的試管研究建議，纈草油的組成成分，尤其是纈草烯酸和其衍生物，都能預防GABA正常的分解作用[2]。就我所知，雖然此研究後來並未經過更嚴格的重複檢驗，但它認為，藉由纈草油中某種成分所造成的機制，能夠延長GABA在大腦中的活動時間。因為纈草油成分比水溶性的麩胺酸和GABA更為油性，它們滲透進血腦屏障的可能性也更高。油溶性分子一般具有比水溶性分子更容易滲透進入腦部的傾向。

這種GABA保護機制同樣也解釋了丙戊酸抗癲癇劑的作用，此處方藥物的銷售名稱為Depakote。纈草並不含丙戊酸（valproic acid），但其中和其外形類似的纈草酸和異纈草酸，不但體積較小，也比時常建議用來預防GABA分解作用的纈草烯酸，作用更近似丙戊酸藥物。目前尚不確定這些纈草中的小分子，是否能夠發揮和丙戊酸抗癲癇藥物相似的作用，但一般而言，外形相近的分子通常作用也很相近。

儘管纈草化合物中含量更高的纈草素（valeportiates）似乎具鎮靜性，但其作用機制為何仍屬未知。少數零散的動物和試管試驗建議，纈草素分子可以使嚙齒類動物鎮靜下來，並且能夠抑制不隨意肌（平滑肌）的收縮。性質不穩定、極易分解的纈草素，或許正是纈草中的作用成分。大多數纈草素會在腸內被分解，製造出稱為酯的物質。酯對兩種胃酸和小腸中的鹼都很敏感，所以吃下肚裡的纈草素很可能會在體內產生轉變。因為纈草素和其分解成分的結構近似於纈草酸，而纈草酸又被認為能夠預防GABA分解，所以結草素大概也具有類似的作用。

纈草對其他完全不同的受體是否也會產生作用呢？細胞培養研究初步顯示，新近從纈草根所發現的杜仲木脂素（olivil lignan，以之前在橄欖葉內所發現的近似分子所命名）似乎會引起另一種不同的腦受體產生作用[3]。它有可能具有腺苷酸作用，腺苷酸是促眠分子之一。當你整日消耗體力時，腺苷酸會在腦內累積，並開始附著在其受體上，使你漸漸感到疲倦。人們較為熟悉的或許是另一種受歡迎的腺苷酸拮抗劑——咖啡因，它能夠抑制體內腺苷酸的結合作用。因此，纈草可能具抗咖啡因作用。事實上，的確有項研究顯示，一種纈草啤酒花混合物能夠預防攝取咖啡因的自願者們感到不適[4]。

這項結果讓人頗感意外，因為第一眼看到這篇報告時，覺得杜仲木脂素看來根本不像腺苷酸。不過，報告中展示的是平面的杜仲木脂素化學結構，而不是其自然立體結構。若從電腦3D模擬出的杜仲木脂素結構就可看出，它的確和腺苷酸具有某些類似的結構特徵[5]。

有趣的事實

纈草分子具有動物吸引力……
對某些動物而言

大鼠愛死了纈草，或者說，至少人們是這麼認為。事實上，有些人宣稱童話故事《哈梅林的吹笛人》中的魔笛手就是用纈草來引誘鼠群離開這個德國小鎮。有些公司甚至販售纈草填充玩具，希望可以讓寵物鼠們表現地更為興奮。

對熱愛嗅聞纈草的大鼠而言，壞消息是纈草也會同時把貓引來，至少是某些貓。有些貓主人注意到他們的貓尋找纈草時，甚至會比尋找貓草時更為全神貫注，但這種行為會根據貓的種類而有所不同。或許不同的纈草也會造成不同的反應，因為其中的作用成分或一般成分含量都不穩定。因為纈草中的纈草素類似貓草中吸引貓的荊芥內酯（見第77頁），這或可解釋為什麼纈草對貓具有同樣的吸引力。然而，大鼠不但不喜歡貓草，甚至還可能討厭它。因為幾乎沒有任何一篇正式發表的科學論文，曾經量化研究纈草對貓或大鼠的吸引力，所以一切說法僅止於推測而已。我自己做的小規模、無控制組研究中發現，我的愛貓夸克和亞伯瑞爾，雖然好像會被纈草的氣味所吸引，但牠們對它還是謹守分寸。

藥草產生的作用

纈草可以減緩焦慮和失眠，但可能要持續使用一段時間才有效。人體臨床試驗並未對此做出定論，但建議人們若能連續數天使用纈草的話，應該會得到較好的效果。試驗發現，失眠者在睡前二小時服用400–900毫克纈草，得到的效果最好[6]。而沐浴精油這類使用在皮膚上的纈草製品，則似乎無此功效。

和許多幫助睡眠和抗焦慮的處方藥物相比，纈草比較安全。纈草並不會引起藥物間的不協調，一般來說，只要不使用過量，似乎也不會產生什麼副作用。當然，過量使用包括藥草在內的任何東西都不是件好事。曾經有過一件案例是一位年輕女性試圖用20公克的纈草自殺，結果她雖然獲救，卻得承受腹部痙攣、顫抖、頭暈、胸部窒悶之苦。急診室用活性碳幫她清理消化系統後隔天，她才稍微好過一些[7]。

纈草的成分

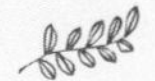

纈草中含有稱為纈草素的鳶尾脂類成分，像是類纈草素、異戊酰氧基二氫纈草三酯、地戊曲酯、醋戊曲酯等等。易揮發的纈草油中主要包含類纈草烯酸和其乙酸正龍腦酯、乙酸龍腦酯、isoeugenyl valerenate、isoeugenyl isovalerenate。同時也有自由酸半萜中的纈草烯酸和異纈草烯酸。像獼猴桃鹼（actinidine）這種吡啶生物鹼也許藉由產生貓科費洛蒙的方式，造成其對貓的吸引力。纈草根也具有咖啡酸衍生物，以及GABA和麩胺酸。

大多數資料都認為纈草不具上癮性，但最近出現一起可能是停藥反應的病例。一位上了年紀的男士多年來，每日都會服用0.5–2公克不等的纈草五次，結果不但變得精神錯亂，全身麻木感後還出現了嚴重的心臟病症狀。雖然他患有鬱血性心臟衰竭，也正在接受數種治療，但因為住院時苯重氮基鹽藥物能夠明顯減輕其症狀，所以醫生相信他應該是出現了纈草停藥反應[8]。然而，纈草停藥反應病例並不常見，通常只有在長期使用高劑量纈草時才會發生。

請避免將纈草和其他藥物混合使用，尤其是酒精、巴必妥酸鹽、苯重氮基鹽。細胞研究顯示，纈草會影響肝臟中的藥物代謝酶，這也指出，它可能也會干擾到其他的藥物治療。事實上，纈草似乎會中和酒精作用，但不應該用來幫助酒醉者加速恢復清醒。因為這樣做會使肝臟一次代謝過多古怪物質而造成傷害。

雖然纈草素具有惡名昭彰的環氧結構，但尚不清楚是否會造成傷害。環氧結構是一種三邊的分子三角形，由兩個碳和一個氧所組成。因為三角中將原子連結在一起的結彼此間隔了60度，所以它們被迫肩並肩的靠在一起。不過，因為化學連結是由互相排斥的粒子所組成，每個連結又被周遭的其他連結所排斥（電子），所以迫使這些連結如此接近是一種極不穩定的狀態。不穩定環氧結構很快就會分裂，強迫這三個原子和其他相近的分子結合，因而造成分子的傷害。環氧結構和癌症的形成有關，雖然在試管試驗中發現，纈草素的確對細胞具有毒性，但在被攝取進入體內後，作用或許會很快地減弱。目前還不清楚纈草素對一般消費者所帶來的風險為何。雖然沒有相關的新生兒缺陷病例曾經發生，但孕婦或哺乳中婦女最好還是能明智地避開纈草的使用。

每株纈草的藥效劑量都不相同。每種纈草根製品的成分差異很大，這一方面是因為不同的纈草中，組成成分濃度有很大的不同；另一方面則是因為有些成分並不穩定，很容易就被分解掉。所以使用纈草產品時，即使使用的是同一瓶產品，也無法期待長期使用下來都能得到一致性功效。大多數藥草學家建議，人們應該使用最新鮮的纈草根製品，但是因為其中不穩定的組成成分很可能會在腸內分解，所以很難斷言這麼做是否有助於問題的改善。纈草根製品或許經過標準化，但就算它果真具有任何效用，也無法確定其中真正的作用成分為何。不過，新鮮又標準化的纈草產品當然還是比非標準化的非新鮮纈草產品，品質要來的好一些。

纈草很臭。它真的很臭。會讓人不由得聯想到缺乏衛生設備的更衣室。不管別人怎麼說，事實上沒什麼有效的方法可以去除這種臭味，因為目前還沒有人知道造成這種氣味的作用成分為何。氣味不佳的成分或許是纈草中微小的酸分子，像是纈草烯酸和異纈草酸。

功效的實證

有些研究纈草對失眠或焦慮療效的人體臨床試驗，獲得了十分肯定的結果，但其他研究結果則非如此，這些研究認為纈草不管對什麼都毫無影響力。雖然不知道纈草真正的作用成分為何——如果它果真具有任何作用成分的話——但就算是現在推測的作用成分也相當不穩定，在每株纈草中的濃度差異也相當大。甚至連「標準化」纈草製成品中的成分濃度亦不例外。這正可解釋為何有關纈草的研究，所得結果會差異如此之大。目前為止，任何有關纈草的意見都是「非確定性」的。尚需更多資料來加以證明。

有一些短期試驗使用單一劑量的纈草來治療失眠症一晚[9]，或是藉以影響患者情緒[10, 11]，研究結果發現，和安慰劑比較起來，纈草並沒有顯現出任何影響力。

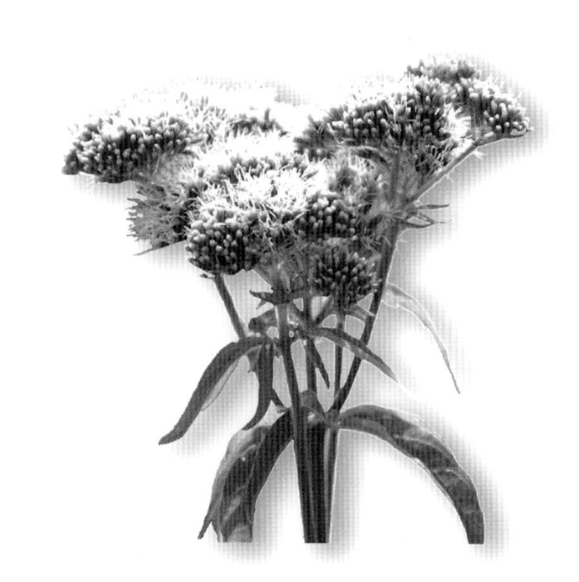

因此，樂觀派人士認為若能延長纈草使用時間的話，得到的效果可能也會比較好。的確，像是腦電波圖（EEG）之類的睡眠多重生理紀錄，以及肌肉活動之類其他數據資料，統統顯示如果只使用纈草一晚的話，不會對睡眠品質造成任何影響。不過，若連續數晚使用纈草的話，睡眠的數據和使用安慰劑比起來，就會出現顯著的改善[12]。（安慰劑本身也表示出顯著的影響力，這代表心理作用在治療失眠上多多少少也具有作用。）

常見的使用方法

內服

鎮定、鎮靜、安眠藥、抗癲癇、抗焦慮

內用時的可行方式

膠囊、錠劑、煎煮的藥、乾燥的纈草根、浸泡物、酊劑、萃取物

常見的用法

治療失眠時，大多數研究建議在睡前2小時左右，服用400–900毫克的纈草萃取物，最多連續4週。其他研究則建議，每日服用3次100毫克的纈草萃取物，但不要連續使用30天以上。

＊這些用法和處方來自於民間流傳的方法，並不一定經過測試或推薦。

而且，連續使用纈草四週或許對一些慢性焦慮症患者有所幫助。一項針對36位廣泛性焦慮症患者所做的初步性的前趨研究發現，和安慰劑組比較起來，每日服用81.3毫克由纈草而來的纈草素，可以使標準焦慮量表（漢彌爾頓焦慮量表）中的一些焦慮指數下降。不幸地是，此研究的規模太小，所以無法提出什麼驚人的論點，但研究獲得的數據資料看起來都很具說服力。

纈草的效用貧乏或許也可視為一項優點。雖然纈草和苯重氮基鹽（temazepam, or Restoril）及抗組織胺（diphenhydramine, or Benadryl）比起來，對改善睡眠品質影響力不大[13]，但使用時只要不超過一般建議用量，纈草也比這些藥物具有更少令人討厭的副作用[14]。況且，若身不由己地對苯重氮基鹽的助眠作用已產生依賴性，纈草或可助你戒除這個壞習慣。據一項研究資料顯示，患者每日服用三次300毫克纈草萃取物後，對苯重氮基鹽的需求在二週內便會漸漸消退[15]。

另一項研究則分析了九篇纈草對睡眠失調患者所做的隨機取樣、使用安慰劑控制組、雙盲設計的臨床試驗，結果發現雖然這些研究都有研究設計上的瑕疵，但其中三篇設計較完善的研究建議，纈草可能具有效用。若遵照指示使用的話，也不會引起明顯的副作用。然而，就算這些試驗有問題；比方說，有項試驗使用了啤酒花和纈草混合物，讓人很難分辨出何種藥草產生了何種作用。也正因為這些模稜兩可的資料，這項統合分析研究最後對於纈

草在改善睡眠上的功效，仍未做出任何定論[16]。

概　要

- 雖然目前尚未經過人體臨床試驗的確認，纈草根或可減緩失眠和焦慮。連續使用纈草數晚的效果或許比單單使用一晚來得好。
- 纈草根內含成分能夠提高對神經傳導物質GABA的抑制作用。它也可以對腺苷酸受體產生反應，引發和咖啡因相反的作用。
- 雖然纈草似乎十分安全，但請避免將其和其他藥物或酒精混合使用。懷孕或哺乳中的婦女也請不要使用纈草。

WILD YAM
山藥

◎學名＝*Dioscorea villosa*

◎科名＝薯蕷科

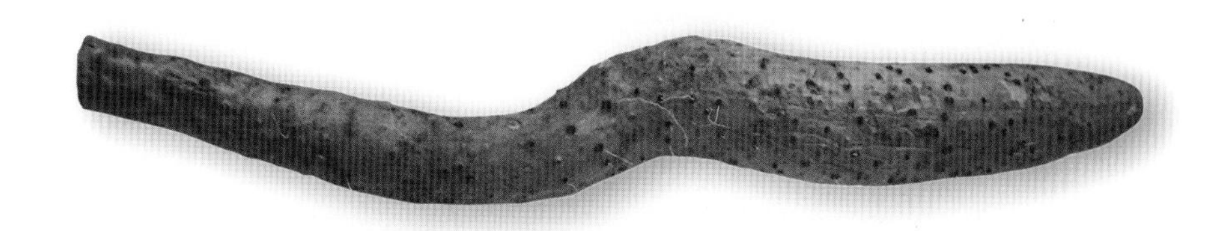

歷史和風俗

若非美國人和歐洲人具備了「冒險精神」，不然不會遇見「真」山藥。真山藥又稱墨西哥山藥（Mexican yams）或野生山藥（wild yams），都是在非熱帶地區罕見的食材，儘管其僅次於樹薯和甘薯，是世界排行第三的重要熱帶「根莖」作物。對農作物一向漫不經心的美國人一直認為是「山藥」的植物，其實是甘薯。基於某些理由，美國人將較軟、色澤較黃的甘薯稱為「山藥」，但這道感恩節的傳統菜餚其實和真正的山藥無關。而甘薯，甚或是馬鈴薯也一樣和山藥無關（甘薯屬於旋花科，和馬鈴薯只有遠親關係。）因此，不太可能會在寒冷時節於超級市場中買到據傳具療效的山藥，就算上面貼著明顯的「山藥」標籤。

然而，野生山藥是世界主要「根莖」作物之一，每年總產量為2,500萬噸左右。因此，山藥的歷史悠久。此熱帶植物被栽種在非洲、亞洲、南美洲，而西非洲語中意思為「供食用」的*nyami*，正是山藥名稱的由來。儘管一般種植的食用山藥大約重2–6磅，但它們其實是世界上最大型的植物之一，最大的山藥可以生長到6–9呎長，重150磅。在新幾內亞和美拉尼西亞的祭典活動中，巨大的山藥被用來作為儀式交換物，可以想見的是，這是一項多麼令人印象深刻的禮物。在秋季山藥節中，也會用到這些有如長毛象般的塊莖植物。它們會被美麗動人的織布蓋住，看來有如精美、龐大的馬鈴薯先生一樣。

雖然山藥主要生長於熱帶，但其中*D. villosa*則生長在美國東北部和南部。因為早期美國新移民用山藥來治療腹絞痛，它也曾一度被俗稱為腹痛塊莖。事實上，薯蕷屬包含了850種以上，其中只有可食用種類被稱為「薯類」。有些較少被食用的種類具有毒、類似漂白水的分子，稱為皂素（saponins）。美國原住民們補魚時，會用此成分來將魚毒昏。各種不同的薯類在不同社會文化中，傳統上被用來治療關節炎、充血、經痛、產痛。如同馬鈴薯，山藥是由澱粉組成的植物莖，稱為塊莖（tubers），不是真的植物根。烹調山藥的方法千奇百怪，通常會搭配其他更具風味的食材一起料理，因為塊莖本身滋味平淡。山藥皮內不易溶解的草酸鈣結晶，會讓接觸到的皮膚發癢和不適，所以通常都會將山藥皮削去。

山藥內更為關鍵的組成成分是稱為皂苷（diosgenin）的類固醇。類固醇泛指結構上有四個碳環以特定形式連結在一起的任何分子，而依此基本結構做變化即造就了一大堆不同的重要分子，包括性荷爾蒙、膽固醇、消炎可體松（anti-inflammatory cortisone）。因為許多類固醇在世界各地享有難以估量的醫療價值，其價格曾經一度極為高昂。而山藥是人們首次付擔得起的類固醇。

1938年時，皮質醇（cortisol）的價格一度飆漲到每公克100美金。當時需要從牛的器官中極困難地才能取得類固醇：每天需要40頭牛才能得到足夠劑量的類固醇來治療一位患者，而需要五萬頭牛，才能獲得20毫克的黃體素！科學家們於1940年代發現如何將山藥皂苷轉化成人體類固醇後，類固醇價格便急速下跌。除了拯救了本來會被犧牲的牛隻外，山藥也造就了人們第一次付得起錢購買的避孕藥。經過八道化學轉化程序後，山藥皂苷可以被轉變成睪固酮，再經由五道合成修改程序，睪固酮就會變成黃體素，是一種現今仍是大多數避孕藥中的主要類固醇成分。

然而，沒有任何一項將皂苷合成轉化為人體荷爾蒙的程序，可以自然地發生在山藥或人身上。所有程序都在試驗室中，由有機合成化學家們藉由各種詭異、不自然的操作方法，在類固醇環串結構上四處加入或取出原子。此外，也無法從山藥中直接萃取出人體荷爾蒙。山藥並不含有雌激素、睪固酮、皮質醇或其他任何人體荷爾蒙。

因為山藥補充品目前尚未經法規管制，有些補充品廠商會要小手段。但幸運地是，一些監控團體會三不五時地進行一些有關補充品的檢測。有些以山藥為主成分的產品正是因為這些檢測結果，而被迫回收，因為其中發現含有黃體素和其他荷爾蒙（DHEA）成分。當然，若在山藥補充品中添加荷爾蒙，但又未在外標籤上說明的話，絕對是違法的。

科學家眼中山藥的功用

山藥補充品並不能提供人體荷爾蒙，其成分也無法附著在雌激素或黃體素受體上。市面販售的山藥產品通常宣稱內含黃體素前驅物，據說可以轉化為黃體素或體內其他荷爾蒙。這並非事實。檢測結果顯示，山藥並不含人體荷爾蒙，人體也無法將山藥成分轉化成人體荷爾蒙。也有研究曾經建議，山藥固醇薯蕷皂苷或許具有類似雌激素或黃體素的功效，可以與這些荷爾蒙受體結合，在體內啟動相似反應（促效劑作用），或是阻礙受體正常作用（對抗劑作用）。在大豆（見343頁）和紅苜蓿（見第309頁）等其他植物中，也可發現此類分子。端視它們會和何種受體結合，而被稱為植物性雌激素或植物性黃體素。然而，山藥看起來不含這兩種成分：山藥萃取分子無法和雌激素或黃體素受體輕易結合[1]。

山藥或可約略發揮抗雌激素作用。雖然山藥並不具有明顯的受體結合作用，但它可能仍會引發輕微的荷爾蒙影響力。不過，目前尚未能清楚地解釋這些作用。因為類固醇荷爾蒙會使特定細胞製造出特定蛋白質，因此一種測試類固醇荷爾蒙作用的理想方法是，檢測某細胞是否會製造出某荷爾蒙通常會命令細胞去製造的特定蛋白質。類固醇荷爾蒙藉由進入細胞來發揮作用（它們可以輕易地進入細胞內），它們會在細胞內和細胞內部受體結合。而這種結合了荷爾蒙的合成受體之後會移至細胞核內，正是DNA的所在之處。而在這裡，DNA訊息被用來製造出特定蛋白質。因此，某種特定的、與荷爾蒙有關的蛋白質就會成為荷爾蒙作用過程的最後產物。這有點像姑且稱之為喬的某人（荷爾蒙）進入房子（細胞）後，叫另一個朋友（受體）到廚房（細胞核）去照著食譜（DNA）做一道喬最愛吃的三明治（特定的蛋白質）。只要在房子內看到這道三明治，就知道喬一定在附近。同理可證，若在體內找到和類固醇荷爾蒙相關的蛋白質，就知道附近一定有荷爾蒙，或至少是作用類似的某種成分存在，像是具有荷爾蒙作用的藥草分子。在試管研究中，細胞內加上各種藥草萃取物後，其中和特定蛋白有關的荷爾蒙數量會增加。山藥可稍稍防止一種促進雌激素的蛋白質被製造出

山藥的成分

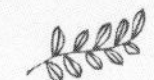

山藥根內含薯蕷皂（dioscin）這種皂苷，並依此成分衍生出薯蕷皂苷元（algycone diosgenin）。同時，它還含有單奎寧環鹼（isoquinuclidine alkaloids），像是山藥儲存性蛋白（dioscorin）、薯蕷鹼（dioscorine）之類的吡咯啶生物鹼（pyrridinal alkaloids）。

來，所以或許也具有輕微的抗雌激素作用[2]。

暫時有些證據建議，山藥並不如其所宣稱地能夠增加荷爾蒙DHEA。因為化學家們一直用山藥來合成去氫頂雄固酮（dehydroepiandrosterone或DHEA），所以此成分也被誤認為一種「天然」荷爾蒙來源而販售。DHEA是對體內雌激素和睪固酮前趨物，療效價值不但可議，甚或可能具危險性[3]。不過，它的使用也受到了那種每當發現什麼東西會因年紀而衰減時，油然而起的歇斯底里情緒影響。其背後謬誤的邏輯認為：「因為__________會隨著年齡漸漸消退，所以你需要補充更多的__________。」（在空白處填入「青春痘」這樣的字，馬上就會知道這種此公式的謬誤何在。當然，許多補充品廠商都樂於推銷那種效果也會與時漸減的產品，這樣才能讓消費者持續性購買。）一項非常小規模的研究不幸使用了與其他藥草混合的山藥，結果顯示，至少DHEA不會有所增加[4]。

山藥或許會抑制身體製造黃體素的能力。有一些剛剛發表的初步、非結論性報告指出，皂苷甚至可能會抑制黃體素合成[5]。這有可能是因為它在轉化成黃體素的過程中，仿傚了一些固醇前導素而阻礙了真正的固醇前導素的作用。因此，新的研究證據直接挑戰了任何宣稱山藥可以增加黃體素的論點。因為目前十分缺乏有關山藥荷爾蒙作用的資料，所以用山藥來促進任何荷爾蒙作用似乎都是不明智的。

常見的使用方法

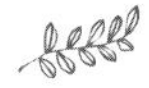

內服

經前症候群、豐胸、骨質疏鬆、興奮劑、春藥、痙攣、關節炎、憩室炎

內用時的可行方式

膠囊、煎煮的藥、滴劑、山藥粉、酊劑、乾燥山藥根

常見的用法

每日食用2次，1/2茶匙的酊劑或是2粒500毫克的山藥根膠囊。

外用

熱潮紅、豐胸、陰道潤滑劑

外用時的可行方式

市售山藥軟膏

常見的用法

請依產品說明使用山藥軟膏。

＊這些用法和處方來自於民間流傳的方法，並不一定經過測試或推薦。

山藥或許可以降低膽固醇。有些添加了植物固醇（plant sterols或phytosterols）的乳瑪琳號稱可以降低膽固醇含量，事實上，也有不錯的證據顯示的確如此。山藥類固醇或許也具有這樣的作用，但目前仍相當缺乏相關研究。其中最常被引用的研究所使用的是一種混合藥草，只有7位自願受試者，也未對混合藥草中的薯蕷皂苷成分加以測量[6]。植物固醇降膽固醇作用背後的推測機制之一是，其減少了腸道對膽固醇的吸收，因為植物固醇佔據了粒子中稱為膠束（micelles）的膽固醇位置。膠束是經由腸子所吸收進入體內的含膽固醇單位。

將山藥當成一種蔬菜食用，或許有益健康。在進一步瞭解山藥分子的藥理特性前，避免使用純山藥萃取物或皂苷似乎頗為合理，這些產品的作用目前看起來都和山藥補充品銷售商所宣稱的相反。然而，山藥本身似乎是一種無害蔬菜。如同其他大多數蔬菜，對身體或許是有益的。

藥草產生的作用

請勿將山藥當成豐胸食材，它一點用都沒有。目前有各種聲稱山藥具有與荷爾蒙相關作用的論點，但其中沒有任何一項經過驗證。山藥最常見的荷爾蒙用法是治療經期或經前症候群，但也有其他更瘋狂的用法。在網路上快速地檢索「山藥」，馬上就會被一堆豐胸乳霜或豐胸藥的廣告給淹沒。這些產品的販售商堅稱其產品經過試驗證實的確有助於胸部發育，不過，他們從未向大眾公開這些研究的內容。（有時候會見到一些真人實證的例子，但不算是有效的科學資料。）若這些產品果真有效，那不免令人好奇，既然有如此唾手可得的豐胸產品，全球女性的身形怎麼沒有變得更為豐滿呢？反正從來不認為任何一樣豐胸藥草是真的有用，其中有一些甚至還有害健康。

雌激素和黃體素可以促進胸部發育，但顯著增加罹患乳癌風險這點卻令人無法接受。因為增加體內雌激素或黃體素的產品也會提高罹患乳癌的風險，所以除非真的有相當重要的原因，否則絕對不應該只為了豐胸而輕易食用這些產品。就算決心忽略這些可能風險，也請務必記住，山藥可能對雌激素和黃體素帶來反作用，降低這些荷爾蒙的作用。

請勿用山藥來避孕。山藥甚至曾經一度被當成口服避孕藥來販售。因為山藥並不含黃體素或雌激素，所以根本不具有控制生育的作用。

目前尚不清楚野生山藥有何荷爾蒙作用，所以不應該用它來影響體內荷爾蒙。任何以此據傳荷爾蒙作用為根本的山藥使用法都不免令人存疑，因為就算其中果真有任何作用成分，目前也不知道其究竟為何。然而，只要找得到任何野生山藥的話，山藥本身是一種有益蔬菜。熱帶地區的居民似乎皆受惠於飲食中的山藥。這或許是因為山藥和其他相關的無毒植物一樣，可以提供人體抗氧化物、維生素、養分，甚或是降膽固醇的固醇。儘管把山藥當成一般蔬菜食用或許沒什麼不好，但問題是要上哪兒取得山藥。

有趣的事實

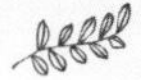

皂素具有皂性，有些是有毒的

薯蕷皂苷是山藥中最常被研究的成分。此固醇也被歸類為一種皂苷。皂苷是指任何具有四環碳結構或相關碳結構（三萜）的天然分子，再加上附著糖分子。當分子同時含有一個水溶性極性區（糖）和一個疏水性非極性區（碳環）時，會發生一件有趣的現象。此分子會變成肥皂。皂素常見於植物界，有些皂素具有毒性，而山藥屬的薯蕷皂苷即含有大量不同的皂素。植物中的皂素也可以被用來當做肥皂使用。

大家都知道肥皂可以把手或衣服上的油漬去除。而肥皂之所以可以這樣做是因為其分子中疏水性的含碳區會附著在油污上，而其親溶性的極性區則會與水結合。水和油無法混合，但肥皂分子卻可以形成一個溝通兩者的分子，讓兩者結合。現代使用的肥皂並不是皂素，但它們同樣具有一個親溶性的磁極和一個可以與油污結合的碳極。

皂素通常無毒，但其中有些卻是出名的毒素。Hottentot's bread（*D. elephantipes*）的山藥，具有最多可重達七百磅的塊莖。這種山藥必須透過費心的烹煮過程，才能移除掉其中有毒的皂素分子。有毒的植物皂素會使冷血動物的紅血球細胞分裂，若將其注射在哺乳動物血液中，也會造成同樣的作用。富含皂素的植物塊曾被丟入池溏或溪流中，用來使魚麻痺。被麻昏的魚仍可食用。幸運地是，一般食用的野生山藥內沒有任何有毒的皂素成分。

功效的實證

山藥並不含可以和雌激素或黃體素受體結合的分子[7]。它也不含雌激素、黃體素、睪固酮、DHEA、可體松，或任何人體荷爾蒙。食用山藥後，這些體內荷爾蒙也不會增加[8]。然而，有一些初步研究證據顯示，食用山藥或許會抑制住黃體素合成[9]。同時，在細胞培養試驗中，山藥也會阻止一種雌激素促蛋白的製造[10]，所以可能具有抗黃體素和抗雌激素的作用。在我們能更瞭解山藥的荷爾蒙作用之前，都不應該為了影響體內荷爾蒙而刻意食用山藥。

概　要

- 不論是野生山藥或真山藥，都和美國人一般所說的「甘薯」是不同植物。
- 野生山藥不含人體荷爾蒙。食用後也不會增加體內荷爾蒙。
- 野生山藥或許具有抗黃體素和抗雌激素作用，但尚需更多研究來加以驗證。
- 食用野生山藥或許是有益健康而且無害。

WINTERGREEN
冬青

◎學名─*Gaultheria procumbens*

◎科名─杜鵑花科

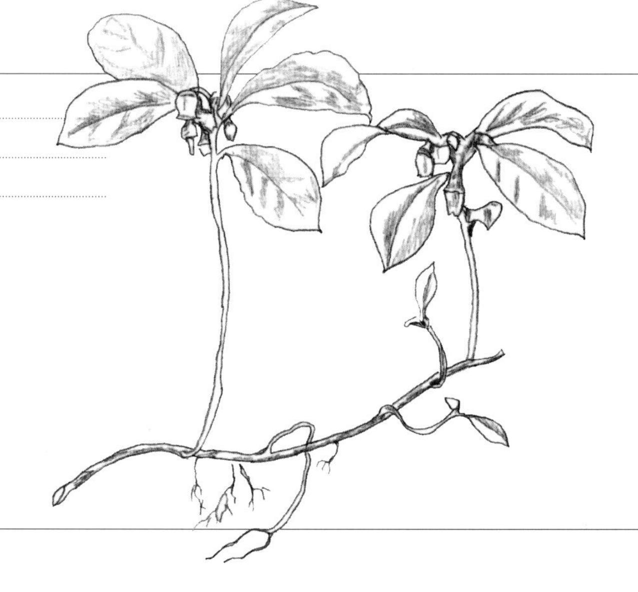

歷史與風俗

冬青又稱為boxberry、Canada tea、checkerberry、mountain tea、partidgeberry、spiceberry、teaberry。它蔓延生長在北起紐芬蘭，南至喬治亞州的北美東部樹林裡。雖然冬青帶有一絲的薄荷味，但它並不屬於薄荷科，所以和綠薄荷、胡椒薄荷、薄荷都沒有關係。冬青屬杜鵑花科（Ericaceae），其實和蔓越莓（見第109頁）的關係還比跟薄荷親近。恰如其名的是，冬青在冬天也常保翠綠，使人們可以欣賞到，其光滑葉片和紅色果實紛紛從積雪中冒出頭來的景象。

美洲原住民不但會直接食用帶怡人薄荷味的冬青葉和整顆冬青果實，也會用它們泡茶。殖民者從原住民那學得此技後，在大革命期間便用冬青茶做為紅茶的替代品。後來為了替糖果增添風味，世界各地都開始尋找此純種美洲藥草。雖然揉碎的冬青葉聞起來有薄荷味，但茶水的滋味卻平淡得令人失望。除非把冬青葉泡在水裡數天以上，才能使茶水慢慢透出薄荷香。浸泡過程讓冬青酵素得以從附著糖分子上，將其香味成分釋放出來。

美洲原住民和殖民者也用冬青來治療關節炎、頭痛、發燒、喉嚨痛、水腫。然而，以冬青按摩減輕暫時性和持續性疼痛的外用法卻更受歡迎，這或許是因為口服冬青製品極可能引起胃部不適的關係。若覺得此副作用聽來有點耳熟，那你還真猜對了一二。阿斯匹靈是一種極佳止痛藥，但卻也出了名會引發胃痛。冬青中散發薄荷味的作用成分甲基水楊酸（methyl salicylate），不但看起來像阿斯匹靈，連作用力也極為相似。唯一和阿斯匹靈不同的是，冬青乳霜可以外用於皮膚上，藉以避掉因阿斯匹靈所引起之典型胃部不適症狀。

科學家眼中冬青的功用

冬青油富含類似阿斯匹靈的甲基水楊酸。阿斯匹靈（是由水楊酸所製成）和甲基水楊酸都會牽制住一種稱為COX的酵素。COX會製造出稱為前列腺素的分子，具有多種特性截然不同的作用。雖然其中有些作用是有益的，但有些卻是有害的。有些前列腺素會引起發燒、腫脹、血栓、不隨意肌收縮（痙攣）。不只如此，這些COX還會刺激疼痛知覺。因此，由於阿斯匹靈和冬青甲基水楊酸能夠抑制住這些壞作用，明顯證明了它們的價值。

雖然冬青的甲基水楊酸看起來像阿斯匹靈，但卻具有一項阿斯匹靈無法匹敵的作用。就算不是化學專家，也看得出兩者間的相似處：

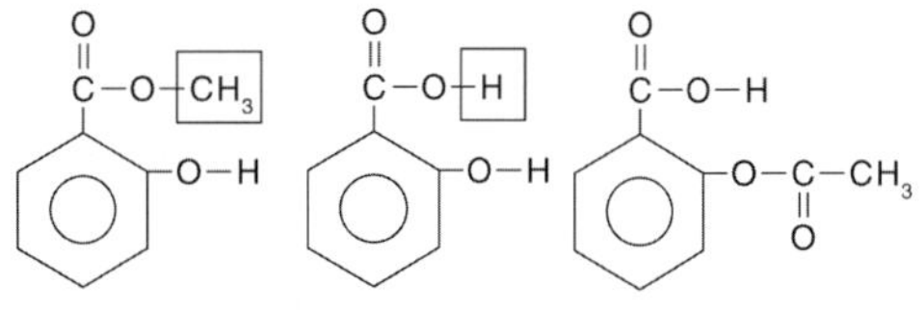

甲基水楊酸　水楊酸　阿斯匹靈

然而，不同於阿斯匹靈的是，甲基水楊酸能夠穿透皮膚。有時候，人們把水楊酸塗抹在皮膚上以去除掉可能形成痤瘡粉刺的外皮，但如同阿斯匹靈，水楊酸無法透進皮膚。甲基水楊酸中的「甲基」是上圖中的「CH_3」，這是唯一讓甲基水楊酸和阿斯匹靈有所區分的分子。CH_3這種原子有助於分子滲入皮膚，因為分子內含較多C（碳）和H（氫）原子，所以較傾向為油溶性，也較能輕易穿透皮膚。當分子滲入皮膚後，體內酵素常會將其甲基移除掉，形成水楊酸。因此，甲基水楊酸會把水楊酸成分帶入皮膚，避開胃部。這是件好事，因為這些分子會造成胃部不適。

甲基水楊酸是一種NSAID。上述三種分子都屬於NSAIDs（EN-seds），意思是非類固醇消炎藥。換句話說，此藥可以預防發炎，也不是像氫化可體松（hydrocortisone）這樣的類固醇。氫化可體松是另一種消炎藥，會透過不同機制來產生作用。（氫化可體松會阻止細胞膜釋放出花生四烯酸前驅物，那是一種會使炎症加劇的前列腺素。）

Ibuprofen、acetaminophen、naproxen也都是NSAIDs，不但具有相似結構，也

都藉由不同類型的COX酵素、在不同情境下發揮效用。如同所有體內酵素，COX酵素會加速分子間的轉化。COX會使花生四烯酸轉化成一種前列腺素。由於酵素本身不受轉化過程影響，所以可以重複促進轉化作用的發生。一個不斷使花生四烯酸轉化成前列腺素的COX酵素，也就因此成了體內製造前列腺素的工廠。

冬青的成分

冬青油內含96–98％的甲基水楊酸，以及庚醛（oenanthic alcohol或n-heptan-1-ol）和其酯類，是冬青油氣味的由來。

阿斯匹靈和甲基水楊酸在抑制前列腺素的製造上，具有不太一樣的機制。阿斯匹靈會永久附著在COX酵素產生作用的一端，稱為「作用端」，這通常也是酵素和花生四烯酸結合之所在。酵素的作用端是具互補形式物質與之暫時結合的地方，此物質也會因此加速化學性質的轉化。與阿斯匹靈結合會使酵素永久失效，直到細胞製造出更多未附著阿斯匹靈的COX酵素來。不過，由於甲基水楊酸也會暫時與COX結合在同一處，使得花生四烯酸無法附著在COX上。此作用稱為競爭性抑制（competitive inhibition），是許多藥效背後的常見機制。甲基水楊酸的代謝副產品——水楊酸，也具有相同作用和機制。

並非所有COX酵素都是不好的。體內有兩種COX酵素，COX–1和COX–2，其作用力皆會被阿斯匹靈和甲基水楊酸所抑制，造成好壞參半的結果。COX–1有時候又被稱為「好COX」，而COX–2則是「壞COX」。COX–1會減少胃酸合成，促使胃部分泌出保護性黏液，包覆住胃部以阻擋酸性物質的破壞。當COX–1被阻止時，胃壁的黏液製造量就會減少，反而製造出較多酸，最終導致胃部傷害。因此，冬青和阿斯匹靈都很傷胃；但好消息是，甲基水楊酸和阿斯匹靈同時也會抑制住「壞」COX–2。事實上，COX–2會增加神經末梢對痛的知覺。為什麼身體要提高對痛的敏銳度呢？此作用之價值在於確保你意識到身體正遭受傷害，所以能馬上覺醒以脫離險境。然而，疼痛通常不被認為是有益的。假設熟睡時不會忽然被獅子咬一口（睡覺時不會無故發生意外，讓你無從反應），而且抑制住COX–2又的確可以減少疼痛感，所以這應該可以算一件好事。

如同阿斯匹靈，冬青會稀釋血液。血小板中的COX–1最終會形成一種造成血栓的物質，稱為血栓素（thromboxane）。而阿斯匹靈和冬青對此成分的抑制力，則阻礙了血栓形成。血栓確實有助於止血，但有時候就算沒有受傷，體內仍會形成血栓。過量的血栓會阻塞動脈，引起中風或心臟病發作。這即是為什麼阿斯匹靈和甲基水楊酸這類的植物水楊酸，會有助於減少中風或心臟病發作的危險。由於這些成分的抗凝血作用，為使失血風險減至最低，正在服用薄血藥物的人並不適用冬青之類的藥草。

冬青的水楊酸可以減緩免疫系統反應，通常這是一件好事。COX–2會促進免疫系統反應。COX–1的作用一直很活躍，但大部分COX–2的作用則需要被「啟動」。其作用力會被感染或受傷時所製造出的化學物質所開啟，而COX–2製造出的前列腺素又會提高身體免疫系統對抗感染的作用力，並清除體內受損的細胞。然而，免疫系統過度活躍也會有害身體。事實上，許多宣稱「提高免疫系統功能」的產品等於是在體內「擴編軍隊」，有時候軍隊的力量過於龐大，反而會造成問題。過度刺激免疫系統會引起發炎。「熱、痛、紅、腫」是發炎時的四大主要症狀，除了會引起疼痛，此免疫反應也因為威力過大而使整個過程弊多於利。受刺激的免疫細胞會產生自由基來做為對抗病毒的武器，但此作用也會反過來傷害自身健康組織。發炎組織中的血管會出現滲漏，讓免疫細胞（白血球細胞）漸漸脫離血管外，就像地下鐵乘客陸續離開車廂。白血球細胞跑出血管時，也會使血液中的水分隨之滲出血管，對已腫脹的組織更添壓力，而壓力即會引起疼痛。冬青的甲基水楊酸和阿斯匹靈不同的是，它會快速經由皮膚吸收，減少腫脹和疼痛。

「好COX」和「壞COX」的說法不僅過時，且具誤導性

把COX–2認做是「壞COX」、而COX–1認做是「好COX」的論點，已不再被認為是有效的區分法。由於風行一時的COX–2抑制劑能夠抑制住「壞」COX，但放過「好」COX，所以並不會造成使用者胃痛。不過，有些「好COX」產品會引起血栓和使血壓升高，而「壞」COX–2卻能製造出正好作用相反的產品。而這正是這些藥會引發心血管疾病的原因。

藥草產生的作用

不妨把冬青想像成是可以直接滲透皮膚、發揮功效的阿斯匹靈。和阿斯匹靈不同的是，冬青的甲基水楊酸帶著一絲薄荷味，是像Bengay這類肌肉止痛按摩膏中的主要香味成分。另一點和阿斯匹靈不同的是，甲基水楊酸可以滲透皮膚。適量地將冬青外用於皮膚上，可以有效地減緩發炎和肌肉痠痛。尤其對那些想要避免因口服NSAIDs而引起胃部不適的人來說，此法再適合不過。

外用冬青產品會加速運動傷害的復原。有時候，甚至可以預防運動傷害的發生。因為冬青會減輕發炎和腫脹（都會損傷組織），所以有助於受損組織更快復原。有些運動員甚至還會在運動前，先塗抹冬青乳膏，以預防低階炎症對肌肉的風險。

請勿和加熱墊一起使用。使用冬青的患處需要隔熱，不然會引起不舒服的灼熱感。

甲基水楊酸消炎的同時，還帶有一絲薄荷香。「無味」的冬青產品不含甲基水楊酸，卻含有低濃度的薄荷腦，會藉由另一種不同的方式來止痛（見300頁，胡椒薄荷）。薄荷腦不太可能可以消炎，但其確實具有麻醉和放鬆肌肉的功效。

甲基水楊酸是冬青的作用成分。無論來源為何，都具有相同作用。有些外用產品會使用天然冬青成分，但大多數市售產品中卻不含，因為合成的或從香樺樹油提煉而來的甲基水楊酸較便宜。香樺樹和冬青並無關聯，但同樣會製造出甲基水楊酸。無論出處為何，甲基水楊酸都被認為是冬青中主要的作用成分，所以請選擇標籤上註明內含「冬青」或「甲基水楊酸」的產品。

常見的使用方法

內服

風濕、頭痛、發燒、持續性和一般性疼痛、脹氣

內用時的可行方式

泡製品或冬青茶（純冬青油有毒）

常見劑量

在開水中浸泡1茶匙的冬青葉5–20分鐘可製成冬青茶。請小口飲用，每日勿超過1杯的量。

外用

肌肉和關節痠痛、腫脹、發炎、收斂劑、促效劑

外用時的可行方式

內含10–60%甲基水楊酸的乳液、冬青油，或藥膏、口服保健產品

常見劑量

以乳液稀釋甲基水楊酸，或以10–60%的濃度甲基水楊酸按摩患處，每日最多可使用4次。

＊這些用法和處方來自於民間流傳的方法，並不一定經過測試或推薦。

口服冬青時請小心謹慎。有些藥草學家建議，可以飲用用冬青葉子所泡製的茶水來止痛，因為冬青茶中的甲基水楊酸含量較少。然而，胃對阿斯匹靈較敏感的人

應該對此建議格外謹慎。甲基水楊酸會比阿斯匹靈更慢被腸道吸收，所以其在體內也有較長的時間來引起消化道疼痛。

絕對禁止食用冬青油或純甲基水楊酸。這足以致命。甲基水楊酸或冬青油都和冬青茶截然不同。冬青茶中幾乎不含任何油。絕對不可內用純冬青油，因為其成分濃度較高，並會引起過量使用阿斯匹靈時的危險反應，足以致命。

有趣的事實

在暗處嚼食冬青糖時若看到火花，那可不是你想像出來的。

甲基水楊酸是一種發光分子，在某種程度上意味著它含有較易由熱、光、摩擦力供給能量的電子。當然電子本身是不具生命力的次原子粒子，化學家卻將其人格化。當獲得能量時，化學家形容電子會變得「興奮」——不妨想像成電子會隨著甲基水楊酸分子而翩翩起舞——但它們沒辦法永遠這樣跳下去。化學家形容，電子最終會「放鬆」下來——也就是說，它們會停止跳舞，並釋出能量。而釋放出的能量即會以可見的光的形式呈現出來。

若想親眼見證此現象，就不能用無糖糖果，因為含糖分糖果的發光作用較為明顯。嚼食或壓碎糖果會使糖結晶分離，使電子從這面跑到另一面，造成其中一面的電子數較多，且帶負電（因為電子都是帶負電的）。而另一表面的電子數不足，所以會帶正電。因為正負相吸的緣故，電子會像迷你閃電一般地躍過兩者間的間隙。若缺少甲基水楊酸，這樣在兩面間跳動的作用並不足以引人注意，因為人們看不到其造成的紫外線光。然而，甲基水楊酸卻藉由供給電子能量，進而吸收了紫外線。這使得電子放鬆後會釋放出藍光。你現在可以在派對上向朋友炫耀一個小把戲：在黑暗的房間中用鐵鎚敲碎冬青糖，立刻可以看到四射火光。

避免孩童接獨到冬青。冬青油被用來製做糖果，但粗心的大廚們請格外留意：好奇的孩童常會被冬青油類似糖果的香甜氣味吸引，結果卻因誤食冬青油而喪命。一茶匙以下的冬青油就可能對小孩造成致命的影響。雖然一顆糖果中的冬青油濃度通常遠少於此，但小孩還是有可能會偷偷吃下大量冬青糖。因此，有些小兒科醫生甚至明白警告家長，最好別讓孩童吃任何冬青糖。

基於同樣原因，應該避免讓小孩使

用阿斯匹靈，也就是不應該使用冬青產品。無論使用的是口服或外用產品，兩者皆可能引發罕見的雷氏症候群（Reye's syndrome）的併發症。

即使是成人，也可能過量使用冬青。由於體型的關係，孩童比成人較容易受甲基水楊酸毒素的影響，但過度熱中使用冬青肌肉按摩膏的成人，也有可能發生類似阿斯匹靈使用過量時的症狀，進而送醫。

阿斯匹靈的使用風險，亦可套用在各種冬青產品上。因為有可能導致失血過多，所以手術進行前不應該使用冬青產品。若近期內將動手術，也最好在術前一星期內，避免使用包括冬青在內的水楊酸。正在接受薄血、抗凝血藥物的患者，使用冬青後也會出現較多出血問題。

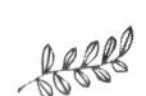

功效的實證

毫無疑問的是，冬青的甲基水楊酸是非常有效的外用消炎藥。基於和阿斯匹靈一樣的作用力，它可以減輕發燒、疼痛、腫脹。但不幸地是，目前並未針對冬青進行科學性臨床試驗，進而評估此藥草對上述症狀之效用為何。而未這樣做的原因，或許是其效用實在過於顯明。甲基水楊酸可被皮膚迅速吸收，將「可觀數量」的水楊酸送進血液中[1]。雖然透過這種方式可以避免胃部不適的問題，但有些人卻對血液中的甲基水楊酸特別敏感。孩童、使用抗凝血藥物的人，以及血液疾病患者，都應該避免使用冬青。我就認識一個阿斯匹靈敏感症候群患者，在使用了內含甲基水楊酸的市售肌肉按摩膏後，發生了劇烈的嘔吐。

有一項檢測漱口水抗氧化作用的研究結果顯示，內含甲基水楊酸的漱口水最具抗氧化性[2]。此研究的作者推測，其抗氧化作用可能有助於牙周病的治療。

概　要

- 冬青內含甲基水楊酸，此成分如同阿斯匹靈，可以抑制COX這種製造出致炎前列腺素的酵素。
- 外用時，甲基水楊酸可以減輕疼痛和發炎。但和阿斯匹靈相同的是，內用則會造成胃部不適。
- 不同於阿斯匹靈，甲基水楊酸可以輕易地滲透皮膚，避免引起胃部不適。
- 因為純冬青油效力過強，不適合藥用，且會引發類似阿斯匹靈使用過量時的症狀。孩童若誤食純冬青油，則可能致命。
- 小孩或正在使用薄血藥物的人，都不應該使用冬青產品。在進行手術前一週，也應避免冬青，以將失血風險減至最低。

WITCH HAZEL
金縷梅

◎學名＝*Hamamelis virginiana*
◎科名＝金縷梅科

歷史和風俗

金縷梅英文名字中的「witch」，指的並不是巫婆。而是由古字「wych」演變而來，其原意為彎曲，因為具彈性的金縷梅枝幹可以彎曲。不過，金縷梅和巫婆間還是有著奇妙的關聯。傳統上，金縷梅的叉狀樹枝會被用來當做稱為「水魔法」（water witching）的箭頭探測儀，是一種探測地下水源或其他寶物的神奇工具。

金縷梅並不是真的榛木（hazel），所以長不出榛果。但和榛木間的相似程度，足以混淆那些年輕、經驗少的植物學家。帶有絲狀黃花的金縷梅是相當受歡迎的觀賞植物，尤其是開花期最晚可以入秋，此時其他植物色彩斑斕的葉片早就掉光了。金縷梅拉丁學名中的第一個字*hamamelis*是由一句希臘諺語而來，意思是「和果實一起」。這指的是在北美樹種中，唯有金縷梅會在同一枝頭上，同時並存著去年熟透的果實和今年新開的花朵。

美洲原住民將一種由金縷梅樹枝和葉片泡成的金縷梅茶介紹給早期美洲移民，原住民們將此金縷梅茶外用於治療傷口、瘀傷、蚊蟲咬傷、肌肉痠痛，以及內用於喉嚨痛和內出血。金縷梅樹原生於北美東部樹林，現今主要的金縷梅水製造商仍以新近技術，大量使用來自康乃迪克州境內的金縷梅。但現在所採用的再生製造法，可以有效限制金縷梅樹的減損。

科學家眼中
金縷梅的功用

金縷梅水的作用成分和金縷梅本身毫無關係。金縷梅水（也就是在美國各藥局買到的產品）是一種大約內含15％酒精，以及一點點揮發油成分的溶液。就其本身而論，主要的作用成分是另外加入的酒精（乙醇〔ethanol〕），這根本不是金縷梅樹本身具有之成分。雖然金縷梅水不含金縷梅中最為人所討論的單寧，但添加的乙醇也不是完全無作用力。

金縷梅水中的乙醇可以藉由吸取體溫和水分的方式，達到鎮靜和乾燥皮膚的功效。任何能夠輕易揮發的分子都稱為揮發物（volatile），鎮靜皮膚的方式為：乙醇將皮膚溫度吸走後，以此為能量飛散到空氣中，化為氣體。而這即是揮發性鎮靜作用背後的機制。乙醇也會被水分子吸引，在隨水分飛散到空氣之前都一直緊黏著它。因此，在皮膚上塗上乙醇，水分子和乙醇就會像私奔的愛人一般雙雙飛走。這也是乙醇具乾燥劑作用的原因。此乾燥作用會使皮膚緊繃，產生一種類似收斂劑的效果。

金縷梅水只具有輕微抗菌性。高濃度乙醇會藉由讓細菌蛋白質變形的方法來消滅病菌。蛋白質是由成串胺基酸所組成，根據胺基酸是否會被周圍環境吸引而定，這些串序會折組成各種作用形狀。對蛋白質來說，乙醇是一種奇怪的環境。組成蛋白質的胺基酸中，最受乙醇吸引的部分會被拉出去，使得蛋白質形狀變得扭曲。這會讓蛋白質喪失作用。不過，乙醇並不能消滅被化學分子結構較嚴密的生殖細胞所包圍著的潛在性病菌。

另一方面，金縷梅萃取物則含有收斂性單寧。金縷梅萃取物中的單寧會很快將皮膚蛋白質聚在一起。這即是一種收斂效果。此緊縮作用可以阻止輕微的出血，形成暫時性、不透水的皮膚保護層。除了使皮膚變得對病菌來說，更加不可口又更難穿透外，金縷梅萃取物亦具有暫時性抗菌效果。雖然單寧不能深入皮膚，但因為可以立即收斂起皮下組織，所以還是可以束緊毛細管一段時間。大多數參考資料認為，此作用造成了一種「間接的」消炎功效。單寧不但阻止了毛細管出血，也防止了體液的滲流，進而減少了一般因為血液流動而引起的腫脹、發紅、體溫升高這些常見的發炎症狀。儘管細胞研究顯示，金縷梅單寧具有一些令人印象深刻的抗氧化作用，但它也能夠直接地減緩發炎，至少理論上是如此。

單寧有益亦有害。和其他所有物質一樣，有無害處的關鍵在於劑量高低，以及使用的方式。雖然有些人宣稱金縷梅類似收斂劑的效用有助於痔瘡、發癢、靜脈曲張的治療，但其單寧也有可能造成不適，尤其是劑量過高時。因此，金縷梅應該僅限於外用治療。非正常劑量的單寧常會導致病變和癌症，而和其他內含單寧的藥草不同，金縷梅萃取物含有極高含量的單寧。這也是為什麼大多數負責任的藥草學家，絕不會建議人們內服金縷梅萃取物。

金縷梅的成分

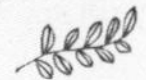

金縷梅的葉子和樹皮內有許多含量不等的單寧，包括兒茶素、沒食子單寧（gallotannins）、金縷梅單寧（hamamelitannins）、寡聚前花色素。它同時也含有山茶酚、槲皮素、槲皮苷、異槲皮苷，以及咖啡酸和沒食子酸這兩種酚酸（phenolic acids）。金縷梅成分中還包括黃樟油精（safrole）這種已知的致癌物質。但據報告指出，外用金縷梅時因為劑量太少，不會對健康造成危害。

藥草產生的作用

首先，要知道金縷梅水和含單寧的金縷梅之間有何不同。金縷梅水有時候也會令人混淆地被稱為「金縷梅」，尤其是在美國藥房裡。其內含的15%酒精（乙醇）成分可能提供一點提示（除非它是一種酒精型酊劑）。金縷梅水是由蒸餾金縷梅樹枝而提煉出的萃取物，加入酒精主要是為了保存。金縷梅水中的單寧含量並不多，其主要作用成分是後來添加的酒精。金縷梅萃取物則是經由另一種不同方法製造，像是將金縷梅葉片和樹枝浸泡在清水，或是一種酒精和水的混合液體中。金縷梅萃取物含有單寧成分。請選擇標籤上清楚標示產品種類的金縷梅製品。

金縷梅只可外用。無論是不含單寧的金縷梅水、還是含單寧的金縷梅萃取物，都只能拿來外用。不含單寧的金縷梅水外瓶上寫著「限外用」，而且建議你先諮詢毒物控制中心，看看包裝上的注意事項是否值得理會。他們大概會回覆說這些警告一定其來有自。雖然金縷梅萃取物中的單寧含量都不一樣，但含量仍高到引起毒物學家的注意。然而，其他植物中含有的微量單寧可能是有益的。但從金縷梅中獲得之高劑量單寧，最幸運時頂多讓人消化不良，最糟時則會引發肝癌。若將金縷梅當成口腔清潔劑或是漱口水使用是無礙的，只要不把它吞下去就好。

金縷梅單寧對某些外用症狀有效，有些則無效。它對痔瘡、輕微出血、皮膚不適都可能有所助益。有些時候，金縷梅可以麻痺與曬傷或蚊蟲咬傷有關的疼痛。相反的，若具有金縷梅易感體質的話，它也可能引起皮膚不適。

有趣的事實

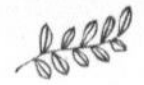

小心會自動發射的金縷梅飛彈。

金縷梅又被稱為「暴躁的榛果」，這是因為金縷梅豆莢乾燥後，黑色的種子就會自動彈射出來，不但發出巨大聲響，而且射程有時可達30呎遠。或許不難想見，那些把金縷梅當成美麗秋花抱回家的人們，將會何等驚慌失措地見證這種植物學現象。金縷梅藉此激烈方式來散布種子，進而預防了幼子過度生長。金縷梅種子亦可食。據說因為其味道類似開心果，而廣受美洲原住民的喜愛。

功效的實證

金縷梅中的單寧具有著名的消炎和抗氧化作用。許多試管研究的結果皆可證實此點。金縷梅單寧能夠抑制致炎介質TNF–alpha，此成分可以藉由撕碎細胞DNA來殺死細胞。倫敦所做的一項研究即發現，金縷梅單寧在試管中，可以有效預防這樣的情形發生[1]。而金縷梅對有害的超氧化自由基的消滅力，更進一步驗證了金縷梅單寧的消炎作用[2]。況且，金縷梅單寧還經過證實，是一種對促炎酵素5–脂氧合酶有力的抑制劑[3]。

常見的使用方法

外用

止血、鎮定、輕微割傷和皮膚不適、曬傷、瘀血、靜脈曲張、痔瘡、漱口水、口腔清潔劑

內用時的可行方式

切細或粉末狀的樹皮或葉子、液狀萃取物、煎煮的藥、酊劑、金縷梅水、卸妝綿之類的各式化妝保養用品、痔瘡貼布、藥膏

常見劑量

可以用1杯熱水熬煮5–10公克的金縷梅樹皮製成金縷梅藥湯。或是將其浸泡在冷水中再加以過濾，可以製成含單寧的金縷梅水。

＊這些用法和處方來自於民間流傳的方法，並不一定經過測試或推薦。

雖然說，人不是試管，不過有少數的研究，使用了控制組，著重在金縷梅對人體的作用。和不含金縷梅的藥膏比起來，添加了金縷梅萃取物的藥膏較能舒緩受到強烈曝曬或「透明膠帶試驗」（嚴格講起來，就是把黏在勇敢自願受試者皮膚上的透明膠帶用力撕下來）受試者身上的皮膚炎症狀，但功效還是不敵氫化可體松[4]。同樣地，雖然金縷梅萃取物能夠改善患者的濕疹，但和未含金縷梅的乳霜比起來，效果並沒有好到哪去，這即表示金縷梅萃取物效力微弱，還是氫化可體松的功效較佳[5]。至少有兩項各自針對75和90名受下列症狀所苦的患者所做的研究發現，含金縷梅單寧的藥膏在舒緩痔瘡出血、肌肉痠痛、發癢、燒傷等方面，都表現出足可媲美氫化可體松的功效[6]。

目前並沒有太多研究討論外用金縷梅在治療血管問題上的效用。雖然研究發現，服用高劑量金縷梅（這不是一般推薦用法）能夠改善自願受試者的週邊靜脈張力，但口服150毫克寡聚前花色素這樣較合理的劑量（可以從數種植物中獲得此成分，比如說蔓越莓、松木皮、葡萄子萃取物，見109頁、209頁）也能達到一樣的效果[7]。

概　要

- 有些金縷梅產品的作用成分包括單寧，但其他一般在美國藥房所販售的金縷梅製成品，則不含單寧，而是以另行添加的酒精做為主要作用成分。
- 不論是否內含單寧，金縷梅產品都只能外用而不可內服。
- 金縷梅水中的乙醇可以鎮定肌膚、保持乾爽和緊實，且具溫和抗菌性。
- 金縷梅萃取物中的單寧具有收斂和消炎效果，適量使用能減緩皮膚不適。

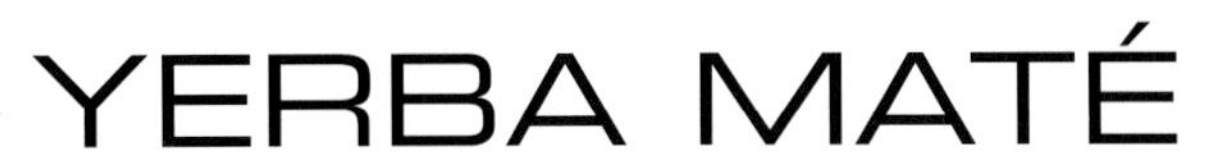

YERBA MATÉ 馬黛茶

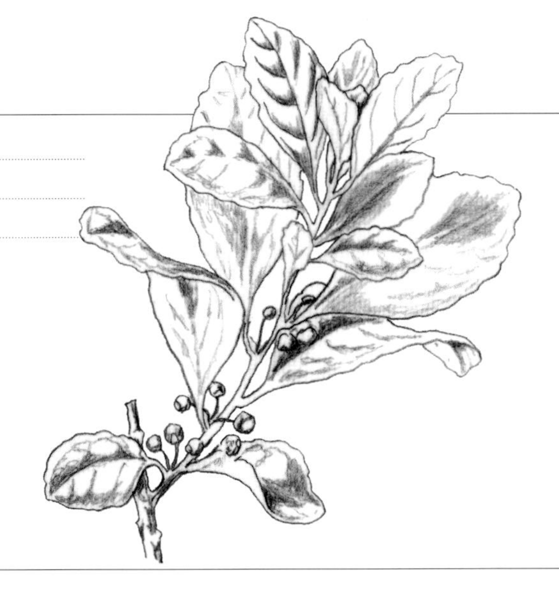

◎學名—*Ilex paraguarensis*

◎科名—冬青科

歷史和風俗

馬黛茶或簡稱馬黛，是用一種冬青葉子泡製的茶水。在拉丁美洲、南美洲，以及中東地區，人們飲用馬黛茶還多於咖啡，成為日常生活習慣之一。充滿異國情調的馬黛茶也逐漸在歐洲和美國受到歡迎。南美洲的馬黛農場為了迎合不斷成長的市場需求，甚至摧毀了部分寶貴的熱帶雨林區以增加種植面積。

分享熱馬黛茶時，通常是用一種以蓋丘亞語「maté」來命名的葫蘆製容器，這也是馬黛茶名稱的由來。巴西人則稱此飲品為「chimarrao」。沖泡馬黛茶時，先用以檸檬和糖調味的熱水將葫蘆容器內的冬青葉沖泡片刻，過濾後用一根底部形似麥管狀漏斗的「bombilla」金屬吸管來飲用。馬黛茶是南美原住民們生活中不可或缺的一部分，尤其對瓜拉尼（Guarani）印第安人而言更是如此，他們將馬黛茶當成一種興奮劑、利尿劑、助消化劑、治風濕藥。

科學家眼中馬黛茶的功用

馬黛茶中的甲基黃嘌呤會讓人產生咖啡般的陶醉感。馬黛茶和咖啡一樣，含有大量咖啡因，以及少量和咖啡因化學性質相近的刺激物質茶鹼和可可鹼。但其實不需要經由馬黛茶來取得這些物質，因為從咖啡、茶（見368頁）、可樂、瓜拿納（見220頁）、巧克力中，都可獲取劑量不同的咖啡因、茶鹼、可可鹼。因此，你或許早已熟悉它們作用為何。這三種刺激性成分皆屬甲基黃嘌呤（methlxanthines），姑且不管傳統上對它們一直存在的疑慮，這些刺激性成分已被證實，只要劑量適中是對身體健康有益的。

馬黛茶藉由中和了引起睡意之腺苷酸作用，使人保持清醒。咖啡因和其他甲基黃嘌呤成分最顯著的作用來自於對腺苷酸合成受體的阻礙。腺苷酸除了會讓人昏昏欲睡外，還具有一些其他有趣的作用。每個細胞裡都可以清楚看到腺苷酸受體的存在，而甲基黃嘌呤則會將其阻隔起來。但也並不是每個細胞都會受到馬黛影響——飲用馬黛茶後，這些刺激性成分會被稀釋，然後不平均地被分散到體內不同部位。甲基黃嘌呤的主要影響區域在大腦，以及腦血管和心血管。此外，它也會間接影響到腎臟。

當這些刺激物阻礙了體內腺苷酸受體，腺苷酸就不能發揮正常作用。而腺苷酸不但是DNA組成成分之一，它在體內也扮演著多種不同角色。腺苷酸是號稱為「能量貨幣」分子的三磷酸腺苷（adenosine triphosphate或ATP）的一部分。ATP經由分裂提供能量給體內數種不同作用機制。當體力增加後，ATP會持續分裂、腺苷酸濃度提高，人就會開始感到疲累。而大腦中腺苷酸受體也會減緩神經細胞傳送訊息和活動。但甲基黃嘌呤阻止了腺苷酸的作用，讓人感覺比較清醒。

就像茶、咖啡之類同樣內含咖啡因的產品，馬黛茶會使尿液增加、心跳加快、縮緊大腦血管、放鬆不隨意肌、讓隨意肌焦躁不安。大多數功效都得歸功於對腺苷酸受體的抑制作用。肌肉焦躁可能起因於抗奮的腦部對肌肉傳送出過多刺激，而咖啡因也會增加肌肉細胞中所聚集的鈣濃度，造成肌肉收縮。咖啡因抑制了腦垂體釋放出抗利尿激素；沒有咖啡因的話，抗利尿激素就會對腎臟造成影響。若可以瞭解抗利尿激素背後迂迴的命名邏輯的話，應該就能明白馬黛茶事實上是藉由壓制了體內一種尿液抑制劑，而造成尿液的增加。

馬黛因並不存在。純粹是市場行銷花招。有些促銷馬黛茶的販售者號稱馬黛茶不含咖啡因，但含有一種神奇的、有益的替代物質「馬黛因」。他們甚至說馬黛因和咖啡因是一體兩面的物質。這和之前宣稱茶中含有神祕的「茶素」，或瓜拿納含有謎般「瓜那寧」的說法如出一轍。請不要相信。這些成分全都是咖啡因，不同的名稱只是一種用來混淆消費者的市場行銷花招。有些分子有著和其他不同分子如出一轍的倒影結構，就像左右手一樣。有著倒影結構的物質和分子稱為對掌性（chiral）。某些特定物體（像是手）和分子具有對掌性，但許多並沒有。比方說，一個完美的球體，就有著和自身一模一樣的完美鏡像，所以不會有另一種不同的形式。而咖啡因的結構也令它不可能出現另一種不同形式。這稱為非對掌性（archiral），也就是其鏡像和本身是完全一樣的。

馬黛茶的成分

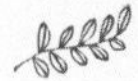

不是所有冬青植物成分都和馬黛茶（*Ilex paraguarensis*）一樣；比方說，不是所有冬青都具有興奮劑功效。馬黛茶的刺激成分——咖啡因、茶鹼、可可鹼——是其最值得注意的藥理學成分。同時，馬黛也含有大量單寧，以及咖啡酸和綠原酸（chlorogenic acids）。馬黛茶的類黃酮素包括山柰酚、槲皮素、芸香苷；同時它還有熊果酸；核黃素（riboflavin）、比哆醇（pyridoxine）、維生素C、菸鹼酸、泛酸（pantothenic acid）；以及揮發性油脂。

警告：馬黛茶可能會致癌。已經有夠多的研究提出警告，長期飲用馬黛茶的人會有較高罹癌率。但這不是因為其中具刺激性的甲基黃嘌呤成分，所以可以安心食用其他同樣含有咖啡因的飲品和巧克力，而不用擔心致癌問題。至於馬黛茶為何會致癌目前仍不清楚。有些馬黛茶愛好者反駁，或許有害的不是茶本身，而是飲用時的茶溫。傳統上，是用一根細長的金屬吸管來飲用馬黛茶，但這樣卻很可能會造成食道一再的燙傷。雖然喉嚨灼傷確實會增加罹患食道癌的機率，但根據統計研究，這還不足以解釋激增的致癌率。所以不論是熱飲或冷飲馬黛茶都具危險性。

若堅持用馬黛茶來改變體內細胞，請有所節制。一項使用了著名安姆氏致癌性試驗的細胞研究指出，馬黛茶萃取物會引起DNA突變[1]，這是致癌的第一步。突變並不一定會致癌，但也不是值得期待的好現象。通常造成癌症的發生需要不只一種、而是每個細胞內都出現多種DNA突變，而人體每天都會自行修正這些突變現象。不過，接觸越多誘導有機體突變的物質，體內就會有越多沒有修正的突變現象被遺漏掉；沒有修正的突變越多，得到癌症的機率也就越高。有些專家建議，馬黛茶的致癌物可能來自其引人注目的高單寧含量。其他人則提出，馬黛茶包含有害氧化劑的證據，足以掩蓋其更具益處的抗氧化作用。因此，飲用馬黛茶最好是少量且非習慣性。

藥草產生的作用

馬黛茶可能會致癌。食用馬黛有其風險。雖然喝上一杯馬黛茶並不足以致命，但絕對不建議長期飲用，或是一次喝太多。雖然相對來說熱馬黛茶的危險性較高，但冷馬黛茶也被證明具危險性。若果真是其中之單寧導致癌症的發生——現在對此仍無法確定——可以藉由在馬黛茶中添加牛奶之類的蛋白質來抑制其作用。如此一來，單寧就會對蛋白質產生反應，而較不會影響到身體。

不需要為了甲基黃嘌呤的療效而冒致癌風險。可以由其他非致癌物，像咖啡、茶、巧克力、可樂來取得此刺激性成分。有些血管性頭痛患者覺得刺激性的甲基黃嘌呤能使頭痛症狀消失。甲基黃嘌呤會擠壓大腦血管。而擴張膨脹的血管則會使體液滲出，引起局部性紅腫、壓力、疼痛。緊縮這些血管則會反轉腫脹現象。這也就是為什麼有些頭痛藥內含咖啡因成分。況且甲基黃嘌呤，尤其是茶鹼，會放鬆呼吸系統之不隨意肌、使氧氣流通順暢，讓人能夠更輕鬆地呼吸。有些氣喘和呼吸問題患者會使用茶鹼來治療其症狀。儘管馬黛茶的刺激成分對人體無害，其中另外一些成分卻會致癌，所以習慣性飲用咖啡、茶，或巧克力，還是比慣性飲用馬黛茶來得健康。

常見的使用方法

內服

興奮劑、利尿劑、抗關節炎、抑制食慾、減重、生熱作用（thermogenic）

內用時的可行方式

煙燻或發酵的馬黛葉、馬黛茶

常見劑量

將1茶匙馬黛稍稍浸泡在1杯熱水中製成馬黛茶。一般飲用習慣通常是每日最多喝3杯馬黛茶。

＊這些用法和處方來自於民間流傳的方法，並不一定經過測試或推薦。

甲基黃嘌呤的作用可能會太過盛。儘管甲基黃嘌呤對人體無害，若是過量攝取此刺激性成分還是會讓人感覺不適、失眠、作嘔、緊張不安。雖然目前並未發現持續性服用微量甲基黃嘌呤和任何有害反應相關，但若停止服用的話，卻會暫時性造成頭痛、易怒、疲倦這些在戒毒過程中常見之症狀。

甲基黃嘌呤並不適合每個人。咖啡因會讓某些人心律不整，所以若自認是這種人之一的話，請勿飲用馬黛茶。若平常甚少攝取咖啡因，馬黛茶也會讓血壓升高，但那些經常食用含咖啡因食品的人則無此慮。平常不攝取咖啡因但患有心臟病、高血壓，或服用單胺氧化酶抑制劑（monoamine oxidase inhibitors或MAOI）的人，也都應該避免使用甲基黃嘌呤，因為它有可能會使血壓劇升。目前尚不清楚咖啡因對胎兒有何影響，但相信只要劑量不高，應該還算安全。由於咖啡因會滲入胚胎的血液循環，一般建議孕婦應節制從馬黛茶或其他含咖啡因的來源攝取咖啡因。若母親飲用太多含咖啡因飲料，小孩會變得較敏感難照顧，因為咖啡因會經由母乳傳到小孩體內。對孕婦來說，馬黛茶中的咖啡因和其他作用未明的成分比較起來，算是較不令人擔心的問題。所以孕婦應該避免飲用馬黛茶，或是只能偶爾喝一點點。內含甲基黃嘌呤的製成品向來不適用於寵物，因為牠們會對其產生更極端的反應，甚或致命。

功效的實證

有一個對習慣性飲用馬黛茶的人來說不好的消息。研究指出，有飲用馬黛茶習慣的南美洲人罹患數種癌症的風險較高。口腔癌[3]、食道癌[4]、口咽癌[5]、肺癌[6]、腎臟癌[7]、膀胱癌[8]、頭頸癌[9]發生的機率都會隨著馬黛茶的飲用量相對地提高。

但請記住，這類流行病學癌症研究一定會遭受有時不無道理的批評，認為混亂的研究因素根本會讓人更加困惑。比方說，馬黛茶飲用者本身或許也有抽菸的傾向。而不可否認地是，菸草的確會增加致癌危險，另一項調查研究也發現，用任何滾燙液體灼燒食道都有可能致癌，所以不一定是馬黛茶本身的問題。然而，當研究者把這些附加危險因素從統計資料裡去除後，馬黛茶卻仍然具有致癌的危險性。因此，這些資料可能確實指出了一項有憑有據、並非全然無理的關聯性。

有趣的事實

有人要來點核廢料茶嗎？

環保研究人員使用蓋格計數器（Geiger counter）測量了阿根廷商店內55種食品。試想一下，當他們發現有些布宜諾斯艾利斯商店內居然販售放射性馬黛茶時，有多麼地驚訝。追蹤後發現，內含放射性銫金屬的馬黛茶所使用的肥料，是從惡名昭彰的車諾比核電廠附近污染區所進口的[2]。雖然此意外成分並不是造成馬黛茶致癌性的主因，但這件事再次證明，瞭解自己所用的藥草來源何其重要，因為大多數藥草都未經管制。人們或許會有興趣知道，哪家藥草商允許研究人員針對其產品進行像銫這類的重金屬檢測。

除了致癌風險的研究之外，幾乎沒有其他有關馬黛茶對人體影響的臨床研究。其較明顯又立即性的影響在於其高單寧含量。一般並不被認為咖啡因是一種致癌物質，通常也不認為其和馬黛茶會提高致癌率有關。馬黛茶中的咖啡因作用就跟一般的咖啡因一樣——會提高精力和令人保持清醒、減輕一些血管性頭痛症狀、增加尿液、使心跳加快，以及在高劑量時，讓人感到緊張不安和焦慮。有一項樂觀的瑞士研究建議，馬黛茶具生熱作用[10]，能夠提高體內代謝活動。節食者希望藉由生熱作用藥草來增加減重效果。但這和馬黛茶中的咖啡因成分無關。而且，自願受試者在食用了一年以馬黛茶配合瓜拿納及達米阿那（damiana）的混合藥草後，發現體重並未因此而減少[11]。

馬黛茶中含抗氧化物，這是件好事，但它同時也有促氧化物，這就是件壞事了。細胞研究顯示，馬黛茶的確具有一些有益的作用，像是消滅自由基和預防會引起粥狀硬化斑沈澱的「壞」低密度脂蛋白膽固醇（LDL）的氧化。此作用對植物萃取物來說並不稀奇：其他和提高致癌率無關的植物，也能在身體發揮同樣功效。而和這些抗氧化特性完全相左的是，馬黛茶誘導有機體突變的作用，也和其萃取物的潛在氧化作用有關。

概　要

- 無論熱飲或冷飲馬黛茶都會增加致癌風險，所以最好不要養成喝馬黛茶的習慣，也不要一次飲用大量馬黛茶。
- 馬黛茶中刺激性的甲基黃嘌呤和咖啡、茶、可樂、瓜拿納、巧克力中的成分一樣：咖啡因、茶鹼、可可鹼。這些刺激性成分並不是致癌物質。就算長期攝取這些成分，只要劑量適中，它們甚至是有益健康的。馬黛茶中主要的致癌素應該是存在於其他目前尚未確認的成分中。
- 馬黛茶中具刺激性的甲基黃嘌呤會增加腦部活動、加速心跳、發揮利尿劑作用、緊縮腦血管，讓人保持警覺性，而這主要都是因為其阻礙了體內腺苷酸受體所致。雖然大體而言，甲基黃嘌呤的安全性已被證實，但它仍可能讓人上癮，產生常見的戒毒反應。雖然都只是暫時性症狀，卻會使人感到非常不舒服。
- 心臟病和高血壓患者，或是正在使用單胺氧化酶抑制劑的人，若不習慣甲基黃嘌呤的話，請避免使用馬黛，因為它會使血壓上升。甲基黃嘌呤對寵物有可能造成致命傷害，所以請勿讓牠們接觸到馬黛茶。

YOHIMBE
育亨賓

◎學名＝*Pausinystalia yohimbe*
或*Corynanthe yohimbe*
◎科名＝咖啡科

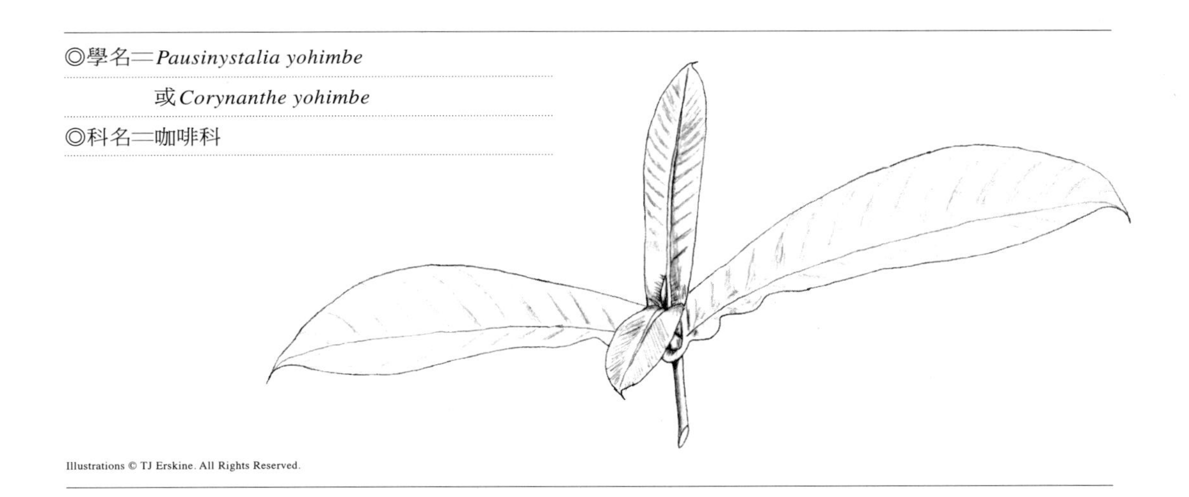

歷史與風俗

源自西非的育亨賓樹被認為是一種春藥，所以也是熱銷商品之一。不幸地是，其效用不但可能沒那麼好，而且還有一堆引發恐懼感之類惡名昭彰的副作用，這可是春宵時刻人們最不想碰到的事。

現在在市面販售的育亨賓產品都掛著「超級育亨賓9000」這類的名稱，包裝照片上的男士看來既快樂、又充滿吸引力，嘴角上還漾著一抹若有所指的微笑。產品名稱常用「超級」、「終極」、「強力」這類驚人、充滿男子氣概的字開頭，後面再接著四個同樣充滿暗示性的數字，像是9000或1500。但一般來說，根本沒有人知道那些數字到底代表什麼意思。

早在育亨賓這股銷售風潮興起之前，來自這種高大、常青樹木的樹皮就被西非部落用來做為催慾劑，尤其是對男性，也是一種普遍性促效劑。雖然育亨賓屬咖啡科（Rubiaceae），但它不含咖啡因。然而，如同其他咖啡科植物，育亨賓內含苦味的生物鹼成分，會對中央神經系統造成影響。由其分離出來的育亨鹼（yohimbine）是一種經美國食品及藥物管理局檢驗的藥效成分，具有可議性的作用力和安全性。育亨賓的作用尚未經過嚴謹地檢測；大多數有關此藥草影響力的論點，皆是由針對育亨鹼所做的研究而來。

科學家眼中育亨賓的功用

育亨賓樹皮中的育亨鹼，對體內打帶跑神經系統具有各種不同作用。育亨賓樹皮中有一種生物鹼稱為育亨鹼，是通過美國食品及藥物管理局認可的藥效成分（有時候亦以舊名稱為quebrachin、aphrodin、corynine、yohimvetol、hydroergotocin）。育亨鹼對體內打帶跑神經系統具有各種影響。打帶跑神經系統負責在人感覺到緊張或興奮時，激起腎上腺素的製造，又被稱為交感神經系統，其作用是由一群名為 α－或 β－的神經細胞受體來調節。α－受體通常會使血管收縮，而 β－受體則會使血管放鬆，但兩者是在身體不同部位發揮作用。

α－受體的作用尤其會使消化道和皮膚周圍的不隨意肌（平滑肌）收縮，而這正是為什麼人在感到害怕時，胃會有奇怪的感覺、臉色也會發白。β－受體作用一般會使肌肉血管放鬆，讓肌肉可以因補血量充足而更具活動力。此作用也會使心跳加快，是人感到緊張時的常見現象之一。

在末梢神經系統中，育亨鹼會刺激打帶跑神經系統。末梢神經系統包括了大腦和脊椎神經外圍的神經細胞。當育亨鹼刺激到這些神經的打帶跑反應時，人會變得容易受驚、血壓升高、心跳快速。育亨鹼會和 α－受體結合，有效地阻斷其作用力。通常，阻斷一般性 α－受體可以預防血管收縮和放鬆血管，使血液流動得更順暢。此作用會使血壓下降，而「α 阻斷劑」（alpha blockers）也的確是用來治療血壓過高症狀的抗高血壓藥物。但育亨鹼怎麼會使血壓升高呢？

育亨賓的成分

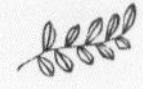

6%的育亨賓樹皮含有大約30種苦味的吲哚（indole）生物鹼，而其中10–15%為育亨鹼。育亨鹼是一種經過FDA許可的藥效成分，有時候仍可見到quebrachin、aphrodin、corynine、yohimvetol、hydroergotocin之類的舊時名稱。育亨賓中其他生物鹼包括羅芙素（rauwolscine，亦稱為α–育亨鹼或異育亨鹼）、反育亨鹼（allo–yohimbine）、育亨鹼寧鹼（yohimbinine）、α–育亨烷（alpha–yohimbane）、yohimbenine、柯楠因鹼（corynantheine）等等。育亨賓樹皮也含有單寧。

並非所有 α－受體都一樣。大多數的 α–1受體位在神經細胞的突觸後端（神經衝動下游），會使血管收縮。雖然有些被育亨鹼所阻斷的 α–2受體也位於此處，但大多數的 α–2受體是位在神經細胞的突觸前端（神經衝動上游），會抑制住位於下游的α–1受體。所以若能搞懂這個有點複雜的反向邏輯，就能瞭解育亨鹼是藉由抑制住一種末梢神經系統抑制劑，來刺激此末梢神經系統。因為α–2受體在神經細胞突觸前端的刺激作用會阻礙正腎上腺素（norepinephrine）釋出，所以此作用若被育亨鹼抑制住了的話，就會使正腎上腺素被釋出。正腎上腺素（英國稱為noradrenalin）是打帶跑反應的主要調節物。

然而，育亨鹼在陰莖有著不同作用力。因為正腎上腺素也會使陰莖的血管收縮，所以會阻礙需要血管擴張的勃起。因此，正腎上腺素享有破壞性慾和抑制勃起的惡名。這讓育亨鹼看起來似乎成了最糟糕的催慾劑。然而，因為之前提及會增加正腎上腺素的α–2受體在陰莖中的阻斷劑（稱為α–2腎上腺素受體）不足，所以不會造成這樣的問題。而陰莖中有不同的α–2受體（稱為非腎上腺非膽鹼α–2受體，NANC alpha–2 receptors），會被育亨鹼所抑制。NANC α–2受體平常會阻止一氧化氮（nitirc oxide）的釋放。一氧化氮會使血管擴張，此作用發生在陰莖時，就會造成勃起。同樣的，若能搞懂這樣的反向邏輯，就能瞭解育亨鹼會抑制住NANC α–2受體對一氧化氮的抑制作用。換句話說，育亨鹼可以預防NANC神經細胞缺乏一氧化氮，而理論上，使一氧化氮被釋放出來則造成勃起。此外，育亨鹼或許也可藉由阻礙了一些陰莖末梢神經系統中的α–1受體，而有助於勃起，因為陰莖中的α–1受體會引起血管收縮，進而使陰莖無法勃起[1]。

在中央（腦部和脊椎）神經系統中，育亨鹼或許對打帶跑神經系統具有雙重作用。育亨鹼能輕易地進入腦部，使部分末梢神經系統受到刺激：增加心跳、血壓、緊張感[2]。一般來說，從大腦和脊椎末梢神經系統所釋放出的訊息會阻止勃起。然而育亨鹼或許可以阻斷這一部分的末梢神經系統作用。有些研究人員推測，育亨鹼對打帶跑調節物質α–1受體，以及大腦中較不常見、作用類似的突觸後α–2受體的抑制作用，阻止了這種對控制勃起神經細胞所產生的末梢抑制作用。

藥草產生的作用

育亨賓樹皮中的作用成分育亨鹼，並不適用於每個人。育亨鹼可以用來治療男性陽痿，或女性性慾低落。但臨床試驗顯示，其功效並非對每個人都一樣。育亨鹼似乎對患有非器質性（nonorganic）性功能障礙的男性較為有效。但此用法並未獲得德國天然藥草研究委員會認可，因為其功效不但未經研究證明確實可靠，而且還可能引起嚴重副作用。美國食品及藥物管理局檢驗後裁定育亨鹼是無效且不安全的。因為育亨賓富含育亨鹼，美國有些州因此立法禁止保健食品商店販售非處方成分的育亨鹼。

有趣的事實

育亨鹼或可驅除恐懼。

我們不知看過多少次電影電視裡老掉牙的情節，主角在較安全、較放鬆的情境下歷經噩夢成真後，成功地克服了此生縈繞心頭的恐懼。這樣的事情可說半真半假。

讓自己歷經此生最恐怖的夢魘的確可以幫助人克服恐懼。波士頓大學研究恐懼症的專家藉由模擬患者最害怕的情境，逐步增加患者暴露在模擬環境中的時間，成功地紓解了患者原本非理性的恐懼感。然而，「情境暴露療法」(exposure therapy)需要進行多階段療程，而患者很容易因為耗時太長、昂貴等理由中途放棄。因為此療法確實有效，研究人員急於尋找其他可以加速患者療效反應的方法。試著讓患者在療程中服用鎮靜藥看來也頗合理。但根據新近研究顯示，若讓已經被嚇壞了的患者服用育亨鹼之類的促焦慮藥物，效果似乎更好。

加州大學的研究人員出乎意料地發現，和抗焦慮藥propanonol相比，讓大鼠在情境暴露療法進行時服用促焦慮藥物，反而會幫助牠們從聽到電擊聲音時的害怕反應復原地較快。此結果和之前的預測恰恰相反。育亨鹼出了名地可以刺激打帶跑神經系統。它甚至可以啟動情緒上的焦慮性衝擊。研究人員不明白為何促焦慮劑竟然可以提升情境暴露療法克服恐懼的成功率。不過，除了擺明要對使用者更加殘忍外（增加其焦慮程度），研究人員很滿意所得結果。他們認為，任何可以加速所需療程完成的東西都是好的，而且也計畫將育亨鹼用在以情境暴露療法治療恐懼症的患者身上[3]。

因為育亨鹼藥效很強，使用育亨賓或育亨鹼時，請務必遵從醫生指示。育亨鹼最為人知的主要副作用為：高血壓和焦慮。雖然育亨鹼或許可以使生殖器官的血壓降低和血液流量增加，但卻更會使身體其他部位的血壓升高。換句話說，大劑量育亨鹼會引發危險的血壓驟降。若有高血壓或低血壓症狀，請勿使用育亨賓。有焦慮、憂鬱、肝或腎臟病、心絞痛，或心臟病的患者最好也避免使用育亨賓。

育亨賓有一長串副作用。就算是標準劑量的育亨賓和育亨鹼都可能導致嚴重的焦慮、失眠、心跳急促、狂躁症、胃部不適、頭暈、頭痛、嘔吐。大劑量時則會引起麻痺、呼吸衰竭、嚴重的低血壓、心臟衰竭、死亡。

育亨賓和育亨鹼會受食物和飲品的影響。食用育亨賓或育亨鹼時一定要避免含乙酚（tyramine）的食物，否則會引起嚴重的低血壓。富含乙酚的食物包括藍紋乳酪之類的陳年乳酪、啤酒、紅酒、巧克力、醃肉或罐頭肉品。有些食物會提高育亨鹼使血壓升高的作用，像是咖啡、茶、巧克力、可樂、蠶豆。

育亨賓和育亨鹼也會干擾數種藥物治療。被用來當做解充血劑（decongestants，如pseudophedrine或Sudaphed）、氣喘用藥，或食慾抑制劑的擬交感神經藥品（Sympathomimetics），皆會使育亨鹼副作用更加惡化。此外，若正在服用「α阻斷劑」或任何抗高血壓藥的話，請勿食用育亨賓或育亨鹼。此藥草會中和抗高血壓藥clonidine（Catapres）和氯苯胺胍（Wytensin）的作用。因為育亨鹼會抑制住單胺氧化酶（MAO），所以若正在使用任何單胺氧化酶抑制劑（MAOI）的話，也請避免使用育亨賓。而MAOI是一種常見的抗憂鬱症藥。同時使用育亨賓和三環抗鬱劑（tricyclic antidepressants）會造成血壓混亂。育亨賓也會干擾到通常用來當做抗憂鬱劑或止痛藥的phenothizaines。

但所有內含育亨賓樹皮的藥草產品，是否都具有足夠的育亨鹼藥效含量呢？若堅持使用此藥草，請選擇內含標準化育亨鹼的產品。雖然大多數產品的可靠性都未經過獨立試驗室檢驗許可，其中也有些產品真的不太可靠，所以請選擇品質最優良的廠牌。同時，獨立研究單位對陽痿綜合藥草成分的檢測也顯示，沒有任何一項產品的成分完全符合其所號稱之成分。因此，請務必避免使用任何綜合藥草。育亨賓本身的副作用已經夠多了，實在沒必要再加上其他未知成分來使情況更糟。

常見的使用方法

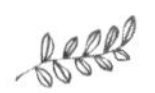

內服

春藥、促效劑

內用時的可行方式

育亨賓樹皮、膠囊、滴劑、煎煮的藥、錠劑、育亨賓茶、酊劑、育亨鹼錠劑、鹽酸育亨鹼錠劑

常見劑量

只可在醫生監督下服用育亨賓或育亨鹼。治療性功能障礙時，臨床研究使用的是每日15–30毫克的育亨鹼。此劑量等同於250–500毫克的育亨賓樹皮。

＊這些用法和處方來自於民間流傳的方法，並不一定經過測試或推薦。

功效的實證

幾乎沒有任何關於育亨賓的人體研究，更遑論動物研究了。另一方面，卻有好幾千筆科學報告提到育亨賓中最具知名度的育亨鹼。育亨鹼在美國是一種經過檢驗的處方藥效成分（Yocom）。然而，經過美國食品及藥物管理局檢驗並不一定保證此藥品就絕對有效、且無副作用，當然育亨鹼也不例外。套句藥理學教科書的說法：「它目前並無治療效用[4]。」

雖然育亨鹼藥品曾經被大量用來治療男性性功能障礙，但其對人體之療效其實從未被證明過。不過，此成分確實會使大鼠變得更加性慾高漲。育亨鹼從未在陽痿患者身上顯示出令人驚訝之療效的部分原因可能在於，造成人類性功能障礙的原因太多，而且也太複雜。

在一項結構嚴謹（隨機取樣、雙盲設計、交叉性安慰劑控制組）的試驗中，因各種原因造成陽痿的男性使用了育亨鹼後，結果和安慰劑組比起來，兩組並未出現顯著差異性。事實上，安慰組的結果還比育亨鹼好一點呢！這表示在某些情境下，大腦本身就可發揮可貴的治療效果[5]。育亨鹼在治療非器質性，或因心理因素造成的陽痿上，可能有較好的療效。在一些用心設計（隨機取樣、雙盲設計、安慰劑控制組）的試驗中，因心理因素引起之陽痿患者使用育亨鹼後，治療效果明顯比安慰劑組好得多[6]，療效甚至可以和性或兩性關係療法（sex和relationship therapy）相提並論[7]。

用育亨鹼配合精胺酸（arginine）來治療後更年期女性性慾低落[8]，以及男性陽痿的效果也很好[9]，只不過此功效歸功於精胺酸的部分，可能要比育亨鹼來得多。另一項隨機取樣、採用控制組的試驗指出，育亨鹼本身無法使參與研究的九位女性受益[10]。

因為育亨鹼會與體內血清素對抗，人們多少希望這能夠有助於預防偶爾因選擇性血清素再回收抑制劑（SSRI）抗憂鬱藥物所引起的性慾低落。儘管有一項研究指出，育亨鹼無法幫助服用這些抗憂鬱藥婦女的性功能障礙，但還是有些臨床試驗建議[11, 12]，此成分或許有助於這些統稱為性副作用的症狀[13]。

Sildenafil（威而鋼的主要成分）的成功所引起之騷動，掩蓋了人們將育亨鹼藥品用來治療性功能障礙的興趣。所以為何美國食品及藥物管理局美國食品及藥物管理局仍需要對育亨鹼進行檢驗呢？它被用來引發人們的焦慮感。沒騙你，真的是這樣。臨床專家常在研究中使用育亨鹼來刺激受試者生理上的焦慮反應。育亨鹼也能可靠地使受試者出現高血壓。但若想使用育亨鹼來治療性功能障礙時，這些都是絕對不願見到的討厭副作用。

有些樂觀的藥草學家建議，育亨賓樹皮的效用或許比其分離的育亨鹼成分好，因為其中應該還有其他未知作用成分存在。育亨賓樹皮的確含有其他類似育亨鹼的吲哚生物鹼，但目前仍不清楚其作用為何，而且也沒有任何嚴謹的臨床試驗曾經使用育亨賓樹皮。

概　要

- 育亨賓內含育亨鹼，會複雜地影響到打帶跑神經系統。它或許有助於陽痿的治療，但因其副作用和作用力尚缺驗證，所以使用上仍具風險。
- 只能在醫生監督下使用育亨賓或育亨鹼。有關副作用非常多，尤其是會引起高血壓或低血壓以及焦慮。
- 育亨賓和育亨鹼都會干擾到數種藥物作用。比方說，解充血劑、其他擬交感神經藥品、氣喘藥、食慾抑制劑、α 阻斷劑、clonidine（Catapres）和氯苯胺胍之類的抗高血壓藥物，以及單胺氧化酶抑制劑、三環抗鬱劑、phenothiazine之類的抗憂鬱藥。
- 食用某些食物時若使用育亨賓和育亨鹼，可能會增加副作用風險。比方說，藍紋乳酪之類的陳年乳酪、啤酒、紅酒、巧克力、醃肉或罐頭肉品、含咖啡因製成品、蠶豆。
- 若罹患心臟病、肝或腎臟病、焦慮症、高或低血壓等病症，請勿使用育亨鹼或育亨賓。

附 錄

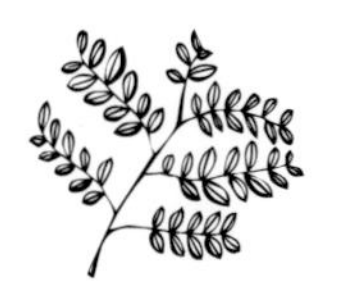

附錄A
所謂「天然的」是什麼意思？

擺脫偏見 也許能讓我們 與大自然融為一體

應該由分子的行為特性，而不是出處來決定其功效。研究結果顯示，紅苜蓿分子與大豆分子進入體內後，會變成同樣的成分，但有些消費者還是擔心因為分子的來源不同，在體內會形成不同成分。人們甚至還擔心，從試驗室製造出來的合成維生素，會與從植物分離出來的維生素具有不同功效。在理想狀況下，我們不會從一個人的出身背景、誰養育他長大成人、或國籍來評斷這個人，而是從此人的行為舉止來評估他。因此，是什麼原因使得我們無法用同樣的道理看待分子呢？

根據直覺，一般都認為假設天然分子比合成分子要來得高尚，但是只需稍稍想一下那些有毒的蘑菇、毒蛇的毒液、以及其他很多種在此書沒有提到的植物，便足以說明此論點之不切實際。事實上，不論一個分子是來自植物、實驗桌或是一塊石頭，除非知道它的行為特性，不然沒有人能判斷其功效，所以我們得開明一點。就像人一樣，有些好人會在某種情況下做出不良的舉動。一個分子的出身並無法告訴我們它會做什麼，所以應該要對任何結果採取更開放的態度。

以前曾經有一種學說稱為「生機論」，認為人類無法製造天然（有機的）分子，因為天然物質裡有某種神祕的要素，或稱為「生命力」，是身體無法複製的。1828年，德國化學家維勒（Wohler）用無機的氫酸氨結晶（其實就是一種石頭），製造出尿酸這種有機體大量製造尿酸，且在尿液裡就可以找到的物質。儘管他反證了生機論的觀點，人們還是難以相信合成產生的分子，與自然分子其實是完全相同的。

現代的化學家能夠在試驗室裡精確地複製自然界分子，而且在結構上完全一模一樣。只要知道目標分子的明確結構，便能毫無差錯地複製它。而且根據所能想到的每一項實驗，不論是活體或試管培養的，都一再證明合成複製體與自然產生的分子行為是相同的，自1828年維勒的發現後，此結論已被無數次證實過。人造分子沒有記憶，不知道自己從何而來，而且與天然產生的同胞的確是相同的分子。

既然如此，為什麼人們還是這麼相信自然分子比人造分子好呢？負責標籤食品的人最了解不過了，他們隨便一揮手，就把「天然的」這個詞放在各式各樣的食品上，即使「天然的」在法律上一點意義也沒有。有些人認為，人們較傾向於天然分子，是因為我們早在觀念上把自己與自然界劃分開來，尤其是在基督教的文化裡，自從亞當與夏娃的墮落之後，人類就一直在本質上被認為是罪惡的。因此，任何在試驗室裡做出來的東西，也罩上了同樣的原罪陰影。人在潛意識裡將自己與大自然分離的集體觀念，不但混淆了我們對藥草治療學的了解，還提供了一個破壞大自然的依據。史上發生過那些迫害各種族群體人類的事件通常跟某種假科學的觀念有關，秉持著這些人屬於動物界，與人類不相同的信念。這種不自覺地在心理上將人類與自然分隔開的作法，甚至侵害了語言及思想，我就曾被學生問過「人類真的是動物嗎？」根據生物分類學，我們還有其他四種選擇，細菌、植物、水中生物、或真菌，你要當那一種？

大多數的人都想成為大自然的一部分，但我們早就是了，只是自己不知道而已！人們有的不過是比其他動物更多更精緻的巢罷了，人體製造出的分子，並不會比其他動物製造出的分子不自然。植物也會製造出一些恐怖的工業毒素，相對的，人類早就聰明地學到如何製造植物中的有益分子。所以下一次當你問自己「天然的還是人造的比較好？」時，請記得分子的出處不是關鍵，它在體內會如何運作才是重點，因為天然的和人造分子其實都一樣。若能有更多人來探討這個問題，也許我們可以開始以全新觀點看待自然分子，發現人類原來也是自然的一部分。也或許我們會因此而對彼此、對大自然都更加愛護。

附錄B
成員介紹：細胞、分子以及其他小東西

藥草由化學物質組成——要注重的是化學物在體內的作用、而非出處

販售營養補充品的廠商常會向你拍胸脯保證一些可疑的事：「這是藥草提煉的，所以不摻雜化學物質，對人體無害。」但不幸的是，此話根本不可能是真的。所有的物質，任何在空間裡佔有體積且能被放在秤上量的東西，都是由化學物質組成的，就連我們呼吸的空氣也不例外。因此，植物同樣是由百分之百的化學物質所組成；若非如此，植物會變成空無一物的真空，什麼組成成分也沒有，自然也就不會有太多療效。動物是化學物質組成的，人類是化學物質組成的，世界萬物都是化學物質所組成；就連所謂外太空的真空，也不是純正的真空，儘管它們彼此相距甚遠，其中仍有化學物質漂浮著。

生物體內有各式各樣的化學物質存在，其中最重要的是一種叫做「分子」的物質，所以本書中比較常出現到「分子」這個詞，而比較不常看到「化學物質」（如果想了解更多有關分子與其他種類的化學物質，請參閱本附錄最後的「基礎化學」）。因為世界上真的有很多可怕的化學物質，所以社會上也形成了一種對「化學物質」這個的詞奇怪偏見，但我們應該要知道，其實大部分化學物質並沒有那麼不好。儘管對很多人來說，「化學物質」帶有不少引申的負面含意，但其實它不過是一種對「所有東西組成成分」的泛稱。

「化學物質」這個詞可能會讓人聯想到一大桶一大桶既惡臭、又會造成基因突變的合成黏液，但是請不要抱著先入為主的觀念，在批評化學物質之前，應該先看看其效用為何。傳統上一直傾向於以化學物質的出處來鑑定它們的價值，不論是天然的、人造的、植物的、動物的、礦物的或隨便什麼的，這種分類方法儘管有用，卻容易造成誤導。我們已經進化到有足夠的智慧，以人的行為而非出身來評量他人，為什麼我們不能以同等智慧來看待化學物質呢？化學物質對人體、對其他生物和對生活環境的影響，都比它們的出處要來得重要多了。

小結論

植物百分之百是由化學物質組成的，化學物質的出處不比其對身體的影響來得重要。分子是一種特定化學物質，我們對生物體內較感興趣的化學物質正是分子，因此在本書中會較常看到「分子」這個特定辭彙，而比較少用到「化學物質」。

藥草透過「二次代謝物」分子對我們產生影響

植物體內含有非常多種稱為「分子」的微小化學物質。所有生物體內都含有分子，也都需要分子來存活，然而植物卻會製造出比它們自己生存所需還要多的分子。植物為了基本生存所需而製造的分子被歸類為「一次代謝物」，這些代謝物在各植物裡的成分都差不多；但植物同時也會花費寶貴的精力製造些額外的分子，稱之為「二次代謝物」，這些代謝物就會因各株植物的不同，而有較大的差異。不論有沒有意識到，其實我們早已熟悉某些二次代謝物。我們聞得到、也嘗得出來胡椒薄荷與肉桂中不同的二次代謝物，並藉此能分辨兩種藥草。也就是這些二次代謝物才使得藥草這麼有趣，只需吃一點二次代謝物，就足以改變我們的一天。

有些二次代謝物能治療頭痛、安撫神經、濕潤皮膚、提供精力、使我們鎮定、消除細菌或紓解消化不良；但有些則會讓我們長疹子、引發嘔吐或致命。為什麼像植物這麼被動的生物會大費周章地製造出這些對我們影響甚巨的額外分子呢？

植物無法逃跑，也不能用空手道對付食量超大的天敵，於是它們只好自行合成化學武器來防止自己被吃掉。不幸的是，這也表示有些植物分子是有毒的，有的成分的確對人類有毒，但所幸大部分毒素還是針對昆蟲或其他微生物，畢竟那才是植物的主要天敵。植物也會毒性較小、而色彩較鮮艷或香味較重的二次代謝物來吸引傳媒者。有些二次代謝物意外地對人體具有嚴重的影響，而這些效力強大的藥草分子與其他所有分子一樣，事實上都是化學物質。藥物裡的化學物質會影響我們，而植物裡的化學物質在體內也會產生類似的機制作用。

此外，有一些二次代謝物可以保護植物免於曬傷（抵抗輻射線），以及其他有害物質，例如自由基和氧化劑（請參閱465頁的自由基，以及468頁的氧氣和其他氧化劑）。我們可以將這些藥草防禦分子拿來保護自己不受輻射線、細菌、昆蟲或氧化劑等有害物質的侵擾。

小結論

植物會額外製造一種稱為二次代謝物的分子，它們不需要靠此維生，而是用來防禦害蟲、化學與輻射傷害，並吸引傳媒者。二次代謝物可能會意外地對身體造成影響，作用機制如同西藥在體內的藥效原理。

細胞是基本生命單位，其行為端視組成的化學物質而定

我們可以把「化學物質」這個詞想成是「所有東西的組成成分」，儘管它們無所不在，化學物質卻仍有著一層神祕的面紗。它們之所以神祕，主要就是因為當它們一個個分開存在時，肉眼無法看見；但是當一大堆化學物質擠成一團時，我們便可以看見了，例如一粒沙、一顆鹽或糖等。其實化學物質是非常微小且無生命的物體，它們不是沒有生命的。

話雖如此，成千成萬成億的化學物質卻可以聚集在一起，用複雜的方式組成一個巨大的結構，稱為細胞；細胞是活的，而且被公認是生命的基本單位。所有生物皆由細胞組成；可以將一個細胞想像成一個超級小型容器，裡面裝滿了繁殖、取得與使用能量和營養，以及排出廢棄物所需的作用機制物。細胞可以是各種尺寸及形狀；植物細胞通常比較多菱角且呈盒狀，動物細胞的形狀則較多變化、較呈圓形。雖然無法以肉眼看見化學物質，但我們可以輕易地以顯微鏡觀察細胞。生物的現代準則之一，便是要為細胞體；換句話說，就是要以細胞所組成。

像細菌、水中微生物或酵母這些生物都只有一個或少數幾個細胞，而其他植物、菌類以及動物等生物，則是許多特殊細胞聚集而成的多細胞個體。令人訝異的是，雖然我們常說「殺死病毒」，但其實正式說來，病毒並沒有生命，因為它們的結構一點都不像細胞；病毒是由更微小的化學物質所組成，必須藉由寄主細胞裡的作用機制來自我繁殖。能否稱病毒為生物，就端視我們如何看待生物須為細胞體這個規定了。無論如何，就算殺不死，我們偶爾還是可以永久性地癱瘓這些怪異的細胞內寄生物。病毒以及其他正式規類為生物的個體，都是由無生命的化學物質所組成，因此它們的行為會受到組成的化學物質所影響。要徹底了解細胞如何活動，以及藥草如何影響細胞，我們必須要先了解組成成分的化學物質是如何活動的。

小結論

化學物質不具生命力，但許多化學物質聚集在一起可以形成一個活細胞；而細胞是生命的基本單位。一個細胞的行為特性取決於組成成分之化學物質的行為特性。因此，藥草的作用取決於它的化學物質將如何影響到體內細胞的化學物質。

藥草的化學物質受到一種單純力量驅使

化學物質的行為特性並不難懂，其實只是靠著基本的因果關係在運作。藥草裡的某一個化學物質算是一個確切物體，也就是因，它會進行各式各樣的旅程。而它會到達我們身體何處、在那裡做什麼，便是我們感興趣的果。如果它在旅途中突然無法解釋地消失了一會兒，我們也許就對這個藥草化學物的功效感到懷疑。因此，我會盡量避開旅途中的間隙，不然也會試著解釋清楚這些間隙發生的地點時間。

同時，我們也要理解到，理論上，化學物質的旅程造就了它的功效。我們不能期待換了汽車的火星塞，雨刷清潔劑會一併被加滿吧！同樣的道理，在理想狀態下，植物分子的運作，應該也會明顯的反應在身體的狀況上。此外，很重要的一點是，我們不能假設藥草的化學物質就一定會發揮預期的最大功效。一般人都會假定體內的分子會自動自發地做出對我們的生存最有用的舉動，但這種樂觀的奇想顯然是錯誤的；我們之所以會這樣想，是因為通常化學物質會支援其進駐物體的健康運作。雖然此話不假，但是化學物質其實是不會主動去試著做任何事的。

這些沒有生命的東西竟然會常常（但不是絕對會）去做對身體最好的舉動，這一點就讓我們覺得更神奇了，神奇到會讓人起雞皮疙瘩。儘管你會推理解釋說大自然自有其規則，把有益的過程留下來，失敗的則藉由細胞無法複製或傳遞等因素而排除，也就是我們所謂的演化。不論如何，如果需要的是振奮人心的鼓舞，那就提醒自己，你的分子，這些微小又沒有生命的東西，竟然總是神奇地傾向於促進你的健康。

儘管組成我們身體的化學物質通常會進行有益健康的活動，但是這些化學物質其實根本不在乎身體的健不健康；它們不受任何衝動欲望的影響要去維持你的健康，就像車子一樣，這個巨大的無生命體並不會因為自己想去就自己開到店裡，也不會因為你覺得它應該去，它就自己開到店裡。然而，化學物質卻是靠著一種真實的力量在運作著。

這個運作化學物質的力量和我們在日

常生活中所熟悉的力量不同，它不是地心引力。雖然我們都能切身體驗到重力的影響，但與運作化學物質的力量相比，重力顯得微弱許多。地球的重力不會因為我們把頭低得太低而把頭擰斷，因此，那股把頭部化學物質與脖子的化學物質緊緊相吸在一起的力量，一定比重力強大多了。地心引力對個別化學物質的影響力，並沒有對像人體這種化學物質聚集體來得大，這是因為物體體積越大，感受到的地心引力就越大。個別化學物質的體積比身體小太多了，所以重力對它們並沒有什麼大影響。化學物質被靜電法則所主控，這項法則的原理很簡單，大家都學得會。

小結論

數千年來，支持生命機能的化學物質作用皆是靠著細胞繁殖而延續下來，對生存無益的化學物質作用，則因為細胞無法繁殖或傳遞而被拋棄。因此細胞裡的化學物質往往最後都會被用來支援細胞的生存。不過這不表示化學物質一定會去做我們認為該做的善舉。它們不會為了維持生存而採取作用，它們純粹只是靠著靜電法則運作而已。

靜電力 使藥草化學物質 對身體產生影響力

影響大部份化學物質行為的力量叫做靜電（electrostatic），是電荷（charge）這種物質的特性所引起的作用力。

有趣的是，許多科學家大概都無法明確地解釋電荷到底是什麼，不過我們對電荷的所作所為，所知甚多，也知道它是特定物質的特性所引起的。

電荷只有兩種，科學家們稱之為正電荷與負電荷。我們都知道，兩個不同或「相反」的電荷（正電與負電）會互相吸引並朝彼此前進，而兩個相同的電荷（正電與正電，或負電與負電），則會排斥並遠離彼此。

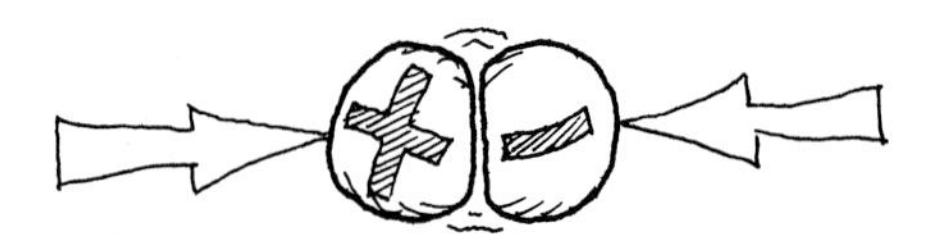

異性電荷相吸

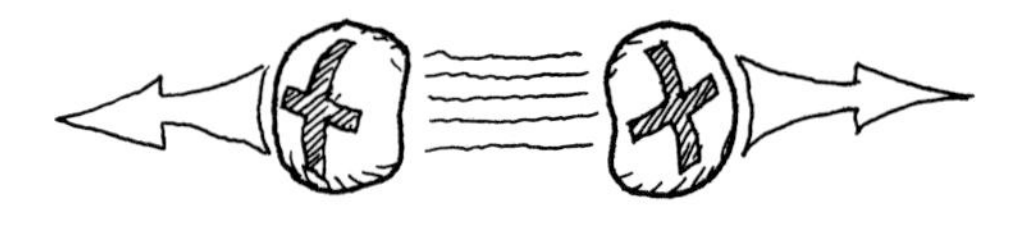

同性電荷相斥

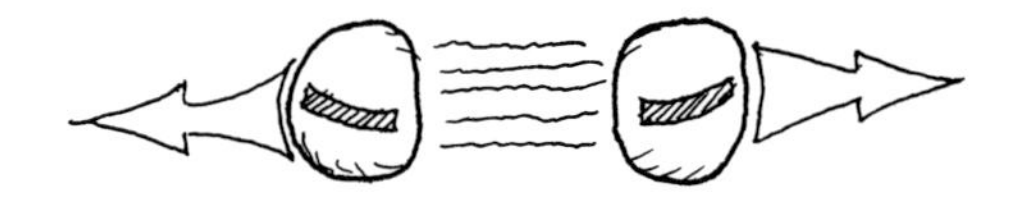

同性電荷相斥

靜電的作用造成相反的電荷互相吸引，而同性的電荷互相排斥，這個簡單的作用力就是藥草影響身體的主要原因。

今天頭髮亂翹嗎？ 大概是因為它們今天都帶著相同的電荷，它們全都高高的豎起來，則是因為同性相斥。不帶電荷的物質稱為中性；若政治立場上採中立，就不會被拉到左派或右派，而中性化學物質也一樣，不太會被任何一極的物質所吸引。

大部分化學物質的行為，以及大部分個人對藥草反應上的基礎（因為人體和藥草都是由化學物質所組成），都是靜電。有了靜電，無生命的分子們才會相互吸引，形成細胞。有些人可能會對這個現象著迷不已，一如哲學家們提出過的那個可能永遠無解的問題：假如靜電的作用稍有不同，生命還有可能存在嗎？

磁鐵因靜電而相吸或相斥，哪一個玩過磁鐵的小孩不對這種不需要實體接觸，卻強而有力的力量感到驚嘆？即使兩個磁鐵之間尚有空隙，你仍舊感覺得到吸力或拉力。我們體內的化學物質就像磁鐵一般，也能感到類似的吸力或拉力。雖然我們是由化學物質所組成，這些化學物質大多數是空洞的空間，所以我們的身體大部分也是空洞的空間。人類無法穿牆的原因，便是靜電的力量（牆也大多是空洞的空間）。這種「隔空作用」的力量，正是把化學物質中相異的部分聚合在一起，並且讓化學物質彼此吸引的幕後功臣。靜電使我們的頭可以好好的連在脖子上，並驅使藥草的化學物質在體內循環。靜電的力量還把藥草裡的化學物質推到體內的化學物質旁，使它們互動產生改變。

在多細胞生物體內，細胞高度發展成各司其職，各創其組織；我們有動物組織，像是血液、皮膚、神經與肌肉，而藥草也有其組織：表皮、分生組織與維管。數種不同的組織也會組合形成特定的器官，像是動物的心臟、肝臟與腦，或是藥草的葉子與根部。這些組織和器官的形成，都是靠靜電力主導，並遵循靜電法則而運作。

小結論

靜電法則（electrostatic law）認為，異性電荷相吸，同性電荷相斥。此作用力不但製造出化學物質，還可以將無生命的化學物質組織成有生命的細胞。靜電同時還能決定大多數化學物質的行為特性，包括藥草機制在內。

藥草裡的化學物質屬極性或非極性，端視其是否具有定域電荷而定

原來所有的化學物質，都可以根據它們是否具有定域電荷，而大致區分成兩個種類。奇妙的是，它們帶正電或負電反而不太重要，有沒有帶電荷才是關鍵。事實上，藥草化學物質在體內會如何運作，正取決於它們是極性或非極性。

非極性的化學物質是中性的

不攜帶電荷的化學物質是化學懶蟲，對周遭都不太感興趣，空氣分子即是一例，由於彼此不相連結，一碰到就彼此反彈開來，就連碰到身體也是一樣。空氣分子形成的氣體可以被輕易通過，因為當我們穿越時，空氣的化學物質會不斷地從身上彈開。這種不攜帶電荷的化學物質稱為非極性。

非極性化學物質不會拒絕彼此，它們只是不太會吸引在周圍的其他化學物質。說實在的，它們是由更微小、隨機移動的正負電荷所組成，但是這些電荷隨時隨地都分配地如此平均，以致於根本沒有一種電荷能成為多數。若將一種電荷假想成黑色，另一種為白色，在非極性化學物質中，它們的分布會均勻到使整個物質變成灰色，沒有一刻是黑的或白的。所以整體來說，非極性化學物質不帶電荷且呈中性——它們作用不大。更精準地說，它們的確內含微小且機動性的電荷，只是因為正、負電荷分布過於平均，而抵銷了彼此的影響力。

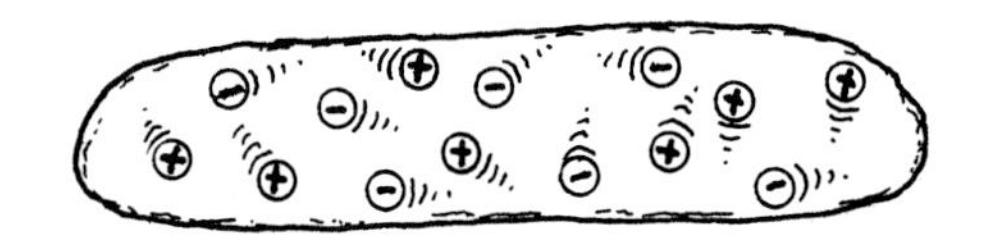

非極性分子

許多藥草裡的分子是非極性的；非極性分子大致上表現得如同不帶電荷一樣，因為其中微小且機動的電荷分布地很均勻。

從生物中萃取出來的非極性化學物質稱為脂質或油。藥草內含許多非極性化學物質，大多數藥草滋味和氣味的來源，便是這些小小的非極性化學物質。在植物中，非極性化學物質彼此的黏著力不是很好，所以它們很容易就會飄離藥草，飛到鼻子裡，讓人聞到味道；有些非極性化學物質比較懶，會緩慢地在舌際游動，幾秒鐘之後，就會感受到紅辣椒帶來的灼熱感，或薄荷中薄荷醇帶來清涼、鎮定功效。

藥草中較大的非極性化學物質有比較大的表面積可以彼此黏附，而實際上它們通常也會藉著構成它們的微小且機動電荷，微弱地相黏在一起。兩個藥草化學物質中電荷相異的部分會彼此靠在一起，但由於它們相靠的力量很薄弱，在液體中很容易就會滑開，或是在柔軟的固體中結成一團。

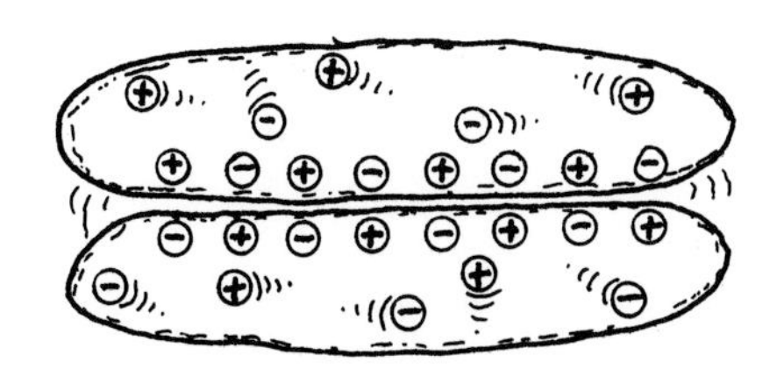

兩個非極性分子的相黏

非極性分子會微弱地相黏在一起。其體積越大，黏合的面積就會變得越大。藥草的風味和氣味分子通常是非極性的。而藥草的脂肪、蠟與油類也一定都是非極性的。這些分子通常會和體內的其他種非極性分子相連結。

大貼紙比小貼紙難撕掉並不是因為用的膠不同，而是因為大貼紙沾黏的面積比較大。相同道理，非極性化學物質越大，它們就越容易彼此相黏，形成更為扎實的結構。大型的非極性藥草化學物質便是所謂的脂肪、油類、與蠟。但是即使是非極性的固體，也不會真的太過堅硬。比如說，用手指就可戳過蠟，因為其中的非極性化學物質可以輕易就被分離開來。非極性分子和任何東西的黏著力都不是很好，其中也包括其他同樣的非極性分子。

極性化學物質帶有固定電荷

我們在藥草中發現的另一種化學物質是極性的。假設身陷一場兩極化的政治討論中，你會聽到兩種持續相對的觀點。同樣的道理，一個極性化學物質的一端帶有固定正電的區域，而另一端帶有固定負電的區域。這些電荷會被固定在自己應在的位置上，而不能像在非極性化學物質中，那般的移動或平均散佈。

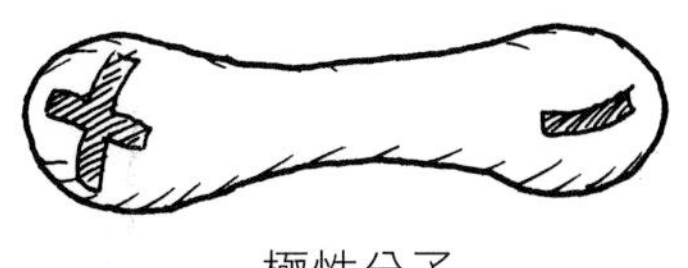

極性分子

有數種藥草分子是極性的。一個極性分子有固定的正電區域和固定的負電區域。

極性化學物質會緊密與別的極性化學物質連結，因為它們其中的相異電荷會互相吸引。你可能會想，為什麼它們不會因為其中的同性電荷而互相排斥呢？這也是有可能的，不過最後它們終究還是會再次撞到彼此，而黏在一起。

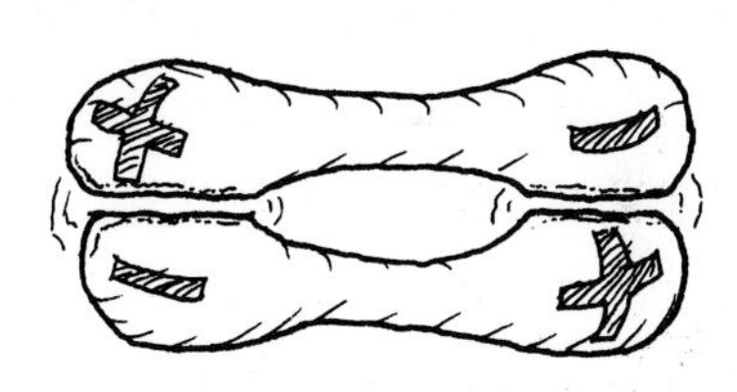

極性分子相黏

極性分子會緊緊地彼此相黏。藥草除了糖類與胺基酸是極性的外，另外還有許多各種極性分子。它們都有與體內水分子這樣的極性分子連結的傾向。

藥草中有很多化學物質是極性的，以糖類為例，它們十分極性而且彼此貼合力極佳，若將一群純糖分子聚在一起，它們會形成一顆顆小石頭般的結晶。水分子也會彼此緊緊相連，形成液體，而不會像氣體中的分子那般到處飛散。

當然，溫度會改變物質為固體、液體、或氣體。室溫下，水分子的表面積太小，所以無法變成固體的冰。但是若能限制它們不要到處亂跑，水分子可能會慢下來，慢到有足夠的時間彼此相黏，凍結成冰。這就是冷卻的效果，冷卻會使分子運動減慢。所謂的最佳溫度是根據分子的平均運動速度來決定。無論是何種分子，移動得越快（也就是溫度越高），就越容易從彼此身上彈開，變成氣體。

水分子的凝聚力非常大以至於它們聚集成圓形的水滴狀，而不是像非極性的油類攤成平的。水也同時能跟其他不同種的極性化學物質如醣類，互相混合；但水並不太喜歡像油這種非極性的化學物質，因為非極性的化學物質沒有定域的電荷讓水黏附。

你或許聽說過油水相斥，但此說法並不全然正確。它們只不過是不太被彼此吸引罷了。水比較容易被其他極性分子所吸引，像是其他水分子等。所以它們會與自己的同類結合，將油類排除在此互動關係之外。油進入水裡就好比一個人去參加派對，卻沒有人跟他說話一樣，並不是大家不喜歡他，而是每個在派對裡的人，都跟其他人比較熟而已。

事實上，大多數極性分子之所以為極性，並不是因為帶有電荷，而是因為帶有部分電荷的關係。部分電荷的作用，比＋1或–1這種整數電荷來的弱。部分電荷是少量電荷，例如＋0.25或–0.25等等，但我們不需要去細量其確切數值，只需了解它們比1小但比–1大，而且可以是「部分負電」或「部分正電」。關鍵在於它們在分子中佔有固定區域，使得分子作用如同磁鐵一般，而不是像非極性分子那樣的懶蟲。

物以類聚。主導藥草分子——其他各種分子——的最重要化學法則之一，便是「物以類聚」。極性分子會與其他極性分子融合並緊密的連結。非極性分子則會與其他非極性分子融合連結，只是連結力較鬆散。非極性化學物質與極性化學物質兩者互不融合，且常是分隔兩處。

在藥草文獻中，也會看到極性或非極性的其他別稱。「親水性」意同「愛水的」，所以指的是極性化學物質；而「疏水性」意指「怕水的」，所以是非極性的同義詞。有時候還會看到「油溶性」，或「愛油的」，指的也是非極性化學物質。

事實上藥草分子是水性或油性、極

性或非極性，都是是很重要的關鍵。極性分子會與體內極性物質相互作用，有時候也會比較容易經由尿液排出身體，因為尿液大多是水。非極性分子進入細胞的可能性較大，因為細胞周圍有一層非極性屏障，可以讓非極性分子來混合或穿越。它們也會和脂肪混在一起，在體內停留較長時間。不過，身體常會改造非極性藥草分子，將它們變成極性分子以便排出體外。

同時，另一點要特別注意的是，那些成功的藥草臨床試驗，使用的是水基底藥草萃取物、還是油性萃取物，因為兩者所含之作用成分大不相同。茶或藥湯是水基底的，含有較多極性藥草分子。水基底萃取物不能提供非極性的維生素E，但它或許可以提供極性的維生素C。同樣的，鋸棕櫚果泡的茶水中，不太可能提供多少鋸棕櫚果實內的油性作用成分，但洋甘菊茶的水溶性的黃酮醣苷（flavonoid glycoside），比較可能在腸內產生鎮定消炎的功效。

酊劑或酏劑是酒精型萃取物，依所使用的酒精種類不同，而帶有極性或非極性分子。大部分人們所稱的「酒精」，指的是含酒精飲料內的乙醇。酒精型萃取物比水基底萃取物所含的非極性成分多，但仍含有一些極性分子。有的天然產品公司會把酒精型萃取物拿去蒸餾，將大部分的非極性藥草分子濃縮到油類裡。另一種萃取非極性分子的方法是，將植物浸泡在油裡，原理是以「物以類聚」法則，促使非極性分子融入油中。

非極性分子為溶油性，而極性分子則通常為水溶性；但若體積過大，極性分子也不太容易溶在水裡，植物纖維便是其中一例。植物纖維像紙一樣（有時候也的確是是紙）。纖維分子會被水分子吸引，因為兩者皆為極性，但是水分子太小，無法包覆住龐大的纖維分子，所以也沒有辦法將纖維分子打散開來，而這是溶解所須之步驟。於是，纖維分子就近抓住一些周圍的水分子，黏在它們身上，然後膨脹變成一坨糊狀物。這種從植物而來的超大分子會頭也不回地直接通過身體。由於臨床試驗使用的是注射法，所以結果並不適用於口服方式。然而，像蘆薈或藥蜀葵這種糊狀黏稠的植物纖維卻不一樣，它們可以在外用或舒緩發炎的腸道上發揮功效。

小結論

一個非極性的化學物質沒有固定的電荷區，整體上呈現中性。極性化學物質有固定的正電區域與固定的負電區域。「物以類聚」的法則是指，極性與極性會緊緊結合，非極性與非極性也會較鬆散地結合，但極性與非極性則結合不太起來，它們會像水和油一樣分開。端視其為極性或非極性，藥草的化學物質在體內會如何發揮不同功效，數量的多少也有關係。

基礎化學：更多關於不同種藥草化學物質的詳細資訊

原子

原子是由三種較小的粒子所組成，分別是質子、中子與電子。

質子、中子與電子

雖然質子與中子是構成了原子的結構，我們卻比較常在圖片上看到，那些在一團質子與中子周圍迅速飛來飛去，像行星圍繞太陽運行一般的電子。質子的數目決定了原子的種類，像氫、氧、碳等。比方說，只有一個質子的東西，即便是一個落單的質子，都稱為氫；六個質子的東西稱為碳；而八個質子的東西稱為氧。

原子被分成金屬和非金屬兩種，其中大部分都是金屬。現在所知的原子約有116種，但幸運的是，只有其中少數經常出現在生物分子中大多是非金屬，這便是，草藥結構不致顯得如此複雜。每一個電子帶有一個負電，每一個質子帶有一個正電，兩者在原子中以相等的數目配對存在，所以在科學定義上，原子是不帶電的。中子也不帶電，在原子中以不定數目存在，並會增加自己的比重。

藥草裡有什麼樣的原子？

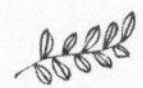

在植物（以及其他所有生物體）中最常見到的原子有碳、氫、氧、氮、硫和磷，以及別種較少見的原子。 原子往往會與其他種類外原子相結合，而非單獨存在。單獨存在的原子通常不是藥草中的作用成分，也經常是與其他原子結合在一起的。

元素

「原子」和「元素」這兩個詞有時候會被拿來替代彼此。但原子是單數，而元素則是複數，代表很多個相同種類的原子。這些原子可能會、也可能不會互相結合。若它們結合在一起的話，就會形成一個元素分子、或是你認得的那種亮面金屬，一切端視它們是由非金屬原子或是金屬原子所組成。

化合物

化合物一般泛指，由兩種以上不同的原子或離子以相同方式結合形成的聚合物質。因此，化合物不是元素，因為元素是由同一種原子組成的。分子如果內含有不同種的原子就可算是化合物；但有些分子不是化合物，它們只是元素而已，因為它們是同一種原子結合在一起所組成的。每一個離子化合物都是化合物，因為它們絕對會含有一個帶正電的離子以及一個帶負電的離子，而這兩個一定是不同種類的離子。

分子

一群原子結合成一體就形成了分子。分子中的原子幾乎全都是非金屬原子，它們有可能全都一樣、或是各屬不同種類。因此，分子有可能是元素或化合物。最小的分子只有兩個原子，例如我們呼吸的氧，便是由兩個氧原子結合在一起形成的。由於氧分子只由一種原子所組成，所以在定義上，它也算是一種元素。組成胃酸的氯化氫分子也是只有氫和氯兩個原子結合在一起，所以同時是分子和化合物。水有三個原子：兩個氫與一個氧。有些DNA分子甚至是由上億個原子黏在一起所組成。

藥草裡有什麼樣的化合物？

大多數本書中所提及的藥草作用成分都算是化合物，而且都是分子，因為它們是由不同種類的原子結合成一體而形成。分子化合物通常是藥草中的作用成分，離子化合物則不然。

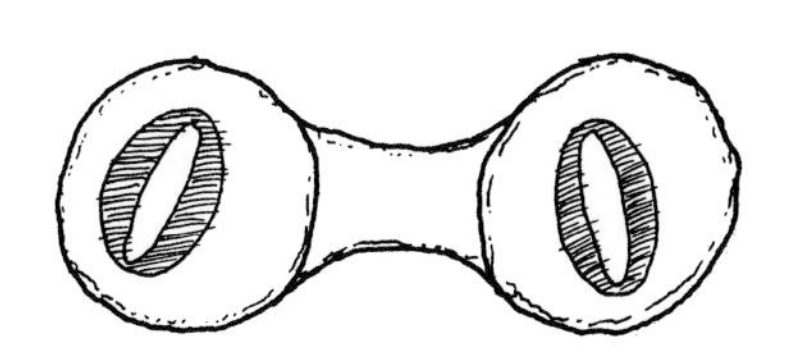

氧分子（O_2）

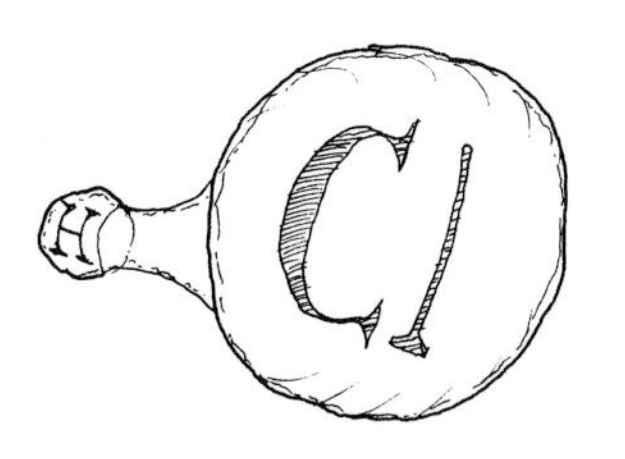

氯化氫分子（HCl）

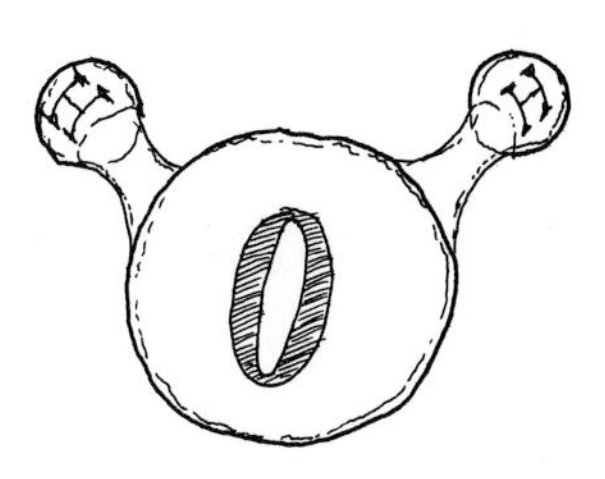

水分子（H_2O）

分子是組成生物最普遍的化學物質，它們往往也是藥草中的作用成分。一個分子是由兩個以上的原子結合在一起而形成的較大物體。呼吸的氧氣是兩個氧原子組成的分子；胃酸是一個氫原子和一個氯原子組成的分子；水則是兩個氫原子與一個氧原子所組成的分子化合物。

分子間的連結

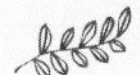

在科學定義中，分子與分子是靠著共價鍵（covalent bond）這種特殊連結方式來連結。在結構式中，是以一條連接原子的直線做代表。這種連結方式非常強勁，所以很難把一個分子分解成一個個單獨的原子。當分子的連結斷裂時，分子會變成另一種不同的化學物質，此過程為反應。鑽石之所以堅硬是因為它事實上是一個超級巨大分子——是由很多很多碳原子連結在一起形成的。

強壯的共價鍵其實只由兩個電子組成。有時候，這兩個電子還被兩個原子所共用，因為電子是帶負電的粒子，它們同時受兩端原子中帶正電的質子所吸引，所以這個分享關係造成兩個原子間的連結，進而確保分子結構的完好無缺。每一個共價鍵都是兩個電子所組成的，不妨把它們想像成兩個粒子在兩個原子間來回快跑至身影模糊，因此形成了傳統結構式中所看到的一條直線。

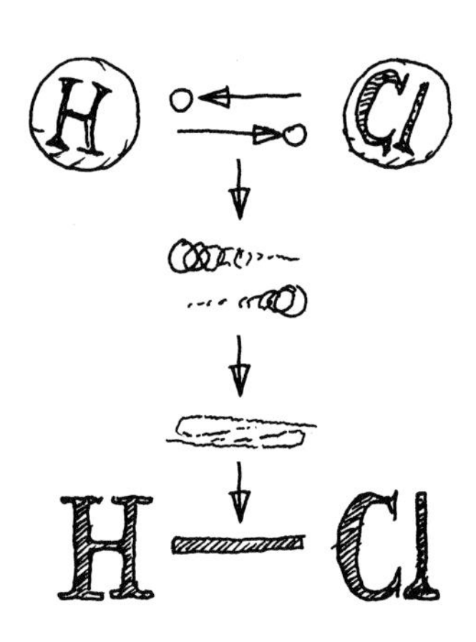

在分子中將原子綁在一起的連結，事實上由這兩個原子所同時共享著的都是兩個電子所組成。你或許可以想像，由於這兩個電子不斷地來回快跑，終於把移動的軌跡塗成傳統分子結構式中的那條直線。

幾乎所有生物體中重要的分子都含有碳，這些含碳的分子稱為有機分子。很多有機分子只是由碳與氫所組成，稱為碳氫化合物。當一個分子包含的大多是碳原子與氫原子時，它會呈非極性，因為碳與氫會往往具有平均分配分子內電荷的傾向。當氧或氮這種貪吃電子的原子，與較慷慨分享電子的碳或氫結合時，就比較有可能使分子呈極性，在渴求電子的原子端上有獨立的負電區，而在大方釋出電子的原子端上，具有獨立的正電區。

有時候，一個分子內會有不等量的質子與電子，共同組成其總電荷數。這樣的分子稱之為離子，或分子離子（molecular ion）。儘管分子不需要是離子才能具有極性，所有的分子離子的作用，都像極性分子一樣。

藥草裡有什麼樣的分子？

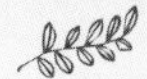

藥草裡有許多不同種類的分子，它們有的帶電有的沒帶電（中性），而帶電的分子也可歸類為離子。分子還可以更進一步根內含之原子種類、這些原子的排列方式、以及分子的物理特性再加以細分。例如，脂質裡面大多是碳和氫，且不溶於水。糖裡面有很多氫氧離子（OH，有氧附著的氫）連結在碳上；而酒精裡就至少有一個氫氧離子附著的碳。藉由辨識常發現的附著形式，我們便能輕鬆地將分子細分成許多種類。這種區分方法相當方便，因為同類的分子大多具有相同作用特性。

彼此強烈吸引的分子會集結起來，形成生物體內的固體。其他較受水吸引的，則會溶解後漂浮在生物體液中。那些不親水的分子，會溶入生物體內的油脂部分，像是脂肪細胞、種子的脂肪、堅果、或細胞膜中。分子是生物體中最普遍的化學物質，所以也是藥草中最常見的化學物質。分子通常是藥草中的作用成分。

離子

離子是帶電的分子；而且離子一定會帶一種電，因此你絕對可以在它的化學式旁邊看到一種電荷的標示。通常是一個原子或分子內含著不均等數目的質子與電子，導致形成完全正電或負電的性質；因此你會有負離子（或稱陰離子，電子比質子多）或正離子（或稱陽離子，質子比電子多）。負離子有時會被稱為anion，而正離子有時會被稱為cation。金屬原子喜歡丟掉電子，因此它們常會形成帶正電的離子；而非金屬離子在沒有彼此連結而形成分子時，有時候會得到多餘的電子，把自己變成負離子。

舉例而言，鈉離子在自然界很少見，因為它們很不穩定。它們往往會很快的搞丟一個電子，變成帶正電的鈉離子；它之所以呈正性是因為它還帶著一個正電的質子卻沒有電子來抵消極性。當人們提到食物中的鈉時，他們所指的便是鈉離子。鈉原子很容易爆裂且有毒，但我們需要鈉離子才能存活，所以某個物質有沒有帶電，是不是離子都很重要。你倒不需要擔心會不小心吃到鈉原子，除非你專程到化學原料行去購買，不然根據它們高度的不穩定性，你是找不到它們的。

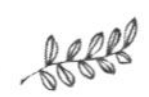

藥草裡有什麼樣的離子？

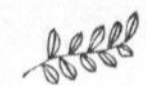

生命需要多種離子才能存活，所以在所有生物體內都會找到大量離子，包括藥草在內。許多種藥草的作用成分正是離子。由於同性質的離子帶有相同電荷，會排斥彼此，所以同樣的離子不會都聚集在一個地方。在像血液和細胞內部等含水環境裡，總是可以找到漂浮的離子。水分子會將離子分解開來，因為水具極性，所以會吸引各種電荷。在藥草中最常見的離子有鈉離子、鉀離子、氯離子、鈣離子、鎂離子、鐵離子、硫酸根離子、磷酸根離子、碳酸根離子、抗壞血酸離子、和草酸根離子，以及更多更多其他種類的離子。

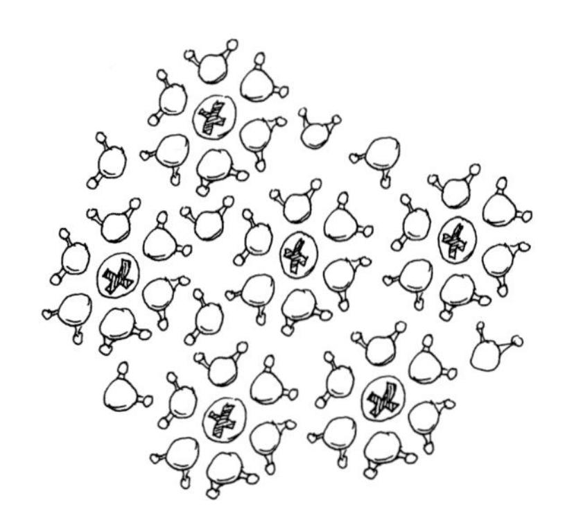

離子是帶電的；它們是失去或得到電子的分子或原子。它們在生物體內數量繁多，通常也是藥草的作用成分。離子大多被水環繞，這是因為水為極性，同時具有正電區與負電區，所以會吸引離子的電荷。

離子化合物

離子化合物是一個固體結晶，由無數個正電與負電離子所組成，這些離子藉由異性相吸的電荷而相互吸引著。離子化合物都是固體，所以都長得像石頭或結晶（但並非所有石頭與結晶都是離子化合物）。一顆精鹽，或稱氯化鈉，是成千上億個帶正電的鈉離子（Na^{+}）與無數個帶負電的氯離子（Cl^{-}）相互吸引聚集而成。

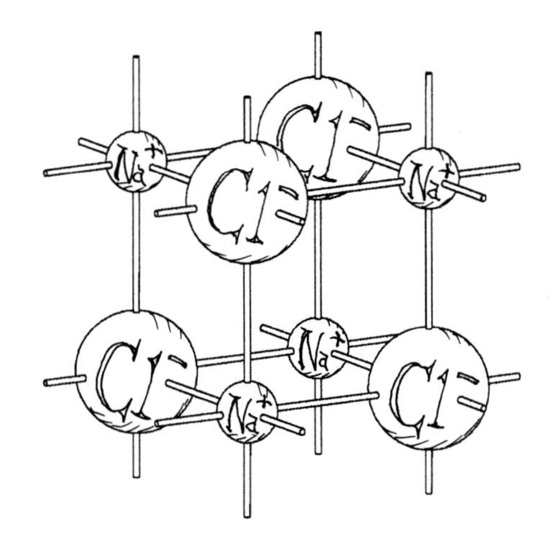

氯化鈉結晶

離子化合物是由大量個正離子與負離子所組成的固體。在生物體內並不常見，因為生物中的水分常會將離子化合物分解開來，溶解成個別離子。然而，有的離子化合物能夠抵抗水的分解力，就會形成藥草中粗糙或具刺激性的結晶。

離子間的連結

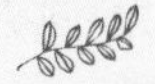

將離子化合物連結在一起的力量稱為離子鍵，和連結分子的共價鍵比較之下，效力沒有那麼強勁。因此，個別分子雖然比離子化合物結晶體小的很多很多，通常很難被分開。然而，離子鍵還是很強勁的，這也是為什麼所有的離子化合物都是固體。話又說回來，像食用鹽之類的許多離子化合物，都會分解融化在水中。這是因為對許多離子來說，水比其他異性離子更具吸引力。水分子會將離子化合物分解成一個個個別離子，而生物體中又大部分是水。當離子化合物被水溶解後，因為個別的離子實在小到無法以肉眼觀察到，所以它們就消失了。

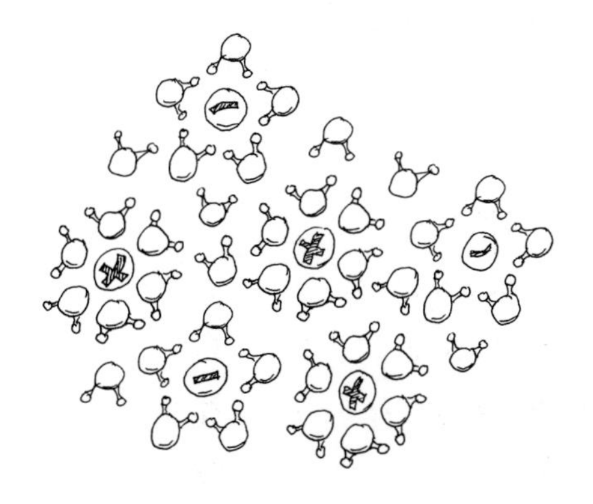

大多數離子化合物到了生物體內，就會被水分解，變成一個個個別的離子，並被吸引的水分子分隔開來。因為，這些離子小到肉眼看不見，所以固體的離子結晶看似消失了。這也就是為什麼，藥草中比較常見到離子，而非離子化合物。

有的離子化合物很堅固而且不溶於水，它們就比較固定。像你皮膚上石灰沉澱（氧化鈣）裡的離子就不怎麼親水，還比較親它們自己；它們不會跟著水一起流到下水道去，因為它們是不溶性的離子化合物，它們不溶於水。

藥草裡含有什麼樣的離子化合物？

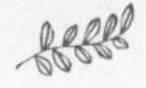

一般來說，離子化合物在生物體內，並不像分子這麼常見。這是因為生物體大部分是水，而許多離子化合物會在水中分解，變成成一個個單獨的離子。離子化合物在體內，也沒有像分子這般普遍，但它們的確會形成一些固體物質，像是骨骼和腎結石。身上大部分其他的固體物質，像頭髮、指甲和皮膚，大多是由緊緊聚集在一起的分子所組成。藥草內的離子化合物不如其他種類的化學物質常見。它們也通常不是藥草中的作用成分。

當觸摸或品嘗藥草時，其成分中的不水溶性離子化合物，會給人一種粗糙或甚刺激性的觸感。有的植物含有針狀的草酸鈣結晶；在黛粉葉，或俗稱的「啞巴樹幹」、「啞蔗」中，這些結晶甚至可以癱瘓聲帶，讓人暫時說不出話來。

附錄C
非致命的吸引力：藥草與受體及酵素間的相互作用

體內細胞無時無刻不被淹沒在化學訊息的洪流中。這些化學訊息有的是身體自行製造的，有的是外來的，比方說，由藥草中的化學物質所引起的。然而，體內每一個細胞都只會對其中一些化學物質有反應，對其他的則置之不理，那麼到底這些細胞如何是決定對哪一個化學物質產生反應呢？

藥草中的化學物質常常會暫時假扮成是受體或酵素，以便影響細胞反應；就像一把鑰匙搭配一個鎖孔般，特定的藥草化學物質也只能插進特定的受體或酵素中。而它們是靠靜電相吸的原裡來進入受體或酵素中。

受體與酵素是兩種不同的蛋白質（欲知蛋白質的一般特性，請參閱第458頁）。這些蛋白質形狀獨特，具有一個像口袋一樣、類似鎖孔的凹槽。我們可以打個比方說，當藥草的化學物質插入鎖孔時，這些蛋白質就因此啟動了對體內細胞及整個身體的影響作用。

受體與酵素都會像鎖孔接受鑰匙般地接受化學物質，但是受體的運作方式與酵素不太相同。受體彷彿是掌管細胞內各種動作的開關，而每個細胞都有各式各樣掌管不同工作的開關。當受體開關遇到一個附著上來的化學「鑰匙」時，便會啟動或阻止細胞內的特定功能。

酵素則在體內隨處可見，細胞裡外皆可見其存在。酵素的功能是轉變其他化學物質。體內的酵素幫助我們把一個分子轉變成另一個不一樣的分子，當藥草的化學物質附著上一個酵素時，它們也可能會被轉變為另一種物質。然而，有時候藥草分子會阻止酵素對另一個分子施展此轉變魔力。

小結論

有的藥草化學物質會受特定酵素或受體的靜電力所吸引，而暫時停靠於酵素或受體中，如同鑰匙插進鎖孔般。當藥草化學物質附著在一個細胞的受體上時，便會阻止或啟動此細胞裡的運作。而當藥草化學物質附著在一個酵素上時，則可能會被酵素所改變，或是影響酵素改變其他化學物質的能力。

當藥草化學物質附著在細胞受體上時，可起促效劑或拮抗劑的作用

受體是掌管細胞內各種工作的開關

受體是與細胞有關的蛋白質，而不同的細胞則有不同種類的受體。其功能如同控制各種細胞活動的開關。比方說，當胰島素受體與胰島素結合時，會啟動將葡萄糖輸入細胞內的功能。有的受體則掌控細胞活動的開關，以利細胞的成長與分裂。藥草的化學物質經常與體內受體產生交互作用，對細胞造成驚人影響。例如，有的藥草–受體作用可保護細胞不受癌症侵襲，有的則會摧毀細胞。

許多受體位在細胞表面上，因此當藥草化學物質靠近細胞時，會先遇到受體，這種外在受體被稱為細胞膜受體。而有些受體位在細胞裡面，因此藥草化學物質必須要先穿透細胞才能與其相互作用，這有時候是相當困難的事，這種受體稱為細胞內受體。體內的每一個細胞都有細胞膜受體與細胞內受體。

到底藥草分子是如何促使這些細胞開關來運作的呢？首先得先把受體蛋白質想像成一個3D立體鎖，有多種插得進去或插不進去的化學鑰匙。能與受體相符的化學鑰匙稱為配體（ligand），而讓鑰匙插進去的特別口袋便稱為受體部位（receptor site）。根據這些口袋的大小、形狀、以及口袋中帶電區域的位置，特定化學物質會藉由靜電力被口袋所吸引，並暫時居住在裡面。受體對於誰住得進它們的口袋很挑剔，不僅僅是像真的鑰匙一樣有體積大小的考量，受體部位內的電荷還必須與配體上的電荷相並排；這種受體只接受特定化學物質的區分動作稱為專一性（specificity）。有的受體比別的受體更挑剔，也就是更為專一。

取得相符的配體後，受體蛋白質會稍微改變自己的形狀，以增強靜電作用力。這種受體變形會推擠到其他分子，導致其他分子產生生化反應。此反應通常不會持續太久，因為配體鑰匙對於受體作用區的靜電吸引力往往不太強，過一陣子配體便會自己漂走，有時候細胞甚至會把配體吸入體內，然後把它吃掉，將它分解成其他化學物質。

啟動受體的藥草是促效劑

能夠成功地說服受體對它們產生反應的化學鑰匙稱為促效劑（agonist）；部分劑促成微弱的反應，而完全劑則促使細胞產生較顯著的效果。許多藥草中都有部分劑存在，例如大豆與紅花苜蓿均含有造

成雌激素受體反應的部分促效劑，而且它們會暫時停留在雌激素受體內，使功效較強的雌激素本身無法發揮作用。若身為受更年期症狀困擾的女性，大概就會知道最近美國婦女健康計畫（Women's Health Initiative, WHI）所發佈的研究結果顯示，更年期婦女所使用的傳統荷爾蒙替代療法會導致心臟病、中風以及某些癌症。科學家們對這個意想不到的結果感到震驚，現在都在積極尋找其他比較安全的雌激素受體促效劑，其中當然包括我們所提過的藥草萃取物。

許多藥草中也有完全劑存在，一個引人注目的例子是墨西哥的「聖鼠尾草」（*salvia divinorum*），此藥草內含一種會依附在腦部鴉片受體的化學物質。幸好一般用來做菜提味的普通鼠尾草沒有這種化學物質在內，因為它們會使人產生幻覺。

阻擋受體活動的藥草是拮抗劑

你有沒有過這種經驗，把鑰匙插入鎖孔中卻無法轉動門鎖？有的化學物質也會做這種事，它們會與受體連結在一起，卻無法使受體產生反應。不僅如此，它們還會阻檔住「正確的鑰匙」，使得真正相符的配體無所發揮功效，這是種競爭性的拮抗劑（antagonist），是阻撓正常配體的化學騙子。非競爭性的拮抗劑也會阻礙受體的功用，但是手段比較迂迴，不會與正常的配體搶奪受體。藥草中的受體拮抗劑相當普遍。

如果你喝咖啡或茶，或吃巧克力，就很有可能每天都在吃藥草型受體拮抗劑。這些植物提煉出的物質含有會阻礙腺苷酸受體的化學物質。在每天消耗精力的過程中，腺苷酸會逐漸在體內累積，讓人產生睡意。腺苷酸是三磷酸腺苷的殘留物；三磷酸腺苷是一種較大的化學物質，與能量的提供有關。消耗的能量越多，腦中累積的腺苷酸就越多。腺苷酸與腦部的腺苷酸受體結合會使人反應減緩，感到昏沈想睡覺。

在人類歷史早期，意外地發現了內含與腺苷酸分子非常近似的植物，並將之從此視為珍寶。現在，我們已習慣性地用它們來減少體力消耗與疲勞之間的巧妙因果關係。咖啡、茶與巧克力是最受歡迎的腺苷酸仿冒者來源，這些模仿者稱為甲基黃嘌呤。你可能比較熟悉的是最有名的甲基黃嘌呤，也就是咖啡因，但是咖啡、茶和巧克力中，也含有不同份量的茶鹼與可可鹼具有相同作用。在許多其他植物中也可以找到甲基黃嘌呤，例如南美洲的馬黛以及瓜拿納。由於甲基黃嘌呤很像腺苷酸，它們會停留在腦部腺苷酸受體裡，進而阻礙了真正的腺苷酸與受體結合。而當真正的腺苷酸無法進駐受體時，人就不會感到疲倦。

藥草促效劑或拮抗劑的作用是好是壞，取決於其影響到的是何種作用，以及影響的程度

玩弄受體是不好的嗎？其實不盡然，

有時候反而還有幫助，這都取決於受影響的是哪一個受體，以及其受影響的程度而定。使用有迷幻效果的神喚鼠尾草大概不是最佳選擇，尤其是在開車或在充滿旋轉利刃的工廠裡工作時。但其他能與鴉片受體進行精細交互作用的植物，或許可以被當成止痛劑。咖啡、茶與巧克力裡的腺苷酸受體拮抗劑，對人類似乎不太有破壞力（但是對寵物則不然，請閱第457頁）。研究這些讓人愛不釋手的食物多年，我們在道德上，潔癖地想要詆蔑這些誘人物質的想法一再被阻擋。研究結果顯示，雖然咖啡、茶與巧克力裡的甲基黃嘌呤在最壞的狀況下，會使人感到焦慮或失眠，但它們的作用還是相當良性，甚或有益的。比方說，可以減少罹患帕金森氏症的機率。同時，咖啡、茶與巧克力還內含有益的植物抗氧化劑，所以飲用這些飲料時就不用那麼有罪惡感了。總而言之，應該根據被影響的受體開關，以及其被影響的程度，來評斷一個藥草配體的好壞。

小結論

藥草化學物質會暫時性附著在細胞受體上，進而引發或阻撓細胞裡的活動。在受體上啟動作用的化學物質稱為促效劑，有效的促效劑是完全促效劑，作用微弱的是部分促效劑。而阻礙受體作用的化學物質稱為拮抗劑。藥效有益與否，取決於是哪一個受體被影響，以及其被影響的程度。

藥草化學物質也會影響體內酵素

酵素就像是會改變其他化學物質的小機器

酵素是體內隨處可見的蛋白質，細胞內外都有其存在。大部分酵素名字以酶（ase）結尾，所以當你看到一個以酶（ase）結尾的化學名稱時，你可以確定它一定是酵素。酵素會轉變其他化學物質，但是自己保持不變，所以就像是體內小小化學處理器一樣。這就好比電鑽不會隨著它鑽的洞而改變，這樣它才能再鑽更多別的洞。同樣的酵素可以把許多同一類的化學物質轉變成另一類的化學物質。化學物質就像組裝線上的機器一樣，一個一個地依次被改變。而酵素也像組裝機一樣，各自酵素各司其職，每種都專門進行不同的化學物質轉變機制。有時候，藥草的化學物質被這些小機器處理後，會變成新的物質；其他時候，藥草的化學物質則會反過來，影響小機器的功能，阻撓或提昇它們改變別種化學物質的能力。

到底酵素是如何運作的呢？如同受體一般，酵素也有類似的口袋，稱為作用區（active site）。作用區以靜電吸引符合的化學物質靠近，就像鑰匙符合鎖孔一樣。受體的鎖孔接受配體（ligand），而酵素的鎖孔則接受它的受質（substrate）。受質是由特定酵素處理的化學物質，藥草化學物質很容易就會變成酵素的受質。不過，它們並不會變成任何酵素都會接受的受質，因為每一種酵素只願意處理特定種類的化學受質。就像受體一樣，酵素也對誰夠資格進駐其作用區很挑剔。有的酵素像可以接受多種鑰匙的鎖孔，有的則比較挑剔，或說比較專一性。

依附在酵素作用區的受質，可能會感覺自己有一部分被靜電拖來拖去。有時候，這個部分還會從受質身上斷掉，變成新的物質。舉例來說，腸內菌的酵素通常會將藥草分子中的糖分子切割下來，細菌便可以把糖分解掉，剩下的藥草分子則會溶入血液中，發揮藥效。

有時候，酵素會把其受質介紹給依附其上的其他化學物質，而這兩個剛認識的化學物質便會連結在一起，再度變成新的物質。比方說，經過肝臟的藥草物質通常會被肝臟酵素介紹給硫酸鹽（sulfate），或是一種叫做葡萄糖醛酸（glucuronate）的糖類，此藥草物質便會與硫酸鹽或葡萄糖醛酸連結，形成一個更大的分子，稱為做藥草結合體（conjugate）。藥草結合體的水溶性較高，因此比較容易從尿液中排出。

酵素可以將大化學物質分解成一個個小物質，也可以把一個個小物質聚集成一個大物質。通常酵素只需重新整理化學物質的組成部分，解開一個部分後，再重新以不同方式重組它們，製造出一個煥然一新，且重新排列過的物質。例如，有一種植物酵素（茄紅素環化酶，lycopene betacyclase）可以把番茄的紅色色素（茄紅素，lycopene，一種鏈狀分子），拿來繞幾個圓圈，便形成了胡蘿蔔的橘色色素（胡蘿蔔素，betacarotene），既不增加也不減少茄紅素裡的任一部分。

體內大部分的化學物質轉變都是酵素造成的

很多人認為酵素只是單純幫助消化的東西，可以把大的食物化學物質分解成小一點、容易消化的東西。但絕對不能低估每一個酵素在體內所做的貢獻，它們的功能比幫助你消化晚餐多多了，它們負責執行體內絕大多數的化學物質轉變作用。有些影響酵素的藥草會消除頭痛並退燒，有些變成受質的藥草會促使腸道酵素分解附著糖，以便藥草發揮功效。

其他藥草的化學物質則會被酵素破壞

其他藥草的化學物質被酵素亂搞一通後就完全失效。像木瓜與鳳梨裡的作用成分有助消化，因為這些酵素會幫助你分解食物，但是它們的壽命並不長，因為很快就會被體內的消化酵素分解成一堆不太有用的物質。

早在西元前5世紀，希臘的希波克拉底（Hippocrates）就讓他的病人咀嚼柳樹皮以消減疼痛與發燒。應該是有成功病例存在，柳樹皮才會迄今仍是藥草中普遍的藥材。柳樹皮是水楊酸的最初來源，到了19世紀末被合成改造為阿斯匹靈（acetylsalicylic acid，是一種乙醯水楊酸），比藥草化學物還要溫和。身體其實會用一種酯酵素（esterase），將部分阿斯匹靈轉化回原來的藥草化學物。阿斯匹靈與藥草性水楊酸都會抑制環氧酵素。

有些最為人知的藥草酵素相互作用是抑制COX的抑制作用

許多藥草內含會抑制COX的化學物質。體內有不同版本的COX，而不同的藥草也因所抑制的COX不同而有差異。阿斯匹靈的作用正是抑制COX，所以可以預期這些藥草也具有阿斯匹靈般的作用。事實上，應該感謝有藥草的存在，才讓我們發明了阿斯匹靈。

由於阿斯匹靈是從柳樹皮製成的，所以可以解釋製造類似阿斯匹靈的化學物質時，為什麼柳樹是最受讚揚的原料。這種化學物質統稱為水楊酸鹽類（salicylates）。其他為人熟知的含水楊酸鹽藥草有樺樹（birch）皮以及冬青樹。水楊酸鹽類在植物界隨處可見，但是連同提到的這些藥草，其水楊酸鹽類的含量都太低，所以除非喝下超級大量的藥草茶，否則功效遠不及一顆阿斯匹靈。從另一方面來說，這些藥草的精油，像冬青油等，其能溶解於皮膚的獨特成分會釋出一種肌肉酸痛按摩油才有的特殊薄荷味。由於油內的水楊酸鹽含量極高，若不小心喝了一點點，恐怕會經歷如同過量使用阿斯匹靈時的危機。儘管如此，適度地抑制COX還是蠻有益處的，藥草性水楊酸鹽類與阿斯匹靈都具此作用。

並非所有形式的COX都不好，但有些COX–2的確很會製造增強疼痛、引發炎症的化學物質。阻礙COX的藥草會牽制此製造過程，預防疼痛或發炎。另外一型COX–1會製造比較有益的前列腺素，讓胃部不受胃酸所侵蝕。然而，不難想像的是，這些藥草也有可能使胃部感到不適。

只要身體能忍受，COX抑制劑其實是個好東西，因此它們能抑制致炎化學物質的形成，而這些化學物質往往是引發癌症的元兇。此外，COX會製造使血液凝固的化學物質，在流血時很有幫助。但若是血栓卡在心血管或腦血管中，進而導致心肌梗塞或中風那就不好了。植物中微量的水楊酸鹽類可以解釋，為什麼多吃蔬菜水果可以預防中風、癌症與心臟病，就像阿斯匹靈一樣。有些保健書籍的作者甚至熱情地稱植物性水楊酸鹽類為「維生素S」，聽起來雖然是言過其實了一點，但的確讓我們了解到媽媽苦口婆心的苦心：

多吃蔬菜水果對身體好。

有些藥草化學物質會誘導某些體內酵素，讓身體製造出更多這類的酵素

有的藥草化學物質會促使酵素的製造，而此酵素則被形容為受藥草化學物質所誘導。若有多台機器從事一樣的工作，那個工作被執行的頻率就會增加。所以當身體誘發了某個酵素，體內就會有更多同樣的酵素，而那個酵素作用被完成的機會也就更大。

金絲桃科的聖約翰草是一種用來治療憂鬱症的藥草，它會催生一種肝臟酵素去提早分解荷爾蒙避孕藥。我們其實還不確定，聖約翰草是否真的能減輕憂鬱症，但它確實會提高此酵素的生產。服用避孕藥的女性們應該要對聖約翰草破壞避孕效果的天性有所警覺。

而從對人體有利的角度來看，許多藥草會促使排毒酵素的產生，那是一種可以把不好的分子轉變成好分子的酵素。像在草莓、葡萄皮與葡萄子中含量極高的鞣花酸（ellagic acid），便能誘發排毒酵素麩胱苷肽S–轉換酶（glutathione S–transferase）。有些大蒜中的臭味成分也會催生這種酵素以及其他解毒酵素，例如麩胱苷肽過氧化酶（glutathione peroxidase）以及醌還原酶（quinone reductase）。這些酵素都有使傷害性且致癌的分子失效的能力，所以當然很快受到生化學者所讚賞。

有很多植物會催生體內有益的酵素，這也就是另外一個為什麼多吃蔬菜水果有益健康的原因。然而，這些植物是怎麼辦到的呢？有時候植物裡微量的毒性二次代謝物會催生細胞的防禦酵素，所以儘管有點矛盾，我們還是應該感謝植物內含少量毒素，因為正是這些毒素，刺激了體內排毒酵素的製造。

小結論

酵素是像小小機器一樣的蛋白質，可以把一種化學物質轉變成另一種，但不改變自己的性質。每一種酵素各自執行不同的化學轉變。像鎖孔接納鑰匙一樣，每個酵素只接納它所處理的特定物質，這些物質稱為酵素的受質。有些藥草化學物質須要經由酵素改變後，才能發揮功效。有些則會因酵素而失效。許多藥草中的化學物質，藉由抑制體內的某種酵素來發揮作用，而且它們經常會催生體內某種酵素，使此酵素的生產量提高、酵素也變得更活躍。

寵物與人
有不同的受體與酵素

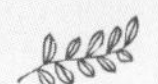

有寵物的人大概都發現，現在有越來越多獸醫打廣告說，他們可以為動物提供另類藥草療法。如果你愛你的寵物，應該要知道動物的受體與酵素與人類不盡相同，因此牠們對藥草的反應也有所不同。一種對人體有益的藥草，卻可能會對動物有害。但也不是所有藥草都對寵物有害，只是說不能假設對你好的東西，就對動物一定好。如果身為狗主人，你應該要確定想給牠用的藥草之前曾在狗身上測試過，而且其所知功效是針對狗，而非其他動物。詢問獸醫是否知道這類藥草在你的寵物同類身上是否做過試驗。有的獸醫很關心這種新聞，有的則是「隨波逐流」，所以不妨多問幾位獸醫，尋求不同的意見（second opinion）。

用來醫人的傳統藥草療方，現在未被仔細衡量過，就熱忱地推薦給寵物使用，有些「天然的」寵物飼料甚至內含藥草。但是動物的受體與酵素和人類的並不完全一樣，所以寵物對特定藥草的反應，也不一定會與我們一樣。有時候，某個動物體內帶有另一個物種所缺乏的受體，比方說，你只需要看看你那隻陶醉在貓草裡的貓，她令你滿心愉悅，說不定還會有點妒忌，因為人體內沒有那種會和貓草作用成分結合的受體。也就是這種在受體與酵素上的差異告訴我們，動物試驗絕對無法提供精準的數據，用以預估人體內的化學作用反應。

最近幾家寵物飼料裡所包含的大蒜，引發了許多無結論的爭議，大蒜在人體最出名的效用是清血，因為它會抑制一種導致血小板在血液中凝聚的酵素，但是大蒜與其近親洋蔥，卻會對

>>>

貓狗的血液細胞做出奇怪的舉動。如果動物吃了相當分量的這些植物，就會造成貧血，嚴重時甚至足以致命。寵物飼料公司聲稱，他們產品中的大蒜成分少到不足以致害，而且還可以提供助益。此言或許當真，但此論點仍有待討論，因此有些飼主現在已改買不含大蒜的飼料。

咖啡、茶與巧克力會阻礙體內腺苷酸受體的植物，防止腺苷酸引發疲勞。用這種方式阻擋腺苷酸受體，對人體而言傷害不大，但卻可能會對貓、狗、鼠類，甚至鳥類造成毒害。儘管這些植物裡的可可鹼會舒服地使人振奮，它們卻會導致動物嘔吐、抽搐、昏迷甚至死亡。除非已經有可靠的研究結果顯示，某藥草對寵物來說很安全，不然你應該要擔心值不值得以寵物的健康來冒風險。

小結論

給寵物的藥草療方目前大受歡迎，但是寵物的受體與酵素跟人類不同，所以對相同藥草的反應也會不同。若真想要讓寵物使用某種藥草，請先詢問了解詳情的獸醫，問他們知不知道這類藥草針對寵物所做過的試驗。

基礎化學：更多關於蛋白質的細節

蛋白質是由數個胺基酸鏈串所組成，會折疊成為功能性形狀

蛋白質是許多串叫做胺基酸的小分子所組成的大分子，胺基酸彼此相連，像珠珠串在一條線上。既然蛋白質需要20種不同的胺基酸來組成，你可以想像它們組成的多胜肽（Polypeptide）鏈就有如好幾百顆珠珠串在一條線上，而裡面的20種珠珠會以特定序列串聯，形成特定的蛋白質種類。然後珠串會折成一個特殊的形狀，以便蛋白質正常運作。

胺基酸對彼此的吸引力促使蛋白質折成運作所需的形狀

儘管胺基酸以正確的序列排列，一個沒有正確形狀的多胜肽鏈還是不算蛋白質，而且也無法在體內正常運作。這些珠珠，也就是胺基酸，根據它們是極性或非極性胺基酸，而對彼此有不同程度的靜電吸引力。如果串鍊上的珠珠彼此吸力很強，那串鍊會捲成一團。對蛋白質來說，這形狀並非隨機發生，多胜肽鏈必須要捲成它自己特殊的形狀，才能成為一個作用正常的蛋白質。珠珠在線上的位置，以及它們對彼此間不同程度的黏性，都會幫助串鍊折成正確的形狀。

基因內含製造特定蛋白質所需的指南

每一個基因都帶有重要訊息，說明什麼樣的蛋白質要有什麼樣的胺基酸序列。這些使特定蛋白質順從地待在細胞內不同結構裡的訊息，稱為基因。各式各樣不同的基因各自含有如何製造不同蛋白質的資訊，位於較大分子DNA上。特定基因的功能在於指示蛋白質裡胺基酸的排列順序，因此不同的基因會決定哪一些珠珠，要以什麼順序來串聯，以製造特定的蛋白質。若隨機地指出含有基因的DNA上隨便一小段，你會發現細胞製造特定蛋白質的指南。每個基因帶有製造不同蛋白質所需的資訊，而不同的細胞讀取不同的基因指南，這就是為什麼體內要有不同種類的細胞，因為它們要製造不同種類的蛋白質。細胞利用在DNA上快速掃瞄的酵素來讀取基因指南，然後把資訊像影印一般複製成RNA分子，這些RNA分子便被拿到細胞裡其他部分，進行蛋白質的製造。所以若患有遺傳疾病，體內會有一個帶著錯誤訊息的基因教你如何製造特定蛋白質；這個疾病的產生是因為基因的資訊有錯，而根據此錯誤製造出來的蛋白質作用也不會正常（這個解釋有點過於簡化，但大致上道理是正確的，舉例來說，許多基因會一起合作製造隨之會被分解的物質，但這些物質最後還是會聚集在一起，形成最終的蛋白質產品）。有的藥草化學物質會影響讀取基因資料的各種酵素，進而影響蛋白質的製造過程。這往往會導致特定蛋白質的產量增加或減少。

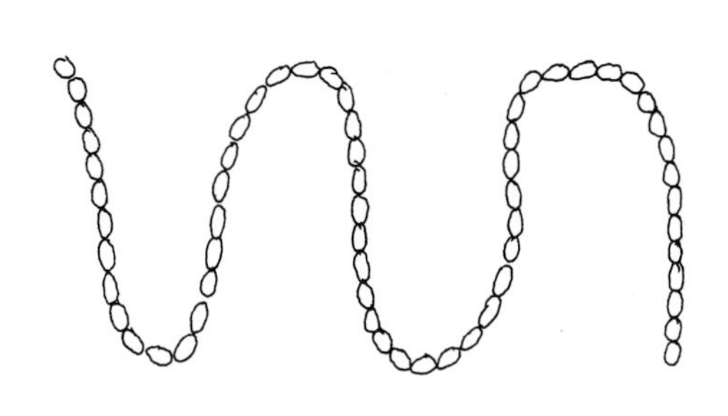

多胜肽鏈

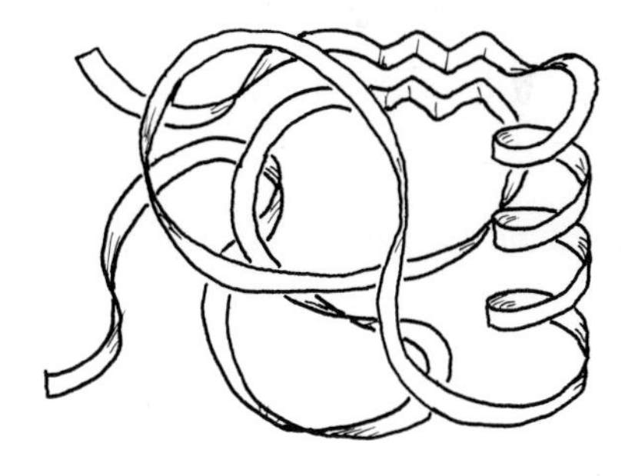

多胜肽鏈是由一串胺基酸所組成，並藉由它們之間不同的吸引力，而折成特定形狀的蛋白質。

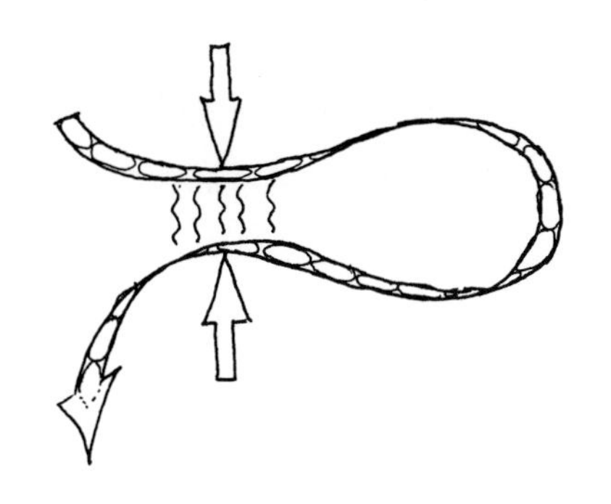

鏈體基於不同程度的吸引力而折疊。

蛋白質會做很多不同的事

蛋白質有很多各式各樣的功能，有些像水泥與磚一樣只是建築材料，這類蛋白質不過就是蓋牆壁、通道以及其他細胞結構而已。比方說，膠原蛋白（collagen）是強韌的纖維，像水泥裡的鋼筋一樣賦予組織強度。而彈力蛋白（elastin）是有彈性的鏈狀海棉型蛋白質，像橡皮筋一樣，可以使組織彈回原位。

有些蛋白質靠能量移動，肌動蛋白（actin）與肌球蛋白（myosin）便是肌肉細胞裡的條狀蛋白質，它們在彼此身邊滑動，造成你的肌肉收縮。有些蛋白質則隨身攜帶化學物質，像紅血球裡的血紅素（hemoglobin）一樣，在血液裡傳送氧氣。

還有一種叫做抗體（antibody）的蛋白質，會保護身體不受細菌、病毒與癌症細胞等微小陌生人或不速之客的侵擾，它們有一個漂亮的名字，叫做免疫球蛋白（immunoglobulin），但兩者是指一樣的東西。這種蛋白質長有觸角，在理想情況下，會靠靜電吸附陌生或可能具危險性的東西。而在較不理想的情況下，則會反過來攻擊你身體，自體免疫疾病（autoimmune disease）便是一個例子。

酵素是改變其他化學物質的蛋白質，但在改變過程中，它們會一直維持自己原有的形態。因此，可以將它們視為小小的工廠，以靜電熔接特定成分來製造新物品。人們最熟悉的大概是消化酵素，它們會在消化道內把大的食物化學分子分解成小一點、較容易消化的東西，但它們也只是體內一小套的酵素而已。每一個細胞都含有酵素，而酵素做的事比消化食物多多了，幾乎所有體內化學物質的轉變，都是由酵素在執行的。

受體蛋白質也同樣是靠靜電連結的化學物質，但與酵素不同，它們通常不會去改變附著到的化學物質。受體接受化學物質就像鎖孔接受鑰匙一樣，這種連結像開關似的，可以啟動或關閉細胞中的各類功能。

藥草具有蛋白質，而且還會影響身體的蛋白質

藥草當然有蛋白質，但是消化系統對它們並不友善，會將它們撕成一條條的胺基酸。因此，食用藥草時，不必期待藥草蛋白質會對你產生什麼超出消化範圍外的影響。但從另一個角度來看，藥草中的化學物質卻可能對體內蛋白質造成巨大的影響。

小結論

蛋白質是由一串比較小、叫做胺基酸的分子所組成。這串分子會折成特殊的形狀，以便蛋白質產生作用。有些蛋白質只是建築材料、有些會造成肌肉運動或傳輸其他物質、有些則會使致病微生物失效。酵素是改變別種化學物質的可再利用蛋白質。受體蛋白質像開關一樣，掌控細胞內各個功能。當植物蛋白質通過消化道時，會被分解成胺基酸。但另一方面，藥草卻也會影響到身體蛋白質。

附錄D
預防藥在預防什麼？
致癌物、自由基、氧化劑與發炎

了解敵人的運作方法是有幫助的。你常聽到知名的健康媒體不斷地討論藥草中「抗氧化劑」的助益，它們會抵抗偷氧的毒素，還有藥草中的「自由基撿食者」，中合掉其他種有害的毒素。要了解這些有趣的藥草分子如何作用，你必須先了解你的敵人。知己知彼就可以幫助你養成預防性生活形態，也就是一種將生病機率減到最小的生活方式。

預防癌症當然比治療癌症要來得輕鬆且便宜。幸虧我們在70、80年代有許多知名整體健康大師，在他們的號召之下，預防疾病的概念終於被引入主流醫學中。但是預防醫學唯一的問題是，很難在每個人身上分辨出其到底有用沒用。從大量臨床研究數據上或許可以，結論，喝咖啡的人比較少得帕金森氏症，或是吸菸者比較容易得肺癌。所幸醫學界內有越來越多人把焦點轉向預防醫學，因此也有越來越多大型、長期的臨床研究來測試藥草的防禦功效。在本書每章結尾的「效用的證明」中便會列舉出這些研究的細節。藥草的保護作用，則在每章「科學家……眼中的效用」，有詳細的討論。

對一個人而言，所能做的只有根據有信譽的數據資料去嘗試，然後希望它會有用。如果運氣不錯，你會覺得舒服多了或問題解決了，但還是沒有辦法證明兩件事有沒有相互關係，而你也不知道這次的功效是否不值得再次嘗試!

我曾建議一位想要預防前列腺癌的朋友多吃植物色素，我開玩笑說：「如此一來，當你沒有得前列腺癌的時候，要記得告訴我喔!」儘管單從一項個案很難看得出作用，但是遵循預防醫學能讓你享受不錯的健康狀態，而且也讓你為自己的健康盡了力。開始預防疾病的好方法，便是瞭解主要敵人的運作習性，例如致癌物、自由基、氧化劑與炎症等。除了這些天然性敵人外，我們也有可能受到錯誤訊息誤導，而在不知不覺中成為自己最大的敵人。所以，如何從保健資料裡分辨出可靠的訊息，也是預防醫學的課題之一。

致癌物

癌症需要兩個元素：誘發（initiation）與促進（promotion）。一個會導致誘發或促進作用的化學物質都算致癌物。致癌物就是會引起癌症的分子。有些藥草化學物質會阻撓這兩種作用以預防癌症，但也有會造成癌症的植物分子。

誘發作用破壞細胞的基因，使製造出的蛋白質功能失效。誘發作用涉及一個正常細胞的基因改變，這種意外其實無時無刻都在發生，而且幾乎都被能偵測事故的酵素所修護。大多數的基因改變：突變（mutation）不會造成癌症，因為突變要不是對細胞沒影響，就是到最後使細胞滅亡。其實突變細胞的死亡沒什麼大不了的，而且通常是死了最好。細胞一定會死，而且最好是它們會死，因為當細胞不會死而一直無所控制地繁殖時，它們就會組成一團突變的癌症細胞，稱為腫瘤（tumor）。

基因帶有編碼資訊，順從地告知細胞如何製造特定蛋白質。它發給他們小小的建築分子「胺基酸」的獨特序號，好讓細胞知道該怎麼串聯這些分子以形成蛋白質。就有如圖書館裡一本書中的藍圖：DNA，這個含有大量不同基因的分子是圖書館。一個基因的資訊不一定會被讀取，但是當有人來讀時，這些資訊的影本（像藍圖的影本，但是採分子形式）就會離開DNA，到細胞裡的蛋白質製造部門報到。特定蛋白質靠基因資訊的幫助而產生，而這些資訊則留在DNA裡，以供未來重複地被讀取。

這些蛋白質的製造指南簡單列舉出胺基酸結構基材（building block）在串聯成鏈，進而形成蛋白質時應該要遵守的正確順序。這就好比用20種珠珠串成一串項鍊的指南，因為有約20種不同胺基酸可以被串聯成蛋白質。又因為相異的胺基酸會藉靜電以不同方式彼此作用，所以胺基酸的種類，以及其排列組合，決定了這個鏈體將如何折成一個具作用力的立體蛋白質。

大部分基因突變都是無害的，但當基因裡的蛋白質序號涉及細胞分裂或成長時，常會發生問題。如果一個基因帶著的蛋白質藍圖是有關細胞的分裂或成長，而這個基因產生突變，那麼另一個不適合的胺基酸很可能會被用來代替正確的那個，或者是有些胺基酸就會被遺漏。如此一來，製造出來的蛋白質結構與功能就會有問題。當與細胞分裂或成長有關的蛋白質體出錯時，癌症可能就會發生。我們體內有很多像這樣與細胞分裂或成長有關的蛋白質，有的促進細胞的繁殖，有的則停止細胞繁殖。

會造成癌症的突變基因稱為致癌基因（oncogene）。事實上，可靠證據指出，一般需要一個細胞裡有5–6個分別的DNA突變，才會產生一個癌細胞。雖然癌症會發生在各年齡層，但是有很多種癌症是與年齡相關的，因為它們需要時間來累積這些意外。有的人在基因上傾向會得癌症，這是因為他們出生時，就已經遺傳到一個致癌基因了。

自然與人造的分子都會促進誘發作用。改變基因的致癌物有時被稱為突變原（mutagen）或是基因致毒物（genotoxin）、有的致癌物是人造的，也有很多是從自然界，甚至藥草而來的。有的致癌物會死黏著DNA不放，DNA是含有基因的分子，因此當基因被複製（或讀取）來製造蛋白質時，致癌物便造成了訊息的錯誤。還有一種高能量的光粒子，叫做光子（photon），會像極小的子彈般飛奔穿越細胞，破壞DNA串鏈。太陽散發出的紫外線，或是其他任何紫外線來源，像室內日光浴等，不管室內日光浴老闆怎麼說，這些都會造成皮膚癌，因為它們不斷地以高能量的光子轟炸你的細胞。

在某些癌症裡，一個正常下會啟動細胞分裂的蛋白質可能會因為基因藍圖的突變而發生錯誤，它可能會卡在「啟動」的位置。而在其他的癌症裡，突變可能造成一個不稱職的「停止細胞成長」蛋白質，無法停止細胞分裂。癌症根據出岔的細胞種類不同，例如乳細胞、大腸細胞或肺細胞，而形成不同種類的癌症除了種類差異外，還有不同的機制會導致某種細胞不斷地分裂，所以會有像好幾種不同的乳癌這樣的細分。這也就是為什麼，當有人聲稱可以「治療癌症」——所有的癌症時，空氣裡總是瀰漫著可疑的氣氛。若說有一種療法或許可以治癒某些癌症，還比較可信。

有了誘發作用並不表示你就一定會得癌症，那只是步驟之一而已。不受控制的「促進成長」蛋白質或不稱職的「停止成長」蛋白質都有可能導致癌症，也有可能不會導致癌症，因為光是誘發作用並不會造成癌症。體內修護DNA的酵素像是精明的二手車買主，會挑出故障的舊車加以修理；有時候它們會啟動一個過程，使細胞以簡潔有益的方法自我崩解，稱為細胞凋亡（apoptosis）。很少有不被修理到突變的，免疫細胞不只是對付外來的敵人細胞而已，也會解決這些內部的叛徒，而且這種事每天都在發生。

醫生不喜歡沒事嚇人，所以他們不會告訴你體內大概有各式各樣的突變細胞，當然我也有。事實是，大部分的人都有。但是這些細胞通常永遠也不會演變成真正的「癌症」就算某個癌細胞果真逃過免疫系統的攻擊，它還是需要促進作用才能變成腫瘤。

第二步是促進作用，有些藥草與合成分子都會刺激此作用的產生。誘發作用發生以後，突變的細胞會坐在癌細胞裡不被用也不被修護，有時候一坐甚至就是好幾年，直到某個事件的發生，刺激了這個細胞的分裂。分裂出來的後代細胞們遺傳了它的致癌基因，並繼續進行不恰當的分裂。這個動作也有可能是受外來因素所刺激，稱之為促進作用。有的致癌物導致誘發作用，讓DNA發生突變，其他的則導致促進作用，刺激突變細胞的分裂；像動情激素（estrogen）這種性荷爾蒙會刺激細胞的分裂，所以服用動情激素會增加得乳癌的機率。有的藥草分子也會刺激細胞的分裂，扮演起促進劑的角色。像動情激素那樣作用的藥草令醫生擔心，因為它們也有可能造成促進作用。

促進劑並不一定立刻就被認為是致癌物。在試驗中，促進劑一般需要長時間、且一直以高劑量存在的狀況下，才會引起癌症，原因大概是因為它要先有一個誘發細胞的存在才行。不是每個刺激細胞成長的東西都是壞的，這要看它們如何被利用。因為有的會加速傷口修護，像聚合草（comfrey）中的尿囊素（allantoin）會刺激細胞成長，它的萃取物就常被用來製造外用的護膚劑。聚合草中還含有一種叫做吡咯啶植物鹼（pyrrolizidine alkaloids）的破壞DNA分子，這種分子可以產生誘發作用，所以當它們與分裂細胞的促進劑尿囊素一起被吃進肚裡後，就難怪聚合草會引發肝癌了。

第三步驟是轉移（metastasis），不一定會發生，而且也一樣會被藥草或合成分子所激發。形成癌症可能會有的第三步驟，轉移，是指一個癌細胞從主體腫瘤分離並移動到其他部位，它在新家進行分裂並製造另一群癌細胞，也就是另一個腫瘤。良性癌細胞不會做這種事，所以腫瘤可以被切除乾淨。是那些揮舞著酵素當武器，用酵素來吃掉附近組織，以便進入血管散布的癌細胞才是惡性的。轉移使得癌症特別難治療。

請勿不要驚慌，有許多藥草、合成分子以及其他療法可以遏止這些事件的發生。能夠殺死快速成長細胞的毒藥便是典型的撲滅癌細胞的化療藥物，它們通常藉由破壞某項細胞分裂的機制來達成功效，比如破壞分裂前所需的DNA複製等。這些毒藥有的是從植物中分離出來的，像從有毒的長春花（Madagascar periwinkle，也稱日日春）中所分離出來的長春新鹼（vincristine）和長春花鹼（vinblastine），它們會附著在一種叫做微管（tubulin）的細胞蛋白質上，進而阻止微管去建構細胞分裂前，組合染色體所需的內在結構。這些從植物中分離出來的毒物經由專家評估，並小心翼翼地用來治療某些白血病（leukemia）、何杰金氏疾病（Hodgkin's lymphoma）以及非何杰金氏淋巴瘤（Non–Hodgkin's lymphoma）。絕對不可在沒有專業技術的指導下使用這些成分，因為它們終究還是一種毒藥。

輻射線也能殺死快速成長的細胞，穿透細胞像微小的散彈般，以高能量的光粒子攻擊DNA。不幸的是，化療與輻射療法都會殺死無辜的快速成長細胞，例如腸細胞、頭髮、皮膚與血液細胞等，造成嚴重的副作用，像嘔吐、掉髮、以及免疫系統虛弱。若病人能忍受所引發的副作用，這些療法可以使癌症好轉。而現在新的化療藥物，像那種能阻止腫瘤召集供給血液，或能促使自體免疫系統去攻擊癌症的藥劑，都逐漸成為趨勢，是傳統化療與輻射治療之外鼓舞人心的另類療法。

有很多種藥草分子能夠靠中合基因致毒物來預防癌症，阻止誘發劑的作用。還有的能減緩細胞成長的速度，不讓已存在的腫瘤長得更大。有些藥草會激發免疫系統去攻擊癌細胞。而部分藥草中微量的毒素會刺激DNA的修復，以及其他反癌症酵素。有消炎效果的藥草應該也會有幫助，因為發炎已知會削弱組織，進而幫助轉移過程。癌症是一種複雜且多步驟的過程，有些能影響這些步驟的藥草分子可能會導致癌症，但是別的藥草分子則有預防以及治療癌症的潛力。

自由基

自由基是電子不成對的化學物質。雖然電子帶有負電，應該彼此排斥，但是它們卻有傾向於兩個兩個配對成雙的特殊天性。

首先必須了解，電子是什麼？電子是組成原子的三種成分之一，其他兩個是質子與中子。（欲知原子的完整解釋，請閱第XX頁）

電子在分子中傾向於配對成雙，它們要不就形成一種連結，或是以不連結的配對形式共存。原子是分子的建築材料；有時候兩個電子在兩個原子間被共享著，這兩個電子同時受這兩個原子的質子所吸引，而這個分享的關係形成兩個原子間的連結，鞏固了該分子的結構。雖然位於各個原子的核子中的兩個正性質子因為同性相斥，但是它們倆被兩個電子像小狗搶骨頭一樣地緊緊連在一起。每一個連結都是由兩個電子所組成，所以在連結中看到的電子一定成雙。

不參與此分享行為的電子稱為未鍵結電子（nonbonding electron），它們只是在分子內特定的原子中晃來晃去。有時候它們也會配對成雙，稱之為非鍵結電子對（nonbonding pair）或孤電子對（lone pair）。儘管電子真的會相斥，但我們還是可以看到它們配對成雙的奇妙行為。當一個孤零零的電子落單時，因為找不到對象，就會引起自由基的產生。

自由基可以是一個原子、一個分子或是一個離子。是除了正常的配對電子之外，它一定還要含有一個未配對的單身電子。自由基可以是一個單獨的原子、分子的結構基材（building block）或是一個分子，只要它是一堆靠連結聚集在一起的原子，它也可以是一個離子，一個沒有剩餘

既然電子相斥，為什麼還會配對？當我說電子都是負電的時候，大概就把你搞糊塗了，但是我必須冒這個會使你疑惑的風險，因為負電是電子本質上一個很重要的特性，而根據靜電原理，負電的確排斥負電。雖然電子相斥，它們仍會「配對」，配對的意思是它們共享相等的能量。能量的分配在微小的粒子中，比在大物質中來得謹慎，為了要分享等量能量，電子必須靠近彼此，而這麼做會讓它們感受到更強的相斥力。如果這個相斥力比兩個電子受到鄰近原子裡質子吸引的力量小，那麼它們就會配對，而且還會因為如此而變得更穩定。是的，兩個相斥的電子有時候會因為彼此配對而變得更穩定。大自然的確很奇怪，而且還有更奇怪的呢！

要解釋這種配對，我們要把電子看成一種波而不是一種粒子。原來所有的粒子，不光是電子，都可以被形容成一種波。因此，你體內所有的粒子都是波。可以用數學程式來抽象地解釋這個情形。（若沒有辦法把物質想像成是以波所組成的，不要灰心，大部分科學家們也都不會視覺化這種情境。雖然這種抽象化解釋可能不太好懂，我們還是相信在紙上算出來的數學程式，應該比較容易被接受。）我們用一種叫做波函數（wavefunction）的方程式來代表粒子，因為這個方程式可以相當準確地預估自然界的行為，所以相信它是正確的。波是一種在一段時間內會振動、交替或波動的東西。你可以在一段時間內上下揮舞手臂，那就是波。如果你加速揮舞，就是在增加波的能量。粒子的波函數幫助你預測粒子最有可能在原子附近的那個位置被找到，當然前提是，這個粒子帶有特定的能量。人精神不佳時，大概會待在床上；若電子能量不足時，大概就會在離原子核近一點的地方採取基態（ground state）狀態。能量高一點的電子則比較可能會跑到原子外面的區域去。（但它們必須要有更多能量以維持它們遠離帶正電、有吸引力的原子核的狀態。其所在位置就像郊區房地產很貴的地方一樣，有時候在最外面的電子受不了了，它們便會搬家，或被另外一個原子所共享，形成連結。）

波有不同的能量，在越小的粒子裡，波能量就越會被限制在一個定數，而其他的能量則奇怪地在數值上被「否決掉」。這使得微小的粒子做出令我們覺得怪異的行為，例如，當它們從一個數值被核准的能量標準改變成另一個能量標準時，它們會從一個地方轉瞬之間突然出現在另一個地方，這稱為量子跳躍（quantum leap）。此事對我們而言很奇怪的唯一原因是，我們的體積太大了，大到我們能夠擁有的能量數值都彼此很接近，接近到我們誤以為它們之間並無差異。

這種規定微小粒子只能有特定能量數值的限制，也同時跼限了其在空間裡存在的特定區域。規範電子波性質的限制，正是強迫兩個電子在原子附近配對的力量。這些解釋對你來說或許還是不夠明白，但我已經盡力了，不然就要更進一步介紹恐怖的量子力學（quantum mechanics）。有時候一個沒有配對的落單電子十分不穩定，而任何一個內含未配對電子的化學物質都叫做自由基。

或遺失電子、既非分子也非原子的東西。因此，離子與原子不一樣，離子總是帶有某種極性。原子、分子或離子都有可能含有未配對的電子，這種時候就被稱為自由基（free radicals或radicals）。其實英文中的free「自由」是不必要的，但是已經變成一種口頭習慣，大概因為這樣聽起來比較誇張吧。未配對的電子有時會在結構式中以一個簡單、隔離開的小點出現在化學物質上。舉例來說，氧分子是兩個氧原子連結在一起（O_2），當它多得到一個電子時，就會變成有毒的自由基，稱為超氧化物（superoxide，O_2^-）。（後面加上的負號表示它多得了一個負電單位）

不穩定的自由基會靠連鎖反應破壞體內的許多分子。你要知道，自由基是帶有單一未配對電子的化學物質，有些自由基並不穩定，而那些不穩定的，正是你要注意的。為什麼不穩定的就不好？你八成會比較擔心不穩定的鄰居，而比較放心穩定的。不穩定的化學物質就像不穩定的鄰居一樣恐怖。穩定的化學物質其實做的事不多，它們像小懶人一樣整天窩在沙發上看電視，它們很長壽，而且為「低能量」。是那種高能量且不穩定的的分子才短命，而且會在它們變穩定的過程中產生破壞力。可以確定的是，它們一定會變得更穩定，因為大自然裡的每一個東西都會傾向於達到最低能量的穩定狀態，這是大自然法則之一。

自由基是這樣造成破壞的：一個自由基為了讓自己穩定，會從附近的化學物質上綁架一個電子，然後讓這個電子與其原有的電子配對。而被偷去電子的受害化學物質現在少了一個電子，所以就變成一個自由基，然後可能會去偷別人的電子，再創一個自由基，這樣的事不斷重複下去，稱之為自由基連鎖反應（free radical chain reaction）。所有受害的化學物質都會提高警覺，而一旦化學物質開始緊張，它們就無法正常運作，所以一個自由基連鎖反應會傷害到很多的分子。體內的自由基會破壞DNA或蛋白質，或甚至誘發癌症。一般來說，自由基也會加速老化與疾病的形成。

阻止這種連鎖反應的方法之一是，將兩個自由基聯合起來，讓它們未配對的電子形成新分子內結合兩個部分的連結，（連結是由兩個原子共享的兩個電子所形成的），此作用稱為鏈終止反應（chain-termination）。不穩定的自由基多半不會加入這種終止反應，因為這種自由基的壽命不長，所以會遇到彼此的機會也隨之減少。自由基的連鎖反應不像大多數的反應作用，通常只涉及一個或兩個分子，這種連鎖反應根據反應的活動，可以改變多達上千個分子。每當一個生物分子被改變後，它們就不一定能夠再正常運作，因此只需一個自由基就能打倒許多的分子。從氟氯碳化物（chlorofluorocarbon，CFCs）中所產生的自由基上升至大氣外層，便會以這種失控的連鎖反應破壞臭氧，因此單單一個自由基便能造成很多傷害。儘管如此，有的自由基還是很穩定且較無害。

比如說，自由基越穩定就越有益處。分子中的硫原子比其他原子還能控制住未配對的電子，所以比較會成為穩定的自由基。硫能用自己未配對的電子，去「撿」另一個較有害自由基的未配對電子。同時，硫也能捐一出個氫原子加一個未配對電子給自由基，進而消滅那個自由基。雖然在此過程中它自己反而變成了自由基，但卻是一個較穩定的自由基。含硫自由基的未配對電子也可能會加入不穩定的有害自由基電子，而形成一個穩定的連結，因為連結是由兩個成對的電子所組成。所有活的細胞都會合成能中合自由基的含硫分子。有些植物，像大蒜，含有許多有趣的含硫分子，會消滅較有害的自由基。而其他非硫基的藥草分子也具此功效，類黃酮素（flavonoid）便是以此作用而出名。

吃很多撿食自由基的物質能讓人活久一點嗎？體內含有太多吃自由基的物質，或太多抗氧化物也會造成問題，因為吃自由基的物質它們自己通常也會在吃較不穩定的自由基的過程中，變成自由基（但是是比較穩定的），所以若數量太多，在理論上也是有害的。大自然不斷地告誡我們，任何一種東西超出了合理的數量，都會導致傷害，因為她靠著相對力量的平衡來維持生命，就像我們努力地靠相對的黨派來維持政治安定一樣。這種原則最起碼可以幫助你的錢包，因為營養補充品公司無法向你兜售一大堆昂貴的產品。雖然服用大量的營養補充品在臨床上並未顯示出太多優異的成效，但是多吃蔬菜水果卻有。多吃蔬果不但會讓媽媽高興，而且多吃蔬果的人一般都比較不會生病或得癌症，這得歸功於一般植物分子會撿食自由基的特性。

許多植物擁有一批中合自由基的分子部隊是自然現象，因為身為依靠太陽能發電的生物植物一定要能抵抗太陽光的輻射線。輻射是太陽光中像微小子彈的光粒子，會把原子身上的電子撞掉並拆散它們，所以陽光與其他形式的輻射線都會造成自由基。香菸造成的煙或其他燃燒物也含有自由基。免疫系統造成傷害而形成的炎症也會產生自由基。另外一個動物與植物都抵抗的自由基產生因子就是氧氣，很不幸的，人們賴以為生的氧氣，也是自由基。

氧氣與其他氧化劑（oxidizing agent）

人需要氧氣，但是它也會造成傷害。大多數學童都學過，血液將氧氣從肺部輸送到身體各部位，而且氧氣是生命所需，但大多數人卻都不知道為什麼人需要氧氣，並誤以為氧氣在本質上一定是好東西。這是真的，許多健康潮流利用此誤解來賺取暴利，想要把氧氣賣給你，彷彿你自己呼吸不到似的。由於設計來增加氧氣的商品被當成健康用品來販售，我們便接受了這種邏輯，相信氧氣一定會做什麼我們不太清楚的好事。實際上，氧氣非常毒且侵蝕性高，在買任何聲稱會增加氧氣的東西之前最好三思。光是想想它如何侵蝕且使金屬生鏽就知道了。還好大部分這種「補充氧氣」的商品，都不會實際增加你的氧氣，它們只是會減少你的現金而已。

讓體內組織暴露在過多氧氣下，會有產生真正傷害的危險，因為過多的氧會停止重要的細胞反應機能，造成細胞死亡與組織受傷。過量的氧會氧化，或「銹壞」血液中的鐵，使得這些鐵再也無法維持原本能攜帶氧的形式。能攜帶氧的鐵形式欠缺兩個電子，因此稱為二價鐵離子（iron II ion或ferrous ion），而過多的氧氣從鐵身上再移除一個電子後，就會形成三價鐵離子（iron III ion或ferric ion）。三價鐵離子不能攜帶氧氣，因此會造成缺氧症（anoxia），也就是氧氣不足。供應早產的嬰兒氧氣會有造成眼盲的危險；深潛的人如果潛太深、或使用一種稱為三合一（nitrox）的高氧潛水用混合氣體，一定會擔心氧中毒的問題。氧中毒會造成惡心、頭昏、視覺錯亂、抽搐痙攣，或是嚴重的肺水腫（pulmonary edema），也就是液體累積在肺部。

很不幸的，人們賴以為生的氧氣正是一種雙自由基（biradical），也就是說它有兩個未配對的電子，因此它是一種自由基並且會做所有自由基都會做的壞事。你也許會認為，氧氣上兩個未配對的電子應該會相互配對，就不會有問題產生了，但是這種情況不能發生的原因在於，電子允許與拒絕的能量得要非常精準才行。氧氣不但是自由基，而且還很會產生別的自由基以及自由基製造廠，像過氧化氫（hydrogen peroxide，雙氧水與過氧化物漂白劑裡的活性成分）、超氧化物（superoxide）以及氫氧（hydroxyl）自由基等都是氧氣慣例造成的壞蛋，我們稱它們為活性氧（reactive oxygen species，ROS）或單純只稱氧化劑（oxidizing agents）。

因為人們要不斷地呼吸氧氣維生（我很快會解釋為什麼必須這麼做），因此，在我們不斷地在製造這些有毒的氧氣副產品的同時，還不停地讓自己被氧氣所傷害。所幸體內有像過氧化氫酶（catalase，或稱觸酶）與超氧歧化酶（superoxide dismutase）等酵素，日以繼夜地將氧化劑轉變成無害的分子，像水分子等。健康人類的細胞也會同時不斷地大量製造一種化學家稱之為還原劑（reducing agents）的分子，它們能使氧化劑失效並且修復氧化劑所造成的傷害；還原劑另有一個比較普遍的名稱，叫做抗氧化劑（antioxidant）。

大家都知道我們需要氧氣，但是很少人知道為什麼。在一種稱為「電子傳遞鏈」（electron transport chain）的能量製造過程中，我們需要氧氣來接受電子。在此過程中，電子在稱為「粒線體」的細胞結

不知道有多少人靠著我們對氧氣的諂媚而大賺一筆。你可以花很多錢買「高含氧水」，但是除非你是隻魚，不然那都是白花錢。所有的水在碰到空氣時就含氧了，不然的話，魚就不能在水裡呼吸了。空氣中的氧自然會溶入水中，而從空氣中呼吸到的氧，也比你從超級含氧水中所能獲得的氧多得太多了。這有沒有可能我們都不確定，但就算你真的能在消化道中吸收超含氧水裡溶解的氧，你也得喝上非常非常多這種昂貴的水，才能比得上從呼吸中獲得的氧。

許多高含氧水或其他特殊水的聲稱，都違反了許多基本化學原理，程度高到簡直令人頭昏。有好幾家提出此聲明的公司，已經被美國聯邦交易委員會（FTC）罰款，但還是繼續販售其高含氧水，並誇耀他們從未公開給任何人讀的相關臨床研究報告。其中有一家公司甚至聲稱，他們會在產品中縮小水分子，以空出多餘的空間給氧氣！從來沒有一位科學家縮小過分子，所有的水分子都一模一樣而且尺寸相同，若改變了一個分子，此過程叫做反應，而且該分子就再也不是當初的那種分子了。除非有鰭，不然高含氧水對你一點意義都沒有。

賣健康磁鐵的商人辯稱，他們的磁鐵會吸引血液中的鐵，因此可以將含氧充分的血液吸引到身體上帶磁場的部位。但是世界上有好多種不同形式的鐵，而血液裡的鐵其實是那種永遠都不會被磁鐵吸引的鐵，所以此聲稱擺明了是在說謊。有磁性的鐵需要許多鐵原子擠成一團，而且團裡的每個鐵原子都要有未配對的電子朝著同一方向旋轉，它們的共同旋轉即形成磁場。然而，血紅素分子中的鐵是四個分得很開的鐵原子（或更正確的說，是四個鐵離子，因為每個裡面都缺乏兩個電子，因此形成正電），這四個鐵離子的距離遠到它們不可能形成磁場。所以萬一因受傷而流血，又剛好在磁鐵附近時，你的血液並不會朝磁鐵方向流去。

「氧氣吧」（oxygen bar）是一種新式的健康設施中心，你可以花錢讓他們插氧氣管到鼻子裡，通常還可以選最喜歡的香味來伴隨氧氣。但除非你是一隻鯨魚或海豚，不然的話，像我們這種哺乳類動物其實並無法在體內儲存太多氧氣，所以氧氣吧對我們來說沒有什麼長效的益處。此外，先呼吸純氧也無法預防後來窒息的可能，更何況純氧其實會造成傷害，例如細胞死亡以及組織受傷。

高壓氧療法（pressurized oxygen therapy）倒是一種廣為接受的成功療法，專門用來治療阻斷細胞氧氣供應的嚴重性壞死、壞疽（gangrenous）組織、或擠壓創傷。這種療法補充氧氣到缺氧的細胞內，能夠加速組織的修復。高壓氧療法同時還能用在撲滅厭氧細菌造成的感染上，因為這些細菌只能在低氧環境內存活。即使是在上述這些案例內，醫護人員仍需要經過特別的訓練才能掌握如何施予最少量但仍有療效的氧氣，因為太多的氧氣會造成傷害。

構中，從一個蛋白質被運輸到另一個蛋白質。高中生物課裡，學生乖乖地學習並重複背誦的「細胞能量工廠」，指的便是粒線體。這種電子傳遞能夠順利地進行是因為蛋白質可以輕易地接受電子。就好比磨坊利用河川的水流來磨麵粉一樣，電子的流動被用來製造一種叫做三磷腺苷酸的帶能量分子。所有需要能量來運作的細胞功能都需要三磷腺苷酸，高中學生所背誦的「能量貨幣分子」指的便是三磷腺苷酸。電子傳遞鏈過程中有一個問題，就是所有在傳遞中的電子最終都得要歸到一個位子上，這便是氧氣發揮作用的時候。最後一個接受電子的是氧氣，因為如果電子沒有一個終點站能去，那麼電子傳遞鏈便會堵塞進而停止，所以氧氣在此製造能量的過程中是不可或缺的。大部分呼吸進來的氧氣是用來從電子輸送帶上將電子移除，以利更多的電子進入傳遞鏈中確保運輸繼續進行。而製造必需的三磷腺苷酸分子，則需要電子無間斷地傳輸。

然而，過多氧氣則會對此過程造成反效果。理想中狀況下，氧氣通常會在此過程中與電子和氫結合成水，成為最終形式後，就完全無害。但偶爾當氧氣沒揀到足夠的電子時，它會變成超氧化物自由基或過氧化氫，而這兩種分子都像冷酷的微小殺手一般，會在粒腺體裡傷害鄰近分子。當有太多氧氣分子相互爭取電子時，這種情況就比較容易發生。

因此，氧氣有好處也有壞處，缺氧人便無法生存，但是氧氣又像個指紋遍及犯案現場的壞蛋一樣，是加速老化與造成疾病的頭號嫌犯。除非患有肺氣腫（emphysema）等肺部疾病、或正在爬喜瑪拉雅山的聖母峰，不然體內氧氣應該是綽綽有餘的。

同時，氧氣還會氧化其他分子，若氧化作用胡亂發生，會造成分子的損壞。常聽說某個東西「被氧化」了，我們知道那是與物質老化有關，但其中到底發生了什麼事呢？氧氣會敏捷地改變其他分子，當它這麼做時，便稱為「氧化」別人。為了瞭解我們所好奇的那種氧化作用，重點必須放在有機、也就是含碳的分子上。有機分子是形成生命的必需條件，所有生物體內都有有機分子。另一個較確切的說法，是將氧化定義為喪失電子。當氧氣遇到比較不貪戀電子的原子時，它會變得比較貪吃電子，而有機分子中大多數的原子則屬於這種原子。當氧氣連結到一個比較不貪心的原子時，它會從這個原子身上偷走電子。由於氧氣在連結中，傾向於把電子往自己的方向拉，然後將其附著在碳上，使得碳藉由與氧的結合而「喪失」一些電子濃度。因此，當分子中的碳與氧原子形成更多連結時，稱之為「被氧化」。被氧化得最嚴重、喪失最多電子的碳是二氧化碳。而氫則是比較慷慨的，在連結中傾向於將電子向碳的方向推，所以分子也有可能因為內含的碳失去與氫的連結而被氧化。

抗氧化劑是還原劑（reducing agents），此反式過程值得討論一下，因為它正是抗氧化劑所中介促成的。氧化的相反稱為「還原」，因此還原是電子的增加。這聽起來有點顛倒，因為通常還原（英文reduction亦指減少）是表示喪失某個東西，像減輕體重等，但因為電子是帶負電的，所以這裡的還原指的是當電子增加時，電荷數目反而因此減少的情形。當分子裡的碳失去與貪戀電子的氧的連結、或取得跟電子慷慨的氫結合時，這個分子就被形容成是還原了，因為其中的碳經由喪失與貪戀電子的原子（氧）的連結，或得到與電子慷慨的原子（氫）的連結，而取得更高的電子濃度。能夠促使這種情況發生的分子被稱為還原劑，但在醫藥界中，被稱為抗氧化劑。這種分子是好的，因為它們能預防氧化的發生，但為什麼氧化對我們不好呢？

體內分子的氧化是有益處的，但得在控制恰當的情況下發生。若體內分子的氧化是在控制良好的前提下發生，我們其實可以從中得到產生能量的好處。另一個與氧結合的活動是燃燒。燃燒燃料時，燃料分子會與氧結合；當燃料裡含有碳時，碳會極盡所能地被氧化，最終產品便是二氧化碳。人體也會燃燒有機分子，並產生廢棄物二氧化碳。這是一系列控制精準的多步驟過程，而大多數的步驟都是受一個酵素所掌管。就像燃燒其他東西時一樣，氧化的分子一定會釋出能量，而該能量會以熱能的形式消失在空氣中，或被轉變為其他有用的形式。當我們「燃燒碳水化合物」、或別種類似的含碳分子時，我們會用盡分子產生能量的潛力，然後將其能量儲存在別種形式裡，例如三磷酸腺苷。此過程中需要不斷地增加氧，並從養分中不停地移除氫。如同之前提過的，因為氧化代表喪失電子，所以氧化中的食物會從食物分子裡移除電子，然後將這些電子送去用在電子傳遞鏈中，以製造能量。

還原能力最大的分子，具有最少量的氧、最大量的氫，這種分子因為一開始就有很多空位能接受氧，所以需要經過最多步驟才能被氧化，也因此能提供最多的能量。脂肪與油就是這種分子，像石油、丙烷（propane）、丁烷（butane）與甲烷（methane）這些稱為碳氫化合物（hydrocarbon，簡稱為烴類）的燃料也是。一個分子上連結的氧越多，該分子被氧化、或「被燃燒」的程度越高，能供應的能源也就越少。這倒不表示這種分子不好，因為我們需要脂肪與油這種高度還原的分子，也同時需要像碳水化合物這種部分氧化的分子，來產生能量。

失控氧化作用會造成氧化壓力（oxidative stress）。當氧化作用不受酵素掌控而胡亂大鬧時，必需分子有可能被嚴重地損壞。科學家們目前正積極地詳盡研究這種氧化壓力。各種罹病過程、老化、以及長期或短期暴露在大量毒素中，都會加速不受控制的分子氧化。分子的氧化作用會改變分子，而當你毫無忌憚地改變分子時，它們便無法正常運作，衍生出的氧化壓力會進而使老化或病症更加惡化，形成一個惡性循環。生物以製造大量抗氧化劑的方式來抵抗氧化壓力，而此類的抗氧化劑中，有一部分是維生素，其他則否。

舉例來說，最普遍存在的非維他命型抗氧化劑之一就是麩胱苷肽。麩胱苷肽缺乏被證實與老化、毒素與疾病有關，而加強細胞製造麩胱苷肽的能力，經常被證明對人體有益。某些藥草可以有助於增加麩胱苷肽，尤其是大蒜這種含硫的藥草。但有些藥草卻會促使麩胱苷肽的流失，像卡瓦椒等。卡瓦椒甚至在健康食品店裡被當做營養補充品販售。口服卡瓦後，麩胱苷肽會被分解開來，而變得不再是麩胱苷肽。然而，麩胱苷肽被分解後，其中一些分解出來的構造及衍生合成分子：半胱胺酸（cysteine）與N–乙醯基半胱胺酸（N–acetyl cysteine），常常會在麩胱苷肽已經殆盡的情況下，促進麩胱苷肽的產量。

其他細胞性抗氧化劑，與抑制氧化的酵素間的關係，一再經過無數試驗的證明，但有些研究還是無法證實抗氧化劑的助益。有研究甚或顯示，抗氧化劑在特定情況下，反而會變成一種有害的氧化劑或促氧化劑（pro–oxidant）。因此，儘管顯示其負面效果的研究並不多，我們也不能假設它們永遠是有益的。有一種普遍理論認為，規律運動有助健康是因為氧在其中扮演某種角色。運動使得細胞受到輕微的氧化壓力，因而刺激抗氧化的防禦系統。那些認為服用抗氧化劑可以減緩老化過程的建議聽來似乎很合邏輯，但一個似乎合邏輯的理論並不表示就是真的！

抗氧化劑補充品能否讓人長壽？一如所料，減緩老化這個好消息早已讓科學家們，積極地針對此主題進行各項研究。但研究顯示，儘管理論聽起來毫無破綻，但是研究人員仍然找不到證據，來證明服用抗氧化劑補充品能夠延長人的壽命，販賣補充品的廠商一定不會喜歡聽到這個消息。但能證明的是，多吃內含大量抗氧化劑的植物，的確能促進健康，所以看來你最好乖乖聽媽媽的話，多吃蔬菜水果，而不是用錠劑取代它們。幸虧有些藥草也符合這種抗氧化劑的歸類，所以可以經由食用或茶飲的方式，攝取其成分。

唯一證明飲食能延長壽命的研究，都是使用限制熱量的方式的試驗室動物研究。餵食越少的動物活得越久，有趣的是，這些研究結果顯示，此類飲食控制降低了氧化劑的產量，這大概是因為沒有那麼多分子可供氧化吧。雖然無法「反溯」老化過程，但可以藉由維持體內抗氧化劑的數量的平衡，來減少某些與年齡有關的疾病風險，而此書中討論過的一些藥草正可以助你達到目標。

發炎

免疫系統是一把雙刃劍。許多兜售藥草的廠商吹噓，其產品具有「增強免疫系統」的能力。然而，免疫系統並不一定是你想要增強的部門。一個國家需要軍隊來保護自己，但是付予軍隊無限的權力並不一定對人民有益。而免疫系統正如氧氣般，有好處也有壞處。它可以摧毀病原微生物，並修復受傷的組織，但也可能突然失控，反過來對自己造成傷害。你應該不會訝異，有很多被標示為免疫調節劑（immunomodulator）或免疫刺激劑（immunostimulant）的藥草，都會刺激免疫系統，像花粉就是來自植物，並且會刺激過敏的人的免疫系統。所以捫心自問，是否真的想要像這樣刺激自己的免疫系統。

免疫系統能夠抵抗許多破壞力強大的疾病，但花粉並非這些疾病之一。花粉在體內只是「一個在此歇腳的陌生人」而已。然而，在某些人體內，花粉卻遭到不必要的攻擊，而連帶而來的過敏反應，則導致無謂的組織傷害。短暫急性的發炎反應，可能會對生命造成威脅，像被蜜蜂螫到後引發的過敏性休克（或稱無防禦性休克，anaphylactic shock），便足以致命。因發炎而造成的慢性長期組織惡化，也有可能發生，像是關節炎。像這種免疫系統攻擊自己身體的友軍砲火事件，也會造成自體免疫疾病（autoimmune disorder），很多常見病例都屬於此類，例如第一型糖尿病、狼瘡（lupus）、肌無力症（myasthenia）、甲狀腺疾病、克隆氏症（Crohn's disease，消化道瘜肉）、多發性硬化症（multiple sclerosis，簡稱MS）、類風濕性關節炎（rheumatoid arthritis）、牛皮癬（psoriasis），以及其他很多疾病。盲目地「增強」這些患者的免疫系統，很有可能會使其病情更加惡化。目前甚至有極具爭議性的理論認為，某些我們比較不了解的疾病，像精神分裂症（schizophrenia）或強迫症（obsessive-compulsive disorder），其實都是經由感染而引發的。在此感染期間，病患的免疫系統錯攻了自己人的身體，像是腦中部分區位，因而造成腦部傷害。

細胞會藉由細胞凋亡而死得乾乾淨淨，或藉由發炎反應而死得一團亂。雜亂的細胞死法會造成炎症，進而對人體產生傷害，為了更易於形容此過程，我們必須先了解正常細胞「好」的死法，也就是計畫性細胞死亡（programmed cell death），或稱為細胞自滅（cell suicide）或細胞凋亡。計畫性細胞死亡從準媽媽的肚子裡就開始發生了，位於早期胎兒手指與腳趾間蹼裡的細胞，被安排自己滅亡，以便分離腳趾與手指。在之後的生命過程中，細胞會有限地分裂好幾次，不然的話會長成腫瘤，而當一個細胞分裂到特定次數後，細胞凋亡便會被啟動。

帶有DNA分子與蛋白質的基因綜合

體——染色體，必須要在細胞分裂前被複製，以確保每一個子代細胞都有完整的染色體。細胞分裂會消耗稱為染色體端粒（telomere）的結構，染色體端粒是染色體末端的DNA片段。老細胞經過多次分裂後，其染色體會變得越來越短，因為染色體端粒被消耗。一旦染色體端粒被消耗太多時，細胞就會自行分解，並把自己的殘骸包成一個包裹等別的細胞來回收。

一旦細胞凋亡開始進行，其過程會整潔地拆解細胞分子，並將殘骸包裹在細胞膜材料中，以便附近的細胞再利用這包裹裡的內容物。（細胞能夠有效地回收內容物顯示了回收的智慧：既然細胞已經在地球上生存了幾億年，或許它們的回收能力可以做為我們的好榜樣。）細胞的回收過程會持續進行，靠著端粒酵素的作用，將染色體端粒再回送到部分子代細胞中。細胞凋亡不會引起免疫系統的注意，因此也不會有發炎的情況發生。

然而，雜亂的細胞死法則會引起免疫系統注意。當細胞壞死（necrosis）發生時，任何一丁點的壓力，都會嚴重地減少細胞的能量供應。一個細胞需要能量來維持外圍「細胞膜」的堅固。為保細胞運作正常，細胞也需要能量來將離子（一種帶電粒子）不停推出細胞膜外。這種離子傳遞是必須的，因為它能形成細胞內的淨負電，以供細胞像電池一樣有自己的電可以用。當細胞能量降到很低時，吸引離子的靜電力會把離子往細胞方向拉，造成細胞內壓力增加，細胞便會爆炸，於是細胞裡的內容物散得到處都是，進而引起免疫系統的注意，開啟了發炎過程。

在一個細胞以如此雜亂的方式爆炸之後，各式各樣的白血球細胞會往該細胞散出的內容物方向前進。白血球細胞經由血管移動，到了爆炸的細胞附近便開始滾動，並附著在血管壁上，這是因為血管受細胞殘骸影響，變得會沾黏白血球細胞。這些被黏住到的白血球細胞接著會擠身穿越組成血管的細胞群間，跟到鄰近組織中。在這裡，它們可以吞噬已亡細胞的殘骸，此過程稱為吞噬作用（phagocytosis）。一群蛋白質纖維會在死掉的細胞周圍築起一道牆，而經由血液流到該區域的白血球細胞加上水分後，會在此處造成腫大，於是血管會被指示去放寬，或擴張其管壁以便更多血液可以流到該處，因此，這個部位會變得又熱又紅。變熱的原因是為了加速該部位復原的化學反應。

熱、痛、紅、腫是發炎的四項徵兆，但不一定都看得到。輕輕抓一下皮膚，會看到紅紅的痕跡，這就是輕微的發炎。很多疾病的不同階段便是與某種形式的發炎有關。「熱、痛、紅、腫」是發炎的4項首要症狀，而醫學院學生則是以拉丁文「熱（calor）、痛（dolor）、紅（rugor）、腫（turgor）」來背誦，這大概是因為，大概是因為拉丁文聽起來比較高級又比較押韻吧。然而，許多發炎的過程是臨床潛伏的，也就是不容易被發現的意思，因為它們的等級比較低，但還是會造成傷害。

除了痛之外，免疫系統的反應有可能造成多害而少助益。動員的白血球細胞發射出自由基來殺死細菌，但同時也讓健康的組織暴露在友軍砲火中。腫脹使組織承受的壓力增加，物理性地傷害臨近的細胞。而慢性發炎很明顯的會加速血管老化，導致它們硬化且變得狹窄。炎症還會造成血栓形成，若正在流血那就是有益的，血栓引起中風或心肌梗塞就不好了。

發炎不光是疾病造成的結果，也是疾病產生的原因。這種想法在醫藥界還相當新，但自從有人想到這個可能後，科學家們便不斷地發現新證據來支持此理論。都被很多不好的東西發現與炎症有關，從青春痘到胰臟癌都，但是以往從未有人想到炎症會是疾病的起因。以前總是覺得發炎只是疾病與傷害的次要後果，但是現在更多更新的研究結果，都反駁了這項論點。心臟病一向被認為只是某種管道疏通出了問題，之前以為是動脈管壁上膽固醇形成的硬化斑塊，阻擋了通往心臟的血流，因此造成心臟病，或是脫落的硬化斑塊卡在狹窄的血管中，導致心肌梗塞，但是我們現在知道，炎症是造成硬化斑塊形成的第一原因，而且也是造成硬化斑塊脫落的始作俑者。

有時候，炎症似乎不會自己消失，反而待在那裡繼續製造新傷害。英國伯明罕大學的風濕病學家巴克利（Chris Buckley）與薩蒙（Mike Salmon），研究為什麼炎症偶爾無法自己痊癒，他們發現，有時候免疫細胞會一直待在傷處，不斷地送出化學訊息給彼此，然後，根據巴克利的說法：「他們彼此之間的對話開始變得有點危險。」舉例來說，持續待在發炎關節附近的白血球細胞會製造一種化學物質，使關節看起來像是過度活躍的淋巴結，以不斷地徵召更多白血球細胞到該處駐守，因此磨損關節軟骨的炎症便無法消退。有的科學家甚至謹慎地假設，炎症是老化的主要因素之一，並認為減少炎症或許可以減緩與年齡相關的身體退化。

當免疫系統的停止功能出了問題時，情況就真的會變得很難看。在正常情況下，那些受壞死細胞的化學號召而動員起來的白血球細胞們在最後任務完成後，會依指示以計畫性細胞死亡的方法進行自我毀滅，於是炎症就會消退，此過程稱為消退期（resolution）。消退過程有一部分是由resolvin脂質所啟動的。當哈佛大學醫學院的察爾斯．賽漢（Charles Serhan）發現這種脂質時，他說：「這完全出乎意料之外」，原來resolvin脂質是由omega–3多元不飽和脂肪酸所組成的。

報章雜誌最近都爭相報導omega–3多元不飽和脂肪酸，因為除了其他數種好處之外，它們還能消炎。Omega–3多元不飽和脂肪酸像維生素一樣，是人體無法製造的，所以我們必須經由食物攝取。海藻、魚油（因為魚吃海藻）、以及亞麻子和馬齒莧（purslane）等植物裡都有omega–3脂肪酸，食用它們可以得到各種的健康助益。令人感到好奇的是，有機乳製品與有機飼養的肉類中，所含之omega–3脂肪酸，比傳統飼養方法的肉要來得多。Omega–3脂肪酸在人體內被用來製造停止發炎的訊息，這或許多少解釋了其的消炎作用。

消炎劑的作用與刺激免疫系統恰好相反，而且似乎還能預防疾病。阿斯匹靈就像omega–3脂肪酸一樣是消炎劑，而且能減少罹患多種疾病的可能，這大概也說明了為什麼炎症會造成這些疾病。若慣常服用阿斯匹靈，你可能較不容易罹患下列疾病。準備好了嗎？這份清單可是很長的：乳癌、大腸直腸癌、胰臟癌、胃癌、中風、心臟病、心肌梗塞、帕金森氏症、阿茲海默症、金黃葡萄球菌感染、以及黃斑部退化。許多人可以安全地服用阿斯匹靈，但有些人的胃卻受不了。植物裡滿是阿斯匹靈類的分子，稱之為水楊酸，它們當然也是一種消炎劑。有些阿斯匹靈的效用比較顯著，在某些案例中，阿斯匹靈對男性比對女性的幫助要明顯，這可能是因為女性通常吃比較多的植物性水楊酸。既然植物性水楊酸很普遍又能消炎，當我們偶爾遇到一種內含大量水楊酸療效用又強的植物時，就不用感到太訝異了。

主要關鍵在於，保持平衡並了解體內免疫系統與消炎的狀態，若能降低體內免疫系統，並提高消炎狀態，而不是將兩者顛倒，很多人會更健康。這有可能是因為現代飲食往往會促進炎症，似乎也會提高常見現代疾病的罹患率，如糖尿病與心血管疾病。但是消炎劑也有作用過頭的時候，儘管使用消炎藥草可以舒緩各式症狀，像關節炎、潰瘍、過敏，但若易受感染，或已經在服用阿斯匹靈這種的抗凝血劑，應該對這些消炎藥草的使用小心謹慎。有時候在手術前服用消炎藥草，甚至會引起出血問題，就像阿斯匹靈一樣。最好是隨時讓醫師知道你正在服用的所有東西，包括藥草在內，這在手術前尤其重要。

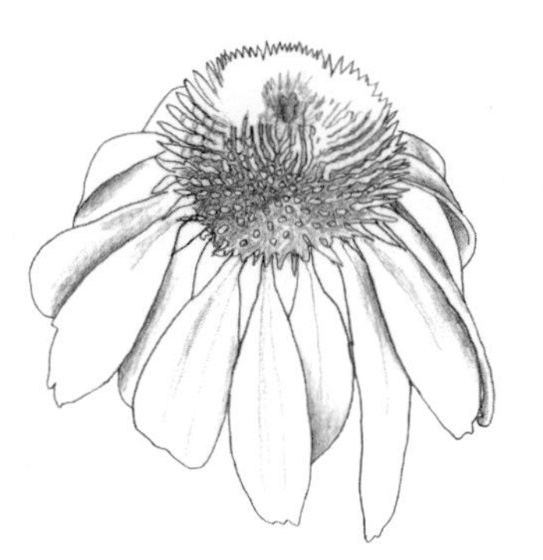

藥草可以用來增強或抑制免疫系統的反應。服用「增強免疫系統」的產品在理論上，是可以縮短感冒的，但也有可能會使自體免疫疾病或過敏惡化。（事實上，根據臨床試驗結果顯示，很多像紫錐花這種典型的增強免疫力藥草，似乎都不太能抵抗或預防疾病，紫錐花反而在讓人起紅疹上比較有效。）所以請仔細考慮清楚，刺激免疫系統作用是否是你真正需要的。若理由只是要治療感冒，請記得，大多數人都不會死於感冒，因為感冒通常到最後會自己痊癒，而這也可以解釋，為什麼那麼多種感冒藥，都被認為是「有用的」。然而，也有許多藥草具有相反作用，能減少免疫系統的反應，並能消炎。因為消炎反應是種多步驟的過程，不同的藥草會以不同的方式來執行此效用，你可以從此書各藥草章節獲得更多詳細資料。依據藥草的消炎機制，請非常謹慎地挑選最符合你個人獨特的需要的藥草。

附錄E
如何避免被人牽著鼻子走

科學是一種避免自欺欺人的方法。
首要原則為絕對不自我欺騙，
而自己，通常是最好騙的對象。
——理察・費曼

不妨把此篇附錄當成一種預防藥。除了小心提防自由基、氧化劑、癌症、炎症之外，尚需避免同樣會造成傷害的錯誤判斷。

不預設立場。不只是對那些想要向你銷售產品的人，也包括那些出於善意、自信地告知你他們所相信之事的專業人士。對本書內容亦不例外。甘冒著失去你的信任的危險，我必須承認，我的立場也會依新資料的出現而不斷更改。抱持任何先入為主觀念的人，無法成為一位成功的科學家。對所有事情不預設立場除了要有高尚品德之外，還需有不斷檢視自我偏見的意願。對任何所聞、所讀、所想之事保持懷疑精神並不是一件容易的事。其最終報酬在於，唯有不斷依新資料重複檢驗某特定論點（也有人稱為假設），才能為了此論點可能為真相而興奮不已。感覺自己就快要接近某樣東西，或某種真相足以令人感到極度振奮。但矛盾地是，我們卻永遠無法確定自己是否果真走到了這一步。事實上，我們無法用科學證明任何事。我們所得到的只是對各種假設，累積越來越多驗證而已。有些理論之所以被拋棄，是因為觀察到的事證皆不支持其論點。一步一步追求真相是一條永無止境的道路。會說因為科學家不這麼認為，所以覺得這個那個理論不是事實的人，根本不瞭解科學的本質。科學不是武斷的，也永遠不會「證明」任何事。我們應該相信的是，唯有不斷懷疑和一再檢測那些公認之理論，才能帶領我們離事實更近一步，而有些理論也的確離真相只有一步之遙。這並不是輿論所能決定的事，一切取決於確切的實證和具可重複性的研究結果。

科學沒有所謂的價值觀或道德感，但人有，而且因人而異。科學無法告訴你什麼是對什麼是錯，或是你應該怎麼過你的生活。有些人說：「科學研究說我們要補充維生素。」或是成為素食者。或是做其他有的沒有的。但是科學能提供的只有資料。它並沒有告訴我們一定得用這些資料去做什麼事情。比方說，科學從未表明人究竟應不應該抽菸。它只是委婉地指出若抽菸的話，極有可能因為肺癌而大大縮短壽命。一切取決於你自己能否接受這樣的結果。大多數人都想活得久一點、健康一點，這是普遍獲得認同的價值觀。因為有許多因人而異的變數，不同的人會用不同的方式看待這些科學資料，而這些人又會彼此互相厭惡。若某人單純因為「科學說……」而建議人們做這做那的話，他就誤解了科學的本意。科學不過是一種提高理論可信度的工具罷了。

不需要成為科學家才能判斷藥草相關資料的可靠程度

想要藉由檢查銷售文宣和科學資料來決定某藥草產品是否可疑，是有簡單方法的。這裡列出一些應該多加注意的警告事項。被警告到的資料不一定就是不好的，但表示你應該對其特別小心謹慎。

可是我在電視上看到……

請多考慮一下資料來源吧！不幸地是，最理想的藥草相關資料多半非常無聊，而且的確都不太容易讀。它們大多來自名聲著越的科學期刊中的論文摘要。不過，就算是這樣也不代表絕對保證。比較起來，有些期刊的可信度較高。有時候，這些期刊所刊登的研究是由試圖提高其產品口碑的藥草廠商所贊助執行，而且還可能是以十分迂迴的方式來贊助。就算一開始立意甚佳，但多少還是會影響到研究人員對資料解讀的正確性。這也就是為什麼採用雙盲設計的研究，遠比「單盲／雙盲」設計的研究要來得理想許多。

研究是否設計完善？

在雙盲設計研究中，不論是研究人員或參與研究的自願受試者，都不知道何人服用了何種東西。理想情形下，也應該使用某種安慰劑，幾組研究自願者必須服用不具任何已知藥效反應的安慰劑，因為光是服用某樣東西這樣的動作，通常就會使人感覺變好。這即是安慰劑反應。研究中應該有一組安慰劑組，經控制而產生這種效果。比如說，在有關熱潮紅的婦女研究中，安慰劑組即是必要的設計。當然，熱潮紅絕對是實際存在的病症，但和大腿骨折比較起來，它可以靠心理作用使症狀好轉和痊癒。在針對熱潮紅女性患者的研究中發現，使用藥草確實會使病況明顯地好轉——即使在安慰劑組中也一樣！若安慰劑效果最後和藥草一樣好的話，便說明了此藥草或許並不真的具有任何藥理作用。但是，病人的大腦則有。在評估資料來源時，檢視研究的設計方法是必要步驟之一。

結果是否具顯著性？

說藥草使得這個或那個效果增加了或是減少了，其實並沒有什麼太大的意義。若你瘦了1磅，意義絕對比不上瘦了10磅。統計方法的出現是為了幫助人們評估某效果是否果真是由被測試目標物所引起，因為發生的一切也有可能只是湊巧罷了。請找「顯著性」的效果。這個字意味著此效果的發生較不可能是因巧合引起，但機會還是有的。若想自己瀏覽論文摘要，請選擇「可能值」或「P值」小於0.05的研究。在文章中會看到像p<0.05這樣的東西，就表示評量的參數達到統計學上的顯著性，P值越小，檢測效果就越不可能是由巧合造成。雖然這不是百分之百的保證，但卻是一種公認標準，可以幫助我們評估何種功效值得多加注意，何種功效又可以被忽略。

在本書每樣藥草的「效果的實證」中，可以找到目前為止，有關這些藥草設計最佳的臨床試驗結果概要。每個人也可以在國家醫學圖書館的醫學期刊網站上（http://www.ncbi.nlm.nih.gov），找到數量驚人艱澀讀論文摘要。

注意看一下藥草文章旁的廣告。

無論是設計完善的研究或是設計不佳的研究，試驗結果最後會經篩選，刊登在較受歡迎的新聞媒體上。雜誌內藥草和補充品廣告的篇幅越多，文章內容就越可能傾向於熱中藥草的使用，甚至到歇斯底里的程度。這種做法並非一定是錯的，但這些廣告的內容都應該被大打折扣。

在試管中，它可以殺死癌細胞……還有其他細胞。

這就是所謂的毒素。若有一種藥草可以殺死癌細胞、細菌、使病毒失效的話就太好了。很多藥草也確實如此。不過，藥草應該善待體內原有的細胞。在使用前一定要先行確認這點。動物試驗或是分離細胞試驗無法保證在人體上也能發揮相同功效。針對人體所做的藥草試驗就比較具有說服力。

可是這些研究看起來很言之有物。

最近很流行用量子力學中「量子」之類令人頭暈目眼花的專有名詞，來販售各種東西。不過，用這些字並不表示說話的人，對自己講出來的東西就真的很有概念，因為量子力學和藥草學一點關係都沒有。只不過聽起來十分令人印象深刻罷了。（順便一提，量子本身並不像行銷專家說的那麼令人敬佩，但是大多數業者反正根本也不瞭解它是什麼。量子是能量或物質內，具有固定體積的小單位。）若藥草資料中用了什麼天馬行空的詞彙，請勿輕易相信它。有些廠商甚至會自創一些新的行銷辭彙。

數千年來，使用這些藥草的古老異國種族現在都作古了。

人們常會幻想，某些古老的異國族群，因為使用了某種藥草而受益良多。我們總是覺得古人懂的事情一定比現代人多。當然，古人的確知道不少東西，比方說，如何胼手胝足地在土地上討生活，所以現代才有耕種的穀物可食。不過，古人也不知道我們所知道的許多事情。許多中古時期的「療方」，像是用排泄物摩擦外傷、撲殺吃了被鼠疫感染老鼠的貓，都早已被棄置不用。探究民俗療法中所使用的藥草固然很有幫助，但藥草仍需經由現代方法來加以檢驗。過去的人所使用的藥草並不能保證就一定是有效或是安全的。

這不過是新東西罷了。

有些人留戀昔日美景，有些人則著迷現代科技。如同史傳資料，新科技也可以展現極佳效益。不過，新科技的產生通常伴隨著一股陰謀論。過去一世紀，人們曾嘗試將碳酸飲料、電力、輻射、磁場用於治療，因為任何「新」事物都會帶來一堆新希望。就目前所知，除非添加了太多糖分，不然碳酸飲料沒什麼害處，而磁場也沒什麼療效。不過，那些對科學發現大驚小怪的人們，興致勃勃、不分青紅皂白地使用輻射治療，卻絕非一件好事。任何東西都不會只因為是新的，就表示一定是好的。

你的身體充滿毒素。

一項流傳數世紀的論點是，造成健康問題的未知毒素，導致人們以瀉劑和灌腸劑來上下夾攻身體，使用這些東西通常壞處多於好處。「淨化血液」是本世紀初對治療梅毒的婉轉說法，但此法至今仍保留在許多現代藥草典籍內。意指在症狀好轉之前有可能因為「體內毒素被釋放出來」而感覺更糟的「治療風險」概念，即是其中一種常見論點。一般來說，身體對自然毒素具有抵抗力，盡量避免接觸到毒素當然也是好方法之一。請對自己的身體有信心一點，要相信它可以自行處理接觸到的毒素，切勿病急亂投醫。

純天然的東西不會造成傷害。

想一下毒蘑菇、毒芹屬植物、毒蛇應該就足以讓你瞭解到這句話絕不是真的。自然界還有百分之百天然形成的海嘯呢。大自然足以致命，所以標籤上寫著「純天然」，根本沒有任何實質意義。

這是個陰謀。

一些聲名狼藉的論點都和由「醫療體制」所主導的陰謀和迫害有關。有些藥草商甚至宣稱遭受迫害，因為醫生們私下根本不想把病治好，這樣才能從患者身上撈更多錢。有些自喻為歷史上出名受迫害者的人說：「他們甚至不相信伽利略。」這很難讓人信服，所以別買這些人的帳。

政府之所以剝奪了人民的權利，是因為希望我們能發現，所使用的藥草中含多少汞污染。

許多較有良心的藥草商會和消費者研究室之類的獨立檢測團體合作，對其產品進行測試，以求社會之認可（在http://www.consumerlab.com上可以找到優良廠商和聲譽不佳的廠商名單）。不過，沒有這樣做的廠商則可能會嚇我們，讓我們以為政府會阻止我們使用藥草。請放心。政府並不會這樣做。他們也絕不會去鏟除你家花園內的薄荷田。但有些藥草廠商明知自己有罪的地方是，曾讓那些被重金屬和農藥殘留物污染的產品過關，卻寧可不去改正這些問題。有時候，還會抓到廠商在藥草中摻雜未標示藥物，像是在野生山藥中加黃體激素，或是在蝴蝶仙人掌中加咖啡因。那些不願意讓產品被測試的藥草公司，都應該被多加懷疑。

它治好了我阿姨的關節炎。

軼事和真人實證都是動人又具啟發性的故事，其中也有許多是真的案例。但它們無法證明什麼。有著無數真人實證，但卻沒有臨床試驗報告的產品，還是不免令人懷疑。

此產品經過臨床試驗。

此話在廣告上看來讓人印象深刻，但卻沒說明試驗結果。比方說，在一些販售順勢療法藥用山金車的產品上便會看到這句話，但若仔細閱讀醫學期刊上的試驗報告，就會知道其實結果都不甚理想。其中甚至有項研究顯示，安慰劑組的效果反而還比山金車組來得好！有些產品也會說自己「通過美國食品及藥物管理局的認可」，但這並不表示美國食品及藥物管理局有對其進行檢測，也不代表它們就一定是安全或有效的。

它可治各種癌症。

若這句話聽起來好到不切實際，那大概就不會是真的。有些藥草廠商會令人目瞪口呆地宣稱，其產品可以治療各式疑難雜症，讓人長生不老。有項宣傳紅茶菇（kombucha）產品的廣告意外地造成笑果，其盲目地宣稱此藥草是「被古代滿洲人用來當做長生不老藥。」然而，單單因為宣傳超乎常理，也並不一定表示它就一定不是真的。比方說，我們現在已發現醫藥具有超乎想像之療效。不過，越令人驚訝的宣傳，就越應該冷靜評估其所憑為何。就像卡爾・沙岡（Carl Sagan）所說：「不平凡的主張需要不平凡的證據。」

其他資料？什麼其他資料？

科學家和非科學家一樣，都會犯選擇對自己有利、卻忽略不利證據的錯。這種行為叫選擇性資料，就算立意甚佳時也會發生。我們能做的只有小心避免其發生。有項典型的選擇性資料案例：雖然許多人主張滿月時會發生較多犯罪、暴力事件、生產，但統計資料卻一再顯示，這並非實情。因為滿月時人們注意到這些事情，並在心理將兩者做連結。但在非滿月時，卻忘了這件事。另一件「資料灌水」現象造成最近一大堆浮誇廣告建議，乳製品有助於人們減重。低脂乳製品或許對大多數人來說是健康的，認為乳製品能提高減重效果的論點也有可能是真的。然而，此論點尚需經過更多研究加以驗證。因為有許多從未聽過、但設計完善的研究都持相反意見，目前也只有極少數證據可以支持此論點。這些廣告之所以造成困擾是因為，對產品擁有專利權的人會因廣告而獲利，但廣告說法卻是根據一些由其本人所贊助執行的小規模、設計有缺失的研究結果。檢測廣告中和營養相關論點時，絕不能只看這則廣告的刊登量。要檢測的是所有資料。

附錄F
對各藥草的警告

所有的藥草都會引起副作用。只是相較之下，有些副作用顯得較為嚴重而已（比方說，死亡和腸胃不適相比）。以下列出可能導致嚴重副作用的藥草。雖然此清單絕對稱不上完整，但其中含蓋了目前世界上所流行的、過去曾流行過的藥草，以及至今仍被某些文化族群珍藏的民俗療法。比較起來，有些藥草算是對健康有益的，若少量且非慣性使用的話，或許根本不會產生任何害處，但其他一些藥草，卻因其可致命性而應該被徹底禁止使用。同時，藥草植物的使用形式——不管用的是根、果實、葉子，或油——也是重要的相關因素。比方說，大多數具揮發性、有香味的植物精油（請不要和不具香味的「植物油」或烹飪油搞混）若是拿來口服內用的話，都具有毒性。

做為人體毒物學之父的帕拉塞爾蘇斯（Paracelsus）曾經指出：「任何東西的用量高到某種程度，都會產生毒性，但有些物質的毒性確實較高。因此，藥有藥的劑量，毒藥有毒藥的劑量。」

若覺得自己，或認識的人可能因為藥草療法，或某種植物而出現中毒反應，請立刻和當地的毒物管制中心聯絡。最新的分析法通常可以藉由追蹤患者血液中獨特的植物化學成分濃度，來「指認」出中的是哪種毒。

ACONITE
烏頭草
（附子、牛扁）

（*Aconitum*）

潛在問題：烏頭草是常見的中藥材，通常以小劑量搭配其他藥草共同使用；然而，此植物具高危險性。大量烏頭草會引起嘔吐、虛弱、麻痺、心律不整、酸中毒、心臟毒害、死亡。

毒性機制：烏頭鹼（aconitine）、美沙烏頭鹼（mesoconitine）、烏頭次鹼（hypaconitine）是此植物中反應訊速，又有毒的生物鹼。它們會開啟細胞內的鈉離子通道，對神經系統和心臟造成全面性影響。

ALOE LATEX
蘆薈乳膠

（亦稱為蘆薈汁；但請勿和相較之下
對健康較有益的蘆薈凝膠搞混，
因為在市面上販賣時，蘆薈凝膠有時
也會令人混淆地被稱為「蘆薈汁」）

（*Aloe* spp.）

潛在問題：這種苦味的黃色乳膠會引起痙攣和腹瀉，高劑量使用時和腎臟不適和衰竭、心律不整都有所關聯。長期使用蘆薈乳膠會使腸道肌肉麻痺，導致藥物依賴。

毒性機制：長期使用會導致電解質耗盡，像是鉀離子流失。

ANGELICA
歐白芷

（圓葉當歸）

（*Angelica archangelica*）

潛在問題：大量口服歐白芷會造成中毒。不管是內服還是外用，歐白芷都和光過敏、傷燒、可能致癌性有關。

毒性機制：歐白芷中的補骨質素（psoralens）在強光暴露下會產生反應，在動物試驗中發現，就算沒有暴露在光線下，此植物還是會引發癌症。

ARISTOLOCHIA
馬兜鈴屬

（馬兜鈴、紅河蛇根、木通）

（*Aristolochia* spp.）

潛在問題：雖然馬兜鈴是數種中藥處方裡的成分之一，但卻和流行性腎衰竭有關。在比利時，迅速爆發的累進式腎功能衰退病症，至少使100位患者受害，而這和他們使用了含馬兜鈴屬植物，卻被誤標為粉防己（*Stephania terandra*）的綜合中藥有關。相似情形也發生在至少其他5個歐洲和亞洲國家，因而產生「中藥腎病變」這個名稱。在克羅埃西亞，因為麵粉受到馬兜鈴種子污染，造成了一陣腎臟病風潮。

毒性機制：馬兜鈴酸對腎臟有毒，也是致癌物質。

ARNICA
山金車

（*Arnica montana*）

潛在問題：使用含巴西番荔枝（*A. montana*）成分的產品會引起嚴重胃部不適、精神緊張、心悸、流產、肌肉麻痺、死亡。但幸運地是，一般順勢療法中的山金車劑量，都已被稀釋到幾乎無法察覺的地步。

毒性機制：研究報告指出數種可能的

機制。包括引起嚴重的過敏反應、口鼻黏膜不適、刺激子宮、刺激心臟，以及血小板功能不全。

BAYBERRY
賓州楊梅

（*Myrica cerifera, Myrica* spp.）

潛在問題：賓州楊梅曾經是香味蠟燭裡的常見成分，但若內用的話，卻會導致消化道不適、嘔吐、肝臟傷害。被注射了賓州楊梅精華液的大鼠，體內會出現數目可觀的腫瘤。

毒性機制：其根莖部位可能含致癌物質。賓州楊梅富含單寧。理論上，若不斷重複使用的話，就會變成致癌物質。據報導指出，其myricadiol成分也許會藉由對礦物質皮質酮荷爾蒙（mineralocorticoid hormone）的干擾，造成鈉和鉀代謝的改變。

BELLADONNA
顛茄
（deadly nightshade）

（*Atropa belladonna*）

潛在問題：成人有可能因為誤認此透出誘人光澤的黑色莓果為山桑子而中毒，兒童中毒的情形也很常見。口乾舌燥、心跳加速、瞳孔放大、產生幻覺、昏迷、死亡都是可能發生的症狀。

毒性機制：顛茄含有莨菪烷生物鹼（tropane alkaloids）中的莨菪鹼（L–hyoscyamine）、東莨菪鹼（L–scopolamine）、阿托品（atropine或dlhyoscamine消旋莨菪鹼）。這些成分都會藉由爭奪體體內蕈毒鹼型（muscarinic）乙醯膽鹼受體，而阻礙神經傳導物質乙醯膽鹼的作用。

BITTER ALMOND
苦杏仁
（請勿和甜杏仁

〔*Prunus amygdalus dulcis*〕搞混）

（*Prunus dulcis var.amara*）

潛在問題：甜杏仁和苦杏仁幾乎總是生長在不同的杏樹上。烹飪用苦杏仁油內的氫氰酸（hydrogen cyanide或HCN）成分通常會被先去除掉。但理論上，食用少許苦杏仁就足以對兒童造成致命性影響。文獻上也記載，曾有成人因為吸入苦杏仁揮發油而產生呼吸道不順和死亡的案例。

毒性機制：杏仁中的杏素（amygdalin）經由酵素水解化而產生有毒的氫氰酸。去掉氰化物的苦杏仁油中的苯甲醛（benzaldehyde，通常用於人工杏仁味），則會引起中樞神經系統功能低落，導致呼吸困難。

BITTER ORANGE
苦橙

(*Citrus aurantium*)

潛在問題：自從麻黃因其毒性而被禁止使用後，許多減重藥草補充品就用苦橙來代替麻黃，因為兩者有著相似作用。目前認為，口服苦橙和好些嚴重的循環疾病相關，像是血壓飆高、心悸，以及心臟病，就算對之前沒有心臟病史的人也有同樣影響。

毒性機制：苦橙成分中的欣樂芬（synephrine，也可能是其他外觀近似欣樂芬元meta–synephrine的異構物isomers）是交感神經系統促效劑，它和苯腎上腺素（phenylephrine）一樣，是透過 α－腎上腺（alpha–adrenergic）受體來產生作用。

BITTERWEET
白英
（苦茄、常見茄科）

(*Solanum dulcamara*)

潛在問題：白英是郊區常見的一種野草，紫黃色星狀花群中突出的透明紅漿果，常常吸引了兒童的目光。症狀類似綠馬鈴薯所引起的龍葵鹼（solanine）中毒，但卻更劇烈。喉嚨癢、頭痛、頭昏眼花、瞳孔放大、嘔吐、腹瀉、呼吸困窘、抽搐、死亡都可能發生。

毒性機制：龍葵鹼以及效力較小的配醣體龍葵胺（aglycone solanidine），都會強力抑制住降低乙醯膽鹼的乙醯膽鹼酯酶，讓乙醯膽鹼一直保持具毒性的濃度。

BOLDO
波多樹

(*Peumus boldus*)

潛在問題：目前波多樹被允許使用在食物和酒精飲料中，只要不超過0.0002%的劑量。但若大量攝取波多樹，可能會發生抽搐。曾有一起病例是有位男性，數年來食用某種綜合藥草，但在製造商改變藥草配方加入波多樹後，卻出現肝中毒。停止食用該藥草產品後，症狀即減輕許多。

毒性機制：波多樹油含有內過氧化驅蛔素（endoperoxide ascaridole），對某些寄生蟲來說是有毒的，但不幸地是，因為它也會造成不隨意肌麻痺，對某些人造成致命性影響。

BLUE COHOSH
藍升麻
（請不要和黑升麻搞混）

(*Caulophyllum thalictroides*)

潛在問題：有些人會把藍升麻和另一

種不相關、藥用的黑升麻搞混。使用藍升麻後常發生腎衰竭、心臟病、休克、抽筋、中風、貧血、呼吸窘迫等嚴重併發症。

毒性機制：藍升麻會藉由壓縮冠狀動脈，阻礙對心臟的供氧量。其中所含之數種生物鹼和N–甲基胞嘧啶（N–methylcytosine），也可能引發新生兒缺陷。

BONESET
澤蘭
（療熱草、Indian Sage、貫葉澤蘭）

（*Eupatorium perfoliatum*）

潛在問題：服用大量澤蘭會引起嘔吐和腹瀉，以及嚴重的過敏反應。

毒性機制：澤蘭含有吡咯啶植物鹼，是一種會導致肝癌和腎中毒的已知成分。

BORAGE
琉璃苣

（*Borago officinalis*）

潛在問題：淨化掉內含之微量有毒之吡咯啶植物鹼後，琉璃苣種子油算是十分安全。雖然琉璃苣葉子中的吡咯啶植物鹼成分較高，人們有時卻將它加在沙拉、飲料、食物裡。理論上，若是長期食用大量琉璃苣葉子，會導致肝癌的發生。

毒性機制：目前已知吡咯啶植物鹼會造成肝癌和肝中毒。

BROOM
金雀花
（蘇格蘭金雀花、豬草、愛爾蘭金雀花）

（*Cytisus scoparius, Sarothamnus scoparius*）

潛在問題：許多不相關植物也被令人困惑地稱為「金雀花」（broom），因為它們的乾樹枝曾被用來製做清掃地板的掃把（Broom，英文中即為掃把之意）。但請勿將此植物和假葉樹（butcher's broom, *Ruscus aculeatus*）搞混，一般來講，假葉樹不但是很安全的植物，甚或對慢性靜脈曲張之類的血管問題具有療效。而蘇格蘭金雀花卻會危險地減緩心跳。雖然尚未有任何證據顯示其不具毒性，發霉的蘇格蘭金雀花曾被建議用來當做吸食大麻的替代品。發霉的金雀花還含有麴菌（aspergillus）這種偶爾致病的真菌。

毒性機制：若過量使用的金雀花，其金雀花鹼（sparteine）會減緩心跳到危險程度。吸食發霉的蘇格蘭金雀花還會引發麴菌肺炎。

BUCHU
布枯

（*Agatosma betulina, Agathosma crenulata*）

潛在問題：在商業用途上，布枯油常被用來為各種產品添加果香和風味，但在食物中的限制用量不得超過0.002％。據報導指出，流產、腎臟病、胃部不適都是口服布枯後可能引發之症狀。

毒性機制：布枯油中含有著名的肝毒素胡薄荷酮（pulegone）。胡薄荷酮在肝臟中會代謝成一種對肝臟造成傷害的活性環氧化分子（reactive epoxide molecule）。

BUCKTHORN
鼠李
（歐洲鼠李、檻木鼠李、frangula）

（*Rhamnus cathartica, Rhamnus frangula*）

潛在問題：長期使用鼠李和心律不整及肌肉衰弱的發生有關。因其所引起的腸道肌麻痺，還會導致對瀉藥的藥物依賴。

毒性機制：長期使用會引起像是鉀離子嚴重流失這類的電解質異常症狀。

CALAMUS
菖蒲
（甜燈心草）

（*Acorus calamus*）

潛在問題：歷史上，人們會用糖熬煮菖蒲根當做食物。有些野生植物愛好者至今仍大力推薦此法。但他們最好不要習慣性食用菖蒲，因為在試驗室中，餵食動物少量菖蒲一段時間後，這些動物都出現了嚴重的器官異常症狀以及數種癌症。

毒性機制：菖蒲含有β–細辛醚（beta–asarone），是一種已知的致癌物質。

CASCARA
美鼠李皮
（sacred bark）

（*Rhamnus purshiana*）

潛在問題：新鮮的美鼠李皮會引起惡心和嘔吐。口服使用時，陳年美鼠李皮則會導致痙攣和腹瀉，長期使用下來，和心律不整和肌肉衰弱等症狀都有所關聯。而且長期使用還可能麻痺腸道肌肉，造成藥物依賴。

毒性機制：長期使用會引起體內電解質異常，像是嚴重的鉀離子流失症。其潛伏性的肝毒作用也同樣讓人擔心。

CELANDINE
白屈菜
（Greater celandine, *Bai Qu Cai*）

（*Chelidonium majus*）

潛在問題：白屈菜還算是種受歡迎的藥草，通常當成消化藥販售；然而，至少有十起肝炎病例和五家德國藥廠出產的白屈菜藥劑有關。胃痛、血尿、頭昏眼花、昏睡都是其可能引發的症狀。

毒性機制：目前還不清楚為何白屈菜會對肝臟造成傷害，但此藥草含有包括了黃連素（berberine）在內的異喹啉生物鹼（isoquinoline alkaloids）成分，劑量高達一定程度時會產生毒素。

CHAULMOOGRA
大風子樹
（大風子油、大風子屬）

（*Hydnocarpus kurzii*）

潛在問題：雖然在網路上可以買到大風子油，但卻沒有對進一步的說明資料。大風子油一般外用於治療皮膚問題，若是內服使用的話，有可能引起腎衰竭、視力失調、麻痺癱瘓。

毒性機制：用來提煉油脂的大風子樹種子內，含有引發氰化物生成的配醣體，所以毒性很強。

CHAPARRAL
小槲樹
（木焦油灌木）

（*Larrea tridentate, Larrea divaricata*）

潛在問題：許多嚴重的肝傷害病例都和內服小槲樹有關，其中包括數起需要肝臟移植的病例。患者的肝臟切片組織顯示，一開始使用小槲樹會引起脂肪肝，長期使用則會導致肝臟損傷，進而引發嚴重的急性肝功能衰竭。

毒性機制：雖然目前尚不清楚其詳細的毒性機制，但小槲樹中的去甲二氫癒創木酸（nordihydroguaiaretic acid或NDGA）成分卻常在試驗中，被用來誘發大鼠身上的腎臟病。淨化後的NDGA也會導致嚙齒類動物產生肝毒。

CLEMATIS
鐵線蓮
（devil's darning needle, old man's beard, traveler's joy, virgin's bower）

（*Clematis virginiana, Clematis* spp.）

潛在問題：在皮膚上長期使用鐵線蓮會引起水泡和灼傷。內服使用的話，則會造成嚴重的腸胃不適和傷害。

毒性機制：新鮮採下的鐵線蓮中的毛茛苷（ranunculin glycoside）會因為

酶的催化，轉變成令人嚴重不適的毒化物，稱為原白頭翁素（protoanemonin）。此成分會迅速地降解為無毒的白頭翁素（anemonin）。乾燥過程可以除去鐵線蓮中，有毒原白頭翁素的一部分前驅物質。

CLUB MOSS
石松

（Stag's horn, Lycopodium, 請勿和中國石松〔*Huperzia serrata*〕搞混）

（*Lycopodium clavatum*）

潛在問題：瑞士曾發生一起石松引起的嚴重中毒病例。而在中國，使用了混合石松和中國石松的藥草後，也發生過七起肝中毒病例。石松孢子曾經被用來為保險套和手術用手套沾粉。而工廠內與其有所接觸的員工，罹患慢性氣喘的危險率都提高了。跑進手術後傷口內的石松孢子也會形成肉芽腫；因此，美國食品及藥物管理局已不再允許將石松孢子用在手術用手套上，而改以玉米澱粉代替。

毒性機制：石松含有毒生物鹼，包括石松鹼（lycopodine）、二氫石松鹼（dihydrolycopodine），以及微量菸鹼（nicotine）。但它不含種類相近的中國石松內所含有的蛇足石杉鹼甲（huperzine A）。雖然蛇足石杉鹼甲可能有助於阿茲海默症，但目前也只有一項臨床試驗證明而已。我們尚不清楚石松所含兩種生物鹼的安全性。淨化後的蛇足石杉鹼甲也被認為和其他機制所引起的副作用（乙醯膽鹼酯酶抑制作用）有關。若在醫生的指示下短期少量的使用，其毒性應該會減輕許多。

COCCULUS
木防己

（levant berry, cocculus indicus）

（*Anamirta cocculus*）

潛在問題：在印度，木防己被當做嗅劑，用來治療瘧疾；它也被用來殺魚、鳥、狗。木防己在經過相當程度的稀釋後，也被用於順勢療法中。

毒性機制：兩或三顆果核中的木防已苦毒素便足以致命。

COLTSFOOT
款冬

（*Tussilago farfara*）

潛在問題：有一位孩童的父母試圖以款冬茶來幫助他「生長」，但卻使他罹患靜脈阻塞性疾病（肝臟血管變窄）和嚴重的肝傷害。數起研究顯示，款冬會使嚙齒類動物罹癌。

毒性機制：款冬各部分都含有毒的吡咯啶植物鹼；雖然用款冬葉子沖泡的茶水中，含量可能少一些；款冬絕不應該被規律性使用，尤其是孩童，若能完全避免使用的話最好。其導致肝癌的成分有可能是克氏千里光鹼（senkirkine）。

COMFREY 康富力

（*Symphytum officinale*）

潛在問題：根據文獻，數起肝癌和靜脈阻塞性疾病都和病患慣性服用康富力有關。理論上，若是將之用於開放性傷口或皮膚擦傷，也同樣會被身體所吸收。

毒性機制：其中含有的吡咯啶植物鹼是基因毒素，會使DNA產生突變，形成潛伏性癌細胞。康富力中的尿囊素會促使細胞分裂（細胞有絲分裂），進而使這些類似癌細胞的細胞再分裂成更多可能的癌細胞。

COUNTRY MALLOW 圓葉金午時花

（heart leaf）

（*Sida cordifolia*）

潛在問題：內含麻黃素（ephedrine）的藥草會引起數種副作用，比較嚴重的包括了使血壓升高、窒息、心律不整、心臟病發、猝死。

毒性機制：簡單來說，麻黃素作用近似腎上腺素，會引起類似腎上腺素分泌過盛時的症狀。更具體的說，就是麻黃素多少是藉由對 α－和 β－腎上腺素受體的催化作用，來刺激交感神經系統。但其主要仍是透過移動突觸前神經元儲存囊內的正腎上腺素，來發揮作用。被移動後的正腎上腺素會釋放到催化腎上腺受體的神經元突觸去。

DONG QUAI 當歸

（*Angelica sinensis*）

潛在問題：當歸中的補骨脂素會導致光過敏症和皮膚炎。

毒性機制：當歸含有數種致癌原，包括黃樟油精（safrole），但目前針對大量或長期使用當歸提高致癌率的研究資料尚不充足。使用時請務必小心謹慎。

ERAZOTE 藜

（Jesuit tea、墨西哥茶）

（*Chenopodium spp.*）

潛在問題：傳統上，把藜葉當成墨西哥料理中的調味食材是十分安全的。目前為止，也沒有和任何副作用的發生有關。然而，由藜和其種子提煉出的油問題卻大多了。習慣上，這種被稱為土荊芥油的藜油是用來殺蟲的，但也會引起抽搐、麻痺、死亡。

毒性機制：驅蛔素（ascaridole）在麻痺腸內害蟲的同時，也會使周圍的不隨意肌麻痺，所以若使用過量的話，會造成致命性後果。

ERHEDRA
麻黃
（ma huang）

（*Ephedra sinica, Ephedra spp.*）

潛在問題：因為大量病例顯示人們在使用此藥草後，出現像是抽筋、心臟病發、精神病、腦血管傷害、中風之類傷殘和有生命危險的症狀，所以美國目前禁止使用麻黃。含有麻黃素的藥草會引起數種副作用，較嚴重的症狀包括了血壓升高、窒息、心律不整、心臟病發、猝死。

毒性機制：麻黃素的作用近似腎上腺素，並會產生類似腎上腺素過盛時的症狀。技術上來說，麻黃多少有點藉由對 α－和 β－腎上腺素受體產生催化作用，進而刺激交感神經系統，但其主要作用仍來自於迫使正腎上腺素離開前突觸神經元中的儲存囊；而被迫離開的正腎上腺素會跑到啟動腎上腺素受體的神經元突觸去。

EPIMEDUM
淫羊藿
（horny goat weed）

（*Epimedium grandiflorum*）

潛在問題：大量或長期使用淫羊藿可能導致頭昏眼花、嘔吐、口渴、呼吸閉塞、痙攣。

毒性機制：目前為止尚不清楚是何機制造成淫羊藿的副作用，但此藥草被認為有可能阻斷體內鈣離子通道、妨礙兒茶酚胺的釋放、造成雄性荷爾蒙作用。

FIDDLEHEADS
蕨葉
（fern fiddleheads、莢果蕨、gardenhead fern）

（*Matteuccia struthiopteris, Osmunda struthiopteris*）

潛在問題：蕨葉是一種傳統、經典的野菜料理，被認為是難得的美味。然而，疾病管制局（CDC）卻認為此植物和嚴重食物中毒間有所關聯。蕨葉也會引起惡心、嘔吐、腹瀉、腹部痙攣。

毒性機制：目前尚未分析出是何毒性成分造成這些症狀。CDC建議，食用蕨葉前，請先將其徹底煮沸十分鐘，這能顯著去除其毒性。

FO TI
何首烏
（Shen min, Chinese knotweed,

ho shou wu）

（*Polygonum multiflorum*）

潛在問題：口服合首烏會引起痙攣、腹瀉、嘔吐，也或許和肝炎有關。

毒性機制：此藥草中的蒽苣類瀉藥成分會在消化道中轉變成反應強烈的蒽酮（anthrones），被吸收後會傷害肝臟。

FOXGLOVE
毛地黃
（指頂花）

（*Digitalis purpurea, Digitalis spp.*）

潛在問題：用毛地黃來治療水腫或閉尿的患者，後來都出現心臟衰弱。因為這種藥草作用太強也太危險，所以其組成成分現在都被當做處方藥物來處理。毛地黃用藥過量時會導致視力模糊、心律不整、心臟病發、死亡。

毒性機制：毛地黃就是十分具效力的心臟病用藥地高辛（digoxin）和洋地黃毒素（digitoxin）的原料來源。這兩種成分都能有效地抑制細胞的鈉鉀離子傳輸功能，間接增加心臟肌肉內的鈣離子，使其收縮更強而有力。它們也能促進交感神經系統功能。

GELSEMIUM
黃素馨
（黃茉莉、false jasmine）

（*Gelsemium sempervirens, Gelsemium spp.*）

潛在問題：黃素馨被普遍使用在順勢療法處方中，但幸運地是，使用前均已被稀釋到幾乎無法察覺的程度。口服使用時，黃素馨會引起重影、眼皮沈重、頭昏眼花、抽筋、呼吸困難、心跳加劇、死亡。

毒性機制：黃素馨各部位都含有毒的黃素馨鹼（gelsamine aldaloids），理論上，會抵制腦中的γ–胺基丁酸（GABA）。

GERMANDER
石蠶
（地膠苦草）

（*Teucrium chamaedrys*）

潛在問題：石蠶在歐洲和地中海地區曾經十分受歡迎，但在導致多起肝炎和死亡病例後，法國現在已經禁止使用石苷，在其他幾個國家，使用上也多所限制。

毒性機制：二萜類化合物石蠶苷A（diterpene teucrin A）會引起肝中毒。

GINKGO SEEDS
銀杏
（白果）

（*Ginkgo biloba*）

潛在問題：淨化其毒性成分後的銀杏葉萃取物在使用上相當普遍，大體上也算具安全性。雖然傳統上曾將白果仁拿來食用，但食用前一定要先煮熟，才能將其毒素減低到可接受的程度。若食用新鮮未處理的白果仁，可能發生嘔吐、抽筋、休克，或是失去意識。

毒性機制：新鮮白果仁內含有神經毒素4–O–甲基吡哆素（4–O–methylpyridoxine），它會中和維生素B6（吡哆醇pyridoxine）的作用，而維生素B6又是胺基酸新陳代謝、碳水化合物和脂質新陳代謝，以及體內其他多種生理作用所需的重要元素。

GOLDENSEAL
白毛莨

（*Hydrastis canadensis*）

潛在問題：白毛莨一度是十分流行的藥草，但也發生數起孕婦或哺乳中的婦女使用白毛莨後死亡的案例。長期使用白毛莨會導致幻覺和嚴重的消化問題，若過量使用，還會造成抽筋、心臟傷害、死亡。

毒性機制：白毛莨中的黃連素生物鹼，也許正是其造成泌尿道感染和腹瀉的作用成分，若使用劑量太大的話，還可能導致死亡。黃連素會阻斷心臟內的鉀離子通道，並刺激細胞輸送鈉和鈣離子。在動物試驗中，黃連素會刺激迷走神經，這是對語言、吞嚥，身體許多部位功能、對心臟加壓的極重要頭蓋神經。

GOLD THREAD
黃連
（huang lian）

（*Coptis trifolia, Coptis* spp.）

潛在問題：黃連曾經相當受到西方藥草學家的歡迎，目前也仍然被普遍地使用在中藥內。但口服黃連卻可能引起嘔吐、呼吸問題、腎臟傷害。

毒性機制：如同白毛莨，黃連中的黃連素成分增加了其使用上的危險性。

GRAVIOLA
刺番荔枝

（冷子番荔枝、瓜納巴納、紅毛榴槤、sour sop、custard apple、巴西寶爪瓜）

（*Annona muricata*）

潛在問題：荔枝或刺番荔枝類的水果在南美洲十分受歡迎，在市面上，也都把這些植物的各部分當成抗生素和抗癌藥草來販售。然而，針對法屬印度群島民眾的流行病學研究卻發現，習慣性、長期食用刺番荔枝，和一種類似帕金森氏症的行動失調病症間多所關聯。飲用刺番荔枝葉子所沖泡的茶水，也會引起視力神經受損。雖然因荔枝所造成的神經傷害並不常見，也需要長期食用才有這樣的可能性，但對刺番荔枝的使用，還是小心謹慎才好。

毒性機制：刺番荔枝含生物鹼，會殺死腦中所有分泌多巴胺和γ–胺基丁酸（GABA）的神經細胞。理論上，這很可能會造成類似於帕金森氏症的疾病。

HORSE CHESTNUT
馬栗

（歐洲七葉樹）

（*Aesculus hippocastanum*）

潛在問題：藥用前，必須先移除掉七葉樹中的七葉樹苷成分。任何未經處理的七葉樹都是有毒的，會引起胃腸疼痛、內出血、甚或是腎臟傷害。但請不要將有毒的七葉樹素，和此藥草中另一種較具療效的七葉皂苷搞混。

毒性機制：天然未經處理的七葉樹富含單寧，會使消化道不適。其有毒的七葉樹苷和具薄血功能的香豆素近似，會因為其阻止血液凝結的作用而導致大量失血。

HORSETAIL
木賊

（*Equisetum arvense*）

潛在問題：木賊通常被用在利尿藥草中，或是當成保養頭髮和指甲的矽土（例如：矽）營養補給品內，雖然目前尚無明確證據顯示，服用矽或矽土對皮膚、頭髮，或指甲這類由蛋白質，而非由矽組成的部位有何幫助。曾有孩童使用木賊後中毒的案例，它也會引起類似菸鹼中毒的症狀，時常使放牧家畜們中毒。

毒性機制：其無機二氧化矽（inorganic silica）成分對孩童和家畜來說是有毒的。此藥草含有少量菸鹼，食用木賊的小孩會出現類似菸鹼中毒的症狀。同時，它也含某種成分會降低體內硫胺素（thiamine）這種維生素B1，進而導致硫胺素缺乏症。

INDIAN SNAKEROOT
印度蛇木
（蘿芙木）

（*Rauvolfia serpentina*）

潛在問題：此藥草是降血壓處方藥物的原料之一，雖然曾警告民眾其潛在毒性作用，但少數一些網站仍有販售。目前已知的是，口服少量印度蛇木會引起痙攣、腹瀉、嘔吐、疲倦、性功能障礙、情緒低落、類似帕金森氏症的症狀、抽搐。

毒性機制：此藥草含有五十種以上具潛在作用力的生物鹼，其中包括蛇根鹼（reserpine），對心臟、血壓、腦部、神經都有明顯影響。

JABORANDI
毛果芸香

（*Pilocarpus microphyllus*）

潛在問題：毛果芸香是處方藥物pilocarpine的主要成分，此藥常被用來擴張瞳孔。幸運地是，現在毛果芸香已不再那麼受到歡迎。攝取5到10公克的毛果芸香葉會引起心跳減緩、呼吸痛苦、虛脫、心臟病、抽搐、嘔吐，以及出汗。

毒性機制：Pilocarpine是一種有效的副交感神經系統刺激劑。

JAMAICAN DOGWOOD
牙買加山茱萸
（毒魚樹）

（*Piscidia piscipula*）

潛在問題：雖然在網路上可以買到被當成藥草販售的山茱萸樹皮萃取物，但提供給銷費者的資料卻少得可憐。而口服這種萃取物又和麻木、抽搐、流口水、出汗有所關聯。

毒性機制：山茱萸樹皮是毒魚酮（rotenone）來源之一，它雖然目前被當成殺蟲劑使用，但似乎有引發帕金森氏症的風險，這或許是因為毒魚酮具有破壞大腦粒線體功能的作用。在一些試驗中也發現，毒魚酮是一種致癌原。

JNNIPER
杜松

（*Juniperis communis*）

潛在問題：杜松雖可利尿，但使用時請小心。若過量或長期使用，可能發生腎臟疼痛、腎臟傷害、抽搐。杜松油也會造成皮膚不適。（充滿杜松風味的杜松子酒的利尿功能，通常來自其酒精成分而非添加其中的杜松，雖然杜松多少也加強了這樣的反應。飲用過量杜松子酒很可能會因酒精、而非杜松的關係造成中毒。）

毒性機制：杜松油中的4–松油烯醇（terpinen–4–ol）會提高腎臟的過濾功能，因此引起腎臟組織發炎，使其受到傷害。

JOE PYE WEED
紫澤蘭
（草原皇后、purple boneset、礫石根）

（*Erpatorium purpureum*）

潛在問題：紫澤蘭至今仍是一種常用的經典藥草，主要用於治療泌尿道疾病和關節炎。然而，它也可能會引起肝臟中血管阻塞，稱為肝靜脈閉塞症。

毒性機制：紫澤蘭的根部和地面上部分都含有毒的吡咯啶植物鹼，會引發靜脈阻塞性疾病。

KAVA
卡瓦椒

（*Piper methysticum*）

潛在問題：幾世紀來，乾燥、鱗狀、又發黃的「卡瓦皮膚病」，一直是歷史記載中長期使用卡瓦所造成的副作用。而一般常見的肝臟傷害，則包括了肝酵素滲漏進血液、黃疸、急性肝衰竭。

毒性機制：卡瓦會改變代謝藥物的肝臟酵素的排列，使其碰到肝毒時，造成更大的犧牲。卡瓦也會耗盡肝臟中具保護作用的抗毒劑麩胱苷肽，導致不小心攝取到肝臟毒素時，身體變得更無抵抗力。

KELP
巨藻
（墨角藻、海帶）

（*Various genera: Laminaria* spp., *Fucus* spp.）

潛在問題：在亞洲料理中偶爾用些巨藻或「海草」，一般來說是沒有問題的。然而，把巨藻當成對健康有益的食物，提供給甲狀腺功能不全的患者食用，卻很可能使症狀更加惡化。甲狀腺功能不全症雖然常見，但現在已很少是因為缺碘所引起的，這得要感謝自1960年代開始在鹽中加入碘的做法。甲狀腺功能不全症絕大多數是因為自體免疫疾病（女性）和年紀（男性）的關係所導致。只有在文化地理位置上十分孤立，人們不食用海鮮或海產，像是阿帕拉契山上一些偏遠、與世隔絕的古老社區，才仍然有碘攝取不足的危險。沒有甲狀腺功能不全症，也慣常食用巨藻的人，仍有罹患甲狀腺疾病的可能。

毒性機制：巨藻補給品中的碘含量可能超過1,000毫克，就算每日攝取量小於此（150毫克），也足以導致甲狀腺功能不足症、甲狀腺機能亢進、並使之前就有的甲狀腺病症更形加劇。

KHAT
阿拉伯茶
（qat、Arabian tea、阿比西尼亞茶）

（*Catha edulis*）

潛在問題：在阿拉伯國家和東非地區，人們為其刺激、讓人心情愉快的效果而嚼食阿拉伯茶的莖幹。世界衛生組織（WHO）認為阿拉伯茶具上癮性。雖然偶有引起精神疾病的案例，但和其他濫用安非他命成分的藥品比起來，算是十分少見。使用阿拉伯茶的人會有高血壓的傾向，雖然女性使用者的性慾會提高，但此藥草對男性使用者的影響力卻會逐漸消退。阿拉伯茶也是稱為肝吸蟲的肝臟寄生蟲常見的感染源。而對阿拉伯茶的上癮反應，也被認為是使索馬利亞內戰和經濟衝突更形惡化的原因之一。

毒性機制：阿拉伯茶含有類似安非他命的刺激物，去甲偽麻黃鹼（cathine）和卡西酮（cathinone）。進口的阿拉伯茶葉還藏有寄生肝吸蟲卵。

KHELLA
阿密茴
（toothpick plant、白雪花）

（*Ammi visnaga*）

潛在問題：阿密茴是一種古埃及植物，曾被用來治療泌尿道寄生蟲和腎臟充血，還有一種意外被人發現相當有效的心臟病藥物，也是以阿密茴為原料。現在仍可在資料有限的網站上，找到被當成飲食和健身藥草來販賣的阿密茴。長期使用會引起腎臟傷害。

毒性機制：此藥草中的凱林（khellin）、阿密茴定（visnadin）、維絲鹼（visnagin）都會阻斷細胞上的鈣離子通道、使動脈擴張、並減緩減弱心跳。

LABRADOR TEA
格陵蘭喇叭茶
（continental tea、St. James tea、白山苔）

（*Rhododendron groenlandicum, Ledum groenlandicum, Rhododendron tomentosum*）

潛在問題：目前仍有許多人飲用這種曾相當流行，用格陵蘭喇叭茶葉子沖泡的茶水，但卻沒有出現不適反應。然而，若大量使用的話，此藥草會引起精神錯亂、麻痺、死亡。白山苔茶是一個不同的種，使用時也應該同樣謹慎小心。

毒性機制：倍半萜類杜香醇（sesquiterpene ledol）會引起胃腸痙攣、中央神經系統的易激性、麻痺。而格陵蘭喇叭茶中的二萜化合物木藜蘆毒素（grayanotoxin）又稱木毒素（adromedotoxin）或杜鵑花毒素（rhodotoxin），是從帶有杜鵑花授粉的蜜蜂身上來的一種蜂蜜污染物質。木藜蘆毒素會和細胞上的鈉離子通道結合，使神經細胞和肌肉保持在易受刺激的狀態無法放鬆。但一杯茶水中的木藜蘆毒素含量大概已被稀釋到無害的程度。

LICORICE
甘草
（liquorice）

（*Glycyrrhiza glabra*）

潛在問題：長期（數星期或以上）規律性食用大量真甘草，通常會引起鹽皮質激素過多症，此症會造成高血壓和鉀流失，有使身體機能喪失的可能，十分的危險。在美國販售的許多甘草都不是真的甘草，而是以大茴香增加風味的產品，所以不會引發上述問題。然而，真正的甘草也在美國漸漸流行起來，所以和甘草有關的住院紀錄也不斷地增加。

毒性機制：甘草素（glycyrrhizin）和甘草次酸（glycyrrhetinic acid）會使11–β–羥基類固醇去氫酶（11-beta-hydroxysteroid dehydrogenase）失去功能，使皮質醇更強而有力地在腎臟運作。這會使鈉離子囤積在體內，但鉀離子卻經由尿液排出而被浪費掉。

LIFE ROOT
黃菀
（千里光，senecio herb, alpine ragwort, squaw weed）

（*Senecio nemorensis*）

潛在問題：雖然大多數的藥草資料現在都認為，此藥草基本上是很危險的，但少數藥草學家卻鼓勵將其製成酊劑，不但可以規律性使用，還能「調節荷爾蒙」。然而，目前確定的是，千里光會對肝臟造成傷害。若習慣性地使用，最糟情況會致癌，最佳情況則是會引起低度肝功能不全。

毒性機制：食用此藥草後，其中的植物鹼會和肝臟細胞產生反應，不但造成傷害，還可能引發肝癌。

LOBELIA
半邊蓮
（bladderpod、路單利草、Indiana tobacco、怯痰菜、vomit wort）

（*Lobelia inflata*）

潛在問題：有時半邊蓮會被用在戒菸的藥草產品中。但到目前為止，其在戒菸過程上的影響都尚未經過證實。從此藥草的一些俗稱可見，若大量食用半邊蓮的話會有什麼後果。它會引起嘔吐，用量過重的話還會造成抽搐、心跳加劇、死亡。

毒性機制：半邊蓮中的山梗菜鹼（lobeline）會和菸鹼一樣，和菸鹼受體產生交互作用，但所引起的反應卻不相同。在不同情況下，可能呈刺激性的或是抑制性的作用。山梗菜鹼對神經系統有著複雜的影響，但至少在以小鼠為對象的試驗中，並未發現具有上癮性。

MALE FERN
羊齒根

（*Dryopteris filix–mas*）

潛在問題：除了曾被建議用來驅除腸內病蟲外，此藥草還好並未再被建議用於其他病症，因為它具有極高的致命危險性，也曾使許多人和家畜中毒。然而，還是找得到一些零散的早期民俗療方，這可能會誤導一些人想要嘗試看看。羊齒根中毒症狀有頭痛、顫抖、抽搐、昏迷、失明、心臟和呼吸系統衰竭、死亡。

毒性機制：從羊齒根作用成分提煉出的間苯三酚phloroglucinol（苯三酚benzenetriol）會造成自由基和破壞DNA，多少也和此藥草的毒性有關。

MANDRAKE
曼陀羅
（毒參茄、向陽花）

（*Mandragora officinarum*, *Mandragora autumnalis*）

潛在問題：這是和神祕傳統有著豐富關聯的一種經典藥草，這大多是因為其叉狀根部類似人形。但因為曼陀羅各部位都有毒，所以使用時的確需要特別當心。在醫學文獻中，近來有不少曼陀羅中毒案例，中毒症狀包括視力模糊、頭昏眼花、頭痛、嘔吐、腹部疼痛、心跳快速、幻覺、精神錯亂。

毒性機制：曼陀羅含有高濃度的顛茄鹼（atropine）、莨菪鹼（hyoscyamine）、東莨菪鹼（scopolamine），這些成分會在體內與神經傳導物質乙醯膽鹼爭奪同一受體，進而造成對乙醯膽鹼作用的妨礙。

MATÉ
馬黛茶
（yerba maté、巴拉圭茶）

（*Ilex paraguariensis*）

潛在問題：馬黛茶是南美洲一種受歡迎的含咖啡因飲料，雖然其咖啡因含量不致構成問題，但其他的成分，有可能是單寧，卻可能引起食道癌和胃腸癌。

毒性機制：目前尚不清楚為什麼馬黛茶和致癌率的增加有關。科學家們推測要不就是因為其含有高濃度單寧，或是因為用金屬帶濾網的傳統式吸管喝馬黛茶時造成食道灼燒、不然就兩者皆是。其他含咖啡因的飲料都沒有和癌症發生機率的增加有任何關聯。

MAYAPPLE
八角蓮
（美洲曼陀羅）

（*Podophyllum peltatum*）

潛在問題：有些人把八角蓮當成曼陀羅的替代品，但最後還是弄到得住院。八角蓮的副作用包括了反應力衰退、昏迷、乳酸中毒（體內累積太多乳酸）、死亡。

毒性機制：八角蓮是鬼臼毒素（podophyllotoxin）的來源之一，它會阻止細胞分裂，也是足葉乙苷（etoposide）的配糖體。鬼臼毒素已被證明因為毒性太強而無法使用在癌症治療上。但稀釋後的鬼臼毒素卻是一種處方藥物，可以謹慎地外用於疣的去除。內用的話則可能致命。

MOUNTAIN ASH
山花楸
（巒大山楸〔rowan〕）

（*Sorbus aucuparia*）

潛在問題：山花楸漿果有時候會用來製作果醬。新鮮漿果會引起胃痛、腎臟炎、腎臟傷害、黃疣（皮膚下良性的脂肪腫塊）。

毒性機制：新鮮漿果中的花楸酸（parasorbic acid）會造成腎臟和皮膚不適。烹煮或乾燥可以大為減緩其作用力，所以這些過程可以讓人更愉快地享用山花楸漿果。

NEEM
苦楝

（*Azadirachta indica*）

潛在問題：苦楝是極受歡迎的植物，不但被用在許多美容產品中，也可以當做人工合成殺蟲劑的有機替代品。但應該禁止孩童和嬰兒接近苦楝。苦楝油會使人感到極度不適，孩童攝取苦楝油後數小時內，就會發生類似雷氏症侯群症狀和死亡。這些症狀包括睏倦、抽筋、腹瀉、嘔吐、昏迷。因此，美國國家環境保護局即對使用在非食用性穀物內的苦楝多所限制。

毒性機制：目前尚不清楚其對孩童和嬰兒造成影響的有毒成分，但推測都集中於苦楝油中一種特定的單一不飽和游離脂肪酸。它和殺蟲的印楝素結構不同，所以就算是「不含印楝素」的苦楝油對孩童來說，還是不安全的。

NUTMEG AND MACE
肉豆蔻和豆蔻

（*Myristica fragrans*）

潛在問題：兩種植物來自相同的熱帶樹木（肉豆蔻是種子，而豆蔻則來自種子的紅色外皮），也都能夠放心地使用在料理中。除非故意食用超出一般用量（約9茶匙）的肉豆蔻和豆蔻，才會造成嘔吐、惡心、抽筋、幻覺、甚至死亡。有些人便試圖利用大量的肉豆蔻和豆蔻，來激發幻覺的產生。

毒性機制：其毒性作用似乎是被一種反制了神經傳導物質乙醯膽鹼的作用所調解掉。有人認為肉豆蔻醚和欖香脂素（elemicin）在代謝後，會變成近似安非他命的合成物，但這作用目前仍未被證實。這兩種香料含有黃樟素，高劑量使用會致癌。

NUX VOMICA
馬錢子

（*Strychnos nux–vomica*）

潛在問題：馬錢子是順勢療法中常見的藥草，但幸運地是，在順勢療法藥物中，都會要求先將這種植物稀釋到幾乎無法察覺的地步。然而，若有人嘗試直接使用馬錢子，就算只有極少的量，都很可能發生抽筋或死亡。

毒性機制：此藥草是有毒的番木鱉鹼（strychnine）來源之一。這是抑制神經傳導物質甘胺酸（glycine）的有力拮抗劑。

OAK MOSS
橡樹苔

（*Evernia prunastri*）

潛在問題：在網路上販售時，橡樹苔和橡樹苔油一般都是當成芳香劑，或是用於某些神祕儀式中。它有時也是一種頗受推薦的腸胃藥。然而，長期攝取這類含有苦艾腦成分的藥草會引起腦部傷害。

毒性機制：橡樹苔含有苦艾腦，它可能會抑制大腦中的神經傳導物質 γ –胺基丁酸（GABA），進而導致神經細胞變得不受約束，而會無預警地突然受到刺激。（苦艾腦也許和之前所認為的不同，和大麻中的大麻酚作用並不一樣。）

OLEANDER
夾竹桃

（*Nerium oleander, Nerium* spp.）

潛在問題：雖然大多數資料都警告，這種植物具潛在致命性，但因為仍有不少有關其療效的記載，所以會誤導一些人想要自行嘗試使用夾竹桃。而這已引起了數起中毒死亡的案例，以及心臟衰竭和一大堆各式副作用。

毒性機制：夾竹桃各部位都含有強心苷（cardiac glycosides）成分，會增加對心臟收縮的壓力，嚴重地減緩心臟跳動。它們還會和細胞膜上的鈉鉀幫浦結合，提高細胞中的鈉離子濃度，間接地增加細胞內的鈣離子濃度，而妨礙到心臟的正常律動。

OREGON GRAPE
十大功勞
（barberry, mountain grape）

（*Mahonia repens, Mahonia aquifolium, Berberis repens, Berberis sonnei*）

潛在問題：目前尚未出現使用十大功勞後出現副作用的紀錄；但此藥草再次被大眾廣泛地所使用，也不過是最近的事。

毒性機制：理論上，應該特別注意其黃連素成分。少量黃連素會促進心臟和呼吸系統，但大量黃連素則會減低這些系統的功能。超過500毫克以上的黃連素會引起昏睡、呼吸困難、死亡。

PARSLEY SEED OIL
荷蘭芹種子油

（*Petroselinum cripsum*）

潛在問題：荷蘭芹可算十分安全，就算大量使用也無防。然而，純荷蘭芹油（請不要和添加了荷蘭芹的烹飪用蔬菜油搞混）的使用應儘止於少量。純荷蘭芹油通常由種子提煉而來，其芹菜腦和肉豆蔻醚成分都高於植物本身。而非常大量的芹菜腦（10克）和肉豆蔻醚都會引發副作用。它們都會造成肝臟和腎臟功能障礙，非一般用量的肉豆蔻醚還會導致幻覺、耳聾、痲痺。

毒性機制：目前尚不清楚其明確作用機制為何。芹菜腦和肉豆蔻醚的結構都近似於黃樟精油，是一種已知的致癌原和肝臟毒素。

PAU D'ARCO
保哥果

（*Tabebuia impetiginosa, Tabebuia spp.*）

潛在問題：保哥果一般被用來治療感染、身體不適、癌症。然而，若是使用高劑量的保哥果，也曾發生過嚴重的副作用，包括惡心、嘔吐、腹瀉、出血、貧血。在動物試驗中還發現，保哥果中的拉帕醇（lapachol）會妨礙胚胎發展。

毒性機制：此藥草中的二硝基苯拉帕醇（napthoquinone lapachol）和副作用的發生關係重大。拉帕醇有許多不同的藥理學作用，能藉由延緩血液凝結所需的時間，延長出血，造成大量失血。

PENNYROYAL
胡薄荷

（*Mentha pulegium*）

潛在問題：胡薄荷曾經非常十分流行，是薄荷科植物中的常用品種，但其胡薄荷酮（pulegone）成分卻被認為有毒、甚或是致命的。因此也不再是受到推薦的藥草。

毒性機制：胡薄荷酮會在肝臟中經由代謝轉變成薄荷呋喃（menthofuran），有可能會影響到肝臟，傷害肝臟細胞。它也會造成神經和支氣管組織的損傷。

PERIWINKLE
長春花

（*Vinca minor, vinca spp.*）

潛在問題：歷史上，長春花曾被用來治療像糖尿病之類的各種病症。然而，除了其副作用和癌症化療近似之外（掉頭髮、胃腸不適、惡心），長春花也會引起腎臟、肝臟、神經傷害。在缺乏醫藥專家的指導下，將長春花和其成分當成治療用藥草，實在過於危險。

毒性機制：長春花中含有包括長春新鹼（vincristine）和長春胺（vincamine）在內，大量具潛在作用力的生物鹼，它們會和細胞中的微管蛋白結合，預防蛋白質分裂。目前也以人工方法合成製造這些生物鹼，用於癌症之化療上。

PHEASANT'S EYE
側金盞花

（春福壽草，Adonidis herba,

herba Adonidis, herb of Spring Adonis）

（*Adonis vernalis*）

潛在問題：因為此藥草在東歐非常受到歡迎，所以瀕臨絕種，被列為珍貴植物物種之一。因為其對心臟所造成的影響，側金盞花可能會引起心律不整和心臟毒害。

毒性機制：側金盞花含有強心苷成分，似乎具有類似心臟病用藥地高辛的作用。

毒性機制：此植物中類似洋地黃的強心苷成分，會導致心律不整，高劑量時會產生毒素。

PIPSISSEWA
梅笠草

（love in winter, prince's pine, ground holly, bitter wintergreen）

（*Chimaphila umbellata*）

潛在問題：，梅笠草和熊果葉一樣，都被用來當做泌尿系統抗菌劑。同時也和熊果葉一樣，長期食用會導致對苯二酚（hydroquinone）中毒，引發的症狀包括了耳鳴、嘔吐、呼吸困難、抽搐、虛脫。

毒性機制：對苯二酚藉由使蛋白質改變來發揮抗菌效果，一般來說對細胞也有嚴重影響。長期使用可能會致癌。

PLEURISY ROOT
馬利筋

（*Asclepias tuberosa*）

潛在問題：美洲原住民用馬利筋來治療呼吸問題，至今也仍受一些藥草學家的喜愛。雖然動物試驗顯示，此藥草對呼吸問題並無特別影響。大量使用時，馬利筋會使心跳不規律；副作用也和心臟病藥物地洋黃用藥過量時的反應相似。

POKEWEED
美洲商陸

（pokeberry, pokeroot, ink berry, polk）

（*Phytolacca americana*）

潛在問題：原產於美洲東岸的這種綠色植物，曾經是窮困地區居民食物poke sallet內，一種受歡迎的廉價蔬菜。商陸漿果也因其紅墨水般的汁液，而被用來為紅酒增色，但人們直到現在才意識到此作法的危險性。就算只有一顆商陸漿果也可能使成人中毒。雖然整株植物都有毒，但漿果部分卻最為致命。目前，藥草交易協會（Herb Trade Association）建議，最好不要將美洲商陸用在食物和飲料中。

毒性機制：此藥草中的凝集素（lectins）會使紅血球細胞凝集在一起（黏結），也可使白血球細胞不正常的增生。在食用美洲商陸沙拉而中毒的一家人身上所出現心臟病症狀表示，它會極度刺激頭蓋骨上的迷走神經，進而引起胃腸絞痛。

PRECATORY BEAN
雞母珠
（jequirity bean, rosary pea）

（*Abrus precatorius*）

潛在問題：曾經試驗性地拿雞母珠來治療傷口、呼吸問題、當做止痛藥、眼炎的治療。但因為被認為具有致命毒性，現在已被禁止使用。在胃痛數日後，通常緊接著的就是死亡。

毒性機制：此藥草中的相思子素（abrin）是一種有效的蛋白質合成抑制劑，雞母珠萃取物也會使紅血球細胞凝集。

PULSATILLA
白頭翁
（Easterflower, crowfoot, windflower, meadow anemone, pasque flower）

（*Pulsatilla vulgaris, Anemone pulsatilla*）

潛在問題：白頭翁被建議用來治療俗稱婦女病的各種病症。然而，若使用新鮮植物的地面上部分，則會引起嚴重不適，造成起皮膚炎，口服的話，還會導致胃腸、腎臟、泌尿道發炎。

毒性機制：此藥草中的毛茛苷會水解成有毒的原白頭翁素，此成分會隨機和細胞組成產生反應，並造成傷害。原白頭翁素十分不穩定，會快速地降解成無毒的白頭翁素。

Queesn's Delight
草烏桕
（queen's root, yawroot, cockup hat, marcory, silver root, silver leaf, pavil）

（*Stillingia sylvatica*）

潛在問題：此植物目前仍是用來「淨化血液」、對抗肝臟和呼吸病症、消化問題、做為通便劑的建議藥草。然而，它也會引起惡心、嘔吐、腹瀉、痠痛、皮膚出疹、情緒低落、疲倦、出汗。

毒性機制：乳膠中的二萜化合物會過度刺激體內黏膜。理論上來說，它們會使潛伏的病毒開始活動，或是致癌。

RHUBARB ROOT
大黃
（rheum, rhei, rhei radix, rhein, da huang）

（*Rheum officinale, Rheum spp.*）

潛在問題：煮熟的大黃莖幹偶爾會被當成食物，雖然人們不免對其草酸成分感到擔心，但這對成人來說是安全的。不過，請限制孩童對大黃的使用；紀錄上，曾有孩童因食用新鮮大黃根葉而中毒。有草酸鈣腎結石的患者最好也盡量避免使用大黃。另一方面，大黃一般並不常被當成食物，而是乾燥後做為一種瀉藥，在亞洲尤其如此。從大黃根部提煉出的通便成分會引起痙攣和腹瀉，長期使用的話，和心律不整和肌肉衰弱的發生都有關。同時，長期使用也可能麻痺腸內肌，造成藥物依賴。

毒性機制：非常大量的草酸會和鈣結合，減少體內可用的鈣質，並形成腎結石。若長期使用從大黃根而來的蒽苷類瀉藥，會導致脫水和像是鉀離子之類的電解質嚴重失衡。在被當成食物的大黃莖幹處，也可以發現少量的蒽苷類瀉藥成分。

RUE
芸香

（common rue, garden rue, 德國芸香，herb–of–grace）

（*Ruta graveolens*）

潛在問題：在某些文化和地區，乾燥芸香至今仍是受歡迎的烹飪香料，當成調味料使用時也十分安全。但大量的新鮮芸香，或是口服芸香油卻會導致嚴重的腎臟和肝臟傷害、憂鬱症、睡眠失調、胃腸不適和嘔吐。使用在皮膚表面時，芸香中易產生反應的補骨脂素在受到陽光活化後，會和人體DNA結合，進而引起光敏感。

毒性機制：目前尚不完全瞭解其毒性機制，但似乎和其油脂成分有關，而新鮮芸香中的油脂含量又遠高於乾燥芸香。

RUSTY-LEAVED RHODODENDRON
銹色杜鵑

（rosebay, rust–red rhododendron, snow rose）

（*Rhododendron ferrugineum*）

潛在問題：此藥草被用來治療和年齡增長有關的身體痠痛、關節炎、痛風。但認為，整株銹色杜鵑是有毒的，嘔吐、惡心、出汗、視力模糊、抽筋、心律不整、心臟病、遏止呼吸都是使用後可能出現的症狀。

毒性機制：木藜蘆毒素（grayanotoxin）會藉由關閉細胞膜上的鈉離子通道而阻礙神經細胞傳導。同時，這種植物也含有熊果素，是對苯二酚的來源；因此，長期使用會增加對苯二酚中毒的危險，並提高致癌率。

SAFFRON
番紅花

（autumn crocus, crocus）

（*Crocus sativus*）

潛在問題：番紅花因口感苦澀，想要過量食用這種昂貴香料可能還不太容易，但據報導指出，12–20公克的番紅花（這可是相當多的量）會有致命性。每日使用

1.5公克以上的番紅花，也會造成皮膚泛黃、嘔吐、頭昏眼花、內出血、痲痺、尿毒症等副作用。

毒性機制：目前尚不清楚其毒性機制為何。

SAGE
鼠尾草

（*Salvia officinalis*）

潛在問題：將鼠尾草當成調味料使用在烹飪中是非常安全的。但長期、規律性的使用大量內含苦艾腦的各種鼠尾草，尤其是新鮮的鼠尾草或鼠尾草油，都會導致嚴重的腦部和神經傷害。因此，絕對禁止內服純鼠尾草油。

毒性機制：數種不同品種的鼠尾草都含有苦艾腦（*Salvia lavandulafolia*例外）。苦艾腦被認為會藉由阻礙腦中抑制神經傳導物質γ–胺基丁酸（GABA）的作用，而使大腦傳訊機制中斷。

SASSAFRAS
黃樟

（*Sassafras officinale, Sassafras* spp.）

潛在問題：黃樟雖然缺少對健康明顯有益的成分，它卻曾是相當受歡迎的藥草茶和藥草。黃樟油被用來遮掩給孩童使用的麻醉藥氣味，1900年代初期也用來為碳酸飲料添加風味。然而，人們直到現在才瞭解黃樟會致癌，攝取5毫升的黃樟油就對成人有致命性。雖然在美國，食物內允許使用有限劑量以內、去除了黃樟精油成分的黃樟，但這仍使試驗室動物體內形成腫瘤。

毒性機制：據藥草學家法洛·泰勒（Varro Tyler）表示：「基本上，沒有人真正知道黃樟對人體有何害處，但檢測結果顯示，一杯黃樟濃茶最多可含200毫克的黃樟素。是慣常飲用的情況下，最小有害劑量的四倍之多。」黃樟精油是一種出名的致癌原，也會損傷人體DNA。而黃樟精油、其代謝物、L–黃樟素代謝物（L-hydroxysafrole），都會傷害神經組織。

SAVIN TOPS
沙地柏

（雙子柏，沙賓檜，
savin oil, savine, sabina）

（*Juniperus sabina*）

潛在問題：雖然此藥草會引起皮膚極度不適，沙地柏還是被用來治療疣。有時也會被濫用在中止孕期。然而，內服沙地柏可是會致命的。

毒性機制：沙地柏含有數種可能的有毒成分，像是苦艾腦（見鼠尾草）、鬼臼毒素（見盾葉鬼臼）、可做為抗凝血劑的氫氧基香豆素（hydroxycoumarins）。

SCOPOLIA
莨菪
（Russian belladonna, scopola, belladonna scopola）

（*Scopolia carniolica*）

潛在問題：使用莨菪實在太危險。就算只使用其成分之一的東莨菪鹼（scopolamine），都需要專業的醫藥監督才行。口乾、心跳加速、瞳孔放大、產生幻覺、昏迷、死亡都可能發生。雖然具危險性，但在東歐地區，還是為了醫學用途而種植了某些罕見的莨菪品種。

毒性機制：莨菪含有莨菪烷生物鹼、莨菪鹼（L–hyoscyamine）、L–東莨菪鹼、阿托品（消旋莨菪鹼dlhyoscyamine）。這些成分會藉由爭奪毒蕈鹼（muscarinic）乙膽醯鹼受體，來阻礙神經傳導物質乙醯膽鹼的作用。因為乙醯膽鹼是體內「休息和消化」（副交感）神經系統的中介物質，若是過度阻礙其作用，會引起一些刺激過度的中毒症狀。

SENNA
番瀉樹
（sennosides Alexandrian senna, Indian senna）

（*Senna alexandrina, Cassia senna*）

潛在問題：番瀉樹的組成成分常被用在開架式瀉藥中。這些成分會引起痙攣和腹瀉，長期使用下來，和心律不整和肌肉虛弱也有關係。同時，長期使用也可能麻痺腸內肌肉，產生藥物依賴。

毒性機制：長期使用被稱為番瀉苷（sennosides）的蒽葿類瀉藥，會導致脫水和嚴重的電解質不平衡，像是鉀離子流失。

SORREL
酸模
（sour dock, sorrel dock）

（*Rumex acetosa*）

潛在問題：雖然酸模植物含大量草酸（oxalic acid），但做為食物時，對大多數人都算安全無虞。然而，請限制孩童對酸模的食用；雖然尚不清楚草酸是否就是造成中毒反應的罪魁禍首，但曾有個小孩食用了另一種含草酸植物（新鮮的大黃葉rhubarb）後中毒。而草酸鈣腎結石的患者也最好盡量避免使用酸模。

毒性機制：體內大量的草酸會和鈣結

合，使體內可用鈣減少，造成腎結石的形成。

SQUILL
海蔥

（scilla, urginea, Urginea Maritima Baker, sea onion, sea squill, Indian squill, white squill）

（*Urginea indica, Scilla indica, Drimia indica, Urginea maritima*）

潛在問題：在歐洲及中東地區，一度相當流行將此植物用來治療心臟和呼吸疾病、水分滯留（water retention）以及當做祛痰劑，但現在已逐漸少見這樣的用法。使用過量時，會引起消化系統不適、擾亂心律、也可能致命。

毒性機制：海蔥含有強心苷成分，作用類似服用過量的心臟病藥物地高辛（Digoxin）。

ST. JOHN'S WORT
聖約翰草

（*Hypericum perforatom*）

潛在問題：雖然臨床試驗結果非常反覆多變，聖約翰草還是被用來治療憂鬱症。雖然其會增加對陽光的敏感性和皮膚曬傷的可能，但對其最大的疑慮，還是它對其他多種藥物所造成的干擾反應，包括了讓藥物作用變得危險（像是其對SSRI抗憂鬱症劑造成的反應），或是減少藥效濃度，讓藥物變得不具效力（像是其對口服避孕藥、癌症藥物、愛滋病藥物，以及其他許多許多種藥物造成的反應）。因此，聖約翰草也極有可能干擾到任何正在服用的藥物。

毒性機制：聖約翰草能戲劇化地改變肝臟中一種稱為代謝藥物的P450酵素。

STROPHANTHUS
毛旋花

（旋花羊角拗，康毗箭毒樹〔kombe〕）

（*Strophanthus gratus*）

潛在問題：曾一度用毛旋花種子來治療心臟病，但因其潛在毒性，此法現在已不再受到推薦。

毒性機制：毛旋花種子含強心苷成分，其作用類似心臟病用藥地高辛，用量過多時，會引起服藥過量的反應。毛旋花種子也含烏本（ouabain），是非洲土著傳統毒箭上所使用的毒藥來源。烏本會阻斷體內重要的鈉鉀ATP幫浦作用，而這是細胞用來維持水平衡、離子平衡，以及其他多種功能所需的作用。

TANSY
艾菊
（bitter buttons, buttons）

（*Tanacetum vulgare, Tanacetum spp., Chrysanthenum vulgare*）

潛在問題：艾菊曾經是種添加在菜餚中的受歡迎苦味藥草，也被廣泛地用來治療各種疾病。直到現在，它仍是花園中常見的花草之一。而長期、規律地食用大量像艾菊這般富含苦艾腦的藥草，已知會導致嚴重的大腦和神經傷害。而艾菊中的苦艾腦成分相當多變，這也解釋了為什麼它並不是一直都被視為有毒藥草。不過，還是曾發生過飲用艾菊茶或服用艾菊粉後致死的案例。

毒性機制：艾菊油中的苦艾腦成分變化很大，範圍從0–95％都有可能。苦艾腦被認為會藉由阻礙腦中的抑制神經傳導物質GABA的作用，造成大腦傳訊機制的混亂。

TEA TREE OIL
茶樹油
（melaleuca）

（*Melaleuca alternifolia*）

潛在問題：茶樹精油已成為美容產品中，一種十分受歡迎的抗菌及香味成分。使用於皮膚上時，茶樹油會讓人感到極度不適，茶樹精油尤其如此。若被用在耳內，可能會造成聽力傷害。絕對不可內用茶樹油，這會導致送醫治療的嚴重後果和昏迷，孩童和寵物對其尤其敏感。

毒性機制：茶樹油中含萜類，會不特定地分裂細胞膜來殺死細胞。而這種機制同時具有抗菌性和引發皮膚不適的反應。

TONKA BEAN
零陵香豆

（*Dipteryx odorata, Coumarouna odorata*）

潛在問題：零陵香豆被用來在食物和飲料中添加一種類似香草的香味，但在美國，這是不合法的行為。它也被建議用來治療痙攣和咳嗽，以及做為一種春藥。然而，大量零陵香豆會使心臟麻痺，較小劑量也會引起惡心、嘔吐，或頭昏眼花。

毒性機制：豆子的香味來自於香豆素，是一種薄血劑，使用過量時具毒性。

UVA URSI
熊果

（*Arctostaphylos uva–ursi*）

潛在問題：熊果葉被用來當做利尿劑，和一種泌尿系統抗菌劑，但長期使用會增加致癌危險，以及皮膚病和眼疾。

毒性機制：對苯二酚藉由改變蛋白質性質來產生抗菌作用，一般而言，會對細胞造成嚴重影響。若長期使用可能會致癌。

毒性機制：此植物是原白頭翁素來源之一，這是一種會引起強烈不適的有毒化學物質。

WAHOO
衛矛

（spindle bark, spindle tree, arrow wood, bitter ash, burning bush, Indian arrow）

（*Euonymus atropurpurea*）

潛在問題：其根皮可作瀉藥、利尿劑，或是刺激膽汁分泌。而樹皮和漿果則被認為具有毒性，一些病例也證明，食用衛矛種子或漿果足以致命。

毒性機制：目前尚未確認其致命毒素為何，但衛矛內含咖啡因和一種類似類固醇的分子卡烯內酯（cardenolides），會對心臟造成影響。卡烯內酯也是乳草中的有毒成分。

WILD LETTUCE
野生萵苣

（lettuce opium, 苦苣）

（*Lactuca virosa*）

潛在問題：雖然野生萵苣和其他萵苣有不同用法，但可當鎮靜劑使用。根據動物研究結果，其具爭議性的鎮靜成分，有可能是不穩定分子山萵苣素（lactucin）和山萵苣苦素（lactucopricin）。野萵苣明顯地和之前所認為的不同，其並不含莨菪鹼或嗎啡成分。在高劑量時，野生萵苣會引起精神恍惚、呼吸鬱悶、甚或是死亡。

毒性機制：目前尚不清楚其毒性機制。

WHITH COHOSH
白升麻

（baneberry, doll's eyes, necklace weed）

（*Actaea pachypoda, Actaea alba*）

潛在問題：如同現今的黑升麻，白升麻也曾被用來治療婦女病，但請勿將此兩種植物搞混。白升麻具毒性。可能會導致胃腸不適、嘔吐、體內循環障礙。

WINTERGREEN
冬青

（box berry, checker cherry, parridge berry, spice berry, tea berry）

（*Gaultheria procumbens*）

潛在問題：使用此藥草時的許多注意事項，都和使用阿斯匹靈一樣。對成人來說，限量使用冬青葉或是將其泡成冬青茶時，或許是安全的，雖然甲基水揚酸很可能比阿斯匹靈更易引起胃部不適。而孩童則應遠離冬青產品，因為它可能會引起雷氏症候群，而且孩童對水揚酸的抵抗力也較差。而用來為香味蠟燭增添香氣的冬青油，曾害死了一些在大廚背後意外喝下它的小孩。在皮膚上，就算只用了極少量的冬青油，也會使孩童和成人發生如同使用過量時一樣的症狀。

毒性機制：冬青油中的甲基水揚酸作用類似阿斯匹靈，所以若過量使用，會引起和過量使用阿斯匹靈一樣的反應。

WOOD SORREL
酢醬草

（oxalis, shamrock plant, sourgrass, sour trefoil, hearts）

（*Oxalis* spp.）

潛在問題：從小生長在南加州，我小時候非常喜歡在嘴裡津津有味地嚼著酢醬草，而且還把它叫做酸草。它偶爾也會被當成風味獨具的沙拉蔬菜，以及用於改善消化不良問題。酢醬草內含大量草酸，只要有限度地使用，食用酢醬草對大部分人來說應該都安全無虞。然而，請避免小孩子使用酢醬草；雖然目前尚未得知草酸是否是引發中毒的主因，但曾有位小孩吃了同樣富含草酸的新鮮大黃（見上述大黃的段落）後，出現中毒症狀。草酸鈣腎結石的患者或許也該盡量避免使用酢醬草。

毒性機制：高劑量的草酸會和鈣結合，不但會造成體內可用鈣減少，也會引起腎結石形成。

WORMWOOD
艾蒿

（艾草、苦艾、綠薑、綠仙子）

（*Artemesia absinthum*）

潛在問題：苦艾曾被用來對抗腸內病蟲，至今也仍被當成香料和芳香劑來使用，但在美國，要將苦艾添加在食物或飲料中增味之前，必須先去除其苦艾腦成分。苦艾是苦艾酒中最主要的成分之一，而在19世紀時，苦艾酒以引發流行性腦部傷害而聞名。長期或大量的從苦艾，或是其他含苦艾腦成分的植物中攝取苦艾腦，都被認為會對大腦造成傷害。

毒性機制：苦艾油中含有3–12％的苦艾腦，被認為是一種麻醉性毒素。它或許會對大腦中的神經傳導物質GABA造成抑制作用，導致神精細胞變得失控，而會無預警地突然受到刺激。（如同在橡樹苔一節所提到的，苦艾腦也許和之前所認為的不同，和大麻中的大麻酚具有不一樣的作用。）

YOHIMBE
育亨賓
（johimbe, yohimbine）

（*Pausinystalia yohimbe*）

潛在問題：育亨賓已然成為一種專治男性性功能障礙的流行藥草，但若使用過量，則會引起心臟病、嚴重的低血壓、甚或死亡。即使少量使用，還是可能引起恐懼或焦慮。

毒性機制：育亨賓的生物鹼會對交感神經系統造成刺激。

NOTES

References for Aloe

1. D. P. West, and Y. F. Zhu, "Evaluation of aloe vera gel gloves in the treatment of dry skin associated with occupational exposure," *Am J Infect Control* 2003 Feb; 31(1): 40–42.
2. M. R. Poor, J. E. Hall, and A. S. Poor, "Reduction in the incidence of alveolar osteitis in patients treated with the SaliCept patch, containing Acemannan hydrogel," *J Oral Maxillofac Surg* 2002 Apr; 60(4): 374–79; discussion 379.
3. D. L. Olsen, W. Raub Jr., C. Bradley, M. Johnson, J. L. Macias, V. Love, and A. Markoe, "The effect of aloe vera gel/mild soap versus mild soap alone in preventing skin reactions in patients undergoing radiation therapy," *Oncol Nurs Forum* 2001 Apr; 28(3): 543–47.
4. S. Heggie, G. P. Bryant, L. Tripcony, J. Keller, P. Rose, M. Glendenning, and J. Heath, "A Phase III study on the efficacy of topical aloe vera gel on irradiated breast tissue," *Cancer Nurs* 2002 Dec; 25(6): 442–51.
5. M. S. Williams, M. Burk, C. L. Loprinzi, M. Hill, P. J. Schomberg, K. Nearhood, J. R. O'Fallon, J. A. Laurie, T. G. Shanahan, R. L. Moore, R. E. Urias, R. R. Kuske, R. E. Engel, and W. D. Eggleston, "Phase III double-blind evaluation of an aloe vera gel as a prophylactic agent for radiation-induced skin toxicity," *Int J Radiat Oncol Biol Phys* 1996 Sep 1; 36(2): 345–49.
6. D. R. Thomas, P. S. Goode, K. LaMaster, and T. Tennyson, "Acemannan hydrogel dressing versus saline dressing for pressure ulcers. A randomized, controlled trial," *Adv Wound Care* 1998 Oct; 11(6): 273–76.
7. J. M. Schmidt, and J. S. Greenspoon, "Aloe vera dermal wound gel is associated with a delay in wound healing," *Obstet Gyneco* 1991 Jul; 78(1): 115–17.
8. T. A. Syed, S. A. Ahmad, A. H. Holt, S. A. Ahmad, S. H. Ahmad, and M. Afzal, "Management of psoriasis with Aloe vera extract in a hydrophilic cream: a placebo-controlled, double-blind study," *Trop Med Int Health* 1996 Aug; 1(4): 505–09.
9. J. J. Blitz, J. W. Smith, and J. R. Gerard, "Aloe vera gel in peptic ulcer therapy: preliminary report," *J Am Osteopath Assoc* 1963 Apr; 62:731–35.
10. L. Langmead, R. M. Feakins, S. Goldthorpe, H. Holt, E. Tsironi, A. De Silva, D. P. Jewell, and D. S. Rampton, "Randomized, double-blind, placebo-controlled trial of oral aloe vera gel for active ulcerative colitis," *Aliment Pharmacol Ther* 2004 Apr 1; 19(7): 739–47.

References for Arnica

1. C. Ciganda, and A. Laborde, "Herbal infusions used for induced abortion," *J Toxicol Clin Toxicol* 2003; 41(3): 235–39.
2. Martin Gardner, *On the Wild Side* (Buffalo, NY: Prometheus Books, 1992), 31–40.
3. G. S. Kaziro, "Metronidazole (Flagyl) and Arnica Montana in the prevention of post-surgical complications, a comparative placebo-controlled clinical trial," *Br J Oral Maxillofac Surg* 1984 Feb; 22(1): 42–49.
4. E. Ernst, and M. H. Pittler, "Efficacy of homeopathic arnica: a systematic review of placebo-controlled clinical trials," *Arch Surg* 1998 Nov; 133(11): 1187–90. Review.
5. A. J. Vickers, P. Fisher, C. Smith, S. E. Wyllie, and R. Rees, "Homeopathic Arnica 30x is ineffective for muscle soreness after long-distance running: a randomized, double-blind, placebo-controlled trial," *Clin J Pain* 1998 Sep; 14(3): 227–31.
6. O. Hart, M. A. Mullee, G. Lewith, and J. Miller, "Double-blind, placebo-controlled, randomized clinical trial of homoeopathic arnica C30 for pain and infection after total abdominal hysterectomy," *J R Soc Med* 1997 Feb; 90(2): 73–78.
7. L. Baillargeon, J. Drouin, L. Desjardins, D. Leroux, and D. Audet, "The effects of Arnica Montana on blood coagulation. Randomized controlled trial," *Can Fam Physician* 1993 Nov; 39:2362–67.
8. D. Tveiten, S. Bruseth, C. F. Borchgrevink, and K. Lohne, "Effect of Arnica D 30 during hard physical exertion. A double-blind randomized trial during the Oslo Marathon 1990," *Tidsskr Nor Laegeforen* 1991 Dec 10; 111(30): 3630–31.
9. M. Kucera, O. Horacek, J. Kalal, P. Kolar, P. Korbelar, and Z. Polesna, "Synergetic analgesic effect of the combination of arnica and hydroxyethyl salicylate in ethanolic solution following cutaneous application by transcutaneous electrostimulation," *Arzneimittelforschung* 2003; 53(12): 850–56.
10. O. Knuesel, M. Weber, and A. Suter, "Arnica montana gel in osteoarthritis of the knee: an open, multicenter clinical trial," *Adv Ther* 2002 Sep–Oct; 19(5): 209–18.
11. D. Alonso, M. C. Lazarus, and L. Baumann, "Effects of topical arnica gel on post–laser treatment bruises," *Dermatol Surg* 2002 Aug; 28(8): 686–88.
12. S. L. Jeffrey, and H. J. Belcher, "Use of Arnica to relieve pain after carpal-tunnel release surgery," *Altern Ther Health Med* 2002 Mar–Apr; 8(2): 66–68.

References for Artichoke

1. W. Englisch, C. Beckers, M. Unkauf, M. Ruepp, and V. Zinserling, "Efficacy of Artichoke dry extract in patients with hyperlipoproteinemia," *Arzneimittelforschung* 2000 Mar; 50(3): 260–65.
2. H. Heckers, K. Dittmar, F. W. Schmahl, and K. Huth, "Inefficiency of cynarin as therapeutic regimen in familial type II hyperlipoproteinaemia," *Atherosclerosis* 1977 Feb; 26(2): 249–53.
3. M. Montini, P. Levoni, A. Ongaro, and G. Pagani, "Controlled application of cynarin in the treatment of hyperlipemic syndrome. Observations in 60 cases," *Arzneimittelforschung* 1975 Aug; 25(8): 1311–14.
4. R. Gebhardt, "Inhibition of cholesterol biosynthesis in primary cultured rat hepatocytes by artichoke (*Cynara scolymus L.*) extracts," *J Pharmacol Exp Ther* 1998 Sep; 286(3): 1122–28.
5. G. Holtmann, B. Adam, S. Haag, W. Collet, E.

Grunewald, and T. Windeck, "Efficacy of artichoke leaf extract in the treatment of patients with functional dyspepsia: a six-week placebo-controlled, double-blind, multicentre trial," *Aliment Pharmacol Ther* 2003 Dec; 18(11–12): 1099–105.

6. G. Marakis, A. F. Walker, R. W. Middleton, J. C. Booth, J. Wright, and D. J. Pike, "Artichoke leaf extract reduces mild dyspepsia in an open study," *Phytomedicine* 2002 Dec; 9(8): 694–99.
7. A. F. Walker, and G. Marakis, "Cynara scolymus: Artichoke leaf extract relieves the symptoms of Irritable Bowel Syndrome," *Phytotherapy Research* 15, 58 2001.
8. E. Speroni, R. Cervellati, P. Govoni, S. Guizzardi, C. Renzulli, and M. C. Guerra, "Efficacy of different Cynara scolymus preparations on liver complaints," *J Ethnopharmacol* 2003 Jun; 86(2–3): 203–11.
9. R. Gebhardt, "Prevention of taurolithocholate-induced hepatic bile canalicular distortions by HPLC-characterized extracts of artichoke (*Cynara scolymus*) leaves," *Planta Med* 2002 Sep; 68(9): 776–79.
10. T. Saenz Rodriguez, D. Garcia Gimenez, and R. de la Puerta Vazquez, "Choleretic activity and biliary elimination of lipids and bile acids induced by an artichoke leaf extract in rats," *Phytomedicine* 2002 Dec; 9(8): 687–93.
11. A. Betancor-Fernandez, A. Perez-Galvez, H. Sies, and W. Stahl, "Screening pharmaceutical preparations containing extracts of turmeric rhizome, artichoke leaf, devil's claw root, and garlic or salmon oil for antioxidant capacity," *J Pharm Pharmacol* 2003 Jul; 55(7): 981–86.
12. J. E. Brown, and C. A. Rice-Evans, "Luteolin-rich artichoke extract protects low-density lipoprotein from oxidation in vitro," *Free Radic Res* 1998 Sep; 29(3): 247–55.
13. A. Jimenez-Escrig, L. O. Dragsted, B. Daneshvar, R. Pulido, and F. Saura-Calixto, "In vitro antioxidant activities of edible artichoke (*Cynara scolymus L.*) and effect on biomarkers of antioxidants in rats," *J Agric Food Chem* 2003 Aug 27; 51(18): 5540–45.
14. R. Gebhardt, "Antioxidative and protective properties of extracts from leaves of the artichoke (*Cynara scolymus L.*) against hydroperoxide-induced oxidative stress in cultured rat hepatocytes," *Toxicol Appl Pharmacol* 1997 Jun; 144(2): 279–86.

References for Astragalus

1. J. Xue, Y. Xu, Z. Zhang, G. Shen, and G. Zeng, "The effect of astragapolysaccharide on the lymphocyte proliferation and airway inflammation in sensitized mice," *J Tongji Med Univ* 1999; 19(1): 20–22, 30.
2. X. S. Weng, "Treatment of leucopenia with pure Astragalus preparation—an analysis of 115 leucopenic cases," *Zhongguo Zhong Xi Yi Jie He Za Zhi* 1995 Aug; 15(8): 462–64.
3. Z. Q. Huang, N. P. Qin, and W. Ye, "Effect of Astragalus membranaceus on T-lymphocyte subsets in patients with viral myocarditis," *Zhongguo Zhong Xi Yi Jie He Za Zhi* 1995 Jun; 15(6): 328–30.
4. Z. Y. Lei, H. Qin, and J. Z. Liao, "Action of Astragalus membranaceus on left ventricular function of angina pectoris," *Zhongguo Zhong Xi Yi Jie He Za Zhi* 1994 Apr; 14(4): 199–202, 195.
5. H. M. Luo, R. H. Dai, and Y. Li, "Nuclear cardiology study on effective ingredients of Astragalus membranaceus in treating heart failure," *Zhongguo Zhong Xi Yi Jie He Za Zhi* 1995 Dec; 15(12): 707–09.
6. J. Ma, A. Peng, and S. Lin, "Mechanisms of the therapeutic effect of astragalus membranaceus on sodium and water retention in experimental heart failure," *Chin Med J* (Engl) 1998 Jan; 111(1): 17–23.

References for Bilberry

1. P. H. Canter, and E. Ernst, "Anthocyanosides of Vaccinium myrtillus (bilberry) for night vision—a systematic review of placebo-controlled trials," *Surv Ophthalmol* 2004 Jan–Feb; 49(1): 38–50.
2. G. E. Jayle, and L. Aubert, "Action of anthosyanin glycosides on the scotopic and mesoic vision of the normal subject," *Therapie* 1964 Jan–Feb; 19:171–85.
3. Y. Levy, and Y. Glovinsky, "The effect of anthocyanosides on night vision," *Eye* 1998; 12:967–69.
4. H. M. Mayser, and H. Wilhelm, "Effects of anthocyanosides on contrast vision," *Invest Ophthalmol Vis Sci* 2001; 42 (Suppl): 63.
5. E. Muth, J. Laurent, and P. Jasper, "The effect of bilberry nutritional supplementation on night visual acuity and contrast sensitivity," *Altern Med Rev* 2000; 5:164–73.
6. D. Zadok, Y. Levy, and Y. Glovinsky, "The effect of anthocyanosides in a multiple oral dose on night vision," *Eye* 1999; 13:734–36.
7. R. Alfieri, and P. Sole, "Influence des anthocyanosides administres par voie or-perlinguale sur l'adapto-electroretinogramme (AERG) en lumiere rouge chez l'homme," *Soc Biol Clermont-Ferrand* 1966; 160:1590–93.
8. L. Belleoud, D. Leluan, and Y. Boyer, "Etude des effets des glucosides d'anthocyane sur la vision nocturne du personnel navigant," *Rev Med Aeronaut Spat* 1967; 6:5–10.
9. G. E. Jayle, M. Aubry, H. Gavini, et al., "Etude concernant l'action sur la vision nocturne des anthocyanosides extrait du Vaccinium myrtillus," *Ann Ocul* 1965; 198:556–62.
10. A. Magnasco, and M. Zingirian, "Influence of anthocyanosides on the mesopic differential threshold of the retina," *Ann Ottalmol Clin Ocul* 1966; 92:188–93.
11. F. Ponte, and M. Lauricella, "Effect of Vaccinium myrtillus total extract on the recovery in the dark of the human electroretinogram," *Atti VII Simposio ISCERG* Istanbul (1969): 355–66.
12. D. Sala, P. L. Rossi, S. D. Rolando, et al., "Effetto degli antocianosidi sulle 'performances' visive alle basse luminanze," *Minerva Oftalmol* 1979; 21:283–85.
13. F. Sbrozzi, J. Landini, and M. Zago, "Night vision affected by antocyanosides. An electoretinographic test," *Minerva Oftalmol* 1983; 24:189–93.
14. G. E. Jayle, L. Aubert, op cit.
15. R. Alfieri, and P. Sole, "Influence of Anthocyanosides Administered Parenterally on the Adapto-Electroretinogram of the Rabbit," *C R Soc Biol* 1964; 158:2338–41.
16. G. Cavallacci, and C. Marconcini, "Appraisal of modification induced by anthocyanosides using ERG," *Minerva Oftalmol* 1979; 21:339.
17. F. Rouher, and P. Sole, "Can one improve the night vision of the automobile drivers?" *Ann Med Accid Traffic* (1965): 3–4.
18. H. Matsumoto, Y. Nakamura, S. Tachibanaki, S.

Kawamura, and M. Hirayama, "Stimulatory effect of cyanidin 3–glycosides on the regeneration of rhodopsin," *J Agric Food Chem* 2003 Jun 4; 51(12): 3560–63.
19. J. R. Sparrow, H. R. Vollmer-Snarr, J. Zhou, Y. P. Jang, S. Jockusch, Y. Itagaki, and K. Nakanishi, "A2E-epoxides damage DNA in retinal pigment epithelial cells. Vitamin E and other antioxidants inhibit A2E-epoxide formation," *J Biol Chem* 2003 May 16; 278(20): 18207–13. E-pub, 2003 Mar 19.
20. N. Katsube, K. Iwashita, T. Tsushida, K. Yamaki, and M. Kobori, "Induction of apoptosis in cancer cells by Bilberry (*Vaccinium myrtillus*) and the anthocyanins," *J Agric Food Chem* 2003 Jan 1; 51(1): 68–75.
21. D. Bagchi, C. K. Sen, M. Bagchi, and M. Atalay, "Anti-angiogenic, antioxidant, and anti-carcinogenic properties of a novel anthocyanin-rich berry extract formula," *Biochemistry* (Mosc) 2004 Jan; 69(1): 75–80.

References for Black Cohosh

1. E. J. Kennelly, S. Baggett, P. Nuntanakorn, A. L. Ososki, S. A. Mori, J. Duke, M. Coleton, and F. Kronenberg, "Analysis of thirteen populations of black cohosh for formononetin," *Phytomedicine* 2002 Jul; 9(5): 461–67.
2. J. E. Burdette, J. Liu, S. N. Chen, D. S. Fabricant, C. E. Piersen, E. L. Barker, J. M. Pezzuto, A. Mesecar, R. B. Van Breemen, N. R. Farnsworth, and J. L. Bolton, "Black cohosh acts as a mixed competitive ligand and partial agonist of the serotonin receptor," *J Agric Food Chem* 2003 Sep 10; 51(19): 5661–70.
3. G. B. Mahady, "Is black cohosh estrogenic?" *Nutr Rev* 2003 May; 61(5 Pt 1): 183–86.
4. K. Hostanska, T. Nisslein, J. Freudenstein, J. Reichling, and R. Saller, "Cimicifuga racemosa extract inhibits proliferation of estrogen receptor–positive and negative human breast carcinoma cell lines by induction of apoptosis," *Breast Cancer Res Treat* 2004 Mar; 84(2): 151–60.
5. K. Hostanska, T. Nisslein, J. Freudenstein, J. Reichling, and R. Saller, "Evaluation of cell death caused by triterpene glycosides and phenolic substances from Cimicifuga racemosa extract in human MCF-7 breast cancer cells," *Biol Pharm Bull* 2004 Dec; 27(12): 1970–75.
6. H. Jarry, P. Thelen, V. Christoffel, B. Spengler, and W. Wuttke, "Cimicifuga racemosa extract BNO 1055 inhibits proliferation of the human prostate cancer cell line LNCaP," *Phytomedicine* 2005 Mar; 12(3): 178–82.
7. B. Kligler, "Black cohosh," *Am Fam Physician* 2003; 68:114–16.
8. M. Thomsen, and M. Schmidt, "Hepatotoxicity from Cimicifuga racemosa? Recent Australian case report not sufficiently substantiated," *J Altern Complement Med* 2003 Jun; 9(3): 337–40.
9. B. Kligler, et al., op. cit.
10. J. S. Jacobson, A. B. Troxel, J. Evans, L. Klaus, L. Vahdat, D. Kinne, K. M. Lo, A. Moore, P. J. Rosenman, E. L. Kaufman, A. I. Neugut, and V. R. Grann, "Randomized trial of black cohosh for the treatment of hot flashes among women with a history of breast cancer," *J Clin Oncol* 2001 May 15; 19(10): 2739–45.
11. T. Nisslein, and J. Freudenstein, "Effects of an isopropanolic extract of Cimicifuga racemosa on urinary crosslinks and other parameters of bone quality in an ovariectomized rat model of osteoporosis," *J Bone Miner Metab* 2003; 21(6):370–76.
12. W. Wuttke, D. Seidlova-Wuttke, and C. Gorkow, "The Cimicifuga preparation BNO 1055 vs. conjugated estrogens in a double-blind, placebo-controlled study: effects on menopause symptoms and bone markers," *Maturitas* 2003 Mar 14; 44 Suppl 1:S67–77.

References for Borage

1. Violet Schafer, *Herbcraft: A Compendium of Myths, Romance and Commonsense* (San Francisco: Yerba Buena Press, 1971).
2. E. A. Miles, T. Banerjee, and P. C. Calder, "The influence of different combinations of gamma-linolenic, stearidonic and eicosapentaenoic acids on the fatty acid composition of blood lipids and mononuclear cells in human volunteers," *Prostaglandins Leukot Essent Fatty Acids* 2004 Jun; 70(6): 529–38.
3. L. J. Leventhal, E. G. Boyce, and R. B. Zurier, "Treatment of rheumatoid arthritis with gammalinolenic acid," *Ann Intern Med* 1993 Nov 1; 119(9): 867–73.
4. R. B. Zurier, R. G. Rossetti, E. W. Jacobson, D. M. DeMarco, N. Y. Liu, J. E. Temming, B. M. White, and M. Laposata, "Gamma-Linolenic acid treatment of rheumatoid arthritis. A randomized, placebo-controlled trial," *Arthritis Rheum* 1996 Nov; 39(11): 1808–17.
5. B. M. Henz, S. Jablonska, P. C. van de Kerkhof, G. Stingl, M. Blaszczyk, P. G. Vandervalk, R. Veenhuizen, R. Muggli, and D. Raederstorff, "Double-blind, multicentre analysis of the efficacy of borage oil in patients with atopic eczema," *Br J Dermatol* 1999 Apr; 140(4): 685–88.
6. A. Takwale, E. Tan, S. Agarwal, G. Barclay, I. Ahmed, K. Hotchkiss, J. R. Thompson, T. Chapman, and J. Berth-Jones, "Efficacy and tolerability of borage oil in adults and children with atopic eczema: randomised, double-blind, placebo-controlled, parallel group trial," *BMJ* 2003 Dec 13; 327(7428): 1385.
7. C. J. van Gool, C. Thijs, C. J. Henquet, A. C. van Houwelingen, P. C. Dagnelie, J. Schrander, P. P. Menheere, and P. A. van den Brandt, "Gamma-linolenic acid supplementation for prophylaxis of atopic dermatitis—a randomized controlled trial in infants at high familial risk," *Am J Clin Nutr* 2003 Apr; 77(4): 943–51.
8. V. A. Ziboh, S. Naguwa, K. Vang, J. Wineinger, B. M. Morrissey, M. Watnik, and M. E. Gershwin, "Suppression of leukotriene B4 generation by ex-vivo neutrophils isolated from asthma patients on dietary supplementation with gammalinolenic acid-containing borage oil: possible implication in asthma," *Clin Dev Immunol* 2004 Mar; 11(1): 13–21.
9. J. E. Gadek, S. J. DeMichele, M. D. Karlstad, E. R. Pacht, M. Donahoe, T. E. Albertson, C. Van Hoozen, A. K. Wennberg, J. L. Nelson, and M. Noursalehi, "Effect of enteral feeding with eicosapentaenoic acid, gamma-linolenic acid, and antioxidants in patients with acute respiratory distress syndrome," Enteral Nutrition in ARDS Study Group, *Crit Care Med* 1999 Aug; 27(8): 1409–20.
10. M. S. Fewtrell, R. A. Abbott, K. Kennedy, A. Singhal, R. Morley, E. Caine, C. Jamieson, F. Cockburn, and A. Lucas, "Randomized, double-blind trial of long-chain

polyunsaturated fatty acid supplementation with fish oil and borage oil in preterm infants," *J Pediatr* 2004 Apr; 144(4): 471–79.
11. B. K. Saevik, K. Bergvall, B. R. Holm, L. E. Saijonmaa-Koulumies, A. Hedhammar, S. Larsen, and F. Kristensen, "A randomized, controlled study to evaluate the steroid sparing effect of essential fatty acid supplementation in the treatment of canine atopic dermatitis," *Vet Dermatol* 2004 Jun; 15(3): 137–45.

References for Cascara Sagrada

1. P. F. Giavina-Bianchi Jr, F. F. Castro, M. L. Machado, and A. J. Duarte, "Occupational respiratory allergic disease induced by Passiflora alata and Rhamnus purshiana," *Ann Allergy Asthma Immunol* 1997 Nov; 79(5): 449–54.
2. A. Pierce, *The American Pharmaceutical Association Practical Guide to Natural Medicines* (New York: Stonesong Press, 1999).
3. P. P. But, B. Tomlinson, and K. L. Lee, "Hepatitis related to the Chinese medicine Shouwu Pian, manufactured from Polygonum multiflorum," *Veterinary and Human Toxicology* 1996; 38(4): 280–82.
4. G. J. Park, S. P. Mann, and M. C. Ngu, "Acute hepatitis induced by Shouwu Pian, a herbal product derived from Polygonum multiflorum," *Journal of Gastroenterology and Hepatology* 2001; 16(1): 115–17.
5. A. Nair, D. Reddy, and D. H. Van Thiel, "Cascara sagrada induced intrahepatic cholestasis causing portal hypertension: case report and review of herbal hepatotoxicity," *American Journal of Gastroenterology* 2000; 95(12): 3634–37.
6. P. F. D'Arcy, "Adverse reactions and interactions with herbal medicines, Part 1," *Adverse Drug Reactions and Toxicology Reviews* 1991; 10(4): 189–208.
7. E. Mereto, M. Ghia, and G. Brambilla, "Evaluation of the potential carcinogenic activity of Senna and Cascara glycosides for the rat colon," *Cancer Lett* 1996 Mar 19; 101(1): 79–83.
8. N. Mascolo, E. Mereto, F. Borrelli, P. Orsi, D. Sini, A. A. Izzo, B. Massa, M. Boggio, and F. Capasso, "Does senna extract promote growth of aberrant crypt foci and malignant tumors in rat colon?" *Dig Dis Sci* 1999 Nov; 44(11): 2226–30.
9. C. P. Siegers, E. von Hertzberg-Lottin, M. Otte, and B. Schneider, "Anthranoid laxative abuse—a risk for colorectal cancer?" *Gut* 1993 Aug; 34(8): 1099–101.

References for Catnip

1. J. A. Duke, *CRC Handbook of Medicinal Herbs* (Boca Raton, FL: CRC Press, 1985).
2. K. C. Osterhoudt, S. K. Lee, J. M. Callahan, and F. M. Henretig, *Veterinary and Human Toxicology* 1997; 39:373–75.
3. C. Peterson, and J. Coates, *Pesticide Outlook* 2001; 12(4): 154–58.
4. A. Pierce, *The American Pharmaceutical Association Practical Guide to Natural Medicines* (New York: Stonesong Press, 1999).

References for Cat's Claw

1. M. Sandoval, R. M. Charbonnet, N. N. Okuhama, J. Roberts, Z. Krenova, A. M. Trentacosti, and J. M. Miller, "Cat's claw inhibits TNFalpha production and scavenges free radicals: role in cytoprotection," *Free Radic Biol Med* 2000 Jul 1; 29(1): 71–78.
2. S. Lamm, Y. Sheng, and R. W. Pero, "Persistent response to pneumococcal vaccine in individuals supplemented with a novel water-soluble extract of Uncaria tomentosa, C-Med-100," *Phytomedicine* 2001 Jul; 8(4): 267–74.
3. Ibid.
4. J. Piscoya, Z. Rodriguez, S. A. Bustamante, N. N. Okuhama, M. J. Miller, and M. Sandoval, "Efficacy and safety of freeze-dried cat's claw in osteoarthritis of the knee: mechanisms of action of the species Uncaria guianensis," *Inflamm Res* 2001 Sep; 50(9): 442–48.
5. E. Mur, F. Hartig, G. Eibl, and M. Schirmer, "Randomized double-blind trial of an extract from the pentacyclic alkaloid-chemotype of uncaria tomentosa for the treatment of rheumatoid arthritis," *J Rheumatol* 2002 Apr; 29(4): 678–81.
6. C. Winkler, B. Wirleitner, K. Schroecksnadel, H. Schennach, E. Mur, and D. Fuchs, "In vitro effects of two extracts and two pure alkaloid preparations of Uncaria tomentosa on peripheral blood mononuclear cells," *Planta Med* 2004 Mar; 70(3): 205–10.
7. M. Sandoval, N. N. Okuhama, X. J. Zhang, L. A. Condezo, J. Lao, F. M. Angeles, R. A. Musah, P. Bobrowski, and M. J. Miller, "Anti-inflammatory and antioxidant activities of cat's claw (Uncaria tomentosa and Uncaria guianensis) are independent of their alkaloid content," *Phytomedicine* 2002 May; 9(4): 325–37.

References for Chamomile

1. D. Kavvadias, P. Sand, K. A. Youdim, M. Z. Qaiser, C. Rice-Evans, R. Baur, E. Sigel, W. D. Rausch, P. Riederer, and P. Schreier, "The flavone hispidulin, a benzodiazepine receptor ligand with positive allosteric properties, traverses the blood-brain barrier and exhibits anticonvulsive effects," *Br J Pharmacol* 2004 Jul; 142(5): 811–20.
2. A. Yamamoto, K. Nakamura, K. Furukawa, Y. Konishi, T. Ogino, K. Higashiura, H. Yago, K. Okamoto, and M. Otsuka, "A new nonpeptide tachykinin NK1 receptor antagonist isolated from the plants of Compositae," *Chem Pharm Bull* (Tokyo) 2002 Jan; 50(1): 47–52.
3. Y. C. Liang, Y. T. Huang, S. H. Tsai, S. Y. Lin-Shiau, C. F. Chen, and J. K. Lin, "Suppression of inducible cyclooxygenase and inducible nitric oxide synthase by apigenin and related flavonoids in mouse macrophages," *Carcinogenesis* 1999 Oct; 20(10): 1945–52.
4. P. Imming, S. Goeters, G. Pawlitzki, and B. Hempel, "Absolute stereochemistry of guaianolides, of matricin and its epimers, of yarrow proazulenes, and of chamazulene carboxylic acid," *Chirality* 2001 Jul; 13(7): 337–41.
5. P. Zanoli, R. Avallone, and M. Baraldi, "Behavioral characterisation of the flavonoids apigenin and chrysin," *Fitoterapia* 2000 Aug; 71 Suppl 1:S117–23.
6. H. Viola, C. Wasowski, M. Levi de Stein, C. Wolfman, R. Silveira, F. Dajas, J. H. Medina, and A. C. Paladini, "Apigenin, a component of Matricaria recutita flowers, is a central benzodiazepine receptors-ligand with anxiolytic effects," *Planta Med* 1995 Jun; 61(3): 213–16.
7. C. Wolfman, H. Viola, A. Paladini, F. Dajas, and J. H. Medina, "Possible anxiolytic effects of chrysin, a central benzodiazepine receptor ligand isolated from

Passiflora coerulea," *Pharmacol Biochem Behav* 1994 Jan; 47(1): 1–4.
8. J. H. Medina, A. C. Paladini, C. Wolfman, M. Levi de Stein, D. Calvo, L. E. Diaz, and C. Pena, "Chrysin (5,7–di-OH-flavone), a naturally-occurring ligand for benzodiazepine receptors, with anticonvulsant properties," *Biochem Pharmacol* 1990 Nov 15; 40(10): 2227–31.
9. J. B. Salgueiro, P. Ardenghi M. Dias, M. B. Ferreira, I. Izquierdo, and J. H. Medina, "Anxiolytic natural and synthetic flavonoid ligands of the central benzodiazepine receptor have no effect on memory tasks in rats," *Pharmacol Biochem Behav* 1997 Dec; 58(4): 887–91.
10. A. Gomaa, T. Hashem, A. Mohamed, and E. Ashry, "Matricaria chamomilla extract inhibits both development of morphine dependence and expression of abstinence syndrome in rats," *J Pharmacol Sci* 2003 May; 92(1): 50–55.
11. A. C. Paladini, M. Marder, H. Viola, C. Wolfman, C. Wasowski, and J. H. Medina, "Flavonoids and the central nervous system: from forgotten factors to potent anxiolytic compounds," *J Pharm Pharmacol* 1999 May; 51(5): 519–26.
12. H. J. Glowania, C. Raulin, and M. Swoboda, "Effect of chamomile on wound healing—a clinical double-blind study," *Z Hautkr* 1987 Sep 1; 62(17): 1262, 1267–71.
13. P. Aertgeerts, M. Albring, F. Klaschka, T. Nasemann, R. Patzelt-Wenczler, K. Rauhut, and B. Weigl, "Comparative testing of Kamillosan cream and steroidal (0.25% hydrocortisone, 0.75% fluocortin butyl ester) and non-steroidal (5% bufexamac) dermatologic agents in maintenance therapy of eczematous diseases," *Z Hautkr* 1985 Feb 1; 60(3): 270–77.
14. R. Patzelt-Wenczler, and E. Ponce-Poschl, "Proof of efficacy of Kamillosan(R) cream in atopic eczema," *Eur J Med Res* 2000 Apr 19; 5(4): 171–75.
15. O. Kyokong, S. Charuluxananan, V. Muangmingsuk, O. Rodanant, K. Subornsug, and W. Punyasang, "Efficacy of chamomile-extract spray for prevention of postoperative sore throat," *J Med Assoc Thai* 2002 Jun; 85 Suppl 1:S180–85.
16. P. Fidler, C. L. Loprinzi, J. R. O'Fallon, J. M. Leitch, J. K. Lee, D. L. Hayes, P. Novotny, D. Clemens-Schutjer, J. Bartel, and J. C. Michalak, "Prospective evaluation of a chamomile mouthwash for prevention of 5-FU-induced oral mucositis," *Cancer* 1996 Feb 1; 77(3): 522–25.
17. W. Carl, and L. S. Emrich, "Management of oral mucositis during local radiation and systemic chemotherapy: a study of 98 patients," *J Prosthet Dent* 1991 Sep; 66(3): 361–69.
18. S. de la Motte, S. Bose-O'Reilly, M. Heinisch, and F. Harrison, "Double-blind comparison of an apple pectin-chamomile extract preparation with placebo in children with diarrhea," *Arzneimittelforschung* 1997 Nov; 47(11): 1247–49.
19. D. F. Birt, D. Mitchell, B. Gold, P. Pour, and H. C. Pinch, "Inhibition of ultraviolet light–induced skin carcinogenesis in SKH-1 mice by apigenin, a plant flavonoid. *Anticancer Res* 1997 Jan–Feb; 17(1A): 85–91.
20. H. Wei, L. Tye, E. Bresnick, and D. F. Birt, "Inhibitory effect of apigenin, a plant flavonoid, on epidermal ornithine decarboxylase and skin tumor promotion in mice," *Cancer Res* 1990 Feb 1; 50(3): 499–502.
21. D. M. Lepley, and J. C. Pelling, "Induction of p21/WAF1 and G1 cell-cycle arrest by the chemopreventive agent apigenin," *Mol Carcinog* 1997 Jun; 19(2): 74–82.
22. D. M. Lepley, B. Li, D. F. Birt, and J. C. Pelling, "The chemopreventive flavonoid apigenin induces G2/M arrest in keratinocytes," *Carcinogenesis* 1996 Nov; 17(11): 2367–75.
23. P. W. Zheng, L. C. Chiang, and C. C. Lin, "Apigenin-induced apoptosis through p53-dependent pathway in human cervical carcinoma cells," *Life Sci* 2005 Feb 4; 76(12): 1367–79. E-pub, 2004 Dec 10.
24. L. Liu, J. Fang, Q. Zhou, X. Hu, X. Shi, and B. H. Jiang, "Apigenin inhibits VEGF expression and angiogenesis in human lung cancer cells: implication of chemoprevention of lung cancer," *Mol Pharmacol.* E-pub, 2005 Jun 9.
25. J. Fang, C. Xia, Z. Cao, J. Z. Zheng, E. Reed, B. H. Jiang, "Apigenin inhibits VEGF and HIF-1 expression via PI3K/AKT/p70S6K1 and HDM2/p53 pathways," *FASEB J* 2005 Mar; 19(3): 342–53.

References for Chaste Tree

1. T. K. Schulz, R. Hänsel, and V. E. Tyler, *Rational Phytotherapy: A Physician's Guide to Herbal Medicine* (Berlin: Springer-Verlag, 1997).
2. J. Liu, J. E. Burdette, Y. Sun, S. Deng, S. M. Schlecht, W. Zheng, D. Nikolic, G. Mahady, R. B. van Breemen, H. H. Fong, J. M. Pezzuto, J. L. Bolton, and N. R. Farnsworth, "Isolation of linoleic acid as an estrogenic compound from the fruits of Vitex agnus-castus L. (chaste-berry)," *Phytomedicine* 2004 Jan; 11(1): 18–23.
3. H. Jarry, B. Spengler, A. Porzel, J. Schmidt, W. Wuttke, and V. Christoffel, "Evidence for estrogen receptor beta-selective activity of Vitex agnus-castus and isolated flavones," *Planta Med* 2003 Oct; 69(10): 945–47.
4. A. Milewicz, E. Gejdel, H. Sworen, K. Sienkiewicz, J. Jedrzejak, T. Teucher, and H. Schmitz, "Vitex agnus castus extract in the treatment of luteal phase defects due to latent hyperprolactinemia. Results of a randomized, placebo-controlled, double-blind study," *Arzneimittelforschung* 1993 Jul; 43(7): 752–56.
5. L. M. Westphal, M. L. Polan, A. S. Trant, and S. B. Mooney, "A nutritional supplement for improving fertility in women: a pilot study," *J Reprod Med* 2004 Apr; 49(4): 289–93.
6. M. Atmaca, S. Kumru, and E. Tezcan, "Fluoxetine versus Vitex agnus castus extract in the treatment of premenstrual dysphoric disorder," *Hum Psychopharmacol* 2003 Apr; 18(3): 191–95.
7. R. Schellenberg, "Treatment for the premenstrual syndrome with agnus castus fruit extract: prospective, randomised, placebo-controlled study," *BMJ* 2001 Jan 20; 322(7279): 134–37.
8. D. Berger, W. Schaffner, E. Schrader, B. Meier, and A. Brattstrom, "Efficacy of Vitex agnus castus L. extract Ze 440 in patients with pre-menstrual syndrome (PMS)," *Arch Gynecol Obstet* 2000 Nov; 264(3): 150–53.
9. E. G. Loch, H. Selle, and N. Boblitz, "Treatment of premenstrual syndrome with a phytopharmaceutical formulation containing Vitex agnus castus," *J Womens Health Gend Based Med* 2000 Apr; 9(3): 315–20.
10. M. Halaska, P. Beles, C. Gorkow, and C. Sieder,

"Treatment of cyclical mastalgia with a solution containing a Vitex agnus castus extract: results of a placebo-controlled, double-blind study," *Breast* 1999 Aug; 8(4): 175–81.

11. P. G. Merz, C. Gorkow, A. Schrodter, S. Rietbrock, C. Sieder, D. Loew, J. S. Dericks-Tan, and H. D. Taubert, "The effects of a special Agnus castus extract (BP1095E1) on prolactin secretion in healthy male subjects," *Exp Clin Endocrinol Diabetes* 1996; 104(6): 447–53.
12. J. S. Dericks-Tan, P. Schwinn, and C. Hildt, "Dose-dependent stimulation of melatonin secretion after administration of Agnus castus," *Exp Clin Endocrinol Diabetes* 2003 Feb; 111(1): 44–46.

References for Cinnamon

1. K. J. Jarvill-Taylor, R. A. Anderson, and D. J. Graves, "A hydroxychalcone derived from cinnamon functions as a mimetic for insulin in 3T3–L1 adipocytes," *J Am Coll Nutr* 2001 Aug; 20(4): 327–36.
2. A. Khan, M. Safdar, M. M. Ali Khan, K. N. Khattak, and R. A. Anderson, "Cinnamon improves glucose and lipids of people with type 2 diabetes," *Diabetes Care* 2003 Dec; 26(12): 3215–18.
3. Y. Nir, I. Potasman, E. Stermer, M. Tabak, and I. Neeman, "Controlled trial of the effect of cinnamon extract on Helicobacter pylori," *Helicobacter* 2000 Jun; 5(2): 94–97.

References for Cranberry

1. E. L. Weiss, R. Lev-Dor, N. Sharon, and I. Ofek, "Inhibitory effect of a high-molecular-weight constituent of cranberry on adhesion of oral bacteria," *Crit Rev Food Sci Nutr* 2002; 42(3 Suppl): 285–92.
2. T. Kessler, B. Jansen, and A. Hesse, "Effect of blackcurrant-, cranberry- and plum-juice consumption on risk factors associated with kidney stone formation," *Eur J Clin Nutr* 2002 Oct; 56(10): 1020–23.
3. R. J. Jepson, L. Mihaljevic, and J. Craig, "Cranberries for preventing urinary tract infections," *Cochrane Database Syst Rev* 2004(2): CD001321.
4. T. Kontiokari, et al., "Randomised trial of cranberry-lingon-berry juice and Lactobacillus GG drink for the prevention of urinary tract infections in women," *BMJ* June 30, 2001; 322:1571–73.
5. M. K. Terris, M. M. Issa, and J. R. Tacker, "Dietary supplementation with cranberry concentrate tablets may increase the risk of nephrolithiasis," *Urology* 2001 Jan; 57(1): 26–29.
6. Kessler, Jansen, and Hesse, op cit.
7. T. McHarg, A. Rodgers, and K. Charlton, "Influence of cranberry juice on the urinary risk factors for calcium oxalate kidney stone formation," *BJU Int* 2003 Nov; 92(7): 765–68.

References for Dandelion

1. T. K. Schulz, R. Hänsel, and V. E. Tyler, *Rational Phytotherapy: A Physician's Guide to Herbal Medicine* (Berlin: Springer-Verlag, 1997).
2. H. Y. Youn, H. S. Kang, D. H. Bhang, M. K. Kim, C. Y. Hwang, and H. R. Han, "Allergens causing atopic diseases in canine," *J Vet Sci* 2002 Dec; 3(4): 335–41.
3. M. Malawska, and B. Wilkomirski, "Accumulation rate of polychlorinated biphenyls (PCBs) in dandelion (*Taraxacum officinale*) in the conditions of soil contamination with oil derivatives," *Rocz Panstw Zakl Hig* 2001; 52(4): 295–311.
4. J. Pichtel, K. Kuroiwa, and H. T. Sawyer, "Distribution of Pb, Cd and Ba in soils and plants of two contaminated sites," *Environ Pollut* 2000 Oct; 110(1): 171–78.
5. E. Gaitan, R. C. Cooksey, J. Legan, and R. H. Lindsay, "Antithyroid effects in vivo and in vitro of vitexin: a C-glucosylflavone in millet," *J Clin Endocrinol Metab* 1995 Apr; 80(4): 1144–47.
6. K. Bohm, "Choleretic action of various plant drugs," *Arzneimittelforschung* 1959 Jun; 9(6): 376–78.
7. R. Gebhardt, "Anticholestatic activity of flavonoids from artichoke (*Cynara scolymus L.*) and of their metabolites," *Med Sci Monit* 2001 May; 7 Suppl 1:316–20.
8. I. Hook, A. McGee, and M. Henman, "Evaluation of Dandelion for diuretic activity and variation in potassium content," *Int J Pharmacog* 31 (1993): 29–34.

References for Echinacea

1. J. A. Taylor, W. Weber, L. Standish, H. Quinn, J. Goesling, M. McGann, and C. Calabrese, "Efficacy and safety of echinacea in treating upper respiratory tract infections in children: a randomized controlled trial," *JAMA* 2003 Dec 3; 290(21): 2824–30.
2. R. J. Mullins, and R. Heddle, "Adverse reactions associated with echinacea: the Australian experience," *Ann Allergy Asthma Immunol* 2002 Jan; 88(1): 42–51.
3. R. J. Mullins, "Echinacea-associated anaphylaxis," *Med J Aust* 1998 Feb 16; 168(4): 170–71.
4. S. R. Hosein, "Are echinacea and HIV not a good mix?" *Treatment Update* 1999 Feb; 11(1): 3.
5. D. Melchart, E. Walther, K. Linde, R. Brandmaier, and C. Lersch, "Echinacea root extracts for the prevention of upper respiratory tract infections: a double-blind, placebo-controlled randomized trial," *Arch Fam Med* 1998 Nov–Dec; 7(6): 541–45.
6. W. Grimm, and H. H. Muller, "A randomized controlled trial of the effect of fluid extract of Echinacea purpurea on the incidence and severity of colds and respiratory infections," *Am J Med* 1999 Feb; 106(2): 138–43.
7. R. B. Turner, D. K. Riker, and J. D. Gangemi, "Ineffectiveness of echinacea for prevention of experimental rhinovirus colds," *Antimicrob Agents Chemother* 2000 Jun; 44(6): 1708–09.
8. E. Schwarz, J. Metzler, J. P. Diedrich, J. Freudenstein, C. Bode, and J. C. Bode, "Oral administration of freshly expressed juice of Echinacea purpurea herbs fail to stimulate the nonspecific immune response in healthy young men: results of a double-blind, placebo-controlled crossover study," *J Immunother* 2002 Sep–Oct; 25(5): 413–20.
9. B. P. Barrett, R. L. Brown, K. Locken, R. Maberry, J. A. Bobula, and D. D'Alessio, "Treatment of the common cold with unrefined echinacea. A randomized, double-blind, placebo-controlled trial," *Ann Intern Med* 2002 Dec 17; 137(12): 939–46.
10. J. A. Taylor, et al., op. cit.
11. S. J. Sperber, L. P. Shah, R. D. Gilbert, T. W. Ritchey, and A. S. Monto, "Echinacea purpurea for prevention of experimental rhinovirus colds," *Clin Infect Dis* 2004 May 15; 38(10): 1367–71. E-pub, 2004 Apr 26.
12. S. H. Yale, and K. Liu, "Echinacea purpurea therapy for

the treatment of the common cold: a randomized, double-blind, placebo-controlled clinical trial," *Arch Intern Med* 2004 Jun 14; 164(11): 1237–41.

13. R. B. Turner, R. Bauer, K. Woelkart, T. C. Hulsey, and J. D. Gangemi, "An evaluation of Echinacea angustifolia in experimental rhinovirus infections," *N Engl J Med* 2005 Jul 28; 353(4): 341–48.
14. B. Schulten, M. Bulitta, B. Ballering-Bruhl, U. Koster, and M. Schafer, "Efficacy of Echinacea purpurea in patients with a common cold. A placebo-controlled, randomised, double-blind clinical trial," *Arzneimittelforschung* 2001; 51(7): 563–68
15. V. Goel, R. Lovlin, R. Barton, M. R. Lyon, R. Bauer, T. D. Lee, and T. K. Basu, "Efficacy of a standardized echinacea preparation (Echinilin) for the treatment of the common cold: a randomized, double-blind, placebo-controlled trial," *J Clin Pharm Ther* 2004 Feb; 29(1): 75–83.
16. B. Vonau, S. Chard, S. Mandalia, D. Wilkinson, and S. E. Barton, "Does the extract of the plant Echinacea purpurea influence the clinical course of recurrent genital herpes?" *Int J STD AIDS* 2001 Mar; 12(3): 154–58
17. E. Speroni, P. Govoni, S. Guizzardi, C. Renzulli, and M. C. Guerra, "Anti-inflammatory and cicatrizing activity of Echinacea pallida Nutt. root extract," *J Ethnopharmacol* 2002 Feb; 79(2): 265–72.

References for Eleuthero

1. E. J. Park, J. X. Nan, Y. Z. Zhao, S. H. Lee, Y. H. Kim, J. B. Nam, J. J. Lee, and D. H. Sohn, "Water-soluble polysaccharide from Eleutherococcus senticosus stems attenuates fulminant hepatic failure induced by D-galactosamine and lipopolysaccharide in mice," *Basic Clin Pharmacol Toxicol* 2004 Jun; 94(6): 298–304.
2. J. M. Yi, S. H. Hong, J. H. Kim, H. K. Kim, H. J. Song, and H. M. Kim, "Effect of Acanthopanax senticosus stem on mast cell-dependent anaphylaxis," *J Ethnopharmacol* 2002 Mar; 79(3): 347–52.
3. M. Miyazawa, and M. Hisama, "Antimutagenic activity of phenylpropanoids from clove (*Syzygium aromaticum*)," *J Agric Food Chem* 2003 Oct 22; 51(22): 6413–22.
4. B. Glatthaar-Saalmuller, F. Sacher, and A. Esperester, "Antiviral activity of an extract derived from roots of Eleutherococcus senticosus," *Antiviral Res* 2001 Jun; 50(3): 223–28.
5. P. T. Pearce, I. Zois, K. N. Wynne, and J. W. Funder, "Panax ginseng and Eleuthrococcus senticosus extracts—in vitro studies on binding to steroid receptors," *Endocrinol Jpn* 1982 Oct; 29(5): 567–73.
6. D. T. Zava, C. M. Dollbaum, and M. Blen, "Estrogen and progestin bioactivity of foods, herbs, and spices," *Proc Soc Exp. Biol Med* 1998 Mar; 217(3): 369–78.
7. B. T. Gaffney, H. M. Hugel, and P. A. Rich, "The effects of Eleutherococcus senticosus and Panax ginseng on steroidal hormone indices of stress and lymphocyte subset numbers in endurance athletes," *Life Sci* 2001 Dec 14; 70(4): 431–42.
8. B. T. Gaffney, H. M. Hugel, and P. A. Rich, "Panax ginseng and Eleutherococcus senticosus may exaggerate an already existing biphasic response to stress via inhibition of enzymes which limit the binding of stress hormones to their receptors," *Med Hypotheses* 2001 May; 56(5): 567–72.
9. J. Jellin, P. J. Gregory, F. Batz, K. Hitchens, et al., *Pharmacist's Letter/Prescriber's Letter, Natural Medicines Comprehensive Database,* 6th ed. (Stockton, CA: Therapeutic Research Faculty, 2004).
10. L. F. Eschbach, M. J. Webster, J. C. Boyd, P. D. McArthur, and T. K. Evetovich, "The effect of siberian ginseng (*Eleutherococcus senticosus*) on substrate utilization and performance," *Int J Sport Nutr Exerc Metab* 2000 Dec; 10(4): 444–51.
11. E. A. Dowling, D. R. Redondo, J. D. Branch, S. Jones, G. McNabb, and M. H. Williams, "Effect of Eleutherococcus senticosus on submaximal and maximal exercise performance," *Med Sci Sports Exerc* 1996 Apr; 28(4): 482–89.
12. A. F. Cicero, G. Derosa, R. Brillante, R. Bernardi, S. Nascetti, and A. Gaddi, "Effects of Siberian ginseng (*Eleutherococcus senticosus maxim.*) on elderly quality of life: a randomized clinical trial," *Arch Gerontol Geriatr Suppl* 2004; (9): 69–73.
13. B. T. Gaffney, H. M. Hugel, and P. A. Rich, "The effects of Eleutherococcus senticosus and Panax ginseng on steroidal hormone indices of stress and lymphocyte subset numbers in endurance athletes," *Life Sci* 2001 Dec 14; 70(4): 431–42.
14. B. Bohn, C. T. Nebe, and C. Birr, "Flow-cytometric studies with eleutherococcus senticosus extract as an immunomodulatory agent," *Arzneimittelforschung* 1987 Oct; 37(10): 1193–96.
15. A. J. Hartz, S. Bentler, R. Noyes, J. Hoehns, C. Logemann, S. Sinift, Y. Butani, W. Wang, K. Brake, M. Ernst, and H. Kautzman, "Randomized controlled trial of Siberian ginseng for chronic fatigue," *Psychol Med* 2004 Jan; 34(1): 51–61.
16. J. L. Donovan, C. L. DeVane, K. D. Chavin, R. M. Taylor, J. S. Markowitz, "Siberian ginseng (*Eleutheroccus senticosus*) effects on CYP2D6 and CYP3A4 activity in normal volunteers," *Drug Metab Dispos* 2003 May; 31(5): 519–22.

References for Evening Primrose

1. D. F. Horrobin, K. M. Ells, N. Morse-Fisher, and M. S. Manku, "The effects of evening primrose oil, safflower oil and paraffin on plasma fatty acid levels in humans: choice of an appropriate placebo for clinical studies on primrose oil," *Prostaglandins Leukot Essent Fatty Acids* 1991 Apr; 42(4): 245–49.
2. M. Schalin-Karrila, L. Mattila, C. T. Jansen, and P. Uotila, "Evening primrose oil in the treatment of atopic eczema: effect on clinical status, plasma phospholipid fatty acids and circulating blood prostaglandins," *Br J Dermatol* 1987 Jul; 117(1): 11–19.
3. J. Jantti, T. Nikkari, T. Solakivi, H. Vapaatalo, and H. Isomaki, "Evening primrose oil in rheumatoid arthritis: changes in serum lipids and fatty acids," *Ann Rheum Dis* 1989 Feb; 48(2): 124–27.
4. M. Schalin-Karrila, et al., op cit.
5. P. F. Morse, D. F. Horrobin, M. S. Manku, J. C. Stewart, R. Allen, S. Littlewood, S. Wright, J. Burton, D. J. Gould, P. J. Holt, et al., "Meta-analysis of placebo-controlled studies of the efficacy of Epogam in the treatment of atopic eczema. Relationship between plasma essential fatty acid changes and clinical response," *Br J Dermatol* 1989 Jul; 121(1): 75–90.
6. C. A. Hederos, and A. Berg, "Epogam evening primrose oil treatment in atopic dermatitis and asthma,"

Arch Dis Child 1996 Dec; 75(6): 494–97.
7. K. Yoshimoto-Furuie, K. Yoshimoto, T. Tanaka, S. Saima, Y. Kikuchi, J. Shay, D. R. Horrobin, and H. Echizen, "Effects of oral supplementation with evening primrose oil for six weeks on plasma essential fatty acids and uremic skin symptoms in hemodialysis patients," *Nephron* 1999 Feb; 81(2): 151–59.
8. D. K. Whitaker, J. Cilliers, and C. de Beer, "Evening primrose oil (Epogam) in the treatment of chronic hand dermatitis: disappointing therapeutic results," *Dermatology* 1996; 193(2): 115–20.
9. S. Oliwiecki, J. Armstrong, J. L. Burton, and J. Bradfield, "The effect of essential fatty acids on epidermal atrophy due to topical steroids," *Clin Exp Dermatol* 1993 Jul; 18(4): 326–28.
10. S. Qureshi, and N. Sultan, "Topical nonsteroidal anti-inflammatory drugs versus oil of evening primrose in the treatment of mastalgia," *Surgeon* 2005 Feb; 3(1): 7–10.
11. J. Blommers, E. S. de Lange-De Klerk, D. J. Kuik, P. D. Bezemer, and S. Meijer, "Evening primrose oil and fish oil for severe chronic astalgia: a randomized, double-blind, controlled trial," *Am J Obstet Gynecol* 2002 Nov; 187(5): 1389–94.
12. R. E. Mansel, B. J. Harrison, J. Melhuish, W. Sheridan, J. K. Pye, G. Pritchard, P. R. Maddox, D. J. Webster, and L. E. Hughes, "A randomized trial of dietary intervention with essential fatty acids in patients with categorized cysts," *Ann NY Acad Sci* 1990; 586:288–94.
13. S. K. Khoo, C. Munro, and D. Battistutta, "Evening primrose oil and treatment of premenstrual syndrome," *Med J Aust* 1990 Aug 20; 153(4): 189–92.
14. J. Moodley, and R. J. Norman, "Attempts at dietary alteration of prostaglandin pathways in the management of pre-eclampsia," *Prostaglandins Leukot Essent Fatty Acids* 1989 Sep; 37(3): 145–47.
15. A. D'Almeida, J. P. Carter, A. Anatol, and C. Prost, "Effects of a combination of evening primrose oil (gamma linolenic acid) and fish oil (eicosapentaenoic + docahexaenoic acid) versus magnesium, and versus placebo in preventing pre-eclampsia," *Women Health* 1992; 19(2–3): 117–31.
16. R. Chenoy, S. Hussain, Y. Tayob, P. M. O'Brien, M. Y. Moss, and P. F. Morse, "Effect of oral gamolenic acid from evening primrose oil on menopausal flushing," *BMJ* 1994 Feb 19; 308(6927): 501–03.
17. E. J. Bassey, J. J. Littlewood, M. C. Rothwell, and D. W. Pye, "Lack of effect of supplementation with essential fatty acids on bone mineral density in healthy pre- and postmenopausal women: two randomized controlled trials of Efacal v. calcium alone," *Br J Nutr* 2000 Jun; 83(6): 629–35.
18. C. Haslett, J. G. Douglas, S. R. Chalmers, A. Weighhill, and J. F. Munro, "A double-blind evaluation of evening primrose oil as an antiobesity agent," *Int J Obes* 1983; 7(6): 549–53.
19. J. Jantti, et al., op. cit.
20. J. J. Belch, D. Ansell, R. Madhok, A. O'Dowd, and R. D. Sturrock, "Effects of altering dietary essential fatty acids on requirements for non-steroidal anti-inflammatory drugs in patients with rheumatoid arthritis: a double-blind, placebo-controlled study," *Ann Rheum Dis* 1988 Feb; 47(2): 96–104.
21. M. Brzeski, R. Madhok, and H. A. Capell, "Evening primrose oil in patients with rheumatoid arthritis and side-effects of non-steroidal anti-inflammatory drugs," *Br J Rheumatol* 1991 Oct; 30(5): 370–72.
22. P. Oxholm, R. Manthorpe, J. U. Prause, and D. Horrobin, "Patients with primary Sjögren's syndrome treated for two months with evening primrose oil," *Scand J Rheumatol* 1986; 15(2): 103–08.
23. E. Theander, D. F. Horrobin, L. T. Jacobsson, and R. Manthorpe, "Gammalinolenic acid treatment of fatigue associated with primary Sjögren's syndrome," *Scand J Rheumatol* 2002; 31(2): 72–79.
24. A. P. Jenkins, A. T. Green, and R. P. Thompson, "Essential fatty acid supplementation in chronic hepatitis B," *Aliment Pharmacol Ther* 1996 Aug; 10(4): 665–68.
25. C. F. van der Merwe, J. Booyens, H. F. Joubert, and C. A. van der Merwe, "The effect of gamma-linolenic acid, an in vitro cytostatic substance contained in evening primrose oil, on primary liver cancer. A double-blind, placebo-controlled trial," *Prostaglandins Leukot Essent Fatty Acids* 1990 Jul; 40(3): 199–202.
26. M. G. Aman, E. A. Mitchell, and S. H. Turbott, "The effects of essential fatty acid supplementation by Efamol in hyperactive children," *J Abnorm Child Psychol* 1987 Mar; 15(1): 75–90.
27. L. E. Arnold, S. M. Pinkham, and N. Votolato, "Does zinc moderate essential fatty acid and amphetamine treatment of attention-deficit/hyperactivity disorder?" *J Child Adolesc Psychopharmacol* 2000 Summer; 10(2): 111–17.
28. J. J. Belch, B. Shaw, A. O'Dowd, A. Saniabadi, P. Leiberman, R. D. Sturrock, and C. D. Forbes, "Evening primrose oil (Efamol) in the treatment of Raynaud's phenomenon: a double-blind study," *Thromb Haemost* 1985 Aug 30; 54(2): 490–94.
29. S. M. Greenfield, A. T. Green, J. P. Teare, A. P. Jenkins, N. A. Punchard, C. C. Ainley, and R. P. Thompson, "A randomized controlled study of evening primrose oil and fish oil in ulcerative colitis," *Aliment Pharmacol Ther* 1993 Apr; 7(2): 159–66.

References for Feverfew

1. R. J. Marles, J. Kaminski, J. T. Arnason, L. Pazos-Sanou, S. Heptinstall, N. H. Fischer, C. W. Crompton, D. G. Kindack, and D. V. Awang, "A bioassay for inhibition of serotonin release from bovine platelets," *J Nat Prod* 1992 Aug; 55(8): 1044–56.
2. J. J. Murphy, S. Heptinstall, J. R. Mitchell, "Randomised double-blind, placebo-controlled trial of feverfew in migraine prevention," *Lancet* 1988 Jul 23; 2(8604): 189–92.
3. E. S. Johnson, N. P. Kadam, D. M. Hylands, and P. J. Hylands, "Efficacy of feverfew as prophylactic treatment of migraine," *Br Med J (Clin Res Ed)* 1985 Aug 31; 291(6495): 569–73.
4. V. Pfaffenrath, H. C. Diener, M. Fischer, M. Friede, and H. H. Henneicke-von Zepelin, "The efficacy and safety of Tanacetum parthenium (feverfew) in migraine prophylaxis—a double-blind, multicentre, randomized placebo-controlled dose-response study," *Cephalalgia* 2002 Sep; 22(7): 523–32.
5. M. Pattrick, S. Heptinstall, and M. Doherty, "Feverfew in rheumatoid arthritis: a double-blind, placebo-controlled study," *Ann Rheum Dis* 1989 Jul; 48(7): 547–49.

References for Flax

1. W. Demark-Wahnefried, C. N. Robertson, P. J. Walther, T. J. Polascik, D. F. Paulson, and R. T. Vollmer, "Pilot study to explore effects of low-fat, flaxseed-supplemented diet on proliferation of benign prostatic epithelium and prostate-specific antigen," *Urology* 2004 May; 63(5): 900–04.
2. W. Demark-Wahnefried, D. T. Price, T. J. Polascik, C. N. Robertson, E. E. Anderson, D. F. Paulson, P. J. Walther, M. Gannon, and R. T. Vollmer, "Pilot study of dietary fat restriction and flaxseed supplementation in men with prostate cancer before surgery: exploring the effects on hormonal levels, prostate-specific antigen, and histopathologic features," *Urology* 2001 Jul; 58(1): 47–52.
3. E. J. Frische, A. M. Hutchins, M. C. Martini, W. Thomas, and J. L. Slavin, "Effect of flaxseed and wheat bran on serum hormones and lignan excretion in premenopausal women," *J Am Coll Nutr* 2003 Dec; 22(6): 550–54.
4. S. Tarpila, A. Aro, I. Salminen, A. Tarpila, P. Kleemola, J. Akkila, and H. Adlercreutz, "The effect of flaxseed supplementation in processed foods on serum fatty acids and enterolactone," *Eur J Clin Nutr* 2002 Feb; 56(2): 157–65.
5. A. M. Hutchins, M. C. Martini, B. A. Olson, W. Thomas, and J. L. Slavin, "Flaxseed consumption influences endogenous hormone concentrations in postmenopausal women," *Nutr Cancer* 2001; 39(1): 58–65.
6. P. D. Nesbitt, Y. Lam, and L. U. Thompson, "Human metabolism of mammalian lignan precursors in raw and processed flaxseed," *Am J Clin Nutr* 1999 Mar; 69(3): 549–55.
7. E. J. Frische, A. M. Hutchins, M. C. Martini, W. Thomas, and J. L. Slavin, "Effect of flaxseed and wheat bran on serum hormones and lignan excretion in premenopausal women," *J Am Coll Nutr* 2003 Dec; 22(6): 550–54.
8. C. J. Haggans, E. J. Travelli, W. Thomas, M. C. Martini, and J. L. Slavin, "The effect of flaxseed and wheat bran consumption on urinary estrogen metabolites in premenopausal women," *Cancer Epidemiol Biomarkers Prev* 2000 Jul; 9(7): 719–25.
9. C. J. Haggans, A. M. Hutchins, B. A. Olson, W. Thomas, M. C. Martini, and J. L. Slavin, "Effect of flaxseed consumption on urinary estrogen metabolites in postmenopausal women," *Nutr Cancer* 1999; 33(2): 188–95.
10. J. D. Brooks, W. E. Ward, J. E. Lewis, J. Hilditch, L. Nickell, E. Wong, and L. U. Thompson, "Supplementation with flaxseed alters estrogen metabolism in postmenopausal women to a greater extent than does supplementation with an equal amount of soy," *Am J Clin Nutr* 2004 Feb; 79(2): 318–25.
11. S. Dodin, A. Lemay, H. Jacques, F. Legare, J. C. Forest, and B. Masse, "The effects of flaxseed dietary supplement on lipid profile, bone mineral density, and symptoms in menopausal women: a randomized, double-blind, wheat germ placebo-controlled clinical trial," *J Clin Endocrinol Metab* 2005 Mar; 90(3): 1390–97. E-pub, 2004 Dec 21.
12. J. D. Brooks, et al., op.cit.
13. E. A. Lucas, R. D. Wild, L. J. Hammond, D. A. Khalil, S. Juma, B. P. Daggy, B. J. Stoecker, and B. H. Arjmandi, "Flaxseed improves lipid profile without altering biomarkers of bone metabolism in postmenopausal women," *J Clin Endocrinol Metab* 2002 Apr; 87(4): 1527–32.
14. A. M. Hutchins, et al., op. cit.
15. A. Lemay, S. Dodin, N. Kadri, H. Jacques, and J. C. Forest, "Flaxseed dietary supplement versus hormone replacement therapy in hypercholesterolemic menopausal women," *Obstet Gynecol* 2002 Sep; 100(3): 495–504.
16. W. R. Phipps, M. C. Martini, J. W. Lampe, J. L. Slavin, and M. S. Kurzer, "Effect of flax seed ingestion on the menstrual cycle," *J Clin Endocrinol Metab* 1993 Nov; 77(5): 1215–19.
17. L. K. Ferrier, L. J. Caston, S. Leeson, J. Squires B. J. Weaver, and B. J. Holub, "alpha-Linolenic acid- and docosahexaenoic acid-enriched eggs from hens fed flaxseed: influence on blood lipids and platelet phospholipid fatty acids in humans," *Am J Clin Nutr* 1995 Jul; 62(1): 81–86.
18. D. J. Jenkins, C. W. Kendall, E. Vidgen, S. Agarwal, A. V. Rao, R. S. Rosenberg, E. P. Diamandis, R. Novokmet, C. C. Mehling, T. Perera, L. C. Griffin, and S. C. Cunnane, "Health aspects of partially defatted flaxseed, including effects on serum lipids, oxidative measures and ex vivo androgen and progestin activity: a controlled crossover trial," *Am J Clin Nutr* 1999 Mar; 69(3): 395–402.
19. M. L. Bierenbaum, R. Reichstein, and T. R. Watkins, "Reducing atherogenic risk in hyperlipemic humans with flax seed supplementation: a preliminary report," *J Am Coll Nutr* 1993 Oct; 12(5): 501–04.
20. E. A. Lucas, et al., op. cit.
21. S. Dodin, et al. op. cit.
22. S. C. Cunnane, S. Ganguli, C. Menard, A. C. Liede, M. J. Hamadeh, Z. Y. Chen, T. M. Wolever, and D. J. Jenkins, "High alpha-linolenic acid flaxseed (Linum usitatissimum): some nutritional properties in humans," *Br J Nutr* 1993 Mar; 69(2): 443–53.
23. S. C. Cunnane, M. J. Hamadeh, A. C. Liede, L. U. Thompson, T. M. Wolever, and D. J. Jenkins, "Nutritional attributes of traditional flaxseed in healthy young adults," *Am J Clin Nutr* 1995 Jan; 61(1): 62–68.
24. W. F. Clark, C. Kortas, A. P. Heidenheim, J. Garland, E. Spanner, and A. Parbtani, "Flaxseed in lupus nephritis: a two-year nonplacebo-controlled crossover study," *J Am Coll Nutr* 2001 Apr; 20(2 Suppl): 143–48.
25. W. F. Clark, A. Parbtani, M. W. Huff, E. Spanner, H. de Salis, I. Chin-Yee, D. J. Philbrick, and B. J. Holub, "Flaxseed: a potential treatment for lupus nephritis," *Kidney Int* 1995 Aug; 48(2): 475–80.
26. M. A. Allman, M. M. Pena, and D. Pang, "Supplementation with flaxseed oil versus sunflowerseed oil in healthy young men consuming a low-fat diet: effects on platelet composition and function," *Eur J Clin Nutr* 1995 Mar; 49(3): 169–78.
27. E. Mantzioris, M. J. James, R. A. Gibson, and L. G. Cleland, "Differences exist in the relationships between dietary linoleic and alpha-linolenic acids and their respective long-chain metabolites," *Am J Clin Nutr* 1995 Feb; 61(2): 320–24.
28. C. A. Francois, S. L. Connor, L. C. Bolewicz, and W. E. Connor, "Supplementing lactating women with flaxseed oil does not increase docosahexaenoic acid in their milk," *Am J Clin Nutr* 2003 Jan; 77(1): 226–33.
29. F. A. Wallace, E. A. Miles, and P. C. Calder, "Comparison

of the effects of linseed oil and different doses of fish oil on mononuclear cell function in healthy human subjects," *Br J Nutr* 2003 May; 89(5): 679–89.

30. S. Kew, T. Banerjee, A. M. Minihane, Y. E. Finnegan, R. Muggli, R. Albers, C. M. Williams, and P. C. Calder, "Lack of effect of foods enriched with plant- or marine-derived n-3 fatty acids on human immune function," *Am J Clin Nutr* 2003 May; 77(5): 1287–95.
31. F. Thies, E. A. Miles, G. Nebe-von-Caron, J. R. Powell, T. L. Hurst, E. A. Newsholme, and P. C. Calder, "Influence of dietary supplementation with long-chain n-3 or n-6 polyunsaturated fatty acids on blood inflammatory cell populations and functions and on plasma soluble adhesion molecules in healthy adults," *Lipids* 2001 Nov; 36(11): 1183–93.
32. D. C. Nordstrom, V. E. Honkanen, Y. Nasu, E. Antila, C. Friman, and Y. T. Konttinen, "Alpha-linolenic acid in the treatment of rheumatoid arthritis. A double-blind, placebo-controlled and randomized study: flaxseed vs. safflower seed," *Rheumatol Int* 1995; 14(6): 231–34.
33. I. A. Brouwer, M. B. Katan, and P. L. Zock, "Dietary alpha-linolenic acid is associated with reduced risk of fatal coronary heart disease, but increased prostate cancer risk: a meta-analysis," *J Nutr* 2004 Apr; 134(4): 919–22.
34. N. M. Attar-Bashi, A. G. Frauman, and A. J. Sinclair, "Alpha-linolenic acid and the risk of prostate cancer. What is the evidence?" *J Urol* 2004 Apr; 171(4): 1402–07.
35. M. Saadatian-Elahi, T. Norat, J. Goudable, and E. Riboli, "Biomarkers of dietary fatty acid intake and the risk of breast cancer: a meta-analysis," *Int J Cancer* 2004 Sep 10; 111(4): 584–91.

References for Garlic

1. M. Ali, "Mechanism by which garlic (*Allium sativum*) inhibits cyclooxygenase activity. Effect of raw versus boiled garlic extract on the synthesis of prostanoids," *Prostaglandins Leukot Essent Fatty Acids* 1995 Dec; 53(6): 397–400.
2. S. K. Banerjee, and S. K. Maulik, "Effect of garlic on cardiovascular disorders: a review," *Nutr J* 2002 Nov 19; 1(1): 4.
3. D. D. Ku, T. T. Abdel-Razek, J. Dai, S. Kim-Park, M. B. Fallon, and G. A. Abrams, "Garlic and its active metabolite allicin produce endothelium- and nitric oxide-dependent relaxation in rat pulmonary arteries," *Clin Exp Pharmacol Physiol* 2002 Jan–Feb; 29(1–2): 84–91.
4. M. Z. Ashraf, M. E. Hussain, and M. Fahim, "Endothelium mediated vasorelaxant response of garlic in isolated rat aorta: role of nitric oxide," *J Ethnopharmacol* 2004 Jan; 90(1): 5–9.
5. L. Liu, and Y. Y. Yeh, "Water-soluble organosulfur compounds of garlic inhibit fatty acid and triglyceride syntheses in cultured rat hepatocytes," *Lipids* 2001 Apr; 36(4): 395–400.
6. M. S. Chi, E. T. Koh, T. J. Stewart, "Effects of garlic on lipid metabolism in rats fed cholesterol or lard," *J Nutr* 1982 Feb; 112(2): 241–48.
7. L. Liu, and Y. Y. Yeh, "S-alk(en)yl cysteines of garlic inhibit cholesterol synthesis by deactivating HMG-CoA reductase in cultured rat hepatocytes," *J Nutr* 2002 Jun; 132(6): 1129–34.
8. Y. Y. Yeh, and L. Liu, "Cholesterol-Lowering Effect of Garlic Extracts and Organosulfur Compounds: Human and Animal Studies," *J Nutr* 2001; 131:989S–993S.
9. L. D. Lawson, and Z. J. Wang, "Low allicin release from garlic supplements: a major problem due to the sensitivities of alliinase activity," *J Agric Food Chem* 2001 May; 49(5): 2592–99.
10. S. K. Banerjee, and S. K. Maulik, "Effect of garlic on cardiovascular disorders: a review," *Nutr J* 2002 Nov 19; 1(1): 4.
11. L. D. Lawson, Z. J. Wang, and D. Papadimitriou, "Allicin release under simulated gastrointestinal conditions from garlic powder tablets employed in clinical trials on serum cholesterol," *Planta Med* 2001 Feb; 67(1): 13–18.
12. C. Stevinson, M. H. Pittler, and E. Ernst, "Garlic for Treating Hypercholesterolemia: A Meta-Analysis of Randomized Clinical Trials," *Ann Intern Med* 2000 Sep 19; 133(6): 420–29.
13. A. T. Fleischauer, C. Poole, and L. Arab, "Garlic consumption and cancer prevention: meta-analyses of colorectal and stomach cancers," *American Journal of Clinical Nutrition* 72(4): 1047–52, October 2000.
14. R. G. Leuschner, and V. Ielsch, "Antimicrobial effects of garlic, clove and red hot chilli on Listeria monocytogenes in broth model systems and soft cheese," *Int J Food Sci Nutr* 2003 Mar; 54(2): 127–33.
15. B. B. Adler, and L. R. Beuchat, "Death of Salmonella, Escherichia coli O157:H7, and Listeria monocytogenes in garlic butter as affected by storage temperature," *J Food Prot* 2002 Dec; 65(12): 1976–80.
16. S. M. Tsao, and M. C. Yin, "In-vitro antimicrobial activity of four diallyl sulphides occurring naturally in garlic and Chinese leek oils," *J Med Microbiol* 2001 Jul; 50(7): 646–69.
17. N. D. Weber, D. O. Andersen, J. A. North, B. K. Murray, L. D. Lawson, and B. G. Hughes, "In vitro virucidal effects of Allium sativum (garlic) extract and compounds," *Planta Med* 1992 Oct; 58(5): 417–23.
18. E. H. O'Gara, D. J. Hill, and D. J. Maslin, "Activities of garlic oil, garlic powder, and their diallyl constituents against Helicobacter pylori," *Appl Environ Microbiol* 2000 May; 66(5): 2269–73.
19. C. A. McNulty, M. P. Wilson, W. Havinga, B. Johnston, E. A. O'Gara, and D. J. Maslin, "A pilot study to determine the effectiveness of garlic oil capsules in the treatment of dyspeptic patients with Helicobacter pylori," *Helicobacter* 2001 Sep; 6(3): 249–53.
20. D. Y. Graham, S. Y. Anderson, and T. Lang, "Garlic or jalapeno peppers for treatment of Helicobacter pylori infection," *Am J Gastroenterol* 1999 May; 94(5): 1200–02.
21. E. Ledezma, K. Marcano, A. Jorquera, L. De Sousa, M. Padilla, M. Pulgar, and R. Apitz-Castro, "Efficacy of ajoene in the treatment of tinea pedis: a double-blind and comparative study with terbinafine," *J Am Acad Dermatol* 2000 Nov; 43(5 Pt 1): 829–32.
22. E. Ledezma, J. C. Lopez, P. Marin, H. Romero, G. Ferrara, L. De Sousa, A. Jorquera, and R. Apitz Castro, "Ajoene in the topical short-term treatment of tinea cruris and tinea corporis in humans. Randomized comparative study with terbinafine," *Arzneimittelforschung* 1999 Jun; 49(6): 544–47.
23. F. C. Groppo, J. C. Ramacciato, R. P. Simoes, F. M. Florio, and A. Sartoratto, "Antimicrobial activity of garlic,

tea tree oil, and chlorhexidine against oral microorganisms," *Int Dent J* 2002 Dec; 52(6): 433–37.
24. P. Josling, "Preventing the common cold with a garlic supplement: a double-blind, placebo-controlled survey," *Adv Ther* 2001 Jul–Aug; 18(4): 189–93.
25. M. E. St. Louis, S. H. Peck, D. Bowering, G. B. Morgan, J. Blatherwick, S. Banerjee, G. D. Kettyls, W. A. Black, M. E. Milling, A. H. Hauschild, et al., "Botulism from chopped garlic: delayed recognition of a major outbreak," *Ann Intern Med* 1988 Mar; 108(3): 363–68.
26. D. L. Morse, L. K. Pickard, J. J. Guzewich, B. D. Devine, and M. Shayegani, "Garlic-in-oil associated botulism: episode leads to product modification," *Am J Public Health* 1990 Nov; 80(11): 1372–73.
27. N. Lohse, P. G. Kraghede, and K. Molbak, "Botulism in a 38-year-old man after ingestion of garlic in chilli oil," *Ugeskr Laeger* 2003 Jul 21; 165(30): 2962–63.

References for Ginger

1. V. N. Dedov, V. H. Tran, C. C. Duke, M. Connor, M. J. Christie, S. Mandadi, and B. D. Roufogalis, "Gingerols: a novel class of vanilloid receptor (VR1) agonists," *Br J Pharmacol* 2002 Nov; 137(6): 793–98.
2. F. Borrelli, R. Capasso, A. Pinto, and A. A. Izzo, "Inhibitory effect of ginger (*Zingiber officinale*) on rat ileal motility in vitro," *Life Sci* 2004 Apr 23; 74(23): 2889–96.
3. H. C. Lien, W. M. Sun, Y. H. Chen, H. Kim, W. Hasler, and C. Owyang, "Effects of ginger on motion sickness and gastric slow-wave dysrhythmias induced by circular vection," *Am J Physiol Gastrointest Liver Physiol* 2003 Mar; 284(3): G481–89.
4. S. Gonlachanvit, Y. H. Chen, W. L. Hasler, W. M. Sun, and C. Owyang, "Ginger reduces hyperglycemia-evoked gastric dysrhythmias in healthy humans: possible role of endogenous prostaglandins," *J Pharmacol Exp Ther* 2003.
5. Mowray D, Clayson D, "Motion Sickness, Ginger, and Psychophysics," *Lancet.* 1982 Mar 20; 1(8273): 655–57.
6. G. Portnoi, L. A. Chng, L. Karimi-Tabesh, G. Koren, M. P. Tan, and A. Einarson, "Prospective comparative study of the safety and effectiveness of ginger for the treatment of nausea and vomiting in pregnancy," *Am J Obstet Gynecol* 2003 Nov; 189(5): 1374–77.
7. K. E. Willetts, A. Ekangaki, and J. A. Eden, "Effect of a ginger extract on pregnancy-induced nausea: a randomised controlled trial," *Aust N Z J Obstet Gynaecol* 2003 Apr; 43(2): 139–44.
8. C. Smith, C. Crowther, K. Willson, N. Hotham, and V. McMillian, "A randomized controlled trial of ginger to treat nausea and vomiting in pregnancy," *Obstet Gynecol* 2004 Apr; 103(4): 639–45.
9. T. Vutyavanich, T. Kraisarin, and R. Ruangsri, "Ginger for nausea and vomiting in pregnancy: randomized, double-masked, placebo-controlled trial," *Obstet Gynecol* 2001 Apr; 97(4): 577–82.
10. W. Fischer-Rasmussen, S. K. Kjaer, C. Dahl, and U. Asping, "Ginger treatment of hyperemesis gravidarum," *Eur J Obstet Gynecol Reprod Biol* 1991 Jan 4; 38(1): 19–24.
11. A. Keating, and R. A. Chez, "Ginger syrup as an antiemetic in early pregnancy," *Altern Ther Health Med* 2002 Sep–Oct; 8(5): 89–91.
12. A. M. Morin, O. Betz, P. Kranke, G. Geldner, H. Wulf, and L. H. Eberhart, "Is ginger a relevant antiemetic for postoperative nausea and vomiting?" *Anasthesiol Intensivmed Notfallmed Schmerzther* 2004 May; 39(5): 281–85.
13. S. Holtmann, A. H. Clarke, H. Scherer, and M. Hohn, "The anti-motion sickness mechanism of ginger. A comparative study with placebo and dimenhydrinate," *Acta Otolaryngol* 1989 Sep-Oct; 108(3–4): 168–74.
14. S. Gonlachanvit, Y. H. Chen, W. L. Hasler, W. M. Sun, and C. Owyang, "Ginger reduces hyperglycemia-evoked gastric dysrhythmias in healthy humans: possible role of endogenous prostaglandins," *J Pharmacol Exp Ther* 2003 Dec; 307(3): 1098–103. E-pub, 2003 Oct 08.
15. H. C. Lien, W. M. Sun, Y. H. Chen, H. Kim, W. Hasler, and C. Owyang, "Effects of ginger on motion sickness and gastric slow-wave dysrhythmias induced by circular vection," *Am J Physiol Gastrointest Liver Physiol* 2003 Mar; 284(3): G481–89.
16. I. Wigler, I. Grotto, D. Caspi, and M. Yaron, "The effects of Zintona EC (a ginger extract) on symptomatic gonarthritis," *Osteoarthritis Cartilage* 2003 Nov; 11(11): 783–89.
17. R. D. Altman, and K. C. Marcussen, "Effects of a ginger extract on knee pain in patients with osteoarthritis," *Arthritis Rheum* 2001 Nov; 44(11): 2531–38.
18. S. K. Verma, and A. Bordia, "Ginger, fat and fibrinolysis," *Indian J Med Sci* 2001 Feb; 55(2): 83–86.
19. A. Bordia, S. K. Verma, and K. C. Srivastava, "Effect of ginger (*Zingiber officinale Rosc.*) and fenugreek (*Trigonella foenumgraecum L.*) on blood lipids, blood sugar and platelet aggregation in patients with coronary artery disease," *Prostaglandins Leukot Essent Fatty Acids* 1997 May; 56(5): 379–84.

References for Ginkgo

1. M. Lenoir, E. Pedruzzi, S. Rais, K. Drieu, and A. Perianin, "Sensitization of human neutrophil defense activities through activation of platelet-activating factor receptors by ginkgolide B, a bioactive component of the Ginkgo biloba extract EGB 761," *Biochem Pharmacol* 2002 Apr 1; 63(7): 1241–49.
2. Y. Kubota, N. Tanaka, K. Umegaki, H. Takenaka, H. Mizuno, K. Nakamura, K. Shinozuka, and M. Kunitomo, "Ginkgo biloba extract-induced relaxation of rat aorta is associated with increase in endothelial intracellular calcium level," *Life Sci* 2001 Oct 5; 69(20): 2327–36.
3. Z. Li, Y. Nakaya, Y. Niwa, and X. Chen, "K(Ca) channel-opening activity of Ginkgo Biloba extracts and ginsenosides in cultured endothelial cells," *Clin Exp Pharmacol Physiol* 2001 May-Jun; 28(5–6): 441–45.
4. J. Birks, E. V. Grimley, and M. Van Dongen, "Ginkgo biloba for cognitive impairment and dementia," *Cochrane Database Syst Rev* 2002; (4): CD003120.
5. M. C. van Dongen, E. van Rossum, A. G. Kessels, H. J. Sielhorst, and P. G. Knipschild, "The efficacy of ginkgo for elderly people with dementia and age-associated memory impairment: new results of a randomized clinical trial," *J Am Geriatr Soc* 2000; 48:1183–94.
6. A. Wettstein, "Cholinesterase inhibitors and Ginkgo extracts—are they comparable in the treatment of dementia? Comparison of published placebo-controlled efficacy studies of at least six months' duration," *Phytomedicine* 2000; 6:393–401.

7. B. S. Oken, D. M. Storzbach, and J. A. Kaye, "The efficacy of Ginkgo biloba on cognitive function in Alzheimer's disease," *Arch Neurol* 1998; 55:1409–15.
8. M. H. Pittler, and E. Ernst, "Ginkgo biloba extract for the treatment of intermittent claudication: a meta-analysis of randomized trials," *Am J Med* 2000; 108:276–81.
9. S. Drew, and E. Davies, "Effectiveness of Ginkgo biloba in treating tinnitus: double-blind, placebo-controlled trial," *BMJ* 2001; 332:73.
10. B. Meyer, "Multicenter randomized double-blind drug vs. placebo study of the treatment of tinnitus with Ginkgo biloba extract" [in French], *Presse Med* 1986; 15:1562–64.
11. E. Ernst, and C. Stevinson, "Ginkgo biloba for tinnitus: a review," *Clin Otolaryngol* 1999; 24:164–67.

References for Ginseng

1. M. Blumenthal, "Farm Bill Bans Use of Name 'Ginseng' on Non-Panax Species: 'Siberian Ginseng' no longer allowed as commercial term," *HerbalGram* 2002; 56:54.
2. R. K. Siegel, "Ginseng abuse syndrome. Problems with the panacea," *JAMA* 1979, 241:1614–15.
3. Steven Foster, and Varro E. Tyler, *Tyler's Honest Herbal,* 4th ed. (New York: Haworth Herbal Press, 1999).
4. H. Sorensen, and J. Sonne, "A double-masked study of the effects of ginseng on cognitive functions," *Curr Ther Res Clin Exp* 1996; 57:959–68.
5. J. M. Ellis, and P. Reddy, "Effects of Panax ginseng on quality of life," *Ann Pharmacother* 2002; 36:375–79.
6. I. K. Wiklund, L. A. Mattsson, R. Lindgren, and C. Limoni, "Effects of a standardized ginseng extract on quality of life and physiological parameters in symptomatic postmenopausal women: a double-blind, placebo-controlled trial," Swedish Alternative Medicine Group, *Int J Clin Pharmacol Res* 1999; 19:89–99.
7. B. J. Cardinal, and H. J. Engels, "Ginseng does not enhance psychological well-being in healthy, young adults: results of a double-blind, placebo-controlled, randomized clinical trial," *J Am Diet Assoc* 2001; 101:655–60.
8. H. J. Engels, M. M. Fahlman, and J. C. Wirth, "Effects of ginseng on secretory IgA, performance, and recovery from interval exercise," *Med Sci Sports Exerc* 2003 Apr; 35(4): 690–96.
9. H. J. Engels, I. Kolokouri, T. J. Cieslak II, and J. C. Wirth, "Effects of ginseng supplementation on supramaximal exercise performance and short-term recovery," *J Strength Cond Res* 2001 Aug; 15(3): 290–95.
10. H. J. Engels, and J. C. Wirth, "No ergogenic effects of ginseng (Panax ginseng C.A. Meyer) during graded maximal aerobic exercise," *J Am Diet Assoc* 1997 Oct; 97(10): 1110–15.
11. H. J. Engels, J. M. Said, and J. C. Wirth, "Failure of chronic ginseng supplementation to affect work performance and energy metabolism in healthy adult females," *Nutr Res* 1996; 16:1295–1305.
12. H. Youl Kang, S. Hwan Kim, W. Jun Lee, and H. K. Byrne, "Effects of ginseng ingestion on growth hormone, testosterone, cortisol, and insulin-like growth factor 1 responses to acute resistance exercise," *J Strength Cond Res* 2002 May; 16(2): 179–83.
13. A. C. Morris, I. Jacobs, T. M. McLellan, A. Klugerman, L. C. Wang, and J. Zamecnik, "No ergogenic effect of ginseng ingestion," *Int J Sport Nutr* 1996 Sep; 6(3): 263–71.
14. J. D. Allen, J. McLung, A. G. Nelson, and M. Welsch, "Ginseng supplementation does not enhance healthy young adults' peak aerobic exercise performance," *J Am Coll Nutr* 1998; 17:462–66.
15. A. W. Ziemba, J. Chmura, H. Kaciuba-Uscilko, K. Nazar, P. Wisnik, and W. Gawronski, "Ginseng treatment improves psychomotor performance at rest and during graded exercise in young athletes," *Int J Sport Nutr* 1999 Dec; 9(4): 371–77.
16. B. T. Gaffney, H. M. Hugel, and P. A. Rich, "The effects of Eleutherococcus senticosus and Panax ginseng on steroidal hormone indices of stress and lymphocyte subset numbers in endurance athletes," *Life Sci* 2001 Dec 14; 70(4):431–42.
17. F. Scaglione, G. Cattaneo, M. Alessandria, and R. Cogo, "Efficacy and safety of the standardized Ginseng extract G115 for potentiating vaccination against the influenza syndrome and protection against the common cold [corrected]," *Drugs Exp Clin Res* 1996; 22:65–72.
18. F. Scaglione, F. Ferrara, S. Dugnani, M. Falchi, G. Santoro, and F. Fraschini, "Immunomodulatory effects of two extracts of Panax ginseng C. A. Meyer," *Drugs Exp Clin Res* 1990; 16(10): 537–42.
19. H. J. Engels, M. M. Fahlman, and J. C. Wirth, "Effects of ginseng on secretory IgA, performance, and recovery from interval exercise," *Med Sci Sports Exerc* 2003 Apr; 35(4): 690–96.
20. F. Scaglione, K. Weiser, and M. Alessandria, "Effects of the standardized ginseng extract G115 in patients with chronic bronchitis: a nonblinded, randomised, comparative pilot study," *Clin Drug Invest* 2001; 21:41–45.
21. T. K. Yun, S. Y. Choi, and H. Y. Yun, "Epidemiological study on cancer prevention by ginseng: are all kinds of cancers preventable by ginseng?" *J Korean Med Sci* 2001 Dec; 16 Suppl:S19–27.
22. F. Y. Xie, Z. F. Zeng, and H. Y. Huang, "Clinical observation on nasopharyngeal carcinoma treated with combined therapy of radiotherapy and ginseng polysaccharide injection," (Article in Chinese) *Zhongguo Zhong Xi Yi Jie He Za Zhi* 2001 May; 21(5): 332–34.
23. V. Vuksan, J. L. Sievenpiper, V. Y. Koo, T. Francis, U. Beljan-Zdravkovic, Z. Xu, and E. Vidgen, "American ginseng (*Panax quinquefolius L*) reduces postprandial glycemia in nondiabetic subjects and subjects with type 2 diabetes mellitus," *Arch Intern Med* 2000 Apr 10; 160(7): 1009–13.
24. V. Vuksan, M. P. Stavro, J. L. Sievenpiper, U. Beljan-Zdravkovic, L. A. Leiter, R. G. Josse, and Z. Xu, "Similar postprandial glycemic reductions with escalation of dose and administration time of American ginseng in type 2 diabetes," *Diabetes Care* 2000 Sep; 23(9): 1221–26.
25. J. L. Sievenpiper, J. T. Arnason, L. A. Leiter, and V. Vuksan, "Variable effects of American ginseng: a batch of American ginseng (*Panax quinquefolius L.*) with a depressed ginsenoside profile does not affect postprandial glycemia," *Eur J Clin Nutr* 2003 Feb; 57(2): 243–48.
26. J. L. Sievenpiper, J. T. Arnason, L. A. Leiter, et al., "Null and opposing effects of Asian ginseng (Panax ginseng C. A. Meyer) on acute glycemia," *J Am Coll Nutr* 2003; 22:524–32.

27. J. L. Sievenpiper, J. T. Arnason, L. A. Leiter, and V. Vuksan, "Decreasing, null and increasing effects of eight popular types of ginseng on acute postprandial glycemic indices in healthy humans: the role of ginsenosides," *J Am Coll Nutr* 2004 Jun; 23(3): 248–58.
28. H. J. Kim, D. S. Woo, G. Lee, and J. J. Kim, "The relaxation effects of ginseng saponin in rabbit corporal smooth muscle: is it a nitric oxide donor?" *Br J Urol* 1998 Nov; 82(5): 744–48.
29. G. S. Oh, H. O. Pae, B. M. Choi, E. A. Seo, D. H. Kim, M. K. Shin, J. D. Kim, J. B. Kim, and H. T. Chung, "20(S)-Protopanaxatriol, one of ginsenoside metabolites, inhibits inducible nitric oxide synthase and cyclooxygenase-2 expressions through inactivation of nuclear factor-kappaB in RAW 264.7 macrophages stimulated with lipopolysaccharide," *Cancer Lett,* 2004 Mar 8; 205(1): 23–29.
30. S. S. Choi, J. K. Lee, E. J. Han, K. J. Han, H. K. Lee, J. Lee, and H. W. Suh, "Effect of ginsenoside Rd on nitric oxide system induced by lipopolysaccharide plus TNF-alpha in C6 rat glioma cells," *Arch Pharm Res* 2003 May; 26(5): 375–82.
31. G. I. Scott, P. B. Colligan, B. H. Ren, and J. Ren, "Ginsenosides Rb1 and Re decrease cardiac contraction in adult rat ventricular myocytes: role of nitric oxide," *Br J Pharmacol* 2001 Nov; 134(6): 1159–65.
32. N. D. Kim, E. M. Kim, K. W. Kang, M. K. Cho, S. Y. Choi, and S. G. Kim, "Ginsenoside Rg3 inhibits phenylephrine-induced vascular contraction through induction of nitric oxide synthase," *Br J Pharmacol* 2003 Oct; 140(4): 661–70.
33. H. Yoshimura, N. Kimura, and K. Sugiura, "Preventive effects of various ginseng saponins on the development of copulatory disorder induced by prolonged individual housing in male mice," *Methods Find Exp Clin Pharmacol* 1998 Jan–Feb; 20(1): 59–64.
34. B. Hong, Y. H. Ji, J. H. Hong, K. Y. Nam, and T. Y. Ahn, "A double-blind crossover study evaluating the efficacy of korean red ginseng in patients with erectile dysfunction: a preliminary report," *J Urol* 2002 Nov; 168(5): 2070–73.

References for Gotu Kola

1. O. D. Laerum , O. H. Iversen, "Reticuloses and epidermal tumors in hairless mice after topical skin applications of cantharidin and asiaticoside," *Cancer Res.* 1972 Jul; 32(7):1463–9.
2. L. Incandela, G. Belcaro, M. T. De Sanctis, M. R. Cesarone, M. Griffin, E. Ippolito, M. Bucci, and M. Cacchio, "Total triterpenic fraction of Centella asiatica in the treatment of venous hypertension: a clinical, prospective, randomized trial using a combined microcirculatory model," *Angiology* 2001 Oct; 52 Suppl 2:S61–67.
3. M. T. De Sanctis, G. Belcaro, L. Incandela, M. R. Cesarone, M. Griffin, E. Ippolito, and M. Cacchio, "Treatment of edema and increased capillary filtration in venous hypertension with total triterpenic fraction of Centella asiatica: a clinical, prospective, placebo-controlled, randomized, dose-ranging trial," *Angiology* 2001 Oct; 52 Suppl 2:S55–59.
4. M. R. Cesarone, G. Belcaro, M. T. De Sanctis, L. Incandela, M. Cacchio, P. Bavera, E. Ippolito, M. Bucci, M. Griffin, G. Geroulakos, M. Dugall, S. Buccella, S. Kleyweght, and M. Cacchio, "Effects of the total triterpenic fraction of Centella asiatica in venous hypertensive microangiopathy: a prospective, placebo-controlled, randomized trial," *Angiology* 2001 Oct; 52 Suppl 2:S15–18.
5. M. R. Cesarone, G. Belcaro, A. Rulo, M. Griffin, A. Ricci, E. Ippolito, M. T. De Sanctis, L. Incandela, P. Bavera, M. Cacchio, and M. Bucci, "Microcirculatory effects of total triterpenic fraction of Centella asiatica in chronic venous hypertension: measurement by laser Doppler, TcPO2-CO2, and leg volumetry," *Angiology* 2001 Oct; 52 Suppl 2:S45–48.
6. J. P. Pointel, H. Boccalon, M. Cloarec, C. Ledevehat, and M. Joubert, "Titrated extract of Centella asiatica (TECA) in the treatment of venous insufficiency of the lower limbs," *Angiology* 1987 Jan; 38(1 Pt 1): 46–50.
7. M. R. Cesarone, G. Laurora, M. T. De Sanctis, L. Incandela, R. Grimaldi, C. Marelli, and G. Belcaro, "The microcirculatory activity of Centella asiatica in venous insufficiency. A double-blind study," *Minerva Cardioangiol* 1994 Jun; 42(6): 299–304.
8. G. V. Belcaro, A. Rulo, R. Grimaldi, "Capillary filtration and ankle edema in patients with venous hypertension treated with TTFCA," *Angiology* 1990 Jan; 41(1): 12–18.
9. G. P. Montecchio, A. Samaden, S. Carbone, M. Vigotti, S. Siragusa, and F. Piovella, "Centella Asiatica Triterpenic Fraction (CATTF) reduces the number of circulating endothelial cells in subjects with post phlebitic syndrome," *Haematologica* 1991 May–Jun; 76(3): 256–59.
10. M. R. Cesarone, L. Incandela, M. T. De Sanctis, G. Belcaro, P. Bavera, M. Bucci, and E. Ippolito, "Evaluation of treatment of diabetic microangiopathy with total triterpenic fraction of Centella asiatica: a clinical prospective randomized trial with a microcirculatory model," *Angiology* 2001 Oct; 52 Suppl 2:S49–54.
11. L. Incandela, G. Belcaro, M. R. Cesarone, M. T. De Sanctis, E. Nargi, P. Patricelli, and M. Bucci, "Treatment of diabetic microangiopathy and edema with total triterpenic fraction of Centella asiatica: a prospective, placebo-controlled randomized study," *Angiology* 2001 Oct; 52 Suppl 2:S27–31.
12. L. Incandela, G. Belcaro, A. N. Nicolaides, M. R. Cesarone, M. T. De Sanctis, M. Corsi, P. Bavera, E. Ippolito, M. Griffin, G. Geroulakos, M. Sabetai, G. Ramaswami, and M. Veller, "Modification of the echogenicity of femoral plaques after treatment with total triterpenic fraction of Centella asiatica: a prospective, randomized, placebo-controlled trial," *Angiology* 2001 Oct; 52 Suppl 2:S69–73.
13. M. R. Cesarone, G. Belcaro, A. N. Nicolaides, G. Geroulakos, M. Bucci, M. Dugall, M. T. De Sanctis, L. Incandela, M. Griffin, and M. Sabetai, "Increase in echogenicity of echolucent carotid plaques after treatment with total triterpenic fraction of Centella asiatica: a prospective, placebo-controlled, randomized trial," *Angiology* 2001 Oct; 52 Suppl 2:S19–25.
14. M. R. Cesarone, L. Incandela, M. T. De Sanctis, g. Belcaro, G. Geroulakos, M. Griffin, A. Lennox, A. D. Di Renzo, M. Cacchio, and M. Bucci, "Flight microangiopathy in medium- to long-distance flights: prevention of edema and microcirculation alterations with total triterpenic fraction of Centella asiatica," *Angiology* 2001 Oct; 52 Suppl 2:S33–37.
15. M. R. Arpaia, R. Ferrone, M. Amitrano, C. Nappo, G.

Leonardo, and R. del Guercio, "Effects of Centella asiatica extract on mucopolysaccharide metabolism in subjects with varicose veins," *Int J Clin Pharmacol Res* 1990; 10(4): 229–33.
16. C. L. Cheng, J. S. Guo, J. Luk, and M. W. Koo, "The healing effects of Centella extract and asiaticoside on acetic acid induced gastric ulcers in rats," *Life Sci* 2004 Mar 19; 74(18): 2237–49.
17. K. Sairam, C. V. Rao, and R. K. Goel, "Effect of Centella asiatica Linn on physical and chemical factors induced gastric ulceration and secretion in rats," *Indian J Exp Biol* 2001 Feb; 39(2): 137–42.
18. C. L. Cheng, and M. W. Koo, "Effects of Centella asiatica on ethanol induced gastric mucosal lesions in rats," *Life Sci* 2000 Oct 13; 67(21): 2647–53.
19. A. Shukla, A. M. Rasik, G. K. Jain, R. Shankar, D. K. Kulshrestha, and B. N. Dhawan, "In vitro and in vivo wound healing activity of asiaticoside isolated from Centella asiatica," *J Ethnopharmacol* 1999 Apr; 65(1): 1–11.
20. A. Shukla, A. M. Rasik, and B. N. Dhawan, "Asiaticoside-induced elevation of antioxidant levels in healing wounds," *Phytother Res* 1999 Feb; 13(1): 50–54.
21. M. H. Veerendra Kumar, and Y. K. Gupta, "Effect of different extracts of Centella asiatica on cognition and markers of oxidative stress in rats," *J Ethnopharmacol* 2002 Feb; 79(2): 253–60.
22. Y. K. Gupta, M. H. Veerendra Kumar, and A. K. Srivastava, "Effect of Centella asiatica on pentylenetetrazole-induced kindling, cognition and oxidative stress in rats," *Pharmacol Biochem Behav* 2003 Feb; 74(3): 579–85.
23. J. Bradwejn, Y. Zhou, D. Koszycki, and J. Shlik, "A double-blind, placebo-controlled study on the effects of Gotu Kola (Centella asiatica) on acoustic startle response in healthy subjects," *J Clin Psychopharmacol* 2000 Dec; 20(6): 680–84.

References for Grape

1. L. M. Szewczuk, and T. M. Penning, "Mechanism-based inactivation of COX-1 by red wine m-hydroquinones: a structure-activity relationship study," *J Nat Prod* 2004 Nov; 67(11): 1777–82.
2. J. G. Keevil, H. E. Osman, J. D. Reed, and J. D. Folts, "Grape juice, but not orange juice or grapefruit juice, inhibits human platelet aggregation," *J Nutr* 2000 Jan; 130(1): 53–56.
3. J. E. Freedman, C. Parker III, L. Li, J. A. Perlman, B. Frei, V. Ivanov, L. R. Deak, M. D. Iafrati, and J. D. Folts, "Select flavonoids and whole juice from purple grapes inhibit platelet function and enhance nitric oxide release," *Circulation* 2001 Jun 12; 103(23): 2792–98.
4. Y. K. Park, J. S. Kim, and M. H. Kang, "Concord grape juice supplementation reduces blood pressure in Korean hypertensive men: double-blind, placebo-controlled intervention trial," *Biofactors* 2004; 22(1–4): 145–47.
5. E. B. Rimm, A. Klatsky, D. Grobbee, and M. J. Stampfer, "Review of moderate alcohol consumption and reduced risk of coronary heart disease: is the effect due to beer, wine, or spirits," *BMJ* 1996; 312(7033): 731–36.
6. S. G. Wannamethee, and A. G. Shaper, "Type of alcoholic drink and risk of major coronary heart disease events and all-cause mortality," *Am J Public Health* 1999; 89(5): 685–90.
7. D. Rein, T. G. Paglieroni, D. A. Pearson, T. Wun, H. H. Schmitz, R. Gosselin, and C. L. Keen, "Cocoa and wine polyphenols modulate platelet activation and function," *J Nutr* 2000 Aug; 130(8S Suppl): 2120S–6S.
8. D. I. Bernstein, C. K. Bernstein, C. Deng, K. J. Murphy, I. L. Bernstein, J. A. Bernstein, and R. Shukla, "Evaluation of the clinical efficacy and safety of grapeseed extract in the treatment of fall seasonal allergic rhinitis: a pilot study," *Ann Allergy Asthma Immunol* 2002 Mar; 88(3): 272–78.
9. S. L. Nuttall, M. J. Kendall, E. Bombardelli, and P. Morazzoni, "An evaluation of the antioxidant activity of a standardized grape seed extract, Leucoselect," *J Clin Pharm Ther* 1998 Oct; 23(5): 385–89.
10. N. Vogels, I. M. Nijs, and M. S. Westerterp-Plantenga, "The effect of grape-seed extract on 24 h energy intake in humans," *Eur J Clin Nutr* 2004 Apr; 58(4): 667–73.
11. J. Yamakoshi, A. Sano, S. Tokutake, M. Saito, M. Kikuchi, Y. Kubota, Y. Kawachi, and F. Otsuka, "Oral intake of proanthocyanidin-rich extract from grape seeds improves chloasma," *Phytother Res* 2004 Nov; 18(11): 895–99.
12. H. G. Preuss, D. Wallerstedt, N. Talpur, S. O. Tutuncuoglu, B. Echard, A. Myers, M. Bui, and D. Bagchi, "Effects of niacin-bound chromium and grape seed proanthocyanidin extract on the lipid profile of hypercholesterolemic subjects: a pilot study," *J Med* 2000; 31(5–6): 227–46.
13. G. B. Vigna, F. Costantini, G. Aldini, M. Carini, A. Catapano, F. Schena, A. Tangerini, R. Zanca, E. Bombardelli, P. Morazzoni, A. Mezzetti, R. Fellin, and R. Maffei Facino, "Effect of a standardized grape seed extract on low-density lipoprotein susceptibility to oxidation in heavy smokers," *Metabolism* 2003 Oct; 52(10): 1250–57.
14. J. F. Young, L. O. Dragsted, B. Daneshvar, S. T. Lauridsen, M. Hansen, and B. Sandstrom, "The effect of grape-skin extract on oxidative status," *Br J Nutr* 2000 Oct; 84(4): 505–13.
15. U. Kalus, J. Koscielny, A. Grigorov, E. Schaefer, H. Peil, and H. Kiesewetter, "Improvement of cutaneous microcirculation and oxygen supply in patients with chronic venous insufficiency by orally administered extract of red vine leaves AS 195: a randomised, double-blind, placebo-controlled, crossover study," *Drugs R D* 2004; 5(2): 63–71.

References for Guarana

1. J. S. Tolstrup, S. K Kjaer, C. Munk, L. B. Madsen, B. Ottesen, T. Bergholt, M. Gronbaek, "Does caffeine and alcohol intake before pregnancy predict the occurrence of spontaneous abortion?" *Hum Reprod* 2003 Dec; 18(12):2704–10.
2. J. C. Galduroz, and E. A. Carlini, "The effects of long-term administration of guarana on the cognition of normal, elderly volunteers," *Sao Paulo Med J* 1996 Jan–Feb; 114(1): 1073–78.
3. D. O. Kennedy, C. F. Haskell, K. A. Wesnes, and A. B. Scholey, "Improved cognitive performance in human volunteers following administration of guarana (*Paullinia cupana*) extract: comparison and interaction with Panax ginseng," *Pharmacol Biochem Behav* 2004

Nov; 79(3): 401–11.
4. T. Andersen, and J. Fogh, "Weight loss and delayed gastric emptying following a South American herbal preparation in overweight patients," *J Hum Nutr Diet* 2001 Jun; 14(3): 243–50.
5. A. R. Campos, A. I. Barros, F. A. Santos, and V. S. Rao, "Guarana (*Paullinia cupana Mart.*) offers protection against gastric lesions induced by ethanol and indomethacin in rats," *Phytother Res* 2003 Dec; 17(10): 1199–202.
6. C. N. Boozer, J. A. Nasser, S. B. Heymsfield, V. Wang, G. Chen, and J. L. Solomon, "An herbal supplement containing Ma Huang-Guarana for weight loss: a randomized, double-blind trial," *Int J Obes Relat Metab Disord* 2001 Mar; 25(3): 316–24.
7. T. Miura, M. Tatara, K. Nakamura, and I. Suzuki, "Effect of guarana on exercise in normal and epinephrine-induced glycogenolytic mice," *Biol Pharm Bull* 1998 Jun; 21(6): 646–48.
8. E. B. Espinola, R. F. Dias, R. Mattei, and E. A. Carlini, "Pharmacological activity of Guarana (*Paullinia cupana Mart.*) in laboratory animals," *J Ethnopharmacol* 1997 Feb; 55(3): 223–29.
9. S. P. Bydlowski, R. L. Yunker, and M. T. Subbiah, "A novel property of an aqueous guarana extract (*Paullinia cupana*): inhibition of platelet aggregation in vitro and in vivo," *Braz J Med Biol Res* 1988; 21(3): 535–38.
10. H. Fukumasu, T. C. Silva, J. L. Avanzo, C. E. Lima, I. I. Mackowiak, A. Atroch, H. D. Spinosa, F. S. Moreno, and M. L. Dagli, "Chemopreventive effects of Paullinia cupana Mart var. sorbilis, the guarana, on mouse hepatocarcinogenesis," *Cancer Lett* 2005 May 7.
11. A. R. Campos, et al., op. cit.
12. R. Mattei, R. F. Dias, E. B. Espinola, E. A. Carlini, and S. B. Barros, "Guarana (*Paullinia cupana*): toxic behavioral effects in laboratory animals and antioxidants activity in vitro," *J Ethnopharmacol* 1998 Mar; 60(2): 111–16.

References for Hawthorn

1. A. Muller, W. Linke, and W. Klaus, "Crataegus extract blocks potassium currents in guinea pig ventricular cardiac myocytes," *Planta Med* 1999 May; 65(4): 335–39.
2. S. Deprez, I. Mila, J-F Huneau, D. Tome, and A. Scalbert, "Transport of Proanthocyanidin Dimer, Trimer, and Polymer Across Monolayers of Human Intestinal Epithelial Caco-2 Cells," *Antioxidants and Redox Signaling* 2001 Dec; 3(6): 957–67(11).
3. M. H. Pittler, K. Schmidt, and E. Ernst, "Hawthorn extract for treating chronic heart failure: meta-analysis of randomized trials," *Am J Med* 2003 Jun 1; 114(8): 665–74.

References for Hoodia

1. O. L. Tulp, N. A. Harbi, and A. DerMarderosian, "Effect of Hoodia plant on weight loss in congenic obese LA/Ntul//-cp rats," *FASEB* 2002 March 20; 16(4): A648.
2. D. B. MacLean, and L. G. Luo, "Related Increased ATP content/production in the hypothalamus may be a signal for energy-sensing of satiety: studies of the anorectic mechanism of a plant steroidal glycoside," *Brain Res* 2004 Sep 10; 1020(1–2): 1–11.

References for Horse Chestnut

1. M. H. Pittler, and E. Ernst, "Horse chestnut seed extract for chronic venous insufficiency," *Cochrane Database Syst Rev* 2004; (2): CD003230.
2. C. Diehm, H. J. Trampisch, S. Lange, and C. Schmidt, "Comparison of leg compression stocking and oral horse-chestnut seed extract therapy in patients with chronic venous insufficiency," *Lancet* 1996 Feb 3; 347(8997): 292–94.
3. C. Diehm, and C. Schmidt, "Venostasin(r) retard gegen Plazebo und Kompression bei Patienten mit CVI II/IIIA. Final Study Report," *Klinge Pharma GmbH* (Munich) 2000 Nov 21.
4. U. Siebert, M. Brach, G. Sroczynski, and K. Berla, "Efficacy, routine effectiveness, and safety of horsechestnut seed extract in the treatment of chronic venous insufficiency. A meta-analysis of randomized controlled trials and large observational studies," *Int Angiol* 2002 Dec; 21(4): 305–15.
5. A. Ricci, I. Ruffini, M. R. Cesarone, U. Cornelli, M. Corsi, G. Belcaro, E. Ippolito, and M. Dugall, "Variations in plasma free radicals with topical aescin + essential phospholipids gel in venous hypertension: new clinical data," *Angiology* 2004 May–Jun; 55 Suppl 1:S11–14.
6. C. Bougelet, I. H. Roland, N. Ninane, T. Arnould, J. Remacle, and C. Michiels, "Effect of aescine on hypoxia-induced neutrophil adherence to umbilical vein endothelium," *Eur J Pharmacol* 1998 Mar 12; 345(1): 89–95.
7. X. M. Hu, Y. Zhang, and F. D. Zeng, "Effects of sodium beta-aescin on expression of adhesion molecules and migration of neutrophils after middle cerebral artery occlusion in rats," *Acta Pharmacol Sin* 2004 Jul; 25(7): 869–75.
8. F. Brunner, C. Hoffmann, and S. Schuller-Petrovic, "Responsiveness of human varicose saphenous veins to vasoactive agents," *Br J Clin Pharmacol* 2001 Mar; 51(3): 219–24.
9. F. Berti, C. Omini, and D. Longiave, "The mode of action of aescin and the release of prostaglandins," *Prostaglandins* 1977 Aug; 14(2): 241–49.
10. R. M. Facino, M. Carini, R. Stefani, et al., "Anti-elastase and anti-hyaluronidase activities of saponins and sapogenins from Hedera helix, Aesculus hippocastanum, and ruscusaculeatus: factors contributing to their efficacy in the treatment of venous insufficiency," *Arch Pharm* (Weinheim) 1995 Oct; 328(10): 720–24.
11. G. Hitzenberger, "The therapeutic effectiveness of chestnut extract," *Wien Med Wochenschr* 1989 Sep 15; 139(17): 385–89.

References for Kava Kava

1. K. Schirrmacher, D. Busselberg, J. M. Langosch, J. Walden, U. Winter, and D. Bingmann, "Effects of (+/-)-kavain on voltage-activated inward currents of dorsal root ganglion cells from neonatal rats," *Eur Neuropsychopharmacol* 1999 Jan; 9(1–2): 171–76.
2. J. Friese, and J. Gleitz, "Kavain, dihydrokavain, and dihydromethysticin non-competitively inhibit the specific binding of [3H]-batrachotoxinin-A 20-alpha-benzoate to receptor site 2 of voltage-gated Na+ channels," *Planta Med* 1998 Jun; 64(5): 458–59.
3. H. B. Martin, M. McCallum, W. D. Stofer, and M. R. Eichinger, "Kavain attenuates vascular contractility

through inhibition of calcium channels," *Planta Med* 2002 Sep; 68(9): 784–89.

4. A. Jussofie, A. Schmiz, and C. Hiemke, "Kavapyrone-enriched extract from Piper methysticum as modulator of the GABA binding site in different regions of rat brain," *Psychopharmacology* (Berl) 1994 Dec; 116(4): 469–74.
5. L. P. Davies, C. A. Drew, P. Duffield, G. A. Johnston, and D. D. Jamieson, "Kava pyrones and resin: studies on GABAA, GABAB and benzodiazepine binding sites in rodent brain," *Pharmacol Toxicol* 1992 Aug; 71(2): 120–26.
6. G. Boonen and H. Haberlein, "Influence of genuine kavapyrone enantiomers on the GABA-A binding site," *Planta Med* 1998 Aug; 64(6): 504–06.
7. A. Jussofie, et al., op. cit.
8. J. Friese, A. Beile, A. Ameri, and T. Peters, "Anticonvulsive action of (+/-)-kavain estimated from its properties on stimulated synaptosomes and Na+ channel receptor sites," *Eur J Pharmacol* 1996 Nov 7; 315(1): 89–97.
9. S. S. Baum, R. Hill, and H. Rommelspacher, "Effect of kava extract and individual kavapyrones on neurotransmitter levels in the nucleus accumbens of rats," *Prog Neuropsychopharmacol Biol Psychiatry* 1998 Oct; 22(7): 1105–20.
10. J. Anke, and I. Ramzan, "Pharmacokinetic and pharmacodynamic drug interactions with Kava *(Piper methysticum Forst. f.)*" *J. Ethnopharmacol* 2004 Aug; 93(2–3): 153–60.
11. P. A. Whitton, A. Lau, A. Salisbury, J. Whitehouse, and C. S. Evans, "Kava lactones and the kava-kava controversy," *Phytochemistry* 2003 Oct; 64(3): 673–79.
12. S. A. Norton, and P. Ruze, "Kava dermopathy," *J Am Acad Dermatol* 1994 Jul; 31(1): 89–97.
13. S. Russmann, Y. Barguil, P. Cabalion, M. Kritsanida, D. Duhet, and B. H. Lauterburg, "Hepatic injury due to traditional aqueous extracts of kava root in New Caledonia," *Eur J Gastroenterol Hepatol* 2003 Sep; 15(9): 1033–36.
14. A. R. Clough, R. S. Bailie, and B. J. Currie, "Liver function test abnormalities in users of aqueous kava extracts," *Toxicol Clin Toxicol* 2003; 41(6): 821–29.
15. A. R. Clough, K. Rowley, and K. O'Dea, "Kava use, dyslipidaemia and biomarkers of dietary quality in Aboriginal people in Arnhem Land in the Northern Territory (NT), Australia," *Eur J Clin Nutr* 2004 Jul; 58(7): 1090–93.
16. P. V. Nerurkar, K. Dragull, and C. S. Tang, "In vitro toxicity of kava alkaloid, pipermethystine, in HepG2 cells compared to kavalactones," *Toxicol Sci* 2004 May; 79(1): 106–11.
17. Y. N. Singh, and A. K. Devkota, "Aqueous kava extracts do not affect liver function tests in rats," *Planta Med* 2003 Jun; 69(6): 496–99.
18. M. H. Pittler, and E. Ernst, "Kava extract for treating anxiety," *Cochrane Database Syst Rev* 2003; (1): CD003383.
19. F. P. Geier, and T. Konstantinowicz, "Kava treatment in patients with anxiety," *Phytother Res* 2004 Apr; 18(4): 297–300.
20. R. Thompson, W. Ruch, and R. U. Hasenohrl, "Enhanced cognitive performance and cheerful mood by standardized extracts of Piper methysticum (Kava-kava)," *Hum Psychopharmacol* 2004 Jun; 19(4): 243–50.
21. D. L. Clouatre, "Kava kava: examining new reports of toxicity," *Toxicol Lett* 2004 Apr 15; 150(1): 85–96.

References for Lavender

1. M. Lis-Balchin, and S. Hart, "Studies on the mode of action of the essential oil of lavender (*Lavandula angustifolia P. Miller*)," *Phytother Res* 1999 Sep; 13(6): 540–42.
2. L. Re, S. Barocci, S. Sonnino, A. Mencarelli, C. Vivani, G. Paolucci, A. Scarpantonio, L. Rinaldi, and E. Mosca, "Linalool modifies the nicotinic receptor-ion channel kinetics at the mouse neuromuscular junction," *Pharmacol Res* 2000 Aug; 42(2): 177–82.
3. L. F. Silva Brum, T. Emanuelli, D. O. Souza, and E. Elisabetsky, "Effects of linalool on glutamate release and uptake in mouse cortical synaptosomes," *Neurochem Res* 2001 Mar; 26(3): 191–94.
4. A. Prashar, I. C. Locke, and C. S. Evans, "Cytotoxicity of lavender oil and its major components to human skin cells," *Cell Prolif* 2004 Jun; 37(3): 221–29.
5. H. K. Vaddi, P. C. Ho, and S. Y. Chan, "Terpenes in propylene glycol as skin-penetration enhancers: permeation and partition of haloperidol, Fourier transform infrared spectroscopy, and differential scanning calorimetry," *J Pharm Sci* 2002 Jul; 91(7): 1639–51.
6. E. Vernet-Maury, O. Alaoui-Ismaili, A. Dittmar, G. Delhomme, and J. Chanel, "Basic emotions induced by odorants: a new approach based on autonomic pattern results," *J Auton Nerv Syst* 1999 Feb 15; 75(2–3): 176–83.
7. M. A. Diego, N. A. Jones, T. Field, M. Hernandez-Reif, S. Schanberg, C. Kuhn, V. McAdam, R. Galamaga, and M. Galamaga, "Aromatherapy positively affects mood, EEG patterns of alertness and math computations," *Int J NeuroSci* 1998 Dec; 96(3–4): 217–24.
8. I. J. Romine, A. M. Bush, and C. R. Geist, "Lavender aromatherapy in recovery from exercise," *Percept Mot Skills* 1999 Jun; 88(3 Pt 1): 756–58.
9. C. Holmes, V. Hopkins, C. Hensford, V. MacLaughlin, D. Wilkinson, and H. Rosenvinge, "Lavender oil as a treatment for agitated behaviour in severe dementia: a placebo-controlled study," *Int J Geriatr Psychiatry* 2002 Apr; 17(4): 305–08.
10. S. G. Gray, and A. A. Clair, "Influence of aromatherapy on medication administration to residential-care residents with dementia and behavioral challenges," *Am J Alzheimers Dis Other Demen* 2002 May–Jun; 17(3): 169–74.
11. S. Akhondzadeh, L. Kashani, A. Fotouhi, S. Jarvandi, M. Mobaseri, M. Moin, M. Khani, A. H. Jamshidi, K. Baghalian, and M. Taghizadeh, "Comparison of Lavandula angustifolia Mill. tincture and imipramine in the treatment of mild to moderate depression: a double-blind, randomized trial," *Prog Neuropsychopharmacol Biol Psychiatry* 2003 Feb; 27(1): 123–27.
12. K. Soden, K. Vincent, S. Craske, C. Lucas, and S. Ashley, "A randomized controlled trial of aromatherapy massage in a hospice setting," *Palliat Med* 2004 Mar; 18(2): 87–92.
13. S. Cornwell, and A. Dale, "Lavender oil and perineal repair," *Mod Midwife* 1995 Mar; 5(3): 31–33.

References for Lemon Balm

1. G. Wake, J. Court, A. Pickering, R. Lewis, R. Wilkins, and E. Perry, "CNS acetylcholine receptor activity in

European medicinal plants traditionally used to improve failing memory," *J Ethnopharmacol* 2000 Feb; 69(2): 105–14.
2. H. Aoshima, and K. Hamamoto, "Potentiation of GABAA receptors expressed in Xenopus oocytes by perfume and phytoncid," *Biosci Biotechnol Biochem* 1999 Apr; 63(4): 743–48.
3. S. J. Hossain, H. Aoshima, H. Koda, and Y. Kiso, "Fragrances in oolong tea that enhance the response of GABAA receptors," *Biosci Biotechnol Biochem* 2004 Sep; 68(9): 1842–48.
4. H. Sadraei, A. Ghannadi, and K. Malekshahi, "Relaxant effect of essential oil of Melissa officinalis and citral on rat ileum contractions," *Fitoterapia* 2003 Jul; 74(5): 445–52.
5. D. O. Kennedy, W. Little, and A. B. Scholey, "Attenuation of laboratory-induced stress in humans after acute administration of Melissa officinalis (Lemon Balm)," *Psychosom Med* 2004 Jul–Aug; 66(4): 607–13.
6. D. O. Kennedy, G. Wake, S. Savelev, N. T. Tildesley, E. K. Perry, K. A. Wesnes, and A. B. Scholey, "Modulation of mood and cognitive performance following acute administration of single doses of Melissa officinalis (Lemon balm) with human CNS nicotinic and muscarinic receptor-binding properties," *Neuropsychopharmacology* 2003 Oct; 28(10): 1871–81.
7. D. O. Kennedy, A. B. Scholey, N. T. Tildesley, E. K. Perry, and K. A. Wesnes, "Modulation of mood and cognitive performance following acute administration of Melissa officinalis (lemon balm)," *Pharmacol Biochem Behav* 2002 Jul; 72(4): 953–64.
8. C. G. Ballard, J. T. O'Brien, K. Reichelt, and E. K. Perry, "Aromatherapy as a safe and effective treatment for the management of agitation in severe dementia: the results of a double-blind, placebo-controlled trial with Melissa," *J Clin Psychiatry* 2002 Jul; 63(7): 553–58.
9. S. Akhondzadeh, M. Noroozian, M. Mohammadi, S. Ohadinia, A. H. Jamshidi, and M. Khani, "Melissa officinalis extract in the treatment of patients with mild to moderate Alzheimer's disease: a double-blind, randomised, placebo-controlled trial," *J Neurol Neurosurg Psychiatry* 2003 Jul; 74(7): 863–66.
10. R. Koytchev, R. G. Alken, and S. Dundarov, "Balm mint extract (Lo-701) for topical treatment of recurring herpes labialis," *Phytomedicine* 1999 Oct; 6(4): 225–30.

References for Licorice

1. T. E. Strandberg, S. Andersson, A. L. Jarvenpaa, and P. M. McKeigue, "Preterm birth and licorice consumption during pregnancy," *Am J Epidemiol* 2002 Nov 1; 156(9): 803–05.
2. S. H. Lin, S. S. Yang, T. Chau, and M. L. Halperin, "An unusual cause of hypokalemic paralysis: chronic licorice ingestion," *Am J Med Sci* 2003 Mar; 325(3): 153–56.
3. L. Michaux, C. Lefebvre, and E. Coche, "Perverse effects of an apparently harmless habit," *Rev Med Interne* 1993 Feb; 14(2): 121–22.
4. A. Berlango Jimenez, L. Jimenez Murillo, F. J. Montero Perez, J. A. Munoz Avila, J. Torres Murillo, and J. M. Calderon de la Barca Gazquez, "Acute rhabdomyolysis and tetraparesis secondary to hypokalemia due to ingested licorice," *An Med Interna* 1995 Jan; 12(1): 33–35.
5. J. D. Blachley, and J. P. Knochel, "Tobacco chewer's hypokalemia: licorice revisited," *N Engl J Med* 1980 Apr 3; 302(14): 784–85.
6. A. R. Dehpour, M. E. Zolfaghari, T. Samadian, and Y. Vahedi, "The protective effect of liquorice components and their derivatives against gastric ulcer induced by aspirin in rats," *J Pharm Pharmacol* 1994 Feb; 46(2): 148–49.
7. G. Bianchi Porro, M. Petrillo, M. Lazzaroni, G. Mazzacca, F. Sabbatini, G. Piai, G. Dobrilla, G. De Pretis, and S. Daniotti, "Comparison of pirenzepine and carbenoxolone in the treatment of chronic gastric ulcer. A double-blind endoscopic trial," *Hepatogastroenterology* 1985 Dec; 32(6): 293–95.
8. K. D. Bardhan, D. C. Cumberland, R. A. Dixon, and C. D. Holdsworth, "Clinical trial of deglycyrrhizinised liquorice in gastric ulcer," *Gut* 1978 Sep; 19(9): 779–82.
9. U. Nussbaumer, M. Landolt, G. Rothlisberger, A. Akovbiantz, H. Keller, E. Weber, A. L. Blum, and P. Peter, "Postoperative stress hemorrhage: ineffective prevention with pepsin inhibitor and deglycyrrhizinized licorice extract. Prospective study," *Schweiz Med Wochenschr* 1977 Feb 26; 107(8): 276–79.
10. A. G. Morgan, W. A. McAdam, C. Pacsoo, and A. Darnborough, "Comparison between cimetidine and Caved-S in the treatment of gastric ulceration, and subsequent maintenance therapy," *Gut* 1982 Jun; 23(6): 545–51.
11. A. G. Turpie, J. Runcie, and T. J. Thomson, "Clinical trial of deglydyrrhizinized liquorice in gastric ulcer," *Gut* 1969 Apr; 10(4): 299–302.
12. D. Armanini, G. Bonanni, M. J. Mattarello, C. Fiore, P. Sartorato, and M. Palermo, "Licorice consumption and serum testosterone in healthy man," *Exp Clin Endocrinol Diabetes* 2003 Sep; 111(6): 341–43.
13. D. Armanini, M. J. Mattarello, C. Fiore, G. Bonanni, C. Scaroni, P. Sartorato, and M. Palermo, "Licorice reduces serum testosterone in healthy women," *Steroids* 2004 Oct–Nov; 69(11–12): 763–66.
14. D. Armanini, C. B. De Palo, M. J. Mattarello, P. Spinella, M. Zaccaria, A. Ermolao, M. Palermo, C. Fiore, P. Sartorato, F. Francini-Pesenti, and I. Karbowiak, "Effect of licorice on the reduction of body fat mass in healthy subjects," *J Endocrinol Invest* 2003 Jul; 26(7): 646–50.
15. J. Eisenburg, "Treatment of chronic hepatitis B. Part 2: Effect of glycyrrhizic acid on the course of illness," *Fortschr Med* 1992 Jul 30; 110(21): 395–98.
16. Y. Abe, T. Ueda, T. Kato, and Y. Kohli, "Effectiveness of interferon, glycyrrhizin combination therapy in patients with chronic hepatitis C," *Nippon Rinsho* 1994 Jul; 52(7): 1817–22.
17. M. Saeedi, K. Morteza-Semnani, and M. R. Ghoreishi, "The treatment of atopic dermatitis with licorice gel," *J Dermatolog Treat* 2003 Sep; 14(3): 153–57.

References for Milk Thistle

1. B. P. Jacobs, C. Dennehy, G. Ramirez, J. Sapp, and V. A. Lawrence, "Milk thistle for the treatment of liver disease: a systematic review and meta-analysis," *Am J Med* 2002 Oct 15; 113(6): 506–15. Review.

References for Nettle

1. M. Schottner, D. Gansser, and G. Spiteller, "Lignans from the roots of Urtica dioica and their metabolites

bind to human sex hormone binding globulin (SHBG)," *Planta Med* 1997 Dec; 63(6): 529–32.

2. A. Tahri, S. Yamani, A. Legssyer, M. Aziz, H. Mekhfi, M. Bnouham, and A. Ziyyat, "Acute diuretic, natriuretic and hypotensive effects of a continuous perfusion of aqueous extract of Urtica dioica in the rat," *J Ethnopharmacol* 2000 Nov; 73(1–2): 95–100.
3. A. Legssyer, A. Ziyyat, H. Mekhfi, M. Bnouham, A. Tahri, M. Serhrouchni, J. Hoerter, and R. Fischmeister, "Cardiovascular effects of Urtica dioica L. in isolated rat heart and aorta," *Phytother Res* 2002 Sep; 16(6): 503–07.
4. C. Randall, H. Randall, F. Dobbs, C. Hutton, and H. Sanders, "Randomized controlled trial of nettle sting for treatment of base-of-thumb pain," *J R Soc Med* 2000 Jun; 93(6): 305–09.
5. C. Randall, K. Meethan, H. Randall, and F. Dobbs, "Nettle sting of Urtica dioica for joint pain—an exploratory study of this complementary therapy," *Complement Ther Med* 1999 Sep; 7(3): 126–31.
6. A. Tahri, et al., op cit.
7. T. Schneider, and H. Rubben, "Stinging nettle root extract (*Bazoton-uno*) in long-term treatment of benign prostatic syndrome (BPS). Results of a randomized, double-blind, placebo-controlled multicenter study after 12 months," *Urologe A* 2004 Mar; 43(3): 302–06.
8. P. Mittman, "Randomized, double-blind study of freeze-dried Urtica dioica in the treatment of allergic rhinitis," *Planta Med* 1990 Feb; 56(1): 44–47.
9. S. K. Swanston-Flatt, C. Day, P. R. Flatt, B. J. Gould, and C. J. Bailey, "Glycaemic effects of traditional European plant treatments for diabetes. Studies in normal and streptozotocin diabetic mice," *Diabetes Res* 1989 Feb; 10(2): 69–73.
10. M. Bnouham, F. Z. Merhfour, A. Ziyyat, H. Mekhfi, M. Aziz, and A. Legssyer, "Antihyperglycemic activity of the aqueous extract of Urtica dioica," *Fitoterapia* 2003 Dec; 74(7–8): 677–81.

References for Parsley

1. U. Stein, H. Greyer, and H. Hentschel, "Nutmeg (myristicin) poisoning—report on a fatal case and a series of cases recorded by a poison information centre," *Forensic Sci Int* 2001 Apr 15; 118(1): 87–90.
2. H. Ahmad, M. T. Tijerina, and A. S. Tobola, "Preferential overexpression of a class MU glutathione S-transferase subunit in mouse liver by myristicin," *Biochem Biophys Res Commun* 1997 Jul 30; 236(3): 825–28.
3. G. Q. Zheng, P. M. Kenney, J. Zhang, and L. K. Lam, "Inhibition of benzo[a]pyrene-induced tumorigenesis by myristicin, a volatile aroma constituent of parsley leaf oil," *Carcinogenesis* 1992 Oct; 13(10): 1921–23.
4. C. Ciganda, and A. Laborde, "Herbal infusions used for induced abortion," *J Toxicol Clin Toxicol* 2003; 41(3): 235–39.
5. "Does the 'Internal Breath Freshener' Really Work?" *UC Berkeley Wellness Letter* 1997 Jan.
6. K. Lagey, L. Duinslaeger, and A. Vanderkelen, "Burns induced by plants," *Burns* 1995 Nov; 21(7): 542–43.
7. N. Gral, J. C. Beani, D. Bonnot, A. M. Mariotte, J. L. Reymond, and P. Amblard, "Plasma levels of psoralens after celery ingestion," *Ann Dermatol Venereol* 1993; 120(9): 599–603.
8. S. I. Kreydiyyeh, and J. Usta, "Diuretic effect and mechanism of action of parsley," *J Ethnopharmacol* 2002 Mar; 79(3): 353–57.
9. S. I. Kreydiyyeh, J. Usta, I. Kaouk, and R. Al-Sadi, "The mechanism underlying the laxative properties of parsley extract," *Phytomedicine* 2001 Sep; 8(5): 382–88.

References for Peppermint

1. J. M. Hills, and P. I. Aaronson, "The mechanism of action of peppermint oil on gastrointestinal smooth muscle. An analysis using patch clamp electrophysiology and isolated tissue pharmacology in rabbit and guinea pig," *Gastroenterology* 1991 Jul; 101(1): 55–65.
2. L. T. Vo, D. Chan, and R. G. King, "Investigation of the effects of peppermint oil and valerian on rat liver and cultured human liver cells," *Clin Exp Pharmacol Physiol* 2003 Oct; 30(10): 799–804.
3. K. J. Goerg, and T. Spilker, "Effect of peppermint oil and caraway oil on gastrointestinal motility in healthy volunteers: a pharmacodynamic study using simultaneous determination of gastric and gall-bladder emptying and orocaecal transit time," *Aliment Pharmacol Ther* 2003 Feb; 17(3): 445–51.
4. G. Haeseler, D. Maue, J. Grosskreutz, J. Bufler, B. Nentwig, S. Piepenbrock, R. Dengler, and M. Leuwer, "Voltage-dependent block of neuronal and skeletal muscle sodium channels by thymol and menthol," *Eur J Anaesthesiol* 2002 Aug; 19(8): 571–79.
5. S. E. Jordt, D. D. McKemy, and D. Julius, "Lessons from peppers and peppermint: the molecular logic of thermosensation," *Curr Opin Neurobiol* 2003 Aug; 13(4): 487–92.
6. N. Hiki, H. Kurosaka, Y. Tatsutomi, S. Shimoyama, E. Tsuji, J. Kojima, N. Shimizu, H. Ono, T. Hirooka, C. Noguchi, K. Mafune, and M. Kaminishi, "Peppermint oil reduces gastric spasm during upper endoscopy: a randomized, double-blind, double-dummy controlled trial," *Gastrointest Endosc* 2003 Apr; 57(4): 475–82.
7. G. Micklefield, O. Jung, I. Greving, and B. May, "Effects of intraduodenal application of peppermint oil (WS(R) 1340) and caraway oil (WS(R) 1520) on gastroduodenal motility in healthy volunteers," *Phytother Res* 2003 Feb; 17(2): 135–40.
8. J. W. C. Gunn, "The Carminative Action of Volatile Oils," *J Pharmacol Exp Ther* 1920; 16:39–47.
9. T. Asao, H. Kuwano, M. Ide, I. Hirayama, J. I. Nakamura, K. I. Fujita, and R. Horiuti, "Spasmolytic effect of peppermint oil in barium during double-contrast barium enema compared with Buscopan," *Clin Radiol* 2003 Apr; 58(4): 301–05.
10. T. Asao, E. Mochiki, H. Suzuki, J. Nakamura, I. Hirayama, N. Morinaga, H. Shoji, Y. Shitara, and H. Kuwano, "An easy method for the intraluminal administration of peppermint oil before colonoscopy and its effectiveness in reducing colonic spasm," *Gastrointest Endosc* 2001 Feb; 53(2): 172–77.
11. M. J. Sparks, P. O'Sullivan, A. A. Herrington, and S. K. Morcos, "Does peppermint oil relieve spasm during barium enema?" *Br J Radiol* 1995 Aug; 68(812): 841–43.
12. M. Blumenthal, "FDA Declares 258 OTC Ingredients Ineffective: Many Herbs Included; Prunes are not an effective laxative, says FDA panel!" *HerbalGram* 1990 23:32–33, 49.
13. Steven Foster, and Varro E. Tyler, "Laws and Regulations,"

in *Tyler's Honest Herbal,* 4th ed. (New York: Haworth Herbal Press, 1999), 9–19.
14. M. H. Pittler, and E. Ernst, "Peppermint oil for irritable bowel syndrome: a critical review and meta-analysis," *Am J Gastroenterol* 1998 Jul; 93(7): 1131–35.
15. R. M. Kline, J. J. Kline, J. Di Palma, and G. J. Barbero, "Enteric-coated, pH-dependent peppermint oil capsules for the treatment of irritable bowel syndrome in children," *J Pediatr* 2001 Jan; 138(1): 125–28.
16. K. J. Goerg, and T. Spilker, "Effect of peppermint oil and caraway oil on gastrointestinal motility in healthy volunteers: a pharmacodynamic study using simultaneous determination of gastric and gall-bladder emptying and orocaecal transit time," *Aliment Pharmacol Ther* 2003 Feb; 17(3): 445–51.
17. H. Mascher, C. H. Kikuta, and H. Schiel, "Pharmacokinetics of carvone and menthol after administration of peppermint oil and caraway oil containing enteric formulation," *Wien Med Wochenschr* 2002; 152(15–16): 432–36.
18. K. Ushid, M. Maekawa, and T. Arakawa, "Influence of dietary supplementation of herb extracts on volatile sulfur production in pig large intestine," *J Nutr Sci Vitaminol* (Tokyo) 2002 Feb; 48(1): 18–23.
19. K. J. Goerg, and T. Spilker, "Effect of peppermint oil and caraway oil on gastrointestinal motility in healthy volunteers: a pharmacodynamic study using simultaneous determination of gastric and gall-bladder emptying and orocaecal transit time," *Aliment Pharmacol Ther* 2003 Feb; 17(3): 445–51.
20. T. E. Sullivan, J. S. Warm, B. K. Schefft, W. N. Dember, M. W. O'Dell, and S. J. Peterson, "Effects of olfactory stimulation on the vigilance performance of individuals with brain injury," *J Clin Exp Neuropsychol* 1998 Apr; 20(2): 227–36.
21. T. Satoh, and Y. Sugawara, "Effects on humans elicited by inhaling the fragrance of essential oils: sensory test, multi-channel thermometric study and forehead surface potential wave measurement on basil and peppermint," *Anal Sci* 2003 Jan; 19(1): 139–46.
22. A. Burrow, R. Eccles, A. S. Jones, "The effects of camphor, eucalyptus and menthol vapour on nasal resistance to airflow and nasal sensation," *Acta Otolaryngol* 1983 Jul–Aug; 96(1–2): 157–61.
23. R. Eccles, B. Lancashire, and N. S. Tolley, "The effect of aromatics on inspiratory and expiratory nasal resistance to airflow," *Clin Otolaryngol* 1987 Feb; 12(1): 11–14.
24. R. Eccles, "Menthol: effects on nasal sensation of airflow and the drive to breathe," *Curr Allergy Asthma Rep* 2003 May; 3(3): 210–14.
25. C. E. Wright, E. A. Laude, T. J. Grattan, and A. H. Morice, "Capsaicin and neurokinin A-induced bronchoconstriction in the anaesthetised guinea-pig: evidence for a direct action of menthol on isolated bronchial smooth muscle," *Br J Pharmacol* 1997 Aug; 121(8): 1645–50.
26. A. Schuhmacher, J. Reichling, and P. Schnitzler, "Virucidal effect of peppermint oil on the enveloped viruses herpes simplex virus type 1 and type 2 in vitro," *Phytomedicine* 2003; 10(6–7): 504–10.
27. R. S. Ramsewak, M. G. Nair, M. Stommel, and L. Selanders, "In vitro antagonistic activity of monoterpenes and their mixtures against 'toe nail fungus' pathogens," *Phytother Res* 2003 Apr; 17(4): 376–79.
28. H. Imai, K. Osawa, H. Yasuda, H. Hamashima, T. Arai, and M. Sasatsu, "Inhibition by the essential oils of peppermint and spearmint of the growth of pathogenic bacteria," *Microbios* 2001; 106 Suppl 1:31–39.
29. C. Foti, A. Conserva, A. Antelmi, L. Lospalluti, and G. Angelini, "Contact dermatitis from peppermint and menthol in a local action transcutaneous patch," *Contact Dermatitis* 2003 Dec; 49(6): 312–13.

References for Red Clover

1. N. Tsunoda, S. Pomeroy, and P. Nestel, "Absorption in humans of isoflavones from soy and red clover is similar," *J Nutr* 2002 Aug; 132(8): 2199–201.
2. J. B. Howes, K. Bray, L. Lorenz, P. Smerdely, and L. G. Howes, "The effects of dietary supplementation with isoflavones from red clover on cognitive function in postmenopausal women," *Climacteric* 2004 Mar; 7(1): 70–77.
3. J. A. Tice, B. Ettinger, K. Ensrud, R. Wallace, T. Blackwell, and S. R. Cummings, "Phytoestrogen supplements for the treatment of hot flashes: the Isoflavone Clover Extract (ICE) Study: a randomized controlled trial," *JAMA* 2003 Jul 9; 290(2): 207–14.
4. R. J. Baber, C. Templeman, T. Morton, G. E. Kelly, and L. West, "Randomized placebo-controlled trial of an isoflavone supplement and menopausal symptoms in women," *Climacteric* 1999 Jun; 2(2): 85–92.
5. D. C. Knight, J. B. Howes, and J. A. Eden, "The effect of Promensil, an isoflavone extract, on menopausal symptoms," *Climacteric* 1999 Jun; 2(2): 79–84.
6. J. A. Tice, et al., op. cit.
7. P. H. van de Weijer, and R. Barentsen, "Isoflavones from red clover (Promensil) significantly reduce menopausal hot flush symptoms compared with placebo," *Maturitas* 2002 Jul 25; 42(3): 187–93.
8. J. B. Howes, D. Sullivan, N. Lai, P. Nestel, S. Pomeroy, L. West, J. A. Eden, and L. G. Howes, "The effects of dietary supplementation with isoflavones from red clover on the lipoprotein profiles of post-menopausal women with mild to moderate hypercholesterolaemia," *Atherosclerosis* 2000 Sep; 152(1): 143–47.
9. S. J. Blakesmith, P. M. Lyons-Wall, C. George, G. E. Joannou, P. Petocz, and S. Samman, "Effects of supplementation with purified red clover (*Trifolium pratense*) isoflavones on plasma lipids and insulin resistance in healthy premenopausal women," *Br J Nutr* 2003 Apr; 89(4): 467–74.
10. C. Atkinson, W. Oosthuizen, S. Scollen, A. Loktionov, N. E. Day, and S. A. Bingham, "Modest protective effects of isoflavones from a red clover-derived dietary supplement on cardiovascular disease risk factors in perimenopausal women, and evidence of an interaction with ApoE genotype in 49–65 year-old women," *J Nutr* 2004 Jul; 134(7): 1759–64.
11. T. M. Schult, K. E. Ensrud, T. Blackwell, B. Ettinger, R. Wallace, and J. A. Tice, "Effect of isoflavones on lipids and bone turnover markers in menopausal women," *Maturitas* 2004 Jul 15; 48(3): 209–18.
12. J. B. Howes, D. Tran, D. Brillante, and L. G. Howes, "Effects of dietary supplementation with isoflavones from red clover on ambulatory blood pressure and endothelial function in postmenopausal type 2 diabetes," *Diabetes Obes Metab* 2003 Sep; 5(5): 325–32.
13. P. Nestel, M. Cehun, A. Chronopoulos, L. DaSilva, H.

Teede, and B. McGrath, "A biochanin-enriched isoflavone from red clover lowers LDL cholesterol in men," *Eur J Clin Nutr* 2004 Mar; 58(3): 403–08.
14. M. J. Campbell, J. V. Woodside, J. W. Honour, M. S. Morton, and A. J. Leathem, "Effect of red clover-derived isoflavone supplementation on insulin-like growth factor, lipid and antioxidant status in healthy female volunteers: a pilot study," *Eur J Clin Nutr* 2004 Jan; 58(1): 173–79.
15. P. B. Clifton-Bligh, R. J. Baber, G. R. Fulcher, M. L. Nery, and T. Moreton, "The effect of isoflavones extracted from red clover (Rimostil) on lipid and bone metabolism," *Menopause* 2001 Jul–Aug; 8(4): 259–65.
16. H. J. Teede, B. P. McGrath, L. DeSilva, M. Cehun, A. Fassoulakis, and P. J. Nestel, "Isoflavones reduce arterial stiffness: a placebo-controlled study in men and postmenopausal women," *Arterioscler Thromb Vasc Biol* 2003 Jun 1; 23(6): 1066–71. E-pub, 2003 Apr 24.
17. J. B. Howes, D. Tran, D. Brillante, and L. G. Howes, "Effects of dietary supplementation with isoflavones from red clover on ambulatory blood pressure and endothelial function in postmenopausal type 2 diabetes," *Diabetes Obes Metab* 2003 Sep; 5(5): 325–32.
18. Ibid.
19. S. J. Blakesmith, et al., op. cit.
20. C. Atkinson, J. E. Compston, N. E. Day, M. Dowsett, and S. A. Bingham, "The effects of phytoestrogen isoflavones on bone density in women: a double-blind, randomized, placebo-controlled trial," *Am J Clin Nutr* 2004 Feb; 79(2): 326–33.
21. P. B. Clifton-Bligh, et al., op. cit.
22. C. Atkinson, R. M. Warren, E. Sala, M. Dowsett, A. M. Dunning, C. S. Healey, S. Runswick, N. E. Day, and S. A. Bingham, "Red-clover-derived isoflavones and mammographic breast density: a double-blind, randomized, placebo-controlled trial," *Breast Cancer Res* 2004; 6(3): R170–79. E-pub, 2004 Feb 24.
23. G. E. Hale, C. L. Hughes, S. J. Robboy, S. K. Agarwal, and M. Bievre, "A double-blind randomized study on the effects of red clover isoflavones on the endometrium," *Menopause* 2001 Sep–Oct; 8(5): 338–46.
24. R. A. Jarred, M. Keikha, C. Dowling, S. J. McPherson, A. M. Clare, A. J. Husband, J. S. Pedersen, M. Frydenberg, and G. P. Risbridger, "Induction of apoptosis in low to moderate-grade human prostate carcinoma by red clover-derived dietary isoflavones," *Cancer Epidemiol Biomarkers Prev* 2002 Dec; 11(12): 1689–96.

References for Red Pepper

1. J. M. Jellin, P. J. Gregory, F. Batz, K. Hitchens, et al., *Pharmacist's Letter/Prescriber's Letter Natural Medicines Comprehensive Database,* 6th ed. (Stockton, CA: Therapeutic Research Faculty, 2004).
2. C. L. Deal, T. J. Schnitzer, E. Lipstein, J. R. Seibold, R. M. Stevens, M. D. Levy, D. Albert, and F. Renold, "Treatment of arthritis with topical capsaicin: a double-blind trial," *Clin Ther* 1991 May–Jun; 13(3): 383–95.
3. V. H. Morris, S. C. Cruwys, and B. L. Kidd, "Characterisation of capsaicin-induced mechanical hyperalgesia as a marker for altered nociceptive processing in patients with rheumatoid arthritis," *Pain* 1997 Jun; 71(2): 179–86.
4. C. P. Watson, K. L. Tyler, D. R. Bickers, L. E. Millikan, S. Smith, and E. Coleman, "A randomized vehicle-controlled trial of topical capsaicin in the treatment of postherpetic neuralgia," *Clin Ther* 1993 May–Jun; 15(3): 510–26.
5. T. Forst, T. Pohlmann, T. Kunt, K. Goitom, G. Schulz, M. Lobig, M. Engelbach, J. Beyer, and A. Pfutzner, "The influence of local capsaicin treatment on small nerve fibre function and neurovascular control in symptomatic diabetic neuropathy," *Acta Diabetol* 2002 Apr; 39(1): 1–6.
6. W. Keitel, H. Frerick, U. Kuhn, U. Schmidt, M. Kuhlmann, and A. Bredehorst, "Capsicum pain plaster in chronic non-specific low back pain," *Arzneimittelforschung* 2001 Nov; 51(11): 896–903.
7. B. J. Mathias, T. R. Dillingham, D. N. Zeigler, A. S. Chang, and P. V. Belandres "Topical capsaicin for chronic neck pain. A pilot study," *Am J Phys Med Rehabil* 1995 Jan–Feb; 74(1): 39–44.
8. D. J. McCarty, M. Csuka, G. McCarthy, et al., "Treatment of pain due to fibromyalgia with topical capsaicin: A pilot study," *Semin Arth Rhem* 1994; 23:41–47.
9. M. Bortolotti, G. Coccia, G. Grossi, and M. Miglioli, "The treatment of functional dyspepsia with red pepper," *Aliment Pharmacol Ther* 2002 Jun; 16(6): 1075–82.
10. S. Rodriguez-Stanley, K. L. Collings, M. Robinson, W. Owen, and P. B. Miner Jr., "The effects of capsaicin on reflux, gastric emptying and dyspepsia," *Aliment Pharmacol Ther* 2000 Jan; 14(1): 129–34.
11. K. G. Yeoh, J. Y. Kang, I. Yap, R. Guan, C. C. Tan, A. Wee, and C. H. Teng, "Chili protects against aspirin-induced gastroduodenal mucosal injury in humans," *Dig Dis Sci* 1995 Mar; 40(3): 580–83.
12. D. Y. Graham, S. Y. Anderson, and T. Lang, "Garlic or jalapeno peppers for treatment of Helicobacter pylori infection," *Am J Gastroenterol* 1999 May; 94(5): 1200–02.

References for Sage

1. J. A. Robbers, and V. E. Tyler, *Tyler's Herbs of Choice: The Therapeutic Use of Phytomedicinals* (New York: Haworth Press, 1999).
2. P. J. Houghton, "Activity and Constituents of Sage Relevant to the Potential Treatment of Symptoms of Alzheimer's Disease," *HerbalGram* 61 (2004): 38–53.
3. M. L. Furey, P. Pietrini, G. E. Alexander, M. B. Schapiro, and B. Horwitz, "Cholinergic enhancement improves performance on working memory by modulating the functional activity in distinct brain regions: a positron emission tomography regional cerebral blood flow study in healthy humans," *Brain Res Bull* 2000 Feb; 51(3): 213–18.
4. M. L. Furey, P. Pietrini, and J. V. Haxby, "Cholinergic enhancement and increased selectivity of perceptual processing during working memory," *Science* 2000 Dec 22; 290(5500): 2315–19.
5. N. T. Tildesley, D. O. Kennedy, E. K. Perry, C. G. Ballard, S. Savelev, K. A. Wesnes, and A. B. Scholey, "Salvia lavandulaefolia (Spanish Sage) enhances memory in healthy young volunteers," *Pharmacol Biochem Behav* 2003 Jun; 75(3): 669–74.
6. K. M. Hold, N. S. Sirisoma, T. Ikeda, T. Narahashi, and J. E. Casida, "Alpha-thujone (the active component of absinthe): gamma-aminobutyric acid type A

receptor modulation and metabolic detoxification," *Proc Natl Acad Sci USA* 2000 Apr 11; 97(8): 3826–31.

7. J. Patocka, and P. Bohumil, "Pharmacology and Toxicology of Absinthe," *J. Applied Biomedicine* 2003; 1:199–205.
8. J. P. Meschler, and A. C. Howlett, "Thujone exhibits low affinity for cannabinoid receptors but fails to evoke cannabimimetic responses," *Pharmacol Biochem Behav* 1999 Mar; 62(3): 473–80.
9. J. Gruenwald, T. Brendler, and C. Jaenicke, eds. *PDR for Herbal Medicines* (Montvale, NJ: Thompson Medical Economics Company, 2000), 655–56.
10. S. Foster, and V. E. Tyler, *Tyler's Honest Herbal: A Sensible Guide to the Use of Herbs and Related Remedies,* 4th ed. (Binghamton, NY: Haworth Press, 1999), 327–29.
11 N. S. Perry, P. J. Houghton, J. Sampson, A. E. Theobald, S. Hart, M. Lis-Balchin, J. R. Hoult, P. Evans, P. Jenner, S. Milligan, E. K. Perry, "In-vitro activity of S. lavandulaefolia (Spanish sage) relevant to treatment of Alzheimer's disease," *J Pharm Pharmacol* 2001 Oct;53(10):1347–56.
12. A. Pierce, *The American Pharmaceutical Association Practical Guide to Natural Medicines* (New York: Stonesong Press, 1999), 563–65.
13. P. J. Houghton, et al., op. cit.
14. G. N. Farhat, N. I. Affara, and H. U. Gali-Muhtasib, "Seasonal changes in the composition of the essential oil extract of East Mediterranean sage (*Salvia libanotica*) and its toxicity in mice," *Toxicon* 2001 Oct; 39(10): 1601–05.
15. C. Chavkin, S. Sud, W. Jin, J. Stewart, J. K. Zjawiony, D. J. Siebert, B. A. Toth, S. J. Hufeisen, and B. L. Roth, "Salvinorin A, an active component of the hallucinogenic sage salvia divinorum is a highly efficacious kappa-opioid receptor agonist: structural and functional considerations," *J Pharmacol Exp Ther* 2004 Mar; 308(3): 1197–203.
16. S. Foster, et al., op. cit.
17. E. Holze, "Therapy of hyperhidrosis," *Hautarzt* 1984 Jan; 35(1): 7–15.
18. P. J. Houghton, et al., op. cit.
19. ibid.
20. S. Akhondzadeh, M. Noroozian, M. Mohammadi, S. Ohadinia, A. H. Jamshidi, and M. Khani, "Salvia officinalis extract in the treatment of patients with mild to moderate Alzheimer's disease: a double blind, randomized and placebo-controlled trial," *J Clin Pharm Ther* 2003 Feb; 28(1): 53–59.
21. N. S. Perry, C. Bollen, E. K. Perry, and C. Ballard, "Salvia for dementia therapy: review of pharmacological activity and pilot tolerability clinical trial," *Pharmacol Biochem Behav* 2003 Jun; 75(3): 651–59.
22. N. T. Tildesley, et al., op. cit.

References for Saw Palmetto

1. B. Hill, and N. Kyprianou, "Effect of permixon on human prostate cell growth: lack of apoptotic action," *Prostate* 2004 Sep 15; 61(1): 73–80.
2. J. P. Raynaud, H. Cousse, and P. M. Martin, "Inhibition of type 1 and type 2 5alpha-reductase activity by free fatty acids, active ingredients of Permixon," *J Steroid Biochem Mol Biol* 2002 Oct; 82(2–3): 233–39.
3. F. K. Habib, M. Ross, C. K. H. Ho, V. Lyons, and K. Chapman, "Serenoa repens (Permixon[R]) inhibits the 5alpha-reductase activity of human prostate cancer cell lines without interfering with PSA expression," *Int J Cancer.* E-pub, 2004 Nov 12.
4. M. Paubert-Braquet, J. M. Mencia Huerta, H. Cousse, and P. Braquet, "Effect of the lipidic lipidosterolic extract of Serenoa repens (Permixon) on the ionophore A23187-stimulated production of leukotriene B4 (LTB4) from human polymorphonuclear neutrophils," *Prostaglandins Leukot Essent Fatty Acids* 1997 Sep; 57(3): 299–304.
5. W. H. Goldmann, A. L. Sharma, S. J. Currier, P. D. Johnston, A. Rana, and C. P. Sharma, "Saw palmetto berry extract inhibits cell growth and Cox-2 expression in prostatic cancer cells," *Cell Biol Int* 2001; 25(11): 1117–24.
6. F. K. Habib, et al., op cit.
7. J. P. Raynaud, et al., op cit.
8. C. W. Bayne, M. Ross, F. Donnelly, and F. K. Habib, "The selectivity and specificity of the actions of the lipido-sterolic extract of Serenoa repens (Permixon) on the prostate," *J Urol* 2000 Sep; 164(3 Pt 1): 876–81.
9. F. Di Silverio, S. Monti, A. Sciarra, P. A. Varasano, C. Martini, S. Lanzara, G. D'Eramo, S. Di Nicola, and V. Toscano, "Effects of long-term treatment with Serenoa repens (Permixon) on the concentrations and regional distribution of androgens and epidermal growth factor in benign prostatic hyperplasia," *Prostate* 1998 Oct 1; 37(2): 77–83.
10. T. Wilt, A. Ishani, and R. MacDonald, "Serenoa repens for benign prostatic hyperplasia," *Cochrane Database Syst Rev* 2002; 3:CD001423.
11. T. J. Wilt, A. Ishani, G. Stark, R. MacDonald, J. Lau, and C. Mulrow, "Saw palmetto extracts for treatment of benign prostatic hyperplasia: a systematic review," *JAMA* 1998 Nov 11; 280(18): 1604–09.
12. M. Tarle, O. Kraus, D. Trnski, A. Reljic, B. Ruzic, J. Katusic, B. Spajic, and Z. Kusic, "Early diagnosis of prostate cancer in finasteride treated BPH patients," *Anticancer Res* 2003 Jan–Feb; 23(1B): 693–96.
13. J. C. Carraro, J. P. Raynaud, G. Koch, G. D. Chisholm, F. Di Silverio, P. Teillac, F. C. Da Silva, J. Cauquil, D. K. Chopin, F. C. Hamdy, M. Hanus, D. Hauri, A. Kalinteris, J. Marencak, A. Perier, and P. Perrin, "Comparison of phytotherapy (Permixon) with finasteride in the treatment of benign prostate hyperplasia: a randomized international study of 1,098 patients," *Prostate* 1996 Oct; 29(4): 231–40.
14. F. K. Habib, et al., op cit.
15. J. Morote, J. A. Lorente, C. X. Raventos, M. A. Lopez, G. Encabo, I. De Torres M. Lopez, and J. A. De Torres "Effect of finasteride on the percentage of free PSA: implications in the early diagnosis of prostatic cancer," *Actas Urol Esp* 1998 Nov-Dec; 22(10): 835–39.
16. J. K. Small, E. Bombardelli, and P. Morazzoni, "Serenoa repens (Bartram)," *Fitoterapia* 1997; 68:99–113.
17. A. A. Izzo, and E. Ernst, "Interactions between herbal medicines and prescribed drugs: a systematic review," *Drugs* 2001; 61(15): 2163–75.
18. J. S. Markowitz, J. L. Donovan, C. L. Devane, R. M. Taylor, Y. Ruan, J. S. Wang, and K. D. Chavin, "Multiple doses of saw palmetto (Serenoa repens) did not alter cytochrome P450 2D6 and 3A4 activity in normal volunteers," *Clin Pharmacol Ther* 2003 Dec; 74(6): 536–42.

19. S. A. Kaplan, M. A. Volpe, and A. E. Te, "A prospective, 1-year trial using saw palmetto versus finasteride in the treatment of category III prostatitis/chronic pelvic pain syndrome," *J Urol* 2004 Jan; 171(1): 284–88.
20. N. Prager, K. Bickett, N. French, and G. Marcovici, "A randomized, double-blind, placebo-controlled trial to determine the effectiveness of botanically derived inhibitors of 5-alpha-reductase in the treatment of androgenetic alopecia," *J Altern Complement Med* 2002 Apr; 8(2): 143–52.

References for Senna

1. H. A. Spiller, M. L. Winter, J. A. Weber, E. P. Krenzelok, D. L. Anderson, and M. L. Ryan, "Skin breakdown and blisters from senna-containing laxatives in young children," *Ann Pharmacother* 2003 May; 37(5): 636–39.
2. A. Valverde, J. M. Hay, A. Fingerhut, M. J. Boudet, R. Petroni, X. Pouliquen, S. Msika, and Y. Flamant, "Senna vs polyethylene glycol for mechanical preparation the evening before elective colonic or rectal resection: a multicenter controlled trial," *Arch Surg* 1999 May; 134(5): 514–19.
3. W. J. MacLennan, and A. F. W. M. Pooler, "A comparison of sodium picosulphate ("Laxoberal") with standardised senna ("Senokot") in geriatric patients," *Curr Med Res Opin* 1974–75; 2(10): 641–47.
4. P. P. But, B. Tomlinson, and K. L. Lee, "Hepatitis related to the Chinese medicine Shouwu Pian, manufactured from Polygonum multiflorum," *Veterinary and Human Toxicology* 1996; 38(4): 280–82.
5. G. J. Park, S. P. Mann, and M. C. Ngu, "Acute hepatitis induced by Shouwu Pian, a herbal product derived from Polygonum multiflorum," *Journal of Gastroenterology and Hepatology* 2001; 16(1): 115–17.
6. A. Nair, D. Reddy, and D. H. Van Thiel, "Cascara sagrada induced intrahepatic cholestasis causing portal hypertension: case report and review of herbal hepatotoxicity," *American Journal of Gastroenterology* 2000; 95(12): 3634–37.
7. P. F. D'Arcy, "Adverse reactions and interactions with herbal medicines, Part 1," *Adverse Drug Reactions and Toxicology Reviews* 1991; 10(4): 189–208.
8. N. Mascolo, E. Mereto, F. Borrelli, P. Orsi, D. Sini, A. A. Izzo, B. Massa, M. Boggio, and F. Capasso, "Does senna extract promote growth of aberrant crypt foci and malignant tumors in rat colon?" *Dig Dis Sci* 1999 Nov; 44(11): 2226–30.
9. National Toxicology Program, "NTP Toxicology and Carcinogenesis Studies of EMODIN (CAS NO. 518–82–1) Feed Studies in F344/N Rats and B6C3F1 Mice," *Natl Toxicol Program Tech Rep Ser* 2001 Jun; 493:1–278.
10. B. A. van Gorkom, A. Karrenbeld, T. van Der Sluis, J. Koudstaal, E. G. de Vries, and J. H. Kleibeuker, "Influence of a highly purified senna extract on colonic epithelium," *Digestion* 2000; 61(2): 113–20.

References for Soy

1. R. M. Weggemans, and E. A. Trautwein, "Relation between soy-associated isoflavones and LDL and HDL cholesterol concentrations in humans: a meta-analysis," *Eur J Clin Nutr* 2003 Aug; 57(8): 940–46.
2. X. G. Zhuo, M. K. Melby, and S. Watanabe, "Soy isoflavone intake lowers serum LDL cholesterol: a meta-analysis of 8 randomized controlled trials in humans," *J Nutr* 2004 Sep; 134(9): 2395–400.
3. J. W. Anderson, B. M. Johnstone, and M. E. Cook-Newell, "Meta-analysis of the effects of soy protein intake on serum lipids," *N Engl J Med* 1995 Aug 3; 333(5): 276–82.
4. S. Kreijkamp-Kaspers, L. Kok, D. E. Grobbee, E. H. de Haan, A. Aleman, J. W. Lampe, and Y. T. van der Schouw, "Effect of soy protein containing isoflavones on cognitive function, bone mineral density, and plasma lipids in postmenopausal women: a randomized controlled trial," *JAMA* 2004 Jul 7; 292(1): 65–74.
5. Z. K. Roughead, J. R. Hunt, L. K. Johnson, T. M. Badger, and G. I. Lykken, "Controlled substitution of soy protein for meat protein: effects on calcium retention, bone, and cardiovascular health indices in postmenopausal women," *J Clin Endocrinol Metab* 2005 Jan; 90(1): 181–89. E-pub, 2004 Oct 13.
6. E. E. Krebs, K. E. Ensrud, R. MacDonald, and T. J. Wilt, "Phytoestrogens for treatment of menopausal symptoms: a systematic review," *Obstet Gynecol* 2004 Oct; 104(4): 824–36.
7. M. Penotti, E. Fabio, A. B. Modena, M. Rinaldi, U. Omodei, and P. Vigano, "Effect of soy-derived isoflavones on hot flushes, endometrial thickness, and the pulsatility index of the uterine and cerebral arteries," *Fertil Steril* 2003 May; 79(5): 1112–17.
8. S. Yamamoto, T. Sobue, M. Kobayashi, S. Sasaki, and S. Tsugane, "Soy, isoflavones, and breast cancer risk in Japan," *J Natl Cancer Inst* 2003 Dec 17; 95(24): 1881–82.
9. N. F. Boyd, J. Stone, K. N. Vogt, B. S. Connelly, L. J. Martin, and S. Minkin, "Dietary fat and breast cancer risk revisited: a meta-analysis of the published literature," *Br J Cancer* 2003 Nov 3; 89(9): 1672–85.
10. H. Akaza, N. Miyanaga, N. Takashima, S. Naito, Y. Hirao, T. Tsukamoto, T. Fujioka, M. Mori, W. J. Kim, J. M. Song, and A. J. Pantuck, "Comparisons of percent equol producers between prostate cancer patients and controls: case-controlled studies of isoflavones in Japanese, Korean and American residents," *Jpn J Clin Oncol* 2004 Feb; 34(2): 86–89.
11. A. H. Wu, D. Yang, and M. C. Pike, "A meta-analysis of soyfoods and risk of stomach cancer: the problem of potential confounders," *Cancer Epidemiol Biomarkers Prev,* 2000 Oct; 9(10): 1051–58.
12. H. M. Nan, J. W. Park, Y. J. Song, H. Y. Yun, J. S. Park, T. Hyun, S. J. Youn, Y. D. Kim, J. W. Kang, and H. Kim H, "Kimchi and soybean pastes are risk factors of gastric cancer," *World J Gastroenterol* 2005 Jun 7; 11(21): 3175–81.
13. D. Spector, M. Anthony, D. Alexander, and L. Arab, "Soy consumption and colorectal cancer," *Nutr Cancer* 2003; 47(1): 1–12.
14. B. Bruce, M. Messina, G. A. Spiller, "Isoflavone supplements do not affect thyroid function in iodine-replete postmenopausal women," *J Med Food* 2003 Winter; 6(4): 309–16.
15. B. L. Strom, R. Schinnar, E. E. Ziegler, K. T. Barnhart, M. D. Sammel, G. A. Macones, V. A. Stallings, J. M. Drulis, S. E. Nelson, and S. A. Hanson, "Exposure to soy-based formula in infancy and endocrinological and reproductive outcomes in young adulthood," *JAMA* 2001 Aug 15; 286(7): 807–14.

16. L. R. White, H. Petrovitch, G. W. Ross, K. Masaki, J. Hardman, J. Nelson, D. Davis, and W. Markesbery, "Brain aging and midlife tofu consumption," *J Am Coll Nutr* 2000 Apr; 19(2): 242–55.

References for St. John's Wort

1. S. Schulte-Lobbert, G. Holoubek, W. E. Muller, M. Schubert-Zsilavecz, and M. Wurglics, "Comparison of the synaptosomal uptake inhibition of serotonin by St John's wort products," *J Pharm Pharmacol* 2004 Jun; 56(6): 813–18.
2. J. F. Rodriguez-Landa, and C. M. Contreras, "A review of clinical and experimental observations about antidepressant actions and side effects produced by Hypericum perforatum extracts," *Phytomedicine* 2003 Nov; 10(8): 688–99.
3. L. Cervo, M. Rozio, C. B. Ekalle-Soppo, G. Guiso, P. Morazzoni, and S. Caccia, "Role of hyperforin in the antidepressant-like activity of Hypericum perforatum extracts," *Psychopharmacology* (Berl) 2002 Dec; 164(4): 423–28. E-pub, 2002 Sep 24.
4. V. Butterweck, M. Hegger, and H. Winterhoff, "Flavonoids of St. John's Wort reduce HPA axis function in the rat," *Planta Med* 2004 Oct; 70(10): 1008–11.
5. H. Murck, M. Uhr, K. Schaffler, and K. Seibel, "Effects of Hypericum extract (LI160) on the change of auditory evoked potentials by cortisol administration," *Neuropsychobiology* 2004; 50(2): 128–33.
6. C. Schroeder, J. Tank, D. S. Goldstein, M. Stoeter, S. Haertter, F. C. Luft, and J. Jordan, "Influence of St John's wort on catecholamine turnover and cardiovascular regulation in humans," *Clin Pharmacol Ther* 2004 Nov; 76(5): 480–89.
7. A. Denke, H. Schempp, D. Weiser, and E. F. Elstner, "Biochemical activities of extracts from Hypericum perforatum L. 5th communication: dopamine-beta-hydroxylase-product quantification by HPLC and inhibition by hypericins and flavonoids," *Arzneimittelforschung* 2000 May; 50(5): 415–19.
8. E. Kleber, T. Obry, S. Hippeli, W. Schneider, and E. F. Elstner, "Biochemical activities of extracts from Hypericum perforatum L. 1st Communication: inhibition of dopamine-beta-hydroxylase," *Arzneimittelforschung* 1999 Feb; 49(2): 106–09.
9. B. L. Fiebich, A. Hollig, and K. Lieb, "Inhibition of substance P-induced cytokine synthesis by St. John's wort extracts," *Pharmacopsychiatry* 2001 Jul; 34 Suppl 1:S26–28.
10. M. Gobbi, M. Moia, M. Funicello, A. Riva, P. Morazzoni, and T. Mennini, "In vitro effects of the dicyclohexylammonium salt of hyperforin on interleukin-6 release in different experimental models," *Planta Med* 2004 Jul; 70(7): 680–82.
11. G. Calapai, A. Crupi, F. Firenzuoli, G. Inferrera, G. Ciliberto, A. Parisi, G. De Sarro, and A. P. Caputi, "Interleukin-6 involvement in antidepressant action of Hypericum perforatum," *Pharmacopsychiatry* 2001 Jul; 34 Suppl 1:S8–10.
12. K. Hirano, Y. Kato, S. Uchida, Y. Sugimoto, J. Yamada, K. Umegaki, and S. Yamada, "Effects of oral administration of extracts of Hypericum perforatum (St John's wort) on brain serotonin transporter, serotonin uptake and behaviour in mice," *J Pharm Pharmacol* 2004 Dec; 56(12): 1589–95.
13. S. Kasper, and A. Dienel, "Cluster analysis of symptoms during antidepressant treatment with Hypericum extract in mildly to moderately depressed out-patients. A meta-analysis of data from three randomized, placebo-controlled trials," *Psychopharmacology* (Berl) 2002 Nov; 164(3): 301–08. E-pub, 2002 Sep 14.
14. G. Laakmann, G. Jahn, and C. Schule, "Hypericum perforatum extract in treatment of mild to moderate depression. Clinical and pharmacological aspects," *Nervenarzt* 2002 Jul; 73(7): 600–12.
15. E. Whiskey, U. Werneke, and D. Taylor, "A systematic review and meta-analysis of Hypericum perforatum in depression: a comprehensive clinical review," *Int Clin Psychopharmacol* 2001 Sep; 16(5): 239–52.
16. K. Linde, G. Ramirez, C. D. Mulrow, A. Pauls, W. Weidenhammer, and D. Melchart, "St John's wort for depression—an overview and meta-analysis of randomised clinical trials," *BMJ* 1996 Aug 3; 313(7052): 253–58.
17. U. Werneke, O. Horn, and D. M. Taylor, "How effective is St John's wort? The evidence revisited," *J Clin Psychiatry* 2004 May; 65(5): 611–17.
18. E. Whiskey, et al., op cit.
19. A. R. Bilia, S. Gallori, and F. F. Vincieri, "St. John's wort and depression: efficacy, safety and tolerability—an update," *Life Sci* 2002 May 17; 70(26): 3077–96.

References for Tea Tree Oil

1. "Feedback," issue 2492 of *New Scientist* magazine, 26 March 2005, p. 88.
2. I. B. Bassett, D. L. Pannowitz, and R. S. Barnetson, "A comparative study of tea-tree oil versus benzoylperoxide in the treatment of acne," *Med J Aust* 1990 Oct 15; 153(8): 455–58.
3. D. S. Buck, D. M. Nidorf, and J. G. Addino, "Comparison of two topical preparations for the treatment of onychomycosis: Melaleuca alternifolia (tea tree) oil and clotrimazole," *J Fam Pract* 1994 Jun; 38(6): 601–05.
4. M. M. Tong, P. M. Altman, and R. S. Barnetson, "Tea tree oil in the treatment of tinea pedis," *Australas J Dermatol* 1992; 33(3): 145–49.
5. A. C. Satchell, A. Saurajen, C. Bell, and R. S. Barnetson, "Treatment of interdigital tinea pedis with 25% and 50% tea tree oil solution: a randomized, placebo-controlled, blinded study," *Australas J Dermatol* 2002 Aug; 43(3): 175–78.
6. C. F. Carson, L. Ashton, L. Dry, D. W. Smith, and T. V. Riley, "Melaleuca alternifolia (tea tree) oil gel (6%) for the treatment of recurrent herpes labialis," *J Antimicrob Chemother* 2001 Sep; 48(3): 450–51.
7. D. M. Rubel, S. Freeman, and I. A. Southwell, "Tea tree oil allergy: what is the offending agent? Report of three cases of tea tree oil allergy and review of the literature," *Australas J Dermatol* 1998 Nov; 39(4): 244–47.

References for Tea

1. J. H. Hui, *Encyclopedia of Food Science and Technology* (New York: John Wiley, 1992).
2. S. Klaus, S. Pultz, C. Thone-Reineke, and S. Wolfram, "Epigallocatechin gallate attenuates diet-induced obesity in mice by decreasing energy absorption and increasing fat oxidation," *Int J Obes Relat Metab Disord*

2005 Jun; 29(6): 615–23.
3. G. W. Ross, R. D. Abbott, H. Petrovitch, D. M. Morens, A. Grandinetti, K. H. Tung, C. M. Tanner, K. H. Masaki, P. L. Blanchette, J. D. Curb, J. S. Popper, and L. R. White, "Association of coffee and caffeine intake with the risk of Parkinson disease," *JAMA* 2000 May 24–31; 283(20): 2674–79.
4. E. K. Tan, C. Tan, S. M. Fook-Chong, S. Y. Lum, A. Chai, H. Chung, H. Shen, Y. Zhao, M. L. Teoh, Y. Yih, R. Pavanni, V. R. Chandran, and M. C. Wong, "Dose-dependent protective effect of coffee, tea, and smoking in Parkinson's disease: a study in ethnic Chinese," *J Neurol Sci* 2003 Dec 15; 216(1): 163–67.
5. A. Ascherio, S. M. Zhang, M. A. Hernan, I. Kawachi, G. A. Colditz, F. E. Speizer, and W. C. Willett, "Prospective study of caffeine consumption and risk of Parkinson's disease in men and women," *Ann Neurol* 2001 Jul; 50(1): 56–63.
6. I. Hindmarch, P. T. Quinlan, K. L. Moore, and C. Parkin, "The effects of black tea and other beverages on aspects of cognition and psychomotor performance," *Psychopharmacology* (Berl) 1998 Oct; 139(3): 230–38.
7. P. J. Durlach, "The effects of a low dose of caffeine on cognitive performance," *Psychopharmacology* (Berl) 1998 Nov; 140(1): 116–19.
8. G. C. Curhan, W. C. Willett, F. E. Speizer, and M. J. Stampfer, "Beverage use and risk for kidney stones in women," *Ann Intern Med* 1998 Apr 1; 128(7): 534–40.
9. Z. Chen, M. B. Pettinger, C. Ritenbaugh, A. Z. LaCroix, J. Robbins, B. J. Caan, D. H. Barad, and I. A. Hakim, "Habitual tea consumption and risk of osteoporosis: a prospective study in the women's health initiative observational cohort," *Am J Epidemiol* 2003 Oct 15; 158(8): 772–81.
10. C. H. Wu, Y. C. Yang, W. J. Yao, F. H. Lu, J. S. Wu, and C. J. Chang, "Epidemiological evidence of increased bone mineral density in habitual tea drinkers," *Arch Intern Med* 2002 May 13; 162(9): 1001–06.
11. J. M. Geleijnse, L. J. Launer, A. Hofman, H. A. Pols, and J. C. Witteman, "Tea flavonoids may protect against atherosclerosis: the Rotterdam Study," *Arch Intern Med* 1999 Oct 11; 159(18): 2170–74.
12. J. M. Geleijnse, L. J. Launer, D. A. Van der Kuip, A. Hofman, and J. C. Witteman, "Inverse association of tea and flavonoid intakes with incident myocardial infarction: the Rotterdam Study," *Am J Clin Nutr* 2002 May; 75(5): 880–86.
13. D. J. Maron, G. P. Lu, N. S. Cai, Z. G. Wu, Y. H. Li, H. Chen, J. Q. Zhu, X. J. Jin, B. C. Wouters, and J. Zhao, "Cholesterol-lowering effect of a theaflavin-enriched green tea extract: a randomized controlled trial," *Arch Intern Med* 2003 Jun 23; 163(12): 1448–53.
14. K. Imai, and K. Nakachi, "Cross-sectional study of effects of drinking green tea on cardiovascular and liver diseases," *BMJ,* 1995 Mar 18; 310(6981): 693–96.
15. P. Chantre, and D. Lairon, "Recent findings of green tea extract AR25 (Exolise) and its activity for the treatment of obesity," *Phytomedicine* 2002 Jan; 9(1): 3–8.
16. E. M. Kovacs, M. P. Lejeune, I. Nijs, and M. S. Westerterp-Plantenga, "Effects of green tea on weight maintenance after body-weight loss," *Br J Nutr* 2004 Mar; 91(3): 431–37.
17. F. L. Chung, J. Schwartz, C. R. Herzog, and Y. M. Yang, "Tea and cancer prevention: studies in animals and humans," *J Nutr* 2003 Oct; 133(10): 3268S-3274S.
18. C. S. Yang, J. Y. Chung, G. Yang, S. K. Chabra, and M. J. Lee, "Tea and tea polyphenols in cancer prevention," *J Nutr* 2000 Feb; 130(2S Suppl): 472S-478S.

References for Turmeric

1. C. Sumbilla, D. Lewis, T. Hammerschmidt, and G. Inesi, "The slippage of the Ca2+ pump and its control by anions and curcumin in skeletal and cardiac sarcoplasmic reticulum," *J Biol Chem* 2002 Apr 19; 277(16): 13900–06. E-pub, 2002 Feb 13.
2. S. K. Biswas, D. McClure, L. A. Jimenez, I. L. Megson, and I. Rahman, "Curcumin induces glutathione biosynthesis and inhibits NF-kappa-B activation and interleukin-8 release in alveolar epithelial cells: mechanism of free radical scavenging activity," *Antioxid Redox Signal* 2005 Jan–Feb; 7(1–2): 32–41.
3. M. C. Heng, M. K. Song, J. Harker, and M. K. Heng, "Drug-induced suppression of phosphorylase kinase activity correlates with resolution of psoriasis as assessed by clinical, histological and immunohistochemical parameters," *Br J Dermatol* 2000 Nov; 143(5): 937–49.
4. M. E. Egan, M. Pearson, S. A. Weiner, V. Rajendran, D. Rubin, J. Glockner-Pagel, S. Canny, K. Du, G. L. Lukacs, and M. J. Caplan, "Curcumin, a major constituent of turmeric, corrects cystic fibrosis defects," *Science* 2004 Apr 23; 304(5670): 600–02.
5. Y. Song, N. D. Sonawane, D. Salinas, L. Qian, N. Pedemonte, L. J. Galietta, and A. S. Verkman, "Evidence against the rescue of defective DeltaF508-CFTR cellular processing by curcumin in cell culture and mouse models," *J Biol Chem* 2004 Sep 24; 279(39): 40629–33. E-pub, 2004 Jul 26.
6. J. Joshi, S. Ghaisas, A. Vaidya, R. Vaidya, D. V. Kamat, A. N. Bhagwat, and S. Bhide, "Early human safety study of turmeric oil (Curcuma longa oil) administered orally in healthy volunteers," *J Assoc Physicians India* 2003 Nov; 51:1055–60.
7. J. F. Innes, C. J. Fuller, E. R. Grover, A. L. Kelly, and J. F. Burn, "Randomised, double-blind, placebo-controlled parallel group study of P54FP for the treatment of dogs with osteoarthritis," *Vet Rec* 2003 Apr 12; 152(15): 457–60.
8. B. Lal, A. K. Kapoor, O. P. Asthana, P. K. Agrawal, R. Prasad, P. Kumar, and R. C. Srimal, "Efficacy of curcumin in the management of chronic anterior uveitis," *Phytother Res* 1999 Jun; 13(4): 318–22.
9. M. C. Heng, et al., op cit.
10. C. Prucksunand, B. Indrasukhsri, M. Leethochawalit, and K. Hungspreugs, "Phase II clinical trial on effect of the long turmeric (Curcuma longa Linn) on healing of peptic ulcer," *Southeast Asian J Trop Med Public Health* 2001 Mar; 32(1): 208–15.
11. C. Niederau, and E. Gopfert, "The effect of chelidonium- and turmeric root extract on upper abdominal pain due to functional disorders of the biliary system. Results from a placebo-controlled, double-blind study," *Med Klin* (Munich) 1999 Aug 15; 94(8): 425–30.
12. S. M. Plummer, K. A. Hill, M. F. Festing, W. P. Steward, A. J. Gescher, and R. A. Sharma, "Clinical development of leukocyte cyclooxygenase 2 activity as a

systemic biomarker for cancer chemopreventive agents," *Cancer Epidemiol Biomarkers Prev* 2001 Dec; 10(12): 1295–99.
13. R. A. Sharma, S. A. Euden, S. L. Platton, D. N. Cooke, A. Shafayat, H. R. Hewitt, T. H. Marczylo, B. Morgan, D. Hemingway, S. M. Plummer, M. Pirmohamed, A. J. Gescher, and W. P. Steward, "Phase I clinical trial of oral curcumin: biomarkers of systemic activity and compliance," *Clin Cancer Res* 2004 Oct 15; 10(20): 6847–54.
14. R. A. Sharma, H. R. McLelland, K. A. Hill, C. R. Ireson, S. A. Euden, M. M. Manson, M. Pirmohamed, L. J> Marnett, A. J. Gescher, and W. P. Steward, "Pharmacodynamic and pharmacokinetic study of oral Curcuma extract in patients with colorectal cancer," *Clin Cancer Res* 2001 Jul; 7(7): 1894–900.

References for Uva Ursi

1. M. P. Lostao, B. A. Hirayama, D. D. Loo, and E. M. Wright, "Phenylglucosides and the Na+/glucose cotransporter (SGLT1): analysis of interactions," *J Membr Biol* 1994 Nov; 142(2): 161–70.
2. S. Shiota, M. Shimizu, J. Sugiyama, Y. Morita, T. Mizushima, and T. Tsuchiya, "Mechanisms of action of corilagin and tellimagrandin I that remarkably potentiate the activity of beta-lactams against methicillin-resistant Staphylococcus aureus," *Microbiol Immunol* 2004; 48(1): 67–73.
3. L. Wang, and L. V. Del Priore, "Bull's-eye maculopathy secondary to herbal toxicity from uva ursi," *Am J Ophthalmol* 2004 Jun; 137(6): 1135–37.
4. D. Beaux, J. Fleurentin, and F. Mortier, "Effect of extracts of Orthosiphon stamineus Benth, Hieracium pilosella L., Sambucus nigra L. and Arctostaphylos uva-ursi (L.) Spreng. in rats," *Phytother Res* 1999 May; 13(3): 222–25.
5. G. Schindler, U. Patzak, B. Brinkhaus, A. von Niecieck, J. Wittig, N. Krahmer, I. Glockl, and M. Veit, "Urinary excretion and metabolism of arbutin after oral administration of Arctostaphylos uvae ursi extract as film-coated tablets and aqueous solution in healthy humans," *J Clin Pharmacol* 2002 Aug; 42(8): 920–27.
6. C. Siegers, C. Bodinet, S. S. Ali, and C. P. Siegers, "Bacterial deconjugation of arbutin by Escherichia coli," *Phytomedicine* 2003; 10 Suppl 4:58–60.
7. S. Choi, S. K. Lee, J. E. Kim, M. H. Chung, and Y. I. Park, "Aloesin inhibits hyperpigmentation induced by UV radiation," *Clin Exp Dermatol* 2002 Sep; 27(6): 513–15.

References for Valerian

1. M. S. Santos, F. Ferreira, C. Faro, E. Pires, A. P. Carvalho, A. P. Cunha, and T. Macedo, "The amount of GABA present in aqueous extracts of valerian is sufficient to account for [3H]GABA release in synaptosomes," *Planta Med* 1994 Oct; 60(5): 475–76.
2. E. Riedel, R. Hansel, and G. Ehrke, "Inhibition of gamma-aminobutyric acid catabolism by valerenic acid derivatives," *Planta Med* 1982 Dec; 46(4): 219–20.
3. B. Schumacher, S. Scholle, J. Holzl, N. Khudeir, S. Hess, and C. E. Muller, "Lignans isolated from valerian: identification and characterization of a new olivil derivative with partial agonistic activity at A(1) adenosine receptors," *J Nat Prod* 2002 Oct; 65(10): 1479–85.
4. R. Schellenberg, S. Sauer, E. A. Abourashed, U. Koetter, and A. Brattstrom, "The fixed combination of valerian and hops (Ze91019) acts via a central adenosine mechanism," *Planta Med* 2004 Jul; 70(7): 594–97.
5. Uwe Koetter, Ph.D., Glaxo Smith Kline, "From identification of compounds to clinical research: a comprehensive overview of recent research on valerian and hops," Arizona Center for Phytomedicine Research Seminar, 2002 October 14.
6. J. M. Jellin, P. Gregory, F. Batz, K. Hitchens, et al., eds. *Pharmacist's Letter/Prescriber's Letter. Natural Medicines Comprehensive Database,* 3rd ed. (Stockton, CA: Therapeutic Research Faculty, 2000).
7. L. B. Willey, S. P. Mady, D. J. Cobaugh, and P. M. Wax, "Valerian overdose: a case report," *Vet Hum Toxicol* 1995; 37: 364–65.
8. H. P. Garges, I. Varia, and P. M. Doraiswamy, "Cardiac complications and delirium associated with valerian root withdrawal," *JAMA* 1998; 280:1566–67.
9. A. Diaper, and I. Hindmarch, "A double-blind, placebo-controlled investigation of the effects of two doses of a valerian preparation on the sleep, cognitive and psychomotor function of sleep-disturbed older adults," *Phytother Res* 2004 Oct; 18(10): 831–36.
10. S. Gutierrez, M. K. Ang-Lee, D. J. Walker, and J. P. Zacny, "Assessing subjective and psychomotor effects of the herbal medication valerian in healthy volunteers," *Pharmacol Biochem Behav* 2004 May; 78(1): 57–64.
11. K. T. Hallam, J. S. Olver, C. McGrath, and T. R. Norman, "Comparative cognitive and psychomotor effects of single doses of Valeriana officianalis and triazolam in healthy volunteers," *Hum Psychopharmacol* 2003 Dec; 18(8): 619–25.
12. F. Donath, S. Quispe, K. Diefenbach, A. Maurer, I. Fietze, and I. Roots, "Critical evaluation of the effect of valerian extract on sleep structure and sleep quality," *Pharmacopsychiatry* 2000 Mar; 33(2): 47–53.
13. J. R. Glass, B. A. Sproule, N. Herrmann, D. Streiner, and U. E. Busto, "Acute pharmacological effects of temazepam, diphenhydramine, and valerian in healthy elderly subjects," *J Clin Psychopharmacol* 2003 Jun; 23(3): 260–68.
14. T. B. Klepser, and M. E. Klepser, "Unsafe and potentially safe herbal therapies," *Am J Health Syst Pharm* 1999 Jan 15; 56(2): 125–38.
15. D. R. Poyares, C. Guilleminault, M. M. Ohayon, and S. Tufik, "Can valerian improve the sleep of insomniacs after benzodiazepine withdrawal?" *Prog Neuropsychopharmacol Biol Psychiatry* 2002 Apr; 26(3): 539–45.
16. C. Stevinson, and E. Ernst, "Valerian for insomnia: a systematic review of randomized clinical trials," *Sleep Med* 2000 Apr 1; 1(2): 91–99.

References for Wild Yam

1. D. T. Zava, C. M. Dollbaum, and M. Blen, "Estrogen and Progestin Bioactivity of Foods, Herbs, and Spices," *Proceedings of the Society for Experimental Biology and Medicine* 1998 Mar; 217(3): 369–78.
2. R. S. Rosenberg Zand, D. J. Jenkins, and E. P. Diamandis, "Effects of natural products and nutraceuticals on steroid hormone-regulated gene expression," *Clin Chim Acta* 2001 Oct; 312(1–2): 213–19.

3. A. Pierce, *The American Pharmaceutical Association Practical Guide to Natural Medicines* (New York: Stonesong Press, 1999), 229–31.
4. M. Araghiniknam, S. Chung, T. Nelson-White, C. Eskelson, and R. R. Watson, "Antioxidant activity of dioscorea and dehydroepiandrosterone (DHEA) in older humans," *Life Sci* 1996; 59(11): PL147–57.
5. D. T. Zava, et al., op cit.
6. M. Araghiniknam, et al., op cit.
7. D. T. Zava, et al., op cit.
8. Ibid.
9. Ibid.
10. R. S. Rosenberg Zand, et al., op cit.

References for Wintergreen

1. P. Morra, W. R. Bartle, S. E. Walker, S. N. Lee, S. K. Bowles, and R. A. Reeves, "Serum Concentrations of Salicylic Acid Following Topically Applied Salicylate Derivatives," *Ann Pharmacother* 1996 Sep; 30(9): 935–40.
2. M. Battino, M. S. Ferreiro, D. Fattorini, and P. Bullon, "In Vitro Antioxidant Activities of Mouthrinses and their Components," *J. Clin. Periodontol* 2002 May; 29(5): 462–67.

References for Witch Hazel

1. S. Habtemariam, "Hamamelitannin from Hamamelis virginiana inhibits the tumour necrosis factor-alpha (TNF)-induced endothelial cell death in vitro," *Toxicon* 2002 Jan; 40(1): 83–88.
2. H. Masaki, T. Atsumi, and H. Sakurai, "Protective activity of hamamelitannin on cell damage induced by superoxide anion radicals in murine dermal fibroblasts," *Biol Pharm Bull* 1995 Jan; 18(1): 59–63.
3. C. Hartisch, H. Kolodziej, and F. von Bruchhausen, "Dual inhibitory activities of tannins from Hamamelis virginiana and related polyphenols on 5-lipoxygenase and lyso-PAF: acetyl-CoA acetyltransferase," *Planta Med* 1997 Apr; 63(2): 106–10.
4. H. C. Korting, M. Schafer-Korting, H. Hart, P. Laux, and M. Schmid, "Anti-inflammatory activity of hamamelis distillate applied topically to the skin. Influence of vehicle and dose," *Eur J Clin Pharmacol* 1993; 44(4): 315–18.
5. H. C. Korting, M. Schafer-Korting, W. Klovekorn, G. Klovekorn, C. Martin, and P. Laux, "Comparative efficacy of hamamelis distillate and hydrocortisone cream in atopic eczema," *Eur J Clin Pharmacol* 1995; 48(6): 461–65.
6. H. G. Knoch, W. Klug, and W. D. Hubner, "Ointment treatment of 1st degree hemorrhoids. Comparison of the effectiveness of a phytogenic preparation with two new ointments containing synthetic drugs," *Fortschr Med* 1992 Mar 20; 110(8): 135–38.
7. R. J. Royer, and C. L. Schmidt, "Evaluation of venotropic drugs by venous gas plethysmography. A study of procyanidolic oligomers," *Sem Hop* 1981 Dec 18–25; 57(47–48): 2009–13.

References for Yerba Maté

1. A. C. Leitao, R. S. Braga, "Mutagenic and genotoxic effects of maté (*Ilex paraguariensis*) in prokaryotic organisms," *Braz J Med Biol Res* 1994 Jul; 27(7): 1517–25.
2. D. E. Di Gregorio, H. Huck, R. Aristegui, G. De Lazzari, and A. Jech, "137Cs contamination in tea and yerba maté in South America," *J Environ Radioact* 2004; 76(3): 273–81.
3. D. Goldenberg, "Maté: a risk factor for oral and oropharyngeal cancer," *Oral Oncol* 2002 Oct; 38(7): 646–49.
4. A. Vassallo, P. Correa, E. De Stefani, M. Cendan, D. Zavala, V. Chen, J. Carzoglio, and H. Deneo-Pellegrini, "Esophageal cancer in Uruguay: a case-control study," *J Natl Cancer Inst* 1985 Dec; 75(6): 1005–09.
5. E. De Stefani, P. Correa, F. Oreggia, H. Deneo-Pellegrini, G. Fernandez, D. Zavala, J. Carzoglio, J. Leiva, E. Fontham, and S. Rivero, "Black tobacco, wine and maté in oropharyngeal cancer. A case-control study from Uruguay," *Rev Epidemiol Sante Publique* 1988; 36(6): 389–94.
6. E. De Stefani, L. Fierro, P. Correa, E. Fontham, A. Ronco, M. Larrinaga, J. Balbi, and M. Mendilaharsu, "Maté drinking and risk of lung cancer in males: a case-control study from Uruguay," *Cancer Epidemiol Biomarkers Prev* 1996 Jul; 5(7): 515–19.
7. E. De Stefani, L. Fierro, M. Mendilaharsu, A. Ronco, M. T. Larrinaga, J. C. Balbi, S. Alonso, and H. Deneo-Pellegrini, "Meat intake, 'maté' drinking and renal cell cancer in Uruguay: a case-control study," *Br J Cancer* 1998 Nov; 78(9): 1239–43.
8. E. De Stefani, P. Correa, L. Fierro, E. Fontham, V. Chen, and D. Zavala, "Black tobacco, maté, and bladder cancer. A case-control study from Uruguay," Department of Epidemiology, Instituto de Oncologia, Montevideo, Uruguay. *Cancer* 1991 Jan 15; 67(2): 536–40.
9. D. Goldenberg, A. Golz, and H. Z. Joachims, "The beverage maté: a risk factor for cancer of the head and neck," *Head Neck* 2003 Jul; 25(7): 595–601.
10. A. Martinet, K. Hostettmann, and Y. Schutz, "Thermogenic effects of commercially available plant preparations aimed at treating human obesity," *Phytomedicine* 1999 Oct; 6(4): 231–38.
11. T. Andersen, and J. Fogh, "Weight loss and delayed gastric emptying following a South American herbal preparation in overweight patients," *J Hum Nutr Diet* 2001 Jun; 14(3): 243–50.

References for Yohimbe

1. I. Saenz de Tejada, N. N. Kim, I. Goldstein, and A. M. Traish, "Regulation of pre-synaptic alpha adrenergic activity in the corpus cavernosum," *Int J Impot Res* 2000 Mar; 12 Suppl 1:S20–25.
2. B. B. Hoffman, "Catecholamines, sympathomimetic drugs, and adrenergic receptor antagonists," in J. G. Hardman, and L. E. Limbird, eds. *Goodman and Gilman's the Pharmacologic Basis of Therapeutics,* 10th ed. (New York: McGraw-Hill, 2001), 215–68.
3. P. Farley, "Terror Is the Best Remedy for Phobias," *New Scientist,* issue 2442, 10 April 2004, p. 16.
4. L. M. McKenry, and E. Salerno, eds. *Mosby's Pharmacology in Nursing,* 21st ed. St. Louis, MO: Mosby, 2003.
5. P. Kunelius, J. Hakkinen, and O. Lukkarinen, "Is high-dose yohimbine hydrochloride effective in the treatment of mixed-type impotence? A prospective, randomized, controlled double-blind crossover study," *Urology* 1997 Mar; 49(3): 441–44.
6. K. Reid, D. H. Surridge, A. Morales, M. Condra, C. Harris, J. Owen, and J. Fenemore, "Double-blind trial

of yohimbine in treatment of psychogenic impotence," *Lancet* 1987 Aug 22; 2(8556): 421–23.
7. H. J. Vogt, P. Brandl, G. Kockott, J. R. Schmitz, M. H. Wiegand, J. Schadrack, and M. Gierend, "Double-blind, placebo-controlled safety and efficacy trial with yohimbine hydrochloride in the treatment of nonorganic erectile dysfunction," *Int J Impot Res* 1997 Sep; 9(3): 155–61.
8. C. M. Meston, and M. Worcel, "The effects of yohimbine plus L-arginine glutamate on sexual arousal in postmenopausal women with sexual arousal disorder," *Arch Sex Behav* 2002 Aug; 31(4): 323–32.
9. T. Lebret, J. M. Herve, P. Gorny, M. Worcel, and H. Botto, "Efficacy and safety of a novel combination of L-arginine glutamate and yohimbine hydrochloride: a new oral therapy for erectile dysfunction," *Eur Urol* 2002 Jun; 41(6): 608–13.
10. J. E. Piletz, K. B. Segraves, Y. Z. Feng, E. Maguire, B. Dunger, and A. Halaris, "Plasma MHPG response to yohimbine treatment in women with hypoactive sexual desire," *J Sex Marital Ther* 1998 Jan-Mar; 24(1): 43–54.
11. F. M. Jacobsen, "Fluoxetine-induced sexual dysfunction and an open trial of yohimbine," *J Clin Psychiatry* 1992 Apr; 53(4): 119–22.
12. E. Hollander, and A. McCarley, "Yohimbine treatment of sexual side effects induced by serotonin reuptake blockers," *J Clin Psychiatry* 1992 Jun; 53(6): 207–09.
13. D. Michelson, K. Kociban, R. Tamura, and M. F. Morrison, "Mirtazapine, yohimbine or olanzapine augmentation therapy for serotonin reuptake-associated female sexual dysfunction: a randomized, placebo-controlled trial," *J Psychiatr Res* 2002 May–Jun; 36(3): 147–52.

本書常見化學專有名詞表

＊名詞中譯名依國立編譯館學術名詞檢索之譯名或常用譯名
＊依中文筆畫順序排列

1,8–桉葉醇、1,8–桉醚 1,8–cineole（eucalyptol）
5–脂氧合酶、5–脂肪加氧酶 5–lipoxygenase
p–繖花醇 p–cymol
α–1接收器 alpha–1 receptors
α–2腎上腺素接收器 alpha–2 adrenergic receptors
α–次亞麻油酸 alpha–linolenic acid（ALA）
α–育亨烷 alpha–yohimbane
α–育亨鹼 alpha–yohimbine
α–松油醇 alpha–terpineol
α–薑黃酮 alpha–turmerone
α–萜品醇 alpha–terpinene
α 阻斷劑 alpha blockers
β–麥胚脂醇、β–穀甾醇 beta–sitosterol
β–薑黃酮 beta–trumerone
γ–次亞麻油酸 gamma–linolenic acid
γ–亞特蘭斯柏酮 gamma–atlantone
γ–胺基丁酸 GABA
γ–萜品醇 gamma–terpinene
δ–6去飽和酵素 delta–6 desaturase

1劃

一氧化氮 nitirc oxide
乙醯甘露聚糖 acemannan
乙酚 tyramine
乙醯膽鹼 acetylcholine

2劃

丁香酚 eugenol
七葉皂苷 aescin
七葉樹苷 aesculin、esculin
二十二碳六烯酸 docosahexaenoic acid、DHA
二十碳五烯酸 eicosapentaenoic acid、EPA
二十酸 eicosanoid
二氫堆心菊素 dihydrohelenalin
二氫育亨鹼 dihydroyohimbine
二蒽酮 dianthrone
二蒽酮 dianthrone
人參皂苷 ginsenoside
十六酸 palmitic acid

3劃

三酸甘油脂 triglyceride
三環抗鬱劑 tricyclic antidepressants
三磷腺苷酸 adenosine triphosphate或ATP
上荊芥內酯 epinepetalactone
大豆異黃酮素 soy isoflavone
大波斯菊苷 cosmosiin
大蒜烯 ajoene
小白菊內酯 parthenolide
山茶酚 kaempferol
山梨糖醇 sorbitol

4劃

介白素 interleukin
內質網 endoplasmic reticulum
升麻酸 cimifugic acid
升麻醇木糖苷 cimifugoside
反育亨鹼 allo–yohimbine
天藍烴 azulene
月桂酸 lauric acid
木香烴內酯 costunolide
木酚素 lignan
木犀草素 luteolin
木質素 lignin
木質素異黃酮 daidzein
木糖 xylose

比哆醇 pyridoxine

5劃

半乳糖 galactose
卡瓦內酯 kavalactone
卡瓦吡喃酮 kavapyrone
卡瓦素 kavain
去氫頂雄固酮 dehydroepiandrosterone或DHEA
去醣體 aglycone
可可鹼 theobromine
可誘導型一氧化氮合成酶 inducible ntric oxide synthase、i–NOS
四萜 tetraterpene
左旋香芹酮 L–carvone
戊二烯單元 isoprene unit
打帶跑神經系統 fight–or–flight
末梢抑制作用 sympathetic dampening
正烷類 N–alkanes
正腎上腺素 norepinephrine、英國稱為noradrenalin
母菊素 matricin
母菊薁 chamazulene
甘油 glycerol
甘草元 liquiritigenin
甘草次酸 glycyrrhetic acid
甘草素 glycyrrhizin
甘草酸 glycyrrhizinic acid
甘草苷 liquiritin
甘露醣 mannose
生熱作用 thermogenic
甲基水楊酸 methyl salicylate
甲基金雀花鹼 methyl cytisine
甲基黃嘌呤 methylxanthines
甲羥基查耳酮多聚體 methylhydroxy chalcone polymer、MHCP
白三烯素 leukotriene
白楊素 chrysin
白藜蘆醇 resveratrol
皮質酮 corticosterone
皮質醇 cortisol
矢車菊色素 cyanidin
石竹烯 caryophyllene

6劃

交感神經系統 sympathetic nervous system
亞麻油酸 linoleic acid
光甘草定 glabridin
光甘草醇 glabrol
共軛亞麻油酸 conjugated linoleic acid或CLA
同半胱胺酸 homocysteine
多巴胺 dopamine
多巴胺 β–羥化酶 dopamine beta–hydroxylase
多酚 polyphenol
多酚氧化酶 polyphenol oxidase
多黏菌素 polymyxin
安特拉奎寧 anthraquinones
老鸛草烯 germacrene
肉豆蔻酸 myristic acid
肌漿網 sarcoplasmic reticulum
血小板活化因子 platelet activating factor或PAF
血栓素 thromboxane
血清素 serotonin
血清素正腎上腺素再回收抑制劑 serotonin norepinephrine reuptake inbibitor、SNRI
血清素症候群 serotonin syndrome
血腦屏障 blood–brain barrier
血管新生抑制劑 angiogenesis inhibitor
血漿膽鹼酯酶 cholinesterase

7劃

尿酸鹽 urate
杜仲木脂素 olivil lignan
沒食子單寧 gallotannins
沒食子酸 gallic acids
牡荊內酯 vitexilactone
牡荊素 vitexin
皂素 saponins
皂苷 diosgenin
肝醣 glycogen
肝醣分解脢激脢 phosphorylase kinase
育亨胺 yohimbenine
育亨賓寧鹼 yohimbinine
育亨鹼 yohimbine
芍藥花色素 peonidin
豆甾醇 stigmasterol

吡咯啶生物鹼 pyrridinal alkaloids
吲哚生物鹼 indole

8劃

亞細亞酸 asiatic acid
亞麻油酸 linolic acid
亞硝基化 nitrosylation
兒茶素 catechin
兒茶素單寧 catechin tannins
兒茶酚胺 catecholamine
咖啡因 caffeine
咖啡科 Rubiaceae
咖啡酸 caffeic acids
固醇 sterol
庚醛 oenanthic alcohol、n–heptan–1–ol
念珠菌 vulvovaginitis
松柏醛 coniferyl aldehyde
泌乳激素 prolactin
油酸 oleic acid
泛酸 pantothenic acid
矽酸 silicic acid
芳樟醇 linalool
芳薑黃酮 arturmerone
芹菜素 apigenin
花生四烯酸 arachidonic acid
花青素 anthocyanidin
花青素苷 anthocyanin
花黃素異黃酮 formononetin
芸香素 rutin
表沒食子兒茶酚 epigallocatechin、EGC
表沒食子兒茶酚沒食子酸 epigallocatechin–3–gallate、EGCG
表兒茶酚 epicatechin、EC
表兒茶酚沒食子酸 epicatechin–3–gallate、ECG
金雀素異黃酮 genistein
金絲桃素 hypericin
金絲桃苷 hyperoside
金聖草素 chrysoeriol
金縷梅單寧 hamamelitannins
阿拉伯聚糖 arabinose
阿魏酸 ferulic acids
非腎上腺非膽鹼 α–2接收器 nonadrenergic, noncholinergic alpha–2 receptors、NANC alpha–2 receptors
非類固醇類消炎藥 NSAIDs EN–seds

9劃

促腎上腺皮質激素 adrenal cortical tropic hormone、ACTH
前列環素 prostacyclin
前花青素 proanthocyanidins
奎寧 quinic
奎諾酸配糖體 quinovic acid glycoside
律草烯 humulene
柯楠因鹼 corynantheine
洋薊酸 cynarin
玻尿酸 hyaluronic acid
突觸前端 presynaptic ends，神經衝動上游
突觸後端 postsynaptic ends，神經衝動下游
紅椒鹼 capsaicin
胡蘿蔔苷 daucosterol
苦艾腦 thujone
苯並二蒽酮類 naphthodianthrones
苯重氮基鹽 benzodiazepine
飛燕草色素 delphinidin
香豆素 coumarin
香茅醛 citronellal
香荊芥酚 carvacrol
香草醛 vanillin
香葉草醇 geranial

10劃

倍半萜類 sesquiterpenes
核黃素 riboflavin
核糖體 ribosomes
桂皮醇 cinnamyl alcohol
桂皮醛 cinnamaldehyde
桃葉珊瑚苷 aucubin
氧雜蒽酮 xanthones
脂肪酸 fatty acid
脂氧合酶 lipoxygenase
荊芥內酯 nepetalactone
草酸 oxalic acid
茴香醇 anethole
茶素 theine

茶黃素 theaflavin
茶黃酸 theaflavic acid
茶紅質 thearubigens
茶鹼 theophylline
莰烯 camphene
迷迭香酸 rosmarinic acid
酒石酸 tartaric acid
配醣體 glycoside
馬黛因 mateine
桉葉醇 eucalyptol
胺基酸 amino acid

11劃

偽金絲桃素 pseudohypericin
堆心菊素 helenalin
情境暴露療法 exposure therapy
氫化皮質素 hydrocortisone
甜沒藥醇 alpha–bisabolol
異育亨鹼 isoyohimbine
異松油烯 terpineolene
異秦皮定 isofraxidin
異槲皮苷 isoquercitrin
硫代硫酸鹽 thiosulfate
粗毛豬草素 dispidulin
細胞凋亡 apoptosis
細胞膜 cell membranes
細胞壁 cell walls
細胞激素 cytokine
貫葉連翹素 hyperforin
透明質酸酶 hyaluronidase
野漆樹苷 rhoifolin
麻醉椒苦素 methysticin
烷醯胺 alkylamide
酚酸 phenolic acids
酚類 phenol
酚酞 phenolphthalein
單奎寧環鹼 isoquinuclidine alkaloids
單重態氧 singlet oxygen
單胺氧化酶 monoamine oxidase、MAO
單胺氧化酶抑制劑 monoamine oxidase inhibitors、MAOI
單寧 tannin
單萜 monoterpene

12劃

惡病質 cachexia
惡藏素 cachexin
揮發物 volatile
植物固醇 plant sterols、phytosterols
植物性雌激素 phytoestrogen
氯苯胺胍 Wytensin
琥珀酸 succinic acid
番瀉苷 sennosides
紫丁香苷 syringin
紫花牡荊素 casticin
紫錐素 echinacoside
絲裂原活化蛋白激酶 mitogen activated protein kinase、MAP kinase
萜品烯–4–醇 terpinen–4–ol
萜類 terpene
菸鹼酸 niacin
菊苣酸 chicoric acid
菊糖、菊澱粉 inulin
菜油甾醇 campesterol
菜蓟糖苷 cynaroside
視紫紅質 rhodopsin
超氧化物 superoxide
開環異落葉松酚葡萄糖苷 secoisolariciresinol diglucoside、SDG
黃肉楠鹼 actein
黃烷酮 flavonone
黃酮醇 flavonols
黃樟油精 safrole
黃體素 progesterone
氰化糖苷 cyanogenic glycoside
微脂體 liposome

13劃

愛草醚 estagole
楊梅苷 myricitin
瑞香草酚 thymol
睪固酮 testosterone
矮牽牛色素 petunidin
腸二醇 enterodiol
腸內酯 enterolactone

腫瘤壞死因子 tumor necrosis factor、TNF
腺苷酸 adenosine
葡萄素 viniferin
葡萄糖 glucose
蜂斗菜酸 fukinolic acid
解充血劑 decongestants
達米阿那 damiana
過氧化物 peroxide
過氧化苯 benzoyl peroxide
酪胺酸 tyrosine
雷氏症候群 Reye's syndrome
鼠李糖 rhamnose
鼠李檸檬素 rhamnocitrin
葒草素 orientin
蒎烯 pinene
酯類 esters

14劃

寡聚原花色素 oligomeric proanthocyanidins
對苯二酚 hydroquinone
對異丙基甲苯 para–cymene
對掌性 chiralvs.
非對掌性 archiral
熊果素 arbutin
熊果酸 ursolic acid
碧蘿芷 pycnogenol
精胺酸 arginine
綠原酸 chlorogenic acids
聚芳蒽醌 polyaromatic anthraquinone
蒲勒酮 pulegone
蒜氨酸 alliin
蒜氨酸酶 alliinase enzyme
蒜素 allicin
辣椒紅素 capsanthin
辣椒素 capsaicinoid
銀杏內酯 ginkgolide
雌激素 estrogen
齊墩果酸 oleanolic acid
鳳梨酵素 bromelain

15劃

彈性蛋白酶 elastase
德國天然藥草研究委員會 German Commission E
樟腦 camphor
緩激肽 bradykinin
膠束 micelles
醋酸桂皮酯 cinnamylacetate
鴉片劑 opiate
麩胱苷肽 glutathione
麩胱苷肽過氧化酶、麩胺基硫過氧化酶、穀胱苷肽
glutathione peroxidase
麩胺酸、麩胺酸鹽 glutamate
麩醯胺、麩胺醯 glutamine
槲皮素 quercetin
槲皮苷 quercitrin

16劃

橙花醇 nerol
橙花醛 neral
積雪草苷 asiaticoside
褪黑激素 melatonin
選擇性血清素再回收抑制劑 selective serotonin
reuptake inhibitor、SSRI
錦葵色素 malvidin

17劃

儲存性蛋白 dioscorin
擬交感神經藥品 Sympathomimetics
檜烯 sabinene
環氧合酶、環氧酵素、環加氧酶
cyclooxygenase、COX
環氧合酶–2、環氧酵素–2、環加氧酶–2
cyclooxygenase–2、COX–2
環單磷酸腺苷 cyclic adenosine monophosphate、
cAMP
磷脂質 phospholipids
穗花杉雙黃酮 amentoflavone
膽鹼 choline
薄荷腦 menthol
薄荷呋喃 menthofurane
薑油酚烯酮 shogaol
薑油酚酮醇 gingerol

薑烯 zingiberene
薑黃素 curcumin
薑鹼 zingiberine
薯蕷皂 dioscin
薯蕷皂苷 algycone diosgenin
薯蕷鹼 dioscorine
醣脂 glycolipids
醣蛋白 glycoprotein
醛固酮 aldosterone
醛糖還原酶 aldose reductase

18劃

檸檬烯 limonene
檸檬酸 citric acid
檸檬醛 citral
雙叉乳桿菌 bifidobacteria
雙同 γ－次亞麻油酸 dihomogamma–linolenic acid、DGLA
雙萜 diterpenes

19劃

羅芙素 rauwolscine
羅勒烯 ocimene
類胡蘿蔔素 carotenoid
類苯丙醇 phenylpropanoid
類黃酮素 flavonoid
類萜 terpenoid

20劃

蘋果酸 malic
前列腺素 prostaglandins

21劃

纈草素 valeportriate
纈草烯酸 valerenic acid

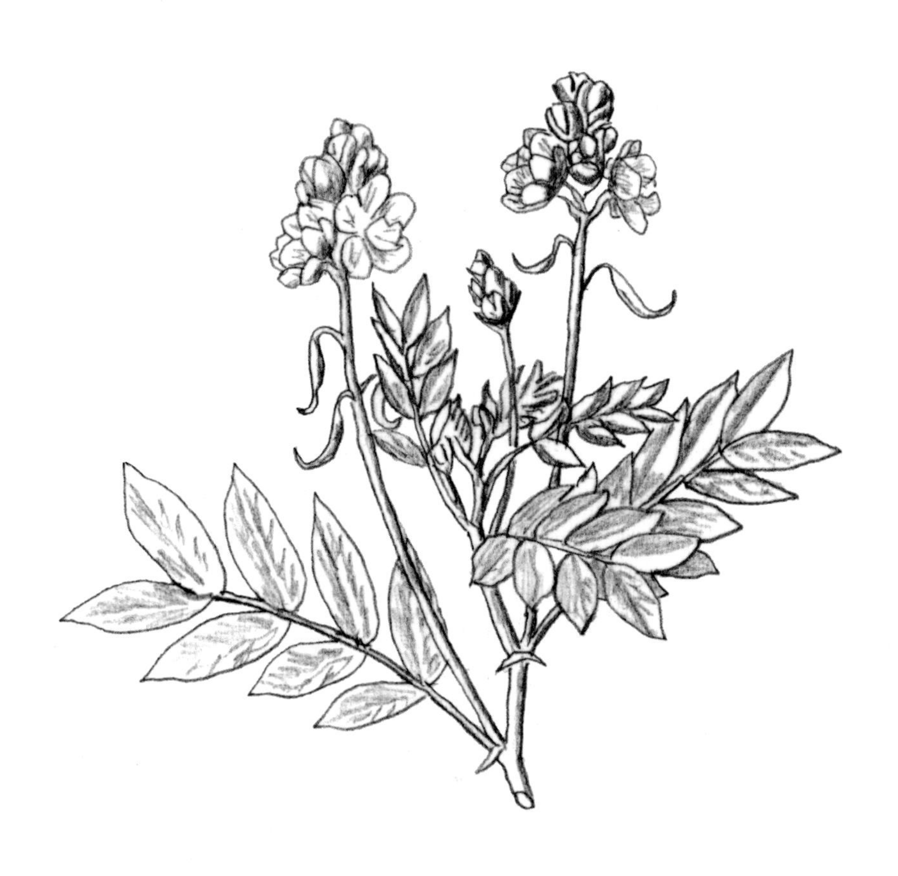

感謝

謹對所有孜孜不倦於研究植物分子療效與發表科學新知的辛苦研究人員，獻上無比謝意．苦工都由你們擔下，而我僅需閱覽最後的傑出研究報告即可．尤其感謝哈洛德・麥基（Harold McGee）這位玩心十足的大廚師，Andrea Pedolsky）細心將此書交付馬洛出版社發行（Marlowe & Company），我亦對其致以滿心感謝。負責此書之的馬修・羅爾（Matthew Lore）聰穎能幹，他迅速地引領我朝令人滿意的寫作風格前進，我永遠對此感激不已，特別是他對此書總字數遠超出當初預期所表現之容忍雅量。也要感謝吉兒・修斯（Jill Hughes），這位可憐的編輯光是看書裡大量化學名詞和移除寫作上過多的逗點，可能就快要瞎了眼。感謝波莉・紐渥斯（Pauline Neuwirth）為本書做的精美設計，以及文斯・古根穆勒（Vince Kunkemueller）為本書做的整體製作。為了讓我順利寫作，編輯彼得・傑考比（Peter Jacoby）和凱莉・福克斯（Kylie Foxx）都盡心地幫我整理和對照所有小細節，令我十分感激。而芮妮・沙德利爾（Renee Sedliar）靠著無比的智慧和優雅，光速般地完成此書之編輯，我對此謹致上無盡感謝之意。芮妮是所有作者有幸能與之共事的最佳伙伴。

我也萬分感謝家人對我無盡的愛，他們這些年來面對我堆到他們眼前的諸多零散稿件，都提供了寶貴意見。我還要大大擁抱一下人數眾多、多才多藝的俄斯金（Erskine）家族，感謝他們將我視為家裡一份子。我虧欠母親茱蒂・華迪可（Judy Wadyko）的多過筆墨所能形容。她不但賜予我情感上或精神上的完美良善，使我得以一直保有內在純真，她還在我寫作過程中，不斷寄來多不勝數的藥草新聞剪報。

另外，感謝猶他大學生醫科學系不吝贊助，其中特別感謝亞特・布魯（Art Broom）博士和克利斯・艾爾蘭（Chris Ireland）博士。此外也謝謝鹽湖城社區大學全體教職員，所給予我的長期支持及鼓勵。尤其是克利夫頓・山德斯（Clifton Sanders）博士和彼得・艾爾（Peter Iles）博士，他們寬容的不加計較寫作進行時，我常不克參與教務會議。對威斯康辛大學麥迪遜分校藥學系主任珍納・羅伯斯（Jeanette Roberts）博士，我想感謝您在我研究所期間之莘莘教誨，這啟發了我對化學防護學（chemoprotection）的興趣，此學科教導人們如何利用化學物對抗化學物，以保護自己免受化學物質傷害。一直以來，我也訝異於學生們對我毫不保留的愛和支持，特別是我給他們出了那麼多考題之後。我的學生永遠都會是刺激我在科學上不斷有新想法的最佳來源。

感謝各方好友大方與我分享美食、美酒、營養補品；鹽湖城的彼得。漢森（Peter Hansen）和碧雅・路夫金（Bea Lufkin）帶領我們歷經低溫和獨立電影之洗禮。我得特別感謝他們列的影片名單中沒有太多「看完後讓你很想死」（GHYITGA，go hang yourself in the garage afterwards）和「最後所有人都死光了」（EDITE，everyone dies in the end）這類的片子。我們保證，將來也不會逼你們看一堆「荒謬科幻巨片」（RSFM，rediculous science fiction movies）的。感謝弗萊德・漢尼恩（Fred Henion），他大方提供了我松露油、課堂喜劇、瓦薩屈山（Wasatch mountain，位於美國猶他州）的菌菇，以及海盜笑話。另外，祝向我展現溫暖友誼的作家茱莉安・漢尼曼（JulieAnn Henneman）和其他SVUUS會員們，都能一切順心。感謝家住波特蘭的作曲家文斯・費茲（Vince Frates），他是我的救貓同好和佛學導師。紐博茲的麥可・舒華茲（Michael Schwarz）是個退休律師和深受敬重的大好人，他給予了我們始終如一地慷慨支持，提姆和我在此對他致上由衷感謝。另外，我也要對從不接電話這點，向所有人致歉。

最後，若少了我親愛的生活伴侶和插畫家提姆・俄斯金（Tim Erskine），本書絕對無法完成。他很早以前就告訴我說，別再抱怨世上缺少了這種書，自己動手寫一本不就成了。這些年來在我大腦脫離現實狀態、抬起手指打字，一副無法受其他外在事物干擾的姿態時，他每天所展現的無比關懷，讓我真覺得他是一位聖人。身為一位關懷社會的活躍人士、音樂家、程式計設師、工程師、和擁有45項專利權的發明家，提姆每天都以身做則地立下勇氣的表帥。他對我的信心讓我擁有撰寫此書的勇氣。最後，我的回答是「我願意」，提姆，我願意嫁給你。

插畫圖像來源

Imag credits for Herb Illustrations

All illustrations are by Timothy J. Erskine and some of them are derived from photos or illustrations per below. Permission is hereby granted for the publication of the illustrations listed below in the complex Chinese edition of "Herbs Demystified" by Dr. Holly Phaneuf, including all future versions of the book.

Astragalus – derived from photo by Tigerente
The photo of Tigerente is licensed under Creative Commons Attribution 2.5 Generic.
Astragalus – derived from photo by Stanislav Doronenko
The photo of Stanislav Doronenko is licensed under Creative Commons Attribution 2.5 Generic.
Cascara – derived from illustration of "Koehler's Medicinal–Plants"（1887）– illustration in public domain
Cats Claw – derived from photo by Johannes Keplinger
The photo of Johannes Keplinger is licensed under Creative Commons Attribution 2.5 Generic.
Chasteberry – derived from photo in public domain
Cranberry – derived from photo in public domain
Echinacea – derived from photo by Tracy Ducasse
The photo of Tracy Ducasse is licensed under Creative Commons Attribution 2.0 Generic.
Eleuthero – derived from photo by Stanislav Doronenko
The photo of Stanislav Doronenko is licensed under Creative Commons Attribution 2.5 Generic.

Flax – from photo by TJ Erskine
亞麻的照片版權歸繪者 Timothy J. Erskine 所有。僅限"Herbs Demystified" 中文版使用。
The flax photos are by Timothy J. Erskine and permission is hereby granted for publication in the book "Herbs Demystified" by Dr. Holly Phaneuf, including all future versions of the book.
Ginger – derived from illustration of "Koehler's Medicinal–Plants"（1887）– illustration in public domain
Guarana – derived from illustration of "Koehler's Medicinal–Plants"（1887）– illustration in public domain
Kava kava – derived from photo in public domain
Marsh Mallow – derived from illustration of "Koehler's Medicinal–Plants"（1887）– illustration in public domain
Red Clover – from photo by TJ Erskine
Senna – derived from illustration of "Koehler's Medicinal–Plants"（1887）– illustration in public domain
Tea – derived from illustration of "Koehler's Medicinal–Plants"（1887）– illustration in public domain
Turmeric – derived from illustration of "Koehler's Medicinal–Plants"（1887）– illustration in public domain
Valerian – from photo by TJ Erskine
Wintergreen – derived from illustration of "Koehler's Medicinal–Plants"（1887）– illustration in public domain
Witch Hazel – derived from illustration of "Koehler's Medicinal–Plants"（1887）– illustration in public domain
Yerba mate – derived from illustration of "Koehler's Medicinal–Plants"（1887）– illustration in public domain

Horse Chestnut – derived from photo by David Davies
The photo of David Davies is licensed under Creative Commons Attribution 2.5 Generic.

Tea Tree – derived from photo by Shek Graham
The photo of Shek Graham is licensed under Creative Commons Attribution 2.0 Generic.

Saw Palmetto – derived from photo by Marcy Hargan
The photo of Marcy Hargan is licensed under Creative Commons Attribution 2.0 Generic.

Milk Thistle – derived from illustration in public domain
Hoodia – derived from illustration in public domain

Uva Ursi – derived from photo by Walter Siegmund
The photo of Walter Siegmund is licensed under Creative Commons Attribution 2.5 Generic.
Yohimbe – derived from photo in public domain

URL of the "Creative Commons Attribution" licenses:
http://creativecommons.org/licenses/by/2.5/
http://creativecommons.org/licenses/by/2.0/

國家圖書館出版品預行編目資料

藥草療效全書／荷莉・費努（Holly Phaneuf）作.—初版.—台北市：商周，城邦文化出版：家庭傳媒城邦分公司發行，2008.07
面；公分.—（Complete；019）
譯自：Herbs Demystified: A Scientist Explains How the Most Common Herbal Remedies Really Work
ISBN 978-986-6662-95-9（平裝）
1. 植物性生藥　2.藥學　3.藥理學
418.52　　97011465

Complete 019
藥草療效全書

原出版者／Marlowe & Company, a member of the Perseus Books Group
原著者／荷莉・費努 Holly Phaneuf
譯者／石美倫、周亞南
總經理／黃淑貞
副總編輯／陳美靜
責任編輯／王筱玲
校對／石美倫、吳淑芳

發行人／何飛鵬
法律顧問／台英國際商務法律事務所　羅明通律師
出版／城邦文化事業股份有限公司　商周出版
台北市中山區民生東路二段141號9樓
電話：（02）2500-7008　傳真：（02）2500-7759
E-mail：bwp.service@cite.com.tw
發行／英屬蓋曼群島商家庭傳媒股份有限公司　城邦分公司
台北市中山區民生東路二段141號2樓
讀者服務專線：0800-020-299
24小時傳真服務：（02）2517-0999
讀者服務信箱E-mail：cs@cite.com.tw
劃撥帳號：19833503　戶名：英屬蓋曼群島商家庭傳媒股份有限公司　城邦分公司
訂購服務／書蟲股份有限公司　客服專線：（02）2500-7718；2500-7719
服務時間：週一至週五　上午09:30-12:00；下午13:30-17:00
24小時傳真專線：（02）2500-1990；2500-1991
劃撥帳號：19863813　戶名：書蟲股份有限公司
E-mail：service@readingclub.com.tw
香港發行所／城邦（香港）出版集團有限公司
香港 灣仔 軒尼詩道235號3樓
電話：（852）2508-6231或2508-6217　傳真：（852）2578-9337
馬新發行所／城邦（馬新）出版集團
Cite（M）Sdn. Bhd.（45837ZU）
11, Jalan 30D／146, Desa Tasik, Sungai Besi, 57000 Kuala Lumpur, Malaysia.
電話：603-90563833　傳真：603-90562833
E-mail：citekl@cite.com.tw

內文排版&封面設計／黃淑華
印刷／韋懋實業有限公司
總經銷／農學社　電話：（02）2917-8022　傳真：（02）2915-6275

行政院新聞局北市業字第913號
■ 2008年7月初版

Printed in Taiwan
城邦讀書花園
www.cite.com.tw

ISBN 978-986-6662-95-9　　定價600元